高等学校"十四五"医学规划新形态教材
器官－系统整合系列

循环系统

主　审　葛均波　马长生

主　编　何　奔　杨跃进

副主编　董建增　沈玲红　金　玮　张文慧

编　委（以姓氏拼音为序）

卜　军（上海交通大学医学院附属仁济医院）　　董建增（首都医科大学附属北京安贞医院）

董智慧（复旦大学附属中山医院）　　　　　　　符伟国（复旦大学附属中山医院）

葛　恒（上海交通大学医学院附属仁济医院）　　何　奔（上海交通大学医学院附属胸科医院）

黄　莺（上海交通大学医学院）　　　　　　　　江一峰（上海交通大学医学院附属胸科医院）

姜　萌（上海交通大学医学院附属仁济医院）　　金　玮（上海交通大学医学院附属瑞金医院）

李　锋（上海交通大学医学院）　　　　　　　　梁　春（海军军医大学第二附属医院）

祁　红（上海交通大学医学院）　　　　　　　　秦永文（海军军医大学第一附属医院）

沈玲红（上海交通大学医学院附属胸科医院）　　沈学东（上海交通大学医学院附属仁济医院）

史旭波（首都医科大学附属北京同仁医院）　　　孙莉萍（郑州大学第一附属医院）

王　昊（上海交通大学医学院）　　　　　　　　王继光（上海交通大学医学院附属瑞金医院）

王　敏（上海交通大学医学院）　　　　　　　　谢文晖（上海交通大学医学院附属胸科医院）

杨进刚（中国医学科学院阜外医院）　　　　　　杨跃进（中国医学科学院阜外医院）

张　帆（上海交通大学医学院）　　　　　　　　张　敏（上海交通大学医学院附属胸科医院）

张文慧（上海交通大学医学院）　　　　　　　　赵　冬（首都医科大学附属北京安贞医院）

郑燕倩（上海交通大学医学院）

高等教育出版社·北京　　上海交通大学出版社·上海

内容简介

　　《循环系统》整合教材以传统循环系统常见疾病为基础，将循环系统相关的基础学科（人体解剖学、组织学与胚胎学、生理学、病理学、病理生理学、药理学）、诊断学、医学影像学、内科学和外科学知识进行整合。每章节配以相关思维导图或诊疗路径，便于读者掌握和理解临床诊疗思维。本教材配有数字课程，重点疾病附有典型案例分析，重要知识点附有拓展阅读内容，有助于读者结合临床场景理解理论知识，并掌握相关领域的最新进展；配有教学PPT和自测题，便于读者学习和巩固理论知识。

　　本教材适用于临床、基础、预防、护理、口腔、检验、药学等专业本科学生，也是参加国家执业医师资格考试和住院医师规范化培训的重要用书，还可作为研究生、临床医务人员和科研人员的参考书。

图书在版编目（CIP）数据

　　循环系统 / 何奔，杨跃进主编 . -- 北京：高等教育出版社；上海：上海交通大学出版社，2023.4
　　ISBN 978-7-04-058133-1

　　Ⅰ. ①循… Ⅱ. ①何… ②杨… Ⅲ. ①心脏血管疾病 - 诊疗 - 高等学校 - 教材 Ⅳ. ① R54

　　中国版本图书馆 CIP 数据核字（2022）第 026674 号

Xunhuan Xitong

项目策划　林金安　吴雪梅　杨　兵

策划编辑　杨　兵　王华祖　责任编辑　瞿德竑　周珠凤　封面设计　张　楠　责任印制　刘思涵

出版发行	高等教育出版社　上海交通大学出版社	网　址	http://www.hep.edu.cn
社　址	北京市西城区德外大街4号		http://www.hep.com.cn
邮政编码	100120	网上订购	http://www.hepmall.com.cn
印　刷	三河市华润印刷有限公司		http://www.hepmall.com
开　本	889mm×1194mm　1/16		http://www.hepmall.cn
印　张	39.25		
字　数	990 千字	版　次	2023 年 4 月第 1 版
购书热线	010-58581118	印　次	2023 年 4 月第 1 次印刷
咨询电话	400-810-0598	定　价	96.00 元

本书如有缺页、倒页、脱页等质量问题，请到所购图书销售部门联系调换
版权所有　侵权必究
　物　料　号　58133-00

数字课程（基础版）

循环系统

主编 何 奔 杨跃进

登录方法：

1. 电脑访问 http://abook.hep.com.cn/58133，或手机扫描下方二维码、下载并安装 Abook 应用。
2. 注册并登录，进入"我的课程"。
3. 输入封底数字课程账号（20 位密码，刮开涂层可见），或通过 Abook 应用扫描封底数字课程账号二维码，完成课程绑定。
4. 点击"进入学习"，开始本数字课程的学习。

课程绑定后一年为数字课程使用有效期。如有使用问题，请点击页面右下角的"自动答疑"按钮。

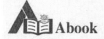

循环系统
Circulatory System

主审 葛均波 马长生

主编 何 奔 杨跃进

循环系统

循环系统数字课程与纸质教材一体化设计，紧密配合。数字课程内容主要为拓展阅读、彩图、典型病例、教学PPT、自测题等，在提升课程教学效果的同时，为学生学习提供思维与探索的空间。

| 用户名： | 密码： | 验证码： | 5360 | 忘记密码？ | 登录 | 注册 |

http://abook.hep.com.cn/58133

扫描二维码，下载Abook应用

《循环系统》数字课程编委会

（以姓氏拼音为序）

卜 军　上海交通大学医学院附属仁济医院　　董建增　首都医科大学附属北京安贞医院

董智慧　复旦大学附属中山医院　　符伟国　复旦大学附属中山医院

葛 恒　上海交通大学医学院附属仁济医院　　何 奔　上海交通大学医学院附属胸科医院

黄 莺　上海交通大学医学院　　江一峰　上海交通大学医学院附属胸科医院

姜 萌　上海交通大学医学院附属仁济医院　　金 玮　上海交通大学医学院附属瑞金医院

李 锋　上海交通大学医学院　　梁 春　海军军医大学第二附属医院

祁 红　上海交通大学医学院　　秦永文　海军军医大学第一附属医院

沈玲红　上海交通大学医学院附属胸科医院　　沈学东　上海交通大学医学院附属仁济医院

史旭波　首都医科大学附属北京同仁医院　　孙莉萍　郑州大学第一附属医院

王 昊　上海交通大学医学院　　王继光　上海交通大学医学院附属瑞金医院

王 敏　上海交通大学医学院　　谢文晖　上海交通大学医学院附属胸科医院

杨进刚　中国医学科学院阜外医院　　杨跃进　中国医学科学院阜外医院

张 帆　上海交通大学医学院　　张 敏　上海交通大学医学院附属胸科医院

张文慧　上海交通大学医学院　　赵 冬　首都医科大学附属北京安贞医院

郑燕倩　上海交通大学医学院

器官－系统整合系列教材专家指导委员会

主 任 委 员 陈国强（上海交通大学）

副主任委员 胡翊群（上海交通大学）

委　　　员（以姓氏拼音为序）

陈赛娟（上海交通大学）　　　　陈香美（中国人民解放军总医院）

戴尅戎（上海交通大学）　　　　樊代明（空军军医大学）

葛均波（复旦大学）　　　　　　顾越英（上海交通大学）

郎景和（北京协和医学院）　　　宁　光（上海交通大学）

杨雄里（复旦大学）　　　　　　钟南山（广州医科大学）

出版说明

教育教学改革的核心是课程建设，课程建设水平对于教学质量和人才培养质量具有重要影响。现代信息技术与高校教育教学的融合不断加深，教学模式的改革与变化正在促进高校教学从以"教"为中心向以"学"为中心持续转变。教材是课程内容的重要载体，是课程实施的重要支撑，是课程改革的成果体现。

为落实国务院办公厅《关于加快医学创新发展的指导意见》（国办发〔2020〕34 号）"加快基于器官系统的基础与临床整合式教学改革，研究建立医学生临床实践保障政策机制，强化临床实习过程管理，加快以能力为导向的学生考试评价改革"的文件精神，积极推进"新医科"建设，推进信息技术与医学教育教学深度融合，推进课程与教材建设及应用，提升高校医学教学质量，由高等教育出版社、上海交通大学出版社联合启动"高等学校'十四五'医学规划新形态教材：器官－系统整合系列"建设项目，本系列教材以上海交通大学医学院为牵头单位，成立了系列教材专家指导委员会，主任委员由中国科学院院士、教育部高等学校基础医学类教学指导委员会主任委员、上海交通大学原副校长陈国强教授担任。项目自 2017 年底启动以来，陆续召开了编写会议和定稿会议，2022 年底，项目成果"器官－系统整合系列教材"陆续出版。

本系列教材包括《神经系统》《呼吸系统》《循环系统》《消化系统》《泌尿系统》《生殖系统》《血液系统》《免疫系统》《内分泌系统》《运动系统》。系列教材特点如下：

1. 创新内容编排：以器官、疾病为主线，通过神经系统、呼吸系统、循环系统、消化系统、泌尿系统、生殖系统、内分泌系统、免疫系统、血液系统、运动系统，将基础医学与临床课程完全整合。从人的整体出发，将医学领域最先进的知识理论和各临床专科实践经验有机整合，形成更加适合人体健康管理和疾病诊疗的新医学体系。

2. 创新教学方法：创新教学理念，引导学生个性化自主学习。纸质内容精当，突出"三基""五性"，并以新颖的版式设计，方便学生学习和使用。通过适当的教学设计，鼓励学生拓展知识面及针对某些重要问题进行深入探讨，增强其独立获取知识的意识和能力，为满足学生自主学习和教师创新教学方法提供支持。

3. 创新出版形式：采用"纸质教材＋数字课程"的出版形式，将纸质教材与数字资源一体化设计。数字资源包括："典型病案（附分析）"选取了有代表性的病例加以解析，"微视频"呈现了重难点知识讲解或技能操作，以强化临床实践教学，培养学生临床思维能力；在介绍临床实践的同时，注重引入基础医学知识和医学史上重要事件及人物等作为延伸，并通过"基础链接""人文视角"等栏目有机衔接，以促进医学基础理论与临床实践的真正整合，并注重医学生的人文精神培养。本系列教材是上海交通大学医学院整合教学改革研究成果的集成和升华，通过参与院校共建共享课程资源，更可支持各校在线课程的建设。

本系列教材还邀请了各学科院士、知名专家担任主审，分别由陈赛娟院士、陈香美院士、戴尅戎院士、樊代明院士、葛均波院士、郎景和院士、宁光院士、杨雄里院士、钟南山院士、顾越英教授担任各教材主审。他们对教材认真审阅及严格把关，进一步保障了教材的科学性和严谨性。

尽管我们在出版本系列教材的工作中力求尽善尽美，但难免存在不足和遗憾，恳请广大专家、教师和学生提出宝贵意见与建议。

高等教育出版社

上海交通大学出版社

2022 年 11 月

序 一

临床医学的教学需要在新时代不断适应"生物－心理－社会"现代医学模式的发展，建立以人为本，基础医学、临床医学和预防医学融会贯通，人文科学和医学交叉的开放式医学教育体系。上海交通大学医学院作为最早从事医学整合教学的国内一流高等医学院校之一，在这方面积累了一定的经验。此次组织骨干力量编写器官－系统整合教材，相信对促进我国的医学教育有重要帮助。

循环系统是机体最重要的系统，血液循环遍及全身各处，为机体提供营养，带走代谢产物。循环系统的关键器官是作为泵血与接收回血的心脏，因此，心脏病学是整个循环系统的核心。人类对于循环系统的认知在 400 年前，1628 年威廉·哈维（William Harvey）发现了血液循环，开启对循环认识的先河。直至 110 多年前才有了记录心电活动的心电图机，第一个在活体内通过心导管方式进入循环系统至今还不到 100 年，而较为完整的心脏病学专科直到 20 世纪 50 年代才开始出现，这说明临床医学的发展离不开包括人体解剖学、生理学等基础医学；临床医学的发展也进一步对基础医学提出了更高的要求，对一些疾病的认识，早已深入到细胞、分子、基因层面。临床心血管病学本身也越分越细，十几个亚专业方向，近些年都各自得到了迅猛发展。然而我们应该认识到，在临床诊疗活动中，人体是一个有机的整体，器官疾病的病理生理过程常常相互影响，互为因果，无法截然分开。临床医学本身的发展和医学"以人为本"的特性，呼唤在疾病诊疗过程中具有整体的系统的思维模式。这些器官与全身的相互作用，在循环系统疾病中体现得淋漓尽致，正如"心力衰竭"并不单纯是心脏病而是一种全身综合征。因此，医学教学近年来适应这方面的发展，进入了整合模式。

以何奔教授和杨跃进教授为主编的高等学校"十四五"医学规划新形态教材：器官－系统整合系列《循环系统》教材，通过对循环系统相关的人体解剖学、生理学、病理学、病理生理学、药理学、诊断学、影像学，以及内科学、外科学、流行病学和循证医学知识的有机整合，科学、系统、完整地介绍了循环系统的医学知识，简明实用。我有幸作为该教材的主审，得以先睹为快。相信本教材对提高我国高等医学院校整合医学教学水平，会有极大的帮助和促进作用。相信该教材不仅对于在校的医学生，对于有志从事心脏病学专业的临床医生也会有所裨益。

中国科学院院士

2023 年 1 月

序　二

推进"健康中国"建设，全面提升中华民族健康素质，实现人民健康与经济社会协调发展，是当前重要的国家战略。医学教育和人才培养是推进"健康中国"建设的重要保障，是提高医疗卫生服务水平的基础工程，在医药卫生体制改革中处于优先发展的战略地位。在当前深化医学教育改革的大背景下，为提升医学生解决临床实际问题的能力，我国高等医学院校逐渐改变以"学科"为单位的传统教学模式，积极探索"以器官－系统为中心"的整合医学教育模式。整合医学是适应"生物－心理－社会"现代医学模式的发展，建立以人为本，基础医学、临床医学和预防医学融会贯通，人文科学和医学交叉的开放式医学教育体系。整合式教学注重以人的发展为本，充分调动学生认识与实践的主观能动性，以整合思维的方式进行学习，还器官为患者，还症状为疾病，身心并重，防治并重，人文科学与医学相交融。这一创新性的教学模式对医学教育工作者提出了新的课题和挑战。

构建整合课程是开展整合式教学的重要组成部分。为满足国内高等医学院校整合教学的迫切需求，由何奔教授和杨跃进教授担任主编，联合国内诸多从事心血管病领域基础和临床教学的一线专家组成编写团队，共同撰写了本教材。我有幸作为主审，得以审阅全书。我深感该教材创新性地采用横向整合和纵向整合交叉的方法，科学、系统地完整讲述了循环系统相关的人体解剖学、生理学、病理学、病理生理学、药理学、诊断学、影像学，以及内科学、外科学、流行病学和循证医学知识，在内容编排上注意医学理论与临床实践的结合、临床能力与人文精神的结合、职业素质与医德素养的结合。相信本教材对提高我国高等医学院校整合医学教学水平，激发临床医学及相关医学类专业学生学习的主动性和积极性，培养创新性高素质医学人才将起到重要的推动作用。我也相信本教材不仅适合于全国高校的医学生，对于临床心血管病专科医生，从事心血管疾病预防工作者，心血管疾病相关基础研究的学者都会有重要的借鉴作用。

祝贺高等学校"十四五"医学规划新形态教材器官－系统整合系列之一《循环系统》成功出版！

中华医学会心血管病学分会候任主任委员

2023 年 1 月

前　言

为落实国务院办公厅《关于加快医学创新发展的指导意见》（国办发〔2020〕34号）"加快基于器官系统的基础与临床整合式教学改革，研究建立医学生临床实践保障政策机制，强化临床实习过程管理，加快以能力为导向的学生考试评价改革"的文件精神，由上海交通大学医学院牵头，高等教育出版社与上海交通大学出版社联合出版高等学校"十四五"医学规划新形态教材：器官－系统整合系列，包括：《神经系统》《呼吸系统》《循环系统》《消化系统》《泌尿系统》《生殖系统》《血液系统》《内分泌系统》《免疫系统》《运动系统》共10种教材。

传统的医学教育模式中，心血管病学（三级学科）是临床医学（一级学科）中内科学（二级学科）的一个重要分支学科。20世纪20年代逐渐形成独立的学科，至今已近百年。追溯历史，人类对于心血管病的认知时间更早。随着学科的深入发展，常常会发现，分得再多再细似乎也不为过；但在临床诊疗疾病过程中，人体却是一个有机整体，器官疾病的病理生理过程常常相互影响，互为因果，无法决然分开。临床医学本身的发展，医学"以人为本"的特性，呼唤在疾病诊疗过程中具有整体的系统的思维模式；而医学教育发展的过程与教育规律发展的结果，同样呼唤医学教育走向"整合"模式，在心血管疾病的培训教育过程中同样不例外。

《循环系统》整合教材的编写工作，旨在以器官－系统为主线，淡化学科，融合形态与功能、基础与临床、医学与人文为一体。教材的编写思路从人体循环系统的特征出发，因心血管系统涉及人体解剖学、组织学与胚胎学、病理学、生理学、病理生理学、药理学等学科内容，因此，教材的编写团队集结了上述基础医学的教师，亦有来自临床诊断学、医学影像、内科、外科学的医师参与其中。本教材邀请复旦大学附属中山医院葛均波院士和首都医科大学附属北京安贞医院马长生教授担任主审，他们对全书进行了精心审阅和指导把关，在此深表谢意！通过多位专家的努力，最终使本书得以编辑出版，与广大医学生见面。

  然而限于我们自身的学术素养与水平，书中存在缺点和不足在所难免，我们诚挚欢迎大家在使用教材过程中指正，以便我们再版时予以修正。

  "健康所系，性命相托"！愿医学生谨记自己入学时的誓言，心系健康，胸怀天下，在充满探索的艰辛与收获的喜悦的医学道路上披荆斩棘，大步前行！我们，作为比你们先行几步的医生和医学教育工作者，十分高兴有此机会，通过书本的形式，陪伴与见证你们的成长。

何 奔　杨跃进

2022 年 9 月

目　录

第一章

循环系统总论

关键词

心血管危险因素　　死因构成　　死亡率　　　　发病率

病死率　　　　　　患病率　　　优效性临床研究

非劣势性临床研究　第一类错误　第二类错误

诊断性决策　　　　治疗性决策

第一节 心血管疾病的流行病学

一、代表心血管疾病流行程度的主要指标

对心血管疾病（cardiovascular disease，CVD）流行程度的测量是反映心血管疾病危害、评价居民健康水平、制订防治策略和评估防治效果的基础依据。心血管疾病在国际疾病分类（ICD-10）中主要列在循环系统疾病章节中，编码范围为 I00~I99，包括 10 个大类。但个别种类心血管疾病未列在循环系统章节中，如短暂性脑缺血发作列在神经系统疾病章节，编码为 G45；先天性心脏病列在先天性异常章节，编码范围为 Q20~Q28。在所有心血管疾病中，最为常见且具有高致死、致残率的疾病是脑卒中和缺血性心脏病。

代表心血管疾病流行程度的常用指标包括心血管疾病（总体、单类或单个疾病）在总死亡中的构成和死因顺位、死亡率、发病率、病死率和患病率。这些指标在应用中分别代表对心血管疾病流行程度不同的关注重点，所收集的数据和计算方法完全不同。掌握这些指标的定义、意义及应用范围对于临床医师正确理解和解读相关文献提供的数据，在研究和教学中正确使用这些指标都具有重要意义。

（一）死因构成和死因顺位

心血管疾病死亡在总死亡中的构成比是指以心血管疾病（总体、单类或单个疾病）为死因的病例在所有原因死亡病例中所占的比例。例如根据 2018 年中国心血管病报告，我国居民因心血管病死亡的人数在总死亡人数中占比达 40% 以上（农村为 45.50%，城市为 43.16%）。

死因顺位是代表疾病危害程度最为直观的指标。心血管疾病的死因顺位是指心血管疾病在总死亡中的构成比与其他各种原因死因构成比按所占比例大小排序后所处的序列位置。目前，心血管疾病死亡在总死亡中的占比最高，排在死因顺位的第一位，充分体现了心血管疾病是危害国人生命健康的首位原因。也可根据单类心血管疾病（如动脉粥样硬化性心血管疾病或先天性心脏病）或单个心血管疾病（如缺血性心脏或肥厚型心肌病）死亡人数在总死亡人数中的比例和死因顺位，了解一类疾病或单个疾病的相对危害程度。

（二）死亡率

心血管疾病的死亡率是代表疾病流行程度且应用最为广泛的指标。它代表在特定时间范围内（常用时间单位为年）某地人群中心血管疾病（可以为总体、单类或单个疾病）死亡的频率，通常用 10 万分率来表示。计算公式为：

$$心血管疾病死亡率 = \frac{某人群 1 年内所有心血管疾病死亡人数}{同年平均人口数} \times 100\,000/10\,万$$

作为分母的平均人口数一般来自国家的人口普查数据。由于人口普查不是每年进行，所以"同年的平均人口数"常常用最近一次人口普查的数据替代。在比较不同地区、不同人群和不同时点的人群死亡率时，需要采用标准化（标化）的死亡率。最常用的标化死亡率是年龄标化死亡率，因为年龄构成不同常常是影响人群间死亡率可比性的主要因素。对死亡率进行标化的方法可以参考相关的流行病学教材。

临床研究中也常常将心血管疾病死亡率作为临床随机对照试验或一些观察性研究的主要结局。但临床研究中采用的心血管疾病死亡率与上述人群的心血管疾病死亡率的概念和计算方式有所不同。临床研究的研究人群是由入选的个体组成的固定群体，收集既定的随访期间发生的所有心血管病死亡病例。由于入组的个体被观察的总时长常常不同（如研究入选的时间不同，发生结局事件而中断观察或者发生失访）且样本量有限，所以须采用心血管疾病病人年死亡率（参见下面公式）或累计死亡率作为心血管病死亡率的指标。累计心血管疾病的死亡率需要采用用于生存分析的统计学方法计算。

$$\text{心血管疾病患者年死亡率} = \frac{\text{研究期间所有心血管疾病死亡人数}}{\text{研究人群累计的总观察人年}} \times 100\% \text{ 或（} 1\,000\text{‰）}$$

在世界卫生组织或各个国家提出的心血管疾病防治目标中，包括降低心血管疾病的早死概率。心血管疾病早死概率大多沿用世界卫生组织针对慢性病提出的早死概念和计算方法，是指当年满 30 岁的人在 70 岁之前死于心血管疾病的概率。与死亡率相比，早死概率不受人口年龄构成的影响，可以在不同时间和不同地区间进行比较，因此常被作为评价疾病防控水平的重要指标。

（三）发病率

心血管疾病发病率代表某类或某种心血管疾病在特定时间范围内（常用时间单位为年）某地人群中新发病例（包括致死和非致死病例）的频率。通常用 10 万分率来表示。计算公式为：

$$\text{某种心血管疾病发病率} = \frac{\text{某人群 1 年内该心血管疾病总的新发病（死亡或存活）例数}}{\text{同年平均人口数}} \times 100\,000/10\text{ 万}$$

心血管疾病的发病率既包括致死性病例也包括非致死性病例，既包括首次发病的病例也包括复发的病例，因此能更准确地估计某类心血管疾病的流行程度和疾病负担。但获得心血管疾病发病率需要依靠较完善的疾病监测系统，持续地收集人群中某病所有新发生的病例。随着疾病和健康相关信息收集技术的发展、普及和规范，一些国家开始综合利用常规住院信息和常规死亡信息，从而获得心血管疾病的发病信息。在我国北京市，已开始尝试利用这些政府出资建立和维持的常规数据收集系统，获得主要心血管疾病的发病数据，实现了对人群心血管疾病发病率进行长期监测。

临床随机对照试验或前瞻性队列研究中也常常将发病作为研究结局。例如，心血管疾病相关治疗措施的效果和安全性的临床随机对照试验研究，通常以随访期间发生的心血管疾病死亡，以及非致死性心肌梗死和脑卒中作为主要终点事件，也称为主要不良心血管事件（major adverse cardiovascular event，MACE）。与上述临床研究中人年死亡率的计算方法相同，临床研究中心血管疾病发病率也常以 MACE 事件的人年发病率或累计发病率作为观察和比较的指标。累计心血管疾病的发病率计算需要采用用于生存分析的统计学方法。

（四）病死率

心血管疾病的病死率常用于评价某种心血管疾病死亡病例在该疾病总的发病人数或住院人数中的比例。病死率反映该疾病对生命的危害程度和医疗救治能力。常用的统计数据包括住院病死率，指某种心血管疾病住院患者在住院期间死亡者的比例；或急性期病死率，指某种心血管疾病在发病后特定的急性期内所有死亡者（包括院内和院外死亡）的比例。病死率的分母一般以百分率为单位，计算公式如下：

$$\text{某种心血管疾病的病死率} = \frac{\text{某种心血管疾病发病后在特定期间内死亡的人数}}{\text{某种心血管疾病发病的总人数}} \times 100\%$$

临床医师常常容易混淆病死率和死亡率的概念。某心血管疾病的病死率是已经发生该疾病的患者中死于该疾病的比例，一般是指住院期间或急性期死亡者的比例，代表一个疾病的预后，常用百分数表示；而前述的死亡率是所有人群中某病的死亡率，代表该疾病在人群中的死亡概率，常用 10 万分率表示。由于某病病死率的高低与医疗救治能力相关，所以病死率与临床工作的关联更为密切。如住院病死率的高低往往代表某种心血管疾病在住院期间的临床救治能力。而急性期病死率的计算则应该将死于院前、急诊室和住院期间所有的死亡病例作为分子，不仅代表医院的救治水平，也反映患者就诊是否及时及一个地区的急救系统是否完善和有效。

（五）患病率

心血管疾病患病率是指患有某类或某种心血管

疾病且存活的病例在调查目标人群（常常以样本人群为代表）中所占比例。患病率一般通过横断面的调查方式获得数据，常采用百分率或千分率为单位。计算公式如下：

$$
\text{某种心血管疾病的患病率} = \frac{\text{人群中某时点或某时期某种心血管疾病存活的新旧病例数}}{\text{同期人群总数}} \times 100\% \text{ 或（} 1000‰\text{）}
$$

对于心血管疾病，患病率调查常常用于了解相关危险因素的流行程度及检出、治疗和控制现状。如高血压、血脂异常、糖尿病、肥胖等动脉粥样硬化性心血管疾病的主要危险因素的患病率、知晓率、治疗率和控制率。也可了解已患有心血管疾病人群的数量、比例和二级预防各种防治措施的实施现状。

表1-1列出上述常用于代表心血管疾病流行和危害程度的5项指标的基本特征，作为核心内容的总结。

表1-1 代表心血管疾病流行和危害程度主要指标的基本特征

指标名称	分子	分母	常用单位	指标意义
死因构成	心血管疾病死亡病例（总体、单类或单个疾病）	全死因死亡病例	百分率	总人群中心血管疾病流行和危害程度
死亡率	心血管疾病死亡病例（总体、单类或单个疾病）	年度总人群数（常用平均人口数）	10万分率	总人群中心血管疾病流行和危害程度
发病率	心血管疾病新发病例，包括致死性和非致死性病例（单类或单个疾病）	年度总人群数（常用平均人口数）	10万分率	总人群中心血管疾病流行和危害程度
病死率	某心血管疾病发生后在特定时间内死亡病例（如住院期、急性期或随访期）	该心血管疾病所有新发病例（包括致死性和非致死性病例）	百分率	某心血管疾病发病对生命短期的危害程度，也反映对该疾病的医疗救治能力
患病率	患有某类或某种心血管疾病或危险因素且存活的病例	目标人群 * 总数	百分率或千分率	某心血管疾病或危险因素流行程度

* 目标人群可以是全人群，或特定年龄、地域范围的人群

二、我国心血管疾病和心血管危险因素流行病学现状及展望

心血管疾病是我国居民首位死亡原因。脑卒中和缺血性心脏病是心血管疾病的主要类型，两者合计的死亡人数在所有心血管疾病死亡中占比高达90%。而脑卒中在所有单病种死亡顺位中位列第1位，缺血性心脏病死亡位列第2位。我国居民中患有脑卒中和缺血性心脏病的人数和患病率不断增加，从1998年的2.1%增至近期的3.4%。根据世界银行对我国的预测，到2030年，中国40岁以上人群中将有2 200多万例心肌梗死患者及3 100多

万例脑卒中患者。

导致我国主要心血管疾病负担不断上升的关键因素非常明确。首先是人口老龄化，65岁以上人群绝对数量和相对比例不断增加。在营养水平和生存环境普遍改善、传染病疫苗普及使用、医疗救治能力不断提高等综合因素的作用下，中国人群的期望寿命和健康期望寿命明显延长，根据世界卫生组织2018年发布的最新卫生统计报告显示，中国人均预期寿命达76岁，接近发达国家的平均水平。而人口增加和老龄化带来的心血管疾病负担增加具有相当程度的必然性，一方面归因于人类寿命终归有限，人的心血管和其他系统会随年龄增长出现退

行性变化，对各种致病因素和易患疾病的抵御、修复和应对能力逐渐减低；同时，也在一定程度上归因于许多老年人自中青年时期即开始的吸烟、不健康饮食和体育锻炼缺乏等不良生活方式，且对于高血压、高脂血症和糖尿病等主要危险因素的知晓、治疗和有效控制率低下，从而导致各种危险因素累积暴露时间过长，对心血管系统产生长期持续和不可逆损害。

其次，不良生活方式和高血压等主要危险因素目前在我国儿童至成年人各个年龄段普遍存在，特别是在作为主要劳动力的中青年人群中广泛流行，这也是我国心血管疾病发病和死亡的绝对负担还会继续增加的重要原因。

近期，我国学者对当前我国心血管疾病和心血管危险因素的流行特征进行了系统的总结，归纳了以下 8 个重要特征。

（一）动脉粥样硬化性心血管疾病的负担快速增加

动脉粥样硬化性心血管疾病（atherosclerotic cardiovascular disease，ASCVD）主要包括缺血性心脏病和缺血性脑卒中。因两者在病因学、病理机制和预防策略上具有极大的共性，国内外心血管疾病相关防治指南趋于将两者视为一种疾病进行综合防治。近 10 年来，ASCVD 风险评估也在很大程度上替代了过去的缺血性心脏病风险评估，并已用于指导临床实践。

ASCVD 快速持续增加是我国当前心血管疾病流行的重要特征之一。ASCVD 在心血管疾病死亡和总死亡中的比例从 1990 年时的 40% 和 11% 上升到 2016 年的 61% 和 25%，同期 ASCVD 死亡人数从 100 万 / 年增加到 240 万 / 年。ASCVD 的发病率亦持续上升，缺血性卒中和缺血性心脏病的发病率和增加趋势在过去 30 年中几乎相同。ASCVD 的防治是我国心血管疾病预防的重点策略。

1. 缺血性心脏病　2016 年，我国人群缺血性心脏病的死亡率为 126.0/10 万，死亡人数 172.3 万，是 1990 年死亡人数（53.3 万）的 3.2 倍，目前已成为我国居民死亡的第 2 位原因，且在多个省、自治区、直辖市，如北京市、天津市等直辖市，宁夏回族自治区、新疆维吾尔自治区、吉林和黑龙江等省，以及香港特别行政区和澳门特别行政区，缺血性心脏病已成为首位死亡原因。2010—2030 年，预测我国缺血性心脏病死亡人数将继续增加，并有可能成为我国居民死亡的首位原因。2016 年我国缺血性心脏病发病率达 226.5/10 万，是 1990 年（112.4/10 万）的 2 倍。

2. 缺血性脑卒中　近年来，我国人群缺血性脑卒中的死亡率变化不大。2016 年死亡人数为 73 万，占卒中死亡人数的 40%，新发卒中病例的 70%，患病病例的 78%。但我国人群缺血性脑卒中的发病率是全球平均发病率的 1.36 倍（240.5/10 万 *vs.* 176.4/10 万）。由于急性缺血性脑卒中大部分为非致死性病例，且年复发率较高，康复和二级预防的需求巨大。此外，心房颤动、瓣膜病、心室血栓等产生的心源性栓塞也是导致缺血性脑卒中的主要原因之一，但目前尚缺少我国心源性卒中的准确数字。

（二）出血性脑卒中的死亡率明显下降

过去 30 年，我国出血性脑卒中的死亡率明显下降，在心血管疾病死亡中的比例也从 1990 年的 39% 下降到 2016 年的 27%。死亡率的下降主要是由于医疗救治能力的改善，使出血性脑卒中发病后存活病例增加，而病死率大幅下降。但出血性脑卒中的发病率尚无明显下降。与全球其他国家相比，我国仍是出血性脑卒中负担最重的国家，发病率和死亡率约为全球平均水平的 2 倍。

（三）心血管疾病的流行存在较大地区差异

20 世纪 80—90 年代的研究报告显示，我国主要心血管疾病的流行状况存在较大地区差异。近期研究发现，主要心血管疾病的流行状况依然存在明显地区差异。脑卒中在很多南部和西部省份的发病和死亡率明显低于东北地区；而缺血性心脏病也是在东北部的省份更为流行。2015 年，黑龙江省人群缺血性心脏病年龄标化死亡率为 187.4/10 万，是上海市人群（44.2/10万）的4.2倍。心血管疾病在各地区的变化趋势亦有明显差别。1990—2015年在全国33个省市、地区中，有22个地区缺血性心脏病的死亡率为上升趋势，其中8个省的上升幅度>30%，青海省人群缺血性心脏病死亡率增加了54%，死亡人数增加近3倍；而在其他11个省市、地区则出现下降趋势，在经济发达地区，如中国香港特别行政区、澳门特别行政区和北京市的下降趋势最为显著。

　　心血管疾病发病和死亡率在较短时间内出现明显不同的变化趋势，说明疾病流行的地区差异可能主要来自一些可改变因素的作用而不是遗传因素的作用。确定各个地区差异的主要决定因素将有助于制订有针对性的本地化的预防策略。2016年，由心血管临床专家和公共卫生领域专家合作研发的"中国心血管健康指标体系（China Cardiovascular Health Index）"，将可能影响一个地区心血管疾病流行的因素细分为5个维度52个指标，包括主要心血管疾病、危险因素水平、危险因素预防和控制策略、心血管疾病的治疗救治水平、相关公共卫生政策和公共卫生服务能力等，为我国心血管疾病流行的地区差异的评估和解释提供了有效的评价工具。这些指标部分解释了心血管疾病流行的地区差异。确定各个地区流行的主要决定因素，是因地制宜地制订精准干预策略的重要前提。

（四）缺血性心脏病患者死亡主要发生于院外，且救治状况无明显改善

　　缺血性心脏病急性发病有较高的猝死危险，如患者发生心搏骤停后缺少及时有效的心肺复苏，常常死于院外。我国缺血性心脏病患者院外死亡发生率一直较高。2014年的一项研究结果显示，即使给予所有到达医院的急性心肌梗死患者最佳的治疗，仅能避免10%的缺血性心脏病患者死亡，因为大部分急性心肌梗死患者的死亡发生于院外。即使在医疗资源丰富、医疗抢救水平较高的北京地区，仍有72%的缺血性心脏病的死亡病例发生于院外。相对于住院期治疗，院前救治的研究也明显不足。一项较大型研究显示，近万例居住于北京地区呼叫急救服务的院外心搏骤停患者中，仅24.4%的患者有机会接受心肺复苏，其中仅11.4%在急救人员赶到前接受了目击者给予的心肺复苏。院外发生的心搏骤停患者心肺复苏的成功率也极低。我国缺血性心脏病患者院前救治能力亟待提高。近年来，我国开始采用其他国家不断推进和发展的胸痛中心模式，为以急性胸痛为主要临床表现的急性心肌梗死等急危重症患者提供快速、高效和规范的诊疗。胸痛中心在一定程度上改善了院前—医院急救效率，从急诊室到血管开通的平均时间明显减少，远程传输心电图的速度和患者绕过急诊室和冠心病监护病房直接进入导管室的时间也显著缩短。但院外猝死的心肺复苏技术的普及依然需要大力加强。

（五）老龄心血管疾病患者数量显著增多

　　人口老龄化是我国心血管疾病负担持续增加最重要和不可避免的因素。大多数心血管流行病学研究仅提供年龄标化的心血管疾病发病率或死亡率的数据，在很大程度上忽视了年龄对心血管疾病负担增加的重要影响。有研究估计，2010—2030年我国每年增加的心血管疾病发病人数中，>50%归因于老龄化和人口增长，仅23%的心血管疾病发病的增加归因于心血管危险因素变化带来的影响。老龄化必然导致老年心血管疾病患者数量的快速增加。根据预测，2010—2030年我国65~84岁老年急性冠心病患者的数量将大幅增加，在急性冠心病患者中的比例将达到71%。

　　老龄心血管疾病患者的持续增加给临床工作带来的挑战不仅是老龄患者就诊数量的不断增加，在预防和治疗措施上也带来许多新挑战。首先，目前绝大多数心血管疾病一级预防、二级预防和急性期救治策略的循证医学证据来自75岁以下患者的研究，仅少数治疗措施的有效性和安全性研究包括部分75岁以上老年人，极少数在75岁以上老年人中进行。例如，在27项评估他汀类药物降低低密度脂蛋白胆固醇（low-density lipoprotein cholesterol，LDL-C）水平的有效性和安全性的随机对照试验

中，没有专门针对 75 岁以上老年患者开展的试验，仅有 9 项随机对照试验包括部分 75 岁以上老年人。在 74 项评估降压药物有效性和安全性的随机对照试验中，仅有 2 项是在 75 岁以上老年人中进行的。因此，心血管疾病老龄人群治疗的安全性和有效性缺乏充足的证据。第二，老年患者常常具有多种共患疾病，这些疾病的治疗措施可能会有冲突之处，但目前针对老年心血管疾病患者共患疾病的评估、治疗冲突的对策等重要临床需求尚缺少相关指南和专业化指导。第三，心血管疾病患者是痴呆的高危人群。老龄心血管疾病患者数量的增加无疑增加痴呆的风险。痴呆是老龄化社会的重大负担之一。而痴呆的疾病负担正在我国人群中快速增加，带来的危害不言而喻。因此，应尽早确定在老龄心血管疾病患者防治方面需解决的主要问题，开展深入研究，制订有效的应对策略。

（六）轻型心血管疾病发病人数不断增加

急性冠脉综合征（acute coronary syndrome, ACS）是缺血性心脏病中一种急性表现，包括 ST 段抬高型心肌梗死（STEMI），非 ST 段抬高型心肌梗死（NSTEMI）和不稳定心绞痛。相对于 STEMI，NSTEMI 患者属于较轻型 ACS。近年来的监测研究发现，我国 STEMI 住院率有所下降，但 NSTEMI 住院率却大幅度增加。同时，大型注册研究发现，我国 NSTEMI 住院患者尽管在介入治疗、药物治疗策略的使用上取得了长足进步，但 NSTEMI 医疗质量在不同医院、地区及不同规模城市间存在较大差异，较多的高危患者未能接受早期经皮冠状动脉介入治疗，这与国内外相关指南推荐的规范治疗之间仍存较大差距，NSTEMI 的规范化治疗仍需改善。

短暂性脑缺血发作（transient ischemic attack, TIA）和小卒中（minor stroke）是卒中的早期表现，属于轻型脑卒中，其日后发生严重卒中的风险较高，属于卒中二级预防的重点防治人群。我国一项由流行病学家和神经科医生共同开展的筛查研究显示，在全国 98 658 名成年人中发现 2.3% 的国人有 TIA 病史，但仅有 16% 的人知晓，4% 的人发作时接受了指南推荐的规范治疗。中国国家脑卒中注册研究还发现，65% 的 TIA 住院患者就诊延迟。由于轻型心血管疾病患者人数不断增加，探寻其患病模式改变的原因至关重要，可为提高临床医师和普通公众的认知，改善轻型心血管疾病患者的医疗质量提供指导。

（七）不良生活方式有所改善，但依然广泛流行

多种不良生活方式是心血管疾病流行的重要上游因素。这些不良生活方式主要包括吸烟、缺少体力活动、肥胖和不健康饮食。不良生活方式在我国儿童至成人各个年龄段普遍存在，特别是在作为主要劳动力人口的中青年人群中广泛流行。《2010 年全球成人烟草调查——中国报告》显示，≥15 岁人群中，每日吸烟者开始每日吸烟的平均年龄为 21.2 岁，其中 20～34 岁现在吸烟者中有 52.7% 在 20 岁以前成为每日吸烟者。2014 年，13～15 岁初中学生尝试吸烟率 18.8%；而在尝试吸烟者中，13 岁以前尝试吸烟的比例达 82.3%。近年来，尽管部分不良生活方式的流行有明显改善，如吸烟率和食盐平均摄入量有所降低，水果、蔬菜和坚果类摄入量增加；但含糖饮料摄入量却大幅度增加，加工肉类和红肉的摄入量也明显增加，但体力活动量明显下降，且上述不良生活方式与当今指南建议的目标仍存在巨大差距。

近期发表的一项研究采用 2010 年美国心脏协会提出的 7 项健康指标作为心血管健康的评价指标，包括 4 项健康行为因素（不吸烟、控制体重、保持体力活动、合理膳食）和 3 项有利的健康因素［未治疗的血压 < 120/80 mmHg、未治疗的总胆固醇水平 < 200 mg/dL（5.2 mmol/L）及未治疗的空腹血糖水平 < 100 mg/dL（5.6 mmol/L）］，如果达到全部 7 项理想心血管健康指标，能够减少我国 62.1% 的心血管疾病发生率。健康的生活方式不仅有助于危险因素的控制，预防或推迟心血管疾病的发生，而且能够和药物治疗协同作用预防复发。因此，倡导和促进健康生活方式，是改善国民健康、预防心血管疾病和其他慢性病的重要国策。

（八）高血压、高胆固醇血症和糖尿病患病人数不断增加且治疗控制不足

高血压、高胆固醇血症和糖尿病是心血管疾病重要的危险因素。具有这些危险因素的患者大部分需要接受药物治疗，增加具有这些危险因素患者的知晓率、治疗率和控制率是心血管疾病一级预防和二级预防的基本防治策略。但由于人口老龄化、不良生活方式流行和部分未知因素，我国具有这些危险因素的数量和比例仍在快速增加。

高血压是当今最常见的慢性非传染性疾病，也是导致我国居民心血管疾病发病和死亡增加的首要且可改变的危险因素。我国每年因高血压导致的死亡人数达 254 万，43% 的心血管疾病发病归因于高血压。高血压的患病率和患病人数是表明其流行程度的主要指标。根据最近的全国性调查数据显示，我国 ≥18 岁人群高血压加权患病率为 23.2%，估计现患人数已达 2.45 亿。过去 50 年开展的历次全国性高血压抽样调查表明，我国高血压患病率和患病人数均呈持续上升趋势。血压在 130～139/80～89 mmHg（1 mmHg = 0.133 kPa）范围（属于高血压前期）人群是高血压最重要的高危人群。目前我国成人中血压 130～139/80～89 mmHg 范围人群平均占 23.2%，且主要为 18～54 岁中青年。在中青年人群中，高血压前期人群的比例明显高于该年龄段的高血压患病率。近几十年来，中青年人群中高血压前期人群所占的比例明显增加，这些人群是发展成高血压最重要的高危人群，且已有明显升高的心血管疾病发病和死亡风险。对于我国 2.45 亿高血压群体，仅有 47% 的人知晓，41% 的人服用降压药，15% 的人血压得到控制，整体高血压治疗控制状态仍需进一步提高。特别是中青年人群，研究显示，35～44 岁人群已有 15% 患高血压，但其知晓率、治疗率和控制率仅为 32%、24.5% 和 9.9%。

我国成年人的血脂异常患病率和患病人数亦明显增加。根据 2012 年中国居民营养与健康状况监测（CNHS）研究显示，我国 ≥18 岁人群血脂异常患病率已达 40.4%，10 年间我国成年人血脂异常患病率大幅上升（2002 年患病率为 18.6%）。基于新近研究显示，我国人群低密度脂蛋白胆固醇（LDL-C）≥4.14 mmol/L 者达 8.1%，LDL-C≥3.4 mmol/L 者达 26.3%，而仅 39% 的人群 LDL-C 处于理想水平（≤2.6 mmol/L）。而保持血脂健康水平是我国 ASCVD 重要的预防策略。国内外指南推荐，临床上应根据个体未来 ASCVD 总体风险分层来决定治疗措施及血脂目标水平，高危和极高危患者应立即启动降脂药物治疗。然而，目前我国人群血脂异常治疗控制状况仍较低。2010 年全国慢性肾病调查项目（CNSCKD）显示，我国 ≥18 岁人群血脂异常知晓率、治疗率和控制率仅为 31%、19.5% 和 8.9%。而近 1 亿需降脂治疗的高危人群或极高危人群，接受降脂治疗的比例仅为 5.5% 和 14.5%。即使是在 30 天前曾发生过心肌梗死事件或行血运重建术的 ACS 住院患者，即 ASCVD 超高危患者中，院前仅有 50% 的患者服用调脂药物，且随着时间延长患者服药率逐渐降低，在院前接受他汀治疗的患者，仅有 1/3 的 LDLC 达标。因此，我国应更加明确地将提高针对高危和极高危人群降胆固醇的治疗率、提高不同危险水平人群 LDLC 的达标率作为 ASCVD 防治策略的实施目标和重要评估指标。

糖尿病也是心血管疾病的独立危险因素。根据我国 ASCVD 发病风险评估，糖尿病患者是心血管疾病的高危人群。近 30 年来，我国糖尿病患病率和患病人数显著增加。根据中国慢性病及其危险因素监测研究显示，2013 年我国 ≥18 岁成年人糖尿病患病率为 10.9%，估计患病人数已达 1.03 亿，是 1980 年患病人数的 5 倍。而在糖尿病患者中，仅有 36.5% 的人知晓，32.2% 服用降糖药物；在接受治疗的患者中，血糖控制率为 49.2%。近年来已有更高比例的人群检出糖尿病前期状态，这是由正常人发展至糖尿病患者的必经阶段。2010 年，我国 ≥18 岁人群糖尿病前期检出率达 35.7%。糖尿病患者常伴有血脂异常、高血压等其他危险因素。中国慢性病前瞻性研究显示，糖尿病患者心血管疾病死亡率增加的重要原因除了糖尿病治疗率和控制率低以外，还与这些患者的主要心血管病危险因素高血压、高胆固醇的治疗控制不足有关。

预防高血压、高胆固醇和糖尿病的发生是第一重要防治措施。迄今为止，大部分高血压、高胆固醇、高血糖的起病原因不明，缺少可精准用于个体的预防策略，因此需加强相关病因学研究。基于目前已有证据，多种不良生活方式是其发生的重要上游因素，在我国人群中广泛流行，导致高危人群和新发病例人数不断增加。因此，需要临床医务工作者进行全民倡导和促进健康生活方式，从而避免或降低人群心血管系统的长期持续和不可逆损害。其次是对高危人群应给予更积极防控，将高血压前期、糖尿病前期等高危人群纳入健康管理，早期实施相应治疗措施，更好地控制血压、血糖、血脂水平并遏制疾病发生。而对于已患病人群，因其缺少特异症状，不易早期发现，所以重点是增加测量机会，积极检出患者，有效提高其知晓率、治疗率和控制率，同时还需提高患者的依从性、医疗服务提供者的能力和责任心、医疗资源可及性、药物可负担性、药物处方合理性以及调整医疗保障政策等。

21世纪，中国疾病谱已经发生了根本性变化，心血管疾病和心血管危险因素明显流行。过去20~30年间，我国ASCVD的发病率显著增加，缺血性心脏病和缺血性脑卒中在预防ASCVD方面具有同等的重要性，但缺血性心脏病的死亡率比缺血性脑卒中更高且上升更快速。用于开发、实施和评估心血管疾病预防策略时，可将缺血性心脏病和缺血性脑卒中视为ASCVD一种疾病进行综合防治，但在急性期处理和康复治疗时，需根据两种疾病的各自特点给予特殊处理。由于轻型心血管疾病患者数量不断增加，以及心血管疾病患者老龄化加剧，给心血管疾病的预防和治疗带来了新的挑战。有必要提高临床医师和普通民众对轻型心血管疾病患者的适当医疗护理意识。由于院前救治不足导致缺血性心脏病院外死亡居高不下仍然是一个普遍存在的问题，几乎没有改善，需要国家及卫生系统共同努力解决。更重要的是充分了解人口老龄化对我国心血管疾病负担的影响，以确定医学研究中需要解决的主要问题，以及制订有效策略以尽早应对挑战。不良生活方式、高血压、高胆固醇血症、糖尿病等主要危险因素目前在我国儿童至成年人各个年龄段普遍存在，特别是在作为主要劳动力的中青年人群中广泛流行。尽管一些不良生活方式的流行有所改善，但距指南推荐目标依然差距显著。倡导和促进全民健康的生活方式应该是预防心血管疾病和其他慢性病的基本国策。同时，我国存在大量未诊断、未接受治疗和未控制的高血压、高胆固醇血症和糖尿病患者，需要开展更深入的研究以了解这些心血管主要危险因素防控不佳的决定因素。医疗卫生工作者，需要了解主要心血管疾病和心血管危险因素的流行特征，从宏观层面理解我国心血管疾病领域所面临的核心问题。

（赵　冬　刘　静　郝永臣　齐　玥）

第二节　心血管疾病的循证医学

数十年来，人们在心血管疾病的预防诊治、疾病管理方面取得了不少进步，但心血管疾病目前仍是许多发达国家，以及中国最主要的死亡原因，其死亡率甚至高于癌症。心血管疾病负担消耗了全球卫生保健支出的主要部分，因此研究心血管疾病的干预措施成为当前临床研究的主要关注点。心血管疾病的治疗措施建议不再基于非量化的病理生理学推断，而是基于量化的循证医学证据。循证医学证据建立于严格、规范的临床试验基础上。新的治疗方法（药物、设备、生物制剂）和生物标志物的监管批准基于严谨的临床试验，随后应用于临床，使患者临床获益。因此，临床试验的设计、实施、分析、解读和展示是现代心血管专家职业生涯中的重要部分，更需要和未来技术发展与时俱进。

一、循证医学基础——临床研究

（一）构建临床研究问题

构建一个好的临床研究问题，研究人员应该参考 FINER 标准（表 1-2），并熟知确定不同临床试验阶段的不同目标（表 1-3）。熟悉设计和实施研究项目的过程，并能从研究结果中得出临床有意义的结论。临床试验从设计上可以分为两类，优效性临床研究和非劣势性临床研究。前者可以用于比较研究治疗方案相对于对照治疗方案的优越性，后者可用于证实研究治疗方案和对照治疗方案之间的类似性（图 1-1 和表 1-4）。

1. 非劣效性研究　在非劣效性试验中，事先设定非劣效性试验的边际标准（M）。当试验组和对照组之间治疗效果的差异不大于 M，并且置信度（confidence）高于 M 时，则认为两者疗效相似（图 1-1）。非劣效性标准（M）由研究人员与监管组织共同确定。研究人员确保发现的最小统计学差异有临床意义，监管人员确保试验的治疗效力（efficacy）在标准治疗效力范围内。

非劣效性临床试验的结论可能满足非劣效性定义，也可能显示出优效性。当结论的整体置信区间

位于优效性的一侧时，优效性可以被认为是一种特殊的非劣效性结论（图 1-1）。

研究者可以设计一个同时测试非劣效性和优效性的临床试验。非劣效性研究可以用来证实优效性，但优效性研究不能用于证实非劣效性（图 1-1）。

表 1-2　决定一个好的临床研究问题的 FINER 标准

FINER 标准	说明
F（feasible）	可行性
I（interesting）	有趣性
N（novel）	创新性
E（ethical）	伦理性
R（relevant）	相关性

表 1-3　不同临床研究阶段的评估目标

临床研究阶段		评估目标
I	首次使用新治疗	安全性——是否足够安全，可以继续下一步临床研究
II	人体早期临床试验	有效性——剂量范围、不良事件、病理生理
III	大型对照临床试验	注册研究——确定评估
IV	临床操作中的监测	上市后的监察

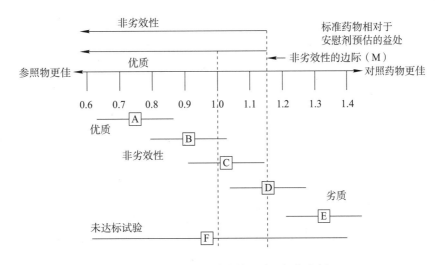

图 1-1　非劣效性试验的设计和解释实例

非劣效性的边际（M）是基于既往比较标准药物与安慰剂的试验预先设定的。图中显示出了假设试验 A ~ F 的实例，其中试验 B 和 C 满足非劣效性的定义。试验 A 不仅满足非劣效性的标准，而且因为置信区间完全在 1.0 的相对风险（relative risk, RR）的左侧，也显示出试验药物优于对照药物

表1-4　优效性研究及非劣势性研究的设计

参数	优效性研究 优势性	非劣势性研究 结果1	非劣势性研究 结果2
试验目标	试验优于对照	试验优于安慰剂	试验和目前标准治疗没有区别
H_0	$P_{试验} = P_{对照}$	试验与安慰剂比较	$P_{试验} \geq P_{标准} + M$
H_A	$P_{试验} < P_{对照}$		$P_{试验} < P_{标准} + M$
数据来源	临床试验（Trial）	历史数据	临床试验（Trial）
第一类错误	一般 0.05	一般 0.05	一般 0.05
第二类错误（效力）	由研究者确定	N/A	研究者确定
结论	$P_{试验} - P_{对照}$的结论可以应用到类似临床情况的患者中	结论需综合如下两项：①试验中的$P_{试验} - P_{标准}$；②历史数据中的$P_{标准} - P_{安慰剂}$。结论可以应用到类似临床情况的患者中	$P_{试验} - P_{标准}$的结论可以应用到类似临床情况的患者中
试验结论的推广性	取决于入组标准，入组标准越严格，推广性越小	取决于既往试验的入组标准，以及目前标准治疗在临床应用的情况	取决于入组标准，入组标准越严格，推广性越小

H_0，零假设；H_a，替换假设；M，非劣势性边际

非劣效性研究应用广泛。由于伦理学原因，患者不能停用目前明确已知获益的治疗。因此，目前大部分新型药物都是与已有的治疗做对比，而非与安慰剂对比。例如，突破心房颤动治疗格局的左心耳封堵研究 PROTECTION-AF 研究，即是一项经典的非劣效性研究。该研究在心房颤动患者中，对比了左心耳封堵术与华法林抗凝在预防脑卒中的作用。试验发现，左心耳封堵术在预防脑梗死的治疗中不劣于华法林，更新了心房颤动的主要治疗策略。

除了手术操作的比较，药物比较也常用非劣效性设计。2019 年 9 月 *Lancet* 发布的 ENTRUST-AF PCI 研究，在心房颤动联合冠脉支架植入术的患者中，比较了凝血酶 Xa 因子抑制剂依度沙班联合一种 P2Y12 抑制剂不劣于传统的三联抗凝治疗（阿司匹林、P2Y12 抑制剂和维生素 K 拮抗剂）。结果证明前者临床预后与后者没有统计学差异，并明显减少出血。这项研究为临床治疗提供了新的选择方案。

2. 研究设计里的基本统计概念　第一类及第二类错误。

常见的统计数据包括两种统计错误。第一类错误是指发现了事实上不存在的差异。这种差异通常是随机发生的，没有统计学意义。第一类错误由 P 值衡量。第二类错误是指没有发现本来实际存在的差异。第二类错误通常由于样本数量不足，这是临床文献报道中最常出现的一类错误。

第一类错误和第二类错误与临床试验的设计无关。研究者首先指定一个无效假设（H_0），即两组之间不存在差异。试验旨在提供拒绝 H_0 的证据，以支持替代假设（H_A），即治疗之间存在差异。为了确定是否可以拒绝 H_0，研究者指定第一类（alpha，α）和第二类（beta，β）错误的数值，称为假阳性率和假阴性率。按照惯例，α 通常设定为 5%，即可接受 5% 概率的试验组和对照组不存在差异的情况。监管机构有时会要求更严格的 α 值。例如，当国家药品监督管理局批准新药物治疗时，会要求一项大规模试验下的两个分组试验更小的 α 值。β 值则表明治疗效果的显著性差异可能被忽略的情况，即研究者在事实有差异的情况下未能拒绝 H_0 的概率。试验的效力由研究者选定的（$1-\beta$）决定，通常介于 80%～90%。利用 α、β 和对照组中

的估计事件发生率，可通过公式计算样本量的大小，使用分类变量，比较随访期间终点事件的发生率。表 1-4 总结了心血管疾病治疗优势性和非劣效性试验的主要特征和概念。

值得注意的是，设计试验时，α 水平通常设定为 0.05。即如果观察到的数据的 $P < 0.05$，则可以得出结论：观察到的差异确实存在，拒绝 H_0。由于 P 值在临床研究中很常用，临床医师在应用 P 值时，同时也要注意如下关键问题：①历史上 P 设定在 0.05 的阈值是一个很武断的决定。$P = 0.04$ 意味着 4% 的可能接受 H_0，而 $P = 0.06$ 意味着 6% 的可能接受 H_0。4% 和 6% 之间真的有这么大差距吗？足以让一个研究拒绝 H_0 而另一个研究接受 H_0？事实上，P 值是一个连续值，只是评估试验的诸多参数中的一个。②P 值不能显示临床意义。大型研究样本可以产生较小的 P 值，但其差异并无临床意义。因此，除了考虑一个研究的统计学意义外，临床医师更要验证其临床意义。

例如，刚刚发表的 PARAGON-HF 研究在射血分数保留的心力衰竭（HFpEF）患者中，评估了沙库巴曲缬沙坦钠（entresto）相对于缬沙坦（valsartan）的疗效和安全性。结果显示，与缬沙坦相比，entresto 将总心力衰竭住院（首次和复发）和心血管疾病死亡的复合主要终点降低了 13%（$P = 0.059$）。虽然这一结果没有达到 $P < 0.05$ 的统计学差异，也有学者提出，$P = 0.059$ 与 $P = 0.05$ 的差别其实有临床意义。进一步亚组分析发现，部分女性及射血分数小于正常值的患者明确获益。因此，$P=0.05$ 在统计学上是一个明确的分界，但并不代表着明确的临床意义分界，需要临床工作者根据临床环境进一步分析解释。

（二）临床研究种类

临床研究者应根据自己感兴趣的研究问题，选择合适的临床研究方法。临床研究可分为两大类，临床试验（clinical trial）及非临床试验的临床研究，后者包括病例报告、队列研究和病例对照研究。下面将重点介绍前者。

1. 临床试验

（1）随机对照试验（randomized controlled trial，RCT）：被认为是评估新疗法的"金标准"（图 1-2），分配对照组和实验组受试者时使用计算机随机分配。随机化降低了患者选择偏倚的可能性，且平衡了各组之间基线数据的差异，因此对照组和实验组的受试者群体可以进行比较，并进行统计检验。

RCT 为临床诊治提供了大量严谨的依据，是新诊断、新治疗获药监局批准，应用于临床的"金标准"；更是药物扩展适应证，带来临床突破的必经之路。例如，最近振奋人心的 DAPA-HF 研究，使用糖尿病药物 SGLT2 抑制剂治疗伴或不伴有糖尿病的心力衰竭。这项研究在心力衰竭标准治疗的基础上，随机对照加用 SGLT2 抑制剂或安慰剂的疗效。SGLT2 抑制剂是近 5 年来又一被证实的可降低心力衰竭患者死亡率的药物，在原有心力衰竭治疗基础上实现了突破性的进展。

其他用于心血管研究的临床试验形式包括非随机对照临床试验（图 1-3A）、与历史数据对照的临床试验（图 1-3B）、交叉试验（图 1-3C）、回撤型试验（图 1-3D）、群组或群集分配。在这些试验设计中，根据临床需要，对照组可以是安慰剂或其他药物或临床正在使用的标准干预措施。

（2）非随机对照临床试验：在这种试验中，非随机分配对照组和治疗组的受试者（图 1-3A），或对照组使用历史数据（图 1-3B）。历史对照组的数据来源包括已发表的心血管相关临床研究数据或注册数据库。但是，选择历史对照组使试验组和对照组的受试者基线特征难以完全匹配，选择偏差在所难免，最终影响试验结论。简而言之，历史对照的好处是所有入组的受试者能够使用研究药物、治疗策略，缺点是使用历史对照组的数据难以准确反映当前疾病的现状，被研究者基线不匹配。

例如，ISAR-REACT-3A 研究在 PCI 患者中比较了常用剂量肝素和小剂量肝素对终点事件的影响，其对照组使用的是当年已结束的 ISAR-REACT-3

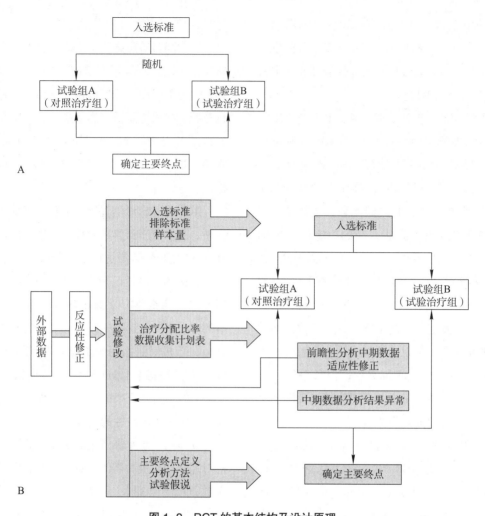

图 1-2　RCT 的基本结构及设计原理

A. RCT 的基本结构　B. RCT 的设计可以根据外部数据或内部数据进行修正

根据试验外部数据的修正称为反应性修正，根据试验内部数据的中期分析结果的修正称为适应性修正

研究中纳入的患者，作为历史对照。

（3）交叉试验：是 RCT 的一个特例，在这种设计中每个个体都可以作为其自身的对照（图 1-3C）。其优势在于一个个体可以同时作为研究组和对照组，减少了个体间差异的影响，同时允许研究使用更小的样本量。但是，交叉设计的关键在于第一期方案 A 的治疗效果对第二期方案 B 的治疗没有影响，并且患者的基线条件没有随时间变化。例如，2015 年美国国立卫生研究院心力衰竭小组研究了在心力衰竭患者中，比较硝酸甘油和安慰剂对改善生活质量和活动耐量的作用。此研究使用了交叉设计，患者使用 6 周硝酸甘油后交叉到安慰剂，或使用安慰剂 6 周后交叉到硝酸甘油，在同一人群比较硝酸甘油与安慰剂对终点事件的作用。

另有不少研究，从研究设计初始就预计到了少部分患者可能在治疗中发生交叉情况。例如，2019 年 9 月公布的 COMPLETE 研究，调查了在 ST 段抬高型心肌梗死患者中，对比仅处理犯罪血管及完全血管化两种介入策略对预后的影响。研究特别指出，两组中分别有 4.7% 及 3.9% 的患者在随访 45 天时，因病情需要分别交叉到对照组，并详细分析了这种交叉对结果的影响。

（4）回撤型研究：该研究评估中断或减少心血管疾病治疗方案强度时患者的反应（图 1-3D）。由

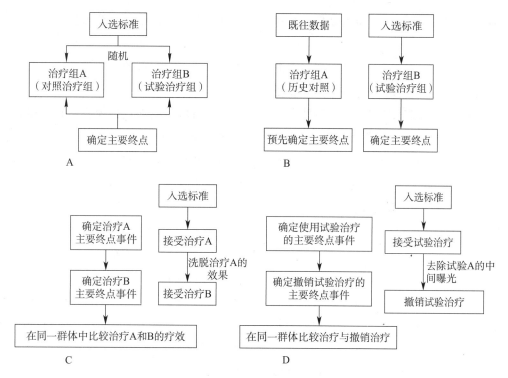

图 1-3　不同类型临床试验流程图

A. 非随机对照临床试验　B. 与历史数据对照的临床试验　C. 交叉试验　D. 回撤型试验

于有过药物不良反应的患者已经停止使用该药物，而不会被纳入回撤型研究，导致回撤型研究一开始就存在入选偏差，即仅纳入耐受性更高的患者。其结果是研究将高估治疗的益处，而低估治疗的不良反应。此外，患者接受治疗以后，病情变化本身也会影响患者对撤退治疗的反应。

这类研究目前应用在心血管疾病中较少，但常应用在糖尿病研究中。例如，2018 年 11 月公布的 The CompoSIT-Ⅰ研究，对比糖尿病药物西他列汀继续用药和回撤用药对终点事件的影响。结果证实，相对于回撤用药，继续用药明显改善糖化血红蛋白水平，并不增加低血糖的反应。

（5）析因设计：在析因设计中，可以通过一次试验，同时将多个治疗方案与对照组进行比较（图 1-2）。CVD 患者通常会接受多个药物治疗，因此，此类设计可以更好地反映临床实践。例如在 HOPE-3 研究中，挑选 CVD 中危人群，比较他汀＋高血压药物 *vs.* 他汀＋安慰剂 *vs.* 高血压药物＋安慰剂 *vs.* 安慰剂＋安慰剂。研究证实，他汀、ARB

类高血压药物及利尿剂三类联合使用明显优于安慰剂两两联合。但要注意，此类研究要求每个治疗方案之间不存在相互作用。如果治疗方案之间存在相互作用，则不适用析因设计。

2. 非临床试验的临床研究

（1）病例报告：阅读病例个案报告也许很有趣，但由于临床证据等级低，极少影响临床操作。

系列病例报告：展示了一群类似疾病。虽然此类报告可能有明确的暴露因素和临床结局，但由于没有对照组作比较，结论无法广泛推广。此类研究一般用于发现问题，提出假说。

（2）队列研究：是一项强有力的研究设计，其设计包括以下几方面：①定义不同队列组；②明确暴露因素；③纳入研究对象入不同的组，暴露组和非暴露组；④随访观察终点事件；⑤比较暴露组和非暴露组终点事件发生情况。

（3）病例对照研究：其效力要弱于队列研究。在一项病例对照研究中：①"病例"组中是出现特定临床结局的研究对象；②"对照"组中是未出现特定临床结局的研究对象；③研究比较两组间是否接受过相应的暴露。

（4）成本效益分析：常以队列研究的方式进行，其内容包括：①计算干预措施的花费；②比较干预组和非干预组的终点事件；③预防某种终点事件所产生的花费，结果评估方式是每年救治的开销或每年改善生活质量的开销（dollars per year of life saved or dollars per quality-adjusted year of life saved）。

（三）临床试验报告中的统计学问题

1. 临床试验中的事件可以通过连续变量或分类变量表示

（1）连续变量：是指可以有无限个数值的变量，如年龄、身高、血压或胆固醇水平。可以用平均值、标准差、极差、四分位数、五分位数、十分位数等来描述。

当连续变量符合正态分布时（高斯分布或钟形分布），t 检验通常用来比较两组数据的平均值，方差分析（ANOVA）用来比较三组及以上数据的平均值。

当连续变量不符合正态分布时，常使用非参数测试，如用 Wilcoxon 秩和检验来比较两组数据的中位数和分布，Krukal-Wallis 检验来比较三组及以上的中位数及分布。

为了比较的两个连续变量是否存在线性相关及相关性强弱（如左心室质量与血压），研究者常使用相关性检验（r 值），如 Pearson 或 Spearman 检验。在这些检验中，r 值的平方根描述了一个变量的变化能够在多大程度上影响另一个变量。

（2）分类变量：是指有限个值的变量（性别、有无高血压、是否在使用某种药物）。对于大多数样本来说，这类变量通常使用卡方检验来比较。然而，如果样本量太小，则可以使用 Fisher 精确测试。

2. 统计学方法表达暴露因素与终点事件之间的关系

（1）风险分层：一个心血管疾病试验常用的评估是比较在随访过程中患者经历一个分类事件（如死亡与存活）的比例。当终点事件是一个不良事件，那么治疗组和对照组的比较可以用相对风险（relative risk，RR）或优势比（odds ratio，OR）来表示，RR 或 OR 小于 1 预示着治疗方案有获益（图 1-1）。

相对风险的缺点是无法比较不同患病风险的患者所获得的益处。对于高风险患者而言，相对风险小幅度降低可能有重大意义；而对于风险极低的患者而言，相对风险大幅度减少可能是无关紧要的。而绝对风险降低（两种比率之间的差异）随个体患者的风险而变化。例如，80% 比 40% 的基线风险差异和 0.08% 比 0.04% 的基线风险差异的相对风险都是 2.0，但前者的绝对差异是 50%（5 000/10 000），而后者是 0.05%（5/10 000）。换言之，前者每两个人就有一个获利，后者每 2 000 人中一个获利。值得注意的是，许多文章忽略了绝对利益。

风险分层对于计算绝对风险降低至关重要。近年来，许多工具可以用来快速评估患者，其相对有效性具有不确定性。例如，急性冠状动脉治疗和干预结果网络（ACTION）注册表 - 获取指南（GWTG）模型包括 8 个变量，可以将风险从 0.4% 区分到 50%。

在评估风险分层研究时，要注意此风险评估方法是否已经在类似患者中得到验证。预测因子应独立于终点事件，时间框架应适合临床决策以及分层的临床价值明确。若提高风险评估的准确性没有临床获益，如同给患者做无效的检查。另一方面，风险分层可以帮助计算某种干预的绝对利益，并帮助评估干预的风险收益比。

一些研究发现风险分层存在悖论，即高风险患者常常是接受会带来益处的干预措施的比例最小，但高风险患者同时又是此类干预的最大获益者。悖论的主要原因可能是医生担心在高危患者接受干预的不良反应增加。

心血管药物 / 手段通常是双刃剑。患者可能对某种益处或者不良后果有强烈的偏好或厌恶。例如，患者可能对脑血管意外（脑卒中）的不良反应有强烈的恐惧，这可能成为制订治疗方案的首要考虑因素。因此，制订治疗方案时，重要的一点是让患者及家属参与方案制订，解释疑虑，做出一致决策。

（2）需要治疗的人数（number needed to treat，NNT）：如前述，在表达治疗效果时，绝对风险降低优于相对风险降低。但绝对风险降低的倒数，称为"需要治疗的患者数"，更加直观。

如果一项治疗组的终点事件发生率为10%且对照组风险为15%的试验，绝对风险降低5%，这意味着治疗组中每100名患者接受治疗即可避免5次终点事件。这种关系的倒数NNT是20，即每20名患者接受治疗即可避免一次终点事件。对于NNT，数字越小结果越好。

NNT和绝对风险降低取决于相对风险降低和基线风险。在高基线风险的情况下，NNT可能变得非常小（理想）。一个极端的例子是，发生心室颤动的患者，没有除颤的基线死亡风险是100%，有效除颤的NNT为1。

他汀类药在一级预防中，相对风险降低约20%。绝对风险降低和NNT则取决于基线风险。例如一级预防时，基线风险较低。假设基线风险为7.5%，则绝对风险降低为1.5%，NNT为67，这是一个比较大的值，说明临床获益并不显著。

NNT能直接比较不同治疗效果。例如，BHAT研究的NNT是34，意味着需要使用β受体阻滞剂治疗34例心肌梗死患者，就能避免1例死亡。又如，SAVE研究的NNT是20，说明需要使用ACEI类药物治疗20例心力衰竭患者，就能避免1例死亡。NNT为20或30，都证明治疗效果不错，临床上应积极考虑使用此类治疗。

NNT也是表达治疗效果非常形象的一个概念。例如，将20名充血性心力衰竭和射血分数≤40%的患者带到一个房间，告诉患者："如果大家开始使用ACE抑制剂，在接下来的3年内，我将挽救你们中一个人的生命。"用NNT表达治疗效果的本质更直观，更加直截了当，使医生和患者容易理解，方便沟通，从而做出最佳治疗决策。

NNT也存在局限性。NNT是一段时间内的平均治疗效果指标，并不显示治疗效果是立即、延迟，还是高度可变。由于NNT基于群体治疗的统一效应计算，NNT不提示关于不同亚组之间是否存在有效异质性。NNT仅基于基线风险而变化。

二、基于循证医学基础的临床决策

医学是信息科学。在现代化医疗中，简单记忆医学知识已不再重要，获取知识和批判性思维的关键作用日益突出。在医学知识急速增加的今天，临床决策与推荐作为医学的核心正在受到空前的挑战。临床决策将重点讲述一些临床推理过程的核心能力，特别值得有意成为心内科专科医师的医学生学习。

临床决策的基础在于医师对于医学知识的了解和对于患者的了解，包括患者的偏好与治疗目标。制订好的临床决策需综合考虑信息的局限性、检测的不确定性、目前对于人类生物学理解的不全面性，也包含运气的成分。多年的实践与研究得来的经验与知识指导着我们的临床推理。如何将医学知识转化成以患者为中心的临床决策是临床推断的核心，也是专科医师的特点。

临床推理有几条简单的指导原则。培训早期，专科医师应该学习如何识别特定的系列症状和体征，做出合理的诊断，然后根据该诊断遵循原则进行诊疗。例如，我们会将某些具有特定表现的患者诊断为"急性心肌梗死"，这类患者应该启动一系列治疗，这些治疗的研究基础是患者可从阿司匹林和β受体阻滞剂获益。这种情况下，简单指南可以用来指导实践。再例如，指南推荐，低射血分数的患者可以考虑植入埋藏式心脏自动除颤仪，但仅限于患者的低射血分数由收缩功能障碍引起，并且应该考虑患者出现收缩功能障碍的时间。这些指南的目的不是为了限制行为，而是为了指导决策。顶尖的医生会根据患者的情况和意愿，合理地决定何时应该遵守这些指南以及何时不应该受到指南的束缚，这不可避免地会产生与指南的偏离。临床决策可以适当偏离指南，前提是决策应该公正、透明，并且有翔实的过程记录。

　　然而，大多数临床决策与简单的指南并不相符，需要临床工作者的综合判断。临床推理有两个至关重要的环节：诊断和治疗。

　　临床决策的首要环节是根据患者的症状和体征做出合理的诊断。教科书的内容通常是根据临床诊断编排。每个诊断代表一个章节，其内容描述了某种特定诊断，如主动脉狭窄的主要表现。章节名称有助于理解疾病的发生机制并预测治疗的预后。然而，患者的临床表现常常并不完全符合某类特定的疾病诊断。患者因为出现症状而求医，医生需要打破教科书的逻辑，首先归纳患者的症状和体征，继而判断患者的诊断，最后制订治疗方案。如果一名患者出现劳力性呼吸困难同时有收缩期杂音，可能诊断为主动脉狭窄，但是需要进一步的检查才能确诊。很多病例自始至终都无法确诊。大约有 1/3 被诊断为心力衰竭的患者同时接受了肺炎或慢性阻塞性肺疾病的相关治疗来缓解呼吸困难的症状，这常常是现实中的诊疗情况。

　　临床决策的另一重要环节是治疗。关于治疗的临床决策同样很有挑战性，因为需要权衡风险和获益，推断检验结果的意义，并且选择符合患者的治疗方案。当患者不了解自己是否能获益时，他们更倾向于选择低风险的治疗策略。一级或二级预防方面同样涉及临床决策，根据患者的不同预后，医生需要决策是否要对患者未来可能发生的疾病采取预防措施。在这种情况下，风险与不良反应会立即出现，但预期获益要在以后才能显示出来。对于某些急性或慢性疾病的患者，医生需缓解患者当下的症状、降低即刻的风险，这也涉及临床决策。

（一）诊断性决策

　　患者通常会描述自己的症状，如胸痛。相关线索像盲人摸象一样信息非常分散。临床医师通常会采用启发式的方法，将杂乱的问题转化成一系列有条理的决策。当遇到某个没有条理的临床问题时，

医师通过病史归纳及体格检查搜集散信息。然后，将患者的叙述与书本中关于这类疾病的典型描述进行类比，从而进行推理。医师在询问病史前会预先想出 3~5 个可能的诊断，即"形成早期假设"。通过更直接的询问，临床医师逐步得出诊断结论。

　　在搜集、挑选、组织数据后，临床医生通常会利用问题列表对发现的信息进行排列、分组及区分优先级。如果有附加信息，对问题的描述可以更加具体。例如，"呼吸困难"可能是最先出现的问题，随着更多的临床信息的搜集，问题描述变得更加精确，从临床症状演变为临床诊断，即"急性收缩性心力衰竭"。随后，临床医师开始进行鉴别诊断，扩大诊断的可能性，继续探索，避免过早下结论。通过这种一步步的诊断过程，临床医师计算出一系列诊断的可能性，然后再反复进行假设检验予以验证。通过"反复进行假设检验"，临床医师可以缩小可能诊断的范围，探索最可信的诊断。

　　概率论在实验室检查结果的解读中非常重要。实验室检查是在一组假设正常的人群中进行检验，确定某个测量值的分布及正常范围，图 1-4 的左侧就是一条概率密度分布曲线。正常范围通常定义为靠近曲线中心 95% 范围内的累积概率，而异常值则是落在 95% 范围以外的地方（图 1-4）。

　　定义一种新的检验结果的方法是对一组已经被"金标准"确定为"未患病"和"患病"的群体进行检测，如图 1-4 右侧所示。通常，患病或未患病人群的检验结果呈钟形分布。我们可以画一条分界线，来定义新的检验方法的阳性和阴性结果。如图所示，由于患病与未患病人群的检验结果有重叠，所以会有假阳性和假阴性。

　　掌握如何应用检验结果对于做出好的决策非常重要。检验结果的应用一部分与检验方法的"敏感度"和"特异度"相关。敏感度和特异度都是比率，都是不同单位的分子与分母的比值。真阳性率即敏感度，真阴性率即特异度。

　　在临床实践中，医师通常并不计算贝叶斯概率。同大部分临床决策者一样，临床医师采用"逐

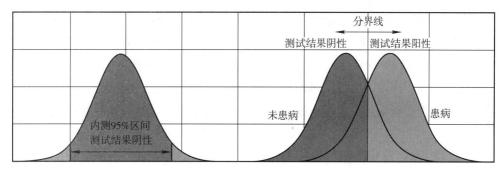

图 1-4　概率密度分布曲线
左图显示了正常人群分布的 95% 范围；右图显示测试结果正常（无疾病）或
异常（疾病）的情况，即根据"金标准"测试的界限定义

步推测到最优解"的方法，心理学家称之为"锚定与调整"。临床医师首先估计出先验概率［即锚定（pretest）］，然后通过调整锚定估计出后验概率（posterior probability）。例如，对于一名胸痛患者，锚定则是估计患者有冠心病的先验概率，然后在新获得的信息如负荷压力试验的结果估计后验概率，这是一种利用直觉估计条件概率的便利方法。但是，在应用这种"逐步推测到最优解"的方法时存在两个问题。第一个问题是"锚定"，当决策者过分锚定在自己估计的先验概率时，常常无法在后验概率估计时进行充分的调整。第二个问题是"忽略基准线"，即决策者过分依赖新获取的信息来进行后验概率的估计，而没有考虑到先验概率。例如，肾衰竭或败血症患者出现肌钙蛋白水平升高，则诊断急性心肌梗死的先验概率不高。如果仅仅根据肌钙蛋白的检验结果对这种患者启动治疗（如溶栓治疗），则会犯了"忽略基准线"的错误。了解"逐步推测到最优解"方法及其缺陷可以使临床医师避免常见的推断错误。

有些检验结果不是正态分布的，这说明它们的阳性或阴性似然比更强。例如在心力衰竭时，X 线胸片显示肺淤血具有很强的阳性似然比，即 13.5；而阴性似然比则很低，为 0.48。这说明，X 线胸片发现心力衰竭的特异度很高但敏感度不高。换言之，X 线胸片出现了肺淤血表现高度提示心力衰竭，但如果 X 线胸片未见淤血并不能排除患者一定没有心力衰竭。特异度很高的检查适用于确定诊

断，高特异度检查的阳性结果有助于建立诊断。另一方面，D- 二聚体诊断肺动脉栓塞的阴性预测似然比很强，有 0.09，但阳性预测似然比则只有 1.7。这说明，在诊断肺动脉栓塞方面，D- 二聚体有很高的敏感度，较低的特异度。敏感度高的辅助检查更适合用来排除诊断。

临床推断不仅仅用于指导检验结果的解读，还涉及检验的顺序。如果辅助检查的顺序安排得当，可以增强结果的可信性；如果检查的顺序很混乱，可能会导致临床医师做出错误的诊断。理想顺序下，辅助检查的结果可以证实或否定之前根据患者情况做出的合理假设。

为了帮助临床医师在合适时间选择合适辅助检查，许多心脏病学会建立了指南标准，用以指导临床医生确定心血管疾病检查的顺序。此标准能避免过度使用假阳性检查并且控制医疗费用。合理使用标准的目的是减少检查滥用情况，最大限度地利用检验、检查的诊断价值。先建立合理的假设（临时诊断），然后进行辅助检查，这是任何检查顺序选择策略的首选原则。当辅助检查的结果对于患者护理及转归的提升没有很大帮助时，合理使用指南推荐的检查顺序可以避免这类情况。

（二）治疗性决策

预防性或治疗性决定是一种系统性选择。在某些情况很容易，如心力衰竭的患者服用利尿剂。在这种情况下选择明确，患者获益明确，治疗方案直截了当。但很多其他情况下，选择恰当的治疗并不

容易。例如，对中至重度二尖瓣反流合并其他并发症的老年患者，是让病情自然发展还是外科手术，这要综合考虑疾病自然发展的可能后果，以及外科手术的风险和获益。这些决策需要医学知识和评估风险获益比，并参考患者偏好，以做出最佳治疗决策。

理想情况下，通过随机对照试验（RCT）确定药物的治疗效果。试验结果通常用"发生终点事件的相对风险降低"表示。值得注意的是，干预的相对收益（或风险）通常表示为相对风险（RR）或优势比（OR）。风险是事件发生的概率，而风险比是事件发生的概率与不发生事件的概率的比值。概率为25%表示优势比1:3。风险比表示比较两个组时事件发生的相对概率。优势比表示一组中发生某事件的概率与另一组的比值。

如上述，优势比不如相对风险对临床决策有帮助。当基线事件发生率较低（<5%）时，优势比相同，但临床获益明显减少。优势比不能表达治疗效果的大小；如果临床医师认为优势比等于相对风险，则可能导致在结果常见时高估治疗效果。由于其数学特性，优势比常用于临床研究，但临床医生需要知道其局限性。

临床试验通常会报告治疗组和对照组患者发生终点事件的平均风险。这个平均风险可能存在治疗效果的异质性，其中一些患者可能显著获益而其他患者没有获益。亚组分析和相互作用分析可以反映这种异质性。但异质性并不容易发现，是医师进行个体化治疗的挑战。异质性的典型例子如在疑似急性心肌梗死（AMI）患者中使用溶栓治疗明显有效，但亚组分析显示仅在ST段抬高患者中有效，而非ST段抬高的患者中没有观察到益处。同时，亚组分析得出的阳性结论一类错误发生率很高，即其差异很有可能是随机误差导致。例如在ISIS-2研究中，作者亚组分析显示出生双子座或天秤座的患者在溶栓治疗中获益明显降低。由此可见，亚组分析能够发现重要信息，但在临床上要谨慎理解应用。

（三）未来展望

临床研究的发展使得研究人员、审稿人和期刊编辑都有既定的规则去报道、评估现有的临床试验。临床医师也可以根据指南来阅读理解临床试验。然而目前为止，这些进展仅仅是针对于那些已经成功被报道的研究。在很长时间内，我们都注意到，阴性结果的研究极少被报道。虽然目前在线数据库（Clinical Trials.gov）的出现是一个很大的进步，鼓励所有的临床研究首先进行注册，但其显示的具体内容并不详尽。在时间规划上，一般要求试验完成1年以内研究者报道临床试验的结果，以帮助后续研究者规划未来的试验，临床医师寻找最新治疗方案，以及指南撰写委员会成员更新指南、给予临床最新的推荐意见。

其他RCT未来的方向包括：

1. 在构建临床问题初级阶段，积极寻求患者意愿，纳入患者的意见；临床决策不是医师的独导领域。自治原则保证患者始终对治疗有自主性，所有的干预必须知情同意。目前，关于如何以最佳方式让患者积极参与决策，尚无共识。但让患者共同参与诊疗方案，完全理解治疗获益和风险比，积极配合治疗，是治疗最终带来获益的关键。这种方法最适合于重大决策，以及确定性不高、不紧急的决策。

2. 基于社区设计临床试验。ADAPTABLE是第一个基于社区设计的临床研究，研究者从2015年开始拟从社区收集15 000例冠心病或高危冠心病患者，比较低剂量阿司匹林81 mg和高剂量阿司匹林325 mg对患者长期预后的影响。所有患者来自社区，可根据医务室、超市和药房看到的ADAPTABLE广告，自行从手机上加入研究，定期从手机上输入随访数据。此研究大部分数据来源于电子病例系统和患者自行录入数据，最大程度贴合了真实世界的临床疾病情况，并极大程度减少了临床研究的花费。此研究随访4年，结果令人拭目以待。

3. 充分利用电子病历系统和长期随访注册研究，在其中根植随机化临床研究。例如上述的ADAPTABLE研究，最大效率地利用电子病例系统收集患者基线水平，避免了二次数据收集的耗时、耗力。再如美国冠心病注册研究 ACTION 与国家保险数据库联合，获取患者长期用药随访情况，揭示了大量长期用药依从性与长期预后的关系。

4. 积极使用生物标志物、适应性临床研究设计，为精准医疗提供数据，使个性化的精准医疗发展更加成熟。使用基因指导治疗不再局限于肿瘤，心血管疾病也开始广泛探索。例如，研究者使用高脂血症的相关基因 *SLCO1B1* 指导降脂治疗，他汀类药使用及剂量，并观察到明显的预后改善。此类研究也类似地应用在抗血小板及抗凝治疗中。

（何　奔　沈　兰）

第三节　心血管病学的发展历程、现状与展望

一、心血管病学的发展历程

人们对于心脏的最初认知和今天仍在不断发展对心脏的理解是一篇伟大的史诗。心脏一度被当做灵魂的中心，不受疾病的影响，长期以来一直是神秘和奇迹的源泉，是科学领域的研究热点，是文学和艺术领域的璀璨明珠。对心脏的研究起源于古代，原始文明认为心脏是热量的来源，认为血管里运输着气体，是维持生命及重要器官运转的原动力。这个错误的观念持续了 1 300 年，直到威廉·哈维于 1616 年提出血液循环是由心脏推动产生的。

大多数历史学家认为，17 世纪早期，威廉·哈维关于血液循环的发现开启了心血管现代医学史的大门。哈维之后，在 17 和 18 世纪心脏病学集中在描述性解剖学和病理学，在 19 世纪主要是发现了听诊与心脏病的联系，19 世纪后半段和 20 世纪前半段则是对心脏疾病的理解及其病理生理学进步，20 世纪下半段和 21 世纪则是心脏病作为一个独立专科，其诊疗技术的不断飞跃，其中包括一些重要的诊疗技术进步，如血液中的生物标志物和多种成像手段，以及能修复和替换已经丧失功能的心脏异常解剖结构的复杂手术，包括开胸的心脏手术和经天然循环通道动静脉的心导管技术。

哈维奠定的心脏循环理念影响深远。心脏作为一个器官，从窦房结的电活动开始，指挥心脏进行收缩舒张的活动，让心脏履行其泵血功能而服务于全身；心脏的左心室泵出动脉血，到全身毛细血管供应组织器官氧气，代谢后的血液汇入静脉回到右心房，再到右心室经肺动脉泵出，于肺组织完成氧合，最后经肺静脉回流入左心房，这个密闭系统是个循环过程，因此心血管病学也常常被命名为循环系统疾病。这一复杂循环过程的任何一部分的异常，都会导致心血管疾病。心血管活动还受到全身其他脏器功能异常的影响，其活动本身也受到中枢神经系统的调节。中医学中的"心主神明"，清楚表述了心脏的功能活动是人体意识维持的关键。从辩证唯物主义的角度，现代心脏病学既要认识到心脏对全身血液循环的贡献，也要认识到全身各系统对心血管功能活动的调节，把局部放入整体，在整体中深化局部，才能正确认识与掌握现代心脏病学的精髓。

心血管病学的发展，离不开逐渐积累的科技进步。除了 X 线成像技术、超声技术这些在医学以及心脏病学都有深远意义的技术应用以外，20 世纪心血管病学的最重要成就，一般认为有三个方面。①心电图的发明与应用：早在 1856 年就发现了心脏也能发电。1887 年，人们使用毛细管静电计装置在四肢检测到了心脏电流，称为心电图，但直到 1902 年，荷兰的生理学家威廉·埃因托芬（Willem Einthoven）发明了一种更为灵敏的弦式电流计，才使心电图正式用于临床，埃因托芬后来也因此获得诺贝尔奖。心电图技术不仅广泛应用于检测心律失常、心肌缺血，还是所有电生理起搏技术的基础，后来还被融入更多的高科技含量，迄今经久不衰。②心脏导管术：1929 年，德国医生沃纳·福斯曼（Werner Forssmann）用导

尿管插入自己的左侧贵要静脉，开创了人类心脏导管术的先河。然而他这一"疯狂"的行动并不受待见，德国的学院派认为"采用这种雕虫小技的人只配去马戏团表演而不配到大学里授课"。幸好，多年后安德烈·弗雷德里克·考南德（André Frédéric Cournand）和迪金森·伍德拉夫·理查兹（Dickinson Woodruff Richards）通过经静脉插入心脏的右心导管技术成功测定了心排血量，人们在要表彰后两位科学家的时候，才想起已经转行多年的 Forssman 的导管技术，是完成后面工作的基础，使得 Cournand、Richards 和 Forssmaan 共同获得 1956 年的诺贝尔生理或医学奖。1929 年 Forssman 的壮举被认为标志着心导管技术的诞生。③冠状动脉介入治疗技术：1959 年，Sones 在美国克利夫兰进行主动脉造影时，无意中将 30 mL 造影剂注入右冠状动脉，患者立即心室颤动但成功复苏。Sones 因此推测，既然患者能在此次事件中幸存，更少量的造影剂可能会很安全。此次偶然事件，是人们第一次直接进入供应心脏的冠状动脉血管，被认为开创了冠状动脉介入技术的先河。至于对动脉粥样硬化斑块的治疗，则来自 Dotter。他在 1963 年的一次髂动脉造影过程中，想使钢丝通过狭窄病变却使导管无意中也通过病变并将其扩开，他因此认为，"主动扩张外周血管的狭窄性病变是可行的"，并于次年在患者的下肢动脉上成功付诸实践，开创了动脉病变介入治疗之先河，他也于后来获得诺贝尔奖。对冠状动脉进行扩张治疗，则是 Gruenzig 在进行了一系列动物实验包括在准备外科旁路移植术的患者血管上进行了球囊扩张成功，才于 1977 年 9 月 16 日进行世界上第一例经导管的成功球囊扩张，当时命名为经皮冠状动脉腔内成形术（percutaneous transluminal coronary angioplasty，PTCA），由此标志着冠状动脉介入治疗的诞生。现如今，心电图、心导管以及冠状动脉介入诊疗技术在心血管病学中的应用与发展，在学科建设中的地位已经有目共睹了。心脏病学已经发展成多样化、高度专业化的专科。

二、心血管病学的发展现状

心血管病学的发展源自临床需求，盛于技术创新，回归临床服务。它涵盖了从疾病预防、诊治到康复的全过程，因此，现代心血管病学在临床上最少包括下列几个方面。①预防心血管病学：包括以预防动脉粥样硬化为核心的危险因素控制，如高血压、高脂血症、糖尿病。②心血管疾病的影像诊断学：包括超声心动图、心脏 X 线检查及计算机断层成像（CT）、磁共振成像诊断、心血管核素诊断。③心脏电生理学：包括心电图、腔内心电图及电生理检查与治疗、心脏起搏治疗，以及一些先天或后天的心脏离子通道疾病。④冠状动脉疾病及其相关的诊断治疗学：包括心肌缺血的无创有创评估、在冠状动脉血管造影基础上发展起来的腔内影像学及冠状动脉介入治疗学。⑤结构性心脏病学：包括心瓣膜病、心肌病及先天性心脏病等导致心脏结构改变与功能异常的疾病的诊断与治疗。⑥心力衰竭与终末期心脏病：包括各种疾病的最终归宿，人工心脏辅助装置及心脏移植。

当代心血管病学最重要的标志性成就，就是以微创心脏导管术为基础的各种心血管疾病治疗学，它也是整个 20 世纪的科技发展成就的体现与缩影，构成了现代心脏病治疗学的重要基石。心血管介入治疗，有相当部分是以器械植入为基础的，如治疗心脏瓣膜病变的人工瓣膜植入置换［如主动脉瓣狭窄的经皮主动脉瓣置换术（TAVR）］或瓣膜修复器械（如功能性二尖瓣反流的二尖瓣钳夹术 MitraClip），治疗血管腔内狭窄病变的支架植入技术，治疗心律失常的起搏器植入技术，以及治疗先天性心脏病的封堵术，治疗心房颤动时脑卒中预防的左心耳封堵术等。也有部分心血管治疗，利用各种能量（如射频、冷冻、激光）对心脏组织产生作用，用于治疗心律失常、消蚀粥样硬化斑块等。近年来，利用磁场三维标测技术可以准确找到病变所在处，进行精确的"点"消融。

当代心脏病学的另一个标志性成就就是心血管

循证医学的发展。作为慢行非传染性疾病，其诊疗措施的疗效评价需要通过专业的社会和公共卫生组织高质量的医学研究积累证据，并将其运用于临床实践及指南的制订中去，方能使诊疗措施落地，相关防控到位。例如，对于血脂与动脉粥样硬化性疾病的认识，就先要在人群中观察高脂血症与动脉粥样硬化疾病和事件的相关性，进而观察降低血脂是否能降低相关事件，不同的疾病状态对血脂降低幅度或控制水平的不同差别。今天我们可以说："在一定范围内，为防治动脉粥样硬化的事件，血脂水平越低越好。"可就是这样简单的一句话，其背后付出的艰辛劳动与科学精神绝不简单。这些认识的深化过程，也是心血管病学发展与进步的过程。可以说，心血管病学既是循证医学发展的最主要推动者，也是循证医学发展的最主要获益者。

三、心血管病学的发展展望

进入 21 世纪 20 年代，除了介入心脏病学继续飞速发展，特别是在瓣膜病介入治疗进入一个新时代外，循证医学作为重要的手段评价临床疗效，正在成为促进临床成果转化的重要推手，"药物／器械—临床研究—指南规范"正在以前所未有的速度转化落地为每名临床医生的日常实践。与此同时，我们可以看到穿戴式设备结合数字和移动技术及人工智能（AI）在医疗保健中的应用。其用于预防、诊断和治疗心血管疾病，促进心血管健康发展，同时还为患者提供更多直接监测和管理心脏疾病如心力衰竭、心律失常和高血压的工具。当今心血管医学面临着两大关键问题：①如何在心血管疾病的研究和临床实践过程中合理使用"大数据"，包括常规地联合基因组学和其他"组学"等技术用于评估心血管病发生风险，判断预测疾病，指导治疗康复等。②如何把技术的飞速发展与基本的"床边心脏病学"（bedside cardiology）知识结合起来，为患者提供最优质的诊断治疗服务。

我们处在一个科技高度发达，信息传播快速的新时代，一项技术从发明到成熟普及的周期越来越短。医学上没有什么技术是不能模仿重复的，在追求治病救人的新技术的同时，要克服片面的技术至上的思维，多想想该技术是否给患者带来益处，把最适合的技术带给最适合的患者。我们永远不能忘记现代医学之父 William Osler 的一句名言："医学是不确定的科学与可能性的艺术"。不管科学技术怎样先进，如何发达，正确地使用才是关键。我们还应该克服功利主义的医疗，回归临床医学本源，在医疗实践中，不忘以人为本，眼里不能仅有"病"，更要有"人"；把医疗技术与人文关怀更多地结合起来。只有这样，才能真正实现"健康中国"的伟大目标。

（何　奔）

第二章

循环系统基础知识

关键词

心脏	心瓣膜	心传导系统	心包
动脉	静脉	毛细血管	心脏中胚层
静脉窦	动脉干	动脉导管	静脉导管
房室管	心内膜垫	第一房间隔	第一房间孔
第二房间隔	第二房间孔	卵圆孔	肌性室间隔
膜性室间隔	房间隔缺损	室间隔缺损	心动周期
心输出量	异长调节	等长调节	工作细胞
自律细胞	兴奋性	自律性	传导性
微循环	组织液	淋巴回流	心血管中枢
压力感受器	容量感受器	化学感受器	压力感受性反射
肾素－血管紧张素		血管升压素	肾上腺素
去甲肾上腺素	动脉粥样硬化	高血压病	风湿性心脏病
亚急性感染性心内膜炎		心瓣膜病	心肌病
心肌炎	休克	缺血－再灌注损伤	
氧化应激	钙超载	心肌顿抑	氧爆发
钠通道阻滞药	β肾上腺素受体阻滞药		延长动作电位时程药
钙通道阻滞药	利尿药	血管紧张素转换酶抑制药	
AT1 受体阻滞药		血管扩张药	正性肌力药
肾素－血管紧张素－醛固酮系统抑制药			钙增敏药
硝酸甘油	他汀类	胆汁酸结合树脂	
贝特类	抗氧化剂	多烯脂肪酸	黏多糖药

第一节 循环系统解剖

思维导图：

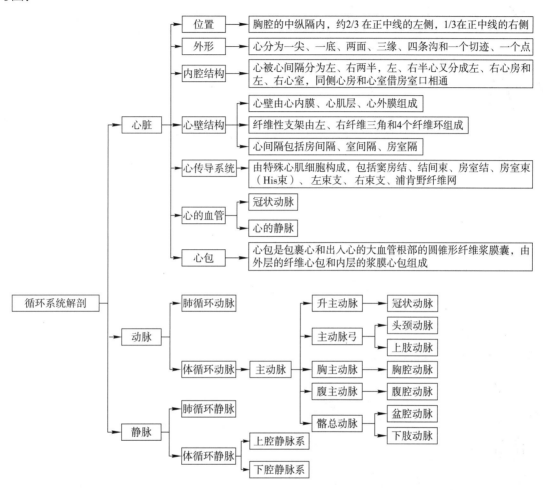

一、循环系统的组成

循环系统包括心、动脉、毛细血管和静脉。心脏是连接动、静脉的枢纽，为心血管系统的"动力泵"。循环系统可使血液持续循环，维持体内稳态。

血液由左心室泵出，经主动脉及其分支到达全身毛细血管，血液在此与周围的组织、细胞进行物质和气体交换，再通过各级静脉，最后经上、下腔静脉及心冠状窦返回右心房，这一循环途径称为体循环（大循环）。血液由右心室搏出，经肺动脉干及其各级分支到达肺泡毛细血管进行气体交换，再经肺静脉进入左心房，这一循环途径称为肺循环（小循环）。

二、心

（一）心的位置、外形和毗邻

心是一个中空的肌性纤维性器官，形似倒置的圆锥体，位于胸腔的中纵隔的心包内。心约 2/3 位于正中线的左侧，1/3 位于正中线的右侧（图 2-1，图 2-2）。

心外形可分为一尖、一底、两面、三缘。

心尖由左心室构成，朝左前下方，在左侧第 5

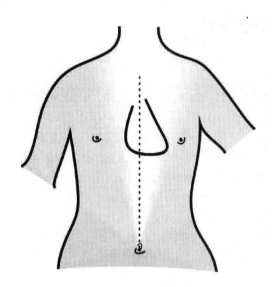

图 2-1　心脏的位置

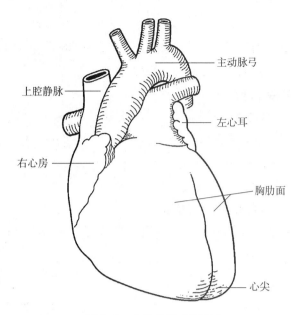

图 2-3　心的外形（前面）

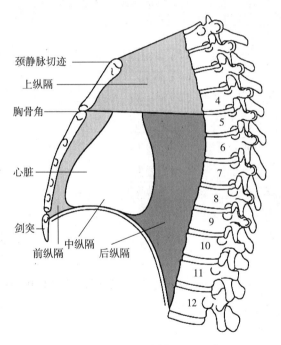

图 2-2　中纵隔

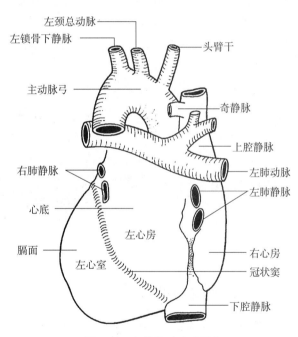

图 2-4　心的外形（后面）

肋间隙锁骨中线内侧 1～2 cm 处，可触及心尖冲动（图 2-3）。

心底主要由左心房和小部分的右心房构成，朝向右后上方（图 2-4）。

心的胸肋面（前面）朝向前上方，大部分由右心房和右心室构成，一小部由左心耳和左心室构成（图 2-3）。膈面（下面），几呈水平位，朝向下方并略朝向后，隔心包与膈毗邻，大部分由左心室，一小部由右心室构成（图 2-4）。

心的下缘（锐缘）由右心室和心尖构成，左缘（钝缘）大部分由左心室构成，右缘由右心房构成。

心表面有冠状沟，近似环形，前方被肺动脉干所中断，是右上方的心房与左下方的心室表面的分界。前室间沟和后室间沟分别在心室的胸肋面和膈面，从冠状沟走向心尖的右侧，它们分别与室间隔的前、下缘一致，是左、右心室在心表面的分界。

（二）心包

心包是包裹心和出入心的大血管根部的纤维浆膜囊，分内、外两层。外层是纤维心包，内层为浆膜心包。

纤维心包由坚韧的纤维性结缔组织构成。上方包裹出入心的升主动脉、肺动脉干、上腔静脉和肺静脉的根部，并与这些大血管的外膜相延续。下方与膈的中心腱愈着。

浆膜心包位于心包囊的内层，又分脏、壁两层。壁层衬贴于纤维性心包的内面，与纤维心包紧密相贴。脏层包于心肌的表面，形成心外膜。脏、壁两层在出入心的大血管根部互相移行，两层之间的潜在性腔隙称心包腔，内含少量浆液起润滑作用。

在心包腔内，浆膜心包脏、壁两层反折处的间隙称心包窦（图2-5）。心包横窦为心包腔在主动脉、肺动脉后方与上腔静脉、左心房前壁前方之间的间隙。当心直视手术需阻断主动脉和肺动脉血流时，可在横窦前后钳夹这两大血管。心包斜窦为位于左心房后壁，左右肺静脉、下腔静脉与心包后壁之间的心包腔。

（三）心壁构造

心壁由心内膜、心肌层和心外膜组成，分别与血管的三层膜相对应。心肌层是构成心壁的主要部分。

1. 心内膜 是被覆于心腔内面的一层滑润的膜，由内皮和内皮下层构成。内皮与大血管的内皮相延续。内皮下层位于基膜外，由结缔组织构成，其外层较厚，靠近心肌层，又称心内膜下层，为较疏松的结缔组织，含有小血管、淋巴管和神经及心传导系的分支。心瓣膜由心内膜向心腔折叠而成。

2. 心肌层 为构成心壁的主体，包括心房肌和心室肌两部分。心房肌和心室肌附着于心纤维骨骼，被其分开而不延续。因此，心房和心室不会同时收缩。

心房肌束呈网格状，许多梳状的嵴称梳状肌。心房肌较薄，由浅、深两层组成。浅层肌横行，环绕左、右心房；深层肌为左、右心房所固有，呈祥状或环状，一部分环行纤维环绕心耳、腔静脉口、肺静脉口及卵圆窝周围。当心房收缩时，这些肌纤维具有括约作用，可阻止血液逆流。心房肌具有分泌心钠素的功能。

心室肌较厚，尤以左心室为甚，一般分为浅、中、深三层。浅层肌斜行，在心尖捻转形成心涡，并转入深层移行为纵行的深层肌，上行续于肉柱和乳头肌，并附着于纤维环。中层肌肌纤维环行，分别环绕左、右心室，亦有联系左、右心室的"S"形肌纤维。

3. 心外膜 即浆膜性心包的脏层，包裹在心肌表面，其表面被覆一层间皮（扁平上皮细胞）。间皮深面为薄层结缔组织，在大血管与心连通处、结缔组织与血管外膜相连。

4. 心间隔 ①房间隔：分隔左、右心房（注意卵圆窝的位置和意义，房间隔后缘在心表面的位置）。②室间隔：分为肌部和膜部。室间隔膜部是室间隔缺损的好发部位，被三尖瓣的隔侧尖分为房

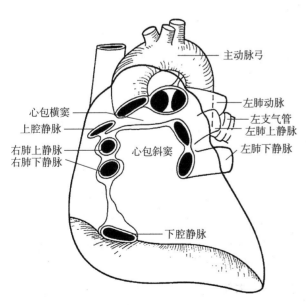

图2-5 心包窦

（图中标注）
主动脉弓
左肺动脉
左支气管
左肺上静脉
左肺下静脉
心包横窦
上腔静脉
右肺上静脉
右肺下静脉
心包斜窦
下腔静脉

室部和室间部。③房室隔：为房间隔和室间隔之间的过渡、重叠区域。

（四）心腔

心被心间隔分为左、右两半心，左、右半心各分成左、右心房和左、右心室四个腔，同侧心房和心室借房室口相通。

心在发育过程中出现沿心纵轴的轻度向左旋转，故左半心位于右半心的左后方。

1. 右心房（图 2-6）　位于心的右上部，壁薄而腔大，可分为前部的固有心房，后部的腔静脉窦，两者之间以位于上、下腔静脉口前缘间，上下纵行于右心房表面的界沟为界。在腔面，与界沟相对应纵行肌隆起为界嵴。

固有心房构成右心房的前部，其内面有许多大致平行排列的肌束，称为梳状肌。在心耳处，肌束交错成网。当心功能障碍时，心耳处血流更缓慢，易淤积形成血栓。

腔静脉窦位于右心房的后部，内壁光滑，无肌性隆起。内有上、下腔静脉口和冠状窦口。

右心房内侧壁的后部主要由房间隔形成。房间隔右侧面中下部有一卵圆形凹陷，称卵圆窝，是胚胎时期卵圆孔闭合后的遗迹，此处薄弱，是房间隔缺损的好发部位。

右心房的前下部为右房室口，右心房的血液由此流入右心室。

2. 右心室　位于右心房的前下方（图 2-6）。被室上嵴分成后下方的右心室流入道和前上方的流出道两部分。

右心室流入道又称固有心腔（窦部），从右房室口延伸至右心室尖。室壁有许多纵横交错的肌性隆起，称肉柱。基部附着于室壁，尖端突入心室腔的锥体形肌隆起，称乳头肌。右心室乳头肌分前、后、隔侧三群乳头肌。前乳头肌根部有 1 条肌束横过室腔至室间隔的下部，称隔缘肉柱（节制索），形成右心室流入道的下界，有防止心室过度扩张的功能。房室束的右束支及供应前乳头肌的血管可通过隔缘肉柱达前乳头肌。

右心室流入道的入口为右房室口，其周围由致密结缔组织构成的三尖瓣环围绕。三尖瓣基底附着于该环上，瓣膜游离缘垂入心室腔（图 2-6）。瓣膜按其位置分别称前尖、后尖和隔侧尖。当心室收缩时，由于三尖瓣环缩小及血液推动，使三尖瓣紧闭，又因乳头肌收缩和腱索牵拉，使瓣膜不致翻向心房，从而防止血液倒流入右心房。

右心室流出道又称动脉圆锥或漏斗部，位于右心室前上方，其上端借肺动脉口通肺动脉干。肺动脉口周缘有三个彼此相连的半月形纤维环为肺动脉环，环上附有三个半月形的肺动脉瓣，瓣膜游离缘朝向肺动脉干方向，其中点的增厚部分称为半月瓣小结。

3. 左心房（图 2-7）　位于右心房的左后方，构成心底的大部，是四个心腔中最靠后的一个腔。前方有升主动脉和肺动脉，后方与食管相毗邻。左心狭长，壁厚，突向左前方，覆盖于肺动脉干根部左侧及左冠状沟前部，左心耳内壁也因有梳状肌而凹凸不平。左心房窦又称固有心房，腔面光滑，其后壁两侧各有一对肺静脉开口，左心房窦前下部借左房室口通左心室。

4. 左心室（图 2-7）　位于右心室的左后方，左心室壁厚约是右心室壁厚的 3 倍。左心室肉柱较

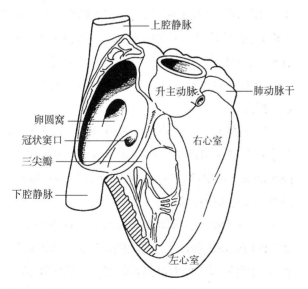

上腔静脉

升主动脉　　　肺动脉干

卵圆窝

冠状窦口　　　　　　右心室

三尖瓣

下腔静脉

左心室

图 2-6　心腔（右）

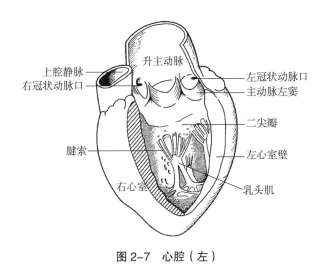

图 2-7　心腔（左）

右心室细小，心壁肌肉最薄处为心尖处。左心室腔以二尖瓣前尖为界分为左后方的左心室流入道和右前方的流出道两部分。

左心室流入道的入口为左房室口，口周围的致密结缔组织环为二尖瓣环。二尖瓣基底附于二尖瓣环，游离缘垂入室腔。瓣膜被两个深陷的切迹分为前尖和后尖。

左心室流出道又称主动脉前庭，为左心室的前内侧部分，流出道的上界为主动脉口，位于左房室口的右前方，其周围的纤维环上附有 3 个半月形的瓣膜，名主动脉瓣，瓣膜大而坚韧，按瓣膜的方位分为左半月瓣、右半月瓣和后半月瓣。每个瓣膜相对的主动脉壁向外膨出，半月瓣与主动脉壁之间的袋状间隙称为主动脉窦。通常将主动脉窦命名为主动脉右窦、主动脉左窦和主动脉后窦。

（五）心纤维性支架

心纤维性支架又称心纤维骨骼，位于房室口、肺动脉口和主动脉口的周围，由致密结缔组织构成。心纤维性支架质地坚韧而富有弹性，为心肌纤维和心瓣膜提供附着处，在心肌运动中起支持和稳定作用。

心纤维性支架包括左、右纤维三角，4 个瓣纤维环（肺动脉瓣环、主动脉瓣环、二尖瓣环和三尖瓣环）、圆锥韧带、室间隔膜部和瓣膜间隔等。

右纤维三角位于二尖瓣环、三尖瓣环和主动脉

后瓣环之间，向下附着于室间隔肌部，向前逐渐移行为室间隔膜部，略呈三角形或前宽后窄的楔形。因右纤维三角位于心的中央部位，又称为中心纤，其前面与室间隔膜部相延续，后面有时发出一结缔组织束，称 Todaro 腱，呈白色索状，位于右心房心内膜深面，在接近下腔静脉瓣末端时，纤维分散而终止。

左纤维三角位于主动脉左瓣环与二尖瓣环之间，呈三角形，体积较小，其前方与主动脉左瓣环相连，向后方发出纤维带，与右纤维三角发出的纤维带共同形成二尖瓣环。左纤维三角位于二尖瓣前外连合之前，外侧与左冠状动脉旋支相邻近，是二尖瓣手术时的重要标志，也是易于损伤冠状动脉的部位。

（六）心的血管

心的血液供应来自左、右冠状动脉；回流的静脉血，绝大部分经冠状窦汇入右心房，一部分直接流入右心房；极少部分流入左心房和左、右心室。心本身的循环称为冠状循环。

1. 右冠状动脉　起于升主动脉右窦（图 2-8），行于右心耳与肺动脉干之间，再沿冠状沟右行，一般分布于右心房和右心室。右冠状动脉主要分支：①窦房结支行于右心房和升主动脉根部，绕上腔静脉，分布于窦房结和右心房。②右缘支沿着心下缘走向心尖，分布于右心室下缘。③后室间支又称为

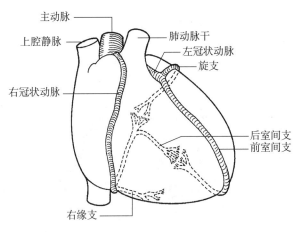

图 2-8　心的动脉

后降支，是右冠状动脉最大终支，分布于室间隔的一部分，左心室和房室结。④房室结支起于后室间支的相对处，分布于房室结。

2. 左冠状动脉　起于主动脉的主动脉左窦（图 2-8），主干向左行于左心耳与肺动脉干之间，比右冠状动脉短，通常分布更多的心肌。左冠状动脉主要分支为前室间支，又称为左前降支。左前降支通常分布于左右心室的胸肋面，室间隔的大部分和心尖。旋支行于左冠状沟中，发出左缘支，分布于左心房和左心室，并与右冠状动脉的末端分支吻合。

3. 心的静脉　可分为浅静脉和深静脉。浅静脉起于心肌各部，在心外膜下汇合成网、干，最后大部分静脉血由冠状窦收集汇入右心房。深静脉也起于心肌层，直接汇入心腔，以回流至右心房者居多。

冠状窦位于心膈面，左心房与左心室之间的冠状沟内，注入右心房的冠状窦口，冠状窦口常有一个半月形瓣膜。收集心大静脉、心中静脉、心小静脉、心斜静脉和左心室后静脉（图 2-9）。心大静脉在前室间沟，伴左冠状动脉前室间支上行，斜向左上进入冠状沟，注入冠状窦。心中静脉起于心尖部，伴右冠状动脉的后室间支上行，注入冠状窦的末端。心小静脉起于下缘，在冠状沟内伴右冠状动脉向左注入冠状窦右端或心中静脉。心前静脉起于右心室前壁，向上越过冠状沟直接注入右心房。

心静脉之间的吻合非常丰富，冠状窦属支之间

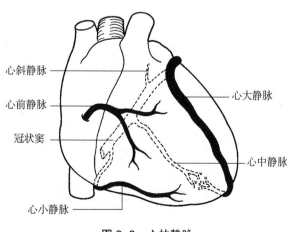

心斜静脉　　　　　　　　　　心大静脉
心前静脉
冠状窦
　　　　　　　　　　　　　　心中静脉
心小静脉

图 2-9　心的静脉

以及属支和心前静脉之间均在心表面有广泛的吻合。

（七）心传导系统

心传导系统由特殊心肌细胞构成，包括窦房结、结间束、房室交界区、房室束、左右束支和浦肯野（Purkinje）纤维网（图 2-10）。心传导系统具有自律性和传导性，其主要功能是产生和传导兴奋，控制心的节律性活动。

1. 窦房结　是心的正常起搏点。位于上腔静脉与右心房交界处的界房室结区，位于 Koch 三角内（由 Todaro 腱、冠状窦口前内缘与三尖瓣隔侧尖附着缘之间），由房室结、房室结的心房扩展部（结间束的终末部）、房室束的近侧部（穿部和未分叉部）组成。其功能是将来自窦房结的兴奋延搁下传至心室，使心房和心室肌依次先后顺序分开收缩，为重要的次级起搏点。

2. 房室束　又称 His 束，起自房室结前端，穿中心纤维体，继而行走在室间隔肌性部与中心纤维体之间，向前下行于室间隔膜部的后下缘，同时左束支的纤维陆续从主干发出，最后分为右束支和左束支。

3. 左束支　发自房室束的分叉部，在室间隔左侧心内膜下行走，于肌性室间隔上、中 1/3 交界水平，分为前组、后组和间隔组 3 组，其分支从室间隔上部的前、中、后 3 个方向散向整个左心室内面，在心内膜深面互相吻合形成一个浦肯野纤维网，相互间无明显界线。

4. 右束支　起于房室束分叉部的末端，从室间隔膜部下缘的中部向前下弯行，表面有室间隔右侧面的薄层心肌覆盖，经过右心室圆锥乳头肌的后方，向下进入隔缘肉柱，到达右心室前乳头肌根部分支分布至右心室壁。右束支的分支较晚，主干为圆索状且较长，故易受局部病灶影响而发生传导阻滞。

左、右束支的分支在心内膜下交织成心内膜下浦肯野纤维网，主要分布在室间隔中下部心尖、乳头肌的下部和游离室壁的下部，室间隔上部、动脉口和房室口附近则分布稀少或没有。心内膜下浦肯

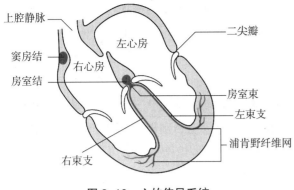

图 2-10　心的传导系统

野纤维网发出纤维分支以直角或钝角进入心室壁内，构成心肌内浦肯野纤维网，最后与收缩心肌相连。

心的神经包括交感神经、副交感神经和感觉神经。

三、动脉

动脉是与心室相连，运送血液离心至全身各器官的血管。体循环动脉内为含氧高的动脉血，肺循环动脉内为含氧低的静脉血。

（一）肺循环的动脉

肺循环动脉：肺动脉口→肺动脉干→左肺动脉、右肺动脉→……→左、右肺泡壁毛细血管网。

动脉韧带（动脉导管索）：为肺动脉分叉处稍左侧与主动脉弓下缘之间的纤维索，是胚胎时期动脉导管闭锁后的遗迹。动脉导管若在出生后 6 个月尚未闭锁，则称动脉导管未闭，是最常见的先天性心脏病之一。

（二）体循环的动脉

1. 主动脉的起止、行径及分部

（1）起止：主动脉起自左心室的主动脉口，终于第 4 腰椎体下缘。

（2）行径：主动脉从左心室的主动脉口发出→向右前上方斜行→右侧第 2 胸肋关节→弯向左后方→第 4 胸椎椎体下缘→沿脊柱左侧下行→第 12 胸椎高度穿膈的主动脉裂孔→沿脊柱左前方下行→第 4 腰椎椎体下缘终止。

（3）分四部：①升主动脉，从左心室的主动脉口至右侧第 2 胸肋关节之间的一段血管。②主动脉弓，从右侧第 2 胸肋关节至第 4 胸椎椎体下缘之间的一段血管。③胸主动脉，从第 4 胸椎椎体下缘至第 12 胸椎高度穿膈的主动脉裂孔之间的一段血管。④腹主动脉，从第 12 胸椎高度穿膈的主动脉裂孔至第 4 腰椎椎体下缘之间的一段血管（图 2-11）。

2. 升主动脉的分支　有左、右冠状动脉，营养心壁。

3. 主动脉弓的分支　凹侧的分支有支气管支和气管支等，凸侧的分支自右向左为头臂干、左颈总动脉、左锁骨下动脉。头臂干又分为右颈总动脉和右锁骨下动脉（图 2-11）。

（1）颈总动脉、颈外动脉、颈内动脉的起始、行径及主要分支和分布

1）颈总动脉：为颈部的动脉主干，左侧起于主动脉弓，右侧起于头臂干。在甲状软骨上缘分为颈外动脉和颈内动脉（图 2-12）。

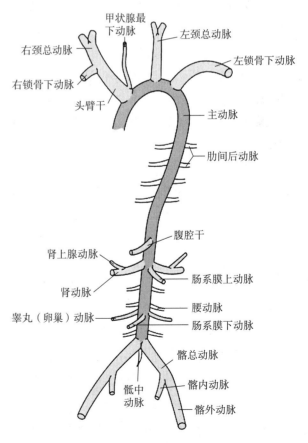

图 2-11　主动脉

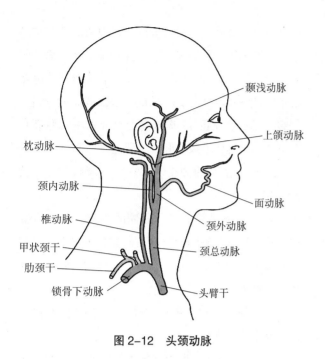

图 2-12　头颈动脉

2）颈外动脉

A. 行径：甲状软骨上缘→二腹肌后腹和茎突舌骨肌深面→腮腺内→下颌颈高度分为颞浅动脉和上颌动脉两个终支。

B. 主要分支及分布如下。

甲状腺上动脉：主要分布于甲状腺。

舌动脉：主要分布于口腔底和舌。

面动脉：主要分布于下颌下腺、面部和腭扁桃体等。

上颌动脉：①主要分布于外耳道、鼓室、牙及牙龈、鼻腔、腭、咀嚼肌、硬脑膜等；②上颌动脉发出脑膜中动脉（穿棘孔，分布于硬脑膜，为颅内血供来源之一）和下牙槽动脉（穿下颌孔进入下颌管内，分布于下颌牙齿、牙龈等）。

颞浅动脉：主要分布于腮腺和额、颞、顶部软组织。

3）颈内动脉：经颈动脉管入颅，主要分布于脑、脑膜、内耳、视器等。其分支（眶上动脉、滑车上动脉等）也分布于颅外，可作为颅外血供之一。

4）颈动脉窦、颈动脉小球的位置及功能

A. 颈动脉窦：是颈总动脉末端和颈内动脉起始部膨大部分，窦壁外膜有丰富的游离神经末梢，

称为压力感受器。当血压增高时，窦壁扩张，刺激压力感受器，可反射性地引起心搏减慢、末梢血管扩张，血压下降。

B. 颈动脉小球：是一个扁椭圆形小体，位于颈动脉杈的后方，为化学感受器，可感受血液中二氧化碳分压、氧分压和氢离子浓度变化。当血中氧分压降低或二氧化碳增高时，可反射性地促使呼吸加深、加快。

（2）锁骨下动脉的起始、行径、分支及分布：锁骨下动脉为上肢的动脉主干，左侧起于主动脉弓，右侧起于头臂干。主要分支有椎动脉、甲状颈干和胸廓内动脉等（图 2-11）。

1）椎动脉：起于锁骨下动脉，穿第 1~6 颈椎横突孔，经枕骨大孔进入颅腔，供应脑的血液。

2）甲状颈干：起于锁骨下动脉，主要分支有甲状腺下动脉、肩胛上动脉等，分布于甲状腺、咽和食管、喉和气管以及肩部肌、脊髓及其被膜等处。

3）胸廓内动脉：沿胸骨侧缘外侧 1.2 cm、第 1~6 肋软骨后面下行，主要分支有肋间前动脉、腹壁上动脉、肌膈动脉，分布于胸前壁、心包、膈、乳房、腹直肌和腹膜等处。

4. 上肢动脉的起止及主要分支分布

（1）腋动脉：为锁骨下动脉在腋窝内延续，起自第 1 肋外缘，终于大圆肌下缘。

（2）肱动脉：①起止与行径：在大圆肌下缘续于腋动脉，沿肱二头肌内侧沟下行，在桡骨颈分为桡动脉和尺动脉两个终末支。②分支及其分布：有肱深动脉（与桡神经伴行行于桡神经沟内）、尺侧上副动脉、尺侧下副动脉等分支，主要分布于臂肌和肱骨。

（3）桡动脉：与桡神经浅支伴行，在前臂上部行于肱桡肌深面，在前臂下部行于肱桡肌腱与桡侧腕屈肌腱之间，在手背行于鼻烟壶内（可触及桡动脉的搏动），穿第 1 掌骨间隙至手掌。主要分支与分布：有掌浅支、拇主要动脉等分支，主要分布于前臂桡侧诸肌、肘关节、手部等。

（4）尺动脉：与尺神经伴行，行于尺侧腕屈肌深面，经豌豆骨桡侧至手掌。分支及其分布：有骨间总动脉、掌深支等分支，主要分布于前臂尺侧诸肌、肘关节、桡骨、尺骨和手部。

（5）掌浅弓：在掌腱膜深面，弓的凸缘约平掌骨中部。由尺动脉的终支与桡动脉的掌浅支吻合而成。分支：发出指3支掌侧总动脉和1支小指尺掌侧动脉等。

（6）掌深弓：在屈肌肌腱的深面，凸缘在掌浅弓近侧，约平腕掌关节高度。由桡动脉的终支与尺动脉的掌深支吻合而成。分支：发出3支掌心动脉等。

（7）指掌侧固有动脉：行于手指的两侧，可在指根部两侧触及动脉搏动（图2-13）。

5. 胸主动脉（主动脉胸部） 为胸部的动脉主干，自第4胸椎左侧续于主动脉弓，行于后纵隔内，至第12胸椎高度穿膈的主动脉裂孔，移行为主动脉腹部。

（1）壁支：①肋间后动脉：9对，沿肋沟前行至胸壁、腹壁上部；②肋下动脉：1对，沿第12肋下缘行走。

（2）脏支：细小，有气管支、支气管支、食管支和心包支等，分布同名器官或结构。

6. 腹主动脉（主动脉腹部） 为腹部的动脉主干，自膈的主动脉裂孔沿脊柱前方下降，至第4腰椎体下缘分为左、右髂总动脉。

腹主动脉分为成对脏支、不成对脏支和壁支（图2-11）。

（1）成对脏支：①肾上腺中动脉：分布于肾上腺。②睾丸（卵巢）动脉：较长，沿腰大肌表面下降，分布于生殖腺。③肾动脉：平第2腰椎高度起自主动脉腹部，经肾门入肾。

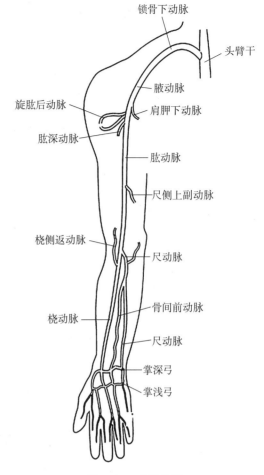

图2-13 上肢动脉

（2）不成对脏支：①腹腔干：在主动脉裂孔稍下方起自主动脉腹部前壁，分支分布于胃、肝、胆、胰、脾、十二指肠等。②肠系膜上动脉：分支分布于胰、小肠、盲肠、阑尾、升结肠及横结肠的大部分等。③肠系膜下动脉：分支分布于横结肠的小部分、降结肠、乙状结肠及直肠上部等。

（3）壁支：①膈下动脉：1对，分布于膈，并发出肾上腺上动脉至肾上腺。②腰动脉：4对，分布于腹壁。③骶正中动脉：1条，沿骶骨下行至盆部。

腹腔干的分支分布如下（图2-14）。

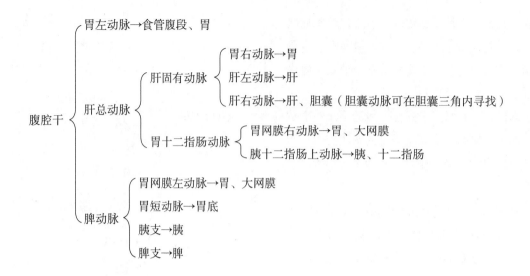

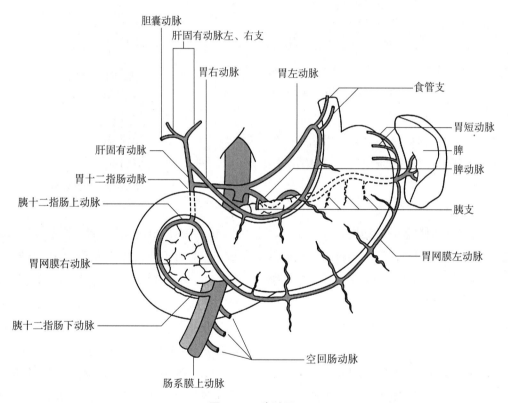

图 2-14　腹腔干

肠系膜上动脉的分支分布如下：

$$
肠系膜上动脉
\begin{cases}
胰十二指肠下动脉→胰、十二指肠 \\
空肠动脉→空肠 \\
回肠动脉→回肠 \\
回结肠动脉
\begin{cases}
结肠支→结肠 \\
盲肠支→盲肠 \\
回肠支→回肠末端 \\
阑尾动脉→阑尾
\end{cases} \\
右结肠动脉→升结肠 \\
中结肠动脉→横结肠
\end{cases}
$$

肠系膜下动脉的分支分布如下：

$$
肠系膜下动脉
\begin{cases}
左结肠动脉→降结肠 \\
乙状结肠动脉→乙状结肠 \\
直肠上动脉（为肠系膜下动脉的终支）→直肠上部
\end{cases}
$$

7. 髂总动脉　左、右各一，平第4腰椎椎体下缘自主动脉腹部分出，沿腰大肌内侧至骶髂关节前方，分为髂内动脉和髂外动脉。

8. 髂内动脉　为盆部的动脉主干，分为壁支和脏支，分布于盆壁和盆腔各脏器。

髂内动脉分支及其分布如下：

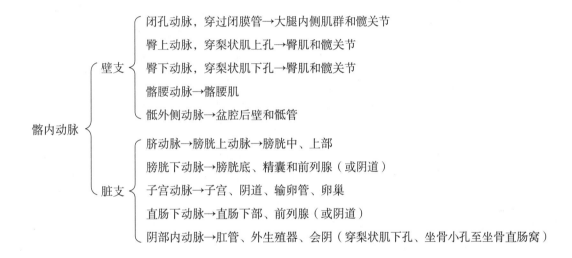

$$
髂内动脉
\begin{cases}
壁支
\begin{cases}
闭孔动脉，穿过闭膜管→大腿内侧肌群和髋关节 \\
臀上动脉，穿梨状肌上孔→臀肌和髋关节 \\
臀下动脉，穿梨状肌下孔→臀肌和髋关节 \\
髂腰动脉→髂腰肌 \\
骶外侧动脉→盆腔后壁和骶管
\end{cases} \\
脏支
\begin{cases}
脐动脉→膀胱上动脉→膀胱中、上部 \\
膀胱下动脉→膀胱底、精囊和前列腺（或阴道） \\
子宫动脉→子宫、阴道、输卵管、卵巢 \\
直肠下动脉→直肠下部、前列腺（或阴道） \\
阴部内动脉→肛管、外生殖器、会阴（穿梨状肌下孔、坐骨小孔至坐骨直肠窝）
\end{cases}
\end{cases}
$$

子宫动脉与输尿管的位置关系：在子宫颈外侧2 cm处，子宫动脉跨过输尿管的前上方并与之交叉。临床行子宫切除术，结扎子宫动脉时，切勿伤及输尿管。

9. 髂外动脉　在骶髂关节前方起自髂总动脉，沿腰大肌内侧缘下降，在腹股沟韧带中点深面与股动脉延续，发出腹壁下动脉和旋髂深动脉，分支分布于腹直肌、髂嵴及邻近肌。

10. 下肢动脉的起止及主要分支分布

（1）股动脉：为下肢的动脉主干，在腹股沟韧带中点深面续于髂外动脉。在股三角内下行，经收肌管→收肌腱裂孔→腘窝，移行为腘动脉。分支及其分布：主要分支为股深动脉，在腹股沟韧带下方2～3 cm处起自股动脉后壁，分支有旋股内侧动脉、旋股外侧动脉、穿动脉等，分布于大腿内侧群肌、大腿外侧群肌、大腿后群肌和股骨等。

（2）腘动脉：从收肌腱裂孔→膝关节后方→腘肌下缘，分为胫前动脉和胫后动脉两终末支。分支分布于膝关节及附近肌肉。

（3）胫前动脉：在腘肌下缘起自腘动脉，穿小腿骨间膜，行于小腿前群肌肉之间，跨过踝关节至足背，移行为足背动脉。分支与分布：分布于小腿前群肌。

（4）胫后动脉：在腘肌下缘起自腘动脉，在小腿三头肌深面下行，在内踝后方至足底，分为足底内、外侧动脉两终支。分支及其分布：①腓动脉：

分布小腿后群肌和胫、腓骨。②足底内侧动脉：分布于足底内侧。③足底外侧动脉：分布于足底外侧。④足底（动脉）弓：由足底外侧动脉吻合与足背动脉的足底深支而成，分支分布于足趾。

（5）足背动脉：在踝关节前方续于胫前动脉，经踇长伸肌腱与趾长伸肌腱之间前行，至第1跖骨间隙，分为第1跖背动脉和足底深支。分支分布于足背、足趾和足底（图2-15）。

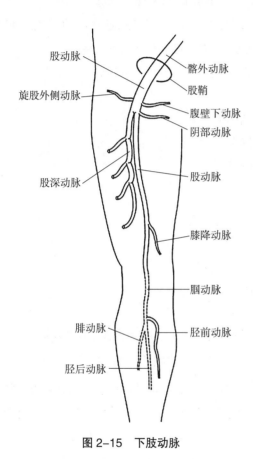

图2-15 下肢动脉

附：活体可触及搏动的动脉及其压迫止血方法

1. 面动脉 在下颌骨下缘与咬肌前缘交界处可摸到动脉搏动。当面部出血时，可在此处将面动脉压向下颌骨体进行止血。

2. 颞浅动脉 在耳屏前方、颧弓根部浅面可摸到动脉搏动。当颞区出血时，可在此处将颞浅动脉压向颧弓进行止血。

3. 颈总动脉 在胸锁乳突肌前缘，平喉的环状软骨高度。当头面部大出血时，可向后内将颈总动脉压向第6颈椎的颈动脉结节进行急救止血。

4. 锁骨下动脉 在锁骨中点上方的锁骨上窝内可触及该动脉搏动。当上肢出血时，可在此处将锁骨下动脉向下压至第1肋进行急救止血。

5. 肱动脉 在臂部肱二头肌内侧沟内或肘窝肱二头肌腱内侧可触及肱动脉的搏动。当前臂、手部出血时，可在此处将肱动脉压向肱骨进行急救止血。

6. 桡动脉 在前臂下部，桡侧腕屈肌腱的桡侧可触及该动脉搏动。在手背，行于鼻烟壶内（拇长伸肌腱与拇短伸肌腱之间）可触及该动脉搏动。

7. 指掌侧固有动脉 在指根部两侧触及该动脉搏动。当手指出血时，可在此处将指掌侧固有动脉、指背动脉压向指骨进行急救止血。

8. 股动脉 在腹股沟韧带中点稍下方，可触及该动脉搏动。当下肢出血时，可在此处将股动脉压向耻骨下支进行急救止血。

9. 足背动脉 在踝关节前方、踇长伸肌腱外侧可触及该动脉搏动。当足部出血时，可在此处将足背动脉向深部压迫进行止血。

四、静脉

（一）概述

1. 静脉结构和配布特点 静脉是引导血液回心的血管，在向心汇集过程中不断接受属支，特点如下。

（1）腔大、壁薄、数量多。

（2）有静脉瓣，可防止血液逆流。

（3）有深、浅静脉之分，彼此互相交通。

（4）吻合丰富，浅静脉相互吻合成网，深静脉相互吻合成丛，浅、深静脉通过交通支相互吻合。

2. 保证静脉回流的因素 心脏的吸力、胸腔负压、肌肉收缩、伴行动脉的搏动及静脉瓣的存在。

3. 结构特殊的静脉

（1）硬脑膜窦：位于颅内，管壁无平滑肌、瓣膜，故外伤时出血难止。

（2）板障静脉：位于颅盖骨的板障内，壁薄无瓣膜，借导血管连接头皮静脉和硬脑膜窦。

（二）肺循环的静脉

肺静脉每侧2条，分别为左上、下肺静脉和右上、下肺静脉，起自肺门，经肺静脉口注入左心房。

（三）体循环的静脉

体循环静脉是由上腔静脉系、下腔静脉系（包括肝门静脉系）和心静脉系（见心血管系统）组成。

1. 上腔静脉系　由上腔静脉及其属支组成，收集头颈部、上肢和胸部（心和肺除外）等上半身的静脉血。

（1）头颈部静脉：浅静脉包括面静脉、颞浅静脉、颈前静脉和颈外静脉，深静脉包括颅内静脉、颈内静脉和锁骨下静脉等。

1）面静脉：与面动脉伴行，在口角平面以上通常无静脉瓣，与海绵窦、翼丛相通。

2）下颌后静脉：由颞浅静脉与上颌静脉在腮腺内汇合成，在腮腺下端分前、后两支。前支与面静脉汇合成面总静脉，注入颈内静脉；后支与枕静脉、耳后静脉汇合成颈外静脉，注入锁骨下静脉。

3）颈内静脉：收集脑部、面部和颈部的血液。颈内静脉起自颅底颈静脉孔（为乙状窦的延续）→颈血管鞘内下降→胸锁关节后方，与锁骨下静脉合成头臂静脉。属支：①颅内属支，见神经系统及感觉器。②颅外属支，有面总静脉、舌静脉、咽静脉、甲状腺上静脉和甲状腺中静脉等。

4）锁骨下静脉：在第1肋外侧缘续于腋静脉，经锁骨下动脉前下方、前斜角肌前方向内下行，至胸锁关节处，与颈内静脉汇合成头臂静脉。其主要属支为腋静脉和颈外静脉。

静脉角：颈内静脉与锁骨下静脉的汇合处（在胸锁关节后方），左侧有胸导管注入，右侧有右淋巴导管注入。

5）颅内、外静脉的交通

A. 交通途径：①乙状窦→颈内静脉；②面静脉←内眦静脉←眼上静脉→海绵窦；③面静脉←面深静脉←翼静脉丛→破裂孔导血管、卵圆孔导血管→海绵窦。

B. 临床意义：①由于面静脉缺乏静脉瓣，因此，面部感染若处理不当可沿上述途径逆行蔓延至颅内，故将鼻根至两侧口角的三角区称为"危险三角"。②颅内病变也可沿上述途径扩散至颅外。

（2）上肢的静脉

1）上肢浅静脉：主要有头静脉、贵要静脉和肘正中静脉等（图2-16）。

头静脉：起自手背静脉网的桡侧，经前臂桡侧→肘窝→肱二头肌外侧沟→三角肌与胸大沟之间→锁骨下方→穿过深筋膜，注入腋静脉。

贵要静脉：起自手背静脉网的尺侧，经前臂尺侧→肘窝→肱二头肌内侧沟→在臂中点处穿深筋膜，注入肱静脉或腋静脉。

肘正中静脉：位于肘前，变异多，一般斜行连接头静脉和贵要静脉。并与深静脉以交通支相连，故位置较固定，为皮肤静脉穿刺常用部位。

2）上肢深静脉：与上肢同名动脉伴行。掌浅、深静脉弓→桡、尺静脉→肱静脉→腋静脉→锁骨下静脉。

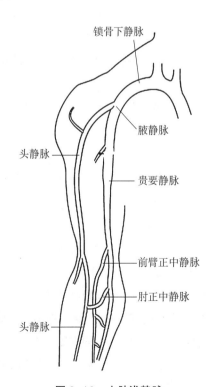

图 2-16　上肢浅静脉

（3）胸部的静脉

1）头臂静脉

组成：左右各一，分别在同侧胸锁关节的后方由颈内静脉和锁骨下静脉汇合而成。

属支：有颈内静脉、锁骨下静脉、椎静脉、胸廓内静脉、肋间最上静脉和甲状腺下静脉等。

收集范围：头颈、上肢及胸壁的静脉血。

2）上腔静脉

组成：由左、右头臂静脉在右侧第1胸肋连结处的后面汇合而成。

位置：位于右侧第1胸肋连结处的后方下行→第3胸肋关节下缘处，注入右心房。

属支：左、右头臂静脉及奇静脉。

收集范围：头颈、上肢及胸部的静脉血。

3）奇静脉：是胸部的静脉主干，起自右腰升静脉（属下腔静脉系），沿胸椎体的右侧上升→胸骨角平面→弓形跨过右肺根上方，注入上腔静脉。故奇静脉是上、下腔静脉间的重要通道之一。

属支：有肋间后静脉、食管静脉、支气管静脉、半奇静脉、副半奇静脉等。

收集范围：胸壁、食管、气管等静脉血。

4）半奇静脉：起自左腰升静脉，位于胸椎体左侧，收集左侧下部肋间后静脉、副半奇静脉和食管静脉等的血液。

5）副半奇静脉：在胸椎左侧、半奇静脉的上方，收集左侧上部肋间后静脉等的血液，注入半奇静脉或奇静脉。

2. 下腔静脉系　由下腔静脉及其属支组成，收集下半身的静脉血。

（1）下肢的静脉（图2-17）

1）下肢浅静脉：包括大隐静脉和小隐静脉。

A. 大隐静脉：为全身最大的浅静脉。

起止与行径：起自足背静脉弓的内侧，经内踝前方约1cm处→小腿内侧（伴隐神经）→膝关节内侧→股骨内侧髁后方→大腿内侧→大腿前面→于耻骨结节外下方3～4cm处穿过阔筋膜的隐静脉裂孔，注入股静脉。

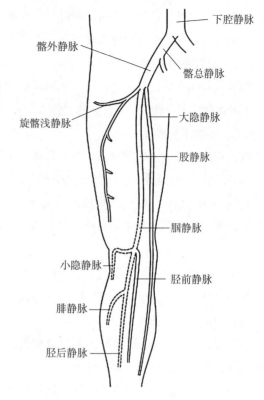

图2-17　下肢的静脉

属支：有旋髂浅静脉、腹壁浅静脉、阴部外静脉、股内侧浅静脉和股外侧浅静脉。

收集范围：包括足底、足背内侧、小腿前内侧、大腿、髂部、下腹部及外阴等的浅静脉血。

B. 小隐静脉

起止与行径：起自足背静脉弓的外侧→外踝后方→小腿后面→腘窝→穿腘筋膜，注入腘静脉。

收集范围：包括足底、足背外侧与小腿后外侧等的浅静脉血。

2）下肢深静脉：与同名动脉伴行（小腿部的动脉有两条伴行静脉）。足底内、外侧静脉→胫后静脉，足背静脉→胫前静脉，胫前、后静脉→腘静脉→股静脉→髂外静脉。

3）下肢静脉的特点：①浅、深静脉有丰富的静脉瓣。②浅静脉与深静脉之间有很多交通支，有调整下肢静脉血流的作用。③当浅静脉发生阻塞或手术结扎时，深静脉的血流量即增多。

（2）腹盆部静脉

1）髂外静脉：是股静脉的延续，起自腹股沟韧带深面，收集下肢的所有静脉血，其本干及其属支与同名动脉伴行。

2）髂内静脉：起于坐骨大孔上方的盆部静脉，沿髂内动脉后内侧达骶髂关节前方，与髂外静脉汇合成髂总静脉。属支与髂内动脉的分支同名。

3）髂总静脉：由髂内静脉和髂外静脉在骶髂关节的前方汇合而成。左髂总静脉较长，行于同名动脉的内侧；右髂总静脉较短，行于同名动脉的后方及外侧；至第5腰椎的右侧，左、右髂总静脉汇合成下腔静脉。

4）下腔静脉。

组成：由左、右髂总静脉在第5腰椎体的右侧汇合而成。

位置：在主动脉腹部的右侧→肝的腔静脉沟→穿膈的腔静脉孔→胸腔，注入右心房。

属支：①脏支，包括左、中、右肝静脉，右肾上腺静脉，左、右肾静脉和右睾丸（或卵巢）静脉（注：左肾上腺和左睾丸静脉注入左肾静脉）。②壁支，包括膈下静脉和腰静脉。

5）肝门静脉系。

组成：由肝门静脉及其属支组成。

收集范围：腹盆部消化道（包括食管腹段，但齿状线以下肛管除外）、脾、胰和胆囊的静脉血门（或收集腹腔内除肝以外的不成对脏器的静脉血）。

结构特征：起始端和末端与毛细血管相连，无静脉瓣。

A. 门静脉的组成、行径、特点、分支和属支

组成：多由肠系膜上静脉和脾静脉在胰头后方汇合而成。

行径：自胰头后方上升→十二指肠上部后方→肝十二指肠韧带内→肝门。

分支：肝门静脉在肝门处分为左支和右支，分别进入左半肝和右半肝，在肝内反复分支，最后终于肝血窦。

回流途径：肝门静脉→左支和右支后→……→肝血窦→中央静脉→叶间静脉→……→左、中、右肝静脉→下腔静脉。

属支：有脾静脉、肠系膜上静脉、肠系膜下静脉、胃左静脉、胃右静脉、胆囊静脉和附脐静脉等直接注入肝门静脉或其分支。

B. 肝门静脉系与上、下腔静脉系之间的吻合部位、交通途径及临床意义

吻合部位：主要有食管静脉丛、直肠静脉丛、脐周静脉网等。

交通途径：① 肝门静脉←胃左静脉←食管静脉丛→食管静脉→奇静脉→上腔静脉。② 肝门静脉←脾静脉←肠系膜下静脉←直肠上静脉←直肠静脉丛→直肠下静脉（或肛静脉→阴部内静脉）→髂内静脉→髂总静脉→下腔静脉。③ 肝门静脉←附脐静脉←脐周静脉网→向上经胸腹壁静脉→胸外侧静脉→腋静脉→锁骨下静脉→头臂静脉→上腔静脉；向上经腹壁上静脉→胸廓内静脉→头臂静脉→上腔静脉；向下经腹壁浅静脉→大隐静脉→股静脉→髂外静脉→髂总静脉→下腔静脉；向下经腹壁下静脉→髂外静脉→髂总静脉→下腔静脉。④ 通过椎内、外静脉丛形成腹后壁前面的肝门静脉系的小静脉与上、下腔静脉系的肋间后静脉和腰静脉之间的交通。⑤ 肝门静脉系在肝裸区、胰、十二指肠、升结肠和降结肠等处的小静脉与上、下腔静脉系的膈下静脉、下位肋间后静脉、肾静脉和腰静脉等交通。

临床意义：肝门静脉和上、下腔静脉系的属支之间存在着丰富的吻合，由于肝门静脉系的静脉无瓣膜，因此，当肝硬化、肝癌等病变引起肝门静脉血液回流受阻时，肝门静脉的血液可逆流，经门－腔吻合部位形成侧支循环，血液最后经上、下腔静脉返回心脏。由于通过门－腔吻合部位的血液增多，静脉丛或交通支变得增粗和弯曲，导致静脉曲张。若食管静脉丛曲张破裂，则引起呕血；若直肠静脉丛曲张破裂，可引起便血；若脐周静脉网、腹壁静脉曲张，可形成"海蛇头"体征；若引起收集静脉血范围的器官淤血，则出现脾大和腹水。

（李　锋）

第二节　循环系统的组织结构与发生

思维导图：

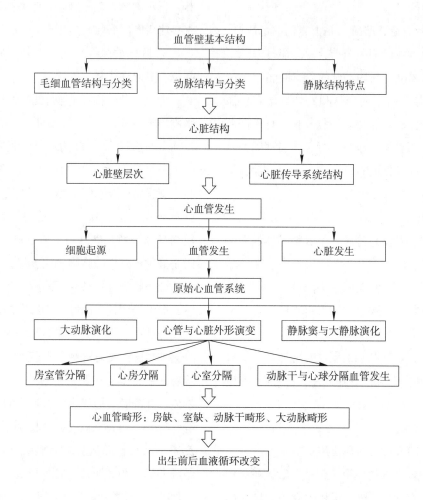

胚胎时期循环系统起源于胚外中胚层和胚内中胚层，部分外胚层神经嵴细胞也参与了心血管发生，最终形成与营养输送有关的几个部分，即心血管系统、淋巴管系统和血液系统。本章主要介绍心脏、动脉、静脉和毛细血管的组织结构、发生与先天畸形。

一、心血管系统的组织结构

血管、心脏及淋巴管道的管壁结构层次基本相似，心脏壁有心内膜、心肌膜和心外膜3层，动静脉和淋巴导管有内膜、中膜和外膜3层，其中淋巴管道的管壁薄且层次分界不清。毛细血管的管壁只

剩内皮和基膜两层；而毛细淋巴管不仅管壁更薄且不完整，内皮呈瓦片状，细胞间留有较大缝隙，基膜基本消失。以下以动脉为例介绍血管的基本结构。

（一）动脉

1. 动脉管壁结构　动脉壁的结构层次从内到外依次如下（图2-18）。

（1）内膜（tunica intima）：为血管壁上最薄的一层，由内皮、内皮下层和内弹性膜组成。

1）内皮（endothelium）：是光滑平整的单层扁平上皮，细胞质很薄，覆盖面积大，表面观呈长多边形或梭形，长轴与血流方向一致。电镜下内皮细

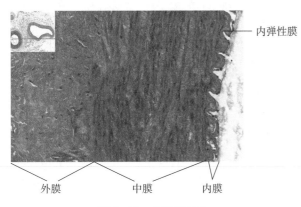

图 2-18 中动脉结构

胞的表面有较厚带负电荷的细胞衣,不利于红细胞黏附。表面胞质有短小的突起,形状不规则,有疏有密,功能与增加表面积有关,利于物质转运。相邻内皮细胞间有较多的紧密连接和少量缝隙连接,连接的紧密程度可以调节。胞质内有较多细胞骨架(微丝束)及 W-P 小体、高尔基体、质膜小泡和内质网等结构。微丝束对血管活性物质敏感,5-羟色胺、组胺等介质能刺激胞质收缩,从而加大细胞间隙,使内皮通透性增加;W-P 小体(Weibel-Palade body)又称细管小体,由数根平行细管和中密度基质堆积而成,分布在游离面胞膜下,内含凝血因子,内皮破损时启动凝血反应。内皮细胞的核居中,稍隆起于表面,染色质细浅,核仁明显,某些条件下增生功能比较活跃。内皮细胞能合成与分泌多种生长因子,如 IGF-I、PDGF、VEGF、FGF 等,这些生长因子与血管的内皮更新、新血管形成、组织再生以及转移性实体瘤的形成等有关。内皮细胞可释放多种血管扩张物质,包括内皮素(ET)、NO 和 PGI_2 等。肺等部位的血管内皮细胞表面吸附有血管紧张素转换酶(AC),能使十肽的血管紧张素 I 降解成八肽的血管紧张素 II。AC 可被新型冠状病毒黏附。内皮细胞还具有降解去甲肾上腺素和组胺的功能。因此,内皮细胞是比较活跃的细胞,功能广泛,包括防止黏附、物质转运、调节通透性、启动凝血、分泌多种活性物质、调节血管紧张性和增生修复等。

2)内皮下层(subendothelial layer):为内皮下方的薄层细密结缔组织,含少量弹性纤维和胶原纤维。

3)内弹性膜(internal elastic membrane):位于内皮下层邻近中膜位置,较厚,比较完整,折光性强,切片上呈波浪形。弹性膜主要由弹性蛋白构成,呈大小不等的多孔叶片状结构。

(2)中膜(tunica media):动脉的中膜最厚,所含成分与其功能和种类有关。中、小、微动脉是肌性动脉(muscular artery),中膜含多层平滑肌及少量弹性纤维、胶原纤维等;大动脉是弹性动脉(elastic artery),中膜含有大量平行的片状弹性膜(图 2-19)。动脉中膜的平滑肌除有收缩功能外,还有多重其他特性,包括分泌细胞外基质(ECM)、吞噬异物、向其他细胞转化(如肾素细胞、吞噬细胞、成纤维细胞等)等。当动脉压力持续升高时,平滑肌细胞也可内移,并产生较多的胶原纤维,导致动脉壁玻璃样变和硬化。大动脉的弹性膜是由早期的肌样平滑肌细胞分泌,类似于肌成纤维细胞,特性介于典型成纤维细胞与成熟平滑肌细胞之间,分泌完成后还有少量保留,分布在弹性膜间。弹性膜的物理特征是比较刚性,膜与膜之间容易分离,高压血流的冲击可造成撕裂,形成动脉夹层。

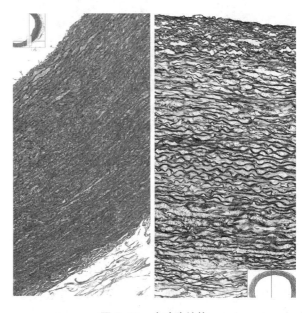

图 2-19 大动脉结构

（3）外膜（tunica adventitia）：为疏松结缔组织，分布有营养血管（vasa vasorum）和神经纤维等。动脉壁内侧部分的营养由腔内血液渗透提供，外侧由营养血管提供。神经纤维的分布密度与血管的活动度有关，中、小动脉相对丰富。外膜的内侧邻近中膜处可以有少量不规则的外弹性膜（external elastic membrane）分布。

2. 动脉的分类　动脉依据组织结构与功能特征分为大、中、小、微4个级别。大动脉指的是心脏的输出动脉及主要分支，包括主动脉、颈总、锁骨下、头臂干、髂总等，主要特点是中膜含有大量弹性膜，以及比较多的硫酸软骨素，富有弹性且形状比较坚挺。多数器官动脉及主分支是中动脉，具有清晰的3层结构，中膜有10~40层平滑肌。小动脉（图2-20）的管径为0.3~1.0 mm，平滑肌有3~10层，一般没有外弹性膜。管径<0.3 mm、平滑肌1~2层的动脉称为微动脉。弹性动脉的主要功能是缓冲心脏搏出时的压力，形成收缩压和舒张压。肌性动脉（muscular artery）的功能为调节器官与组织血流量，其中细小动脉的平滑肌收缩能形成外周循环阻力，使血压升高。

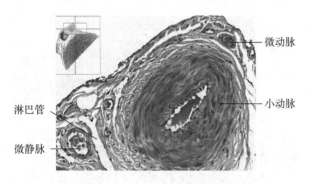

图 2-20　小动脉、微动脉和微静脉

3. 动脉感受器　血管的特殊感受器包括2类。①颈动脉窦类：是张力感受器，分布在大动脉和大静脉的外膜中，此处血管的中膜变薄，外膜加厚，外膜中出现较多神经纤维。压力升高时，管壁的扩张刺激神经纤维，将信号传递到中枢，引起血管的反射性扩张，使血压下降。其中分布在

颈总动脉末端膨大处的称为颈动脉窦，类似的结构还分布在主动脉弓和上下腔静脉根部的外膜中。②颈动脉体类：是化学感受器，呈2~3 mm的扁圆形小体，内有Ⅰ型细胞和Ⅱ型细胞，细胞间有丰富的血窦。Ⅰ型细胞与神经纤维接触，有致密小泡；Ⅱ型细胞围着Ⅰ型细胞。其中分布在颈动脉分叉处的称为颈动脉体，分布在主动脉弓壁上的称为主动脉体。它们的功能是感受血液氧分压、二氧化碳分压和酸碱度的变化。

（二）静脉

静脉与动脉相比其主要特点是：数量多、管径大、管壁薄、外形不规则、平滑肌少、弹性膜少或缺乏。静脉管壁的三层结构中外膜最厚，外膜中还有比较多的营养血管，以及纵向成束的胶原纤维（图2-21、图2-22）。静脉也分为大、中、小、微4个级别，名称跟随相伴或同级别的动脉。直径

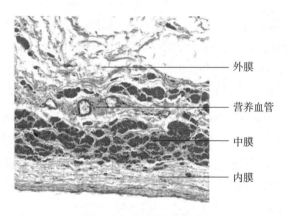

图 2-21　大静脉壁结构

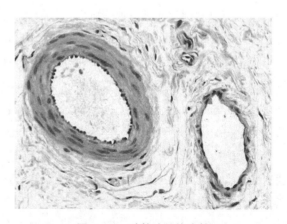

图 2-22　动静脉结构比较

＞2 mm 的静脉可以见到静脉瓣。静脉瓣的功能是防止血液反流。

（三）毛细血管

毛细血管是分布于动静脉之间起物质交换作用的微循环血管网，数量多、分布广，总的血液储留量大，而且管径可以大幅度调节。因此，毛细血管对回心血流量的影响非常大。

1. 毛细血管的基本结构　正常情况下，毛细血管的管径大约相当于一个红细胞的直径（图 2-23），为 6~8 μm，管壁只有内皮与基膜两层，单个内皮细胞可以围绕管壁一圈。基膜的外侧可以见到周细胞（pericyte）附着（图 2-24）。

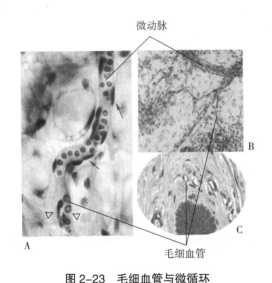

图 2-23　毛细血管与微循环
A. 微动脉分支（箭头）形成毛细血管（△），平滑肌消失；
B. 肠系膜微循环；C. 真皮乳头层毛细血管

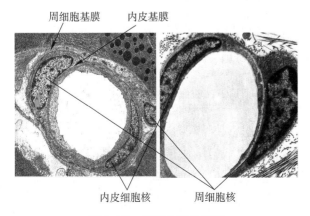

图 2-24　毛细血管周细胞

不同组织中周细胞的数量有明显差异，脑组织、视网膜以及肺部的周细胞特别多，脑部某些部位的内皮细胞与周细胞比可达 1∶10。周细胞形如蜘蛛，多突起，附着在微血管和毛细血管的基膜外面，其自身也有薄层基膜。因此，周细胞介于两层基膜之间。胞质突起可分初级、次级和三级突起。某些细小的突起可穿越内皮基膜，触及内皮细胞，通过物理接触和旁分泌作用与内皮细胞联络，影响和调控内皮细胞的活性。周细胞有发达的细胞骨架，表达平滑肌特异性肌动蛋白，有明显的收缩功能，曾被命名为"血管收缩细胞"，对多巴胺、乙酰胆碱、GABA、NO、VIP 等血管活性物质敏感，既可调控毛细血管的管径，又可调控内皮细胞的间隙大小，从而改变毛细血管的血流量与通透性。周细胞还有调控内皮细胞增殖的功能，可能与血管再生、组织更新等有关。在脑部，周细胞参与和发挥血脑屏障的功能，阻止一些物质进入脑组织。研究显示，周细胞与癫痫、阿尔茨海默病、脑脂质缺血性病变、糖尿病视网膜病变等有关。周细胞还有多潜能干细胞特性，体外能被诱导分化成吞噬细胞、神经元、胶质细胞、皮肤细胞、肝细胞和平滑肌细胞等。周细胞不是血管固定的细胞，可以迁移。胚胎时期，新生的血管芽并没有周细胞，但周细胞很快会向新生血管的顶端爬行，然后包裹新生血管。因此，周细胞可能与血管形成有关。

2. 毛细血管的分类　根据结构和功能特点分为 3 类。

（1）连续毛细血管（continuous capillary）：其内皮细胞和基膜完整（图 2-24），内皮胞质内有较多的吞饮小泡，分布在结缔组织、肺、神经组织、肌肉等。

（2）有孔毛细血管（fenestrated capillary）：其内皮细胞连续，基膜也完整（图 2-25），管径一般大于普通毛细血管，内皮细胞的胞质上有成群的窗孔，贯穿细胞质。孔径一般在 60~80 nm，个别部位可达 100 nm（如肾小球毛细血管）。窗孔上大多有 4~6 nm 厚的隔膜（diaphragm），有的没有（肾小球）。有孔毛细血管主要分布在胃肠黏膜、肾小体、内分泌腺体等。

（3）血窦（sinusoid）：也称窦样毛细血管，管腔大，行径曲折，外形不规则（图 2-25），分布在脾、骨髓、肝和部分内分泌腺等。不同部位的血窦结构差异性大，肾上腺的血窦较小，有孔有基膜；脾血窦腔大，内皮呈杆状，形似栅栏，细胞间隙较大，无基膜，红细胞可以通过管壁。

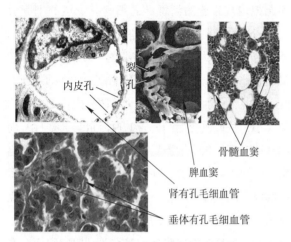

内皮孔
裂孔
骨髓血窦
脾血窦
肾有孔毛细血管
垂体有孔毛细血管

图 2-25　有孔毛细血管和血窦

（四）微循环

微循环是指微动脉和微静脉之间的血供单元，完成对组织的营养供应和代谢产物的回收。根据组织的供氧需求，微循环可以调控局部的血流量。由于微循环的总容量很大，微循环的血管活动能大幅度地改变回心血流量。

1. 微循环的血管组成

（1）微动脉和毛细血管前微动脉：微动脉是微循环的起点，通常先发出几根主干分支，称为毛细血管前微动脉（precapillary arteriole）。它们的平滑肌活动容易受到神经、体液因素的调节，起到微循环的总阀门作用（图 2-26）。

（2）中间微动脉（metaarteriole）：即将分支形成毛细血管，其平滑肌层已经不完整，但功能类似于括约肌，起到微循环分阀门作用。

（3）通血毛细血管（thoroughfare capillary）：即直捷通路，是指短而粗的真毛细血管，有敏感的括约肌调控，开放时血液快速通过，不参与组织的物质交换，主要是补充回心血流量。

（4）真毛细血管：即普通毛细血管，是物质交换的场所。一般情况下，真毛细血管的开放呈间歇性，当组织内 CO_2 浓度增加时，中间微动脉的括约肌松弛，血流进入组织提供氧气。当 CO_2 浓度下降时，中间微动脉的括约肌收缩，阀门关闭，但直捷通路保持开放状态，血液快速进入回心血管。

（5）微静脉：回收微循环血流。

2. 微循环通路　包括迂曲通路、直捷通路、动静脉吻合。

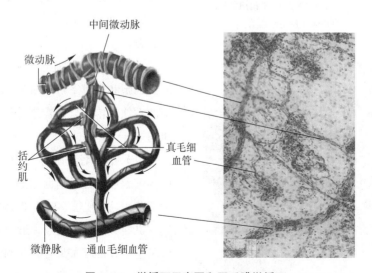

中间微动脉
微动脉
括约肌
真毛细血管
微静脉
通血毛细血管

图 2-26　微循环示意图和肠系膜微循环

（1）迂曲通路：微动脉血经真毛细血管到达微静脉，组织处于"供应状态"。一般情况下，平时大约只有20%的血液处在迂曲通路上。

（2）直捷通路：微动脉血经通血毛细血管快速到达微静脉。直捷通路开放时，组织暂时处于"断供状态"。

（3）动静脉吻合：微动脉经吻合支直接连接到微静脉。血流丰富的部位通常有丰富的动静脉吻合，如面部、手部、足部等，局部血液流速快、流量大、抗寒能力强。

（五）心脏

1. 心脏壁结构 心脏壁的内外表面都是单层扁平上皮，上皮下面是结缔组织，中间为厚厚的心肌层。三层结构从内到外依次是心内膜、心肌膜和心外膜。

（1）心内膜（endocardium）：包括内皮、内皮下层和心内膜下层。心脏内皮与血管内皮延续，内皮下方的结缔组织为内皮下层，有与表面平行排列的细小纤维（图2-27）。近心肌膜处的疏松结缔组织内可见到浦肯野纤维（Purkinje fiber）束及神经、血管等，此处称为心内膜下层。浦肯野纤维可以从心内膜下层出发深入到深层的心肌束之间。

（2）心肌膜（myocardium）：由心肌及肌间结缔组织、血管等组成。心肌大致排列成内纵、中环、外斜三层。近内表面的心肌层相对排列不规

则，层次方向不清晰，部分成束，束间间隙较大，相互交错，致使心脏内表面不平整，称为乳头层；内侧大部分心肌排列紧密，层次较清晰，称为致密层（图2-28）。

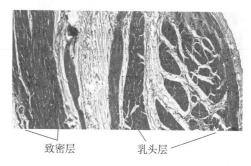

图2-28 心肌乳头层与致密层

（3）心外膜（epicardium）：为浆膜，表面由心包膜脏层的间皮覆盖，间皮下的结缔组织中有较多血管，无髓神经和脂肪组织等（图2-29）。

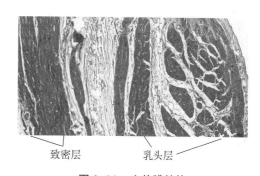

图2-29 心外膜结构

2. 心瓣膜（cardiac valve） 分布在主动脉、肺动脉开口处和房室管口处。心瓣膜由心内膜组织的突起形成，内含丰富的硫酸软骨素，质地类似软骨基质。心瓣膜的起始部位含有心肌组织，与乳头肌一起协调闭合活动。瓣膜组织结构致密，且与心骨骼的纤维环相连，使其结构牢固，能有效阻止血液反流（图2-30）。

3. 心脏传导系 包括窦房结、房室结、房室束、左右束支及分支。窦房结位于右心房近下腔静脉的心外膜深层，其余均位于心内膜下层的结缔组织中。组成传导系的是特化的心肌细胞，其膜离子通道蛋白、线粒体、糖原等发达，而肌蛋白和肌红

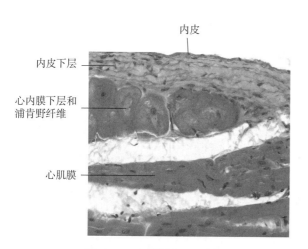

图2-27 心内膜和心肌膜

内皮
内皮下层
心内膜下层和浦肯野纤维
心肌膜

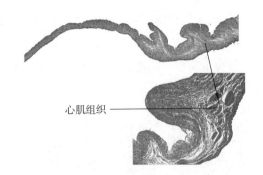

图 2-30　心瓣膜结构

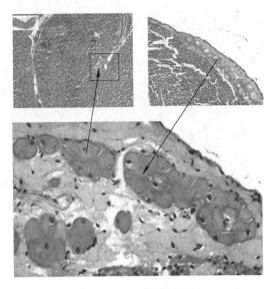

图 2-31　浦肯野纤维

蛋白减少，胞质嗜酸性减弱，收缩功能下降。窦房结和房室结处的神经纤维分布密集，包括交感、副交感和肽能纤维。组织形态上将心脏传导系细胞分为 3 种类型。

（1）起搏细胞（pacemaker cell）：又称 P 细胞，分布在窦房结和房室结内，细胞小，肌丝少，细胞器少，但糖原丰富。

（2）移行细胞（transitional cell）：分布在窦房结、房室结周边及粗束支内。窦房结周边的部分移行细胞直接与心房肌相连（这部分心房肌可能起到结间束的功能）。移行细胞细长，肌丝稍多，结构和功能介于起搏细胞与浦肯野纤维之间。

（3）浦肯野纤维：也称束细胞（bundle cell），构成传导系的末端分支，主干沿着心内膜下层分布，分支伸入肌层深处。细胞大，染色较浅，似气球状（图 2-31），含有丰富的糖原和线粒体，细胞连接处闰盘明显，末端与心肌连接。此种细胞传导冲动的速度很快。

二、心血管系统的发生

循环系统是脊椎动物胚胎最早建立并执行功能的系统。胚胎发育到第 3 周中期，氧气和营养物质的单纯扩散已经不能满足组织的供应需求，代谢产物也需要及时从组织中运走，胚胎早期的循环系统建立适合了这一需求。心脏是最先发挥功能的器官，至第 4 周时心脏已经开始泵血。

（一）心血管系统的起源

形成胚胎心脏和血管的细胞来自以下 3 个方面。

1. 胚内中胚层（intraembryonic mesoderm）　在外胚层的原条边缘，单层柱状的外胚层细胞形态发生改变，成为一端大一端小的瓶状细胞（bottle cell），后者分化成星形的和排列松散的中胚层细胞。最先从原条衍化而来的中胚层细胞称为生心中胚层（cardiogenic mesoderm）或心脏中胚层细胞（图 2-32），它们在中胚层中受纤维蛋白（FN）引导贴着内胚层基膜向两侧、向前扩散移行，抵达口咽膜前方生心区的细胞受腹侧内胚层诱导分化为生心细胞（cardiogenic cell），启动心脏发生。生心区之外的细胞分化为成血管细胞（angioblast），形成胚内毛细血管网。

2. 心脏神经嵴（cardiac neural crest）　发源于

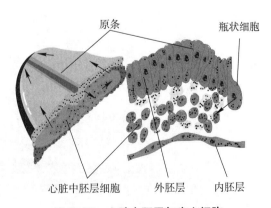

图 2-32　心脏中胚层与生心细胞

耳泡水平、后脑两侧的头端神经嵴（图2-33），它们发生后向腹侧移行，经过鳃器官到达心管的输出端，移行过程中细胞逐渐成熟，最终在动脉干与心球的内膜内快速增殖形成嵴状隆起，使动脉干与心球分隔成主动脉与肺动脉。

3. 胚外中胚层（extraembryonic mesoderm）细胞附着在卵黄囊表面、体蒂及细胞滋养层的内表面，形成血岛和胚外毛细血管网（图2-34）。

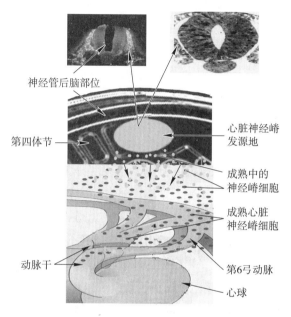

图2-33 心脏神经嵴细胞的迁徙

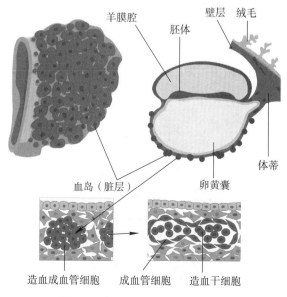

图2-34 胚外中胚层与循环发生

（二）血管发生和血管形成

1. 血管发生（vasculogenesis） 胎儿的血管并不是从心脏发芽长出来的，而是独立发生后与心管连接形成网络。血管发生是指初期血管从无到有的形成过程。起初，由原始间充质分化为成血管细胞，形成细胞团，接着内部出现小泡，后向外发芽，先索状延伸，然后管化，并与周围同样方式形成的血管吻合成网。新生的血管芽没有周细胞，周细胞也是由间充质细胞分化而来，逐步爬行至血管芽顶端。

最早的血管发生部位在胚外。胚胎发育第15～16天，胚外体腔（extraembryonic coelom）将胚外中胚层挤压到3个部位：①卵黄囊表面，称为胚外中胚层脏层，将来形成血岛（blood island）；②胎儿附着部位，称为体蒂，将来形成脐带血管；③细胞滋养层的内表面，称为壁层，将来伸入绒毛内，形成绒毛血管（图2-34）。血岛细胞兼备造血和成血管潜力，称为造血成血管细胞（hemangioblast）。细胞团内部的细胞演化为扁平的成血管细胞，围成内皮腔，圆形的造血干细胞进入腔内，然后内皮管发芽，向外生长并吻合成血管网。

胚内的血管发生稍迟于胚外。未抵达生心区的中胚层细胞演化为成血管细胞，在内外胚层间形成胚内毛细血管网。胚内、胚外毛细血管网在胚盘边缘连通。

2. 血管形成（angiogenesis） 又称血管新生，是指动脉和静脉的成形过程。胚胎的血管发生后，通过血管形成，建立起原始的心血管系统。血管形成不仅出现在胚胎时期，还可以出现在组织再生、实体瘤形成以及转移瘤形成等过程中。

（三）原始心血管系统

胚胎早期通过血管发生和血管形成过程建立了具有供血功能的原始心血管系统。该系统包含了胚体循环、卵黄囊循环和胎盘循环三个组成部分。

如图2-35所示，早期的胎儿心血管系统包括管形心脏、动脉囊、弓动脉、背主动脉及分支、静脉窦、卵黄静脉、脐静脉和主静脉等。胚胎发育

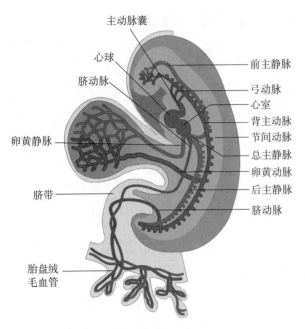

图 2-35　原始心血管系统

第 22~23 天，心管开始呈波浪形搏动，发挥泵血功能。

（四）心脏的早期发生

心脏的早期发生包括心管发生、心脏壁各层次的形成和心脏外形演变等过程。

1. 心管发生　胚体第 18 天心脏原基出现，位于口咽膜头侧的生心区（cardiogenic area）内，其背侧的胚内体腔部分与体腔主体游离形成一个围心腔（pericardial coelom）（图 2-36）。

首先到达的生心细胞形成第一生心区，将来主要形成左心室；后续到达的形成第二生心区，将形成心脏的其余部分及静脉窦等结构。早期的生心细胞表现为多潜能，能分化成心脏结构的多种细胞以及其他类型的细胞，包括心室心肌、心房心肌、心脏的静脉端和动脉端结构、内皮细胞、心外膜组织、心瓣膜组织甚至平滑肌等。生心细胞在生心区内聚集，形成实心的细胞索，左右对称，称为心索（cardiogenic cord）。心索中空化成为心管（cardiac tube），心管由内皮细胞围成。2 根心管从中央处开始融合，并向两端发展，形成单根心管。心管的下端是大静脉汇合处，称为静脉窦（sinus venosus），静脉窦分叉，形成左右窦角，连接左右对称的 3 对大静脉。心管出口端是粗短的主动脉囊（aortic sac）。

2. 心脏壁层次的形成　心管周围的间充质细胞（也是生心细胞）聚集、分化，形成心肌肌原细胞，合成各种肌蛋白，且端端相连，连接处形成闰盘。先出现的心肌靠近内皮管，排列不规则，形成心肌乳头层；随后出现的外侧心肌层规则排列，呈环形或螺旋形，形成心肌致密层。心肌层外侧的间充质增厚，表面被围心腔的间皮覆盖，成为心外膜。包裹在心管外的这两层组织合在一起称为心肌外套层或心肌心外膜套（myoepicardial mantle）（图 2-37）。心内膜组织的发育较迟，在内皮细胞的诱导下，内侧松散的乳头层心肌细胞分化为更加松散的结缔组织样细胞，产生大量的疏松基质，基

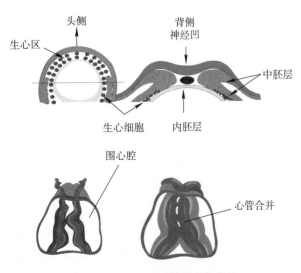

图 2-36　生心区心管形成与合并

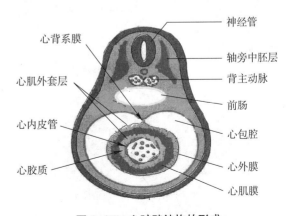

图 2-37　心脏壁结构的形成

质中富含与表面垂直排列的透明质酸分子，使得早期的心内膜组织呈胶冻状，称心胶质（cardiac jelly）。心胶质细胞呈现很强的糖胺聚糖分泌能力。后期心脏内部分隔时，新生的心内膜细胞将沿着这些透明质酸分子生长爬行，使心内膜组织快速从表面隆起，形成隔膜。在胚体第21～22天，心肌出现搏动。

3. 心脏位置的改变　包括心脏与口咽膜的相对位置以及心脏与心包腔位置关系发生的变化。早期的胚体扁平，心脏位于口咽膜的头端。随着胚体卷曲，头褶将心脏从口咽膜的头端转到尾端至胸腔位置（图2-38），形成心膨大。早期的围心腔在心管的背侧，胚体卷曲时围心腔从背侧转至腹侧。随着围心腔的增大，围心腔从腹侧向后包裹心管，在心管的背侧形成心背系膜（dorsal mesocardium）（图2-37），稍后心背系膜部分吸收致左右贯通形成横窦。此时的围心腔已发育成心包腔，心脏在心包腔内生长和演变。

4. 心脏的外形演变　早期的心脏为单管心脏。由于各处心肌的生长速度不一致，使得心管出现2个狭窄和3个膨大，从静脉端开始，3个膨大结构依次是（图2-39）：①原始心房；②原始心室；③心球（bulbus cordis）与动脉干（truncus arteriosus）。心房的外侧连接静脉窦，动脉干的外侧连接主动脉囊。

最先接触到静脉血的心肌首先搏动，收缩呈波浪形，向下游推进。心房收缩时，心房的静脉窦窦

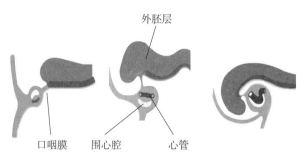

心脏从口咽膜的头侧转向尾侧
围心腔从心管的背侧转向腹侧

图 2-38　心脏位置的改变

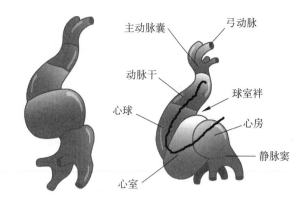

图 2-39　心管结构与球室袢形成

口缩小成为阀门，减少了血液的反流。同样心室收缩时，房室环（内部是房室管）挤压变小也阻碍血液反流。早期的血液流动呈现波浪式，进二退一，然后成为快慢交替的前向流动。担任起搏的心肌细胞早期位于心房壁内，后来随着静脉窦的心肌化，这些细胞迁移到静脉窦壁内，但在后期右心房扩张时，静脉窦又被吸收到右心房中，起搏细胞再次回到了右心房内，形成窦房结。

早期的窦房结没有神经支配，后期才出现丰富的神经纤维。如果窦房结一直没有很好的神经纤维支配，将导致出生后的心脏活动不能与躯体活动有效协调，可导致新生儿心搏骤停而猝死。

由于心脏的发育空间限于心包腔内，两端位置固定，当心脏变长时，心脏从直线形变成"U"字形，折拐点位于心球心室间，该结构称为球室袢（bulboventricular loop）。正常情况下，球室袢的顶点偏向右侧，袢的左侧部分发育为左心室，形成正常的左位心（levocardia），反之将形成右位心（dextrocardia）。右位心是心脏异位的一种，单纯右位心可能与局部球室袢的变化关系较大。若胸腹多内脏器官异位，则可能与基因变化有更直接的关系。在此种情况下，除了心、肝、肠等异位外，往往伴有多种其他遗传变异。

随着心脏在心包腔内的继续生长，迫使心脏继续扭曲，在心房与心室间形成第二个扭曲，此时的心管变成"S"形，心室在前下，输出道（动脉干）在前上，心房被推到后上方。由于心房前有动

脉干，后有食管和脊柱，心房被挤压成哑铃形。至此，心脏各部位已经到达未来位置（图2-40），等待内部分隔，使心脏从单管结构变成4腔室结构。

（五）静脉窦演化与腔静脉发生

静脉窦近端通过窦房孔与心房相连，远端伸展出左右窦角，分别接受两侧3对大静脉的血液回流。大静脉进入窦角的排列顺序从内到外依次是卵黄静脉、脐静脉和总主静脉（图2-41）。上、下腔静脉的发生与静脉窦和3对大静脉的演变有密切关系。

1. 三对大静脉的演变　胚胎发育4周时，胚胎体内形成了3套对称的大静脉系统：卵黄静脉、脐静脉和主静脉，这些原始的静脉体系将发生大幅度的演变。

（1）卵黄静脉（vitelline vein）：胎体卷曲时部分卵黄囊被卷入体内成为中肠的一部分，分布于卵黄囊的卵黄静脉连接中肠与静脉窦，途经原始横隔，后者是脏的发育场所。随着肝的发育，胚胎肝内的窦样血管与右侧卵黄静脉相互吻合，构建成胚胎肝内特定的静脉系统，包括门静脉及分支、肝静脉、下腔静脉的肝段，以及分布在脐静脉与卵黄静脉间的多个吻合支。右侧卵黄静脉形成下腔静脉的起始段（肝段）、肝静脉、门静脉体系（肠系膜上静脉、门静脉、小叶间静脉）、静脉导管及吻合支等。左侧卵黄静脉由于血液回流少而退化。

（2）脐静脉（umbilical vein）：肝芽时期2根脐静脉直接连到静脉窦，肝形成早期，脐静脉从肝的侧面绕过到达心脏。约第6周时，肝的体积增大，左侧脐静脉断流消失，右侧脐静脉行至肝处回流途径受阻，借道肝内部，与右卵黄静脉的分支吻合，形成2套回流通路。①静脉导管（ductus venosus）：连接脐静脉与肝段下腔静脉。静脉导管的起始部位有括约肌，可以调控静脉导管的血流量。②脐静脉与门静脉分支间的吻合支：1根或数根，功能与分娩时保护胎儿心脏有关。分娩时子宫收缩，大量血液被挤压出胎盘，快速流向胎儿心脏，此时静脉导管括约肌收缩限流，将血液分流到另一套吻合支内，经过肝内门静脉分支、肝血窦等各级血管的扩张缓冲，减缓回流速度，减少了子宫收缩对胎儿心脏的瞬间冲击，避免胎儿发生心力衰竭。

（3）主静脉：又称心静脉（cardinal vein），收集胎儿躯体血液回流。包括收集上半身血液的前主静脉（anterior cardinal vein）和收集下半身血液的后主静脉（posterior cardinal vein），汇合后成总主静脉（common cardinal vein），与卵黄静脉、脐静脉一起注入静脉窦。

左右前主静脉间有大量横向吻合支，胚胎发育第8周时，这些吻合支中形成1根自左上向右下斜行的大吻合支，称为左头臂静脉（left brachiocephalic vein）（图2-41），将左侧头颈部的静脉血导向右侧，导致左前主静脉因血流减少而退化，残留部分形成左房斜静脉。右前主静脉同时接受左右两侧头颈部的静脉回流，与右总主静脉

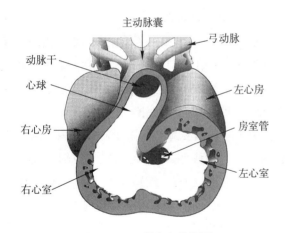

图2-40　心管各部的位置

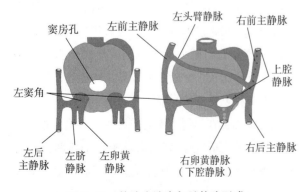

图2-41　静脉窦演变与腔静脉形成

一起形成上腔静脉。

上腔静脉的异常主要有 2 种情况。①双上腔静脉畸形：由于左头臂静脉发育不良导致左前主静脉和总主静脉持续存在，形成 1 根粗的右上腔静脉和 1 根细的左上腔静脉。②左上腔静脉畸形：右头臂静脉发育而左头臂静脉消失，右头臂静脉将右侧头颈部血流导向左侧进入右心房。

后主静脉行经于腹后壁的中肾内，左右间有大量吻合支，随着中肾的退化，后主静脉也发生退化，上端的残余部分形成奇静脉根部，注入上腔静脉的近心处，尾端的残余部分形成髂总静脉。伴随着后主静脉的退化，下半身的静脉回流将由下心静脉（subcardinal vein）和上心静脉（superior cardinal vein）替代完成，形成下腔静脉其余节段。

2. 静脉窦演变　早期静脉窦的窦角和 3 对大静脉左右对称。正常情况下，由于左头臂静脉优势发育，将左侧血流导向右侧，使右侧窦角变大，静脉窦和窦口右移。以后静脉窦被右心房吸收并入，成为右心房平滑部。左窦角发育为冠状窦，开口于右心房。

3. 下腔静脉的形成　下腔静脉由 4 个节段贯通形成，即肝段、肾上段、肾段和肾下段。腹后壁上的先后出现 3 对静脉系统，即后主静脉、下心静脉和上心静脉。后主静脉行于中肾后方，由于中肾退化，后主静脉也基本退化，因此不参与下腔静

脉的发育。下腔静脉的肝段直接由右卵黄静脉形成（图 2-42），其余各段将由右下心静脉和右上心静脉形成，具体如下：①肝段：来自右卵黄静脉；②肾上段：来自右下心静脉；③肾段：来自下心静脉与上心静脉的吻合支；④肾下段：来自右上心静脉。

下腔静脉的畸形主要发生于这些大静脉的吻合和再造过程中，常见的有 2 种情况。①下腔静脉肝段缺乏：由于右卵黄静脉未与右下心静脉有效连接，奇静脉替代下腔静脉发挥功能。②双下腔静脉：在肾静脉入口部位以下，下腔静脉出现 2 根，通常右大左小，原因是左右上心静脉均保留了下来，多形成了 1 根左下腔静脉。

（六）大动脉发生

主动脉及其主要分支的发育与弓动脉和背主动脉有关。

胚胎发育第 4～5 周，鳃弓形成，6 对鳃弓内部的中胚层组织内形成血管，产生 6 对弓动脉（aortic arch）。弓动脉从连接心脏出口端的主动脉囊发出，由前向后侧绕至背侧，注入背后的一对背主动脉。2 条背主动脉在胚体尾端汇合，接着从尾端开始向上逐渐合二为一，成为单根背主动脉（图 2-43）。弓动脉将衍化出主动脉弓、颈总、头臂干、右锁骨下动脉及临时性的动脉导管等。

背主动脉的分支分为 3 组：后分支、侧分支

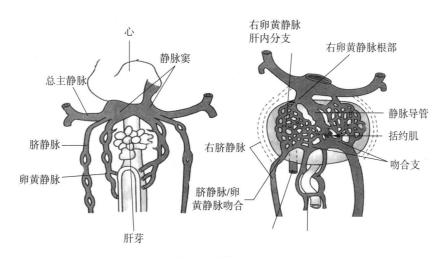

图 2-42　卵黄静脉、脐静脉演变与静脉导管形成

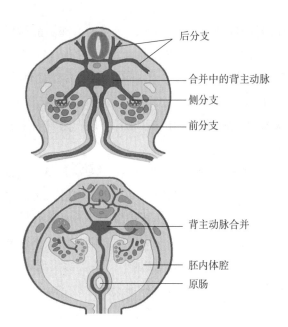

图 2-43 背主动脉的合并与分支

和前分支。后分支在体节间发出，称为节间动脉（intersegmental artery），出现过 30 对左右。节间动脉的后期演化很大，从头到尾依次形成椎动脉、锁骨下动脉、肋间动脉、腰动脉和骶外侧动脉等，其中锁骨下动脉形成于第 7 节间动脉，髂总动脉形成于第 5 腰动脉，尾端吻合的背主动脉成为骶正中动脉。侧分支供应肾、肾上腺和性腺。前分支向腹侧行走，包括卵黄动脉和尿囊动脉。卵黄动脉不成对，最终保留 3 根，从上到下依次形成：①腹腔干，供应前肠。②肠系膜上动脉，供应中肠袢。③肠系膜下动脉，供应后肠。尿囊动脉延伸至脐带，形成脐动脉，出生后远侧脐动脉关闭，近段保留形成膀胱上动脉。

（七）心脏内部的分隔

心脏内部的分隔从胚胎发育第 25～26 天开始，第 34～35 天结束，历时 10 天左右。分隔发生在房室管、原始心房、原始心室、动脉干和心球，各部位的分隔几乎在同一时间段内完成，房室管和心房的分隔起步稍早。

1. 房室管分隔 近胚胎发育第 4 周末，在房室管的背腹壁上，心内膜组织增生形成隆起，并前后对合，形成心内膜垫（endocardial cushion）

（图 2-44），将房室管分为左房室管和右房室管。心内膜垫的出现加强了房室管的瓣膜功能，阻止血液反流，而其更重要的作用是引导心房、心室和动脉干的分隔并参与心瓣膜形成。

心内膜组织的新生细胞由心内皮细胞转型而来，演化为多边形的间充质样细胞，排列松散，多突起，沿着心胶质内竖立的透明质酸分子向下爬行、堆积，使心脏内表面形成隆起。

2. 心房的分隔与扩张

（1）心房分隔：胚胎发育第 4 周中期心房开始分隔，先后形成左右 2 片帘状房间隔，将原始心房一分二。分隔过程包含以下几个步骤：

1）第一隔［又称原发隔（septum primum）］形成：在原始心房内表面的背上方中线矢状面上，心内膜组织增生形成新月状隆起，呈薄膜状自后上而前下生长，方向对着前下方的心内膜垫（图 2-45）。第一隔只有心内膜组织，没有心肌，薄且松软。

2）第一孔［又称原发孔（foramen primum）］形成：当第一隔向下生长至接近心内膜垫时，与心内膜垫之间围出第一房间孔。孔的位置在房间隔的

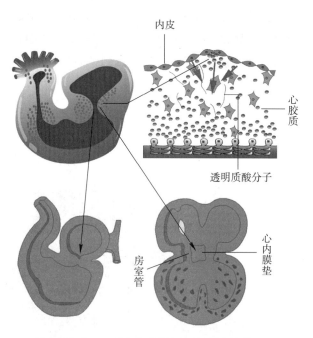

图 2-44 房室管分隔与心内膜垫形成

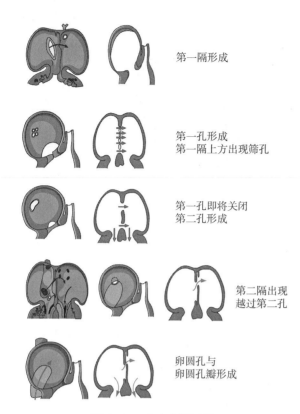

第一隔形成

第一孔形成
第一隔上方出现筛孔

第一孔即将关闭
第二孔形成

第二隔出现
越过第二孔

卵圆孔与
卵圆孔瓣形成

图 2-45 心房分隔过程

前下方。下腔静脉来的富氧血从右心房经第一孔导入左心房。

3）第一孔关闭、第二孔（foramen secundum）出现：第一孔终将彻底关闭，在关闭的同时，第一隔的上方隔膜上出现几个小筛孔，接着筛孔融合成大孔，即第二房间孔。由于富氧血需自右向左导流进入入体循环，需要在房间隔上保留通路，第一孔关闭时第二孔接替了导流功能。

4）第二隔［又称继发隔（septum secundum）］形成：在第一隔的右侧形成第二房间隔，自前上向后下生长，越过并完全覆盖左侧的第二房间孔。在第二隔生长过程中，静脉窦被吸收并入右心房，同时伴随着心房肌从附近的心房壁移行到第二隔组织中。静脉窦的吸收过程可以影响到第二隔上半部的生长。

5）卵圆孔和卵圆孔瓣形成：第二隔未完全生长到底部，在房间隔的后下方留有一个卵圆孔，卵圆孔的底是原来的第一隔。第二隔相对厚和结实，

而第一隔薄软，右侧的富氧血可以推开第一隔进入左心房；反之若左心房压力超过右心房时，第一隔将关闭卵圆孔，因此卵圆孔底部的第一隔被视为卵圆孔瓣（valve of foramen ovale）。第二隔的右侧还有一个弧形的类隔结构，比较低矮，未参与心房分隔，而是起到血液导流的作用，称为终嵴，也有人称它为第三房间隔。

除了第一、第二房间隔外，原始心房底部的心内膜组织也有自下而上的生长过程，对下腔静脉和冠状窦入口内侧的部分房间隔形成由辅助作用。

到此，心房分隔已经完成，但心房的发育并未完成，需要增加容积。

（2）心房扩张：左右心房都是通过吸收邻近的静脉结构来扩充容积。

1）右心房扩张：右心房通过吸收静脉窦壁进行扩张（图 2-46），并使之成为右心房的主要部分。静脉窦内壁平滑，形成右心房的平滑部。原始右心房的内表面不规则，形成表面粗糙的右心耳。介于两部分之间的隆起形成终嵴，与终嵴相对应的心房外表凹陷形成界沟。

2）左心房扩张：左心房通过吸收肺静脉根部来扩充容积。原始左心房只与 1 根肺静脉连接，左心房扩张是将肺静脉的第一、第二级分支吸收进来，使得左心房上出现了 4 个肺静脉开口（图 2-47）。吸收的肺静脉壁形成左心房的平滑部，原始左心房壁形成粗糙部，逐渐缩小的粗糙部成了左心耳。如果肺静脉吸收不彻底，左心房壁上可以出现 3 根或 2 根肺静脉开口（肺静脉畸形）。

3. 心室分隔 分隔心室的室间隔包括室间

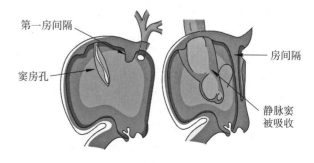

第一房间隔

窦房孔

房间隔

静脉窦被吸收

图 2-46 右心房扩张

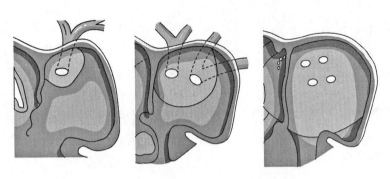

图 2-47　左心房扩张与 4 根肺静脉的形成

隔肌部和室间隔膜部。室间隔肌部（muscular part of interventricular septum）发生于心室底部（图 2-48）。由于心肌的生长速度不均，室间隔处的外侧肌层生长较缓，导致外表面略微凹陷形成室间沟，而内侧的不规则肌层生长旺盛，形成肌性隆起即室间隔肌部。当室间隔肌部长到接近上方的心内膜垫时，与心内膜垫间留有一孔，称为室间孔（interventricular foramen）。室间孔将由室间隔膜部来填补。室间隔膜部（membranous part of interventricular septum）的组织来源于三处心内膜组织的延伸，即心内膜垫、左球嵴和右球嵴。只有当上方的球嵴正对着下方的室间隔肌部生长时，室间孔才能被有效填补。如果球嵴偏位，将出现室间隔膜部缺损。由于心脏壁的内侧肌层是多孔隙的，导致室间隔肌部的结构并不紧密，有可能发生渗漏缝隙。

4. 动脉干与心球分隔　动脉干与心球是心室的输出道，将被分隔成连接左心室的升主动脉和连接右心室的肺动脉干。心球的顶端呈锥形，是心室输出道的起始部，称漏斗部。由于主动脉弓的弧形走向是右前到左后，升主动脉须从心脏的右上方导向左下方才能连接到左心室出口。而左右肺动脉的分叉点在心室的左上方，肺动脉主干须从左上导向右下才能连接到右心室。因此，2 根大动脉在进入心脏之前的下行途中需左右交换位置 180°，这种交换是通过动脉干与心球内部的螺旋形分隔来完成的。

心脏神经嵴细胞移行至心球与动脉干的内膜组织后快速生长，使内膜组织增生隆起，分别形成干嵴（truncal ridge）和球嵴（bulbar ridge），左右各一对，自上而下螺旋形生长。随着嵴的增大，干嵴和球嵴很快融合到一起成为一对连续的隆起，并在中央对合，形成主动脉肺动脉隔（aortico pulmonary septum），将动脉干与心球自上而下分隔为升主动脉和肺动脉，两者呈"X"形交叉（图 2-49）。完成动脉分隔后，末端的球嵴组织继续生长，发育出三尖瓣和参与形成室间隔膜部。

（八）弓动脉演变

胚胎发育第 4 周，鳃弓发育。鳃弓内的中胚层血管细胞经过血管发生与血管形成两个阶段后形成小动脉，称为弓动脉。先后共出现过 6 对鳃弓和 6 对弓动脉，但这 6 对弓动脉不会在同一时间段呈现，有些很快退化。弓动脉的腹侧连接主动脉囊，背侧注入左右背主动脉。弓动脉将发育为心脏输出端的大动脉。演变结果如下（图 2-50）。

第 1 对：基本消退，部分远端血管加入上颌动

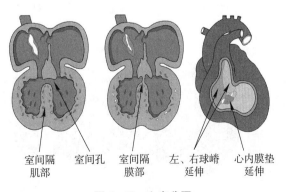

室间隔　室间孔　室间隔　左、右球嵴　心内膜垫
肌部　　　　　膜部　　延伸　　　　延伸

图 2-48　心室分隔

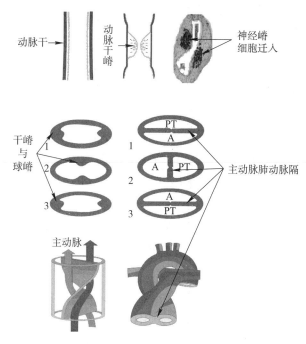

图 2-49　动脉干与心球分隔

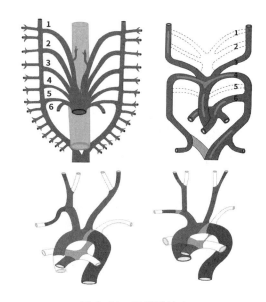

图 2-50　弓动脉演变
1~6表示第1~6对弓动脉

脉的形成，支配耳、牙齿、眼睑肌等。这对弓动脉的远侧端可能会影响颈外动脉的形成过程。

第2对：基本退化，远端部分参与了中耳镫骨动脉的形成。

第3对：近端发育为颈总动脉，远端以及与其相连的背主动脉发育为颈内动脉，颈外动脉由其分

支形成。

第4对：左右演化不一致，左侧形成主动脉弓中段。主动脉弓的近侧段由主动脉囊形成，远侧段和降主动脉由左侧背主动脉形成。右侧形成右锁骨下动脉的第一段。右锁骨下动脉的第二段由介于第4弓动脉与第7节间动脉间的右侧背主动脉形成，第三段将由右第7节间动脉延续完成。介于两侧第3、第4对弓动脉之间的背主动脉消失，右侧背主动脉的第7节间动脉之下部分发生断流和退化。

第5对：约一半概率在第5对鳃弓中找不到弓动脉结构，即使发生也会迅速退化消失。

第6对：近端形成左右肺动脉，右侧远端退化，左侧远端保留形成动脉导管（ductus arteriosus），连接于降主动脉与肺动脉之间，分导右心低氧血进入降主动脉。左右第6弓动脉的不同演化导致了两侧迷走神经的分支 – 喉返神经的不同走向。由于左侧第6弓动脉的持续存在，左喉返神经需绕过动脉导管（以后变成韧带）的下方才返回上行；而在右侧由于没有第6、第5对弓动脉的阻挡，右喉返神经则绕过右锁骨下动脉（第4弓动脉）下方上行。

三、心血管系统的主要畸形

先天性心脏病的发病率较高，约占活婴的1/120，先天性血管畸形则发病率更高。胎龄16~40天是心血管畸形的高敏感期，41~55天是低敏感期。

（一）引起先天性心血管畸形的主要因素

1. 遗传因素　虽然先天性心血管畸形不是遗传性疾病，但是遗传因素起到相当的作用，如唐氏综合征等染色体畸变容易伴随先天性心脏病。先天性心脏病具有一定程度的家族性发病趋势。若第一胎患先天性心脏病，第二胎的先天性心脏病概率将达到3%。若第一、二胎是先天性心脏病或母亲有先天性心脏病，该胎儿的先天性心脏病概率将提高到10%左右。遗传学研究显示，多数先天性心脏病是由多个基因与环境因素相互作用的结果。

2. 感染因素　妊娠早期病毒、细菌等感染，患先天性心脏病的概率增加。相关性较高的感染因素有风疹病毒、柯萨奇病毒、水痘病毒、疱疹病毒、呼吸道合胞病毒、弓形虫和梅毒等。

3. 药物　关联性较高的药物包括堕胎药、安眠药、抗肿瘤药、抗生素、降血糖药等，其中细胞毒性药物对胎儿心脏发育影响较大。

4. 其他因素　包括叶酸缺乏、高原地区、羊膜病变、胎盘血供不良（滋养层缺氧）、先兆流产、糖尿病、高血钙、放射线、母亲年龄过大、精神紧张等均有提高先天性心脏病发生的可能。

（二）重要的先天性心血管异常

1. 心脏异位（ectopia cordis）　罕见，包括右位心（dextrocardia）、心脏外露或胸外心（extrathoracic heart）、横膈下心脏或腹位心（abdominal heart）等。右位心包括单纯性右位心和混合性内脏异位两种。心脏外露是由于胸骨等胸部中胚层发育不良和心包缺损所致，易发生感染和心力衰竭。横膈下心脏由横膈发育不良引起。

2. 房间隔缺损（atrial septal defect，ASD）　约占先天性心脏病的10%，胚胎学上将其分为继发孔型、静脉窦型、原发孔型和共同心房4种类型。

（1）继发孔型房间隔缺损（secundum ASD）：又称卵圆孔未闭（patent oval foramen）。缺孔位置在房间隔的卵圆窝区域，与卵圆孔的发育过程有关。缺孔多扁圆形，直径可达2 cm以上，女性发生率是男性的3倍。其形成机制有：①卵圆孔过大与第二孔重叠，缺口位置偏中央（解剖学上称中央型房间隔缺损）；②第二孔过大或第一隔的上半部吸收过多，导致与卵圆孔重叠，缺口位置偏向下腔静脉（下腔静脉型房间隔缺损）；③两者均有；④卵圆孔瓣出现筛孔（图2-51）。部分微小继发孔缺损可在婴儿1岁之前自行闭合。

（2）高位房间隔缺损（superior ASD）：又称静脉窦型房间隔缺损（sinus ASD）。其机制与静脉窦的吸收过程有关，吸收时右心房壁内的心肌组织未有效扩充到第二房间隔中，导致第二隔上半部较薄，容易出现裂孔。静脉窦型房缺的位置出现在房间隔的后上方，靠近上腔静脉（解剖学上称上腔静脉型房缺）（图2-52A）。

（3）原发孔型房间隔缺损（primum ASD）：与心内膜缺损（endocardial cushion defect）有关，又称心内膜垫型房间隔缺损。缺孔位置在房间隔的前下方，即原发孔区域（图2-52B），通常较大，症状较重。由于心内膜垫的发育不全会影响二尖瓣的发育，故可伴有二尖瓣开裂等瓣膜畸形。

（4）共同心房（common atrium）：即第一、第二房间隔均未发育（图2-52C），心房未分隔，左右心房血混合严重，发绀、缺氧明显。

房间隔缺损也可以根据缺口位置进行分类，分为上腔静脉型、中央型、下腔静脉型、冠状窦型和混合型等。

形成房间隔缺损的机制除了上述第一隔、第二隔、静脉窦等因素外，还可能与心房底部的心内膜组织辅助性生长有关。

由于左右心房的压力差不大，一般房间隔缺损

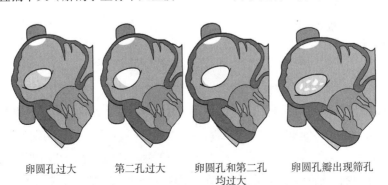

卵圆孔过大　　　第二孔过大　　　卵圆孔和第二孔　　卵圆孔瓣出现筛孔
　　　　　　　　　　　　　　　　均过大

图2-51　卵圆孔未闭的类型

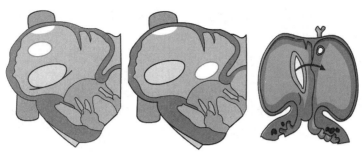

A. 高位房间隔缺损　　　B. 原发孔型房间隔缺损　　　C. 共同心房

图 2-52　房间隔缺损

早期通常症状不严重，但持续的左向右分流会使肺循环负荷增加，导致肺部动脉硬化和阻力加大，当右心房压力升高超过左心房时将发生右向左分流，静脉血进入体循环，导致发绀和缺氧，病情加重。

另外，如果卵圆孔瓣未与第二隔有效粘连，虽然房间隔上没有直观的缺口，但卵圆孔瓣是活动的，故称"探针型房间隔缺损"。此种情况下，如果有另外的叠加因素导致右心房高压（如肺源性心脏病、肺动脉高压等），将出现血液右向左分流，同样会呈现房间隔缺损的临床表现。

3. 室间隔缺损（ventricular septal defect，VSD）　最常见，约占先天性心脏病的 25%，男性稍多。出生后第 1 年内，许多小型缺孔可以自行关闭（约 40%），较大的缺孔会持续存在。室间隔缺损包括肌部缺损和膜部缺损（图 2-53），后者明显多于前者。缺损位置可以在心室间的任何部位，甚至发生在漏斗部。肌部缺损可以是一个完整的缺孔，也可以是多个缺孔，甚至是蜂窝状孔隙，称为瑞士奶酪型室间隔缺损，是由于室间隔的心肌层属

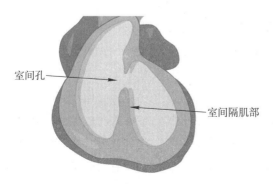

室间孔 ————

———— 室间隔肌部

图 2-53　室间隔膜部缺损

于乳头层，排列疏松，在左、右心室的大压力差作用下容易出现渗漏。膜部缺损很常见，可以独立存在，也可并存其他畸形（如肺动脉狭窄和法洛四联症等）中。当动脉球嵴的位置与室间隔发生偏移或心内膜垫发育不良时，都可形成膜部缺损。缺损处的快速血液分流会使膜部发出明显的震颤而产生响亮的收缩期杂音。由于压力差大，即使小型的室间隔缺损也会导致大量血液分流，可造成肺动脉高压和右心衰竭。

4. 动脉导管未闭（patent ductus arteriosus，PDA）　又称永久性动脉导管，约占先天性心脏病的 15%，女性比男性发病率高 2~3 倍，是弓动脉异常中比较重要的一种。胎儿出生前，肺未扩展，右心室输出的静脉血可从动脉导管进入降主动脉，再经脐带到胎盘进行氧气交换。胎儿出生后，体循环压力反超肺循环，富氧血从主动脉流经动脉导管时，可刺激导管平滑肌收缩，并逐步纤维化直至关闭，完全关闭需要数月至 1 年时间，否则就形成动脉导管未闭。动脉导管未闭在形态上主要有 3 种类型。①管型：长约 1 cm；②漏斗型：较常见，肺动脉一侧大，主动脉一侧小，长度与导管型相当；③窗型：是指主动脉和肺动脉共享一部分管壁，没有明显的导管。持久的动脉导管未闭也会导致肺动脉高压，继而发展成右向左分流，造成发绀和心力衰竭。

5. 动脉干异常（truncal abnormality）　主动脉肺动脉隔的发育过程中容易出现各种偏差，导致多种畸形发生。原因有"心脏神经嵴发育不良"和"动

脉圆锥发育失败"两种学说。影响心脏神经嵴细胞的迁徙、分裂和分化的众多因素将干扰动脉干的分隔过程;动脉干分隔时,心室输出道的顶端心球部分会形成三角形的心脏圆锥,发育不良的心脏圆锥会影响上方动脉干的分隔。常见的相关畸形如下。

(1)动脉干永存(persistent truncus arteriosus, PTA)或主动脉肺动脉隔缺损(aortopulmonary septal defect, APSD):主要发生在动脉干的近侧端(图 2-54),使主动脉肺动脉拥有共同的出口。保留的动脉干越长,动静脉血的混合程度越大,发绀越重。PTA 常并发室间隔缺损及肺动脉狭窄。

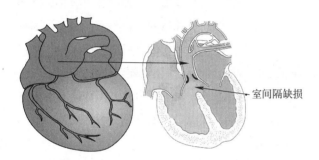

图 2-54　动脉干永存(伴室间隔缺损)

(2)肺动脉狭窄(pulmonary stenosis)或肺动脉闭锁(pulmonary atresia)与主动脉狭窄(aortic stenosis)或闭锁(aortic atresia):由于主动脉肺动脉隔明显分隔不均,导致偏小的主动脉或肺动脉(图 2-55)。偏大的肺动脉或主动脉可横跨于室间隔之上,因此常伴有室间隔缺损。单纯性肺动脉狭窄占先天性心脏病的 10% 左右,其他先天性心脏病伴随肺动脉狭窄的概率在 20% 左右,如动脉干永存等。主动脉狭窄相对较少,常见于左心发育不良等,可伴随肺动脉骑跨、室间隔缺损等。

传统的"肺动脉狭窄"可能泛指"右心输出道狭窄",实际包含以下 3 个部位的形态改变:①漏斗部狭窄;②肺动脉开口处环形缩窄或瓣膜肥厚;③肺动脉干狭窄或分支狭窄。肺动脉瓣膜容易发生进一步的硬化和皱缩,形成漏斗状结构,从而加重狭窄程度。

如果肺动脉或主动脉开口闭合,则形成闭锁。

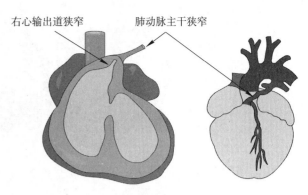

图 2-55　肺动脉狭窄(右心输出道狭窄)

肺动脉闭锁时替代肺动脉的血管可能从其他部位发出,通常是一根细小的分支;或者完全缺乏肺动脉,肺循环血液将从动脉导管处获得。此种患者多半需要心肺移植。

主动脉闭锁常见于左心室发育不良患者。

(3)大动脉错(易)位(transposition of great arteries):是重大的先天性心脏畸形,约占先天性心脏病的 5%,原因是主动脉肺动脉隔垂直生长,导致主动脉和肺动脉分别连接右心室和左心室(图 2-56),肺循环与体循环被分隔,出生时即发生严重发绀。由于出生后动脉导管尚未关闭,此处的分流使得患儿能够维持低水平的氧供应。除了动脉导管还开放外,未经手术矫正而存活下来的患儿多半伴有室间隔缺损和房间隔缺损等,动脉导管、房间孔和室间孔这 3 个部位的分流反而改善了氧供应。若未做动脉调转术进行矫正,约 1/3 的患儿将在 1 周内死亡。

(4)法洛四联症(tetralogy of Fallot):发病率占先天性心脏病的 10% ~ 15%,在儿童发绀型心脏畸形中居首位。法洛四联症是重症先天性心脏病,主要死因是慢性缺氧、继发心肌肥大和心力衰竭等。25% ~ 35% 的患儿死于 1 岁内,50% 死于 3 岁内,70% ~ 75% 死于 10 岁内,只有约 10% 的患者活过童年期。1888 年 Fallot 首次描述,将同时含有以下 4 个特征的称为法洛四联症,其中肺动脉狭窄和主动脉下巨大室间隔缺损是法洛四联症的主要特征(图 2-57)。

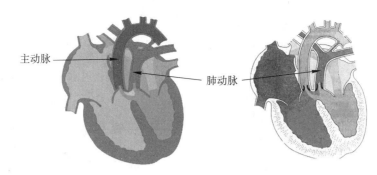

图 2-56 大动脉错位

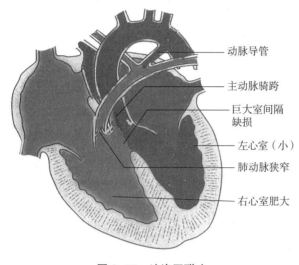

图 2-57 法洛四联症

1）肺动脉狭窄或右心室输出道梗阻：狭窄部位包括了右心室顶部、漏斗部、肺动脉开口处、肺动脉干、左右肺动脉等。肺动脉开口处的狭窄包括肺动脉瓣肥厚僵硬、瓣膜附着部位的环壁缩窄等。其中漏斗部狭窄占到狭窄部位的 50% 以上，还可出现 2 个以上部位的狭窄。同单纯性肺动脉狭窄一样，患者的狭窄程度可以随着年龄的增长而加重，甚至可加重到闭锁。

2）室间隔缺损：为高位宽大的膜部缺损，可达到 2～3 cm，位于主动脉下方。由于缺口大，导致心脏传导束的行走路线临近缺口边沿，容易波及受损，引起房室传导阻滞。

3）右心室肥大（right ventricular hypertrophy）：主要是由于肺动脉狭窄使右心室负荷增加引起。右心室前壁肥厚最明显，可等于或超过左心室壁的厚度，致两心室最高收缩压接近。

4）主动脉骑跨（over-riding aorta）：是指主动脉的开口横跨两个心室，处在室间隔缺损口的上方。随着主动脉后续发育和右心室的肥厚增加，主动脉的右移现象可以加重。

法洛四联症患儿的预后主要取决于肺动脉的狭窄程度及侧支循环状况，肺动脉的狭窄程度越高，病情越严重。

（5）其他畸形：除了以上典型的法洛四联症外，与法洛四联症病变相关或临床表现类似的畸形如下。

1）复杂法洛四联症：如果法洛四联症伴有其他心血管畸形，称为复杂法洛四联症。常见的有法洛四联症伴房间隔缺损、动脉导管未闭、左上腔静脉、右主动脉弓等。

2）非典型法洛四联症：无明显的主动脉骑跨，只有室间隔缺损、肺动脉狭窄和右心室肥大。

3）法洛三联症（trilogy of Fallot）：即严重的肺动脉狭窄、右心室肥厚伴房间隔缺损（右向左大量分流）。由于右心输出受阻，右心室高压与肥厚，上腔静脉注入右心房的静脉血难以进入右心室，转而通过房间隔缺口进入左心房，使体循环内混入大量静脉血，出现严重发绀，其血流动力学改变和临床表现类似法洛四联症。

4）艾森门格综合征（Eisenmenger syndrome）：是指室间隔缺损伴随严重肺动脉高压，导致大量右向左分流和严重发绀，症状也类似法洛三联症、法洛四联症，但没有肺动脉狭窄。

6. 左心室发育不良（left ventricular dysplasia）又称小左心室，可致左心室基本不发挥功能，由右心室同时发挥和维持肺循环与体循环。左心发育不全患者通常伴有细小升主动脉、主动脉瓣变形堵塞、主动脉闭锁等。由于左心功能几乎消失，富氧血与低氧血在右心房和右心室内严重混合。此种患儿通常几周内死亡。

7. 主动脉异常（aortic abnormality）　总的发生率很高，约占先天性心血管畸形的 10%，其中以动脉导管附近的主动脉缩窄最为常见，其他先天性心脏病患者也容易并发主动脉异常。

正常情况下，1 对背主动脉从尾部开始相互靠近和融合，当合并至第 7 节间动脉的水平时，右侧背主动脉关闭，左侧保留成为降主动脉。在主动脉的合并和成形过程中，合并点的位置、断流部位、管径的改变等将形成各种主动脉畸形。

形成主动脉畸形的机制可能与以下因素有关：①血流量改变出现偏差，未沿着正常规律发展，特别是在有其他心血管畸形时，血流动力学的改变容易影响主动脉的成形过程。②主动脉合并时可能有轻微的旋转，旋转明显的节段特别容易发生缩窄甚至关闭。常见的主动脉异常如下。

（1）主动脉缩窄（coarctation of aorta）：主动脉管壁因某种原因发生缩窄，管径呈不同程度的缩小。主动脉缩窄可以单独发生，但更容易与其他先天性心血管畸形并发。多数缩窄为单处发生，但也可以多处发生。缩窄的位置大多紧靠动脉导管，分为导管前缩窄（preductal coarctation）和导管后缩窄（post-ductal coarctation）（图 2-58），两者在出生前后的血流力变化方面有很大区别。

1）导管前缩窄：出生前大量低氧血从动脉导管注入降主动脉，下行过程不受阻碍。而左心室泵出的富氧血主要供应头颈部，下行流量少，缩窄对此影响不大。但出生后肺循环突然开放，左心输出量大增，血流下行遇阻，将导致新生儿急性左心衰竭。

2）导管后缩窄：出生前流经动脉导管的大量

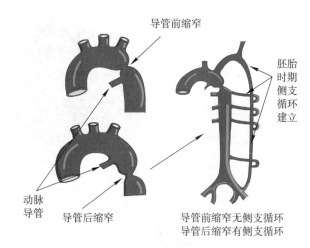

图 2-58　主动脉缩窄

低氧血下行时即刻受阻，随着缩窄程度的逐渐加重，胎儿逐步形成一套侧支循环以绕过缩窄部位，低氧血经左锁骨下动脉、胸腹壁动脉再回流到降主动脉，输送至脐动脉。这个侧支循环可以大大缓解出生后左心室的输出阻力，避免导致急性左心衰竭。

（2）右主动脉弓（right aortic arch）畸形：当背主动脉合并到达第 7 节间动脉时，右侧背主动脉"胜"过左侧背主动脉，导致左侧关闭，右侧保留（图 2-59），形成右主动脉弓。受左心室泵出的血流方向影响，右主动脉弓也将形成自右向左的弧形走向。右主动脉弓患者是否出现症状与其动脉导管的位置有关。如果动脉导管也在右侧，右主动脉弓将从气管和食管前方越至左侧，不会压迫到气管和食管。反之，如果右主动脉弓伴随的还是左侧动脉导管，右主动脉弓只能从食管气管的后方绕到左

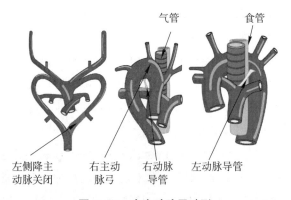

图 2-59　右主动脉弓畸形

侧。这种情形下，主动脉弓和动脉导管一起形成了一个不完整环形结构，包裹与压迫食管和气管，可出现相应症状。

（3）双主动脉弓（double aortic arches）畸形：2根背主动脉均保留了下来，继续向上合并，通常形成一根粗大的右主动脉弓从食管气管的背侧自右向左越过，以及另一根较小的左主动脉弓从气管食管的腹侧自右向左越过（图2-60）。2根主动脉弓包裹气管食管形成一个完整的动脉环压迫气管和食管。

（4）绕食管后右锁骨下动脉（retroesophageal right subclavian artery）：右锁骨下动脉由右侧第4弓动脉、右降主动脉和右第7节间动脉三段构成，当第一段或第二段发生关闭时，供应右上肢的血液只能通过左侧的降主动脉替代提供，右第7节间动脉将通过尾端残留的右降主动脉连接到左背主动脉主干上，连接点位于左锁骨下动脉的下方（图2-61）。随着左背主动脉成为降主动脉，主动

脉根部缩短变粗，其上分支逐步并拢靠近，最终在主动脉弓的上方将形成3根或4根大动脉分支，从右到左依次是：①头臂干（然后分叉为右颈总、左颈总）；②左锁骨下动脉；③右锁骨下动脉。或者：①右颈总动脉；②左颈总动脉；③左锁骨下动脉；④右锁骨下动脉。右锁骨下动脉发出后绕过食管后方到达右侧进入上臂。绕行的动脉也可能会压迫食管和气管。

四、出生前后血液循环的改变

胎儿的氧气由胎盘供应，出生后由肺供应，所以出生前与出生后的血液循环明显不同，出生时发生了巨大的变化。

1. 出生前血液循环　如图2-62所示，来自胎盘的富氧血经脐静脉、肝内静脉导管、下腔静脉、右心房、房间隔上的卵圆孔和第二房间孔、左心房、左心室后进入体循环，完成对躯体供氧。胎儿的血供上半身多，下半身少，主动脉的富氧血主要供应头颈部。因此，胎儿上半身的静脉回流量大，在流经上腔静脉时还回收来自腹后壁的奇静脉血。这样，静脉血基本上是通过上腔静脉进入右心房，然后在终嵴的导引下进入右房室管、右心室，再经

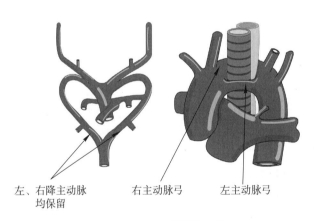

左、右降主动脉均保留　　右主动脉弓　　左主动脉弓

图2-60　双主动脉弓畸形

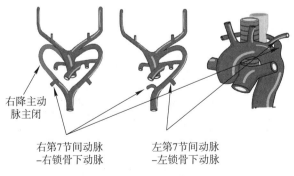

右降主动脉主闭

右第7节间动脉－右锁骨下动脉　　左第7节间动脉－左锁骨下动脉

图2-61　绕食管后右锁骨下动脉

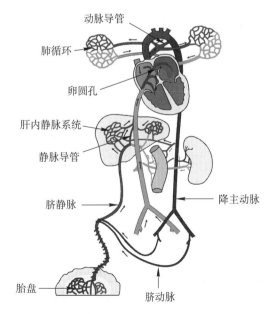

动脉导管

肺循环

卵圆孔

肝内静脉系统

静脉导管

脐静脉　　降主动脉

胎盘　　脐动脉

图2-62　出生前后血液循环变化

肺动脉、动脉导管、降主动脉和脐动脉到胎盘进行物质交换。富氧血和低氧血这两股血流的汇合点是在右心房内，此处上腔静脉血流自上而下位置靠前，下腔静脉血流自右向左位置靠后，同一空间内两股不同性质的血流交叉而过，位置和走向不同，仅有少量混合。

胎儿血液循环通路上有3个关键部位：①静脉导管，沟通了脐循环与体循环；②卵圆孔，使下腔静脉的富氧血从右心进入左心；③动脉导管，使右心室泵出的低氧血经肺动脉、动脉导管和降主动脉导向脐动脉。这3个关键部位使胎儿依赖胎盘执行供氧功能。

2. 出生后胎儿血液循环的改变　出生后，胎盘血液循环关闭，肺扩张呼吸，血液循环发生以下改变。①肺部血管开放：肺动脉血大量进入肺部，因此肺动脉压力下降，被主动脉压力反超。②动脉导管关闭：胎儿时期，低氧血流经动脉导管时，不会引起其平滑肌痉挛。胎儿出生后，反方向的主动脉富氧血会刺激动脉导管平滑肌痉挛，使之缩小和逐步纤维化，成为动脉韧带，数月后结构性关闭。③卵圆孔关闭：肺循环开放使肺静脉血流大增，左心房压力反超右心房，卵圆孔瓣功能性闭合，大约1年后纤维化粘连形成结构性闭合。④脐带血管关闭：脐动脉的体内段保留成为膀胱上动脉，脐静脉闭锁成为肝圆韧带，静脉导管闭锁成为静脉韧带。

（王　敏）

第三节　循环系统生理

一、心脏的泵血功能

思维导图：

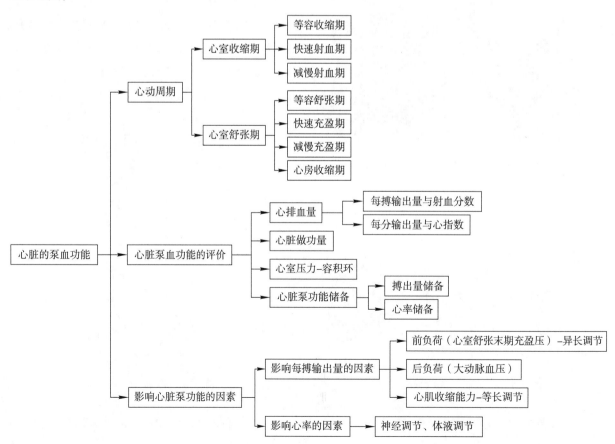

心脏通过节律性收缩和舒张驱动血液流动的作用称为心脏的泵功能（pump function）或泵血功能。心脏收缩时将血液射入动脉，通过动脉系统将血液分配到全身各组织；心脏舒张时则通过静脉系统使血液回流到心脏，为下一次射血做准备。

（一）心肌收缩的特点

心肌和骨骼肌都属于横纹肌，它们的收缩原理非常相似。但与骨骼肌相比，心肌细胞具有自己的收缩特点。

1. 心肌收缩对 Ca^{2+} 的依赖性高　心肌细胞的兴奋 - 收缩耦联高度依赖细胞外 Ca^{2+} 内流。在心肌细胞兴奋产生动作电位时，心肌细胞膜上的电压门控性 L 型钙通道（L-type calcium channel，LTCC）激活开放，胞外 Ca^{2+} 通过 LTCC 内流，内流的 Ca^{2+} 快速与位于肌质网终末池膜的雷诺丁受体（ryanodine receptor，RyR）上的 Ca^{2+} 激活位点结合，引起 RyR 通道迅速开放，肌质网大量释放 Ca^{2+} 进入胞质，这种方式就称为钙致钙释放（calcium-induced calcium release，CICR）机制。

同样，心肌的收缩和舒张过程均与胞质内 Ca^{2+} 的浓度变化有关。当 Ca^{2+} 进入胞质内，Ca^{2+} 与心肌肌钙蛋白 C（cardiac troponin C，cTnC）结合，引发原肌球蛋白位移，使横桥和肌动蛋白结合，启动心肌收缩。

2. 心肌收缩具有"全或无"特点　心肌在功能上是一个合胞体。当刺激达到阈值时，一个心肌细胞的兴奋很容易在心肌细胞之间传导，使心房或心室所有心肌细胞几乎同步参与收缩。从参与活动的肌细胞数目上看，心肌的收缩是"全或无"（all or none）收缩。每个心肌细胞收缩强度的变化决定了整块心肌组织收缩强度的变化。

3. 心肌不发生完全强直收缩　心肌细胞兴奋后有效不应期较长，相当于心肌的收缩期和舒张早期。因此，当在收缩期内受到一次额外刺激时，心肌不会像骨骼肌一样发生一次新的兴奋并收缩，即心肌不会出现完全强直收缩。这一特点保证了心脏泵血功能的有效完成。

（二）心脏的泵血功能

1. 心动周期　心脏一次收缩和舒张，构成一个机械活动周期，称为心动周期（cardiac cycle）。在一个心动周期中，心房和心室的机械活动都可分为收缩期（systole）和舒张期（diastole）。在心脏的泵血过程中，心房起初级泵的作用，心室则起主要作用。

心动周期的持续时间与心率（heart rate）成反比关系。如果正常成年人的心率为 75 次 /min，则每个心动周期持续 0.8 s。在心房的活动周期中，左、右心房收缩期持续约 0.1 s，舒张期约 0.7 s。在心室的活动周期中，左、右心室同步收缩，持续约 0.3 s，心室舒张期持续约 0.5 s。心室舒张期的前 0.4 s 期间，心房也处于舒张状态，这一时期称为全心舒张期。心房和心室的收缩期均短于其舒张期。心率加快时，心动周期缩短，收缩期和舒张期都相应缩短，但舒张期缩短的程度更大，这对心脏的持久活动是不利的。

2. 心脏的泵血过程　左右心室的泵血过程相似，而且几乎同时进行。现以左心室为例，说明一个心动周期中心室射血和充盈的过程（图 2-63），以便了解心脏泵血的机制。

（1）心室收缩期：从心室肌开始收缩到完成射血，可分为等容收缩期和射血期。

1）等容收缩期：心室开始收缩时，室内压力突然增加，当室内压超过房内压，推动房室瓣关闭，阻止血液反流进入心房。此时室内压尚低于主动脉内压力，半月瓣仍处于关闭状态，心室成为一个密闭的腔。随着心室肌强烈收缩，室内压快速上升，但心室容积不变，称为等容收缩期（isovolumic contraction period），持续约 0.05 s。等容收缩期的时程长短与心肌收缩能力及后负荷（即主动脉和肺动脉内压力）有关，后负荷增大或心肌收缩能力减弱时，等容收缩期延长。

2）射血期：根据射血速度分为快速射血期和减慢射血期。

A. 快速射血期：随着心室肌的强烈收缩，心

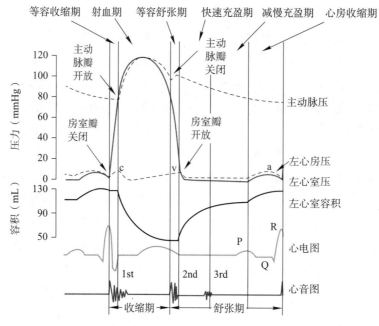

图 2-63 犬心动周期中左心室压力和容积、主动脉压、瓣膜开闭等变化

室内压继续升高达到峰值，室内压超过主动脉压，半月瓣打开，血液被迅速射入动脉内，心室容积迅速缩小，称为快速射血期（period of rapid ejection），约为 0.10 s，在此期间心室射出的血量约占整个收缩期射出血量的 2/3。

B. 减慢射血期：快速射血期之后，心室收缩减弱，心室内压开始回落，射血速度减慢，称为减慢射血期（period of slow ejection），持续约 0.15 s。此时主动脉压也逐渐下降，室内压已略低于主动脉压，但因心室收缩射出的血液具有较大动能，故仍可逆压力梯度继续流向主动脉，心室容积进一步减小。

（2）心室舒张期：从心室肌开始舒张到完成心室充盈。心室舒张期包括等容舒张期和心室充盈期。

1）等容舒张期：收缩期结束后，射血停止，心室开始舒张，心室内压力迅速下降。当室内压刚低于主动脉压时，主动脉内血液向心室反流，推动半月瓣关闭。这时的室内压高于房内压，房室瓣仍关闭。在 0.06~0.08 s 内，心室再次成为一个密闭的腔，心室继续舒张，室内压急速下降，但心室容积没有明显变化，称为等容舒张期（isovolumic relaxation period）。

2）充盈期：心室充盈包括快速充盈期、减慢充盈期和心房收缩期。

A. 快速充盈期：等容舒张期末，心室内压降低到刚低于心房内压力时，房室瓣即开放，心房内血液顺压力梯度流入心室，心室迅速充盈。此时，心室继续舒张，心室容积迅速增大，使室内压进一步下降，甚至造成负压，房-室之间压力梯度更大，这时心房和大静脉内的血液因心室"抽吸"而快速流入心室，称为快速充盈期（period of rapid filling），历时约 0.11 s，在此期间充盈的血量约占心室总充盈血量的 2/3。

B. 减慢充盈期：随着心室内血液的充盈，心室与心房、大静脉之间的压力差逐渐减小，血液流入心室的速度减慢，这段时期称为减慢充盈期（period of reduced filling），持续约 0.22 s。

3）心房收缩期：在心室舒张的最后 0.1 s，心房开始收缩，使心室进一步充盈，称为心房收缩期（period of atrial systole）。心房壁薄，收缩力不强，由心房收缩推动进入心室的血液量通常占心室总充盈血量的 25%。

左、右心室的泵血过程相同，但肺动脉压力仅约为主动脉压力的 1/6，因此在一个心动周期中，右心室内压变化的幅度比左心室压小。

综上所述，心室收缩和舒张直接导致心室内压力出现周期性变化，是形成心室－动脉间、房－室间压力梯度的根本原因，保证心室射血和充盈的完成。瓣膜的结构及活动特点可阻止血液反流，保证血液只能沿着一个方向流动。

3. 心动周期中心房内压的规律性变化

（1）心房的初级泵作用：在心动周期的大部分时间内心房处于舒张状态，主要接纳静脉血液回流并储存血液。在心室充盈的大部分时间里，心房是静脉血液进入心室的一个通道。虽然心房收缩只对心室的充盈起辅助作用，但它可使心室舒张末期容积进一步增大，心室肌收缩前的初长度增加，心肌收缩力量更大，从而提高心室的泵血能力。另一方面，如果心房收缩缺失，将会导致房内压增加，不利于静脉血液回流，也将间接影响射血。由此可见，心房起着初级泵的作用，对心脏的射血和静脉血液的回流都有利。

（2）心动周期中心房内压的变化：在一个心动周期中，左心房内压力出现规律性变化，一次可记录到三个轻微的升高，分别为 a、c 和 v 三个正向波（图 2-63）。心房收缩时，房内压升高，形成 a 波的升支；随后心房舒张，房内压下降，形成 a 波的降支。心室开始收缩时，心室内压升高高于心房内压，血液推动房室瓣关闭，并使房室瓣向心房内凸出，心房容积减小，房内压升高，形成 c 波的升支；进入心室射血期后，心室容积减小，房室瓣向下移动，心房容积增大，心房内压降低，形成 c 波的降支。随后心房不断接纳静脉回流的血液，由于房室瓣处于关闭状态，导致心房内压再次升高，形成 v 波的升支；进入心室充盈阶段时，心房内血液通过开放的房室瓣进入心室，心房内压下降，形成 v 波的降支。在心动周期中，右心房内压力也出现类似的变化，并可逆向传播到腔静脉，使

腔静脉内压也随之发生相应的波动。将压力传感器放置在颈外静脉部位，经放大后可记录到 a、c 和 v 三个波。

4. 心音的产生 心动周期中，心肌收缩、瓣膜启闭、血液流速改变对心血管壁的作用及形成的涡流等因素引起的机械振动，称为心音（heart sound）。心音可通过周围组织传递到胸壁，用听诊器可以在胸部听到。如果用传感器将这些机械振动转换成电信号记录下来，即为心音图（phonocardiogram）（图 2-63）。

正常心脏在一次搏动中可产生 4 个心音，分别为第一至第四心音。多数情况下，用听诊器只能听到第一和第二心音。在某些健康儿童和青年，也可听到第三心音。

（1）第一心音：发生在心室收缩期，标志着心室收缩的开始。心室开始收缩时，房室瓣关闭，血流冲击房室瓣引起心室壁振动，以及心室射血引起大血管壁及血液涡流产生振动，形成第一心音。第一心音音调较低，持续时间较长，于心尖冲动处听诊最清楚。第一心音的强弱可反映心室收缩力量的强弱。

（2）第二心音：发生在心室舒张早期，标志着心室舒张的开始。它是由于心室开始舒张时主动脉瓣和肺动脉瓣迅速关闭，血流冲击大动脉根部及心室内壁振动而形成的。第二心音音调较高，持续时间短，在胸骨旁第 2 肋间（即主动脉瓣和肺动脉瓣听诊区）听诊最清楚。

（3）第三心音：在部分健康儿童和青年人，偶尔可听到第三心音。第三心音发生在心室快速充盈期末，为一种低频、低振幅的心音。在快速充盈期末，充盈速度突然减慢，引起心室壁和乳头肌的振动，从而产生第三心音。

（4）第四心音：又称心房音（atrial sound），出现在心室舒张的晚期。由于心房收缩使血液进入心室，引起振动而产生。正常心房收缩时一般不产生声音，但异常强烈的心房收缩和在左心室壁顺应性下降时，可产生第四心音。

（三）心脏泵血功能的评价

心脏的主要功能是泵血，通过改变泵血活动适应机体不同的代谢需求。在临床实践和科学研究中，通过检测单位时间心脏射出的血液量和心脏的做功量，可了解心脏的功能状态，对心脏的泵血功能进行判断，即心功能评价。

1. 心排血量

（1）每搏输出量和射血分数：一次心脏搏动一侧心室射出的血液量称为每搏输出量（stroke volume，SV），简称搏出量。安静状态下，健康成年人的心室舒张末期容积（end-diastolic volume，EDV）约为 125 mL；在收缩期末，心室内仍潴留一部分血液，称为收缩末期容积（end-systolic volume，ESV），约 55 mL。舒张末期容积与收缩末期容积的差值即为搏出量，约为 70 mL。

正常情况下，搏出量与心室的舒张末期容积相适应。当心室舒张末期容积增加时，搏出量也相应增加。每搏输出量和心室舒张末期容积的百分比称为射血分数（ejection fraction，EF）。在安静状态下，健康成年人的射血分数为 55%～65%。在心室异常扩大、心室功能减退时，患者的搏出量可能与正常者无明显差异，但射血分数明显下降。因此，射血分数能更准确地反映心脏的泵血功能，对早期发现心脏泵血功能异常具有重要意义。

（2）每分输出量与心指数：每分钟由一侧心室射出的血液量称为每分输出量（cardial minute output），也称心排血量（cardiac output，CO），等于每搏输出量乘以心率。在安静状态下，以心率 75 次/min 计算，如果搏出量为 70 mL，则心排血量约为 5 L/min（4.5～6 L/min）。左、右两心室的心排血量基本相等。每分输出量随着机体活动和代谢情况而变化，在肌肉运动、情绪激动、妊娠等情况下，每分输出量增高。此外，女性的每分输出量较同体重男性约低 10%。

安静时，人体的每分输出量和基础代谢一样，与体表面积成正比。以每平方米体表面积计算的心排血量称为心指数（cardiac index）。在安静和空腹状态下测定的心指数称为静息心指数，可作为比较不同个体心脏泵功能的评定指标。一般身材的成年人，体表面积为 1.6～1.7 m^2，以安静时心排血量 5～6 L/min 计算，则静息心指数为 3.0～3.5 L/（min·m^2）。同一个人在不同的年龄段或不同的生理条件下，其心指数会发生变化。一般年龄在 10 岁左右时，静息心指数最大，可达 4 L/（min·m^2）以上，以后静息心指数随着年龄增长而逐渐下降，到 80 岁时接近于 2 L/（min·m^2）。运动时，心指数随着运动强度的增加而升高。在妊娠、情绪激动和进食时，心指数也出现升高。

2. 心脏做功量

血液在心血管内流动过程中所消耗的能量，是由心脏做功所供给的。心室射血释放的机械能除主要表现为将一定容积的血液提升到一定的压力水平而增加血液的势能外，还包括使一定容积的血液以较快的流速向前流动而增加的血液动能。心室一次收缩所做的功称为每搏功（stroke work），可以用搏出血液所增加的势能和动能来表示，并通过以下公式计算：

每搏功 = 搏出量 × 射血压力 + 血液动能

在安静状态下，心脏射出血液所具有的动能很小，约占左心室每搏功总量的 1%，故可以忽略不计。射血压力即为射血期左心室内压和舒张末期室内压之差。由于射血时心室内压不断在变，故常用平均动脉压代替射血期左心室内压的平均值，舒张末期室内压则以左心房平均压代替。因此，每搏功的计算公式如下。

左心室每搏功（J）= 搏出量（L）× 13.6（kg/L）× 9.807 ×（平均动脉压 − 左心房平均压）（mm）× 0.001

在上述公式中，每搏功单位为焦耳（J），搏出量单位为升（L），功的密度单位为 kg/L，乘以 9.807 将力的单位由 kg 换算为牛顿（N），乘以 0.001 将高度单位 mm 换算为 m。如果受试者的搏出量为 70 mL，平均动脉压为 94 mmHg，左心房平均压为 6 mmHg，则每搏功为 0.822 J。

心室每分钟所做的功称每分功（minute work），

等于每搏功乘以心率。人体静息时左心室的每搏功约为 0.803 J，以心率 75 次 /min 计算，每分功为 60.22 J/min。因为肺循环的阻力低，肺动脉平均压约为主动脉平均压的 1/6，故右心室的做功量仅为左心室的 1/6 左右。

用做功量来评定心脏泵血功能，较每搏输出量或心排血量更有意义。因为心脏收缩不仅是射出一定量的血液，同时使这部分血液具有较高的压强能及较快的流速。在搏出量相同的情况下，动脉血压越高，心肌收缩力必须相应增强，才能维持搏出量不变，此时心脏的做功量随之增高，即相同的心排血量不等同于相同的做功量和能量消耗。由此可见，作为评定心脏泵血功能的指标，心脏做功量要比单纯的心排血量更为全面，尤其是对动脉压高低不同个体之间以及同一个体动脉血压发生改变前后的心脏泵血功能进行比较时更是如此。

3. 应用心室压力 - 容积环评价心功能　在一个心动周期中，以每个相对应时间点的压力和容积值绘制压力 - 容积曲线，可产生一个压力 - 容积环（pressure-volume loop）（图 2-64）。该环是一个"位相图"，逆时针环绕一周完成一个完整的心动周期。该环上两点之间的距离与实际所用的时间不成正比，主要描述在心动周期中的心室压力 - 容积关系，可用于反映前负荷和后负荷变化。例如舒张功能障碍的患者，压力 - 容积环向上和向左偏移，表明左心室顺应性降低或僵硬度增加，即需要较高的压力才能使一个顺应性下降的心室达到相同的

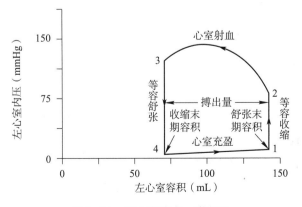

图 2-64　左心室压力 - 容积环

充盈容积。

4. 心脏泵功能的储备　又称心力储备（cardiac reserve），是指心排血量随机体代谢的需要而增加的能力。例如健康成年人在静息状态下，心排血量约为 5 L/min，而强体力劳动时，每分输出量可增加到 30 L 左右，即达到最大心排血量。说明健康成年人有相当大的心力储备。心脏的储备能力取决于每搏输出量和心率的储备。

（1）搏出量储备：每搏输出量的储备包括舒张期储备和收缩期储备。安静状态下，健康成年人的舒张末期容积约 125 mL，由于心肌细胞外间质含有大量胶原纤维，心肌的伸展性较小，心室不能过分扩大，一般只能到达 140 mL 左右，即舒张期储备约为 15 mL。静息时，左心室收缩末期容积约 55 mL，当心肌收缩力增强时，射出的血液量增加，射血后心室内剩余血量减小到不足 20 mL，故收缩期储备可达 35 ~ 40 mL。可见，收缩期储备远比舒张期储备大，搏出量的储备主要来自收缩期储备。

（2）心率储备：正常成年人安静状态下的心率为 60 ~ 100 次 /min。通常情况下，心率的最大变化为静息时心率的 2 倍多。充分动用心率储备，可使心排血量增加 2 ~ 2.5 倍。正常成年人心率储备的上限为 160 ~ 180 次 /min。心率过快，心室舒张期过短，充盈将明显不足，导致每搏输出量显著下降，因此心排血量反而降低。

训练有素的运动员心肌纤维变粗，心肌收缩能力加强，有较大的收缩期储备。他们安静时心率往往较慢，心率增快至 200 ~ 220 次 /min 才开始出现心排血量的下降，心率储备明显高于一般健康人。

（四）心脏泵功能的影响因素

在不同的生理条件下，心脏的泵血功能随之发生相应变化，满足机体不同的代谢需求。心排血量取决于搏出量和心率，机体可通过调节搏出量和心率这两方面来改变心排血量。

1. 影响每搏输出量的因素　心脏的每搏输出量取决于心室的前负荷、后负荷及心肌收缩能力的影响。

（1）心室的前负荷与异长自身调节

1）心室舒张末期充盈压可反映心室收缩的前负荷：前负荷（preload）是指肌肉收缩前所承受的负荷，它使肌肉在收缩前就处于某种程度的被拉长状态，肌节具有一定的长度，称为初长度（initial length）。心室在舒张充盈后开始收缩，心室肌的初长度取决于心室收缩前的容积，即心室舒张末期容积（ventricular end-diastolic volume）。由于心室舒张末期容积与心室舒张期末压在一定范围内具有良好的相关性，且测量心室内压比测定心室容积更方便，故在实践中常用心室舒张期末压（end-diastolic pressure）来反映前负荷。在心室舒张末期，房室瓣开放，心房内压与心室内压几乎相等，而测量心房内压更为方便，故常用心室舒张末期心房内压反映心室收缩的前负荷。

2）心室肌通过异长自身调节对搏出量进行精细调节：心室舒张末期充盈压增加时，随着心室肌初长度的增加，心肌的收缩力量也相应增加，搏出量增高。这一现象最早于 1894 年由德国生理学家 Starling 发现，他称此现象为"心的定律"（law of the heart），后人也称其为 Frank-Starling 定律。心脏这种不需要神经和体液因素参与，随着初长度的改变而引起心肌收缩强度变化的特性称为异长自身调节（heterometric autoregulation）。

异长自身调节机制在泵血功能中的作用，可通过心室功能曲线进一步说明（图 2-65）。以左心室为例，心室功能曲线反映左心室舒张末期容积或充盈压（前负荷）与心室搏功的关系。心室功能曲线大致可分为三段：①心室舒张末期压在12～15 mmHg，这是人体心室最适前负荷，位于其左侧的一段为心室功能曲线的升支，表明在达到最适前负荷之前，搏功随初长度的增加而增加。通常左心室充盈压为 5～6 mmHg，说明心室具有较大的初长度储备。②心室舒张末期压在 15～20 mmHg 范围内，曲线渐趋平坦，说明前负荷在上限范围内变动时对泵血功能的影响不大。③充盈压高于20 mmHg 后，曲线平坦或轻度下倾，但并不出现明

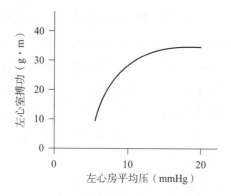

图 2-65　犬左心室功能曲线（以左心房平均压代替左心室舒张末期压）

显的降支，说明正常心室的充盈压即使很高，搏功基本不变或仅轻度减少。

在心室最适前负荷时，肌节的初长度为2.0～2.2 μm，即最适初长度，此时粗、细肌丝处于最佳重叠状态，收缩时可产生的张力最大。心室肌在达到最适初长度前，随着回心血量增加，心室充盈程度提高，心室肌受到较大程度的牵拉，初长度也增加。这种牵拉或收缩前初长度的增加，可使心肌肌节中粗细肌丝有效重叠的程度增加，形成的横桥联结数目相应增多，肌节收缩强度也就增加，继而使整个心室收缩的强度增加，心室便能泵出额外增加的回心血量。与骨骼肌不同的是，心肌细胞外间质内含有大量胶原纤维，心室壁多层肌纤维的排列方向有交叉，这些都使心室肌的伸展性较小。当心肌处于最适初长度时，产生的静息张力已经很大，从而能对抗细胞被进一步拉长。实验证明，即使在前负荷很大的情况下，心肌肌节的初长度一般也不超过 2.40 μm。心肌细胞的这种抗伸展作用，使心功能曲线不出现降支，心脏不至于在前负荷明显增加时发生搏出量和做功能力的下降。

异长自身调节的生理意义在于通过心肌收缩力的改变对搏出量做精细调节，维持搏出量与静脉回心血量之间的动态平衡。例如，在体位改变导致静脉回流增加或减少，或动脉血压突然升高，以及左、右心室搏出量不相等时，通过异长自身调节改变搏出量，可使搏出量与回心血量重新达到平衡。

但是，在持久、剧烈的循环功能变化时，则主要通过神经和体液因素共同作用，完成搏出量的调节。

3）影响前负荷的因素：在体内，心室肌的前负荷由心室舒张末期的血液充盈量来决定。心室舒张末期充盈量是静脉回心血量和心室射血后剩余血量的总和。

A. 静脉回心血量：通常情况下，静脉回心血量是影响心室舒张末期容积的主要因素。影响静脉回心血量的因素主要包括：①心室舒张充盈的持续时间：心率加快时，心室舒张期缩短，充盈不完全，搏出量会减少；心率适度范围内减慢时，舒张期延长，回心血量增加。②静脉回流速度：取决于外周静脉压与心房、心室压之差。压力梯度越大，静脉回流速度越快。③心包腔内压力：正常情况下，心包可防止心室过度充盈。当发生心包积液时，心包内压力升高，则将限制心室充盈，减少搏出量。④心室顺应性（ventricular compliance，C_v）：指心室壁受外力作用时发生变形的难易程度，通常用单位压力变化引起的心室容积变化（$\Delta V/\Delta P$）来表示。心室顺应性增高时，在相同的心室充盈压条件下，心室可扩张程度增加，充盈血液量也增加；反之，则心室充盈量减少。⑤心室舒张功能：心室的舒张依赖于肌质网膜上的钙泵将 Ca^{2+} 从胞质主动转运至肌质网内。肌质网上钙泵转运能力减弱时，胞质内游离的 Ca^{2+} 浓度不能及时快速下降，心肌细胞不能正常快速地舒张，静脉回流将受限。

B. 射血后心室内剩余血量：射血后心室内剩余血液量增加时，如果静脉回心血量不变，则心室舒张末期充盈量增加。但是射血后心室内剩余血液量增加时，往往导致心室舒张期末压上升，从而减少静脉回心血量。所以，心室射血后剩余血量对心室舒张末期的充盈会产生双重影响。心室射血后剩余血量与心肌收缩力有关。心肌收缩力强，射血分数增大，心室收缩末剩余血量即减少。

（2）后负荷对搏出量的影响：后负荷（afterload）是指肌肉开始收缩时遇到的负荷。心室肌收缩时必须克服大动脉血压才能完成射血，因

此，心室肌的后负荷是指动脉血压。在心率、心肌初长度和收缩能力不变的情况下，如果动脉血压增高，等容收缩期室内压峰值必然也增高，而射血期则相应缩短，同时心室肌缩短的程度和速度均减小，射血速度减慢，导致每搏输出量减少。另一方面，由于搏出量减少，造成心室内剩余血量增加，如果静脉回心血量保持不变，心室舒张末期容积将增高，通过异长调节机制可使搏出量恢复到原先水平。随着搏出量的恢复，心室舒张末期容积也恢复到原来水平。

在整体条件下，正常成年人的主动脉血压在 $80 \sim 170$ mmHg 范围内变动时，心排血量未见明显变化，这是体内多种调节机制共同作用的结果。当动脉血压突然升高时，由于后负荷的增加导致心脏的搏出量减少，此时在异长调节的作用下，心肌收缩力增强，搏出量可回升到原来水平。此后，尽管动脉血压仍维持在高水平，但心脏的搏出量不再减少，这可能是神经-体液调节使心肌收缩能力增强的缘故。但如果动脉血压持续升高，心室肌将因长期处于收缩加强状态而逐渐肥厚，此时搏出量可能仍在正常范围，但左心室做功量增加。久之心脏将不堪负担而导致心力衰竭，搏出量减少。

（3）心肌收缩能力与等长调节：人们在运动或强体力劳动时，搏出量可成倍增加，而此时心脏舒张末期容积（前负荷）或动脉血压（后负荷）并未明显增高。心肌不依赖于前、后负荷而改变其收缩功能（包括强度和速度）的内在特性，称为心肌的收缩能力（myocardial contractility），也称为心肌的变力状态（inotropic state）。当心肌收缩能力增强时心室功能曲线向左上方位移，表明在相同前负荷作用下，心肌每搏功增加，心脏泵血功能增强；当心肌收缩能力下降时心室功能曲线则向右下方位移，表明心脏泵血功能下降。这种与初长度无关，通过改变心肌收缩能力的心脏泵血功能调节称为等长调节（homometric regulation）。

心肌收缩能力受多种因素影响。凡是能影响兴奋-收缩耦联过程中各个环节的因素都能影响

心肌收缩能力，包括心肌兴奋时胞质内 Ca^{2+} 的浓度，横桥周期中各步骤的速率，肌球蛋白横桥与肌动蛋白结合的数量，ATP 酶的活性等。其中，活化横桥数目和肌球蛋白头部 ATP 酶活性是影响心肌收缩能力的主要因素。在一定初长度条件下，粗细肌丝的重叠程度决定了在此初长度下可能与肌动蛋白结合的横桥数，但不是所有横桥都能被激活成为活化横桥。因此，在同一初长度下，心肌可以通过增加活化的横桥数来增强心肌的收缩能力。活化的横桥在全部横桥中所占的比例，取决于兴奋时胞质内 Ca^{2+} 的浓度及 Ca^{2+} 和肌钙蛋白的亲和力。儿茶酚胺增加收缩能力的原因之一是激活 β 肾上腺素受体，通过兴奋型 G 蛋白激活腺苷酸环化酶，使 cAMP 增多。cAMP 使细胞膜 L 型钙通道蛋白磷酸化，激活钙通道，使钙通道开放时间延长，钙内流增加，进一步诱发肌质网中钙的释放，使心肌收缩力量增大。钙增敏剂（如茶碱）可增加肌钙蛋白和 Ca^{2+} 的亲和力，使肌钙蛋白对胞质中 Ca^{2+} 的利用率增加，活化横桥数增多，心肌收缩能力增强。甲状腺激素可通过增高肌球蛋白头部 ATP 酶活性而提高心肌收缩能力。

2. 心率对心脏泵功能的影响　正常成年人安静状态时，心率为 60～100 次 /min，有明显的个体差异。心率随年龄、性别和不同生理情况而发生变化。新生儿的心率较快，可达 130 次 /min 以上，随着年龄的增长心率逐渐减慢，至青春期接近成年人的心率。在成年人中，女性的心率比男性稍快。同一个人，在安静或睡眠时心率变慢，运动或情绪激动时心率加快。

心排血量是每搏输出量和心率的乘积。在心率加快但未超过一定限度时，虽然心室舒张期缩短，充盈时间减少，但由于静脉回心血量主要在快速充盈期内进入心室，所以心室舒张末期充盈血液量不会明显减少，搏出量也不会明显降低。因此，心率的增加可使每分输出量相应增加。但当心率增加超过 160～180 次 /min 时，心率过快导致舒张期明显缩短，心室舒张期充盈减少，搏出量下降，故心排血量反而下降。而如果心率过慢，低于 40 次 /min 时，心室舒张期过长，此时心室充盈早已接近最大限度，不能再继续增加充盈量和搏出量，因此每分输出量下降。

心率受神经和体液因素的调节。交感神经兴奋可引起心率加快，迷走神经活动增强时则心率减慢。影响心率的体液因素包括循环血液中的肾上腺素、去甲肾上腺素和甲状腺素等。心率也受体温的影响，体温每升高 1 ℃，心率将增加 12～18 次 /min。

综上所述，心排血量受心脏舒张末期容积（前负荷）、动脉血压（后负荷）、心肌收缩能力及心率的影响。在整体情况下，这些因素彼此相互影响、共同作用，使心排血量维持在一定的水平，满足机体代谢的需求（图 2-66）。正常情况下，其中

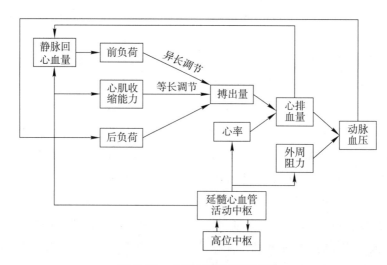

图 2-66　心排血量的影响因素

的一个调节机制作用减弱，心排血量不会出现明显变化。例如，轻度血容量减少时，静息状态下的心排血量不会因此而下降。此时，在其他因素的作用下，如肾上腺素能神经冲动增加，心率加快和静脉张力增加等，每搏输出量和静脉回心血量均代偿性增加，维持心排血量不变。

二、心脏的生物电现象及电生理特性

思维导图：

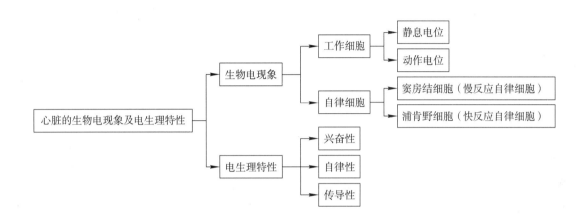

根据心肌细胞的组织学和生理学特性，心肌细胞可分为两大类。一类是普通的心肌细胞，又称工作细胞（working cell），包括心房肌和心室肌，有收缩性、兴奋性和传导性，主要执行收缩功能。另一类是组成特殊传导系统的心肌细胞，主要包括窦房结细胞和浦肯野细胞，这些细胞具有兴奋性和传导性，能自动产生节律性兴奋，又称自律细胞（autorhythmic cell），其收缩功能基本丧失。

（一）心肌细胞的生物电现象

心肌细胞的跨膜电位变化在波形和形成机制上要比神经和骨骼肌复杂得多，心脏各部位不同类型心肌细胞的动作电位不仅幅度和持续时间各不相同，而且形成的离子基础也有一定的差别。各类心肌细胞电活动的不一致性，是心脏产生兴奋及兴奋在心脏传播过程中表现出特殊规律的原因。

1. 工作细胞的静息电位和动作电位

（1）心室肌细胞的静息电位：正常心室肌细胞在静息状态时细胞膜内外的电位差稳定，静息电位约为 -90 mV。其形成机制与骨骼肌细胞静息电位的形成相同。正常心肌细胞膜内 K^+ 浓度比膜外高35倍，且在静息时，心室肌细胞膜对 K^+ 的通透性较高，K^+ 顺浓度梯度由膜内向膜外扩散达到平衡电位。心室肌细胞膜上的内向整流钾通道（inward rectifier K^+ channel，I_{K1} channel）是引起 K^+ 平衡电位，构成心室肌细胞静息电位的主要成分。I_{K1} 通道属于非门控离子通道，不受膜电位变化或化学信号的控制，但其开放程度则受膜电位变化的影响。

除 I_{K1} 以外，心室肌细胞的静息电位数值也受其他跨膜离子流的影响。在安静时，心室肌细胞膜对 Na^+ 也有很小的通透性，少量带正电荷的 Na^+ 内流，形成钠背景电流（Na^+ background current）。此外，膜上的生电性 Na^+-K^+ 泵活动产生的泵电流（pump current，Ipump）也可影响静息电位。心室肌细胞膜上进行的 Na^+-Ca^{2+} 交换也是一个生电过程，能影响膜电位的高低。

（2）心室肌细胞的动作电位：当心室肌细胞兴奋时，其动作电位由除极（或称去极化）和复极两个过程组成，通常将此整个过程分为 0~4 共 5 个时期（图 2-67）。

膜电位的变化是由膜内外各种离子的跨膜流动

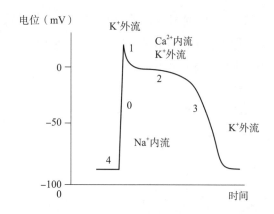

图 2-67　心肌细胞动作电位及其相关离子流示意图

所造成的。在生理学中，正离子由膜外向膜内流动或负离子由膜内向膜外流动所产生的电流，称内向电流（inward current）。内向电流促使膜除极。正离子由膜内向膜外流动或负离子由膜外向膜内流动而产生的电流，称外向电流（outward current）。外向电流导致细胞膜复极或超极化。

1）除极过程（0 期）：膜内电位由静息状态时的 –90 mV 迅速上升到 +20 ~ +30 mV，构成动作电位的上升支，其正电位部分称超射（overshoot）。人和哺乳动物心室肌动作电位的 0 期很短，仅持续 1 ~ 2 ms，电位变化的最大速率可达 200 ~ 400 V/s。

心室肌细胞 0 期去极化主要与膜上电压门控 Na^+ 通道激活有关。当心室肌细胞受到有效刺激发生去极化并达到阈电位时（约 –70 mV），膜上钠通道被激活开放，出现再生性钠电流，Na^+ 顺浓度梯度和电位梯度由膜外快速进入膜内，使膜迅速去极化，直至接近 Na^+ 平衡电位，形成动作电位 0 期。当膜去极化达到 0 mV 时，钠通道开始失活并关闭，Na^+ 内流终止。引起心室肌细胞 0 期去极化的钠通道激活快，失活（关闭）也快，开放持续时间很短，因此又称快通道（fast channel）。以钠通道为 0 期去极的心肌细胞，如心房肌、心室肌及浦肯野细胞，称快反应细胞（fast response cell）；所形成的动作电位称快反应动作电位。钠通道可被河豚毒素（tetrodotoxin，TTX）选择性地阻断。但是，体内快钠通道有几种不同亚型，心肌细胞的钠通道对 TTX 的敏感度较低，仅为骨骼肌细胞和神经细胞钠通道的 1/1 000 ~ 1/100。

2）复极过程：心室肌细胞的复极过程远比神经细胞和骨骼肌细胞慢，历时 200 ~ 300 ms，包括以下 3 个阶段。

1 期（快速复极初期）：在复极初期，膜电位由 +20 mV 迅速下降到 0 mV 左右，耗时约 10 ms。0 期和 1 期的快速膜电位变化，形成锋电位。此时快钠通道已失活关闭，但除极达到 –40 ~ –30 mV 时瞬时性外向钾通道被激活（transient outward current，I_{to}），K^+ 经该通道快速外流，是快速复极初期的主要跨膜离子流。该离子流可被钾通道阻滞剂 4- 氨基吡啶（4-aminopyridine，4-AP）选择性阻断。

2 期（平台期）：是心室肌细胞区别于神经细胞或骨骼肌细胞动作电位的主要特征。此期膜电位下降很缓慢，往往停滞于接近零的等电位状态，故又称为平台期（plateau）。心室肌细胞 2 期持续 100 ~ 150 ms，是其动作电位持续时间较长主要与心肌的兴奋 – 收缩耦联、心室肌不应期长、不会产生强直收缩等特性密切相关，也常是神经递质和化学因素调节及药物治疗作用的环节。

2 期的发生是该期间外向电流（K^+ 外流）和内向电流（主要是 Ca^{2+} 内流）共同作用的结果。在 2 期初期，外向电流和内向电流处于平衡状态；随后，内向电流逐渐减弱，外向电流逐渐增强，出现随时间推移而逐渐增强的微弱的净外向电流，导致膜电位的缓慢复极化。

2 期的内向离子流主要是由经电压门控的 L 型钙通道内流的 L 型钙电流（L-type calcium current，I_{Ca-L}）。随着 0 期膜电位的去极化达到其阈电位水平（约 –40 mV），膜上的 L 型钙通道被激活开放，Ca^{2+} 持续而缓慢的内流造成了较长的 2 期。L 型钙通道的激活、失活及再复活所需的时间均长于钠通道，故又称慢通道（slow channel）。慢钙通道可被 Mn^{2+} 和多种钙通道阻滞剂［如维拉帕米（verapamil）］等所阻断。

2 期的外向电流主要包括延迟整流钾电流

（delayed rectifier K+ current，I_K）和内向整流钾电流（inward rectifying K+ current，I_{K1}）。静息时，心肌细胞膜上的 I_{K1} 通道处于开放状态；当发生 0 期去极化时，细胞膜上的 I_{K1} 通道对钾的通透性降低，只有原来的 1/5，K+ 外流减少。I_{K1} 通道对 K+ 的通透性因膜的去极化而降低的现象，称为内向整流（inward rectification）。I_{K1} 的这一特性可大大降低 2 期钾的外流，从而使 2 期持续时间延长。

I_K 通道在膜电位去极化到 -40 mV 时激活开放，但开放速率较缓慢，进入 2 期后逐渐增强。该通道也具有内向整流特性，去极化超过 0 mV 时，外向的 I_K 离子流强度反而减小，故称延迟整流钾通道（delayed rectifier potassium channel）。在 2 期早期，I_K 形成的外向电流主要抗衡以 I_{Ca-L} 为主的内向电流。进入 2 期晚期，L 型钙通道逐渐失活，Ca^{2+} 内流逐渐减少并终止，I_K 成为导致膜复极化的主要离子流。

3 期（快速复极末期）：2 期复极末，复极过程加速，膜电位由 0 mV 左右较快地下降到 -90 mV，完成复极化过程，占时 100～150 ms。

在 2 期末，钙通道失活关闭，内向电流消失；而膜对钾的通透性已恢复并逐渐增高，K+ 主要通过 I_K 通道迅速外流，造成膜电位的复极。3 期复极的 K+ 外流使膜内电位向负的方向转化，膜内电位愈负，K+ 外流愈快。这种正反馈的再生性循环导致膜的复极化越来越快，直至复极化完成。在复极化达 -60 mV 左右时，I_{K1} 因去极化而产生的内向整流现象逐渐解除，I_{K1} 开始加强，加快了 3 期的复极过程。

从 0 期去极化开始到 3 期复极化结束这段时间称为动作电位时程（action potential duration，APD）。心室肌细胞的动作电位时程为 200～300 ms。

4 期（静息期）：指 3 期膜复极化完毕，膜电位恢复后的时期。心室肌细胞 4 期电位稳定于静息电位水平。

4 期膜电位虽已恢复到静息电位水平，但离子的跨膜转运仍在进行，排出动作电位期间内流的 Na^+ 和 Ca^{2+}，摄回外流的 K+，使细胞内外各离子浓度梯度得以恢复。Na^+ 和 K+ 的主动转运是依靠生电性 Na^+-K+ 泵。细胞内 Ca^{2+} 的逆浓度梯度外运与 Na^+ 的顺浓度梯度内流相耦联，称为 Na^+-Ca^{2+} 交换。Na^+-Ca^{2+} 交换也是生电的，膜外 3 个 Na^+ 和膜内 1 个 Ca^{2+} 交换，造成内向电流，使膜轻度除极。此外，有少量的 Ca^{2+} 可直接由膜上的钙泵主动转运出细胞。

（3）心房肌细胞的静息电位和动作电位：心房肌细胞膜上 I_{K1} 通道密度较心室肌细胞低，静息电位受 Na^+ 内流影响较大，故心房肌细胞的静息电位绝对值略低于心室肌细胞，约为 -80 mV。

心房肌细胞也属于快反应细胞，其动作电位的形态与心室肌细胞相似，分为 0～4 期。但心房肌细胞的 I_{to} 通道较发达，I_{to} 电流可持续至 2 期，使 2 期短于心室肌细胞。由于心房肌细胞复极化速度快，整个动作电位持续时间为 150～200 ms。除了具备与心室肌细胞膜相同的各种离子通道，心房肌细胞上分布一种对乙酰胆碱（ACh）敏感的钾通道（acetylcholine-sensitive K+ channel，I_{K-ACh} channel）。在 ACh 的作用下，I_{K-ACh} 通道大量激活，膜对 K+ 通透性增加，K+ 外流增强而出现超极化，进一步缩短心房肌细胞的动作电位时程。

2. 自律细胞的跨膜电位及其形成机制　自律细胞的动作电位在 3 期复极末到达最大复极电位（maximum repolarization potential，MRP）后，开始自动去极化。这种 4 期自动去极化（phase 4 spontaneous depolarization）具有随时间递增的特点，去极化达到阈电位后，自动引起下一个动作电位的产生。因此，4 期自动去极化是自律细胞产生自动节律性兴奋的基础，也是工作细胞与自律细胞电活动的最大区别。不同类型的自律细胞，4 期除极的速度不同，引起 4 期自动除极的离子流基础也不同。

（1）窦房结 P 细胞的动作电位及其形成机制：窦房结 P 细胞属于慢反应细胞，其动作电位由

0期、3期和4期组成，没有明显的1期和2期。0期去极化速度慢、幅值小，约70 mV，很少有超射，最大复极电位为–65～–60 mV（图2-68）。

当窦房结P细胞4期自动去极化达阈电位时（约–40 mV），激活膜上的L型钙通道，引起钙内流（I_{Ca-L}），导致0期除极。由于钙通道是慢通道，因此窦房结P细胞动作电位0期除极幅度小（60～70 mV），速度慢（不超过10 V/s），持续约7 ms。由慢钙通道开放而产生0期除极的窦房结细胞属于慢反应细胞（slow response cell），其动作电位称为慢反应动作电位（slow response action potential）。窦房结P细胞缺乏I_{to}通道，其动作电位没有明显的1期和2期。由于L型钙通道逐渐失活，而钾通道被激活，出现I_K外向电流，进入3期，膜逐渐复极并达最大复极电位。

窦房结细胞在动作电位3期复极末到达最大复极电位后即进入4期，开始自动去极化。窦房结P细胞的4期自动除极是由随时间而增长的净内向电流所引起。该净内向电流主要是由一种外向电流和两种内向电流所构成：①时间依赖性的I_K通道在复极达到–50 mV时逐渐失活，造成K^+外流进行性衰减，是窦房结4期自动除极的重要离子基础之一。②进行性增强的内向离子流I_f。I_f内向离子流主要由Na^+负载。不同于心室肌0期去极化的Na^+流，I_f是细胞膜向复极化或超极化方向激活的离子流。I_f通道在动作电位3期复极化至–60 mV左右时开始被激活开放，其激活程度随着膜内负电性的增加而增加，至–100 mV时完全激活开放。I_f的激活较为缓慢，并随时间的推移而逐渐增强，表现出时间依赖性。在正常情况下，窦房结细胞的最大复极电位约为–70 mV，在这一电位水平，I_f通道的激活十分缓慢，电流强度也较小，因此I_f在窦房结细胞4期自动去极化过程中所起的作用不大，I_K外流衰减与I_f两者对窦房结4期自动去极化所做的贡献比例为6:1。I_f通道在膜去极化达–50 mV左右时关闭。一般钠通道阻滞剂TTX对其无阻断作用，但铯（Cs）对其有阻断作用。③T型钙通道的

激活和钙内流。窦房结细胞上的钙通道有两类，一类是L（long lasting）型，另一类是T（transient）型。L型钙通道是窦房结P细胞0期去极化的离子通道，其阈电位在–40～–30 mV。T型钙通道的阈电位较L型钙通道的低，为–60～–50 mV。当4期自动去极化到–50 mV时，T型Ca^{2+}通道被激活开放，引起少量的Ca^{2+}内流，成为4期自动去极化后期的一个组成部分。一般钙通道阻滞剂对其无阻滞作用，它也不受儿茶酚胺调控，但可被镍阻断。

上述三种起搏离子流（pacemaker current）I_K、I_f和I_{Ca-T}与窦房结P细胞4期自动除极的过程直接相关（图2-68）。凡能影响这三种离子流的因素都可能影响窦房结P细胞的4期自动除极过程，从而影响心脏的起搏活动。此外，还有许多其他的离子流也参与窦房结的起搏活动，具体机制还有待进一步明确。

（2）浦肯野细胞的动作电位及其形成机制：浦肯野细胞属于快反应细胞，其动作电位的形态与心室肌的相似，产生的离子基础也基本相同。但浦肯野细胞动作电位0期去极化的速率比心室肌细胞快，可达200～800 V/s。1期较心室肌细胞更明显，在1期和2期之间可形成一个较明显的切迹。3期复极化末达到的最大复极电位比心室肌细胞的静息电位更负。浦肯野细胞4期自动除极的离子基础与窦房结细胞的不同。4期自动除极速率远较窦房结

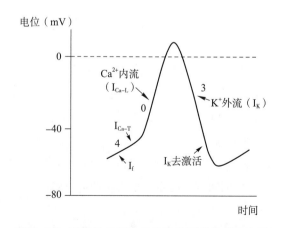

图2-68　窦房结P细胞动作电位形成机制示意图

慢，因此其自律性较窦房结低。

浦肯野细胞 4 期自动去极化是由随时间而逐渐增强的内向电流（主要是 I_f）和逐渐衰减的 I_K 外向电流所引起。在 3 期复极至 −50 mV 左右时，I_K 通道开始关闭，I_K 外向电流逐渐减小。I_f 通道具有电压依赖性和时间依赖性，随着 3 期复极的进行，I_f 通道逐渐被激活，当复极至末期，膜电位接近最大复极电位（约为 −100 mV）时，I_f 通道被充分激活，I_f 达到最大值。浦肯野细胞的 4 期自动去极化主要依赖于内向电流的增强。

综上所述，心肌细胞在一次动作电位过程中，离子通道的开放和关闭起着关键的作用，由此产生的各种离子流导致膜电位改变，产生动作电位（表 2-1）。

（二）心肌的电生理学特性

心肌组织具有兴奋性（excitability）、自律性（autorhythmicity）、传导性（conductivity）和收缩性（contractility）4 种生理特性。心肌的收缩性是指心肌能够在动作电位的触发下产生收缩反应的特性，是心肌的一种机械特性。兴奋性、自律性和传导性是心肌的电生理特性，是以心肌细胞膜生物电活动为基础的。

1. 心肌细胞的兴奋性　心肌具有接受刺激产生兴奋的能力，称为兴奋性。心肌细胞兴奋性的高低可用引起细胞产生动作电位的最小刺激强度，即阈值（threshold value）或阈强度（threshold intensity）来衡量。阈值大表示兴奋性低，阈值小表示兴奋性高。

（1）影响心肌兴奋性的因素

1）静息电位（或最大复极电位）水平：动作电位是由膜电位从静息电位（或最大复极电位）水平发生去极化并达到阈电位水平而引起的。因此，静息电位（或最大复极电位）绝对值增大，与阈电位的差距就加大，引起兴奋所需的刺激强度增高，心肌的兴奋性则降低。例如，当细胞外 K^+ 浓度轻度上升时，由于膜内外 K^+ 浓度梯度降低，导致膜电位发生轻度去极化，膜电位更接近阈电位水平，兴奋性提高。

2）阈电位水平：阈电位是反映离子通道电压依赖性的一种内在特性，它决定了在什么条件下钠通道或钙通道可被激活而大量开放。如果静息电位（或最大复极电位）不变，而阈电位上移，则阈电位和静息电位（或最大复极电位）之间的差距增大，兴奋性降低；反之，阈电位下移，兴奋性增高。例如当血钙升高时，心室肌细胞阈电位可上移，导致兴奋性下降。

3）引起 0 期去极化的离子通道性状：引起快反应细胞 0 期去极化的钠通道和慢反应细胞 0 期去极化的 L 型钙通道都具有备用（静息）、激活和失活三种功能状态。这三种状态的变化取决于当时的膜电位水平和通道状态变化的时间过程，即表现为电压依赖和时间依赖。对于心室肌细胞，当膜电位处于正常静息水平（−90 mV）时，钠通道虽然关闭，但处于可被激活的备用状态。在外来

表 2-1　心肌细胞的主要跨膜离子流

离子流	通道	作用
I_f	钠通道	起搏离子流，参与自律细胞 4 期自动去极化
I_{Na}	快钠通道	参与快反应细胞 0 期去极化
I_{Ca-L}	L 型慢钙通道	负责窦房结细胞 0 期去极化，也是工作细胞 2 期主要的内向离子流
I_{K1}	内向整流钾通道	工作细胞静息电位形成的主要离子流，延缓 2 期复极，参与 3 期复极
I_{to}	瞬时性外向钾通道	参与动作电位 1 期复极
I_K	延迟整流钾通道	参与动作电位 2 期和 3 期复极

刺激或传导而来的局部电流影响下，造成膜两侧电位改变并发生除极，当膜电位去极化至阈电位水平（–70 mV）时，大量的钠通道被激活开放，引起 Na^+ 快速内流和膜的进一步除极，紧接着钠通道很快失活关闭，使 Na^+ 内流终止。失活状态下的钠通道不能立即被再次激活开放，只有恢复到备用状态后才能再次被激活，这一过程称为复活。通常当膜电位复极至 –60 mV 或更负时，钠通道才开始复活。在慢反应细胞，细胞的兴奋性取决于 L 型钙通道的功能状态。但 L 型钙通道的激活、失活和复活速度均较慢。

细胞膜上大部分钠通道或 L 型钙通道是否处于备用状态，是该心肌细胞是否具有兴奋性的前提。钠通道和 L 型钙通道的状态可受许多药物的影响，部分抗心律失常药就是通过作用于钠通道或钙通道而发挥作用。

（2）心肌细胞在发生一次兴奋后的兴奋性周期性变化：心肌细胞发生一次扩布性兴奋后，兴奋性会发生周期性变化，这些变化与跨膜电位的变化密切相关，实际上也就是与离子通道的状态有关。这种周期性变化，使心肌细胞在不同时期内对重复刺激表现出不同的反应特性，从而对心肌兴奋的产生和传导，乃至心肌的收缩都会产生严重影响。现以心室肌细胞为例说明心肌细胞在发生一次动作电位后兴奋性的变化规律（图 2-69）。

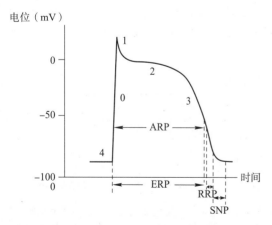

图 2-69　心室肌动作电位期间兴奋性的变化
ARP：绝对不应期；ERP：有效不应期；
RRP：相对不应期；SNP：超常期

1）绝对不应期和有效不应期：从去极化开始到复极至 –55 mV 这一期间内，无论给予多大强度的刺激，心室肌细胞均不产生反应，即此期内兴奋性等于零，称为绝对不应期（absolute refractory period，ARP）。随后，从 –55 mV 复极到 –60 mV 这段时间内，给予阈上刺激可使膜发生部分去极化，即局部兴奋，但仍不能爆发动作电位，这一时期称为局部反应期（local response period）。也就是说，从除极开始至复极至 –60 mV 这段时期内，给予任何刺激均不能产生动作电位，称为有效不应期（effective refractory period，ERP）。在这段时间内，钠通道完全失活或仅有少量钠通道刚开始复活，大部分钠通道没有恢复到可被激活的备用状态。心肌的 ERP 特别长，这是兴奋性变化的重要特点。

2）相对不应期：膜电位复极化从 –60 mV 到 –80 mV 的这段时期内，阈上刺激可使心肌细胞兴奋，产生动作电位，故称为相对不应期（relative refractory period，RRP）。在此期内，相当数量的钠通道已复活，心肌的兴奋性开始逐渐恢复，但仍低于正常。

3）超常期：心肌细胞复极从 –80 mV 到 –90 mV 的这一期间内，膜电位已经基本恢复，钠通道也已经复活至静息备用状态。此时，膜电位接近阈电位水平，故用阈下刺激就可引起动作电位爆发，表明心肌的兴奋性超过正常，故称为超常期（supranormal period，SNP）。

在相对不应期或超常期，由于膜电位低于静息电位水平，部分钠通道尚未复活至备用状态，钠通道开放的速率和数量均低于静息电位水平，故新发生的动作电位 0 期的幅度和上升速率均低于正常，这样的动作电位传播速度较慢，易形成折返激动而导致心律失常。

（3）兴奋性的周期变化与心肌收缩活动的关系：与骨骼肌相比，心肌细胞的有效不应期很长，可达数百毫秒，一直延续到心肌收缩活动的舒张早期。在此期内，任何刺激都不能使心肌发生兴奋和收缩。因此，心肌不会像骨骼肌那样发生完全强直收缩，而能保持收缩与舒张交替的节律活动，保证其泵血功能的正常进行。

正常心脏是按窦房结发出的兴奋进行节律性收缩活动。如果在心室的有效不应期之后，下一次窦房结兴奋到达前，心肌受到人为刺激或起自窦房结以外的病理性刺激，则心室可提前产生一次兴奋和收缩，称为期前兴奋（premature excitation）和期外收缩。由于期外收缩发生在下一次窦房结兴奋所产生的正常收缩之前，故又称为期前收缩（premature systole）。期前兴奋也有自己的有效不应期，当紧接在期前兴奋后的一次窦房结的兴奋传到心室时，常正好落在期前兴奋的有效不应期内，因而不能引起心室兴奋和收缩，即形成一次兴奋和收缩的"脱失"，必须等到下次窦房结的兴奋传来，才能发生收缩。所以在一次期前收缩之后，往往有一段较长的心脏舒张期，称为代偿间歇（compensatory pause）。但如果窦性心律较慢，下一次窦房结的兴奋也可在期前兴奋的有效不应期结束后才传到心室，此时代偿间歇将不会出现。

2. 心肌细胞的自动节律性　心肌在没有外来刺激的条件下，能自动地产生节律性兴奋的能力，称为自动节律性（autorhythmicity），简称自律性。能产生自律性的细胞属于心脏的特殊传导系统，包括窦房结、房室结、房室束和浦肯野纤维网等。

（1）心脏的起搏点：自律细胞在单位时间内自动发生兴奋的次数是衡量其自律性高低的指标。心脏的特殊传导系统中各部位的自律性高低不一。窦房结的自律性最高，为 90～100 次/min，房室结为 40～60 次/min，浦肯野细胞的自律性最低，约 25 次/min。在生理情况下，心脏活动总是按照自律性最高的组织发出的节律性兴奋来进行。正常时，窦房结的自律性最高，成为心脏活动的正常起搏点（normal pacemaker）。以窦房结为起搏点的心脏节律性活动，临床上称为窦性心律（sinus rhythm）。其他部位的自律组织受窦房结控制，在正常情况下不表现其自身的节律性，只起着兴奋传导的作用，所以称为潜在起搏点（latent

pacemaker）。当正常起搏点起搏功能障碍或者传导发生障碍时，潜在起搏点的起搏作用才会显现；或当潜在起搏点的自律性异常升高超过窦房结时，可代替窦房结产生可传播的兴奋而控制心脏的活动，此时异常的起搏部位称为异位起搏点（ectopic pacemaker）。当窦房结以外的部位作为起搏点控制心脏活动时，就会造成心律失常。

窦房结对于潜在起搏点的控制，通过两种方式实现。①抢先占领（preoccupation）：窦房结的自律性高于其他潜在起搏点。在潜在起搏点 4 期自动除极尚未达阈电位时，它们已受到由窦房结发出并传播而来的兴奋激动作用而产生动作电位，其自身的自律性未能显现出来。②超速驱动压抑（overdrive suppression）：在自律性较高的窦房结的节律性兴奋驱动下，潜在起搏点"被动"兴奋的频率远远超出它们自身的自动兴奋频率。自律细胞因受高于其自身固有频率的刺激而产生节律性兴奋，称为超速驱动。一旦窦房结的驱动作用中断，潜在起搏点需要经过一段静止期后才会从被压抑的状态逐渐恢复，表现出其自身的自律性活动。这种自律性由于超速驱动而受到压抑的现象称为超速驱动压抑。超速驱动压抑具有频率依赖性，即超速驱动压抑的程度与两个起搏点自律性的差别呈平行关系，频率差别愈大，压抑效应愈强，超速驱动作用中断后，停搏的时间也愈长。这也就是为什么突然发生窦性停搏时，往往要间隔较长时间才出现交界（房室结）性或室性的自主心律。该现象提示，在人工起搏的情况下，如因故需暂停起搏器时，在中断之前其驱动频率应逐步减慢，以避免发生心搏暂停。发生超速驱动压抑的原因之一是心肌细胞膜上钠泵活动的增强。当自律细胞受到超速驱动时，由于单位时间内产生的动作电位数远超过按其自身节律所产生的动作电位数目，致使 Na^+ 内流和 K^+ 外流均增加，于是具有生电性作用的钠泵活动增强，最终泵出的 Na^+ 超过内流的 K^+，使细胞膜发生超极化，即细胞的最大复极电位绝对值增大，细胞的自律性降低。当超速驱动压抑停止时，增强的钠泵活动并不立即停止而恢复正常，故膜电位仍然处于超极化状态，该自律细胞4期自动去极化不易到达阈电位水平，故而出现一个短暂的心搏暂停，待其自身的电活动恢复后方可发生起搏活动。

（2）影响自律性的因素：心肌细胞的自律性高低受4期自动除极的速度、最大复极电位水平及阈电位水平的影响，其中以4期自动除极速度最为重要。

1）4期自动除极的速度：若最大复极电位和阈电位水平保持不变，4期自动除极速度越快，到达阈电位的时间越短，单位时间内爆发兴奋的次数就会增加，自律性就增高。儿茶酚胺可以增强窦房结的 I_f 和 I_{Ca-T}，加快4期自动去极化的速率，使自动兴奋的频率增高，心率加快。副交感神经递质 ACh 可增加外向 K^+ 流而降低4期净内向电流，使4期自动去极化速度减慢，自律性降低。

2）最大复极电位的水平：在4期自动去极化速度不变的条件下，最大复极电位的绝对值变小，与阈电位的差距就减小，到达阈电位的时间就缩短，自律性增高；反之，则自律性降低。心迷走神经兴奋时，其递质可增加细胞膜对 K^+ 的通透性，使最大复极电位更负。因此，自动兴奋的频率降低，心率减慢。

3）阈电位水平：在4期自动去极化速率不变的条件下，阈电位降低，由最大复极电位到达阈电位的距离缩小，自律性增高。细胞外 Ca^{2+} 浓度升高时，阈电位水平上移，导致自律性降低。

3. 心肌的传导性（conductivity）是指心肌细胞传导兴奋的能力。心肌传导性的高低可用兴奋的传导速度来衡量。

（1）心脏内兴奋传播的途径和特点：心肌细胞之间兴奋的传导主要通过位于闰盘上的缝隙连接，该处电阻低，局部电流很易通过，引起相邻细胞的兴奋，实现心肌细胞的同步性活动，使整个心房或心室成为一个功能性合胞体（functional syncytium）。

兴奋在心脏内通过特殊传导系统进行有序的扩布。正常情况下，窦房结发出的兴奋经心房肌传播到整个右心房和左心房，同时通过心房肌组成的"优势传导通路"（preferential pathway），将兴奋传播至房室交界区，然后由房室束（希氏束）传到左右束支，经浦肯野纤维到达心内膜下心室肌，再通过心室肌细胞间的传导将兴奋由心内膜侧向心外膜侧的心室肌扩布，引起左、右心室兴奋。

兴奋在心脏各部分的传导速度并不相同。一般心房肌的传导速度较慢，约为 0.4 m/s，而优势传导通路的传导速度较快，为 1.0 ~ 1.2 m/s。心房肌与心室肌细胞之间没有直接的电联系，房室交界是唯一联系心房和心室间的兴奋通路。房室交界区细胞的传导性很低，其中又以结区最低，约 0.02 m/s。兴奋在房室交界区传导速度较慢，兴奋由心房传至心室要经过一段延搁，约需 0.1 s，称为房-室延搁（atrioventricular delay）。由于房-室延搁，使心室的收缩必定发生在心房收缩完毕之后，这对于心室的充盈和射血是十分重要的。但房室结也成为传导阻滞的好发部位，房室传导阻滞是临床上极为常见的一种心律失常。与房室结细胞不同，浦肯野细胞体积大，甚至比心室肌细胞还大；细胞间有丰富的缝隙连接，浦肯野纤维传导速度可高达 2 ~ 4 m/s，而且其呈网状分布于整个心室壁。因此，房室交界的兴奋能沿着浦肯野纤维网迅速而广泛地传导至整个左、右心室，保证全部心室肌几乎完全同步收缩，产生较好的射血效果。

兴奋由浦肯野纤维传导至心室肌后，主要依靠心室肌细胞本身通过局部电流在心室壁内进行传导。心室肌的传导速度约为 0.5 m/s。心室壁由浅层和深层的纵行纤维及其中间的环行纤维组成，各层间有结缔组织纤维分隔。因此，兴奋传导并非直接由心内膜肌层经最短直线距离传至心室外壁肌层，而是呈一定角度沿螺旋方向传导至心外壁。兴奋由心内膜传导到心外膜历时约 0.03 s，几乎与整个浦肯野系统的传导时间一样长。

（2）影响心肌传导性的因素

1）结构因素：心肌细胞兴奋传导的速度与细胞的直径有关，细胞直径与细胞内电阻呈反比关系。细胞直径越大，细胞内电阻越小，局部电流越大且传导速度越快，兴奋传导亦加快；反之，细胞直径小，则兴奋传导慢。例如浦肯野细胞直径大，所以传导速度很快；而房室交界区中部的结区细胞直径很小，故传导速度很慢。另外，细胞间缝隙连接的数量也是影响传导速度的重要因素。细胞间缝隙连接数量越多，传导性越好。在窦房结或房室交界处，细胞间缝隙连接数量少，传导速度慢。传导性还受细胞分化程度影响，分化程度越低则传导速度越慢。

2）生理因素：心肌细胞的电生理特性是决定和影响心肌传导性的主要因素。

A. 动作电位 0 期除极速度和幅度：局部电流是细胞膜兴奋部位 0 期去极化所引起的。由于兴奋部位发生 0 期去极化，使得其与邻近未兴奋部位之间出现电位差，产生局部电流，引起兴奋传导。0 期去极化的速度愈快，局部电流的形成也就愈快，促使邻近未兴奋部位膜去极化并达到阈电位水平的速度也愈快，故兴奋传导愈快。另一方面，0 期去极化的幅度愈大，细胞膜上兴奋部位和未兴奋部位之间的电位差就愈大，形成的局部电流也就愈强，故对未兴奋部位膜的影响范围愈广，兴奋传导也愈快。

心肌细胞 0 期去极化的速度和幅度受兴奋前膜电位的影响。快反应细胞 0 期去极化依赖于快钠通道的激活开放。因此，钠通道的性状决定着膜去极化达到阈电位水平后通道开放的速度和数量，从而决定了 0 期去极化的速度和幅度。例如，心肌缺血时，细胞膜电位部分去极化，快钠通道处于失活状态，兴奋时不能充分开放，内流的 Na^+ 将会减少，Na^+ 内流速度减慢，0 期去极化的幅度和速度均降低，这时传导速度将会减慢，甚至发生传导阻滞。

B. 邻近部位膜的兴奋性：兴奋的传导是细胞依次发生兴奋的过程，邻近未兴奋部位心肌的兴奋性高低同样影响兴奋的传导。邻近部位膜的兴奋性取决于静息电位（或最大复极电位）和阈电位的差距。当静息电位（或最大复极电位）增大，或阈电位水平抬高时，邻近部位膜的兴奋性降低，此时膜去极化达到阈电位所需时间延长，传导速度减慢；

反之，当膜电位和阈电位间的差距减小，邻近部位的兴奋性增高，则传导速度加快。邻近部位膜的兴奋性还取决于 0 期除极离子通道的性状。当兴奋落在通道尚处在失活状态的有效不应期内，则传导阻滞；如落在相对不应期或超常期内，则传导速度减慢。

（三）体表心电图

人体可以被看成是一个容积导体。每个心动周期中，由窦房结产生的兴奋依次传向心房和心室，心脏兴奋的产生和传播时所伴随的生物电变化可通过周围组织传导到全身，使身体各部位在每一心动周期中都发生有规律的电变化。将引导电极置于肢体或躯体一定部位记录到的心脏兴奋过程中所发生的有规律的电变化曲线，称为心电图（electrocardiogram，ECG）或体表心电图（surface ECG）。它反映了心脏兴奋的产生、传导和恢复过程中的生物电变化，是整个心脏在每个心动周期中各细胞电活动的综合向量变化，而与心脏的机械收缩活动无直接关系。心电图是一种无创纪录方法，自 1842 年法国科学家 Mattencci 首次发现心脏的电活动，到 1902 年荷兰生理学家 Einthoven 为记录到的心电图各波形命名，100 多年来心电图不断改进发展，在临床上不仅可用于检测心脏节律和传导的异常、心肌缺血和梗死、电解质紊乱等，也能反映心脏的解剖位置、房室大小等，是心律失常和心肌损害等多种心脏疾病的重要诊断手段之一。

从体表记录心电图时，引导电极的放置位置及与心电图机连接的线路称为心电图导联。国际通用的标准导联系统共有三类 12 个导联，分别是 3 个标准肢体导联（Ⅰ～Ⅲ导联），3 个单极加压肢体导联（aVR、aVL 和 aVF 导联）和 6 个单极胸导联（V_1～V_6 导联）。标准肢体导联反映心脏电活动在两个肢体间呈现出的电位差，单极加压肢体导联反映心脏电活动在某一肢体呈现的电活动，单极胸导联反映心脏活动在胸壁某一点呈现的电位变化。

不同导联可记录到不同的心电图波形，但它们都包含几个基本的波形，即心脏每次兴奋过程中都会相继出现一个 P 波，一个 QRS 波群和一个 T 波（图 2-70），有时在 T 波后还可出现一个小的 U 波。以下就以 II 导联心电图为例，介绍心电图各波和间期的形态和生理意义。

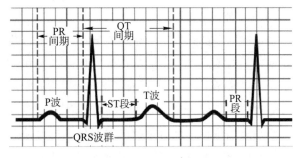

图 2-70　正常人心电图波形

1. P 波（P wave）　代表左、右心房的去极化过程。P 波的宽度反映去极化在两个心房传播所需的时间，其波形小而圆钝，历时 0.08 ~ 0.11 s，波幅不超过 0.25 mV。虽然窦房结去极化在心房之前，但由于窦房结太小，P 细胞数量少，兴奋时所产生的电位差不能从体表记录到。

心房在复极化时也产生电位差，形成 T_a 波，因为它的幅度小，而且被埋在比它大得多的 QRS 波群中，一般不能看到。如果心脏传导阻滞，在 P 波后无 QRS 波，有时在心电图中可看到 T_a 波。

2. QRS 波群（QRS complex）　反映左右两心室的去极化过程。心肌细胞生物电变化是心电图产生的根源。因此，心肌细胞动作电位与心电图之间有密切的联系，在时间上也有一定的对应关系。心室肌 0 期去极化过程对应于心电图的 QRS 波群。QRS 波群包括 3 个紧密相连的电位波动：第一个是向下的 Q 波，随后是高而尖峭的向上的 R 波，最后是向下的 S 波。在不同导联的记录中，这 3 个波不一定都出现。QRS 波群幅度远较 P 波为大，这是因为心室肌组织的体积大于心房。心室肌动作电位通过浦肯野纤维和心室肌的传播速度很快。因此，QRS 波群的时间比 P 波短，历时仅 0.06 ~ 0.10 s。QRS 波群增宽反映兴奋在心室内传导时间延长，表示可

能存在心室内传导阻滞或心室肥厚；QRS 波群幅值增高提示心肌肥厚；发生期前收缩时，QRS 波群出现宽大畸形。

3. T 波（T wave）　心室的复极化产生 T 波，相当于动作电位的 3 期。T 波的方向与 QRS 波群主波的方向相同。T 波历时 0.05 ~ 0.25 s，波幅在 0.1 ~ 0.8 mV，在 R 波波幅较高的导联中是 R 波的 1/8 ~ 1/4，不低于 R 波的 1/10。如果出现 T 波低平、双向或倒置，则称为 T 波改变，可见于多种生理、病理或药物作用下。

4. U 波（U wave）　心电图中有时在 T 波之后 0.02 ~ 0.04 s 可见一个低而宽的波，称为 U 波。U 波方向一般与 T 波一致，波宽 0.1 ~ 0.3 s，波幅 < 0.05 mV。U 波的发生机制不详，一般推测 U 波与浦肯野纤维网的复极有关。

5. PR 间期（P-R interval）　是指从 P 波的起点到 QRS 波起点之间的时程，一般为 0.12 ~ 0.20 s。P 波和 QRS 波之间的间期反映兴奋从窦房结发生经过房室交界、房室束、束支和浦肯野纤维网到达心室肌并引起心室肌开始兴奋所需要的时间，也称为房室传导时间。当发生房室传导阻滞时，PR 间期延长。

6. PR 段（P-R segment）　是指从 P 波终点到 QRS 波起点之间的曲线。在房室传导过程中，兴奋通过房室交界区非常缓慢，形成的综合电位变化十分微弱，一般不能记录出来，P 波之后曲线便回到基线水平，形成 PR 段。

7. QT 间期（Q-T interval）　从 QRS 波群开始到 T 波结束，称为 QT 间期，代表左右心室从开始去极化到完全复极所需的时间。QT 间期的时程与心率呈反比关系，心率愈快，QT 间期愈短。

8. ST 段（S-T segment）　在 QRS 波群之后，电位回到基线或接近基线，直到 T 波开始，这个短暂的等电位线段为 ST 段。ST 段代表心室细胞都处于动作电位的 2 期，各部分之间的电位差很小。所以，正常时 ST 段与基线齐平。心肌缺血或损伤时，常可见 ST 段压低或抬高。

三、血管生理

思维导图:

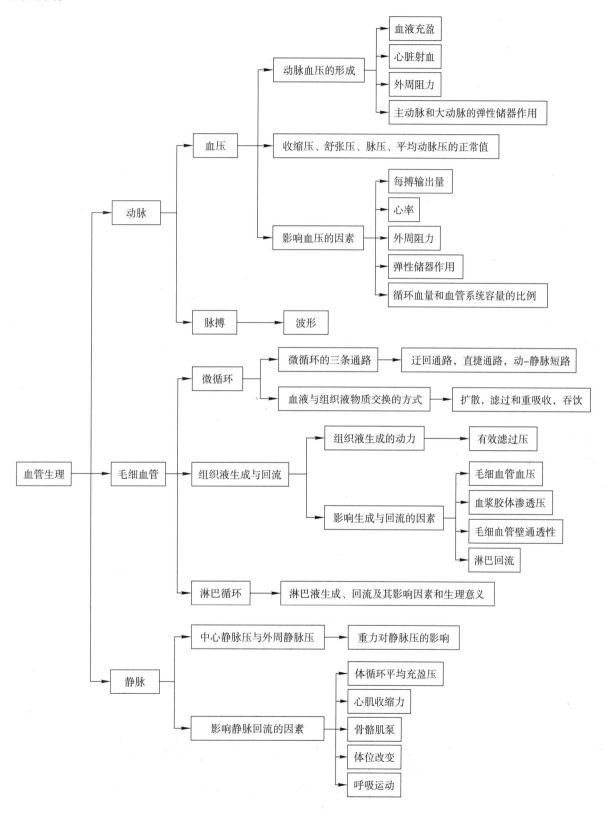

人体循环系统由心血管系统和淋巴系统共同组成。心脏和血管系统组成心血管系统。不论体循环或肺循环，由心室射出的血液都流经由动脉、毛细血管和静脉相互串联构成的血管系统，再返回心房，如此循环往复。淋巴系统则由淋巴管和淋巴器官构成，淋巴液从外周流向心脏的方向，最后汇入静脉，构成血液的一部分。本部分主要叙述血管的生理功能，并简要介绍淋巴循环。

（一）各类血管的功能特点

动脉、毛细血管和静脉的生理功能各不相同，但主要功能为运输血液和进行物质交换。动脉和静脉管壁由内向外依次为内膜、中膜和外膜。内膜由内皮细胞（endothelial cell，EC）和内皮下层组成。内皮细胞作为血管的内衬面，为血液流动提供光滑的表面；同时构成通透性屏障，血液中的液体、气体和大分子物质可选择性地透过此屏障。此外，内皮细胞还具有内分泌功能，能合成和分泌多种生物活性物质。中膜主要由弹性纤维、胶原纤维及血管平滑肌细胞（vascular smooth muscle cell，VSMC）组成，其厚度及组成成分的比例因血管种类不同而异（图 2-71）。弹性纤维使血管具有可扩张性和在被扩张后能发生弹性回缩；血管平滑肌的收缩和舒张可改变血管的口径，从而调节器官和组织的血流量。血管外膜由疏松结缔组织组成，其中含弹性纤维、胶原纤维及成纤维细胞。

血管按照组织学结构，可分为大动脉、中动脉、小动脉、微动脉、毛细血管、微静脉、小静脉、中静脉和大静脉。从生理功能上则可将血管分为以下几类。

1. 弹性储器血管（windkessel vessel）是指主动脉、肺动脉主干及其发出的最大的分支。这些血管的管壁坚厚，富含弹性纤维，有明显的可扩张性和弹性。左心室射血时，主动脉压升高，一方面推动动脉内的血液向前流动，另一方面使主动脉扩张、容积增大。因此，左心室射出的血液在射血期内只有一部分向前流动进入外周，另一部分则被储存在大动脉内。主动脉瓣关闭后，被扩张的大动脉管壁发生弹性回缩，将在射血期多容纳的那部分血液继续向外周方向推动。大动脉的这种功能称为弹性贮器作用，可以使心脏间断地射血成为血管系统中连续的血流，并能减小每个心动周期中血压的波动幅度。

2. 分配血管（distribution vessel）是指中动脉，即从弹性储器血管以后到分支为小动脉前的动脉管道，其功能是将血液输送至各器官组织，故称为分配血管。

3. 毛细血管前阻力血管　小动脉和微动脉的管径小，对血流的阻力大，称为毛细血管前阻力血管（precapillary resistance vessel）。微动脉的管壁富含平滑肌，平滑肌的舒缩活动可使局部血管的口径

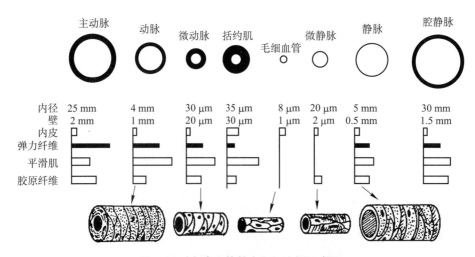

图 2-71　各类血管基本组织比例示意图

及其对血流的阻力发生明显变化,从而改变所在器官、组织的血流量。

4. **毛细血管前括约肌** 在毛细血管的起始部常有平滑肌环绕,称为毛细血管前括约肌(precapillary sphincter)。其收缩和舒张可控制其后的毛细血管关闭和开放,因此可控制某一时间内毛细血管开放的数量。

5. **交换血管(exchange vessel)** 是指毛细血管,其分布广泛,相互连通,形成毛细血管网。毛细血管口径较小,其管壁仅由单层内皮细胞构成,外面有一薄层基膜,故通透性很高,成为血管内血液和血管外组织液进行物质交换的场所。

6. **毛细血管后阻力血管(postcapillary resistance vessel)** 是指微静脉。微静脉因管径小,对血流也产生一定的阻力。它们的舒缩可影响毛细血管前阻力和毛细血管后阻力的比值,从而改变毛细血管血压及体液在血管内和组织间隙内的分配情况。

7. **容量血管** 静脉与相应的动脉相比,数量较多,口径较粗,管壁较薄,故其容量较大,而且可扩张性较大,即较小的压力变化就可使容积发生较大的变化。在安静状态下,整个静脉系统容纳了全身循环血量的60%~70%。静脉的口径发生较小变化时,静脉内容纳的血量就可发生很大的变化,而压力的变化较小。因此,静脉在血管系统中起着血液储存库的作用,在生理学中将静脉称为容量血管(capacitance vessel)。

8. **短路血管(shunt vessel)** 是指一些血管床中小动脉和小静脉之间的直接吻合支。它们可使小动脉内的血液不经过毛细血管而直接流入小静脉。手指、足趾、耳郭等处的皮肤中有许多短路血管存在,它们在功能上与体温调节有关。

☞ 拓展阅读2-1
血管的内分泌功能

(二)血流动力学

血液在心血管系统中流动的一系列物理学问题属于血流动力学的范畴。血流动力学(hemodynamics)是流体动力学的一个分支,其基本的研究对象是流量、阻力和压力之间的关系。由于血管是有弹性和可扩张性的,而不是硬质的管道系统,血液是含有血细胞和胶体物质等多种成分的液体,而不是理想液体,因此血流动力学除与一般流体力学有共同点外,又有它自身的特点。

1. **血流量和血流速度** 单位时间内流过血管某一截面的血量称为血流量(blood flow),也称容积速度,其单位通常以mL/min或L/min来表示。血液中的一个质点在血管内移动的线速度称为血流速度(blood velocity)。血液在血管内流动时,其血流速度与血流量成正比,与血管的截面积成反比。

(1)泊肃叶定律:泊肃叶研究了液体在管道系统内流动的规律,指出单位时间内液体的流量(Q)与管道两端的压力差$[\Delta P\ (\Delta P=P_1-P_2)]$及管道半径($r$)的4次方成正比,与管道的长度($L$)成反比,即为泊肃叶定律(Poiseuille law)。这些关系可用下式表示(η代表液体黏滞度):

$$Q=\frac{\pi\ (P_1-P_2)\ r^4}{8\eta L}$$

泊肃叶定律适用于黏滞性液体在刚性管道内的稳定流动。血管具有弹性和可扩张性,r随ΔP改变而改变。所以应用于血液循环时,应注意Q与ΔP实际并不呈线性关系。

(2)层流和湍流:血液在血管内流动的方式可分为层流(laminar flow)和湍流(turbulence)两类(图2-72)。在正常情况下,人体的血液流动方式以层流为主。在层流的情况下,液体每个质点的流动方向都一致,与血管的长轴平行;但各质点的流速不相同,在血管轴心处流速最快,越靠近管壁,流速越慢。图2-72中的箭头方向指示血流方向,箭头的长度表示流速矢量。泊肃叶定律适用于层流的情况。在血流速度快,血管口径大,血液黏滞度低的情况下,容易产生湍流。此时血液中各个质点的流动方向不再一致,出现旋涡。在湍流的情况下,泊肃叶定律不再适用。

在管流中,用于判断层流和湍流的参数称为雷

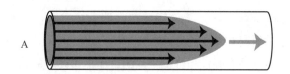

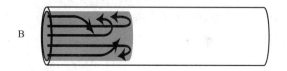

图 2-72　层流与湍流示意图
A. 血管中的层流　B. 血管中的湍流

诺数（Reynolds number，Re）。这一参数定义为：

$$Re = \frac{VD\rho}{\eta}$$

式中 Re 为无量纲数（无单位），V 为血液平均流速（单位为 cm/s），D 代表管腔直径（单位为 cm），ρ 为血液密度（单位为 g/cm³），η 代表血液黏度（单位为泊）。通常当 Re > 2 000 时即可发生湍流。由上式可知，在血流速度快、血管口径大、血液黏滞度低的情况下，容易发生湍流。

在生理情况下，心室内存在湍流，一般认为这有利于血液的充分混合，以使左心室射出的血液含氧量更为均匀一致。在病理情况下，如房室瓣狭窄、主动脉瓣狭窄及动脉导管未闭等，可形成湍流而产生杂音。

2. 血流阻力（blood resistance）　是指血液在血管内流动时所遇到的阻力。血流阻力的产生，是由于血液流动时血液内部的摩擦力，以及血液与血管壁之间的摩擦力。在湍流的情况下，血液中各个质点不断变换流动的方向，故血流消耗的能量较层流时更多，血流阻力就较大。在生理情况下，体循环血流阻力的大致分配为：主动脉及大动脉约占 9%，小动脉及其分支约占 16%，微动脉约占 41%，毛细血管约占 27%，静脉系统约占 7%，可见小血管（小动脉及微动脉）是产生阻力的主要部位。

血流阻力一般不能直接测量，而需通过计算得出。按照流体力学的一般规律，在一段管道中，液体的流量与该管道两端的压力差成正比，而与管道

对液体流动的阻力成反比。在血液循环中，血流量、血流阻力和血压三者之间的关系也是如此，可用下式表示：

$$Q = \frac{P_1 - P_2}{R}$$

在一个血管系统中，若测得血管两端的压力差和血流量，就可根据上式计算出血流阻力。比较上式和泊肃叶定律的方程式，则可得出计算血流阻力的公式，即

$$R = \frac{8\eta L}{\pi r^4}$$

该式表示，血流阻力（R）与血管长度和血液黏滞度（η）成正比，与血管半径（r）的 4 次方成反比。由于血管长度很少变化，而 η 在一段时间内变化不大，故影响血流阻力的最主要因素是 r。血流阻力与 r 的 4 次方成反比，因此只要稍稍改变血管口径的大小，就能引起血流阻力较大的改变。故小动脉和微动脉为体循环中血流阻力最大的部分，且其 r 易受神经 - 体液因素的影响，称为阻力血管。阻力血管口径增大时，血流阻力降低，血流量增多；反之，当阻力血管口径缩小时，器官血流量就减少。机体对循环功能的调节，就是通过控制各器官阻力血管的口径来调节各器官之间的血流分配。

另外，根据泊肃叶定律还可推导出血液在相互串联或并联的管道系统中流动时的阻力。在串联的管道系统中，总的血流阻力等于各段阻力之和，如循环系统总阻力等于动脉、毛细血管和静脉系统阻力的总和。在并联的管道系统中，总血流阻力的倒数等于各并联成分血流阻力的倒数之和。例如在体循环，供应各器官的血管相互间呈并联关系，总阻力等于各部位阻力的倒数之和。在这样的并联结构中，即使某一局部血流量发生较大的变动，也不会对整个体循环产生很大影响。

☞ 拓展阅读 2-2
血液黏滞度及其影响因素

3. 血压（blood pressure） 是指血管内的血液对于单位面积血管壁的侧压力，即压强。按照国际标准计量单位规定，压强的单位为帕（Pa），即牛顿/米²（N/m²）。帕的单位较小，故血压数值通常用千帕（kPa）表示。由于长期以来人们用汞检压计来测量血压，因此习惯上用汞柱的高度即毫米汞柱（mmHg）来表示血压数值，1 mmHg = 0.133 kPa。

各段血管的血压并不相同，从左心室射出的血液流经外周血管时，由于不断克服血管对血流的阻力而消耗能量，血压将逐渐降低。血压在各段血管中的下降幅度与该段血管对血流阻力的大小成正比。在主动脉和大动脉段，血压降幅较小，如主动脉的平均压约 100 mmHg，到直径为 3 mm 的动脉处，平均压仍可维持在 95 mmHg；到小动脉时，血流阻力增大，血压降落的幅度也变大。在体循环中，微动脉段的血流阻力最大，血压降幅也最显著。如微动脉起始端的压力约 85 mmHg，而毛细血管起始端的血压仅为 30 mmHg，说明血液流经微动脉时压力下降约 55 mmHg。当血液经毛细血管到达微静脉时，血压下降至 15~20 mmHg；而当血液经静脉汇入右心房时，压力接近 0 mmHg（图 2-73）。由于大静脉和心房压较低，常以厘米水柱（cmH₂O）为单位，1 cmH₂O = 0.098 kPa。

4. 血管的可扩张性与顺应性 当血管的跨壁压增大时，血管的容积增加。血管这种容积随跨壁压变化而发生相应改变的性质为血管的可扩张性（distensibility），可用单位跨壁压改变时引起的容积改变值占原有容积的百分比来表示，即

$$血管的可扩张性 = \frac{(\Delta V / V_0)}{\Delta P}$$

式中 ΔV 为血管容积改变的量，ΔP 为跨壁压改变的量，V_0 为跨壁压改变前血管的初始容积。

血管的可扩张性是由血管壁结构的特性决定的，特别是血管壁中的弹性纤维和胶原纤维。除毛细血管、微静脉和动静脉吻合支以外的所有血管含有弹性纤维，使血管具有弹性，并在一定的血管跨壁压下形成血管张力。胶原纤维存在于除毛细血管以外的所有血管，其可伸展性比弹性纤维小得多。在正常情况下，血管壁中胶原纤维常处于松弛状态，在跨壁压升高时，胶原纤维才受到牵张而产生张力。

在生理学中，还常用血管的顺应性（compliance，C）来表示血管容积和跨壁压之间的关系。血管的顺应性是指单位跨壁压改变时引起的血管容积变化量，即：

$$C = \frac{\Delta V}{\Delta P}$$

如果跨壁压发生很小变化就能引起血管容积的明显改变，就表示该血管的顺应性高；反之，则相反。与前面可扩张性的公式比较可知，顺应性等于可扩张性与血管初始容积的乘积。

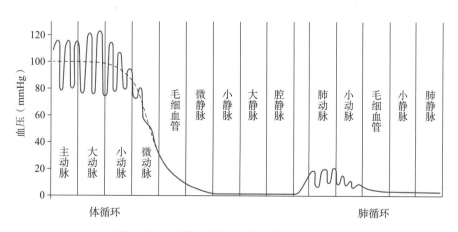

图 2-73 正常人平卧时不同血管血压示意图

由于动脉和静脉管壁的组织结构不同，它们的可扩张性和顺应性也有差别。对于典型的肌性动脉（如股动脉）来说，每次心脏射血时增加的跨壁压只使动脉的口径稍有增加，即其血容量增加并不多。在生理情况下，肌性动脉可以承受较大的跨壁压，而其阻力的变化较小（血流阻力与血管半径的4次方成反比），这是阻力血管的特点。在跨壁压较低的情况下，静脉的可扩张性、顺应性明显高于动脉，尤其是顺应性。在一根处于松弛状态的静脉，当跨壁压从0增加到10 mmHg时，其血容量可以增加大约2倍。在低跨壁压时，静脉相较于动脉具有很高的顺应性，并不是因为静脉管壁中富含有弹性纤维，而主要是由于跨壁压改变时血管横截面几何形状发生改变。当静脉压低于6～9 mmHg时，静脉的横截面一般呈椭圆形；而当静脉压稍有增高时，静脉横截面的形状就变为圆形（截面的周长不变），截面积明显增加，血容量明显增加。因此，在生理情况下，跨壁压仅有很小变化就能引起静脉内的血容量发生很大的变化，可以起血液储存库的作用。但是，当静脉压超过10 mmHg后，静脉容积的增大就需要依靠静脉横截面周长的增加。在这种情况下，由于静脉管壁弹性纤维较少，其顺应性就较小。也就是说，在跨壁压较高的范围内，静脉的顺应性明显小于动脉的顺应性。

血管的延迟顺应性（delayed compliance）是指当血容量突然增加时，血压会先迅速升高，但由于管壁平滑肌的缓慢延伸，使得血压在数分钟或数小时内逐渐恢复至正常水平。如先将一段静脉两端阻断，测得其静脉血压为5 mmHg，再向血管内突然注入一定量的血液，静脉血压可迅速升高至12 mmHg。数分钟后，尽管注入的血液并没有流出血管，但血压会下降，降至9 mmHg左右；随后将注入的血液抽出，血压急降至1 mmHg左右，此后又缓慢升高至最初的5 mmHg（图2-74）。静脉内血容量突然增加或减少可引起静脉压迅速升高或下降，但由于随后静脉管壁平滑肌纤维发生缓慢延伸或回缩，血管紧张性随之相应降低或增加，于是静脉压

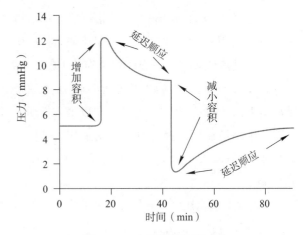

图2-74　血管的延迟顺应性

又逐渐下降或回升。所有的平滑肌组织均有此特点。

血管的延迟顺应性在机体维持血压稳态的过程中发挥着重要作用。如当人体接受大量输血时，循环系统可通过此机制容纳新增的血量而不致使血压发生过大的变化；而当人体大量失血时，循环系统也可经过数分钟或数小时的自我调节后，适应低血容量状态，维持血压稳定。

（三）动脉血压和动脉脉搏

1. 动脉血压的形成　动脉血压（arterial blood pressure）是指动脉内流动的血液对单位面积血管壁产生的侧压力。动脉血压一般指主动脉血压。由于大动脉中血压降落很小，故通常将在上臂测得的肱动脉血压代表主动脉血压。动脉血压的形成条件主要包括以下4个方面。

（1）心血管系统有足够的血液充盈：这是形成动脉血压的前提条件。循环系统中血液充盈的程度可用循环系统平均充盈压（mean circulatory filling pressure）来表示。在动物实验中，用电刺激造成心室颤动，使心脏暂时停止射血，血流也就暂停，此时循环系统中各部位的压力很快达到平衡，数值相等，这一压力数值即循环系统平均充盈压。这一数值的高低取决于血量和血管系统容量之间的相对关系。如果血量增多或血管系统容量减小，则循环系统平均充盈压就增高；反之，如果血量减少或血管系统容量增大，则循环系统平均充盈压就降低。用巴比妥麻醉的犬，循环系统平均充盈压约为

7 mmHg。人的循环系统平均充盈压估计接近这一数值。

（2）心室收缩射血：心室收缩向主动脉内射血，是形成动脉血压的必要条件。心室肌收缩时所释放的能量可分为两部分，一部分用于推动血液流动，是血液的动能；另一部分形成对血管壁的侧压，并使血管壁扩张，这部分是势能，即压强能。在心室舒张期，大动脉发生弹性回缩，又将一部分储存的势能转变为推动血液的动能，使血液在血管中继续向前流动。由于心脏射血是间断性的，因此在心动周期中动脉血压发生周期性的变化，心室收缩时动脉血压升高，舒张时动脉血压则降低。

（3）外周阻力：小动脉和微动脉对血流有较大的阻力，成为循环系统外周阻力（peripheral resistance）的主要部分。由于外周阻力的存在，心脏每次射血在心室收缩期仅约 1/3 流向外周，其余 2/3 则暂时储存于主动脉和大动脉内。假如不存在外周阻力，在心室收缩期心室每次射血所射出的那部分血液将全部流至动脉系统以后的部分，即心室收缩释放的能量全部转化为血液的动能，因而不会再增高对血管壁的侧压，即不能使动脉血压升高。

（4）主动脉和大动脉的弹性储器作用：主动脉和大动脉管壁的中膜主要由弹性纤维构成，具有很大的弹性和可扩张性。因此，心室收缩射血时，主动脉和大动脉被扩张可多容纳一部分血液。这一方面使射血期血压不会升得过高，另一方面将部分能量转化为势能储存起来。在心室舒张期，心脏停止射血，此时扩张变形的弹性储器血管依其弹性回缩力回位，于是储存于血管壁上的势能释放出来，推动血液继续流向外周，另外又可维持舒张期血压，使之不会过度降低（图 2-75）。由此可见，弹性储器血管的弹性作用不仅缓冲了动脉血压的大幅度波动，并且使心脏的间断射血变为动脉内的持续血流。

2. 动脉血压的正常值与测量

（1）动脉血压的正常值：动脉血压可用收缩压、舒张压、脉压和平均动脉压等数值来表示。心室收缩时，主动脉压急剧升高，在收缩期的中期达到最高值，这时的动脉血压值称为收缩压（systolic pressure）；心室舒张时，主动脉压下降，在舒张末期动脉血压的最低值称为舒张压（diastolic pressure）。收缩压和舒张压的差值称为脉搏压（pulse pressure），简称脉压。一个心动周期中每一瞬间动脉血压的平均值，称为平均动脉压（mean arterial pressure）。粗略估算，平均动脉压大约等于舒张压加 1/3 脉压。我国健康成年人在安静状态时

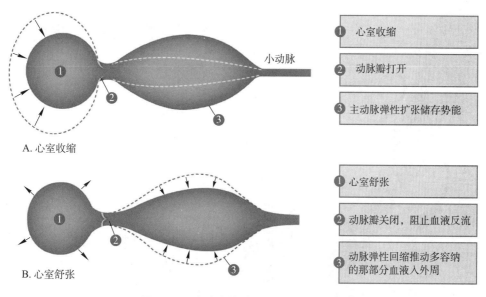

小动脉

① 心室收缩

② 动脉瓣打开

③ 主动脉弹性扩张储存势能

A. 心室收缩

① 心室舒张

② 动脉瓣关闭，阻止血液反流

③ 动脉弹性回缩推动多容纳的那部分血液入外周

B. 心室舒张

图 2-75　主动脉的弹性储器作用示意图

的收缩压为 100~120 mmHg（13.3~16.0 kPa），舒张压为 60~80 mmHg（8.0~10.6 kPa），脉压为 30~40 mmHg（4.0~5.3 kPa）。

动脉血压存在个体、年龄和性别等差异，具体见表 2-2。

表 2-2　影响血压生理变动的主要因素

影响因素	说明
昼夜节律	凌晨 2—3 时为低谷，6—10 时达第 1 峰值，16—20 时达到第 2 峰值，20 时开始下降，表现为"双峰双谷"现象
年龄	血压随年龄增长而升高，其中收缩压升高尤为明显
性别	男性比女性（更年期前）高，更年期后基本相同
生理状态	劳动、情绪激动时升高，熟睡时降低

（2）动脉血压的测量方法：测量动脉血压是临床上监测生命体征最常用和最重要的方法之一。动脉血压的测量方法包括直接测量法和间接测量法。目前临床上常用的是无创、简便的间接测量法（Korotkoff 音法）。测量时被测者取坐位或平卧位，上臂的中心点与心脏保持同一水平位。将血压计袖带以适当松紧度缠绕于被测者上臂，袖带下缘位于肘弯横纹上方 2~3 cm 处。将听诊器膜形体置于肘窝部肱动脉搏动处。迅速向袖带的气囊内充气加压，当所加压力高于收缩压时，该处的肱动脉血流将被完全阻断，搏动消失，此时在听诊器上听不到任何声音。继续充气使汞柱再升高 20~30 mmHg，随后以每秒 2~3 mmHg 的速度缓慢放气，当袖带内压力稍低于收缩压的瞬间，血流突入被压迫阻塞的血管段，形成湍流撞击血管壁，此时听到的第一次声响（Korotkoff 音）的血压计汞柱读数即为收缩压。当袖带内压力降到等于或稍低于舒张压时，血流完全恢复畅通，听诊音消失，此时的汞柱读数为舒张压（图 2-76）。用此法测得的动脉收缩压和舒张压与直接测量法相比，相差不足 10%。正常人双侧上臂的动脉血压存在左高右低的特点，其差异可达 5~10 mmHg。

3. 影响动脉血压的因素　平均动脉压的高低主要决定于心排血量和外周阻力的大小。能使心排血量和外周阻力发生改变的因素都会影响动脉血压。另外，循环血量和血管系统容量的比例会影响循环系统充盈度，故也能影响动脉血压。神经 - 体液因素可通过调节心肌收缩力、心率、血管口径等

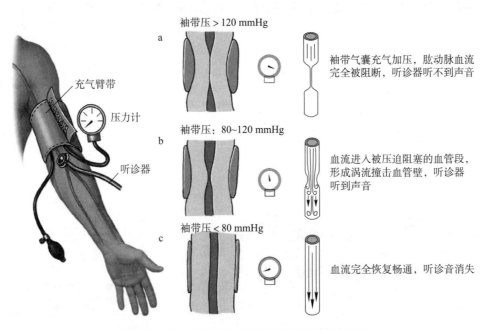

图 2-76　Korotkoff 音听诊法间接测量肱动脉血压

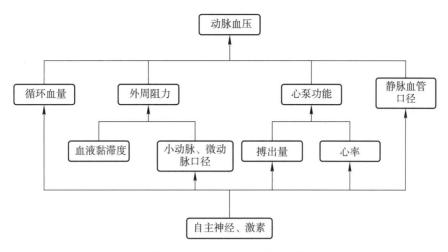

图 2-77　影响动脉血压的因素

来调节血压（图 2-77）。血管的弹性贮器作用则与动脉血压的波动幅度有关。在某种情况下，动脉血压的变化往往是多种因素相互作用的综合结果。为方便讨论分析，下面对影响动脉血压的各种因素进行分析时，均假定其他条件不变，单独分析某一因素变化时对动脉血压可能产生的影响。

（1）心脏每搏输出量：如果每搏输出量增大，心缩期射入主动脉的血量增多，管壁所受的侧压力增大，故收缩期动脉血压明显升高。由于动脉血压升高，血流速度就加快，则大动脉内增多的血量仍可在心舒期流至外周。到舒张期末，大动脉内存留的血量与每搏输出量增加之前相比，增加并不多。因此，当每搏输出量增加时，动脉血压的升高主要表现为收缩压的升高，舒张压可能升高不多，故脉压增大；反之，当每搏输出量减少时，则主要使收缩压降低，脉压减小。可见，在一般情况下，收缩压的高低主要反映心脏每搏输出量的多少。

（2）心率：如果心率加快，收缩期和舒张期均缩短，心室舒张期缩短更明显。由于心室舒张期明显缩短，在心室舒张期内流至外周的血液就减少，故心室舒张期末主动脉内存留的血量增多，舒张压升高。血压升高可使血流速度加快，因此在心室收缩期内可有较多的血液流至外周，收缩压的升高不如舒张压的升高显著，脉压比心率增加前减小。相反，心率减慢时，舒张压降低的幅度较收缩压降低

的幅度大，故脉压增大。

（3）外周阻力：外周阻力增加时，心室舒张期内血液向外周流动的速度减慢，心室舒张期末存留在主动脉中的血量增多，故舒张压升高。在心室收缩期，由于动脉血压升高使血流速度加快，因此收缩压的升高不如舒张压的升高明显，脉压也相应减小。反之，当外周阻力减小时，舒张压的降低比收缩压的降低明显，脉压加大。可见，在一般情况下，舒张压的高低主要反映外周阻力的大小。

外周阻力主要与阻力血管口径的改变有关（前述）。原发性高血压的发病主要是由于阻力血管口径变小而造成外周阻力过高所致。此外，血液黏滞度增高也可增加外周阻力，使舒张压升高。

（4）主动脉和大动脉的弹性贮器作用：如前所述，主动脉和大动脉的弹性贮器作用使心动周期中动脉血压的波动幅度减小。老年人的动脉管壁硬化，管壁的弹性纤维减少而胶原纤维增多，顺应性降低，大动脉的弹性贮器作用减弱，对血压的缓冲作用减弱，故收缩压升高而舒张压降低，脉压加大。

（5）循环血量和血管系统容量的比例：在正常情况下，循环血量和血管系统容量是相适应的，循环系统充盈程度相对稳定，产生一定的循环系统平均充盈压。大失血后，循环血量减少，此时如血管系统的容量未随之相应减少，则循环系统平均充盈

压必然降低，使动脉血压降低。如果循环血量不变而血管系统容量增大（如大量毛细血管扩张），也会造成动脉血压下降。

4. 动脉脉搏　在每个心动周期中，动脉内的压力和容积发生周期性的变化，这种周期性的变化可引起动脉血管壁周期性波动，称为动脉脉搏（arterial pulse）。在手术时暴露动脉，可以直接看到动脉随每次心搏而发生的搏动。用手指也可摸到身体浅表部位的动脉搏动，临床上最常选用桡动脉作为观察脉搏的部位。

（1）动脉脉搏的波形：用脉搏描记仪记录到的浅表动脉脉搏波形的图形，称为脉搏图或脉搏波。如图 2-78A 所示，典型的动脉脉搏图包括以下几个组成部分：

1）上升支：正常的脉搏波上升支较陡，是由于心室快速射血，主动脉压迅速升高使管壁扩张所致。其斜率和幅度受射血速度、搏出量以及射血所遇阻力等因素的影响。阻力大、射血速度慢、搏出量小，则斜率小、幅度低；反之，则斜率大、幅度高。

2）下降支：心室进入减慢射血期，射入主动脉的血量少于流向外周的血量，动脉血压开始降低，动脉管壁发生弹性回缩，形成脉搏图下降支的前段。随后，心室舒张，动脉血压继续下降，形成脉搏曲线下降支的后段。在心室舒张、主动脉瓣关闭的瞬间，主动脉内的血液向心室方向反流，动脉管壁回缩，并使主动脉瓣迅速关闭。反流的血液使主动脉的根部容积增大，并受到闭合的主动脉瓣的阻挡，形成一个折返波，在脉搏图上表现为一个短暂向上的小波，称为降中波（dicrotic wave）。在降中波之前的一个切迹，称为降中峡（dicrotic notch）。下降支的形状可大致反映外周阻力的高低。外周阻力增高时，脉搏波降支的下降速率变慢，切迹的位置则较高；反之，在外周阻力较小时，则下降速度快，切迹的位置较低，降中波以后的下降支坡度小，较为平坦。某些心血管系统疾病会导致动脉脉搏波形的异常。例如主动脉粥样硬化

时，主动脉顺应性减小，弹性贮器作用减弱，动脉血压的波动幅度增大，脉搏波上升支的斜率和幅度也加大；主动脉瓣狭窄时，射血阻力大，上升支的斜率和幅度均较小；主动脉瓣关闭不全时，由于心舒期主动脉内血液反流入心室，故下降支很陡，降中波不明显或者消失（图 2-78B）。

（2）动脉脉搏波向外周动脉的传播速度：脉搏自主动脉发生后，沿动脉管壁向外周血管传播，其传播速度远较血流速度为快。一般动脉管壁的顺应性愈大，脉搏波的传播速度就愈慢。由于主动脉的顺应性最大，故脉搏波在主动脉的传播速度最慢，为 3～5 m/s，大动脉脉搏波的传播速度为 7～10 m/s，小动脉为 15～35 m/s。老年人动脉管壁的顺应性减弱，所以脉搏波的传播速度比年轻人快。由于小动脉和微动脉对血流的阻力很大，所以在微动脉之后脉搏波动即大大减弱，到毛细血管时脉搏已基本消失。

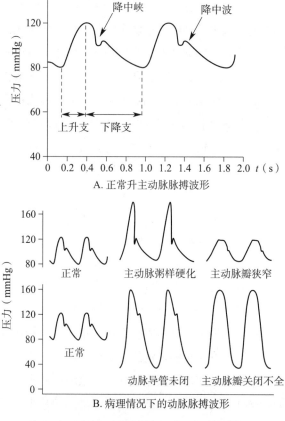

A. 正常升主动脉脉搏波形

B. 病理情况下的动脉脉搏波形

图 2-78　正常及病理情况下的动脉脉搏波形

（四）静脉血压和静脉回心血量

静脉是血液回流入心脏的通道。此外，由于整个静脉系统的容量很大，而且静脉容易被扩张；静脉对血流的阻力也很小，约占整个体循环总阻力的15%，因此，静脉起着血液储存库的作用。静脉的收缩或舒张可有效地调节回心血量和心排血量，使血液循环功能能够适应机体在各种生理状态时的需要。

1. **静脉血压** 当体循环血液经过动脉和毛细血管到达微静脉时，血压下降至 15～20 mmHg。右心房作为体循环的终点，血压最低，接近于零。通常将右心房和胸腔内大静脉的血压称为中心静脉压（central venous pressure，CVP），其正常变动范围为 4～12 cmH$_2$O；而将各器官静脉的血压称为外周静脉压（peripheral venous pressure）。中心静脉压的高低取决于心脏射血能力和静脉回心血量之间的相互关系。如果心脏射血能力较强，能及时地将回流入心脏的血液射入动脉，中心静脉压就较低；反之，心脏射血能力减弱时（如心力衰竭），右心房和腔静脉淤血，中心静脉压就升高。另一方面，如果静脉回心血量增多或静脉回流速度加快（如输液、输血过多或过快），中心静脉压也会升高。因此，在血量增加，全身静脉收缩，或因微动脉舒张而使外周静脉压升高等情况下，中心静脉压都可能升高。可见，中心静脉压是反映心血管功能的又一指标。观察中心静脉压在临床上输液治疗休克时具有重要意义。在治疗中，如果中心静脉压偏低或有下降趋势，常提示输液量不足；如果中心静脉压高于正常并有进行性升高的趋势，则提示输液过快或心脏射血功能不全。当心脏射血功能减弱而使中心静脉压升高时，静脉回流将会减慢，较多的血液滞留在外周静脉内，故外周静脉压升高。

2. **重力对静脉压的影响** 血管系统内的血液因受地球重力场的影响，产生一定的静水压。因此，各部分血管的血压除由于心脏做功形成以外，还要加上该部分血管的静水压。各部分血管静水压的高低取决于人体所取的体位。在平卧时，身体各

部分血管的位置大致都处在和心脏相同的水平，故静水压也大致相同。但当人体从平卧转为直立时，足部血管内的血压比卧位时高。其增高的部分相当于从足至心脏这样一段血柱高度所形成的静水压，约 90 mmHg（图 2-79）。而在心脏水平以上部分血管内的压力较平卧时为低，如颅顶脑膜矢状窦内压可降至 −10 mmHg。重力形成的静水压的高低对处在同一水平上的动脉和静脉是相同的，但是它对静脉的影响远比对动脉的影响大。因为，静脉较动脉有一明显的特点，静脉管壁较薄，管壁中弹性纤维和平滑肌都较少，一定的跨壁压是保持静脉血管充盈膨胀的必要条件。跨壁压（transmural pressure）是指血液对血管壁的压力与血管外组织对管壁的压力之差。当跨壁压降低时，静脉血管就容易发生塌陷，此时静脉容积也减小，对血流的阻力增大；当跨壁压增大时，静脉充盈扩张，容积增大。当人在直立时，足部的静脉充盈饱满，而颈部的静脉则塌陷。静脉的这一特性在人类特别值得注意。因为当人在直立时，身体中大多数容量血管都处于心脏水平以下，如果站立不动，由于身体低垂部分的静

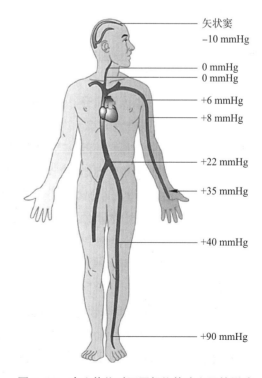

图 2-79 直立体位对不同部位静脉血压的影响

脉充盈扩张，可比在卧位时多容纳 400~600 mL 血液，这部分血液主要来自胸腔内的血管。这样就造成体内各部分器官之间血量的重新分配，并导致暂时的回心血量减少，中心静脉压降低，每搏输出量减少和收缩压降低。这些变化会发动神经和体液的调节机制，使骨骼肌、皮肤、肾、腹腔内脏的阻力血管收缩，心率加快，动脉血压很快可以恢复。许多动物由于四足站立，多数容量血管都处于心脏水平以上，故体位改变时血量分配的变化不像在人类中那样明显。

3. 静脉回心血量及其影响因素

（1）静脉对血流的阻力：在静脉系统中，血液从微静脉回流到右心房，压力仅降低约 15 mmHg，可见静脉对血流的阻力很小，约占整个体循环总阻力的 15%。静脉对血流阻力小是与静脉的功能相适应的。

微静脉是毛细血管后阻力血管，其舒缩活动可影响毛细血管前阻力和毛细血管后阻力的比值，进而改变毛细血管血压。微静脉收缩使毛细血管后阻力升高，如果毛细血管前阻力不变，则毛细血管前阻力与后阻力的比值变小，于是毛细血管血压升高，组织液生成增多。因而，微静脉的舒缩活动可以决定毛细血管压力和体液在血管和组织间隙的分布情况，并间接地调节循环血量。

静脉跨壁压的改变也可影响静脉的扩张状态，从而使静脉对血流的阻力发生改变。大静脉处于扩张状态时，对血流的阻力很小；但是当血管塌陷，其管腔截面积减小，血流阻力增大。此外，血管周围组织对静脉的压迫作用也可增加静脉对血流的阻力。例如，颈部皮下的颈外静脉直接受到外界大气压的压迫；锁骨下静脉在跨越第 1 肋骨时受肋骨的压迫；腹腔内的大静脉受到腹腔器官的压迫等。

（2）影响静脉回心血量的因素：根据公式 $Q=(P_1-P_2)/R$，单位时间内由静脉回流入心脏的血量取决于外周静脉压和中心静脉压的差，以及静脉对血流的阻力。故凡能影响外周静脉压、中心静脉压及静脉阻力的因素，都能影响静脉回心血量。

1）循环系统平均充盈压：是反映血管系统内血液充盈程度的指标。实验证明，血管系统内血液充盈程度愈高，静脉回心血量就愈多。当血量增加或容量血管收缩时，循环系统平均充盈压升高，静脉回心血量也就增多；反之，血量减少或容量血管舒张时，循环系统平均充盈压降低，静脉回心血量减少。

2）心肌收缩力：心脏收缩时将血液射入动脉，舒张时则可从静脉抽吸血液。如果心脏收缩力量增强，射血时心室排空较完全，在心室舒张期心室内压就较低，对心房和大静脉内血液的抽吸力量也就较大，回心血量增多；反之，则回心血量减少。如右心衰竭时，射血力量显著减弱，心室舒张期右心室内压较高，血液淤积在右心房和大静脉内，回心血量大大减少。患者可出现颈外静脉怒张，肝充血增大，下肢水肿等体征。左心衰竭时，左心房压和肺静脉压升高，血液淤积在肺部，可造成肺淤血和肺水肿。

3）体位改变：当人体从卧位变为立位时，身体低垂部分的静脉因跨壁压增大而扩张，容纳的血量增多，可多容纳平均约 500 mL 的血液，故回心血量减少。体位改变对静脉回心血量的影响，在高温环境中更加明显。高温时，皮肤血管舒张，皮肤血管中容纳的血量增多，此时若长时间站立不动，回心血量会明显减少，导致心排血量减少和脑血供不足，可引起头晕甚至晕厥。长期卧床的患者，静脉管壁的紧张性较低，可扩张性较高，加之腹壁和下肢肌肉的收缩力量减弱，对静脉的挤压作用减小，故由平卧位突然站起时，可因大量血液淤滞于下肢，回心血量过少而发生晕厥。

4）骨骼肌的挤压作用：人体在站立的情况下，如果下肢肌肉进行节律性的舒缩活动（如步行时）时，静脉回心血量可明显增加。因为肌肉收缩可对肌肉内和肌肉间的静脉产生挤压作用，使静脉回流加快；而肌肉舒张时，位于肌肉内和肌肉间的静脉内压力降低，有利于血液从毛细血管流入静脉而使静脉充盈；当肌肉再次收缩时，又可将较多的血液挤向心脏。同时，因静脉内瓣膜的存在，使静脉内的血液只能向心脏方向流动而不能倒流。这样，骨骼肌和静脉瓣膜一起，对静脉回流起着"泵"的作用，称为"静脉泵"或"肌泵"（图 2-80）。肌肉泵的这种作用，对于在立位情况下降低下肢静脉压和减少血液在下肢静脉内潴留有十分重要的生理意义。例如，在站立不动时，足部的静脉压为 90 mmHg，而在步行时则降低至 25 mmHg 以下；跑步时，两下肢肌泵每分钟挤出的血液可达数升，下肢肌泵的做功在一定程度上加速了全身的血液循环，对心脏泵血起辅助作用。但是，如果肌不是做有节律的舒缩，而是维持在紧张性的收缩状态，则静脉持续受压，静脉回流反而减少。

5）呼吸运动：也能影响静脉回流。由于胸膜腔内压低于大气压，为胸膜腔负压，故胸腔内大静脉的跨壁压较大，经常处于充盈扩张状态。在吸气时，胸腔容积加大，胸膜腔负压值进一步增大，使胸腔内的大静脉和右心房更加扩张，压力也进一步降低，因此有利于外周静脉内的血液回流至右心房，使回心血量增加，心排血量也相应增加。呼气时，胸膜腔负压值减小，由静脉回流入右心房的血量也相应减少。可见，呼吸运动对静脉回流也起着"泵"的作用，称为呼吸泵。呼吸运动对肺循环静脉回流的影响与对体循环的影响不同。吸气时，随着肺的扩张，肺部的血管容积显著增大，能潴留较多的血液，故由肺静脉回流至左心房的血量减少，左心室的输出量也相应减少。呼气时的情况则相反。

（五）微循环

微循环（microcirculation）是指微动脉和微静脉之间的血液循环。血液循环最基本的功能是进行血液和组织之间的物质交换，这一功能就是在微循环部分实现的。同时，微循环还控制流经组织的血流量，影响动脉血压和静脉回心血量，并通过组织液的生成和回流影响全身或局部体液的分布。

1. 微循环的组成 典型的微循环由微动脉、后微动脉、毛细血管前括约肌、毛细血管、通血毛细血管、动 - 静脉吻合支和微静脉等组成（图 2-81A）。

微循环的起点是微动脉，其管壁有环行的平滑肌层，其收缩和舒张可控制微血管的血流量，起着控制微循环血流量"总闸门"的作用。微动脉分支成为管径更细的后微动脉（metarteriole），其管壁只有一层平滑肌细胞。每根后微动脉向一根至数根毛细血管供血。在毛细血管起始端通常有 1~2 个平滑肌细胞，形成一个环，即毛细血管前括约肌。该括约肌的收缩与舒张决定进入其后毛细血管的血流量，在微循环中起"分闸门"的作用。

毛细血管是进行物质交换的有效部位。其管壁由单层内皮细胞构成，外面有一薄层基膜包围，内皮细胞之间的相互连接处有微细裂隙，成为沟通毛细血管内外的孔道，因此毛细血管壁的通透性较大。毛细血管的数量多，与组织液进行物质交换的面积大。人体全身约有 400 亿根毛细血管。假设毛细血管的平均半径为 3 μm，平均长度为 750 μm，则每根毛细血管的表面积约为 14 000 μm^2。由于微静脉的起始段也有交换功能，估计每根毛细血管的有效交换面积为 22 000 μm^2。因此，估计全身毛细血管（包括有交换功能的微静脉）总的有效交换面积可达 1 000 m^2。

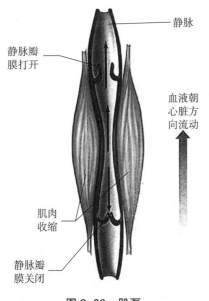

静脉

静脉瓣膜打开

血液朝心脏方向流动

肌肉收缩

静脉瓣膜关闭

图 2-80 肌泵

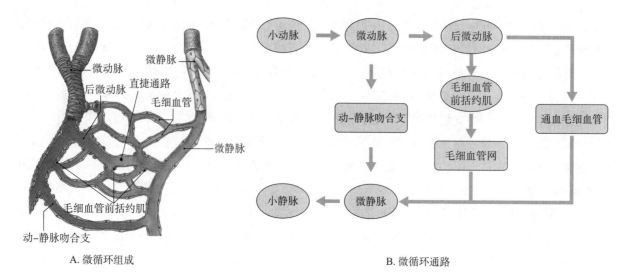

A. 微循环组成　　　　　　　　　　　　　　　　　　B. 微循环通路

图 2-81　微循环模式图

毛细血管的血液经微静脉进入静脉。最细的微静脉管径不超过 30 μm，管壁没有平滑肌，在功能上属于交换血管。较大的微静脉管壁有平滑肌，在功能上属于毛细血管后阻力血管，起"后闸门"的作用。微静脉的舒缩状态可影响毛细血管血压，从而影响毛细血管处的液体交换和静脉回心血量。此外，通血毛细血管和动静脉吻合支为微循环提供了一个不经毛细血管网的快速通路，可使一部分血液由动脉迅速流入静脉而返回心脏。

2. 微循环的血流通路　血液可通过以下 3 条通路从微动脉流向微静脉（图 2-81B）。

（1）迂回通路（circuitous channel）：是指血液由微动脉进入微循环后，经后微动脉、毛细血管前括约肌进入毛细血管网，最后流入微静脉的通路。这一通路具有以下特点：①通透性好，因为毛细血管管壁极薄，仅由单层内皮细胞和基膜组成，总的厚度仅约 0.5 μm，内皮细胞间尚有间隙存在。②血流缓慢，由于毛细血管口径极小，行径迂回曲折所致。③与组织细胞接触面积大，毛细血管数量极多，互相连通成网，并穿插于组织细胞之间。以上特点对于血液与组织细胞进行物质交换十分有利，是完成物质交换的通路，故又称为营养通路。同一器官、组织中不同部位的毛细血管是轮流开放的，而同一毛细血管也是开放和关闭交替进行的，

由毛细血管前括约肌的收缩和舒张活动控制。

（2）直捷通路（thoroughfare channel）：是指血液经微动脉、后微动脉和通血毛细血管进入微静脉的通路。通血毛细血管是后微动脉的直接延伸，其管壁平滑肌逐渐稀少以至消失。通血毛细血管的管壁较厚，通透性较差。但通血毛细血管的口径较大，且该通路血流不经过迂回曲折的毛细血管网，血流阻力较小，所以这一通路血流速度较快，并经常处于开放状态。该通路的意义在于使一部分血液迅速通过微循环，以满足体循环有足够的静脉回心血量。血液在此通路中也能与组织液进行少量物质交换。直捷通路在骨骼肌组织中较为多见。

（3）动静脉短路（arterio-venous shunt）：是指血液从微动脉经过动静脉吻合支直接流回微静脉。动静脉吻合支管壁较厚，有发达的纵行平滑肌层和丰富的血管运动神经末梢，能够进行舒缩活动。该通路血流速度快，但完全不能进行物质交换，故又称为非营养通路。此通路主要分布于手指、足趾、唇和鼻等处的皮肤及某些器官内，主要与体温调节有关。在一般情况下，皮肤的动静脉吻合支经常处于关闭状态，有利于保存体内的热量；当环境温度升高时，动静脉吻合支开放，皮肤血流量增加，皮肤温度升高，有利于发散身体热量。动静脉短路开放，会相对地减少组织对血液中氧的摄取。在某些病理

状态下，例如感染性和中毒性休克时，动静脉短路大量开放，可加重组织的缺氧状况。

3. 微循环的血流动力学

（1）微循环血流阻力：微循环中的血流一般为层流，其血流量与微动脉和微静脉之间的血压差成正比，与微循环总的血流阻力成反比。在直径为 $8 \sim 40 \ \mu m$ 的微动脉处，血流阻力最大，血压降幅也最大。在微循环总的血流阻力中，微动脉处的阻力占较大的比例。

（2）毛细血管血压：血液在流经血管网时，由于不断克服阻力，血压逐渐下降；当血液进入毛细血管后，血压明显降低。毛细血管血压的高低取决于毛细血管前阻力和毛细血管后阻力的比值。一般而言，当比例为 5 : 1 时，毛细血管的平均血压为 20 mmHg。当毛细血管前、后阻力比值增大时，毛细血管血压降低；这一比值减小时，毛细血管血压则升高。据测量，毛细血管的动脉端血压为 $30 \sim 40$ mmHg，毛细血管的中段血压为 25 mmHg，静脉端为 $10 \sim I5$ mmHg。

（3）微循环血流量的调节：微动脉位于微循环的起始部位，其血管平滑肌舒缩活动可调节微循环的血流灌注量，起着"总闸门"的作用；微静脉则位于微循环的最后部分，其血管平滑肌舒缩活动起"后闸门"的作用。由于在总的血流阻力中微动脉处的阻力占较大的比例，因此，微动脉的阻力对控制微循环的血流量起主要作用。微动脉和微静脉主要接受交感神经的支配，也受肾上腺素、去甲肾上腺素、局部代谢产物等体液因素的调节。后微动脉和毛细血管前括约肌位于毛细血管的起始端，主要受局部酸性代谢产物（乳酸、CO_2 等）和缺氧（尤其是后者）的调节，起着"分闸门"的作用。

在正常情况下，交感神经具有一定的紧张性活动，维持微循环一定的血液灌注量。所以，某一器官在一定时间内的血流量一般是稳定的。但是在同一时间内不同微血管内以及同一血管内不同时间的血流速度均有较大差异。这是因为后微动脉和毛细血管前括约肌发生每分钟 $5 \sim 10$ 次的交替性收缩和舒张活动，称为血管舒缩活动（vasomotion）。此舒缩活动可控制毛细血管的开放和关闭，主要与局部组织的代谢活动有关（图 2-82）。在安静状态下，同一时间内骨骼肌组织只有 $20\% \sim 35\%$ 的毛细血管处于开放状态。当组织代谢活动增强时，更多的毛细血管开放，使血液和组织、细胞之间发生交换的面积增大，从而满足组织的代谢需求。因此，微循环的血流量与组织的代谢活动水平是相适应的。

4. 血液和组织液之间的物质交换 组织、细胞之间的空间称为组织间隙，充满组织液。组织、细胞通过细胞膜与组织液发生物质交换。组织液与血液之间则通过毛细血管壁进行物质交换。因此，组织、细胞和血液之间的物质交换需通过组织液作为中介。血液和组织液之间的物质交换主要是通过以下几种方式进行的。

（1）扩散（diffusion）：是指液体中溶质分子的热运动，是血液和组织液之间进行物质交换的最主要方式。毛细血管内外液体中的分子，只要其直径小于毛细血管壁的孔隙，就能通过管壁进行扩散运动。扩散的驱动力是该物质在管壁两侧的浓度差。溶质分子在单位时间内通过毛细血管壁进行扩散的

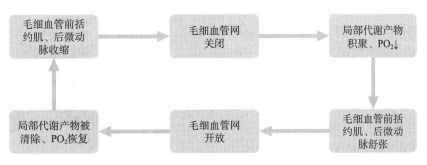

图 2-82 毛细血管网开放和关闭的机制

速率与该溶质分子在血浆和组织液中的浓度差、毛细血管壁对该溶质分子的通透性、毛细血管壁的有效交换面积等因素成正比，与毛细血管壁的厚度（即扩散距离）成反比。脂溶性物质（如 O_2 和 CO_2 等）可直接通过毛细血管的细胞膜扩散，故扩散速率极快。非脂溶性物质（如 Na^+、Cl^-、葡萄糖和尿素等）不能直接通过细胞膜，只能通过毛细血管壁的孔隙进行扩散，扩散速率相对较慢。毛细血管壁对这些物质的通透性与被扩散分子的大小有关。分子愈小，通透性愈大。此外，有些能溶解于水，且直径小于毛细血管壁裂隙的溶质分子也能随水分子转运而一起交换（溶剂拖曳）。尽管毛细血管壁孔隙的总面积不超过毛细血管壁总面积的 1/1 000，但由于分子热运动的速率非常快，高于毛细血管血流速度数十倍，因此血液在流经毛细血管时，血浆和组织液中的溶质分子有充分的时间进行物质交换。

（2）滤过和重吸收：当毛细血管壁两侧的静水压不等时，水分子就会通过毛细血管壁从静水压高的一侧向静水压低的一侧移动。水中的溶质分子，如其分子直径小于毛细血管壁的孔隙，也能随同水分子一起滤过。另外，当毛细血管壁两侧的渗透压不等时，可以导致水分子从渗透压低的一侧向渗透压高的一侧移动。由于血浆蛋白质等胶体物质较难通过毛细血管壁的孔隙，因此血浆的胶体渗透压能限制血浆的水分子向毛细血管外移动；同样，组织液的胶体渗透压则限制组织液的水分子向毛细血管内移动。在生理学中，将由于管壁两侧静水压和胶体渗透压的差异而引起的液体由毛细血管内向毛细血管外的移动称为滤过（filtration），而将液体向相反方向的移动称为重吸收（reabsorption）。血液和组织液之间通过滤过和重吸收方式发生的物质交换，和通过扩散方式发生的物质交换相比，仅占很小一部分，但在组织液的生成中起重要的作用。

（3）胞饮：在毛细血管内皮细胞一侧的液体可被内皮细胞膜包围并胞饮（pinocytosis）入细胞内，形成胞饮囊泡。囊泡被运送至细胞的另一侧，并被排出至细胞外。较大的分子如血浆蛋白等以这种方式通过毛细血管壁进行交换。

（六）组织液的生成

组织液存在于组织、细胞的间隙内，是细胞赖以生存的内环境。其绝大部分呈胶冻状，不能自由流动，不会因重力作用而流至身体的低垂部分。将注射针头插入组织间隙内，也不能抽出组织液。组织液凝胶的基质主要是胶原纤维和透明质酸细丝。组织液中有极小一部分呈液态，可自由流动。由于毛细血管壁具有选择通透性，组织液中各种离子成分与血浆相同，但蛋白质浓度明显低于血浆。

1. 组织液的生成　组织液（tissue fluid）是血浆滤过毛细血管壁而形成的。液体通过毛细血管壁的滤过和重吸收取决于 4 个因素：毛细血管血压、组织液胶体渗透压、组织液静水压和血浆胶体渗透压。其中前两个因素是促使液体由毛细血管内向血管外滤过的力量，而后两个因素是将液体从组织间隙重吸收入毛细血管内的力量（图 2-83）。滤过的力量和重吸收的力量之差，称为有效滤过压（effective filtration pressure，EFP）。可用下式表示：

有效滤过压 =（毛细血管血压 + 组织液胶体渗透压）–（组织液静水压 + 血浆胶体渗透压）

如有效滤过压为正值，则液体滤过毛细血管壁；如为负值，则发生重吸收。以图 2-83 所假设的各种压力数值为例，在毛细血管动脉端的有效滤

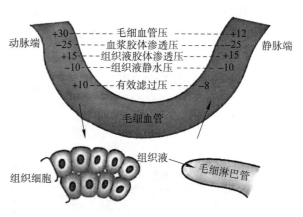

图 2-83　组织液生成和回流示意图

过压为 10 mmHg，液体滤出毛细血管；而在毛细血管静脉端的有效滤过压为 -8 mmHg，则发生重吸收。单位时间内通过毛细血管壁滤过的液体量等于有效滤过压和滤过系数（K_f）的乘积。滤过系数的大小取决于毛细血管壁对液体的通透性和滤过面积。不同组织的毛细血管滤过系数有很大差别，脑和肌肉的滤过系数很小，而肝和肾小球的滤过系数则很大。总的来说，流经毛细血管的血浆，有 0.5%～2% 在毛细血管动脉端以滤过的方式进入组织间隙，其中约 90% 在静脉端被重吸收回血液，

其余约 10%（包括滤过的白蛋白分子）进入毛细淋巴管，形成淋巴液。

2. 影响组织液生成的因素 在正常情况下，组织液不断生成，又不断被重吸收，保持动态平衡，故血量和组织液量能维持相对稳定。如果这种动态平衡遭到破坏，发生组织液生成过多或重吸收减少，组织间隙中就有过多的液体潴留，形成水肿（edema）。影响组织液生成的主要因素有毛细血管血压、血浆胶体渗透压、毛细血管壁通透性和淋巴回流，具体见表 2-3。

表 2-3 影响组织液生成及回流的因素

影响因素		效应	机制	例证
毛细血管血压↑	微动脉扩张	生成↑	毛细血管血压↑→有效滤过压↑	炎症部位
	静脉回流受阻	回流↓	毛细血管血压↑→有效滤过压↑	右心衰竭
血浆胶体渗透压↓		生成↑	血浆蛋白浓度↓→血浆胶体渗透压↓→有效滤过压↑	营养不良性水肿 肝病
毛细血管壁通透性↑		生成↑	血浆蛋白进入组织液，血浆胶体渗透压↓，组织液胶体渗透压↑	烧伤 荨麻疹
淋巴回流受阻		回流↓	组织液聚积（正常时部分组织液经淋巴回流入血液循环）	癌栓 丝虫病

（七）淋巴液的生成和回流

淋巴系统是组织液向血液回流的一个重要的辅助系统，由淋巴管、淋巴结、脾等组成。毛细淋巴管以稍膨大的盲端起始于组织间隙，彼此吻合成网，并逐渐汇合成大的淋巴管。全身的淋巴液经淋巴管收集，最后由右淋巴导管和胸导管导入静脉。

1. 淋巴液的生成与回流 组织液进入淋巴管，即成为淋巴液。因此，来自某一组织淋巴液的成分和该组织的组织液非常接近。毛细淋巴管由单层内皮细胞组成，没有基膜和周细胞，故通透性极高。在毛细淋巴管起始端，内皮细胞的边缘像瓦片般互相覆盖，构成向管腔内开启的单向活瓣（图 2-84）。此外，当组织液积聚在组织间隙时，组织中的胶原纤维和毛细淋巴管之间的胶原细丝可以将互相重叠

的内皮细胞边缘拉开，使内皮细胞之间出现较大的缝隙，组织液包括其中的血浆蛋白质分子可自由地通过此间隙进入毛细淋巴管，另可通过单向活瓣作

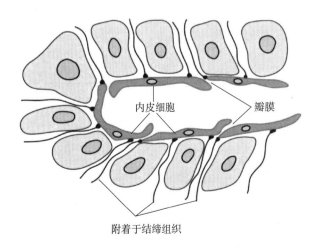

图 2-84 毛细淋巴管盲端结构示意图

用限制其倒流。值得注意的是，当机体内部存在有感染因素时，组织液中渗出的血浆蛋白和细菌也可通过此途径进入淋巴循环。

组织液和毛细淋巴管内淋巴液之间的压力差是组织液进入淋巴管的动力。组织液压力升高时，能加快淋巴液的生成速度。毛细淋巴管彼此吻合成网，逐渐汇合形成较大的集合淋巴管。后者的管壁中有平滑肌，可以收缩。另外，淋巴管中有瓣膜，故淋巴液不能倒流。集合淋巴管壁平滑肌的收缩活动和淋巴管腔内的瓣膜共同构成"淋巴管泵"，促进淋巴液向心回流。

正常成年人在安静状态下大约每小时有 120 mL 淋巴液进入血液循环，其中约 100 mL 经由胸导管，20 mL 经由右淋巴导管进入血液。粗略估算，每天生成的淋巴液总量为 2~4 L，大致相当于全身的血浆总量。每天由淋巴液带回到血液的蛋白质多达75~200 g，从而能维持血浆蛋白的正常浓度，并使组织液中蛋白质浓度保持较低的水平。

2. 影响淋巴液生成和回流的因素　组织液进入毛细淋巴管的动力是组织液与毛细淋巴管内淋巴液之间的压力差。任何能增加组织液压力或降低毛细淋巴管压力的因素均可增加淋巴液的生成，以组织液压力增加的影响更为重要。毛细血管血压升高（如炎症、肌运动）、血浆胶体渗透压降低（如肝病、某些肾病或营养不良）、毛细血管壁通透性和组织液胶体渗透压增高（如超敏反应）等可导致淋巴液生成增加。"淋巴管泵"能促进淋巴回流。此外，淋巴管周围组织对淋巴管的压迫也能推动淋巴流动。如周围骨骼肌的节律性收缩、相邻动脉的搏动，以及外部物体对组织的压迫等，都可成为推动淋巴回流的动力。反之，淋巴管和淋巴结的急慢性炎症、肉芽肿形成等，则可引起淋巴系统阻塞，使局部淋巴回流发生障碍，大量的淋巴液滞留在组织间隙内，产生淋巴水肿。

3. 淋巴回流的生理意义　主要是回收蛋白质、运输脂肪及其他营养物质、调节体液平衡、具有防御和免疫功能（表 2-4）。

表 2-4　淋巴回流的生理意义

淋巴回流的生理意义	说　明
回收蛋白质	淋巴毛细血管壁的通透性比毛细血管壁的大，组织液中的蛋白质只能由淋巴液带回至血液中，使组织液的蛋白质保持在较低水平
运输脂肪及其他营养物质	由肠道吸收的脂肪大部分是经淋巴管输送入血液的
调节血浆和组织液间的体液平衡	生成的组织液有相当一部分是经毛细淋巴管回流的；严重的淋巴回流受阻可造成局部水肿，甚至可引起循环血量减少
免疫和防御功能	组织受损时，进入组织间隙的红细胞、异物、细菌等可被淋巴液从组织中带走，由淋巴结内的巨噬细胞清除；淋巴结可产生淋巴细胞和浆细胞，参与免疫反应

四、心血管活动的调节

思维导图：

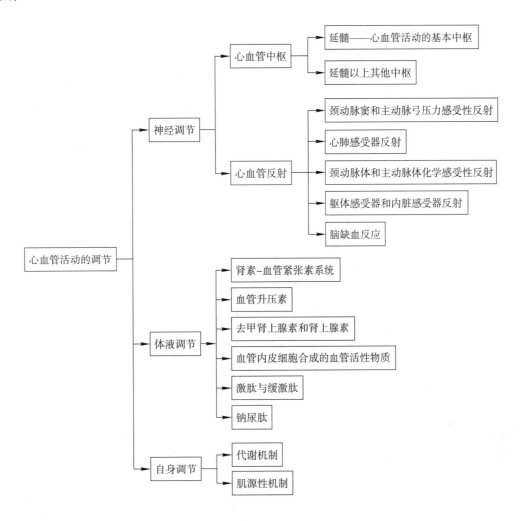

人体在不同的生理状况下，各器官组织的代谢水平不同，对血流量的需要也不同。机体的神经和体液机制可对心脏和各部分血管的活动进行调节，使血流量在各器官之间的分配能适应各器官组织在不同情况下的需要。心血管活动的调节包括神经调节、体液调节和自身调节。

（一）心血管活动的神经调节

心肌和血管平滑肌接受自主神经支配。机体对心血管活动的神经调节是通过各种心血管反射实现的。

1. 心脏的神经支配　支配心脏的传出神经主要为心交感神经和心迷走神经。心交感神经兴奋可加强心脏的活动，而心迷走神经兴奋则抑制心脏的活动。两者相互拮抗，又相互协调，共同调节心脏的泵血功能。

（1）心交感神经及其作用：心交感神经的节前神经元胞体位于脊髓第 1~5 胸段的中间外侧柱，其轴突末梢释放的递质为乙酰胆碱，后者能激活节后神经元膜上的 N_1 型胆碱能受体。心交感节后神经元胞体位于星状神经节或颈交感神经节内。节后神经元的轴突组成心脏神经丛，支配心脏各个部分，包括窦房结、房室交界、房室束、心房肌和心室肌。两侧心交感神经对心脏的支配并不完全对称，左侧心交感神经主要支配房室交界，兴奋时加速房室传导，使心肌活动更趋同步，因而使心肌收缩力增强；右侧心交感神经主要支配窦房结，兴奋时主要引起心率加快。

心交感神经节后纤维释放的递质为去甲肾上腺素（norepinephrine，NE），与心肌细胞膜上的 β_1 肾上腺素受体结合，激活腺苷酸环化酶，使细胞内 cAMP 的浓度升高，继而通过 cAMP–PKA 通路激活细胞内蛋白质的磷酸化过程，可导致心率加快、房室交界的传导加快，心房肌和心室肌的收缩能力加强，这些效应分别称为正性变时作用（positive chronotropic action）、正性变传导作用（positive dromotropic action）和正性变力作用（positive inotropic action）。交感神经的作用机制包括：① NE 激活心肌膜上的 L 型钙通道，增加动作电位 2 期 Ca^{2+} 的内流，通过 CICR 机制使细胞内肌质网释放的 Ca^{2+} 增加，增强心肌收缩能力，增加每搏做功。同时，NE 促使肌钙蛋白对 Ca^{2+} 的释放，并通过 PKA 使受磷蛋白磷酸化，增强肌质网膜上钙泵的活性，加速肌质网对 Ca^{2+} 的摄取，故心交感神经还能加速心肌舒张。②对于自律细胞，NE 能加强 4 期的内向离子流 I_f，使 4 期自动去极化速率加快。在窦房结 P 细胞，NE 可引起钙通道磷酸化，使 4 期 Ca^{2+} 内流增加，窦房结的自律性增高，心率加快。③对于慢反应心肌细胞，如房室交界区心肌细胞，NE 能增加细胞膜上 L 型钙通道开放的概率和 Ca^{2+} 的内流，使慢反应细胞 0 期动作电位的上升幅度增大，0 期去极化速度加快，房室传导时间缩短。

β_1 受体阻滞药可消除心交感神经对心脏的兴奋作用，降低心率、心肌收缩力和传导速度，从而引起心排血量减少，动脉血压降低，临床上可用于治疗高血压、心律失常、心力衰竭等心血管疾病。

（2）心迷走神经及其作用：支配心脏的副交感神经节前纤维行走于迷走神经干中，节前神经元的胞体位于延髓的迷走神经背核和疑核，在不同的动物中有种间差异。心迷走神经节前纤维在心底部和心交感神经一起组成心脏神经丛，并和交感神经纤维伴行进入心脏，与心内神经节细胞发生突触联系。心迷走神经的节前和节后神经元都是胆碱能神经元。心迷走神经的节后神经纤维支配窦房结、心房肌、房室交界、房室束及其分支，心室肌也有迷走神经支配，但纤维末梢的数量远低于心房肌中的迷走神经。右侧心迷走神经对窦房结的支配占优势，以影响心率为主；左侧心迷走神经对房室交界的作用占优势，因而主要影响房室传导速度。但两侧迷走神经纤维分布的差异不如心交感神经显著。

心迷走神经节后纤维末梢释放的递质乙酰胆碱（acetylcholine，ACh），作用于心肌细胞膜的 M 型胆碱能受体，抑制了腺苷酸环化酶，使细胞内 cAMP 浓度降低，可导致心率减慢，心肌收缩能力减弱，房室传导速度减慢，即具有负性变时作用（negative chronotropic action）、负性变力（negative inotropic action）作用和负性变传导作用（negative dromotropic action）。具体机制如下：① ACh 通过抑制 L 型钙通道，使其开放速率下降，导致肌质网释放 Ca^{2+} 减少。另外，ACh 还能激活细胞膜上的 I_{K-ACh} 通道，使复极时 K^+ 外流加速，2 期缩短，Ca^{2+} 内流减少，收缩力减弱。②在窦房结 P 细胞，I_{K-ACh} 通道激活使最大复极电位绝对值增加，4 期自动去极化到达阈电位所需的时间延长，窦房结的自律性降低，心率减慢；另一方面，ACh 还能抑制 4 期的内向电流 I_f，减慢 4 期自动去极化的速度，导致心率减慢。③在房室交界处，ACh 通过抑制钙通道减少内向钙流，使房室交界处的慢反应细胞 0 期去极化的幅度减小，速率减慢，故房室传导速度减慢。M 受体阻滞药可阻断心迷走神经对心脏的抑制作用。

心交感神经和心迷走神经内均含有大量的传入神经纤维，其神经末梢主要感受来自心脏的机械牵张刺激、化学刺激，进而反射性调节交感神经活动和心血管活动。通常情况下，心迷走神经的传入纤维活动引起交感神经活动抑制，而心交感神经的传入活动则增强交感神经活动。在高血压和慢性心力衰竭时，心交感神经传入纤维活动增强，是病理状态下交感神经过度激活的机制之一。

（3）心交感紧张和心迷走紧张：紧张（tonus）是指神经或肌肉等组织维持一定程度的持续活动状态。平时心交感神经和心迷走神经对心脏的支配具有紧张性活动，分别称为心交感紧张（cardiac sympathetic tone）和心迷走紧张（cardiac vagal tone）。正常成年人安静时的心率平均约75次/min。在应用M受体拮抗剂阿托品后，由于心交感神经失去了心迷走神经的对抗作用，心率可上升至150~180次/min。如果同时阻断心交感神经和心迷走神经，则心率约为100次/min。可见，在一般生理条件下，心迷走的紧张性活动更占优势。心交感紧张和心迷走紧张活动均起源于中枢，主要是延髓心血管中枢。心交感紧张和心迷走紧张还受呼吸活动的影响。吸气时，心迷走紧张降低而心交感紧张增强，心率加快；呼气时则相反。心率随呼吸周期而发生明显变化的现象称为呼吸性窦性心律不齐。

2. 血管的神经支配　除真毛细血管外，血管壁都有平滑肌分布。绝大多数血管平滑肌受自主神经支配。毛细血管前括约肌上神经分布很少，其舒缩活动主要受局部组织代谢产物影响。支配血管平滑肌的神经纤维可分为缩血管神经纤维（vasoconstrictor fiber）和舒血管神经纤维（vasodilator fiber）两大类，两者又统称为血管运动神经纤维（vasomotor nerve fiber）。

（1）交感缩血管神经纤维及其作用：缩血管神经纤维都是交感神经纤维，故一般称为交感缩血管纤维（sympathetic vasoconstrictor nerve）。其节前神经元位于脊髓胸、腰段的中间外侧柱内，末梢释放的递质为ACh；节后神经元位于椎旁和椎前神经节内，末梢释放的递质为NE。血管平滑肌细胞有α和β2两类肾上腺素受体。α肾上腺素受体兴奋，可导致血管平滑肌收缩；β2肾上腺素受体兴奋，则导致血管平滑肌舒张。NE与α受体结合的能力较

与β2受体结合的能力强，故交感缩血管纤维兴奋时引起缩血管效应。

体内几乎所有的血管平滑肌都受交感缩血管纤维支配，但不同部位的血管中缩血管纤维分布的密度不同。皮肤血管中缩血管纤维分布密度最高，骨骼肌和内脏的血管次之，冠状血管和脑血管中分布较少。在同一器官中，动脉中缩血管纤维的密度高于静脉，微动脉中密度最高。

人体内多数血管只接受交感缩血管纤维的单一神经支配。在安静状态下，交感缩血管纤维持续发放1~3次/s的低频冲动，称为交感缩血管紧张（sympathetic vasomotor tone）。这种紧张性活动使血管平滑肌保持一定程度的收缩状态。当交感缩血管紧张增强时，血管平滑肌进一步收缩；交感缩血管紧张减弱时，血管平滑肌收缩程度减低，血管舒张。在不同的生理状况下，交感缩血管纤维的放电频率不同，可低于1次/s，也可达8~10次/s。这一变动范围足以使血管口径在很大范围内发生变化，从而调节不同器官的血流阻力和血流量。

交感缩血管神经纤维兴奋时，总外周阻力增加，动脉血压升高。当支配某一器官血管床的交感缩血管纤维兴奋时，可引起该器官血管床的血流阻力增高，血流量减少；同时该器官毛细血管前阻力和毛细血管后阻力的比值增大，使毛细血管血压降低，组织液的生成减少而有利于重吸收。此外，该器官血管床的容量血管收缩，器官内的血容量减少，静脉回心血量增加。

（2）舒血管神经纤维及其作用：体内有一部分血管除接受缩血管纤维支配外，还接受舒血管神经纤维支配。舒血管神经纤维主要有以下几种：

1）交感舒血管神经纤维：有些动物如犬和猫，支配骨骼肌微动脉的交感神经中除有缩血管纤维外，还有舒血管纤维。交感舒血管纤维末梢释放的递质为ACh，作用于血管平滑肌膜上的M受体，引起骨骼肌血管舒张。该作用可被M受体阻断剂阿托品阻断。交感舒血管纤维在平时没有紧张性活动，只有在动物处于情绪激动状态和发生防御反应

时才发放冲动，使骨骼肌血管舒张，血流量增多，满足肌肉活动时的需要。在人体内可能也有交感舒血管纤维存在。

2）副交感舒血管神经纤维：少数器官如脑膜、唾液腺、胃肠道的外分泌腺和外生殖器等，其血管平滑肌除接受交感缩血管纤维支配外，还接受副交感舒血管纤维支配。例如面神经中支配软脑膜血管的纤维，迷走神经中支配肝血管和盆神经中支配盆腔器官和外生殖器血管的纤维等。副交感舒血管纤维末梢释放的递质为乙酰胆碱（ACh），后者与血管平滑肌的 M 型胆碱能受体结合，引起血管舒张。副交感舒血管纤维平时没有紧张性活动。这类舒血管神经纤维的活动主要对所支配的器官组织的局部血流起调节作用，对循环系统总外周阻力的影响很小。

3）脊髓背根舒血管神经纤维：当伤害性刺激沿传入途径传向中枢时，传入神经纤维在外周末梢处可通过分支传向邻近刺激部位的微动脉，使之舒张，因而局部皮肤出现红晕。由脊髓背根传入神经在外周末梢处发出的支配微动脉的神经纤维称为脊髓背根舒血管神经纤维（dorsal root vasodilator fiber），目前尚不清楚其末梢释放的递质，可能是组胺、腺苷三磷酸（ATP）、P 物质或降钙素基因相关肽等。

（3）支配血管的其他神经纤维：在某些自主神经元的轴突末梢，经典的神经递质常与某种肽类物质共存。如支配颌下腺的副交感神经元内 ACh 和血管活性肠肽（VIP）共存。这些神经元兴奋时，ACh 和 VIP 同时释放，ACh 促进唾液腺的分泌，而VIP 则引起血管舒张，增加局部组织的血流量。

另外，在血管壁内也发现有内在神经丛，其中少数神经元为去甲肾上腺素能神经元，大多数为非去甲肾上腺素能神经元，这些神经丛可能参与器官局部血流量的调节。

3. 心血管中枢　神经系统对心血管活动的调节是通过各种神经反射来实现的。与控制心血管活动有关的神经元集中的部位称为心血管中枢（cardiovascular center）。控制心血管活动的神经元并不是只集中在中枢神经系统的一个部位，而是分布在中枢神经系统从脊髓到大脑皮质的各个水平上，它们各具不同的功能，又互相密切联系，使整个心血管系统的活动协调一致，并与整个机体的活动相适应。其中，延髓是调控心血管活动最重要的心血管中枢部位。

（1）延髓心血管中枢：延髓是调节心血管活动最基本的中枢。动物实验表明，在延髓上缘横断脑干后，动物的血压并无明显的变化。但在延髓与脊髓间横断时，血压降低至大约 40 mmHg。说明心血管正常的紧张性活动起源于延髓，只要保留延髓及其以下中枢部分的完整，就可以维持心血管正常的紧张性活动，并完成一定的心血管反射活动。

延髓心血管中枢的神经元是指位于延髓内的心迷走神经元及控制心交感神经和交感缩血管神经活动的神经元。这些神经元在平时都有紧张性活动，分别称为心迷走紧张、心交感紧张和交感缩血管紧张。延髓心血管中枢主要包括以下几个部分。

1）心血管交感中枢：延髓腹外侧区（ventrolateral medulla，VLM）在调节心血管活动中具有重要的作用，其中延髓头端腹外侧区（rostral ventrolateral medulla，RVLM）被认为是中枢内维持心血管交感紧张的关键部位。RVLM 与脑内其他心血管中枢之间有广泛的联系，可接受来自下丘脑和中脑防御反应区的传出冲动，也可整合由孤束核接替的传入信息等，并最终由此发出纤维投射至脊髓灰质中间外侧柱，兴奋交感节前神经元，引起心血管活动的改变。RVLM 神经元兴奋时可引起交感神经活动加强，血压升高。紧靠 RVLM 尾端的是引起交感抑制的延髓尾端腹外侧区（caudal ventrolateral medulla，CVLM）。CVLM 神经元不直接投射至脊髓灰质中间外侧柱，而是通过投射纤维抑制 RVLM 神经元的活动，从而抑制交感的传出活动。

2）心迷走中枢：延髓的疑核和迷走神经背核与心迷走神经的紧张性有关，也是目前认为的心迷走中枢（cardiac vagus center）所在部位。心迷走中枢的神经元广泛接受来自下丘脑和脑干其他核团的纤维投射，这些神经元的活动还受来自压力感受器、化学感受器等外周传入信息的影响。这些外周传入信息中，尤其是压力感受器的传入冲动对维持心迷走中枢的紧张性活动具有重要作用。

3）孤束核（nucleus of solitary tract，NTS）：延髓的 NTS 为传入神经的接替站，接受由颈动脉窦、主动脉弓、心肺感受器、化学感受器、骨骼肌感受器和肾内感受器等传入的信息。此外，它还接受来自端脑、小脑、下丘脑、脑干其他核团和脊髓的纤维投射。NTS 发出纤维至延髓迷走神经背核、疑核、延髓腹外侧区和脑桥、下丘脑等中枢神经系统其他部位的神经元，继而影响心血管活动。

（2）延髓以上的心血管中枢：在延髓以上的脑干部分以及大脑和小脑中，也都存在与心血管活动有关的神经元。它们在心血管活动调节中所起的作用较延髓心血管中枢更加高级，特别是在行为活动和情绪反应过程中表现为对心血管活动和机体其他功能活动进行复杂的整合，产生相应的心血管反应。例如下丘脑是一个非常重要的整合部位，在体温调节、摄食、水平衡及发怒、恐惧等情绪反应的整合中都起着重要的作用。这些反应都包含有相应的心血管活动的变化，并且这些变化往往是通过精细整合，在生理功能上相互协调的。例如，用电刺激下丘脑的"防御反应区"，可立即引起动物的警觉状态，骨骼肌肌紧张加强，表现出准备防御的姿势等行为反应，同时出现一系列心血管活动的改变，主要表现为心率加快，心搏加强，心排血量增加，皮肤和内脏血管收缩，骨骼肌血管舒张，血压稍有升高。这些心血管反应显然是与当时机体所处的状态相协调的，以适应防御、搏斗或逃跑等行为的需要。

大脑的一些部位，特别是边缘系统的结构，如颞极、额叶的眶面、扣带回的前部、杏仁、隔、海马等，会影响下丘脑和脑干其他部位的心血管神经元的活动。这些结构整合来自各级心血管中枢的信息，因此被认为可能是环境应激引起心血管疾病发病的最重要的中枢部位。

4. 心血管反射　当机体处于不同的生理状态（如变换姿势、运动、睡眠时），或当机体内、外环境发生变化时，可引起各种心血管反射（cardiovascular reflex），使心排血量和各器官的血管收缩状况发生相应的改变，动脉血压也可发生变动。心血管反射一般都能很快完成，其生理意义在于使循环功能适应于当时机体所处的状态或环境的变化。

（1）颈动脉窦和主动脉弓压力感受性反射：动脉压力感受性反射（arterial baroreceptor reflex）对于维持动脉血压的相对稳定具有重要意义。当动脉血压波动时，可通过压力感受性反射，引起心交感神经、心迷走神经和交感缩血管神经传出活动发生改变，最终使血压迅速恢复。

1）动脉压力感受器：压力感受性反射的感受装置是位于颈动脉窦和主动脉弓血管外膜下的感觉神经末梢，称为动脉压力感受器（arterial baroreceptor）。压力感受器并不直接感受血压的变化，而是感受血管壁所受的牵拉刺激。当动脉血压升高时，动脉管壁被牵张的程度升高，压力感受器发放的神经冲动也就增多。在同一动脉血压水平，颈动脉窦（carotid sinus）和主动脉弓（aortic arch）感受器对脉动性压力刺激比非脉动性压力刺激更为敏感，这一特性与大动脉的血压呈脉动性变化相适应。颈动脉窦和主动脉弓感受器位于循环系统的高压部位，属于高压感受器（high pressure receptor）。

2）传入神经和中枢联系：颈动脉窦和主动脉弓压力感受器的传入神经纤维汇合成颈动脉窦神经（carotid sinus nerve）和主动脉神经（aortic nerve），分别加入舌咽神经和迷走神经干内，进入延髓。家兔的主动脉弓压力感受器传入纤维在颈部单独成为一束，与迷走神经伴行，称为降压神经（depressor nerve），入颅前并入迷走神经。

来自压力感受器的传入冲动进入延髓后，和孤束核的神经元发生突触联系，通过延髓内的神经通路使 RVLM 的血管运动神经元抑制，从而使交感神经紧张性活动减弱。孤束核神经元还与延髓内其他神经核团以及脑干其他部位如脑桥、下丘脑等的一些神经核团发生联系，其效应也是使交感神经紧张性活动减弱。另外，孤束核神经元还与迷走神经背核和疑核发生联系，使迷走神经的活动加强。

3）反射效应：动脉血压升高时，压力感受器传入冲动增多，通过上述中枢机制，使心迷走紧张加强，心交感紧张和交感缩血管紧张减弱，其效应为心率减慢，心排血量减少，外周血管阻力降低，故动脉血压下降（图2-85）。反之，当动脉血压降低时，压力感受器传入冲动减少，使心迷走紧张减弱，交感紧张加强，于是心率加快，心排血量增加，外周血管阻力增高，血压回升。

4）动脉压力感受性反射的生理意义：压力感受性反射是典型的负反馈调节。在心排血量、外周血管阻力、血量等发生突然变化的情况下，该反射可对动脉血压进行快速调节，使动脉血压不会发生过大的波动；相反，对于缓慢发生的动脉血压变化不敏感。在动物实验中可看到，切除两侧压力感受器传入神经后，动物的血压出现较大幅度的波动，但一天中血压的平均值并不明显高于正常水平。可见，压力感受性反射对纠正动脉血压的瞬时变化是非常重要的。

在动物实验中，可将一侧颈动脉窦区和循环系统其余部分隔离开来，但仍保留它通过窦神经与中枢的联系，切断对侧窦神经和双侧主动脉神经。人为地改变颈动脉窦区的灌注压，可观察到体循环动脉压随着窦内压的升高而降低，由此得出反映颈动脉窦内压力与主动脉压力之间关系的曲线，即压力感受性反射功能曲线（图2-86）。压力感受性反射功能曲线是通过实验结果画出的，该曲线的中间部分较陡，向两端渐趋平坦。曲线中平均动脉压与窦内压相等的相交点为该反射的闭环工作点，正常人安静时约100 mmHg。这说明当窦内压在正常平均动脉压水平的范围内发生变动时，压力感受性反射最为敏感，纠正偏离正常水平的血压的能力最强。在高血压患者或实验性高血压动物中，压力感受性反射的工作范围发生改变，压力感受性反射功能曲线向右偏移，动脉血压维持在比较高的水平。这种现象称为压力感受性反射的重调定（resetting）。

（2）心肺感受器引起的心血管反射：在心房、心室和肺循环大血管壁存在许多感受器，总称为心肺感受器（cardiopulmonary receptor），其传入神经纤维走行于迷走神经干内。引起心肺感受器兴奋的适宜刺激有两大类。一类是血管壁的机械牵张；另一类是一些化学物质，如前列腺素、缓激肽等。有些药物如藜芦碱等也能刺激心肺感受器。

当心房、心室或肺循环大血管中压力升高或血容量增多而使心脏或血管壁受到牵张时，这些机械

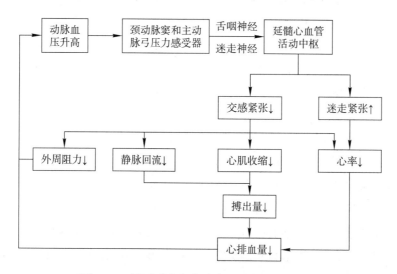

图2-85　颈动脉窦和主动脉弓压力感受性反射

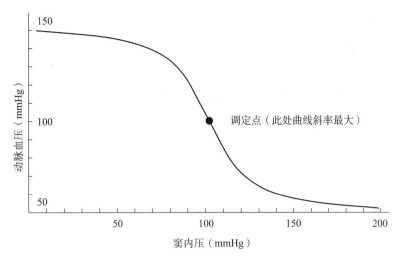

图 2-86　在实验中测得的颈动脉窦内压力与动脉血压的关系

或压力感受器就发生兴奋。由于这些感受器位于循环系统压力较低的部位，也称为低压感受器（low pressure receptor）。在生理情况下，心房壁的牵张主要由血容量增多而引起，因此心房壁的牵张感受器也称为容量感受器（volume receptor）。

心肺感受器反射包括心容量感受器反射（cardiac volume receptor reflex）和心交感传入反射（cardiac sympathetic afferent reflex，CSAR）。

1）心容量感受器反射：当心房内压升高或血容量增多时，心房壁受到的牵张刺激增强，通过迷走神经将冲动传入中枢，引起交感神经紧张性活动减弱；而迷走神经紧张性活动增高，导致心率减慢，心排血量减少，外周阻力降低，最终血压下降。心肺感受器兴奋时肾交感神经活动的减弱特别明显，使肾血流量增加，肾素释放减少，醛固酮水平降低，肾排水和排钠量增多，使循环血量不至于过多。心肺感受器的传入冲动还可抑制下丘脑视上核和室旁核合成释放血管升压素，血管升压素的减少导致肾排水增多。当循环血量减少时，心房、心室或肺循环血管壁中的压力降低或容量刺激减弱，则发生相反的效应。

2）心交感传入反射：当心室壁受到牵张刺激，或多种内源性和外源性化学物质（如缓激肽、过氧化氢和腺苷等）刺激时，其传入冲动经心交感神经

传入中枢，经中枢整合，导致交感神经紧张性活动增强，血压上升。孤束核、室旁核和 RVLM 是心交感传入反射的重要整合中枢。心交感传入冲动不仅引起心交感传入反射，还可引起心肌缺血，产生胸痛。心交感传入反射的病理性增强与慢性心力衰竭和高血压的发病机制及病程发展有关。在慢性心力衰竭时，心肌耗氧量增加，心肌缺血。在这种情况下，心交感传入反射进一步增强交感神经活动，引起心肌的耗氧量进一步增加，加重心肌缺血。这种正反馈机制将引起恶性循环，使慢性心力衰竭病情加重。

（3）颈动脉体和主动脉体化学感受性反射：在颈总动脉分叉处和主动脉弓区域，存在一些特殊的感受装置。当血液的某些化学成分发生变化时，如缺氧、CO_2 分压过高、H^+ 浓度过高等，可以刺激这些感受装置，这些感受装置被称为颈动脉体（carotid body）和主动脉体（aortic body）化学感受器（chemoreceptor）。颈动脉体感受器传入纤维走行于窦神经内，加入舌咽神经；主动脉体感受器传入纤维走行于迷走神经内。这些化学感受器受到刺激后，其感觉信号分别传入延髓孤束核，使延髓内呼吸神经元和心血管活动神经元的活动发生改变。

化学感受性反射在平时对心血管活动并不起明显的调节作用，只有在低氧、窒息、失血、动脉血

压过低和酸中毒等情况下才发生作用。化学感受性反射的效应主要是呼吸加深加快，通过呼吸活动的改变，反射性影响心血管活动。其对心血管活动的直接效应是兴奋交感缩血管中枢，使骨骼肌和大部分内脏血管收缩，总外周阻力增大，血压升高。由于心脏和脑的血管无明显收缩或发生轻微舒张，使循环血量发生重新分配，优先保证心、脑等重要器官的血液供应。

（4）内脏感受器和躯体感受器引起的心血管反射：刺激某些内脏器官可以引起心血管活动的反射性变化。例如当胃肠、胆道和胰腺等器官受到机械、化学和温度等刺激时，常可引起心率加快，心肌收缩力增强，外周血管收缩等效应。扩张肺、胃、肠、膀胱等空腔脏器或挤压睾丸时，可引起心率减慢，外周血管舒张。

刺激躯体传入神经也可引起多种心血管反射。低频、低强度电脉冲刺激躯体传入神经时可抑制交感缩血管中枢的活动，产生降压的效应；高频、高强度的刺激则产生升压的效应。

（5）脑缺血反应：当急性大出血、动脉血压过低或颅内压过高等原因导致脑血量明显减少时，心血管中枢的神经元可对脑缺血发生直接的反应，引起交感缩血管紧张显著加强，外周血管强烈收缩，动脉血压升高。这种反应称为脑缺血反应（cerebral ischemia response），有助于在紧急情况下改善脑的血液供应。脑缺血反应的机制可能是由于脑血流量明显减少时脑内 CO_2 及其他酸性代谢产物堆积，直接刺激脑干中的心血管神经元所致。这种反应主要在某些紧急情况下起一定的调节作用。库欣反应（Cushing's response）是一种特殊的脑缺血反应，当由于某些原因引起颅内压升高时，因脑动脉受压，使脑血流量减少，可出现脑缺血反应，使动脉血压升高，从而克服颅内高压对脑血管的压迫作用，维持脑组织的血液供应。

（二）心血管活动的体液调节

心血管活动的体液调节是指通过血液和组织液中一些化学物质调节心肌和血管平滑肌的活动。这些体液因素中，有些是通过血液输送，可广泛作用于心血管系统；有些则在组织中形成，主要作用于局部的血管，对局部组织的血流起调节作用。体液调节与神经调节、自身调节等调节机制互相联系、相互制约，共同调节心血管的生理与病理活动，参与机体循环稳态的维持。

1. 肾素-血管紧张素系统（renin-angiotensin system，RAS）　是人体重要的体液调节系统，其成员包括肾素、血管紧张素原及血管紧张素 I～IV等。RAS 对血压的调节、心血管系统的正常发育、心血管功能的稳态、电解质和体液平衡的维持具有重要的作用。

（1）RAS 的构成：肾素（renin）是由肾近球细胞合成和分泌的一种酸性蛋白酶。当各种原因引起肾血流灌注减少，血浆中 Na^+ 浓度降低或交感神经兴奋时，肾素分泌增多，经肾静脉进入血液循环，启动 RAS 的链式反应。血浆中肾素的底物为肝或组织合成和释放的血管紧张素原（angiotensinogen）。在肾素的作用下，血管紧张素原水解产生一个十肽，为血管紧张素 I（angiotensin I，Ang I）。在血浆和组织中，特别是在肺循环血管内皮表面，存在有血管紧张素转换酶（angiotensin-converting enzyme，ACE），在 ACE 的作用下，Ang I 水解，产生一个八肽，为血管紧张素 II（angiotensin II，Ang II）。Ang II 在血浆和组织中的血管紧张素酶 A 的作用下，再失去一个氨基酸，成为七肽血管紧张素 III（angiotensin III，Ang III）。在不同酶的水解作用下，Ang I、Ang II 或 Ang III 可形成不同肽链片段的血管紧张素，这些血管紧张素家族成员可被进一步降解为无活性的小肽片段。

随着分子生物学技术的发展，在心肌、血管平滑肌、骨骼肌、脑、肾、性腺、下颌下腺、胰腺及脂肪等多种器官组织中都发现肾素和血管紧张素原的基因表达，这些组织还含有 ACE 和 Ang II 受体。说明除了全身性 RAS 外，在心血管等器官组织中还存在相对独立的局部 RAS，它们通过旁分泌或自分泌形式直接调节心血管活动。

血管紧张素通过与细胞膜上的血管紧张素受体（angiotensin receptor，AT receptor）结合，参与体液平衡、摄盐和血压的调节（图2-87）。AT受体有4种不同的亚型，分别是$AT_{1\sim4}$，其中AT_1可再分为AT_{1a}和AT_{1b}。AT_{1a}受体在脑、心脏、血管和肾等部位表达，而AT_{1b}受体主要分布于垂体和肾上腺皮质。AT_2受体存在于多种组织。在多数情况下，AT_2受体活化后的效应具有拮抗AT_1受体的作用。

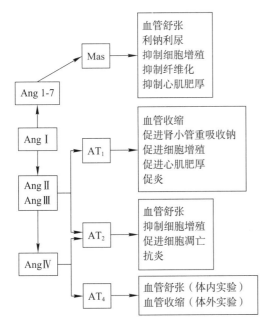

图 2-87　血管紧张素受体类型及其介导的生物学效应

（2）RAS的生理作用：Ang II 通过与AT_1受体结合，产生以下效应。①缩血管作用：Ang II 是已知最强的缩血管活性物质之一，作用于血管平滑肌，可使全身微动脉收缩，动脉血压升高；也使静脉收缩，增加回心血量。②促进醛固酮的合成释放：Ang II 可刺激肾上腺皮质球状带细胞合成和释放醛固酮，后者可促进肾小管对水和Na^+的重吸收，使细胞外液量增加，参与机体水盐平衡调节，增加循环血容量，使血压升高。由于肾素、血管紧张素和醛固酮之间有密切的功能联系，称为肾素-血管紧张素-醛固酮系统（renin-angiotensin-aldosterone system）。这一系统对动脉血压的长期调节有重要意义。③对中枢神经系统的作用：Ang II 作用于脑内的一些神经元，可使交感缩血管中枢的紧张活动加强，降低压力感受性反射的敏感性。Ang II 还可促进血管升压素和促肾上腺皮质激素释放增加，并增强渴觉，导致饮水行为。④突触前调制作用：Ang II 作用于交感神经末梢的血管紧张素受体，可使交感神经末梢释放递质 NE 增多。⑤增强心肌收缩力：Ang II 与心肌细胞 AT_1 受体结合，可促进肌质网释放 Ca^{2+}，从而使心肌收缩力增强。另外，Ang II 还具有心脏生长因子样作用。

RAS活动的持续亢进是高血压、冠心病、心力衰竭、心肌肥大等心血管疾病的重要发病因素（图2-88）。临床上已将ACE抑制剂和AT_1受体拮抗剂用做抗高血压的常用或首选药物。这两类药还能有效改善心力衰竭和冠心病患者的预后，是治疗或预防心力衰竭、冠心病的重要药物之一。

2. 肾上腺素（epinephrine，E，或 adrenaline）和去甲肾上腺素（norepinephrine，NE，或 noradrenaline，NA）在化学结构上都属于儿茶酚胺。循环血液中的肾上腺素和去甲肾上腺素主要来自肾上腺髓质的分泌。肾上腺素能神经末梢释放的递质去甲肾上腺素也有一小部分进入血液循环。

肾上腺素和去甲肾上腺素对心血管活动的影响，是通过与相应的受体结合而实现的。肾上腺素受体包括α受体和β受体。在心肌细胞膜上肾上腺素受体主要是$β_1$受体。血管平滑肌细胞膜上的肾上腺素受体为α和$β_2$受体。血液中的肾上腺素和去甲肾上腺素对心脏和血管的作用有许多共同点，但并不完全相同，因为两者对不同的肾上腺素受体的结合能力不同。

肾上腺素可与α和β两类肾上腺素受体结合。在心脏，肾上腺素与$β_1$受体结合，产生正性变时、正性变力和正性变传导作用，使心排血量增加，临床上往往作为强心急救药使用。在血管，肾上腺素的作用取决于血管平滑肌上α和$β_2$受体分布的情况。在皮肤、肾和胃肠道血管平滑肌，α受体占优势，肾上腺素与α受体结合引起血管收缩；而肝

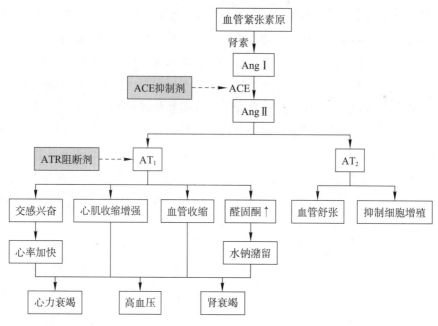

图 2-88　肾素 – 血管紧张素 – 醛固酮系统对血压的调节作用

和骨骼肌血管平滑肌则以 β_2 受体为主，小剂量肾上腺素与 β_2 受体结合，引起血管舒张，大剂量时由于 α 受体也兴奋，则引起血管收缩。

去甲肾上腺素主要与血管平滑肌上 α 受体结合，使大多数血管发生强烈收缩，导致外周阻力明显增加，血压急剧升高。临床上常将去甲肾上腺素作为升压药。去甲肾上腺素也可与心肌 β_1 受体结合，产生正性变时、正性变力和正性变传导作用，但不如肾上腺素对心脏的作用强。虽然去甲肾上腺素可以增强心肌兴奋活动，但由于血压升高刺激压力感受器，反射性引起心率减慢，掩盖了去甲肾上腺素对心脏的直接效应。

3. 血管升压素（vasopressin，VP）　是由下丘脑视上核和室旁核神经元合成的一种九肽激素。这些神经元的轴突走行于下丘脑垂体束中，并进入神经垂体，其末梢释放的血管升压素作为垂体后叶激素进入血液循环。

血管升压素的受体分别是 V_1 受体和 V_2 受体。血管升压素在肾集合小管作用于 V_2 受体，促进水的重吸收，故又称为抗利尿激素（antidiuretic hormone，ADH）。血管升压素作用于血管平滑肌的 V_1 受体，引起血管平滑肌收缩，是已知的最强的缩血管物质之一。在完整机体中，血浆中血管升压素浓度升高时首先出现抗利尿效应。只有当其血浆浓度明显高于正常时，才引起血压升高。脱水或失血时，血管升压素释放增加，导致血管收缩以短暂恢复血压。

4. 血管内皮细胞合成的血管活性物质　血管内皮细胞是衬于血管内表面的单层组织细胞，可以合成和释放多种血管活性物质，通过旁分泌方式调节局部血流。根据其释放的活性物质的作用，可分为舒血管物质和缩血管物质。

（1）血管内皮合成的舒血管物质：主要有一氧化氮、前列环素和内皮超极化因子。

一氧化氮（nitric oxide，NO）的发现源自对 ACh 调节血管平滑肌活动的研究。离体实验发现，ACh 可引起血管平滑肌舒张，该作用依赖于 ACh 促进血管内皮细胞释放的一种舒血管物质，这一物质被命名为内皮舒张因子（endothelium-derived relaxing factor，EDRF）。经 Furchgott 等研究明确，EDRF 即为 NO。NO 的前体是 L- 精氨酸，在一氧化氮合酶（nitric oxide synthase，NOS）的作用下生成。NO 通过提高血管平滑肌细胞内鸟苷酸环化酶（guanylyl cyclase，GC）的活性，使细胞内 cGMP 水平增高，继而降低胞内 Ca^{2+} 浓度，肌凝蛋白轻链去磷酸化，引起血管舒张。NO 是维持冠状动脉舒张反应的重要物质。

（2）血管内皮合成的缩血管物质：主要有内皮素和血栓素 A_2。此外，还有 Ang Ⅱ、前列腺素 H_2（prostaglandin H_2，PGH_2）和超氧阴离子等。

内皮素（endothelin，ET）是一种含 21 个氨基酸残基的多肽，有 3 种亚型，分别为 ET-1、ET-2 和 ET-3。其中 ET-1 在血管内皮细胞中生成，与心血管功能关系密切。内皮素受体（endothelin receptor，ETR）可分为 ET_AR、ET_BR 和 ET_CR 三类。ET-1 作用于 ET_AR，可激活磷脂酶 C（phospholipase C，PLC），分解磷脂酰肌醇产生三磷酸肌醇（inositol triphosphate，IP_3）和二酰甘油（diacylglycerol，DG）。IP_3 和 DG 进一步促使胞内 Ca^{2+} 浓度升高，引起血管平滑肌收缩。ET 是目前已知最强的缩血管物质，对体内各脏器血管几乎都有收缩作用。ET-1 对心脏具有很强的正性肌力作用，但其强心作用常被其强烈的收缩冠状动脉、刺激 Ang Ⅱ 和 NE 释放等作用掩盖。此外，ET 具有促进细胞增殖及肥大的作用，与心血管细胞的凋亡、分化、表型转变等多种病理过程有关。在生理情况下，血流对内皮产生的切应力可促进 ET 的释放。

5. 激肽释放酶-激肽系统　激肽原是存在于血浆中的一些蛋白质，分为高相对分子质量激肽原和低相对分子质量激肽原。在血浆中，血浆激肽释放酶（plasma kallikrein）作用于高相对分子质量激肽原，使之水解，产生一种九肽，即缓激肽（bradykinin）。在肾、唾液腺、胰腺、汗腺以及胃肠黏膜等组织中，组织激肽释放酶（tissue kallikrein）作用于血浆中的低相对分子质量激肽原，产生一种十肽，为胰激肽，也称赖氨酰缓激肽（lysylbradykinin）或血管舒张素（kallidin）。后者在氨基肽酶的作用下失去赖氨酸，成为缓激肽。缓激肽在激肽酶的作用下水解失活。

激肽受体分为 B_1 和 B_2 两种亚型。激肽作用于血管内皮细胞上的 B_2 受体，可刺激 NO、PGI_2 和 EDHF 的释放，使血管发生强烈的舒张，但对其他平滑肌（如内脏平滑肌）则产生收缩效应。

激肽系统与 RAS 关系密切。激肽酶 Ⅱ 即 ACE，ACE 既能使 Ang Ⅰ 水解生成 Ang Ⅱ，促进缩血管物质生成；又能使缓激肽降解为无活性的片段，舒血管物质减少。在离体条件下，血浆激肽释放酶可使肾素原转化为有活性的肾素。

6. 心房钠尿肽　钠尿肽（natriuretic peptide，NP）是一组参与维持机体水钠平衡、血压稳定、心血管及肾等器官功能稳态的多肽，包括心房钠尿肽（atrial natriuretic peptide，ANP）、脑钠尿肽（brain natriuretic peptide，BNP）和 C 型钠尿肽（C-type natriuretic peptide，CNP）。ANP 是由心房肌细胞合成和释放的一类多肽。血容量增多，心房壁受到牵拉时，可引起 ANP 的释放。ANP 可使血管舒张，外周阻力降低；并使每搏输出量减少，心率减慢，从而减少心排血量。ANP 作用于肾内相应的受体，还可促使肾排水和排钠。此外，ANP 还能抑制肾的近球细胞释放肾素，抑制肾上腺皮质球状带细胞释放醛固酮。在脑内，ANP 可以抑制血管升压素的释放。这些作用都可导致体内细胞外液量减少，血压降低。

7. 前列腺素类　各种前列腺素（prostaglandin，PG）对血管平滑肌的作用不同，例如前列腺素 E_2（PGE_2）具有强烈的舒血管作用，参与血压稳态调节；前列腺素 $F_{2\alpha}$（$PGF_{2\alpha}$）则使静脉收缩。血管内皮细胞产生和释放的前列腺素 I_2（prostaglandin I_2，PGI_2），又称为前列环素（prostacyclin），具有强烈的舒血管和抑制血小板聚集的作用。

（三）心血管活动的自身调节

机体对各器官血流量的调节，除了前述的神经调节和体液调节机制之外，还有局部组织内的调节机制。这种调节机制存在于器官组织或血管本身，故也称为自身调节（autoregulation）。关于自身调节的机制，一般可用局部代谢产物学说和肌源学说来解释。

1. 代谢机制　体内各器官的血流量一般取决于器官组织的代谢活动，代谢活动愈强，耗氧愈多，血流量也就愈多。当组织代谢活动增强时，局部组织中氧分压降低，并产生各种代谢产物，如CO_2、H^+、腺苷、ATP、K^+等。这些代谢产物积聚，使局部的微动脉和毛细血管前括约肌舒张，局部血流量增多，故能向组织提供更多的氧，并带走代谢产物，这一效应称为代谢性自身调节。

2. 肌源性机制　许多血管平滑肌本身经常保持一定的紧张性收缩，称为肌源性活动（myogenic activity）。血管平滑肌还有一个特性，即当被牵张时，其肌源性活动加强。因此，当供应某一器官的血管的灌注压突然升高时，由于血管跨壁压增大，血管平滑肌受到牵张刺激，于是肌源性活动增强。这种现象在毛细血管前阻力血管段特别明显，其结果是器官的血流阻力增大，器官的血流量不致因灌注压升高而增多，即器官血流量能因此保持相对稳定。当器官血管的灌注压突然降低时，则发生相反的变化，即阻力血管舒张，血流量仍保持相对稳定。肌源性自身调节的意义是在血压发生一定程度的变化时使某些器官的血流量能保持相对稳定。这种肌源性的自身调节现象在肾血管表现得特别明显，在脑、心、肝、肠系膜和骨骼肌的血管也能看到，但皮肤血管一般没有这种表现。

（四）动脉血压的长期调节

当血压在较长时间内发生变化时，单纯依靠神经调节常不足以将血压调节到正常水平。动脉血压的长期调节主要是通过肾调节细胞外液量来实现，称为肾 - 体液调控系统（renal-body fluid control system）。当体内细胞外液量增多时，血量增多，使动脉血压升高。而当动脉血压升高时，通过肾的压力性利尿（pressure diuresis）作用，导致肾血流量增多和肾小球滤过率升高，肾排水和排钠量增加，将过多的体液排出体外，从而使血容量减少，血压恢复到正常水平（图 2-89）。当体内细胞外液量或血量减少时，则发生相反的过程。

肾素 - 血管紧张素 - 醛固酮系统、血管升压素、心房钠尿肽等多种因素通过调节肾 - 体液控制系统的活动而长期调控动脉血压。其中，肾素 - 血管紧张素系统是调节肾 - 体液控制系统活动最重要的因素。当机体摄入水、盐过多时，血容量的增高可使心肺感受器反射活动加强，肾交感神经活动减弱，同时使 RAS 的活动被抑制，血管升压素释放减少，而心房钠尿肽释放增加，这样一方面可减少心排血量和降低外周阻力而快速降低血压，另一方面可通过加强肾排水排钠能力而降低血容量，维持血压的长期稳定。

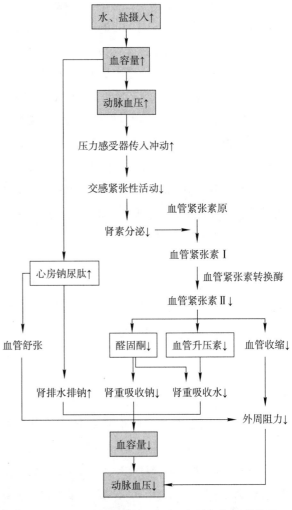

图 2-89　肾 - 体液调控系统对血压的长期调节作用

五、冠脉循环

思维导图：

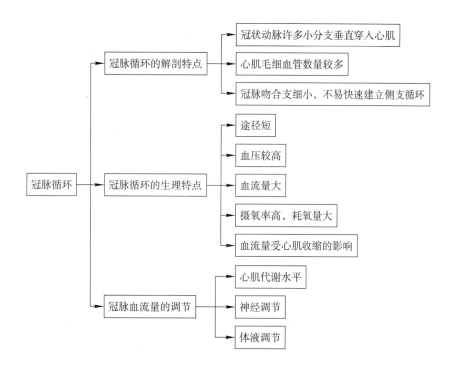

心肌的血液供应来自左、右冠状动脉。左冠状动脉分为前室间支（又称为前降支）和旋支，与右冠状动脉构成冠状动脉的三支主干。左、右冠状动脉及其分支的走行方向可有多种变异。在多数人，前室间支供应左心室前壁、心尖、右心室前壁的一小部分和室间隔前 2/3，旋支供应左心房、左心室前壁的一小部分、左心室侧壁和左心室后壁的一部分，右冠状动脉供应右心房、右心室前壁的大部分、右心室侧壁及后壁、左心室后壁的一部分、室间隔后 1/3、窦房结和房室结。与左右冠状动脉分支伴行的多数静脉的血液经冠状窦回流到右心房，右心室前壁的部分静脉血液经心前静脉回流到右心房，极少量静脉血液经心内膜下的心最小静脉直接回流到相应的心腔内。心脏的血液循环称为冠脉循环（coronary circulation）。

（一）冠脉循环的解剖特点

冠状动脉的主干和大分支走行于心脏的表面，其小分支常以垂直于心脏表面的方向穿入心肌，并在心内膜下层分支成网。这种分支方式使冠状动脉血管容易在心肌收缩时受到压迫。左、右冠状动脉及其分支的走向可有多种变异。

心肌的毛细血管网分布极为丰富。毛细血管数和心肌纤维数的比例为 1:1。在心肌横截面上，每平方毫米面积内有 2 500～3 000 根毛细血管。因此，心肌和冠状动脉血液之间的物质交换可很快地进行。当心肌因负荷过重而发生代偿性肥厚时，肌纤维直径增大，但毛细血管数量并不相应增加，所以肥厚的心肌容易发生血供不足。

冠状动脉同一分支的近端与远端之间有侧支互相吻合。在人类，这种吻合支在心内膜下较多。正常心脏的冠状动脉侧支较细小，血流量很少。当冠状动脉突然阻塞时，不易很快建立侧支循环，常可导致心肌梗死。但如果冠状动脉阻塞是缓慢形成的，则侧支可逐渐扩张，并可建立新的侧支循环，起到一定的代偿作用。

（二）冠脉循环的生理特点

1. 途径短　冠脉循环的途径短、血流快，血液从主动脉根部起，经全部冠状血管回流至右心房，只需几秒钟就可完成。

2. 血压较高　冠状动脉直接开口于主动脉根部，加上整个冠状血管血流途径短、血流阻力小、压力降落幅度小，因此在其分支较小的血管内血压仍能维持较高水平。

3. 血流量大　在安静状态下，人冠状动脉血流量（coronary blood flow，CBF）为每百克心肌 60～80 mL/min。中等体重的人，总的冠状动脉血流量为 200～250 mL/min，占心排血量的 4%～5%，而心脏质量只占体重的 0.5% 左右。冠状动脉血流量的多少主要取决于心肌的活动水平，故左心室单位克重心肌组织的血流量大于右心室。当心肌活动加强，冠状动脉达到最大舒张状态时，冠状动脉血流量可增加到每百克心肌 300～400 mL/min。

4. 摄氧率高，耗氧量大　心肌富含肌红蛋白，摄氧能力很强。成年人安静状态下，动脉血流经心脏后，其中 65%～70% 的氧被心肌摄取，远高于其他器官组织（25%～30%），从而能满足心肌对氧的需求。因此，经冠状动脉毛细血管后，冠状静脉血液中的氧含量较低。当机体进行剧烈运动时，心肌耗氧量增加，心肌靠提高从单位血液中摄取氧的潜力较小，主要依靠冠状动脉血管的扩张来增加其血流量，以满足心肌当时对氧的需求。

5. 血流量受心肌收缩的影响　由于冠状动脉血管的大部分分支深埋于心肌内，心脏在每次收缩时对埋于其内的血管产生压迫，从而影响冠状动脉血流。图 2-90 示犬左、右冠状动脉血流在一个心动周期中的变化。在左心室等容收缩期，由于心肌收缩的强烈压迫，左冠状动脉血流急剧减少，甚至发生倒流。在左心室快速射血期，主动脉压升高，冠状动脉血压也随着升高，冠状动脉血流量有所增加。到减慢射血期，冠状动脉血流量又随着血压下降而减少。心肌舒张时，对冠状动脉血管的压迫解

除，故冠状动脉血流的阻力显著减小，冠状动脉血流量迅速增加，在舒张早期达到最高峰，然后逐渐回降。左心房收缩时对冠状动脉血流也可产生一定的影响，但并不显著。一般说来，左心室在收缩期血流量只有舒张期的 20%～30%。当心肌收缩加强时，心室收缩期血流量所占的比例更小。由此可见，左冠状动脉主要在心室舒张期供血，所以动脉舒张压的高低和心室舒张期的长短是影响左冠状动脉血流量的重要因素。体循环外周阻力增大时，动脉舒张压升高，冠状动脉血流量增多。心率加快时，由于心动周期的缩短主要是心舒张期缩短，故冠状动脉血流量减少。右心室肌肉比较薄弱，收缩时对血流的影响不如左心室明显。在安静情况下，右心室收缩期的血流量和舒张期的血流量相差不多，或甚至多于后者。

（三）冠状动脉血流量的调节

冠状动脉血流量受神经、体液和心肌代谢水平的影响，其中最重要的是心肌的代谢水平。

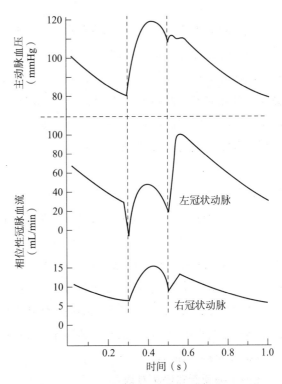

图 2-90　一个心动周期中左、右冠状动脉血流量和主动脉血压变化

1. 心肌代谢水平对冠状动脉血流量的影响　实验观察到，心肌代谢水平与冠状动脉血流量之间成正比关系。心肌代谢增强时，心肌的耗氧量较高，但心肌的氧贮备较少，此时心肌对氧的需求主要通过冠状动脉舒张、增加冠状动脉血流量而实现。研究表明，心肌代谢增强引起冠状动脉舒张的因素并非低氧本身，而是某些心肌代谢产物。当心肌代谢增强时，H^+、CO_2、乳酸和腺苷等代谢产物增多。目前认为，这些代谢产物中最重要的冠状动脉舒张物质是腺苷（adenosine）。当心肌代谢增强而使局部组织中氧分压降低时，心肌细胞中的 ATP 分解为 ADP 和 AMP。在冠状动脉血管周围的间质细胞中有 5′- 核苷酸酶，后者可使 AMP 分解产生腺苷。腺苷通过激活血管平滑肌细胞膜上的腺苷受体，使细胞内 cAMP 含量升高，抑制细胞外 Ca^{2+} 内流，从而使血管平滑肌舒张，冠状动脉扩张，冠状动脉血流量增加。腺苷生成后，在数秒内即被破坏，不会引起其他器官的血管舒张。

2. 神经调节　冠状动脉受迷走神经和交感神经支配。迷走神经兴奋对冠状动脉的直接作用是引起舒张。但迷走神经兴奋使心率减慢，心肌代谢率降低，这些因素可抵消迷走神经对冠状动脉的直接舒张作用。当交感神经兴奋时，其末梢释放去甲肾上腺素，主要激活冠状动脉平滑肌的 α 肾上腺素受体，使血管收缩；但交感神经兴奋又同时激活心肌的 β 肾上腺素受体，使心率加快，心肌收缩加强，耗氧量增加，从而使冠状动脉舒张。因此，交感神经对血管平滑肌的直接收缩效应可在短时间内被局部代谢产物的舒血管效应所掩盖。

总之，在整体条件下，冠状动脉血流量主要是由心肌本身的代谢水平来调节。神经因素对冠状动脉血流的影响在很短时间内就被心肌代谢改变所引起的血流变化所掩盖。

3. 体液调节　肾上腺素和去甲肾上腺素主要通过增强心肌的代谢活动和耗氧量使冠状动脉血流量增加；也可直接作用于冠状动脉血管的 α 或 β 肾上腺素受体，引起冠状动脉血管收缩或舒张，但其作用不如代谢作用明显。甲状腺激素增多时，心肌代谢加强，耗氧量增加，使冠状动脉舒张，血流量增加。大剂量血管升压素、血管紧张素 Ⅱ、内皮素、血栓素 A_2 可使冠状动脉收缩，冠状动脉血流量减少；而 NO、前列环素（PGI_2）、组胺、缓激肽、5- 羟色胺等可使冠状动脉血管舒张，血流量增加。

☞ 拓展阅读 2-3
肺循环

（张文慧　郑燕倩）

第四节　循环系统病理

思维导图：

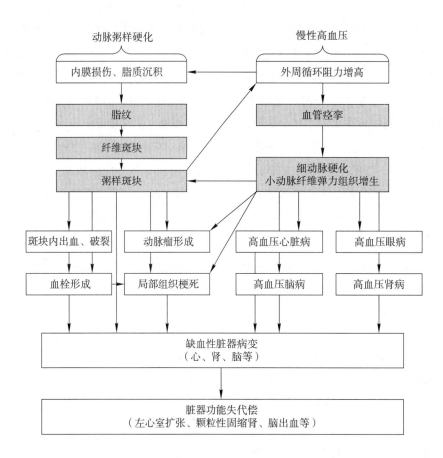

心血管系统疾病及其相关并发症导致的死亡率一直在上升。这些疾病种类繁多，其中动脉粥样硬化、高血压始终是对中老年人健康和生命的最大威胁之一。本章主要介绍累及动脉和心脏的比较常见的疾病。

一、动脉粥样硬化

动脉粥样硬化（atherosclerosis）多见于中老年男性，但以40～49岁发展最快，且随着年龄增长，病变也或多或少有所加重。动脉粥样硬化主要涉及弹力型动脉和弹力肌型动脉，包括主动脉、肾动脉、脑动脉及冠状动脉等，其发生与血脂异常沉积于血管壁有关。病变特征是动脉内膜中有脂质沉积，内膜灶性纤维性增厚，深部组织坏死、崩解，

形成粥样物，动脉壁硬而脆，血管腔狭窄，临床上常有心、脑、肾等重要脏器因缺血缺氧而引起的相关症状。

（一）病因与发病机制

1. 发病危险因素　多种因素与动脉粥样硬化的形成有关，主要涉及脂质代谢异常和动脉内膜的损伤。

（1）高脂血症（hyperlipemia）：大量的流行病学研究显示，血浆胆固醇水平升高和高三酰甘油血症是动脉粥样硬化形成的重要因素。血浆中的脂质主要以脂蛋白（lipoprotein，LP）的形式在血液循环中进行运转代谢。根据其脂质含量、超速离心密度、电泳速度及载脂蛋白的不同，可将脂蛋白分为乳糜微粒（CM）、极低密度脂蛋白（VLDL）、中密

度脂蛋白（IDL）、低密度脂蛋白（LDL）和高密度脂蛋白（HDL）等。其中LDL、VLDL、低密度脂蛋白胆固醇（LDL-C）均对动脉粥样硬化的形成起着非常重要的作用，尤其是小颗粒致密低密度脂蛋白（small dense low density lipoprotein，sLDL），由于sLDL的颗粒小、数量多，在血液循环中停留时间长，有更多的机会进入动脉壁而沉积下来，且sLDL在动脉壁中比较容易被氧化，也由此更易被巨噬细胞吞噬而形成泡沫细胞。LDL-C水平的增高与apo-B、apo-E及LDL-R 3种基因的突变有关。脂蛋白α（LPα）可以促进胆固醇在动脉壁上沉积，提高LDL和LDL-C的氧化易感性，从而有利于动脉粥样硬化的发生。而HDL或HDL-C却有一定的抗动脉粥样硬化效应。HDL是胆固醇逆向转运的载体，可促使胆固醇从肝外组织转运入肝内而最终被降解。HDL的主要载脂蛋白是apoA-Ⅰ。当apoA-Ⅰ基因出现e片段缺失、重排或突变时，可导致血液中apoA-Ⅰ或HDL-C的水平降低。

（2）慢性高血压：高血压患者的冠状动脉粥样硬化患病率比正常血压者高4倍。与同年龄、同性别的无高血压者相比，高血压患者动脉粥样硬化的发病时间更早，病变也更严重。高血压促进动脉粥样硬化形成的具体机制尚不十分清楚，可能是在高血压时，由于血流压力增高，容易使血管内皮细胞受损，内膜的通透性由此增高，从而促进血液内的脂质及单核细胞等渗入内膜下，进而形成动脉粥样斑块。

（3）糖尿病和高胰岛素血症：高血糖时，大量糖代谢产物沉积于血管内膜，这些糖类物质经过多元糖途径、己糖胺途径、蛋白激酶C途径等代谢，形成各种血管损伤物质，或者直接通过糖化作用造成血管损害。受损的血管收缩，血管内膜的通透性增加，白细胞逐渐附壁并进入内膜下。此外，血液中的胰岛素水平升高，有利于动脉壁的平滑肌细胞增生并向内膜下移动，并有可能降低血液中的HDL含量。

（4）长期吸烟：无论是主动吸烟还是被动吸烟，都是心血管病的重要危险因素。吸烟致动脉粥样硬化形成的机制可能与尼古丁直接造成内皮细胞损伤有关。另外，吸烟者血液内的一氧化碳浓度普遍较高，血中一氧化碳浓度的升高可刺激内皮细胞释放生长因子［如血小板源性生长因子（PDGF）］，诱导中膜平滑肌细胞向内膜移行、增生，参与粥样斑块的形成。

（5）基因或遗传因素：遗传性因素也是发生动脉粥样硬化的重要原因之一。已知约有200种基因产物有可能对脂质的摄取、代谢和排泄产生影响。近年的研究提示，染色体9p21.3位点的基因改变与动脉粥样斑块的形成有关，这些基因及其产物的变化可影响一些细胞周期抑制因子（如CDKN2B/2A）的转录和表达，由此有利于血管平滑肌细胞的增生。

（6）其他相关因素：发生动脉粥样硬化的风险及其病变严重程度随年龄的增长而增加。男性的血管在30～50岁间可出现明显的动脉粥样斑块，而女性在绝经期前冠状动脉粥样硬化的发病率低于同龄组男性，可能雌激素对血管组织有一定的保护作用。通常女性的HDL水平略高于男性，LDL水平往往也较低。绝经期后，两性间的这种差异逐渐消失。此外，肥胖也是心血管疾病的危险因子之一，尤其是向心性肥胖（即躯体和腹部肥胖为主）。过度肥胖可诱发2型糖尿病，降低HDL-C水平，促进血压和血液胆固醇水平升高。

2. 病变形成机制　动脉粥样硬化的形成是个慢性过程，其病变部位主要在动脉内膜和内膜下组织。早期，内膜表面的内皮细胞轻度损伤，部分出现坏死脱落。血浆中的脂质逐渐沉积于内皮下，血液内的单核细胞也聚集并黏附于内皮细胞的表面，继而穿入内皮下。这些单核细胞吞噬内膜下的脂质后形成泡沫细胞（单核细胞源性的泡沫细胞）。随后动脉中膜的平滑肌细胞亦增生并迁入内膜，其胞质吸收周围的脂质，细胞肿胀，成为泡沫细胞（平滑肌细胞源性的泡沫细胞）。泡沫细胞崩解坏死后，大量的脂质特别是胆固醇沉积于基质。同时，反应性成纤维细胞和肌成纤维细胞增生，形成大量的胶原蛋白混合于脂质坏死物中，局部出现钙化。血管内膜由此增厚，质硬而脆。整个病理过程以内皮细胞的损伤应答、内膜下的脂质沉积、局部细胞的增生和炎症反应为中心而展开。

（1）内皮细胞损伤：慢性的反复的机械性损伤、血流冲击、低氧和化学物刺激等造成的内皮细胞变性和坏死是动脉粥样硬化形成的起始病变，其中血流动力学改变和高胆固醇血症是造成内膜损伤的最主要原因。内皮细胞的损伤或功能障碍可诱发血液中单核细胞、血小板以及血管壁中膜的平滑肌细胞不断地渗入。内皮细胞坏死、脱落后，内膜的通透性增加，也有利于血液中的脂质沉积于血管壁内。单核细胞、血小板在内膜和内膜下黏附聚集后产生多种生长因子，促进平滑肌细胞、肌成纤维细胞的增生，并进一步形成细胞外基质，逐渐发展成动脉粥样斑块。

（2）脂质沉积：大量脂质沉积后，可诱发局部组织的炎症反应，刺激各种生长因子及细胞因子的产生，促进内皮细胞表面的黏附分子表达，有利于单核细胞附着于内膜。脂质还对单核细胞有趋化作用，使来自血液的单核细胞在富含脂质的病灶中聚集。LDL 经氧化修饰后形成 Ox-LDL，可与单核巨噬细胞的相关受体结合，促进其对脂质的吞噬并转化为泡沫细胞。

（3）单核巨噬细胞活化：在动脉粥样硬化病灶形成的早期，血液内的单核细胞黏附、聚集于内皮细胞表面并渗入内膜下，其吞噬脂质尤其是 Ox-LDL 后，转变成胞质丰富、充满脂质的泡沫细胞。这些巨噬细胞来源的泡沫细胞是动脉粥样硬化早期脂纹病变的主要成分。在动脉粥样硬化病灶形成的进展期，巨噬细胞可产生白细胞介素 -1（IL-1）、肿瘤坏死因子（TNF）及单核细胞趋化因子（MCP-1）等介质，促使其他白细胞继续渗入已形成的斑块内。巨噬细胞也可产生活性氧，有利于斑块内的 LDL 氧化或释放生长因子，促进平滑肌细胞的增生。

（4）平滑肌细胞增生：中膜平滑肌细胞增生、游走并进入内膜，参与动脉粥样硬化进展期病变的形成。平滑肌细胞在此过程中的活动受一些生长因子的调控，包括血小板源性生长因子（platelet-derived growth factor，PDGF）、成纤维细胞生长因子（fibroblast growth factor，FGF）及转化生长因子 α（transforming growth factor-α，TGF-α）等。在平滑肌细胞的表面有 LDL 受体，可以结合、摄取 LDL 及 VLDL 而成为肌源性泡沫细胞。进入内膜的平滑肌细胞有其独特的增生与合成方式，产生大量胶原蛋白、弹性蛋白和蛋白多糖等细胞外基质沉积于内皮下，内膜显著增厚变硬，形成局部斑块。

（二）病理变化

1. 基本病变

（1）脂纹（fatty streak）：是动脉粥样硬化形成之前的早期形态改变，一般在十几岁的男性或女性青少年中均可出现。通常认为脂纹是一种可逆性变化，部分脂纹有可能在数十年后发展成粥样斑块。大体观察：动脉内膜面见黄色针帽大小的斑点，或者是长短不一、宽为 1~2 mm 的细条纹，基本平坦，无明显的隆起，血管的柔软性和弹性均无改变（图 2-91A）。镜下：病灶处内皮细胞下有少量泡沫细胞聚集。泡沫细胞圆形，体积较大，石蜡切片见胞质内有丰富的小空泡。免疫组织化学检测显示这些泡沫细胞大多数来源于单核巨噬细胞，它们普遍都表达 CD68，但很少表达肌动蛋白（actin）等肌源性标志物。此外，脂纹中还可见有少量的细胞外基质（蛋白聚糖）和平滑肌细胞、T 淋巴细胞及粒细胞等。

（2）纤维斑块：部分脂纹进一步发展，有可能演变为纤维斑块（fibrous plaque）。大体观察：内膜表面散在不规则隆起的斑块，淡黄或灰黄色，多见于血管分叉处。随着病变逐步发展，斑块表层的胶原蛋白沉积逐渐增多，并发生透明样变性，斑块略呈瓷白色，状如蜡滴。镜下：病灶表层被胶原蛋白、平滑肌细胞及少量的弹性纤维、蛋白聚糖所覆盖，称为纤维帽。其下方可见数量不等的泡沫细胞、平滑肌细胞、细胞外脂质及炎症细胞。

（3）粥样斑块：相对于纤维斑块，粥样斑块（atheromatous plaque）是更明显的隆起性病灶，常呈瘤块样的形态，故亦称粥样瘤（atheroma），是动脉粥样硬化的典型病变。大体观察：动脉内膜面见有灰黄色不规则斑块，不仅向内膜表面隆起，同时还压迫中膜，质硬而脆（图2-91B）。镜下：斑块表层的纤维帽呈透明样变性，多由混合着胶原蛋白的纤维结缔组织构成，其下方为大量粉染的无定形脂质和坏死物，即粥样物质，其间常混合有泡沫细胞（图2-92）。这些泡沫细胞大多表达肌动蛋白等肌源性标志物，显示其主要来源于平滑肌细胞。粥样物质内还可见针状或晶体状胆固醇结晶空隙，周围常伴有钙盐沉着。斑块的底部及周边部有时可见

肉芽组织和淋巴细胞浸润。病变严重时，中膜平滑肌细胞受压萎缩，弹性纤维破坏，中膜变薄。斑块凸向血管腔，中小动脉的管腔变窄，血液流动受阻。

2. 继发性病变

（1）斑块内出血：斑块边缘常伴有薄壁的小血管，易发生局部破损而出血。另外，在血流冲击下斑块可出现裂隙，动脉腔内的血液由此流入斑块内，导致斑块突然肿大，有时可使管径较小的动脉腔完全闭塞。

（2）斑块破裂：粥样斑块的纤维帽质脆易裂，其破损后，下方的富含脂质的粥样物（尤其是胆固醇结晶）可自破裂口进入血液循环，并发生胆固醇性栓塞，而破裂处则形成局灶性的溃疡，严重时亦可出现贯穿性的血管破裂。

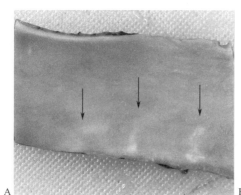
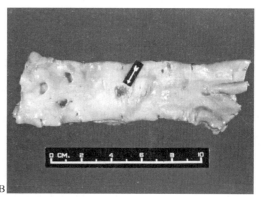

图 2-91 主动脉脂纹和粥样斑块

A. 示脂纹：灰黄色条纹，内膜平坦；B. 示粥样斑块：内膜增厚隆起，略呈瓷白色，箭头处为斑块剥脱后形成的溃疡

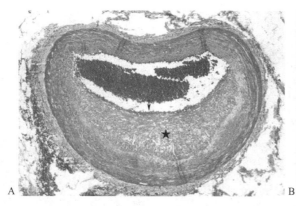
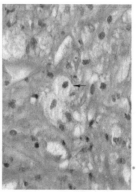

图 2-92 冠状动脉粥样斑块

内膜局灶性增厚并凸入血管腔，血管腔被部分堵塞。斑块表层为透明样变性的胶原纤维帽（A图，箭头），其下深部为大量不定型的坏死崩解物（A图，星号），其中可见泡沫细胞（B图，箭头）（A×10，B×40）

（3）血栓形成：斑块局灶性剥脱形成粥瘤性溃疡，内皮下的胶原纤维暴露，促使血小板在局部聚集，激发凝血过程并由此发展成血栓，发生于中小血管的血栓可导致血管腔部分或完全堵塞。血栓如脱落，可发生远处脏器的栓塞。

（4）动脉瘤形成：严重的粥样硬化累及中膜，局部肌组织及弹力组织萎缩，血管弹性下降，在血液压力作用下，动脉管壁局限性扩张并向外膨出，形成动脉瘤（aneurysm）。如果动脉瘤的外侧包绕着完整的血管壁组织，称为真性动脉瘤。当血管局部破裂，出血聚集于血管壁的破口外侧，并被血管周围的结缔组织所包裹时，则称为假性动脉瘤。无论真性动脉瘤还是假性动脉瘤，其壁层组织内均可见反应性的新生毛细血管，增生的毛细血管切入动脉瘤壁层并将其撕开，有形成大出血的风险。

3. 主要动脉的病变

（1）主动脉粥样硬化：斑块多见于主动脉后壁的分支开口处，以腹主动脉段最为严重，其次是降主动脉段和主动脉弓，升主动脉段相对最轻。各期病变均可见，严重者可形成主动脉瘤。有时血液经内皮破损处渗入中膜或更深处，并由此将血管壁纵向撕开，形成主动脉夹层分离（aortic dissection），简称主动脉夹层。此时血管腔被分为两个腔，无论是病变区还是其邻近的血管壁组织，承受的血流压力均明显增高，破裂后可发生致命性大出血

（图 2-93A）。

（2）颈动脉及脑动脉粥样硬化：病变多见于颈内动脉起始部、基底动脉、大脑中动脉和大脑动脉环（Willis 环）（图 2-93B）。病变的动脉管腔狭窄，慢性供血不足可致脑实质萎缩，继发性的血栓形成可进一步加重血管腔狭窄，甚至出现血管闭塞。急性供血中断易发生脑梗死，坏死的脑组织疏松液化，呈灰白色（贫血性梗死），有时也可呈暗红色（出血性梗死）。影像学上将小的梗死灶称为腔隙，较大的则称为软化。病变的动脉可伴发小的动脉瘤形成，破裂后导致脑出血并产生相应的临床症状。

（3）肾动脉粥样硬化：病变常累及肾动脉开口处或者动脉分支的近侧端。斑块堵塞部分血管，管腔狭窄，病变持续性发展，引发顽固性肾性高血压。斑块合并血栓形成后易致肾组织梗死，临床上患者可有肾区疼痛、尿闭及发热等症状。梗死反复发作，坏死灶机化后形成瘢痕组织，各瘢痕灶经年累月聚集后，肾逐渐萎缩、质硬，称为动脉粥样硬化性固缩肾。

（4）四肢动脉粥样硬化：病变常见于下肢动脉，动脉管腔由于病变堵塞而明显狭窄。行走时耗氧量增加，患者可因供血不足而出现下肢疼痛，休息后好转，即所谓间歇性跛行（claudication）。当动脉管腔完全阻塞而侧支循环又不能及时建立时，可导致足趾部的干性坏疽。

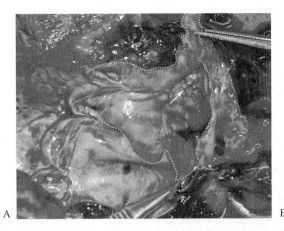
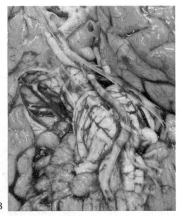

图 2-93　主动脉夹层破裂和脑动脉粥样硬化
A. 点线示已被剪开的主动脉夹层，白色箭头示贯穿性破裂口；B. 示脑底动脉及其分支内的黄色粥样斑块

（5）肠系膜动脉粥样硬化：肠系膜动脉狭窄甚至阻塞时，患者有剧烈腹痛、腹胀和发热。更严重时可引起肠梗死，临床常伴有便血、麻痹性肠梗阻甚至休克等症状。

（6）冠状动脉粥样硬化：可致心肌缺血及心肌梗死。

二、冠状动脉粥样硬化及冠状动脉粥样硬化性心脏病

（一）冠状动脉粥样硬化

冠状动脉粥样硬化（coronary atherosclerosis）是各种冠状动脉病变中最常见的疾病，占95%～99%。其他的冠状动脉疾病有风湿性动脉炎、梅毒性动脉炎及畸形等。

冠状动脉粥样硬化可见于其主干及所有的分支，重症者可有1支以上的动脉受累，但各支病变程度可不同，且常为节段性受累。通常左冠状动脉前降支的病变检出率及其严重程度最高，其余依次为右主干、左主干或左旋支、后降支。

病变的冠状动脉内可见到动脉粥样硬化的各种基本病变。斑块大多发生于血管的心肌侧，呈新月形，使管腔呈偏心性狭窄；也有少部分斑块可呈环形，形成向心性狭窄。而在左冠状动脉前降支的管腔内，斑块常呈螺旋状延伸。按血管腔的狭窄程度可分为4级（Ⅰ级：<25%；Ⅱ级：25%～50%；Ⅲ级：50%～75%；Ⅳ级：>75%）或6级（Ⅰ级：正常；Ⅱ级：<30%；Ⅲ级：30%～50%；Ⅳ级：50%～90%；Ⅴ级：>90%；Ⅵ级：完全闭塞）。

冠状动脉粥样硬化常伴发冠状动脉痉挛，后者可使原有的管腔狭窄进一步加剧，甚至导致供血中断，引起心肌缺血或梗死，是心源性猝死的重要原因之一。

（二）冠状动脉粥样硬化性心脏病

1. 冠心病的概念　冠状动脉性心脏病（coronary heart disease）简称冠心病，是因冠状动脉狭窄所致的心肌缺氧缺血性疾病，又称缺血性心脏病（ischemic heart disease）。由于冠状动脉粥样硬化是引起冠状动脉狭窄的最常见因素，习惯上把冠心病视为冠状动脉粥样硬化性心脏病（coronary atherosclerotic heart disease）的同义词。

冠心病虽然主要是由冠状动脉粥样硬化引起，但只有在后者引起心肌缺血缺氧，导致功能性或器质性病变时，才可称为冠心病。通常只有当冠状动脉狭窄超过50%，有临床表现或经辅助检查（心电图、放射性核素心肌显影、病理检查等）显示有心肌缺血者，才诊断为冠心病。

2. 冠心病的心肌损伤机制　冠心病导致心肌缺血缺氧的原因和机制主要表现在以下两个方面。①冠状动脉供血不足：在粥样斑块引起血管腔严重狭窄的基础上，继发复合性病变或者冠状动脉痉挛，使已经处于临界状态的冠状动脉供血进一步下降。有时冠状动脉主干及其较大的分支无明显的病变，但冠状动脉的微小分支存在功能障碍，也可造成心肌缺血，即所谓的心脏X综合征（cardiac syndrome X）。引起冠状动脉供血不足的病变既可以是慢性的，也可以是急性的。慢性病变主要为动脉粥样硬化；急性病变有斑块剥脱、血栓形成，以及比较罕见的冠状动脉破裂出血等（图2-94）。此外，休克时血压明显降低，也可导致冠状动脉血流量不足。②心肌耗氧量剧增：当出现剧烈运动、情绪激动、血压骤升、过度劳累及心动过速或心肌肥大等情况时，心肌负荷显著增加，使冠状动脉出现相对的供血不足。

3. 冠心病的分类及其表现

（1）心绞痛（angina pectoris）：是因冠状动脉供血不足或心肌耗氧量增加而导致心肌急性、暂时性的缺血、缺氧的临床综合征。典型表现为胸骨后压榨性或紧缩性疼痛，呈阵发性，可放射至心前区、左肩或左上肢，持续数分钟，休息及服用硝酸甘油后缓解消失。根据发生情况、临床表现和心电图特点，心绞痛一般可分为以下3种类型。

1）稳定型心绞痛（stable angina pectoris）：本型最常见。冠状动脉粥样硬化导致动脉管腔狭窄，劳累或情绪激动时心肌耗氧量增加，冠状动脉供血

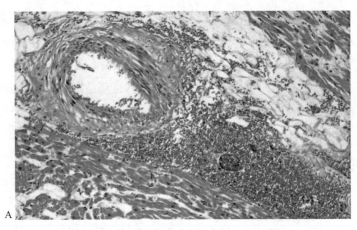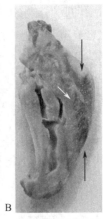

图 2-94　冠状动脉局灶性出血

本例冠状动脉支架植入过程中发生急性心力衰竭。A. 组织学见受损动脉及其分支周围的间质内大片出血聚集（×20）；
B. 白色箭头示冠状动脉，黑色箭头示出血区

不足而发生心肌缺血，临床表现为胸骨体上段或中段后疼痛，心电图可出现 ST 段压低和 T 波倒置。经休息或舌下含服硝酸甘油后 3~5 min 内缓解。在缓解期心电图大多正常。

2）不稳定型心绞痛（unstable angina pectoris）：由于动脉粥样斑块破裂并发血栓形成、血管收缩、微血栓栓塞等继发性病变，导致冠状动脉阻塞急性加重。心绞痛疼痛加重，持续时间更长、更频繁。诱发心绞痛的体力活动阈值降低，易出现静息性或夜间性心绞痛。约 30% 的不稳定型心绞痛患者在 3 个月内可能出现心肌梗死。发作时心电图显示 ST 段压低或升高，常伴 T 波倒置，缓解后可消失。

3）变异型心绞痛（variant angina pectoris）：本型见于无冠状动脉损伤或者轻度管腔狭窄的患者，由于冠状动脉痉挛而引起血液淤滞，导致心肌缺氧。情绪紧张、超敏反应、大量吸烟、某些药物反应等都有可能诱发血管痉挛。阵发性胸痛可在休息或一般活动时发生。发作时心电图显示 ST 段暂时性抬高，缓解后 ST 段下降。部分患者 6 个月内可出现心肌梗死。

（2）心肌梗死（myocardial infarction）：是由于冠状动脉急性、持续性的严重供血不足，导致相应的供血区出现较大范围的心肌坏死。临床多表现为突然出现的心前区疼痛，持续时间往往超过

30 min，患者有濒死感，休息及应用硝酸酯类不能完全缓解。疼痛可放射至左肩、后背部及上腹部，部分患者可有牙痛或下肢痛等。而糖尿病、心力衰竭患者或体弱的老年患者可能无疼痛感。其他临床表现有发热、白细胞计数增加、红细胞沉降率加快、血清心肌酶活性增高等，有时并发心律失常、休克或心力衰竭。心肌梗死通常发生于心室部位，心电图检测大多显示 ST 段抬高或压低、T 波倒置和病理性 Q 波。偶有心房部位的心肌梗死，心电图可表现为 P-R 段改变。

1）类型：形态学上，根据坏死区域在心肌壁内的分布，可将心肌梗死分为心内膜下心肌梗死、透壁性心肌梗死及多灶性微梗死。

心内膜下心肌梗死（subendocardial myocardial infarction）：梗死主要累及心室壁内层 1/3 的心肌，常波及肉柱和乳头肌。心电图一般无病理性 Q 波。一般见于当冠状动脉出现比较轻度的阻塞时，或者阻塞虽然很严重，但持续时间不超过两三个小时。也可见于全身性的严重低血压（如休克），此时坏死区域不限于某一支冠状动脉的供血区，而是不规则地分布于心室的四周，当坏死累及整个心室的内膜下心肌时，称为环状梗死（circumferential infarction）。

透壁性心肌梗死（transmural myocardial

infarction）：为典型的心肌梗死类型。常见于一支冠状动脉出现严重阻塞时，且持续时间一般超过6 h，常合并血栓形成或动脉痉挛。梗死区的范围与阻塞的冠状动脉分支供血区一致，病灶最大径可在2.5 cm以上，大多累及心室壁全层（全层梗死），或者虽未累及全层，但也通常超过室壁厚度的2/3（厚层梗死）。最常见的部位是左冠状动脉前降支供血区，即左心室前壁、心尖部、室间隔前2/3及前内侧乳头肌，约占全部心肌梗死的50%。其次是右冠状动脉供血区，即左心室后壁、室间隔后1/3及右心室，并可累及窦房结、右心房，占25%~30%。此外，左旋支供血区发生心肌梗死占全部心肌梗死的15%~20%，病变主要在左心室侧壁、横膈面及左心房，并可累及房室结。

多灶性微梗死（multifocal microinfarction）：表现为心肌壁内多发性的散在分布的微小坏死灶。患者3支冠状动脉往往有不同程度的病变，同时合并冠状动脉细支的炎症、微栓塞或者动脉小分支的痉挛等。由于局灶性微循环供血不足，冠状动脉末梢的心肌出现缺血性坏死。

2）心肌梗死的病理改变：心肌梗死的形态改变是一个动态变化过程。梗死后至少6 h才可能出现肉眼可见的变化。通常表现为贫血性梗死，坏死区苍白色，形态不规则呈地图状，梗死灶外缘有

时可见充血带环绕。有时心室腔内的血液会渗入内膜下的坏死心肌间，形成出血性梗死（图2-95）。1周后，梗死灶外围的肉芽组织逐渐长入，机化坏死组织；2周后，梗死区逐渐转变成灰白色的瘢痕组织。镜下：心肌梗死表现为凝固性坏死的特点。早期中性粒细胞局灶性浸润，心肌纤维呈波浪状，随之出现细胞核碎裂、消失，胞质均质红染或不规则粗颗粒状，有时胞质呈空鞘样改变，间质充血水肿（图2-96）。1周后，坏死区可见成纤维细胞增生以及成簇的新生毛细血管；数周后逐渐形成以胶原蛋白沉积为主的瘢痕组织。

3）心肌梗死的生化改变：冠状动脉内的粥样斑块脱落后，若激发炎症反应，可致血液C反应蛋白升高。心肌缺血30 min内，心肌细胞内糖原即消失。此后，肌红蛋白逸出。细胞坏死后，心肌细胞内的肌钙蛋白、谷草转氨酶（GOT）、谷丙转氨酶（GPT）、乳酸脱氢酶（LDH）、肌酸磷酸激酶（CK）及肌酸激酶同工酶（CK-MB）等透过细胞膜释放入血，它们在血液中的浓度亦随之升高。其中，CK-MB和肌钙蛋白（T或I）水平一般在发病后的3~6 h开始增高，是临床诊断急性心肌梗死的重要指标。当心功能失代偿时，心室腔扩张，心肌细胞受机械张力刺激而分泌B型利钠肽（B-type natriuretic peptide，BNP），血液BNP由此

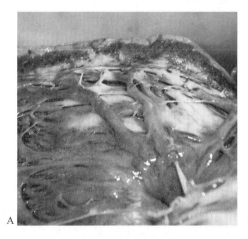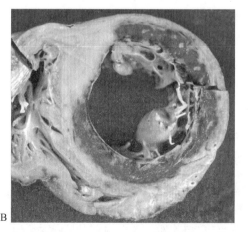

图2-95　心肌梗死的大体改变
A. 示贫血性梗死，灰白色；B. 示出血性梗死，暗红色。坏死区位于左心室壁内层，
主要为心内膜下心肌梗死，局部为透壁性心肌梗死

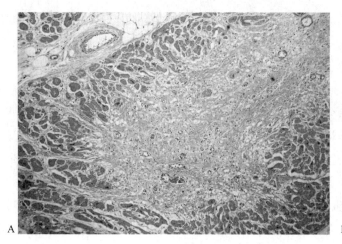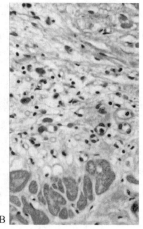

图 2-96　心肌梗死的组织学改变

图中示梗死区灰红色、淡染且疏松，心肌纤维降解，细胞核大部分消失；部分心肌细胞呈空鞘样改变，间质水肿

（A. ×20；B. ×40）

而升高。

4）心肌梗死的合并症：心肌梗死，尤其是透壁性心肌梗死，常合并多种继发性改变。

心脏破裂：是透壁性心肌梗死的严重并发症，占心肌梗死致死病例的 15%～20%，多发生在心肌梗死后 2 周内。如果梗死灶向外破裂，形成穿透性的破口，心室内的血液涌入心包腔，严重的心包积血可造成急性心脏压塞而引起猝死。如破裂发生于室间隔，可出现左心室血液向右心室分流，引起急性右心功能不全。另外，左心室乳头肌断裂可引发急性二尖瓣关闭不全，导致左心功能失代偿。

心室壁瘤（ventricular aneurysm）：又称室壁膨胀瘤或心室动脉瘤，梗死区域出现室壁扩张、变薄，心室壁在血液压力下向外膨出（真性室壁瘤）；或者心室壁局部破裂后，流出的血液聚集于破口周围，被心包结缔组织所围绕（假性室壁瘤）。10%～38% 的心肌梗死可合并心室壁瘤形成，多发生于梗死灶已经纤维化的愈合期，有时也见于梗死的急性期。常见于左心室前壁近心尖处，可继发心室附壁血栓、乳头肌功能不全、心律失常、心脏破裂，以及左心功能失代偿。X 线检查可见心缘有局部膨出，该处搏动减弱或反常搏动。

附壁血栓形成：因心内膜受损、心室壁瘤形成等病变而诱发血栓形成（图 2-97）。脱落后可引起远处脏器栓塞（尤其是脑栓塞），亦可发生局部机化，导致心内膜斑块状纤维化及心瓣膜关闭不全。

急性心包炎：透壁性梗死可继发急性浆液性或纤维素性心包炎，约占心肌梗死的 15%，常在发病后 2～4 天发生。

心源性休克：当出现大面积的左心室心肌梗死时（坏死面积≥40%），心排血量骤减，周围组织的血流灌注严重不足，可引发心源性休克。

心律失常：心肌梗死累及传导系统后，可致其电生理紊乱而出现心律失常，常见的有心室颤动、心房颤动及室性心动过速。恶性心律失常也是部分患者心肌梗死后数天内猝死的原因之一。

心功能不全：因梗死区心肌收缩力的丧失而引起急性心功能失代偿。此时病变的心室或心房不规则扩张，肌壁不均匀变薄。

（3）心肌纤维化（myocardial fibrosis）：源于冠状动脉粥样硬化致血管腔中、重度狭窄，心肌组织因慢性持续性缺血、缺氧而产生病理改变，即慢性缺血性心脏病（chronic ischemic heart disease）。大体观察：心脏体积增大，心室腔扩张，常伴左心室肥厚，其间可见多灶性的灰白色纤维瘢痕。心内膜增厚并失去正常光泽，常见斑块状纤维化，部分瘢

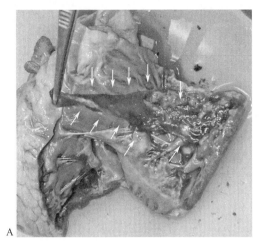
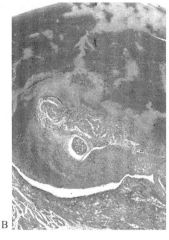

图 2-97　心室腔内附壁血栓形成
A. 示右心室内的附壁血栓：血栓暗红色与灰黄色相间（混合血栓），其右侧部分与乳头肌、
心内膜紧密粘连；B. 为镜下的血栓：暗红色区为红细胞，灰红色区为聚集的血小板（×10）

痕灶面积较大，并可深入心室壁全层。有时心室腔内还伴有机化的附壁血栓。镜下：心内膜区域性增厚、胶原化，亦可见广泛的、多灶性的心肌间纤维组织增生，伴胶原蛋白沉积（图 2-98）。病灶边缘的心肌细胞或萎缩或肥大，部分心肌细胞呈空泡样变性。临床上可以表现为心律失常、心功能失代偿。

（4）冠状动脉性猝死（sudden coronary death）：多见于 30～50 岁患者，男性比女性多 4 倍。在各种心源性猝死（sudden cardiac death）中最常见。猝死前常有明显的诱因，如过度劳累、超负荷运动、酗酒、饱餐等，或者受精神紧张、情绪激动等刺激。猝死前常有各种心律失常。患者突然昏倒、四肢抽搐、两便失禁，或突然发生呼吸困难、口吐泡沫，迅速昏迷。一般在 1 h 内死亡，也可在发病时即刻死亡。部分猝死是在没有旁观者的情况下发生（如睡眠中）。目前认为，主要死亡原因是发病时的致死性心律失常。

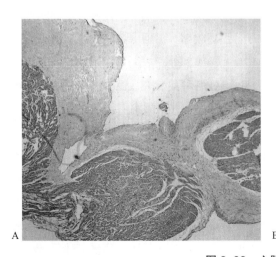
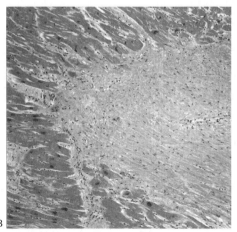

图 2-98　心肌纤维化
A. 示心内膜心肌纤维化；B. 示心肌间质纤维化，纤维结缔组织增生，伴胶原蛋白沉积，周围的心肌细胞略有肥大
（A. ×10，B. ×20）

尸检发现，80%～90%的病例中有广泛的多支冠状动脉粥样硬化，动脉管腔大多呈严重狭窄（＞90%的管腔面积），部分病例可见继发性病变（血栓形成、斑块破裂、局限性出血）。但也有10%～20%的病例，其粥样硬化的病变较轻，可能与合并冠状动脉痉挛有关。心肌可有波浪状弯曲、胞质变性或心肌纤维断裂，也可无明显的病理改变。尸检未能发现心肌的坏死变化，部分原因是心肌坏死的形态改变在发病后至少6 h才会显现。

三、高血压

高血压（hypertension）是以体循环动脉血压持续高于正常水平为主要临床表现，并伴有动脉和心、脑、肾等脏器病变的全身性疾病。在我国，成年人高血压被定为收缩压≥140 mmHg（18.7 kPa）和（或）舒张压≥90 mmHg（12.0 kPa）。高血压可分为原发性和继发性两大类。通常所谓的高血压病主要是指原发性高血压，又称特发性高血压（essential hypertension），在临床上最多见，占90%～95%。继发性高血压（secondary hypertension）较少，占5%～10%，是由于其他疾病（如肾疾病、肾上腺或垂体肿瘤等）而出现的全身血压升高症状，又称症状性高血压（symptomatic hypertension）。

高血压的病变及临床表现一般呈慢性发展过程，是我国最常见的心血管疾病之一，多见于中老年人，是以细小动脉硬化为基本病变的全身性疾病。绝大多数病程缓慢，症状时轻时重，发展至中晚期可引起心、脑、肾及眼底等病变，严重者亦可出现急性脑出血或心、肾功能失代偿。少数患者病程发展迅速，血压在短时期内急剧升高，病情恶化，称为恶性高血压（malignant hypertension）。

（一）病因与发病机制

原发性高血压的病因和发病机制复杂，目前一般认为其发病与遗传有关，在各种环境因素、生活习惯等影响下，正常血压调节机制出现失衡而产生相应的病变。

1. 发病危险因素

（1）遗传因素：原发性高血压患者多有明显的家族性聚集倾向。约75%的原发性高血压患者具有遗传易感性（genetic susceptibility）。双亲高血压患者的子女，其高血压发病率是双亲血压正常者的5倍。分子学研究显示，在高血压患者和有高血压家族史的人群中，常可检出与血压调节有关的基因异常，如肾素–血管紧张素–醛固酮系统（RAAS）的相关基因的多态性或突变等。少数情况下，单基因缺陷亦可引起高血压，如上皮钠通道蛋白（epithelial sodium channel protein）的基因突变导致钠的重吸收增加（Liddle 综合征）。

（2）饮食因素：Na^+ 摄入量过高容易发生水钠潴留。世界卫生组织（WHO）建议每日适宜的食盐摄入量为 3～5 g。日均摄盐量过高的人群，其高血压的患病率明显高于日均摄盐量低的人群，减少日均摄盐量或用药物增加钠的排泄均可降低高血压的发病风险。而 K^+ 和 Ca^{2+} 摄入不足，则有可能促进高血压的发生。蔬菜富含钾，牛奶含钙较高，合理的饮食可在一定程度上降低高血压的患病率。

（3）社会心理因素：经济条件、工作生活压力、精神状态及个人性格等都与血压升高存在着一定的关系。长期或反复处于精神紧张状态的职业人群，其高血压患病率比较高。过度应激性反应（如暴怒、惊恐或忧伤等）使神经受到剧烈的冲击，血管强烈收缩，可加重高血压的病情。

（4）其他相关因素：肥胖、糖尿病、吸烟等均可导致各种血管炎症性损伤。年龄增长、缺乏体力活动易进一步加重血管组织老化。这些器质性改变发展到一定程度都有可能引起血压升高。

2. 发病机制　动脉血压取决于2个基本的血流动力学变量（hemodynamic variant）：心排血量和外周阻力。心排血量受心率、心脏收缩力及血容量的影响，外周阻力则受神经、体液和局部组织活动的调节。各种能导致血容量、外周阻力、心率以及心脏收缩力增加的因素，都可能使动脉血压升高。

无论是原发性高血压还是继发性高血压，其发病主要与以下相互重叠的机制有关。

（1）水钠潴留：组织中 Na^+ 过多潴留，导致细胞外液增多，血浆容量增加，心排血量由此增大。长期摄盐过多，可因慢性水钠潴留而引发血压升高。有些基因（如上皮钠通道蛋白的基因）的突变可致肾的排钠功能障碍。丘脑及垂体活动过度、肾上腺皮质的醛固酮分泌增加，亦可引起肾排钠减少并造成水钠潴留。

（2）血管收缩：血管（主要是小动脉）平滑肌收缩使血管腔缩小，外周血管阻力增加。收缩的血管可无明显的病变，但长期的持续收缩状态易使这些血管最终发生器质性改变。肾素、儿茶酚胺、内皮素等均能作用于血管壁细胞，使细胞内的 Ca^{2+} 增多，有利于血管收缩。发生粥样硬化的动脉的平滑肌对各种收缩血管物质的敏感性亦增加，可能是胆固醇有促进 Ca^{2+} 进入血管壁细胞的作用。

（3）血管壁增厚：血流压力的持续作用、非特异性炎症反应、免疫复合物或糖代谢产物的异常沉积等，均可引起细小动脉的慢性损伤。血管壁逐渐不可逆地增厚，管腔缩小，外周循环阻力增加，使血压升高。

（二）高血压的病理变化

1. 慢性高血压（chronic hypertension）　即所谓的良性高血压（benign hypertension），约占原发性高血压的95%，多见于中老年人。该病病程长，进展缓慢，可达十余年以至数十年，晚期多出现心功能失代偿及高血压脑病，部分患者亦可有慢性肾损伤。根据组织及脏器的形态变化，可分为三个演变期。其基本病变为细、小动脉的改变。

（1）第一期：血管痉挛。小血管痉挛可出现在高血压发展的早期阶段，表现为全身细小动脉间歇性的痉挛，并可伴有神经调控功能失调。此时动脉血管尚无明显的病理改变，仅有血压升高，常为波动性，即时而升高时而正常。长期反复的细、小动脉痉挛，可使血管逐渐发生器质性病变。

（2）第二期：动脉病变

1）细动脉硬化（hyaline arteriolosclerosis）：细

动脉广泛硬化是慢性高血压最主要的病理特征，表现为肾、脾、胰腺、肾上腺、脑等重要脏器的细动脉管壁透明样变性，如肾小球入球动脉、脾小体中央动脉及眼底视网膜动脉分支等。在至少3个重要脏器内观察到明显的细动脉硬化，可作为病理诊断慢性高血压的依据。细动脉是指无内弹性膜，中膜仅有 1~2 层平滑肌的无肌型小动脉，直径 0.3 mm 以下，又称微动脉。由于血管壁持续性痉挛，组织缺氧引起内皮细胞损伤，血浆蛋白透过内皮间隙渗入内皮下直至中膜，继而中膜的平滑肌细胞缺氧凋亡，胶原蛋白沉积。损伤的内皮细胞及平滑肌细胞同时分泌细胞外基质，动脉壁逐渐被混合着胶原蛋白的细胞外基质所取代，正常的血管壁结构亦消失。光镜下：细动脉管壁增厚，呈无结构的均质状伊红染色，略有光泽，管腔狭窄。在原发性高血压，病变的血管及其周围组织多无明显的炎症反应（图 2-99A）。临床表现为血压进一步持续性升高，波动性逐渐消失。

2）小动脉纤维弹力组织增生（arterial fibroelastic hyperplasia）：见于长期的持续性慢性高血压，也可见于恶性高血压的进展期。这里所谓的"小动脉"，是指中膜有 3 层以上平滑肌的肌型小动脉，如肾的小叶间动脉、弓形动脉、脾的小梁动脉等。光镜下：小动脉管壁内弹力纤维、肌成纤维细胞以及平滑肌细胞增生，伴均质、条带状的胶原蛋白聚合物沉积，血管壁有时可表现为同心圆样增厚，血管腔呈不同程度的狭窄（图 2-99B）。

（3）第三期：脏器病变

1）心脏病变：高血压性心脏病（hypertensive heart disease）是长期慢性高血压的心脏并发症。细、小动脉的广泛病变导致外周循环阻力增加，左心室的压力负荷持续增高，局部的机械性刺激和组织内的生长因子促进心肌细胞的肌球蛋白（myosin）和肌凝蛋白（actin）表达，心肌细胞由此发生代偿性肥大，心肌收缩力增强，血液循环得以维持。代偿期的心排血量可基本维持在正常水平，但心脏的血供和营养代谢不能无限制地满足心

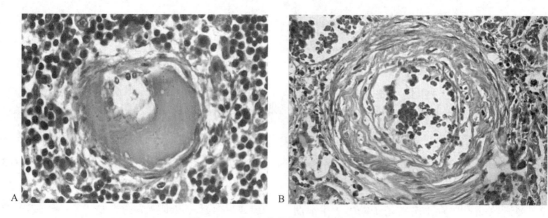

图 2-99　细动脉硬化和小动脉增生

A. 脾小体中央动脉：细动脉管壁增厚，全层无结构的均质状伊红染色，管腔缩小（×40）；

B. 肾的小叶间动脉：血管壁细胞增生，伴胶原蛋白沉积（×20）

肌持续增加收缩力的需求。超出一定的限度，氧和其他营养成分在过于肥大的心肌组织内发生弥散障碍，心肌反而处于缺氧和低营养状态，心室的顺应性和每搏输出量逐渐降低，出现功能失代偿。晚期预后多不良。

大体观察：心脏质量持续增加（≥400 g），严重者可达 800 g。左心室壁的厚度至少在 1.5 cm 以上，尸检中测量大多超过 2.0 cm（正常成年人的左心室壁约 1.2 cm 厚）。乳头肌和肉柱亦增粗。在代偿期，左心室壁和室间隔均匀增厚，整个心室形态规则、对称，心室腔无扩张或略有缩小。左心室的几何中心仍位于原点，称为向心性肥大（concentric hypertrophy）（图 2-100A）。而在失代偿期，大量血液淤积于左心室，部分室壁组织在血流压力下向外膨出，心室壁厚薄不均，心室腔呈明显的不对称的扩大，整个心室形态不再规则，其几何中心亦发生偏离，称为离心性扩张（eccentric dilation）。镜下：代偿期的心肌细胞呈弥漫性的均匀的肥大，心肌细胞体积增大，肌纤维增粗，横纹明显可见，细胞核亦增大、深染（图 2-100B）。在失代偿期，肥大的心肌细胞出现不同程度的疏松变性或空泡变性，部分心肌细胞萎缩。

2）中枢神经系统病变：脑血管硬化，组织缺血缺氧，引发脑组织变性和坏死。硬化的血管在过

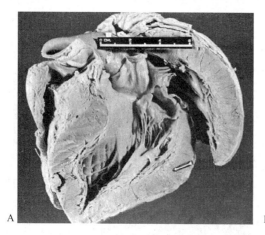
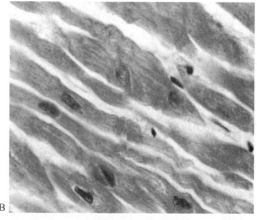

图 2-100　左心室向心性肥大

A. 左心室肥大：心室壁均匀增厚，乳头肌增粗，心室腔无扩张，心室形态规则；

B. 组织学图像：心肌细胞体积变大，肌纤维增粗（×40）

高的血流压力下易破裂。高血压脑病的主要病变有脑水肿、脑软化和脑出血。

脑水肿：脑内细小动脉硬化及痉挛引起缺血，局部毛细血管通透性增加，脑组织水肿，颅内压升高。患者可有急性头痛、头晕、眼花、呕吐及血压急剧升高等表现，即高血压脑病。严重时可出现心、肾、脑等急性功能失代偿而发生高血压危象。

脑软化：是脑组织局灶性坏死后的大体表现。脑的细小动脉硬化及中动脉粥样硬化，均可造成脑组织缺血而发生液化性梗死。病灶质地疏松，呈筛网状，常为多发性，直径 2～15 mm，可伴有出血。坏死组织被吸收后，形成空洞样的腔隙（lacuna）（图 2-101A）。有些梗死灶极小，仅在显微镜下可见，称为微梗死（microinfarct）。

脑出血：是高血压最严重的并发症。脑的细小动脉硬化使血管壁变脆，容易形成微小动脉瘤或直接破裂。出血常见于内囊、基底核，其供血动脉为豆纹动脉，比较细，从大脑中动脉呈直角分出，易受血流冲击而发生破损。出血还可见于大脑白质、脑桥和小脑。病变区脑组织呈液化性坏死，混合着血液，形成暗红色囊腔状血肿。出血范围大时，可突破至侧脑室。

3）肾病变：慢性高血压晚期可形成细动脉性肾硬化（arteriolar nephrosclerosis）。因肾小球入球动脉和肌型小动脉硬化，肾小球及其周围的肾小管缺血，逐渐萎缩瘢痕化。大体观察：双侧肾体积缩小，质量减轻，质地变硬，外形仍然对称、规则，被膜不易剥离。发生于肾小球的微小瘢痕灶长年聚集，使肾表面呈现出均匀的细颗粒状，称为原发性颗粒性固缩肾（primary granular contracted kidney）（图 2-101B）。镜下：肾小球入球动脉及细动脉管壁增厚伴透明样变性，管腔狭窄或闭塞。小叶间动脉及弓形动脉管壁增生、增厚，管腔狭窄；肾小球萎缩、纤维化；间质慢性炎症改变。

4）视网膜病变：按眼底病变的进展严重程度可分为 4 期。Ⅰ期：视网膜动脉变细、反光增强；Ⅱ期：视网膜动脉狭窄，动静脉交叉处静脉受压；Ⅲ期：进一步出现眼底出血及棉絮状渗出；Ⅳ期：在上述病变基础上，视神经盘水肿。

2. 恶性高血压（malignant hypertension）　又称急进型高血压（accelerated hypertension）。患者相对比较年轻，大多有原发性或继发性的慢性高血压史。少数可为特发性，发病前血压正常。也有一些患者有慢性肾疾病史。临床表现为血压急剧升高（舒张压≥130 mmHg），伴严重的眼底病变和明显的肾损伤。病程迅速，很快发展至肾衰竭，如救治不及时，多在 1～2 年内死于尿毒症、脑出血或心力衰竭。

恶性高血压的病变主要见于肾，由于急性血管病变，供血减少，肾实质出现缺血性损伤，肾小

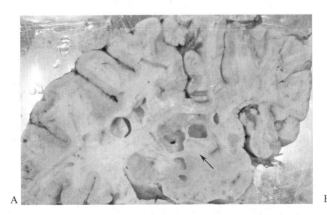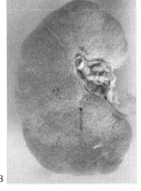

图 2-101　脑软化和颗粒性固缩肾
A. 脑软化：多个空洞性腔隙，大小不一，主要位于内囊、基底节区；
B. 固缩肾：肾体积缩小，形态尚规则，表面呈细颗粒状

球、肾小管及肾间质萎缩、纤维化，称为恶性肾硬化症（malignant nephrosclerosis）。这些血管改变及组织损伤也可见于脑、视网膜等其他脏器或部位。病变的肾表面光滑，可见散在的斑点状出血和微梗死灶，即所谓的"蚤咬肾"。镜下的组织学病理改变如下。

（1）细、小动脉纤维素样坏死（fibrinoid necrosis of arterioles and small arteries）：肾小球入球动脉发生坏死，管壁结构不清，伴伊红色破絮状的物质沉积，组织化学检测显示这些沉积物主要为纤维蛋白聚合物，血管周围的炎症反应较轻或不明显。纤维素样坏死也可见于肌型小动脉。

（2）增生性细动脉炎（hyperplastic arteriolitis）：可见于正在发生纤维素样坏死的细、小动脉。伊红色的丝束状的纤维蛋白聚合物环绕血管腔，呈纤细分层的同心圆状分布，形似洋葱皮（onion-skinning），内膜增厚，管腔狭窄，周围炎症细胞浸润。病变特征性地见于细动脉，也可累及小叶间动脉或弓形动脉等肌型小动脉。进展期血管平滑肌细胞和肌成纤维细胞增生，伴胶原蛋白沉积，血管壁明显增厚，血管腔呈持续性的严重狭窄。

（3）坏死性肾小球炎（necrotizing glomerulitis）：病变波及肾小球时，可引起毛细血管丛节段性坏死，伴肾小球内中性粒细胞浸润及微血栓形成。

（4）慢性血管病变：有些病例是在慢性高血压的基础上发生急性恶化。组织学上除了血管、肾小球的急性纤维素样坏死外，还可见发病前的各种慢性血管改变。

四、风湿病

风湿病（rheumatism）是继发于 A 组乙型溶血性链球菌感染后的超敏反应性疾病，累及全身的结缔组织。主要的病变脏器是心脏、小动脉及膝、肩、腕、肘、髋等大关节（游走性多关节炎），其次为皮肤（环形红斑、皮下结节）和脑（皮质下脑炎）。急性期称为风湿热（rheumatic fever），临床表现为发热、关节痛，外周血白细胞增多，红细胞沉降率快，C 反应蛋白阳性，以及心电图 PR 间期延长等。急性发病 1 周后，血清抗链球菌溶血素 O（antistreptolysin O，ASO）、抗脱氧核糖核酸酶 B（anti-dnase B）、抗链激酶（antistreptokinase，ASK）及抗透明质酸酶（antihyaluronidase，AH）活性可升高。急性感染好发于秋冬季节，多见于 5 ~ 15 岁的儿童或青少年。病变可反复发作，慢性进展多年后，结缔组织大片瘢痕化，有可能形成一些不可逆的损伤，如心瓣膜畸形等。

（一）病因与发病机制

咽喉部感染是 A 组乙型溶血性链球菌的主要致病途径。风湿病的发病具有一定的家庭聚集倾向性，单卵双胎中两人都发生风湿病的概率比双卵双胎者高，其临床表现也相似。居住环境差、营养缺乏、抵抗力低下等容易造成细菌的传播与感染。

A 组乙型溶血性链球菌属于化脓菌，但风湿病的临床和病理表现均提示其发病机制为变态反应性炎，且与抗原抗体的交叉反应有关。链球菌的细胞壁糖蛋白与人体结缔组织的糖蛋白具有相似的空间结构，易激发产生自身抗体，如链球菌的 M 蛋白与心肌糖蛋白之间，链球菌的透明质酸与软骨的蛋白多糖之间均已被证实可发生交叉反应。很多风湿热患者血中可检测出针对心肌原纤维或血管平滑肌的自身抗体。免疫荧光查见一些急性风湿病患者的心内膜心肌内有大量的 IgG 沉积。

（二）基本病理变化

风湿病的局灶性结缔组织病变从坏死渗出、增生直至纤维瘢痕化，过程较长，大致可分为三期。

1. 变质渗出期　发生于组织局部的初始病变。心脏、浆膜、关节、血管、皮肤、肺等富含结缔组织的部位出现纤维素样坏死，组织充血，伴淋巴细胞（主要为 T 淋巴细胞）、浆细胞、嗜酸性粒细胞和中性粒细胞浸润。病灶内有时可查见 IgG 沉积。渗出性病变可逐渐被吸收、纤维化，或者进一步发展而形成肉芽肿。此期约持续 1 个月。

2. 增生期或肉芽肿期　局部组织增生，形成 Aschoff 小体（Aschoff body），又称风湿小体或风湿

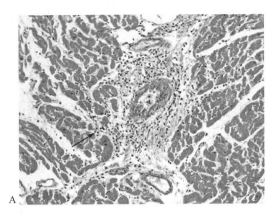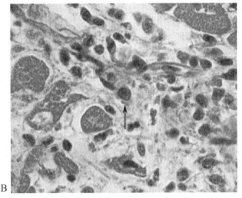

图 2-102 Aschoff 小体
A. 心肌间梭形结节样病变，中央为纤维素样坏死的小血管，其周围散在细胞浸润（×10）；
B. 结节内的风湿细胞：核大深染，枭眼状或毛虫状，核膜厚，胞质丰富（×40）

性肉芽肿（rheumatic granuloma）（图 2-102）。结节状的病变呈圆形、椭圆形、梭形或不规则形，中央常为纤维素样坏死的小血管，其周围散在分布着风湿细胞。风湿细胞体积较大，圆形或多边形，细胞边界清，胞质丰富；细胞核大而深染，呈圆形或卵圆形，核膜厚，染色质集中于核的中央并呈丝状向核膜发散。有些圆形的细胞核形似禽鸟的眼（枭眼状细胞核），另一些长形核则像毛毛虫（毛虫状细胞核）。后期的细胞核浓染，结构模糊。单核的风湿细胞又称为 Anitschkow 细胞。双核或多核的风湿细胞体积更大，胞质更嗜碱，称为 Aschoff 细胞或 Aschoff 巨细胞。免疫组织化学检测显示，风湿细胞大多数表达 Mac387 和 lysozyme，极少数表达 desmin 或 myoglobin 等肌源性标志物，提示其主要为单核巨噬细胞来源。Aschoff 小体中还可见有淋巴细胞、浆细胞以及成纤维细胞等。组织学上查见 Aschoff 小体对风湿病的病理诊断有帮助。此期持续 2～3 个月。

3. 纤维化期或愈合期　肉芽肿病变逐渐被肉芽组织机化，病灶内成纤维细胞增生，胶原蛋白沉积，坏死组织被吸收或纤维化，形成瘢痕。此期持续 2～3 个月。

单个风湿病灶的病程为 4～6 个月。由于疾病经常反复地急性发作，受累脏器中新、旧病变交替出现，持续进展多年后，往往形成严重的纤维化和大片瘢痕。

（三）风湿病的心血管病变

1. 风湿性心脏病（rheumatic heart disease）　可以表现为急性期的心脏炎，也可以是静止期的慢性风湿性心脏病（主要是心瓣膜病）。多见于 20～40 岁青壮年，男女发病率基本相似。

急性期风湿性病变主要累及心内膜，严重时可扩展至心肌、心外膜。当心脏全层都受累时称为风湿性全心炎。儿童风湿病患者中，大部分有心脏受损的临床表现。

（1）风湿性心内膜炎（rheumatic endocarditis）：主要位于心瓣膜，以二尖瓣最多见，其次为二尖瓣和主动脉瓣联合病变，这可能与两者所承受的血流负荷较多有关。三尖瓣和肺动脉瓣很少受累。在急性期，大体表现为心瓣膜炎（valvulitis），常累及邻近的内膜和腱索组织。病变瓣膜肿胀，内皮细胞发生变性、脱落，内膜胶原暴露后，诱发血小板沉积和凝集，形成白色血栓。这些白色血栓呈小结节状，直径数毫米，灰白色半透明，串行排列于瓣膜闭锁缘，与瓣膜粘连紧密，不易脱落，形成疣状赘生物（verrucous vegetation）（图 2-103A），其下的心内膜间质可见有黏液样变性、纤维素样坏死以及 Aschoff 小体形成。赘生物多时，可呈片状累及腱索及邻近的内膜。后期赘生物发生机化，变成瘢痕灶。在慢性期，炎症反复发作，内膜组织大片纤维化，导致瓣膜变硬、增厚和粘连、腱索增粗、短缩，形成心瓣膜畸形。病变累及心房、心室的内膜时，可出现局部斑块状纤维化，尤其是左心房后壁的内膜，增厚明显，称为 McCallum 斑，易继发附壁血栓形成。

（2）风湿性心肌炎（rheumatic myocarditis）：表现为灶性心肌间质炎。在富含小血管的心肌细胞间出现大小不一的 Aschoff 小体，随着病变的严重程度从心内膜向心肌的深处播散。主要累及室间隔和左心室后壁的心肌，其次为左心室乳头肌、左心房后壁以及心耳的心肌。慢性期反复发作，可在心肌间质形成众多的小瘢痕。儿童患者的病情多较严重，急性期常表现为弥漫性间质炎，心肌间质充血水肿，伴大片淋巴细胞、嗜酸性粒细胞及中性粒细胞浸润，易出现充血性心力衰竭。

（3）风湿性心包炎（rheumatic pericarditis）：风湿病累及心包脏层时，可引起心包灶性的或大片的浆液及纤维蛋白渗出，形成纤维蛋白性心包炎（fibrinous pericarditis），有时伴有心包积液。严重时，大量渗出的纤维蛋白聚合物覆盖于心包表面，随心脏搏动牵拉而呈绒毛状，称为绒毛心（cor villosum）（图 2-103B）。富含纤维蛋白的渗出物不易被完全降解吸收，有时可发生大面积的机化，形成心包粘连。

2. 风湿性动脉炎（rheumatic arteritis）　可累及各级大、中、小动脉，如冠状动脉、肾动脉、肠系膜动脉、脑动脉及肺动脉等，通常小动脉受累最常见。在急性期，血管壁发生纤维素样坏死，伴淋巴细胞、单核细胞浸润，可见 Aschoff 小体形成。在慢性期，血管壁逐渐纤维化而增厚，血管腔狭窄，部分闭塞。

五、感染性心内膜炎

感染性心内膜炎（infective endocarditis）是由微生物直接侵袭心内膜特别是心瓣膜而引起的病变。病原体有细菌、立克次体、衣原体和真菌等，但以细菌为最多见。受损的心瓣膜坏死，其表面出现块状的赘生物。病原体在局部生长繁殖，进入血液循环后可导致败血症，赘生物碎裂脱落后易形成细菌性栓塞。根据临床表现和病理变化的不同，感染性心内膜炎可分为急性和亚急性感染性心内膜炎两类。

（一）急性感染性心内膜炎

急性感染性心内膜炎（acute infective endocarditis）大多由致病力强的化脓性细菌（金黄色葡萄球菌、溶血性链球菌或肺炎球菌等）所引起。临床常表现为多脏器严重的化脓性感染，如肺脓肿、肾脓肿、化脓性骨髓炎等。细菌侵犯心内膜导致的急性化脓

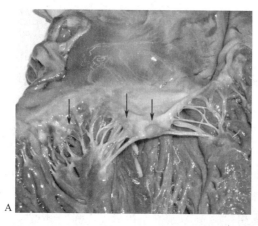
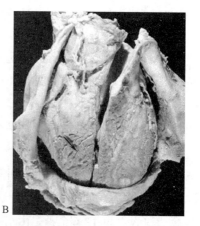

图 2-103　心内膜疣状赘生物和纤维素性心包炎
A. 二尖瓣闭锁缘上多个灰白、灰红色结节状的白色血栓，最大者直径数毫米（箭头）;
B. 心包脏层表面粗糙，伴片灶性的絮状渗出物覆盖

性炎，往往是全身败血症、脓毒败血症的脏器并发症之一。病情急而重，发展迅速，预后差。

病变多发生在原本正常的心内膜，主要累及二尖瓣和主动脉瓣，三尖瓣较少受累。通常表现为典型的急性化脓性心内膜炎，瓣膜出现急性溃烂、穿孔或破裂后，局部坏死组织混合着脓性渗出和出血，在破溃瓣膜的表面形成大小不等的块状赘生物。赘生物质地松脆，灰黄色或浅绿色，如出血量多则呈暗红色，主要由脓性渗出物、坏死组织、纤维蛋白、红细胞及细菌菌落构成。松脆的赘生物容易脱落，形成含有细菌的栓子，随血流运行并阻塞远处脏器的动脉后，可导致肾、脾、脑等发生败血性梗死（septic infarct）。

（二）亚急性感染性心内膜炎

亚急性感染性心内膜炎（subacute infective endocarditis）多由致病力相对比较弱的病原体引起。最常见的是草绿色链球菌，其他还有肠球菌、革兰阴性杆菌、立克次体、衣原体及真菌等。这些病原体可来自机体内的某些感染灶，如扁桃体炎、牙周炎、咽喉炎、骨髓炎等，也可因某些医源性操作（如拔牙、心导管及心脏手术等）而导致细菌进入血液循环，形成菌血症，并随血流到达心脏。

病变多发生在已有损伤的心瓣膜及其周围的心内膜组织，如风湿性心瓣膜病、先天性心瓣膜病、人工瓣膜置换术后等，其中最多见的是继发于慢性风湿性心瓣膜病。心瓣膜原有的损伤部位有利于致病力弱的细菌停留、聚集。病变的心脏内血流状态不佳，内膜容易受损，也为细菌的入侵提供了条件。而反复发生的菌血症可使血液中的血小板、凝血因子及凝集素等水平升高，有利于病原体在内膜损伤部位黏附，并与血小板、纤维蛋白等聚合，形成瓣膜赘生物。

亚急性感染性心内膜炎病程较长，可迁延数月，甚至 1 年以上。除心脏体征外，还可有长期发热、皮肤点状出血、进行性贫血、脾大、栓塞等临床表现，静脉血培养可查见细菌、真菌等病原体。

1. 心脏病变　由于病变大多是继发于风湿性心内膜炎，故主要累及二尖瓣和主动脉瓣，在原有风湿性损伤的心瓣膜表面形成单个或数个块状赘生物，赘生物体积往往较大，息肉状或菜花状，呈污秽灰黄色或灰红色，质脆易碎，容易脱落（图 2-104）。瓣膜有时可发生溃破或腱索断裂。镜下：赘生物由纤维蛋白、血小板、凝血块、急性或慢性炎症细胞、坏死组织以及钙化物构成，其中往往可见细菌菌落，深部有肉芽组织及淋巴细胞、巨噬细胞浸润。赘生物机化和瘢痕形成后，易形成严重的瓣膜口狭窄或关闭不全。瓣膜周围的心内膜亦可发生斑块状纤维化。心内膜损伤和心室腔的血流改变易促发附壁血栓形成。赘生物或血栓脱落后可顺着血流栓塞于远处的脏器。

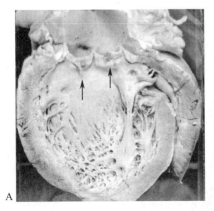
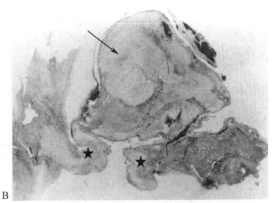

图 2-104　亚急性感染性心内膜炎
A. 主动脉瓣上多个灰红色息肉状赘生物（箭头）；B. 放大显示黏附于二尖瓣（星号）上的赘生物（箭头），
巨块状，多种成分混合，形态不规则（×2）

2. 其他病变

（1）血管：赘生物等脱落后易形成动脉栓塞，最常见于脑，其次为肾和脾。栓子一般来自赘生物的浅层。有时栓子内含有少量的细菌，可形成局部小动脉炎，但因细菌本身的毒力比较弱，通常不至于引起败血性梗死。

（2）皮肤和黏膜：细菌毒素或免疫复合物在局部组织内沉积，微小血管壁受损而致红细胞、血浆漏出，临床表现为手掌或足底的皮肤红斑和出血（Janeway 病损），眼底视网膜灶性出血（Roth 斑）。部分患者由于皮下小动脉炎，在指、趾末节腹面出现紫红色、微隆起、有压痛的小结节，称为 Osler 小结。

（3）肾：微血管栓塞可引起灶性肾小球、肾小管坏死。抗原抗体复合物沉积于肾小球内，可导致肾小球肾炎。

六、心瓣膜病

心瓣膜病（valvular heart disease）是发生于心脏瓣膜的器质性病变。创伤、感染、炎症反应、黏液样变性、退行性改变、先天性发育异常、动脉粥样硬化等均可导致瓣膜损伤，其中最常见的是继发于风湿性心内膜炎和感染性心内膜炎。

心瓣膜畸形可表现为瓣膜狭窄或关闭不全。瓣膜狭窄（valvular stenosis）是由于瓣膜缘粘连，不能充分张开，瓣膜口缩小，导致血流通过障碍。瓣膜关闭不全（valvular incompetence）是由于瓣膜受瘢痕牵拉，不能完全闭合，心脏运动时出现血液反流。瓣膜狭窄也可同时合并关闭不全，称为联合瓣膜病。在失代偿期，血流动力学紊乱可引起肺循环或体循环障碍。

大体观察：瓣膜增厚、变硬、卷曲、皱缩，相邻的瓣叶粘连，常伴有瓣膜破损、腱索缩短融合。瓣叶粘连严重可导致瓣膜口狭窄。瓣膜卷曲、皱缩、破裂，以及腱索瘢痕化时易形成关闭不全。镜下：瓣膜组织机化、纤维化、透明样变性，常伴钙化。

（一）二尖瓣狭窄

二尖瓣狭窄（mitral stenosis）大多由风湿性心内膜炎引起，少数为亚急性感染性心内膜炎所致，偶见先天性狭窄。正常成年人二尖瓣口面积为 $4\sim6\ cm^2$，可通过两个手指。病变早期瓣膜轻度增厚，瓣叶间粘连呈隔膜状，但主瓣仍可活动（隔膜型狭窄）。随着病变进一步发展，主瓣也严重粘连，失去活动性，腱索及乳头肌明显粘连缩短，瓣膜口缩小，形似鱼口，有时只能通过探针，瓣膜呈漏斗状（图 2-105A），此时常同时合并严重的关闭不全（漏斗型狭窄）。

二尖瓣出现狭窄时，左心房血液流入左心室受阻，左心房代偿性肥大以增加收缩力，血液快速

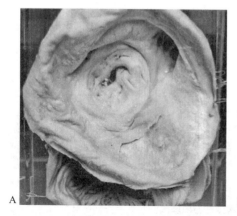
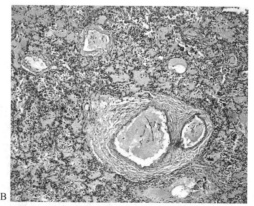

图 2-105　二尖瓣狭窄和肺淤血

A. 二尖瓣的瓣膜粘连，瓣膜口缩小；B. 肺淤血、肺水肿、肺小动脉管壁增厚（×10）

通过狭窄口，并引起漩涡与震动，产生心尖区舒张期隆隆样杂音。当左心房失代偿时，血液不能完全排入左心室，血液淤积致肺静脉回流受阻，肺动脉持续高压，肺小动脉管壁增生肥厚，管腔变小，出现肺淤血、肺水肿或漏出性出血（图2-105B），继而右心室代偿性肥大，形成肺源性心脏病（cor pulmonale）。患者可有呼吸困难、发绀、咳嗽伴泡沫状血性痰等症状。晚期右心室失代偿性扩张，三尖瓣出现相对性关闭不全。临床可出现颈静脉怒张、肝淤血增大、下肢水肿及浆膜腔积液等症状。影像学示左心房、右心室、右心房影增大，呈倒置的"梨形心"。

（二）二尖瓣关闭不全

二尖瓣关闭不全（mitral insufficiency）大多继发于风湿性心内膜炎，其次为亚急性感染性心内膜炎，常合并二尖瓣狭窄。由于瓣膜不能闭合，左心室收缩时部分血液反流入左心房，左心房血容量及压力增高，出现代偿性肥大。而在心室舒张期，大量血液又涌入左心室，左心室也因容积性负荷增加而出现代偿性肥大。在疾病晚期，左心房、左心室失代偿性扩张，并依次出现肺淤血、肺动脉高压、右心室肥大，最终导致右心室失代偿性扩张。影像学示全心肥大或扩张，呈"球形心"。

（三）主动脉瓣狭窄

主动脉瓣狭窄（aortic stenosis）多源于风湿性主动脉瓣炎，少数为先天性瓣膜发育异常或继发于动脉粥样硬化。单纯性主动脉狭窄在风湿性心瓣膜病中较少见，大多同时合并二尖瓣病变。正常成年人主动脉瓣的瓣口面积约 $3\ cm^2$，当瓣膜口面积小于 $1\ cm^2$ 时，左心室血液排出受阻，左心室发生代偿性肥大，心肌收缩力增高。失代偿时，左心室扩张，并出现肺淤血、肺动脉高压，继而右心功能障碍。影像学示左心室影增大，当病变严重时，心腰部凹陷，心脏可呈"靴形心"。

（四）主动脉瓣关闭不全

主动脉瓣关闭不全（aortic insufficiency）主要继发于风湿性心内膜炎、亚急性感染性心内膜炎以及主动脉粥样硬化。另外，梅毒性主动脉炎、类风湿主动脉炎及马方（Marfan）综合征等亦可引起主动脉瓣的瓣膜环扩大，导致相对性的主动脉瓣关闭不全。左心室舒张时，主动脉内的部分血液可经闭合不全的瓣口反流，脉压由此增加，左心室发生代偿性肥大。失代偿时，可致肺淤血及右心功能受损。临床上可因脉压增大而出现周围血管体征（点头运动、颈动脉搏动、水冲脉、股动脉枪击音等）。

七、心肌病

心肌病（cardiomyopathy）通常是指发生于心肌的各种病变的总称，其致病原因广泛，有些尚不明了。病理表现主要为心室肥厚或扩张，这些心肌损伤最终导致心脏收缩、舒张功能障碍或者严重心律失常。随着对心肌病研究的不断深入，之前原因不明的一些心肌病被陆续检测出有特征性的基因突变，对其病因也逐渐有所认识。原发性心肌病（primary cardiomyopathy）是由于基因改变或者后天获得的以心肌损伤为唯一症状或主要症状的心肌疾病。继发性心肌病（secondary cardiomyopathy）是系统性的全身多脏器疾病在心脏的病变。根据形态特征，通常可分为扩张性心肌病（包括致心律失常性右心室心肌病）、肥厚型心肌病和限制型心肌病。此外，还有一些尚未分类的心肌病，如应激性心肌病（takotsubo cardiomyopathy）、致密化不全心肌病（noncompaction cardiomyopathy）及淀粉样变心肌病（amyloid cardiomyopathy）等。而缺血、心瓣膜病、高血压导致的心肌损伤，目前不归类于心肌病。

（一）扩张型心肌病

扩张型心肌病（dilated cardiomyopathy）以进行性的心脏肥大、心室腔扩张及心脏收缩力下降为特征，又称充血性心肌病（congestive cardiomyopathy）。临床上90%的心肌病属于扩张型心肌病，男女之比为3.4∶1，多见于20~50岁人群。患者常在体力超负荷时出现胸闷、气急、心悸、乏力以及心律失常。病情多呈缓慢性进展，晚期表现为充血性心力衰竭，部分患者可发生猝死。

1. 病因与发病机制　扩张型心肌病的发病可能涉及较多的致病因素，其中比较重要的有病毒感染。通过核酸杂交技术，在一些患者的心肌组织内检测到柯萨奇 B 病毒（Coxsackie B virus）。随访的病毒性心肌炎患者中，有些最后可发展至扩张型心肌病。化学治疗药物、过度饮酒也可能是致病因素之一。也有些患者是在妊娠后期发病，称为围生期心肌病（peripartum cardiomyopathy）。30%~40% 的患者体内有抗心肌成分的自身抗体，如抗肌球蛋白抗体、抗心肌线粒体抗体、抗心肌纤维抗体等，通过抗体依赖的细胞毒机制或通过抗体直接与细胞膜受体结合，引起心肌细胞损伤。扩张型心肌病有家族群集现象，多表现为常染色体显性遗传。此外，20%~50% 的病例中可检出涉及心肌骨架蛋白（如肌巨蛋白、结蛋白等）的基因改变。

2. 病理变化　诊断的主要依据是心脏大体变化：心脏质量增加，可超过 500~800 g（诊断标准：成年男性 > 350 g，成年女性 > 300 g）。4 个心腔均有明显扩张，心室壁可正常或略增厚。心尖部的心肌变薄，心尖呈钝圆形。心室腔内乳头肌扁平，肉柱间隐窝深陷，可见瘢痕形成，有时也可伴有附壁血栓。二尖瓣及三尖瓣可因心腔扩张而出现相对性的关闭不全。冠状动脉及其分支无明显阻塞或仅有局灶性病变。镜下为非特异性的组织学改

变：心肌细胞不均匀性肥大、伸长，常发生空泡变性。细胞核大而深染，形态不规则。心肌间质有片灶性的纤维化（图 2-106）。

（二）致心律失常性右心室心肌病

致心律失常性右心室心肌病（arrhythmogenic right ventricular cardiomyopathy）是一种主要与常染色体显性遗传有关的心肌疾病。主要累及右心室，心肌逐渐被大量的脂肪组织及纤维组织浸润替代。临床常表现为室性心律失常和右心功能障碍，患者可发生猝死。

1. 病因与发病机制　在经典的病例中多可检测出桥粒蛋白（desmosomal protein）及其他与心肌细胞连接有关的蛋白（桥粒斑蛋白、斑珠蛋白、plakophilin、桥粒黏蛋白、桥粒胶蛋白等）的基因改变。这些连接蛋白功能异常导致心肌细胞分离，被脂肪组织及纤维组织取代。此外，部分患者的心肌组织内曾检出肠病毒和腺病毒的基因序列，是否与病毒感染有关还有待证实。

2. 病理变化　大体主要表现为右心室异常，有时亦可累及左心室。右心室可见大片脂肪填充，即所谓的"虎斑心"，严重时整个右心室几乎完全被脂肪组织取代（图 2-107A），右心室的室壁略有增厚，呈灰黄色，质软，心室腔多有扩张。冠状动脉左支常见有动脉粥样硬化性堵塞，但右支一般仅有轻度病变，故难以用单一的缺血机制来解释右心

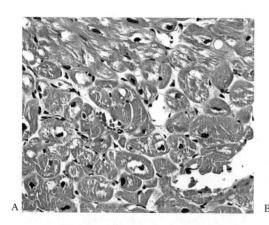
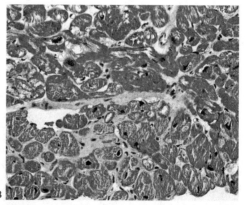

图 2-106　扩张型心肌病

A. 心肌细胞不均匀增粗、肥大，胞质内空泡形成（HE 染色，×40）；B. 心肌间质纤维化，胶原沉积（Masson 染色，×40）

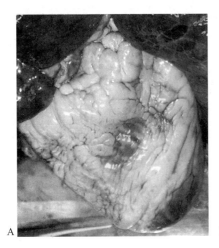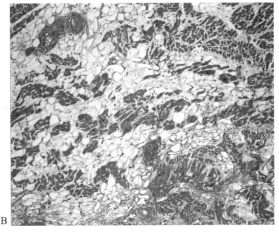

图 2-107 致心律失常性右心室心肌病

A. 右心扩大, 呈灰黄色的"脂肪化"外观; B. 心肌间质大片的脂肪组织浸润, 其间散在胶原纤维, 心肌萎缩 (×20)

室严重的心肌萎缩和脂肪填充。镜下: 心肌间质脂肪组织大片浸润, 常累及心肌全层。脂肪组织内可见胶原纤维散在分布, 有时伴少量的淋巴细胞浸润。心肌细胞萎缩 (图 2-107B)。

(三) 肥厚型心肌病

肥厚型心肌病 (hypertrophic cardiomyopathy) 是以心肌肥大、室间隔和心室壁肥厚、心室腔狭小、舒张期充盈受限为特征的心肌病。1/3 的病例尚有明显的左心室流出道梗阻。由于心排血量下降, 可继发心肌缺血性病变。

1. 病因与发病机制 肥厚性心肌病大多呈常染色体显性遗传, 涉及 9 个肌节蛋白基因的 400 多种突变, 其中 70% ~ 80% 发生在 β- 肌球蛋白重链、心肌肌钙蛋白 T、α- 原肌球蛋白、肌球蛋白 - 结合蛋白 C 的基因上。在一些病例中还检出细胞骨架蛋白基因和线粒体基因的改变。此外, 细胞质内钙调节异常也可能参与了发病过程。

2. 病理变化 心脏增大, 质量增加, 成年患者常超过 500 g。两侧心室肌肥厚, 而室间隔肥厚尤为突出, 室间隔厚度与左心室游离壁厚度之比 > 1.3 (正常比为 0.95), 实际上两者比值常 > 3.0, 称为非对称性室间隔肥厚 (asymmetric septal hypertrophy)。增厚的室间隔明显突向左心室, 使左心室腔呈弧形狭窄。二尖瓣及主动脉瓣下方的心

内膜纤维化、增厚。镜下: 心肌细胞高度肥大, 单个细胞横切面常 > 40 μm (正常约 15 μm), 细胞核大, 核周胞质内有透亮区, 组织化学显示为糖原沉积。可见心肌纤维紊乱, 心肌细胞排列成不规则的束状或漩涡状, 其周围伴有增生的纤维结缔组织。

(四) 限制型心肌病

限制型心肌病 (restrictive cardiomyopathy) 在临床比较少见。是以单侧或双侧心室舒张受限、充盈容积减小为特征的心肌病。心肌收缩力不受影响。病变可单独存在, 也可与其他心脏疾病 (如心肌淀粉样变性、心肌放射后纤维化等) 同时并存。

1. 病因与发病机制 病因不明, 偶有家族性发病现象, 可能与先天性异常代谢物质沉积于心肌有关。

2. 病理变化 心室腔狭窄, 心室容积下降。心室内膜纤维化增厚, 灰白色, 常以心尖部最为严重, 并向上逐渐蔓延。当纤维化累及三尖瓣或二尖瓣时, 可导致瓣膜关闭不全。心室壁的厚度、心肌硬度及其弹性基本正常。两侧心房常有扩张。镜下: 心肌间质可见纤维组织增生, 根据病情的严重程度, 纤维化可以是微小的, 也可以是大片的。心肌细胞形态一般没有特异性的改变, 但有时可见合

并的其他病变（如心肌淀粉样变性等）。

八、心肌炎

心肌炎（myocarditis）是指各种原因引起的心肌的局限性或弥漫性炎症。临床表现多样，危重者起病急骤，短时期内出现心力衰竭或者严重的心律失常，称为暴发性心肌炎。感染是导致心肌炎的主要病因。非感染性心肌炎在临床上较少见，但易漏诊。心内膜心肌组织的活检有助于确诊。心肌梗死后的炎症反应一般不归类于心肌炎。

（一）感染性心肌炎

引起感染的病原微生物有病毒、细菌、螺旋体、真菌及寄生虫等，其中最常见的是病毒性心肌炎。有时亦可出现多种病原体合并感染。

1. 病毒性心肌炎（viral myocarditis） 是由嗜心肌病毒引起的心肌炎症，常累及心包。常见的病原体是柯萨奇 A、B 组病毒（Coxsackie virus A and B）等肠病毒，故患者在心脏病发病前常有胃肠道感染症状。其他的病原体有巨细胞病毒、流行性感冒病毒等。病毒可直接损伤心肌细胞或心肌内小血管，也可通过 T 淋巴细胞介导的免疫反应引起心肌炎症。临床表现轻重不一，多有不同程度的心律失常。一般预后较好，但病变严重者及婴幼儿可出现急性心力衰竭。

组织学检查可见散在分布的心肌细胞水肿、肌质降解和坏死，以及间质显著的淋巴细胞、巨噬细胞浸润（巨噬细胞数≥4 个 /mm^2，CD3$^+$ 的 T 淋巴细胞数≥7 个 /mm^2，炎症细胞总数≥14 个 /mm^2）（图 2–108A）。发病数天后可见肉芽组织增生，并逐渐形成间质纤维化。病变多累及心房后壁、室间隔及心尖部的心肌，有时亦可累及传导系统。通过 PCR 检测可在心肌组织内查见病毒 DNA 或 RNA。

2. 细菌性心肌炎（bacterial myocarditis） 是由细菌引起的心肌炎症。常见的病原体有白喉杆菌、脑膜炎双球菌、葡萄球菌、链球菌及肺炎双球菌等。当细菌性败血症及含有细菌的栓子感染心脏时，可导致心肌损伤。

组织学检查常见心肌间质多发性的脓肿灶，局部中性粒细胞、巨噬细胞浸润，周围心肌有不同程度的变性和坏死；有时脓性渗出呈弥漫性分布，形成蜂窝织炎。

（二）非感染性心肌炎

有些病例为免疫介导性疾病，包括变应原、同种抗原、自身抗原等引起的异常免疫反应；有些则为中毒性致病，如重金属、药物等引起的心肌损伤；还有一些病例的发病原因不明（如结节病累及心脏等）。

1. 过敏性心肌炎（hypersensitivity myocarditis）与免疫反应异常、药物过敏等有关。组织学检查可见心肌间质有淋巴细胞、巨噬细胞及相当数量的嗜

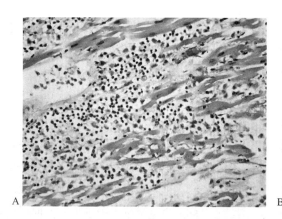
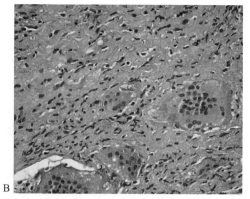

图 2–108 病毒性心肌炎和巨细胞性心肌炎
A. 病毒性心肌炎：心肌大片坏死，间质大量淋巴细胞浸润；
B. 巨细胞性心肌炎：心肌局灶性坏死，散在多核巨细胞（×20）

酸性粒细胞浸润，心肌细胞可发生变性、坏死。

2. 特发性心肌炎（idiopathic myocarditis）　又称孤立性心肌炎（isolated myocarditis）、Fiedler 心肌炎。该病病因不明，但 T 淋巴细胞介导的免疫反应参与了病变的进展；多见于 20～50 岁的人群；常急性发病，易出现心脏扩张、心力衰竭。根据组织学改变，分为以下 2 型。

（1）弥漫性间质性心肌炎（diffuse interstitial myocarditis）：心肌间质可见淋巴细胞和巨噬细胞浸润，伴少量的嗜酸性粒细胞和中性粒细胞。心肌细胞可发生变性，坏死少见。

（2）巨细胞性心肌炎（giant cell myocarditis）：又称特发性巨细胞性心肌炎。20% 的患者同时患有自身免疫病。组织学检查见心肌内有灶性坏死以及肉芽肿样病变。与结节病不同，肉芽肿样病变为弥散性分布，一般不呈结节状，其中可见红染、无结构的坏死物，抗酸染色及真菌染色均阴性，周围有淋巴细胞、巨噬细胞及嗜酸性粒细胞浸润，其间散在多核巨细胞（图 2-108B）。

九、心包炎

心包炎（pericarditis）是发生于心包的各种急、慢性炎症。引起心包炎的病因有感染、自身免疫病、心肌梗死、药物中毒、尿毒症及机械性损伤等。感染性病原体最常见的是病毒，其次为细菌、真菌及寄生虫。外伤、心脏手术后有时会出现严重的纵隔、心包感染。10%～15% 的急性心肌梗死病例可继发心包炎，偶尔心肌梗死后心脏破裂，形成心包积血。接受化学治疗或局部放射治疗的患者有时亦会出现心包损伤。类风湿关节炎、系统性红斑狼疮等自身免疫病累及心包时，常引起渗出性病变。

（一）急性心包炎

急性心包炎（acute pericarditis）表现为心包腔内大量急性渗出，伴心包积液。根据渗出类型可以有浆液性炎、纤维素性炎、出血性炎及化脓性炎等。非感染性病变一般呈浆液性渗出，而感染性病变多以纤维素性渗出或化脓性渗出为主。当感染或免疫性损伤自心内膜、心肌蔓延至心包时，通常表现为纤维素性心包炎（参见风湿性心包炎）；而肺、纵隔等邻近脏器的大面积感染播散至心包时，则可出现严重的急性化脓性心包炎（图 2-109）。

（二）慢性心包炎

慢性心包炎（chronic pericarditis）常见于结核病，有时也见于胸部手术并发症、局部放射治疗后、恶性肿瘤扩散至心包等状况下。形态上可以表现为慢性渗出性炎，心包腔内有浆液性、乳糜性、血性或者干酪样渗出，大量的渗出物可导致心

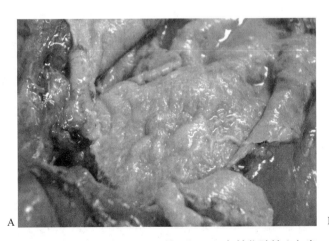
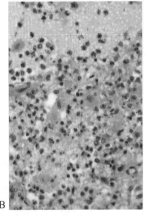

图 2-109　急性化脓性心包炎
A. 心包腔内大片灰黄色的脓性渗出物，感染源自肺和纵隔；B. 肺、纵隔及心包均见有大片的
组织坏死和弥漫性中性粒细胞浸润（×40）

脏压塞。病变有时亦表现为慢性纤维化，心包增厚、粘连和钙化，严重时整个心脏被增厚的纤维瘢痕组织所包裹，形成缩窄性心包炎（constrictive pericarditis），心脏的舒张和收缩功能受限，引起全身血液循环障碍。有时心包与纵隔组织发生局部块状粘连，称为粘连性纵隔心包炎（adhesive mediastinopericarditis），心脏因负担增加而肥大，继而心功能失代偿。

☞ 拓展阅读 2-4
先天性心脏发育异常

（张　帆）

第五节　循环系统病理生理

一、休克

思维导图：

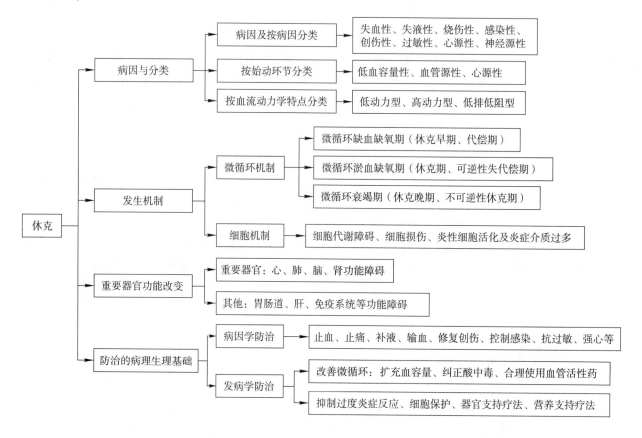

休克（shock）是指机体在严重失血、失液、感染、创伤等多种强烈损伤性致病因素的作用下，有效循环血量急剧减少，组织微循环血液灌流量严重不足，引起的组织细胞缺血缺氧，重要器官功能障碍、代谢紊乱和结构破坏的急性全身性病理过程。

☞ 拓展阅读 2-5
休克的认识阶段

（一）休克的病因与分类

1. 病因　许多强烈的致病因素作用于机体可引起休克，常见病因如下。

（1）失血和失液：大量失血可引起失血性休克（hemorrhagic shock）。常见于创伤失血、胃溃疡出血、食管下端静脉曲张破裂出血、异位妊娠、产后大出血和弥散性血管内凝血（DIC）等。休克的发生取决于失血量和失血速度。快速失血量超过总血量的20%，得不到及时补充时，即可发生休克；超过全身血量的50%，可迅速导致死亡。剧烈呕吐、腹泻、肠梗阻、大量出汗，以及糖尿病时的多尿等，可导致大量体液丢失，有效循环血量锐减而引起的休克，称为失液性休克（fluid-deprived shock）。

（2）烧伤：大面积烧伤常伴有大量血浆丢失，使有效循环血量急剧减少，组织灌流量严重不足，可引起烧伤性休克（burn shock）。

（3）感染：细菌、病毒、真菌、立克次体等病原微生物的严重感染，可引起脓毒性休克（septic shock）。最常见的是由革兰氏阴性菌引起的感染。

（4）严重创伤：由于剧烈疼痛、大量失血失液、大面积组织坏死，可引起创伤性休克（traumatic shock）。多见于战争时期、自然灾害或意外事故。

（5）心功能障碍：大面积急性心肌梗死、急性心肌炎、严重的心律失常（心室颤动、心房颤动）、心室壁瘤破裂等心脏病变可引起原发性心功能障碍；主动脉瓣狭窄、肺动脉高压等可增加心脏的射血阻力；心脏压塞、张力性气胸、肺栓塞等可阻碍心室舒张期充盈。这些因素均导致心排血量急剧降低，有效循环血量和组织灌流量显著减少，引起心源性休克（cardiogenic shock）。

（6）过敏：过敏体质的人可因注射某些药物（如青霉素）、血清制剂或疫苗后，或进食某些食物或接触某些物品（如花粉）后，引起过敏性休克（anaphylactic shock）。

（7）强烈的神经刺激：剧烈疼痛、全身麻醉过深、高位脊髓麻醉或损伤、脑干损伤等可引起神经源性休克（neurogenic shock）。

2. 分类

（1）按病因分类：按照病因可将休克分为失血性休克、失液性休克、烧伤性休克、创伤性休克、感染性休克、过敏性休克、心源性休克和神经源性休克等。

☞ 拓展阅读2-6
几种常见休克的特点

（2）按休克发生的始动环节分类：引起休克的病因很多，但休克发生的共同基础是血容量减少、血管床容积增大和心排血量降低，这三个因素是休克发生的始动发病环节。据此，将休克分为以下3类（图2-110）。

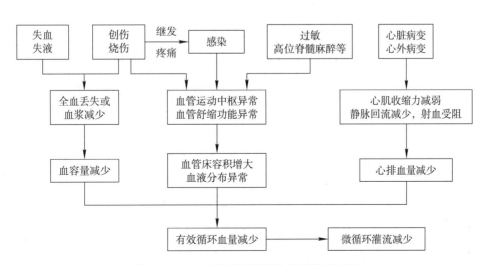

图2-110　休克发生的原因和始动发病环节

1）低血容量性休克：由于血容量减少，如失血、失液或烧伤等引起的休克，称为低血容量性休克（hypovolemic shock）。由于血量减少导致静脉血回流不足，心排血量减少，血压下降；减压反射受抑，交感神经兴奋，外周血管收缩，组织灌流量进一步减少。临床出现"三低一高"表现，即中心静脉压（central venous pressure，CVP）、心排血量和血压下降，而总外周阻力（peripheral resistance，PR）增高。

2）血管源性休克：是指各种原因导致的外周血管床容积增大，大量血液淤滞在扩张的小血管内，使有效循环血量相对不足且分布异常，引起组织器官血液灌流量减少的休克。血管源性休克（vasogenic shock）常见于过敏性休克、神经源性休克及部分感染性休克（高排低阻型休克）。

3）心源性休克：是由于急性心泵功能障碍、严重心律失常和心排血量急剧减少，使有效循环血量和组织器官的血液灌流量显著下降所引起的休克。心源性休克（cardiogenic shock）具有发病急，病死率高，预后差的特点。心源性休克分为心肌源性和非心肌源性两种类型。心肌源性休克常见于大面积急性心肌梗死、心肌缺血再灌注损伤、心外科手术、弥漫性心肌炎等，由于心肌本身舒缩功能障碍所引起。非心肌源性休克又称为心外阻塞性休克（extracardiac obstructive shock），常见于瓣膜狭窄、心脏压塞、张力性气胸、肺动脉高压等，通过影响心室充盈或射血阻力增加，引起有效循环血量明显减少和组织血液灌注严重不足。

（3）按血流动力学特点分类：根据心排血量与外周阻力变化的血流动力学特点，将休克分为三类。

1）低动力型休克（hypodynamic shock）：又称为低排高阻型休克。常见于低血容量性休克、心源性休克、创伤性休克和大多数感染性休克，此类型休克在临床上最为多见。其血流动力学特点为：心排血量减少，心指数降低，总外周阻力升高。临床表现为平均动脉压降低不明显，但脉压显著缩小；尿量明显减少；皮肤血管收缩、血流减少，皮肤苍白和温度降低，又称为"冷休克（cold shock）"。

2）高动力型休克（hyperdynamic shock）：又称为高排低阻型休克。常见于过敏性休克、神经源性休克和部分感染性休克。其血流动力学特点为：心排血量增加，心指数升高，总外周阻力降低。临床表现为血压略低，脉压可增大；动静脉血氧差明显缩小；由于皮肤血管扩张或动静脉短路开放，血流量增多，皮肤潮红、温暖，又称为"暖休克（warm shock）"。

3）低排低阻型休克：常见于各种类型休克的晚期阶段，为休克的失代偿表现。其血流动力学特点是心排血量和总外周阻力都降低，临床表现为收缩压、舒张压和平均动脉压均显著降低。

（二）休克的发生机制

休克的发生机制尚未完全阐明。目前认为，微循环学说和细胞分子机制是休克发生和发展的主要病理生理学基础。

1. 微循环机制　根据休克发生和发展时微循环的血流变化特点，可将休克病程分为三期，即微循环缺血期、微循环淤血期和微循环衰竭期。下面以失血性休克为例，阐述休克发生时的微循环血流变化特点及发生机制。

（1）微循环缺血期：是休克早期，属于休克代偿期（compensatory stage of shock）。此期主要表现为全身的小血管广泛痉挛收缩，血管口径变小，尤其是前阻力血管（由微动脉、后微动脉和毛细血管前括约肌组成）收缩明显，致使毛细血管前阻力显著增高，微循环血液灌流减少；同时大量真毛细血管网关闭，微循环内血流速度减慢，轴流消失，血细胞出现齿轮状运动；因开放的毛细血管数减少，血流主要通过直捷通路或动静脉短路回流，组织灌流量进一步减少。所以，此期微循环灌流的特点是少灌少流，灌少于流，组织细胞呈现缺血缺氧状态，因此又称为缺血性缺氧期（ischemic anoxia phase）。

1）微循环缺血缺氧机制：交感－肾上腺髓

质系统兴奋和缩血管物质产生增多是微循环缺血缺氧的主要机制。各种致病因素如血容量急剧减少、疼痛、内毒素等作用于机体时，可通过不同途径引起交感-肾上腺髓质系统强烈兴奋，儿茶酚胺（catecholamine）大量释放入血。儿茶酚胺一方面通过α肾上腺素受体效应，使皮肤、腹腔脏器和肾的小血管收缩，引起这些组织器官血液灌流不足，微循环缺血缺氧；但不影响心、脑血管血流。另一方面，通过β肾上腺素受体效应，使微循环动-静脉短路开放，血液绕过真毛细血管网直接进入微静脉，使组织灌流量减少，进一步加重组织细胞缺血缺氧。

除了儿茶酚胺外，休克早期患者体内产生的大量缩血管体液因子，如血管紧张素Ⅱ（angiotensin Ⅱ，Ang Ⅱ）、血管升压素［vasopressin，又称为抗利尿激素（ADH）］、血栓素 A_2（thromboxane A_2，TXA_2）、内皮素（endothelin，ET）和白三烯类（leukotrienes，LTs）等，这些物质的释放也是引起血管收缩的重要原因。

2）微循环变化的代偿意义：休克早期微循环的变化，一方面引起皮肤、腹腔内脏、肾和骨骼肌等器官的缺血与缺氧；另一方面，此阶段对机体具有重要的代偿意义，主要体现在以下方面。

A. 维持有效循环血量和血压，通过"自身输血"和"自身输液"使回心血量增加。休克早期，儿茶酚胺等缩血管物质的大量释放，使微静脉、小静脉及肝脾血管收缩，可迅速而短暂地增加回心血量，减少血管床容积，起到快速"自身输血"的作用，构成休克早期增加回心血量的"第一道防线"。另一方面，由于微动脉、后微动脉和毛细血管前括约肌比微小静脉对儿茶酚胺的敏感性高，使毛细血管前阻力显著大于后阻力，毛细血管流体静压下降，组织液由组织间隙大量进入微血管内；同时肾小血管收缩，血流减少，使肾素-血管紧张素-醛固酮系统兴奋，引起醛固酮和抗利尿激素释放增多，促进肾小管对钠、水的重吸收，可起到缓慢的"自身输液"作用，构成休克早期增加回心血量的

"第二道防线"。休克早期一般尚未发生心肌损伤（除心源性休克外），在回心血量增加的基础上，交感神经兴奋和儿茶酚胺释放增多，使心率加快，心肌收缩力增强，心排血量增加。总之，这一阶段通过自身输血、自身输液及心排血量增加，使有效循环血量得到补充；外周阻力增加，心功能增强，有助于维持动脉血压。因此，在休克早期，血压可以不降低或不出现明显下降，有时甚至比正常略高。

B. 血液重新分布，有利于维持心脑的血液供应。不同组织器官的血管对儿茶酚胺的反应性不一，皮肤、骨骼肌及内脏血管的α肾上腺素受体分布密度高，对儿茶酚胺敏感，表现为明显收缩；脑血管的α受体密度低，在平均动脉压 60～140 mmHg 范围内，脑血液灌流量可稳定在一定水平；冠状动脉分布有α和β受体，主要以β受体兴奋的扩血管效应为主，同时休克早期交感兴奋，使心脏活动增强、代谢水平升高，大量扩血管产物腺苷产生增加并在局部蓄积，使冠状动脉扩张，增加心肌血液灌流量，因而休克早期脑动脉和冠状动脉的血流量变化不明显。微循环反应的这种不均一性，使有限的循环血量重新分布，起到"移缓救急"的作用，有利于保证心、脑重要组织器官的血液供应。

3）临床表现：患者表现为面色苍白、四肢湿冷、心率增快、脉搏细速、尿量减少、肛温下降、烦躁不安，血压可骤降（如大出血）也可略降，甚至正常，但脉压明显减小，因此脉压减小比血压降低更具有早期诊断意义。此期如能尽早消除休克的病因，及时补充血容量，恢复有效循环血量，可阻止休克向失代偿期发展（图2-111）。

（2）微循环淤血期：又称为淤血性缺氧期（stagnant anoxia phase）、休克期、休克进展期（progressive stage of shock）或可逆性失代偿期（reversible decompensatory stage of shock）。此时，微循环主要表现为淤血。休克持续一段时间后，血管对儿茶酚胺的反应性降低，微动脉和后微动脉痉挛较休克早期减轻，毛细血管前括约肌舒张，血液大

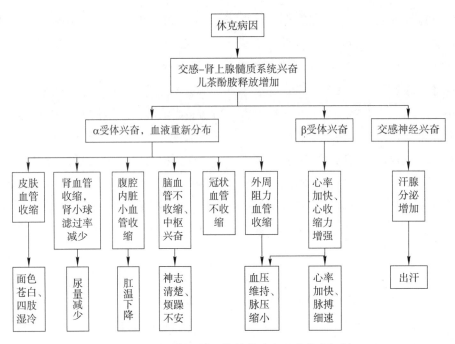

图 2-111   微循环缺血期的临床表现及发生机制

量涌入真毛细血管网，毛细血管开放量显著增加；而微静脉和小静脉仍保持一定程度的收缩状态，使毛细血管后阻力增加，微循环血流缓慢；微血管壁通透性增高，由于血管内流体静压升高，血浆渗出、血液浓缩，血流淤泥化；血液浓缩和微循环后阻力增加，致使微循环血液流变学发生改变，血管内红细胞聚集，白细胞滚动、贴壁嵌塞，血小板聚集，血黏度增加。这些因素将导致组织灌流量严重减少，缺氧加重。此期的微循环灌流特点为"多灌少流，灌大于流"，组织细胞呈现淤血、缺氧状态。

1）微循环淤血缺氧机制：休克期微循环的变化特点与长时间微血管收缩、缺血缺氧、酸中毒、多种体液因子的作用有关。其中，对缩血管物质的反应性下降、扩血管物质大量生成及血流动力学改变是引起微循环淤血缺氧的主要原因。

A. 微循环血管扩张：①血管对缩血管物质反应性降低。休克早期，微循环缺血缺氧，ATP 产生减少，局部酸中毒，使血管平滑肌细胞表面的 ATP 敏感的钾通道（K_{ATP}）开放，K^+ 外流增加，细胞膜超极化，随之引起电压依赖性钙通道（voltage-operated Ca^{2+} channel，VOCC）抑制，Ca^{2+} 内流减

少，使血管反应性及收缩性降低，引起微血管扩张。②局部扩血管物质产生增多：长期缺血缺氧、酸中毒可刺激肥大细胞释放组胺，血管内皮细胞、血小板等产生 5- 羟色胺；ATP 分解增强，使代谢产物腺苷在局部累积；激肽释放酶被激活，使激肽类物质生成增多，这些扩血管物质均可引起后微动脉和毛细血管前括约肌舒张。③酸中毒：长期微循环缺血缺氧，导致酸中毒，H^+ 浓度过高引起血管平滑肌细胞对儿茶酚胺的反应性下降。此时，虽然交感 - 肾上腺髓质系统仍持续兴奋，血中儿茶酚胺进一步升高，但微血管则由收缩转为扩张状态。④内毒素的作用：感染性休克导致血液中内毒素含量增高，或由创伤、失血等引起的非感染性休克，由于腹腔内脏长时间缺血缺氧，可引起胃肠道功能紊乱，肠壁通透性增高，内毒素被吸收入血，引起肠源性内毒素血症。内毒素通过激活激肽、补体系统，同时激活单核巨噬细胞和中性粒细胞，损伤血管内皮细胞等多种途径，引起血管扩张和血管壁通透性改变，继而引发血液流变学改变，导致持续性低血压及其他损害。⑤其他血管活性物质的作用：内源性阿片肽（β- 内啡肽、脑啡肽），通过抑

制心血管中枢和交感神经纤维，使心排血量减少、血管扩张，导致血压下降；一氧化氮（nitric oxide, NO）舒张血管平滑肌，引起血管扩张以及对缩血管物质的反应性降低。

B. 血液淤滞：血液流变学（hemorheology）的改变对休克失代偿期微循环淤血的发生发展具有重要作用。①白细胞滚动、与血管内皮细胞黏附增加。在缺氧、酸中毒和感染等因素的作用下，白细胞与血管内皮细胞表面黏附分子表达增加，使白细胞易黏附于内皮细胞表面，表现为白细胞滚动、贴壁嵌塞，致使毛细血管血流阻力增加，血流减慢，甚至停止。②激活的白细胞释放氧自由基和溶酶体酶，导致血管内皮细胞和组织细胞损伤，血管内液体外流进入组织间隙，血液浓缩；红细胞损伤，变形能力弱、僵硬，无法通过毛细血管，同时损伤的红细胞因负电荷减少、易聚集成串，导致血流显著减慢，甚至阻塞微循环。③缺血、缺氧导致组胺、激肽等物质生成增多，可使毛细血管壁通透性增加，血浆外渗、血液浓缩。④血小板聚集性与黏附性增高。微血管内皮细胞损伤，胶原纤维暴露，血小板黏附活性增加；红细胞破坏释放的 ADP 可引起血小板黏附聚集并释放 ADP、TXA_2 及 PAF 等，这些物质可进一步促进血小板的黏附、聚集和活化，导致恶性循环，最终形成血小板血栓，阻塞微血管，加重微循环障碍。

2）微循环改变的后果：淤血缺氧期微血管反应性降低，参与重要生命活动的组织器官丧失血流调节能力，大量血液淤积在微循环中，循环系统功能恶化，机体由代偿反应演变为失代偿。

A. 有效循环血量急剧减少：①休克失代偿期小动脉、微动脉扩张，外周阻力下降，真毛细血管网大量开放，血液被分隔并淤滞在内脏器官。②白细胞黏着和嵌塞，静脉回流受阻等使回心血量急剧减少。③微循环淤血，微血管内流体静压升高，酸中毒以及组胺、激肽等作用，使毛细血管壁通透性增高，不仅"自身输血""自身输液"停止，而且血浆外渗，引起血液浓缩，全血黏度增高，使有

效循环血量进一步减少，形成恶性循环。④具有主动回吸收蛋白作用的微淋巴管重吸收及转运功能障碍，自血管漏出的液体和蛋白回吸收困难，组织间水分被封闭在组织间隙，使有效循环血量进一步减少。

B. 血压进行性下降：毛细血管网广泛开放，血液淤滞在内脏组织器官如肝、肠、肺等，血浆渗出，血液浓缩和血细胞聚集等，均使回心血量进一步减少，心排血量减少，引起血压进行性下降。血压的下降使交感 – 肾上腺髓质系统兴奋，组织有效血液灌流量进一步减少，组织严重缺氧。

C. 器官功能障碍：随着有效循环血量、平均动脉压进行性下降，心、脑血管失去自我调节能力，导致这些组织的血液灌流量严重减少，出现器官功能障碍。当收缩压低于 70 mmHg 时，脑组织的血流难以保证，患者出现神志淡漠，随着血压的进行性下降，可出现意识障碍，甚至昏迷；当收缩压 < 60 mmHg 时，肾血流量减少，肾小球滤过率显著降低，肾小管重吸收功能障碍，发生急性肾衰竭；当收缩压 < 50 mmHg 时，冠状动脉血液灌注减少，心肌细胞因缺氧而发生严重的功能和结构损伤，可出现心力衰竭。

休克由代偿期进入失代偿期后，微循环由缺血转变为淤血。此期如果治疗正确有力，快速补充循环血量，休克仍是可逆的。如不及时治疗，上述各种改变将形成恶性循环，使病情不断恶化，可进入休克晚期。

3）临床变现：表现为血压进行性下降。因冠状动脉和脑血管血流灌注不足，出现心、脑功能障碍，表现为心搏无力、心音低钝、脉搏细速或脉快而弱，患者神志淡漠，甚至发生昏迷。肾血流量严重不足，出现少尿甚至无尿。患者缺氧症状加重，皮肤发绀，出现花斑（图 2-112）。

（3）微循环衰竭期：又称为休克晚期、休克难治期（refractory stage of shock）、不可逆性休克期（irreversible stage of shock）。此期微循环血流更加缓慢，淤滞更加严重，血细胞聚集，血管内皮细胞

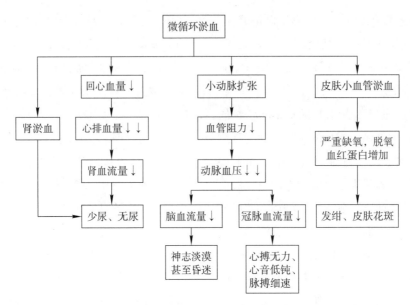

图 2-112　微循环淤血期的临床表现及发生机制

受损严重，大量微血栓形成，阻塞微循环；同时微血管平滑肌对血管活性物质失去反应，发生麻痹性扩张，毛细血管大量开放，最终微循环出现不灌不流，血流停滞状态，组织细胞得不到氧气和营养物质。此时，即使采用输血等多种抗休克措施，休克状态仍难以纠正。

1）微循环衰竭机制：血管反应性降低，DIC形成及重要器官功能衰竭，在此期病变中发挥重要作用。

A. 微血管反应性降低：随着缺氧和酸中毒的加重，使血管对儿茶酚胺的反应性显著下降。研究发现，血管对缩血管物质的低反应性，既与平滑肌细胞内酸中毒有关，也与炎症介质刺激 NO 和氧自由基生成增多有关。此外，血管平滑肌细胞膜上 K_{ATP} 的激活开放，电压依赖性钙通道抑制所致的钙内流减少等，均导致微血管对儿茶酚胺敏感性降低，呈现麻痹、扩张的状态。

B. DIC 形成：微循环淤血期不断发展，凝血系统被激活，可通过多种途径导致 DIC 的发生。①血液流变学变化：毛细血管扩张淤血、通透性增高，血浆渗出，血液浓缩及红细胞、血小板聚集，有利于血栓形成。②凝血系统的激活：肠源性内毒素或病原微生物及毒素，可直接或通过单核巨噬细胞系统分泌促炎因子，刺激单核细胞和内皮细胞释放组织因子；创伤、烧伤时受损伤组织释放出大量的组织因子，启动外源性凝血过程；毛细血管内皮损伤和胶原暴露激活内源性凝血系统。③促凝物质增多：休克发生是一种强烈的刺激，可引起应激反应，交感－肾上腺髓质系统兴奋性增强，使血液中的血小板和凝血因子增加，血小板黏附和聚集功能增强，促进 DIC 的发生。④ TXA_2-PGI_2 平衡失调：休克时，内皮细胞损伤导致 PGI_2 生成和释放减少，而胶原暴露，使血小板激活、黏附聚集，生成和释放 TXA_2 增多。PGI_2 具有抑制血小板聚集和扩张小血管的作用，而 TXA_2 则有促进血小板聚集和收缩小血管的功能。因此，TXA_2-PGI_2 的平衡失调，可促进 DIC 的发生。⑤单核巨噬细胞系统功能下降：休克时血液灌流量减少，单核巨噬细胞系统功能低下，不能及时清除激活的凝血因子和形成的纤维蛋白，也是促进 DIC 发生的原因。

2）微循环衰竭的后果：由于微血管反应性降低，大量血液淤滞在微循环内，导致循环系统功能恶化，全身器官、组织和细胞发生严重缺血、缺氧，出现形态结构和功能损伤，形成恶性循环。

A. 血压进行性下降：由于血管对儿茶酚胺的低反应性及有效循环血量进一步减少，虽然给予升压药治疗，但血压仍难以恢复，而出现循环衰竭。

B. 毛细血管的无复流现象：即使在大量输血补液后，患者的血压可一度回升，但微循环血液灌流量无明显改善，毛细血管中的血液仍淤滞停止，不能恢复流动的现象，称为无复流现象（no-reflow phenomenon）。这是休克预后不良的一项重要指标。

C. 合并DIC：通过多种途径使休克不可逆。①微血栓形成，堵塞微血管，使微循环血流停滞，回心血量进一步减少。②纤维蛋白（原）降解产物（fibrinogen/fibrin degradation products，FDPs）、缺氧、酸中毒等使血管内皮细胞受损，毛细血管通透性增加，导致血浆渗出和漏出性出血。③出血使有效循环血量减少，促进循环衰竭。④组织器官内血栓形成、栓塞和梗死，导致器官功能障碍或衰竭。

D. 细胞损伤和器官功能衰竭：严重持续的全身器官血液低灌流、内环境紊乱和体内大量损伤性体液因子产生，特别是溶酶体酶的释放，细胞因子、活性氧和大量炎症介质的产生，造成器官严重的代谢障碍和结构损伤，可发生多器官功能障碍综合征（multiple organ dysfunction syndrome，MODS），从而使休克治疗非常困难，甚至引起死亡（图2-113）。

3）临床表现：病情危重，患者濒临死亡，其临床表现体现在以下三个方面。

A. 循环衰竭：患者出现进行性顽固性低血压，甚至测不到，采用升压药难以恢复；心音低弱，脉搏细速，中心静脉压下降；浅表静脉塌陷，静脉输液困难。

B. 并发DIC：出现出血、贫血、皮下瘀斑等典型临床表现。由于休克的原始病因和机体自身反应性的差异，并非所有休克患者都会发生DIC。患者一旦发生DIC，则会使休克进一步恶化。

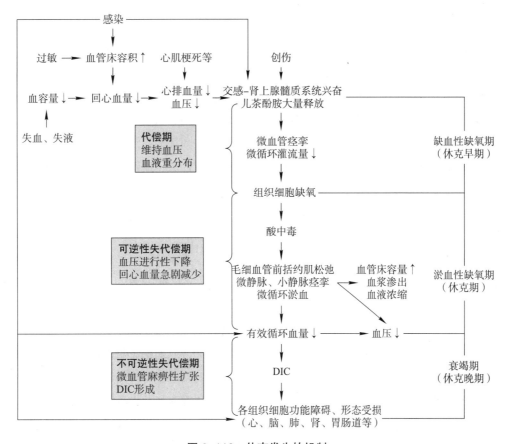

图 2-113　休克发生的机制

C. 重要器官功能障碍：持续严重的低血压及 DIC 引起组织血液灌流停止，加重各个组织细胞损伤，使心、脑、肺、肝、肾等重要器官功能代谢障碍加重，引起呼吸困难、少尿或无尿、意识模糊甚至昏迷等多器官功能障碍或衰竭的临床表现。

由于引起休克的病因和始动环节不同，休克各期的出现并不完全遵循上述微循环的变化发展规律。例如，严重过敏性休克的微循环可能从淤血性缺氧期开始；严重感染或烧伤引起的休克，可能直接进入微循环衰竭期，很快发生 DIC 或 MODS。总之，微循环学说的创立对于阐明休克的发病机制，制订休克的防治策略，发挥了重要的指导作用。

2. 细胞机制　在微循环障碍学说的基础上，近年来提出了细胞机制，认为在休克的发生和发展过程中，细胞损伤是引起器官功能障碍的基础，这对阐明休克后期出现的多器官功能障碍和重症不可逆性休克机制有重要意义。

（1）细胞代谢障碍

1）代谢模式改变：休克时细胞代谢由优先利用脂肪酸供能转向利用葡萄糖供能，因此代谢变化趋势为糖酵解增加，糖原、脂肪和蛋白质分解增加、合成减少，表现为一过性的高血糖和糖尿，血中游离脂肪酸和酮体增多，尿氮排泄增多，呈现负氮平衡等。部分患者出现高代谢状态，这主要与休克状态下代谢活动的重新调整，如应激激素儿茶酚胺、生长激素、糖皮质激素和高血糖素分泌增多和胰岛素分泌减少有关，此时能量消耗增高，所需的氧耗量显著增大，而组织细胞供氧不足和利用氧能力低下，导致组织氧债增大，氧债是反映组织缺氧的重要指标。

2）酸中毒：休克时微循环障碍及组织缺氧，细胞糖酵解增强，乳酸生成增多，肝功能受损不能将其摄取转化为葡萄糖，肾功能受损不能将乳酸排出，产生高乳酸血症导致酸中毒。同时，肺组织血液灌流不足，CO_2 不能及时清除也加重了酸中毒。酸中毒可导致高血钾、血管内皮细胞损伤、溶酶体酶激活等，使休克恶化。

3）能量代谢障碍：休克时 ATP 生成不足，细胞膜上的 Na^+-K^+-ATP 酶功能障碍，细胞内 Na^+ 增多，细胞外 K^+ 增多，导致细胞水肿和高钾血症。

（2）细胞损伤：是各器官功能衰竭的共同基础。

1）细胞膜的变化：细胞膜是休克时细胞最早发生损伤的部位之一。缺氧、ATP 减少、高钾血症、酸中毒、内毒素、溶酶体酶释放和自由基引起的膜脂质过氧化，破坏了生物膜结构，表现为细胞膜通透性增高和离子泵功能障碍，细胞膜内外离子分布异常，细胞内 Na^+、Ca^{2+} 浓度增高，而细胞外 K^+ 升高。炎症介质泛滥和细胞因子释放也导致细胞膜的损伤。

2）线粒体的变化：休克时线粒体结构损伤、功能障碍。表现为线粒体肿胀、致密结构和嵴消失，钙盐沉积，基质崩解。线粒体损伤后，呼吸链电子传递功能和氧化磷酸化过程障碍，使能量物质产生减少。此外，线粒体损伤可启动细胞凋亡。

3）溶酶体的变化：休克时缺血、缺氧、酸中毒、氧自由基等可损伤溶酶体膜，使溶酶体膜通透性增高，溶酶体肿胀，释放溶酶体酶。溶酶体酶的大量释放可引起一系列危害：水解蛋白质，引起细胞自溶；破坏线粒体膜的完整性；消化血管基膜；激活激肽和纤溶系统，促进组胺的释放，增加毛细血管壁通透性，血浆外渗；吸引白细胞等，造成组织细胞的严重损伤。

4）细胞死亡：休克时，组织细胞缺血、缺氧、酸中毒、代谢障碍、能量生成减少、溶酶体酶释放、炎症介质等均可导致细胞死亡，包括细胞坏死（necrosis）和细胞凋亡（apoptosis）两种形式。细胞死亡是细胞损伤的最终结果，也是引起器官功能障碍和衰竭的重要病理学基础。

（3）炎症细胞活化及炎症介质表达过多：休克的原发病因（创伤、内毒素等）或发展过程中所出现的内环境紊乱及血流动力学特性的改变，可刺激炎症细胞活化，产生大量炎症介质，进一步引起全身炎症反应综合征（systemic inflammatory response syndrome，SIRS），加速休克的发生和发展进程，使病情进一步恶化，SIRS 是引起 MODS 的重要基础。

（三）休克时重要器官功能的改变

休克时，由于细胞直接受损和（或）微循环灌流障碍，能量产生减少，神经内分泌功能紊乱，炎症介质泛滥等，常引起肺、肾、肝、胃肠、心、脑等器官功能障碍，甚至 MODS 的发生。

1. 肾功能障碍　休克时，肾是最早受损害的器官之一。休克早期，由于血液重分布以及应激反应，发生肾血液灌流不足，肾小球滤过率减少，引起功能性肾衰竭（functional renal failure），表现为尿量减少，内环境紊乱。此阶段肾小管上皮细胞尚未发生器质性病变，及时恢复有效循环血量以及肾灌流量，肾功能可恢复正常，内环境亦随即恢复正常。

如果休克持续时间较长，肾小动脉持续性痉挛，可引起急性肾小管坏死（acute tubular necrosis，ATN），肾小球滤过功能和肾小管重吸收功能均急剧降低而发生器质性肾衰竭（parenchymal renal failure）。此时即使恢复肾血流，肾功能在短时间仍不能恢复。临床表现除了少尿甚至无尿外，还有明显的氮质血症、高钾血症和酸中毒。肾功能的严重障碍加重了内环境紊乱，使休克进一步恶化，是导致患者死亡的重要原因。其发生机制与持续性肾缺血、缺氧及肾毒素有关，也与中性粒细胞的活化、肾血管内皮细胞的损伤、微血栓形成和氧自由基释放等有关。

2. 肺功能障碍　休克早期，由于组织细胞缺血、缺氧，刺激呼吸中枢，使呼吸加深加快、通气过度，表现为呼吸性碱中毒。随着休克的进展，可出现以动脉血氧分压进行性下降为特征的急性呼吸衰竭。休克晚期，在患者尿量、血压、脉搏平稳后，仍可发生急性呼吸衰竭，表现为进行性低氧血症和呼吸困难，属于急性呼吸窘迫综合征（acute respiratory distress syndrome，ARDS）范畴，也称为休克肺（shock lung），是导致患者死亡的重要原因。其发病的中心环节是急性弥漫性肺泡－毛细血管膜损伤，突出的病理表现为：①小血管内中性粒细胞聚集、黏附，内皮细胞受损，肺毛细血管内可有微血栓形成。②活化的中性粒细胞释放氧自由基、蛋白酶和胶原酶，损伤血管内皮细胞，使毛细血管壁的通透性增加，引起间质性肺水肿。③肺泡上皮细胞损伤，表面活性物质产生减少，引起肺不张和肺泡型水肿。④血浆蛋白透过毛细血管壁沉着在肺泡腔，形成透明膜。休克后期由于休克肺的发生，患者通气、换气功能障碍，在代谢性酸中毒的基础上，可合并呼吸性酸中毒，机体处于严重的混合性酸碱平衡紊乱状态。

3. 心功能障碍　除了心源性休克因原发性心功能障碍，心肌收缩力下降，心排血量急剧减少之外，其他类型的休克早期心功能损伤一般较轻。但休克发展到一定阶段，也可使心肌收缩力减弱，对儿茶酚胺反应性降低，甚至发生急性心力衰竭。休克时，继发性心肌收缩力降低主要与下述因素有关：①休克时血压降低，交感兴奋引起心率加快，心室舒张期缩短，使冠状动脉血流量减少和心肌供血不足；同时交感兴奋，引起心肌收缩力增强，使心肌耗氧量增加，加重心肌缺氧。②酸中毒和高钾血症抑制心肌收缩功能，引起心室颤动甚至心搏骤停。③心肌组织微循环中微血栓的形成引起局灶性心肌坏死。④细菌毒素（内毒素）对心肌的直接损伤作用。⑤炎症介质如 TNF-α 和 IL-1 等增多，对心肌细胞具有抑制作用。当心功能降低时，心排血量进一步减少，使循环衰竭加重，促进休克的发展。

4. 脑功能障碍　休克早期，由于血液重分布和脑循环的自身调节，暂时保证了脑的血液供应，因而仅表现为应激引起的烦躁不安。随着休克的进一步发展，心排血量减少和血压下降，当平均动脉压降至 50 mmHg 以下时，不能维持脑的血液供应，脑组织出现缺血、缺氧，能量代谢障碍，酸性代谢产物蓄积，钠泵功能障碍，细胞内外离子转运紊乱，神经递质产生和释放障碍等，可引起一系列神经功能损伤。患者出现头痛、反应迟钝、意识和定向力障碍，严重的可出现惊厥和昏迷。休克晚期，脑微循环内血栓形成和出血，脑细胞和脑间质水肿加重，颅内压升高，甚至发生脑疝，危及生命。

5. 其他组织器官功能障碍　在休克的发生和发展过程中，有效循环血量锐减和各组织器官的微循环灌流障碍，可引起一系列组织缺血缺氧，导致结构损伤和功能障碍。在休克早期，因内脏血管收缩，胃肠道血流量减少，引起胃肠道缺血缺氧、淤血和 DIC，出现胃黏膜损害、肠缺血和应激性溃疡（stress ulcer），患者表现为腹痛、消化不良、呕血和黑便等。此外，胃肠道屏障功能减弱，肠道内毒素或细菌移位，可引起全身炎症反应综合征，消化道功能紊乱是休克晚期发生肠源性败血症及 MODS 的重要原因。

在休克时，其他常见的器官功能改变有肝功能障碍、免疫系统功能障碍和凝血 - 抗凝血平衡紊乱等。同时或相继出现两个或两个以上的器官功能障碍或衰竭，称为多器官功能障碍综合征，它是危重休克患者死亡的主要原因。

（四）休克防治的病理生理基础

休克是严重的急性全身性病理过程，需尽早救治。休克的防治应针对病因和发病学环节，以恢复重要器官的微循环灌流和减轻器官功能障碍为目的，采取综合治疗措施。

1. 病因学防治　积极处理造成休克的原始病因，如止血、止痛、补液、输血、修复创伤、控制感染、抗过敏、强心等治疗。

2. 发病学防治　有效循环血量相对或绝对减少、微血管的收缩或扩张、酸中毒及组织缺氧，是休克发生过程中最主要的问题。因此，改善微循环，提高组织灌流量是发病学治疗的中心环节。

（1）改善微循环

1）扩充血容量：除心源性休克之外，补充血容量是提高心排血量，增加有效循环血量和微循环灌流量的根本措施。补液治疗强调尽快尽早，防止病情加重。动态观察静脉充盈程度、尿量、血压和脉搏等指标，作为监测输液量是否足够的参考依据。

临床上根据"需多少，补多少"的输液原则，采取充分扩容方法，休克进展期微循环淤血，血浆外渗，补液量应大于失液量。在扩容时，应注意正确评估补液的总量，量需而入，过量输液易引起肺水肿。

2）纠正酸中毒：休克时酸中毒直接影响血管活性药物的疗效，并影响心肌收缩力；酸中毒可导致高钾血症和抑制酶活性，严重干扰细胞正常功能。因此，应根据酸中毒的程度，及时补碱纠酸，减轻内环境紊乱和细胞损伤。尤其在血管活性药物使用前，必须先纠正酸中毒。

3）合理使用血管活性药物：使用缩血管或扩血管药物的目的是提高微循环灌流量。对低排高阻型休克患者，应在充分扩容的基础上，使用低剂量多巴胺以提高组织的血液灌流量。多巴胺具有剂量依赖性的血管舒缩调节作用。对过敏性休克、神经源性休克、高排低阻型休克和血压过低的患者，应使用缩血管药物以升高血压，保证心脑重要器官的血液灌流。对心源性休克的治疗，目前也强调舒血管药物的应用，不仅能改善微循环的灌流，而且可以减轻心脏的负担。然而，休克时微循环的变化是复杂的，血管的收缩和舒张可以互相转化。因此，临床需根据患者的实际情况，选择性使用舒缩血管药物，以达到好的疗效。

（2）抑制过度炎症反应：阻断炎症细胞信号通路的活化、拮抗炎症介质的作用或采用血液净化疗法去除患者体内过多的毒素和炎症介质，均能减少 SIRS 和 MODS 的发生，提高患者的生存率。

（3）细胞保护：在休克时，细胞损伤可原发，也可继发于微循环障碍之后。去除休克病因，改善微循环是防止细胞损伤的根本措施。此外，还可采用葡萄糖 - 胰岛素 - 钾（GIK）液、$ATP-MgCl_2$ 等改善细胞能量代谢，稳定溶酶体膜；采用自由基清除剂、钙通道阻滞剂等减轻细胞损伤。

（4）器官支持疗法：密切监控各器官功能的变化，及时采取相应的支持疗法，防止 MODS 的发生。如发生急性肾衰竭时，应尽早利尿和透析；发生休克肺时,应保持呼吸道通畅,并正压给氧;发生急性心力衰竭时,应减少或停止输液,并强心利尿,适当降低前后负荷。

（5）营养支持疗法:对严重创伤、感染等患者进行代谢支持疗法以维持正氮平衡。在摄入营养物中,应提高蛋白质和氨基酸的量。如条件许可,应鼓励患者经口摄食,尽可能缩短禁食时间,促进胃肠道蠕动,维持胃肠黏膜屏障功能。临床实践发现,经胃肠适当补充谷氨酰胺可提高机体对创伤和休克的耐受力。

二、缺血再灌注损伤

思维导图:

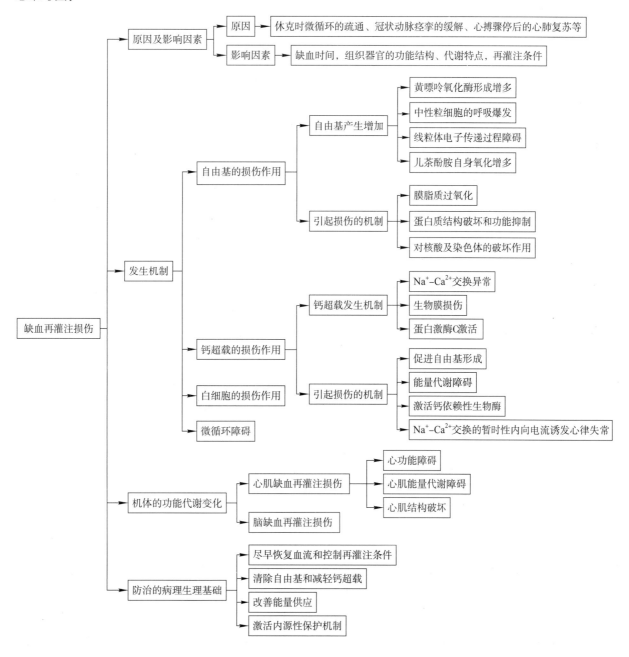

缺血再灌注损伤（ischemia-reperfusion injury, IRI）是指在组织缺血的基础上，恢复血液灌注过程，使缺血所致的组织器官损伤进一步加重，甚至发生不可逆性损伤的现象。缺血再灌注损伤是在一些新的临床治疗手段和技术的应用过程中，逐渐被认识的一种现象。

在缺血再灌注损伤机制的研究中，发现再灌注组织器官中存在钙反常（calcium paradox）、氧反常（oxygen paradox）和pH反常（pH paradox）现象。对心肌再灌注损伤复制动物模型中发现，将离体大鼠心脏，先用无钙或低钙溶液灌流，数分钟后再用含钙或高钙溶液灌注时，出现了心肌电信号异常，心肌功能、代谢和形态结构发生异常变化，这种现象称为"钙反常"。同样，以低氧溶液灌注组织器官一段时间后，再以正常氧溶液灌注，或先在缺氧条件下培养细胞，再恢复正常氧浓度培养细胞，发现组织或细胞的损伤未能恢复，反而更趋严重，这种现象称为"氧反常"。此外，在比较缺血和再灌注后组织的pH变化时发现，在缺血后的组织中经过再灌流，迅速恢复其pH，即缺血缺氧引起的酸中毒被迅速纠正时，可出现细胞损伤加重的反常现象，称为"pH反常"。这些研究提示，钙、氧和pH的异常变化是缺血再灌注损伤的主要因素和发生机制。

随着医学生物新技术的开展，如经皮冠状动脉介入治疗（percutaneous coronary intervention, PCI）、体外循环下心内直视手术、器官移植、断肢再植等在临床上的应用，缺血再灌注损伤已经成为临床救治过程中的常见现象，而再灌注损伤已经成为这些治疗方法的主要并发症。因此，防止再灌注损伤的发生，将有效提高新治疗技术安全有效的应用。

（一）缺血再灌注损伤的原因及影响因素

缺血组织的血液再灌注过程都可能成为缺血再灌注损伤的原因，常见的原因有休克时微循环的疏通、冠状动脉痉挛的缓解、心搏骤停后的心脑肺复苏等。此外，动脉旁路移植术、经皮冠状动脉腔内成形术（percutaneous transluminal coronary angioplasty, PTCA）、溶栓疗法、体外循环下心内直视手术、断肢再植和器官移植等都可引起缺血再灌注损伤。

临床上，并不是所有的缺血器官在血流恢复后，都会发生缺血再灌注损伤，这与缺血时间、组织器官的功能结构、代谢特点，再灌注条件等因素有关。再灌注损伤是否发生与缺血时间存在明显的相关性，人体各组织器官对缺血的耐受时间不同。缺血时间短，在组织缺血耐受的时限内，血供恢复后可无明显的再灌注损伤。缺血时间长，超出了耐受时限进行再灌注时，可使得因缺血期造成的可逆性损伤加重，或转化为不可逆性损伤。若缺血时间过长，组织器官已经发生了不可逆性损伤，甚至坏死，则不会出现再灌注损伤。因此，缺血时间是影响再灌注损伤的首要因素。其次，对氧依赖程度越高的器官，越容易发生缺血再灌注损伤，如心、脑等；侧支循环的形成可缩短组织器官的缺血时间和减轻缺血程度。因此，缺血组织器官侧支循环形成越早、越丰富，则损伤越轻，不容易发生再灌注损伤。此外，再灌注液的压力、温度、pH和电解质也是影响缺血再灌注损伤的重要因素。临床上，通过适当降低灌注液的压力、温度、pH，减少灌注液中的Ca^{2+}、Na^+含量，或适当增加K^+、Mg^{2+}含量，可预防或减轻再灌注损伤。

（二）缺血再灌注损伤的发生机制

缺血再灌注损伤的发生机制尚未完全阐明。目前认为，自由基增多、细胞内钙超载、白细胞激活、微血管功能障碍是缺血再灌注损伤发生的主要环节。

1. 自由基损伤作用

（1）自由基概念与分类：自由基是指外层电子轨道上含有单个不配对电子的原子、原子团和分子的总称。自由基的种类繁多，主要包括氧自由基、脂性自由基和氮自由基等。

1）氧自由基：由氧诱发的自由基，称为氧自由基（oxygen free radical, OFR），包括超氧阴离子

（O_2^-）和羟自由基（OH·）。

此外，具有氧化作用的一些含氧分子，如单线态氧（$^1O_2$）和过氧化氢（H_2O_2）等与氧自由基共同被称为活性氧（reactive oxygen species，ROS）。H_2O_2 在 Fe^{2+} 或 Cu^{2+} 的作用下，可加速与 O_2^- 反应生成 OH·，这是 H_2O_2 造成细胞氧化应激的主要机制。

2）脂性自由基：是氧自由基与多价不饱和脂肪酸作用后生成的中间代谢产物，如烷自由基（L·）、烷氧自由基（LO·）和烷过氧自由基（LOO·）等。

3）氮自由基：是在分子组成上含有氮的一类化学性质非常活泼的物质，也称活性氮（reactive nitrogen species，RNS），如一氧化氮（NO）、过氧亚硝基阴离子（$ONOO^-$）。$ONOO^-$ 具有很强的细胞毒性，在偏酸条件下极易自发分解生成 NO_2· 和 OH·。

4）其他：氯自由基（Cl·）、甲基自由基（CH_3·）等。

（2）缺血再灌注时自由基产生增多的机制

1）黄嘌呤氧化酶形成增多：黄嘌呤氧化酶（xanthine oxidase，XO）的前身是黄嘌呤还原酶（xanthine dehydrogenase，XD），两者均存在于毛细血管内皮细胞中。正常时 XD 占 90%，XO 占 10%；组织缺血时，ATP 生成减少，钙泵功能障碍，Ca^{2+} 进入细胞内增多，激活钙依赖性蛋白酶，使 XD 大量转变为 XO。另一方面，由于缺血、缺氧，ATP 依次分解为 ADP、AMP 和次黄嘌呤，使缺血组织中次黄嘌呤大量堆积。再灌注时，大量分子氧随血液进入缺血组织，在 XO 催化次黄嘌呤转变为黄嘌呤，以及黄嘌呤转变为尿酸的两步反应中，都以分子氧作为电子接受体，使再灌注组织中的 ROS 迅速增加，超过机体的清除能力而发生损伤作用。因此，缺血时次黄嘌呤大量堆积、XO 激活，以及再灌注时 O_2 分子涌入是黄嘌呤氧化反应途径导致 ROS 产生增多的主要原因（图 2-114）。

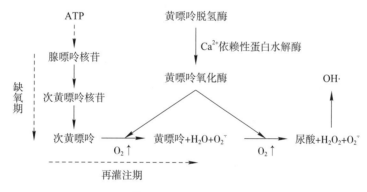

图 2-114　黄嘌呤氧化酶催化 ROS 生成增多

2）中性粒细胞的呼吸爆发：中性粒细胞在发挥吞噬功能时耗氧量迅速增加，这种现象称为呼吸爆发（respiratory burst）或氧爆发（oxygen burst）。即中性粒细胞被激活后，将所摄取的氧分子经细胞内的还原型烟酰胺腺嘌呤二核苷酸磷酸（NADPH）/还原型烟酰胺腺嘌呤二核苷酸（NADH）氧化酶的催化，接受电子形成氧自由基（图 2-115），用以杀灭病原微生物。

缺血或再灌注过程可引起炎症介质的释放、补体系统的激活，使中性粒细胞、单核细胞和吞噬

$$NADPH + 2O_2 \xrightarrow{\text{NADPH氧化酶}} 2O_2^- + NADP^+ + H^+$$

$$NADH + 2O_2 \xrightarrow{\text{NADH氧化酶}} 2O_2^- + NAD^+ + H^+$$

图 2-115　NADPH 氧化酶和 NADH 氧化酶催化氧自由基生成过程

细胞等向缺血组织趋化、浸润，并激活细胞内的 NADPH/NADH 氧化酶系统。当再灌注时，新鲜血液带来大量的 O_2 分子，这些 O_2 分子被上述细胞摄取，并在激活的 NADPH/NADH 氧化酶的作用下，产生大量 ROS，破坏组织细胞结构，引起功能损伤。

3）线粒体电子传递过程障碍：缺血时，由于 ATP 能量产生减少，Ca^{2+} 泵功能障碍，细胞内 Ca^{2+} 浓度升高，Ca^{2+} 进入线粒体增多，与磷酸化合物产生不溶性的磷酸钙，干扰细胞色素氧化酶系统，使电子传递链受损，形成 ROS 增多。同时，进入线粒体中过多的 Ca^{2+} 可抑制 $Mn^{2+}/Cu^{2+}/Zn^{2+}$-SOD 的活性，对 O_2^- 的清除能力减弱，进而导致 ROS 的生成与清除平衡失调，ROS 增多。再灌注期间，大量的 O_2 分子进入组织细胞，而细胞色素氧化酶系统功能障碍，因此经单电子还原形成 ROS 增多。ROS 的增多可进一步加重线粒体的损伤，ATP 合成显著降低，形成恶性循环。

4）儿茶酚胺自身氧化增多：缺血和再灌注过程都是应激反应，体内儿茶酚胺增多，儿茶酚胺在单胺氧化酶的作用下发生自氧化效应产生大量的自由基，如肾上腺素代谢过程中可产生 O_2^-。

（3）自由基增多引起缺血再灌注损伤的机制：自由基性质极为活泼，可与各种细胞成分，如膜磷脂、蛋白质和核酸等发生反应，造成组织细胞结构破坏和功能代谢障碍。

1）膜脂质过氧化：生物膜脂质双分子层对维持膜结构完整和正常功能至关重要。自由基与生物膜中的不饱和脂肪酸作用，可引起脂质过氧化（lipid peroxidation）反应，导致膜的完整性受损，使膜流动性降低、通透性增高，细胞内外离子分布异常；脂质过氧化不仅使膜脂质发生交联、聚合，而且使存在于其间的膜蛋白（如受体和离子通道等）的活性下降，导致信号转导功能障碍及细胞内外离子分布异常，出现 Na^+ 和 Ca^{2+} 内流增加，导致细胞水肿和钙超载。同时，膜脂质过氧化可激活磷脂酶 C 和 D，加速膜磷脂分解，催化花生四烯酸代谢反应，生成多种生物活性物质（如前列腺素、

血栓素、白三烯等），从而促进再灌注损伤的发生。线粒体膜脂质过氧化导致线粒体功能抑制，ATP 生成减少，细胞能量障碍加重。

2）蛋白质结构破坏和功能抑制：自由基可使蛋白质和酶活性中心的巯基氧化形成二硫键，并使氨基酸残基氧化，导致肽链断裂、蛋白质变性、酶活性下降和蛋白质功能丧失。同时，自由基具有促进蛋白质交联、聚合等作用，而直接损伤蛋白质功能。

3）对核酸及染色体的破坏作用：ROS 对 DNA 的损伤主要是通过由铁催化的 Haber-Weiss 反应生成的 OH· 介导的。OH· 易与脱氧核糖核酸及碱基发生加成反应，使核酸碱基改变或 DNA 断裂，染色体畸变。

2. 钙超载（calcium overloading）　是指各种原因引起的细胞内 Ca^{2+} 含量异常增多，导致细胞结构破坏、功能代谢障碍，甚至造成细胞死亡的现象，它是引起细胞发生不可逆性损伤的主要机制。

（1）钙超载的发生机制：细胞内钙超载主要发生在再灌注期，主要原因是钙内流增加。目前认为，主要与下列因素有关。

1）Na^+-Ca^{2+} 交换异常：Na^+-Ca^{2+} 交换蛋白是心肌细胞膜钙转运蛋白之一，在跨膜 Na^+、Ca^{2+} 梯度和膜电位驱动下对细胞内外的 Na^+、Ca^{2+} 进行双向转运，交换比例为 $3Na^+$：$1Ca^{2+}$。生理情况下，Na^+-Ca^{2+} 交换蛋白以正向转运的方式将细胞内的 Ca^{2+} 转移至细胞外，与肌质网和细胞膜钙泵共同维持细胞静息状态时的胞质内低钙浓度。病理条件下，如细胞内 Na^+ 明显升高或膜内正电位等，Na^+-Ca^{2+} 交换蛋白则以反向转运的方式将细胞内 Na^+ 排出，细胞外 Ca^{2+} 进入细胞内。目前认为，Na^+-Ca^{2+} 交换蛋白反向转运增强是导致缺血再灌注时钙超载的主要途径。

直接激活：缺血时 ATP 生成减少，导致钠泵活性降低，同时再灌注时自由基产生增加，破坏细胞表面的 Na^+-K^+-ATP 酶，引起细胞内 Na^+ 含量明显升高，可快速激活 Na^+-Ca^{2+} 交换蛋白以反向转

运的方式加速 Na^+ 向细胞外转运，同时将 Ca^{2+} 运入胞质，从而导致细胞内 Ca^{2+} 浓度增加，引起细胞损伤。

间接激活：缺血时无氧酵解增强，使 H^+ 生成增多，组织间液和细胞内酸中毒，pH 下降。再灌注时，组织间液 H^+ 浓度迅速下降，而细胞内 H^+ 浓度依然很高，细胞内外形成显著的 pH 梯度差，因此激活细胞膜上的 H^+-Na^+ 交换蛋白，促进细胞内 H^+ 排出，细胞外 Na^+ 内流，间接引起细胞内 Na^+ 增多。再灌注后，由于快速恢复了能量供应和 pH，进而促进 Na^+-Ca^{2+} 反向交换，引起胞外 Ca^{2+} 大量内流，而加重细胞内钙超载。

2）生物膜损伤：再灌注时，产生大量的自由基，使生物膜的脂质过氧化，膜通透性增加，导致细胞内 Ca^{2+} 增加进而激活磷脂酶，使膜磷脂降解，进一步增加细胞膜对 Ca^{2+} 的通透性，这些因素共同促使胞质内 Ca^{2+} 浓度升高。此外，自由基引起的线粒体膜和肌质网膜的损伤也是导致钙超载的原因。例如，大量的钙盐沉积于线粒体，可造成呼吸链中断，氧化磷酸化障碍，ATP 合成减少，Ca^{2+} 泵功能障碍，线粒体和肌质网对 Ca^{2+} 摄取减少，最终引起细胞内钙超载。

3）蛋白激酶 C 激活：组织缺血再灌注时，内源性儿茶酚胺释放增加，一方面作用于 α_1 肾上腺素受体，激活 G 蛋白 - 磷脂酶 C（PLC）介导的细胞信号转导通路，促进磷脂酰肌醇（PIP_2）分解，生成三磷酸肌醇（IP_3）和二酰甘油（DG）。其中，IP_3 促进肌质网释放 Ca^{2+}，DG 经激活 PKC 促进 H^+-Na^+ 交换，进而增加 Na^+-Ca^{2+} 交换，促进胞外 Ca^{2+} 内流。另一方面，儿茶酚胺作用于 β 肾上腺素受体，通过激活腺苷酸环化酶，增加 L 型钙通道的开放，从而促进胞外 Ca^{2+} 内流，进一步加重细胞内钙超载。

（2）钙超载引起机体损伤机制：目前认为，钙超载引起再灌注损伤机制主要与以下因素有关。

1）促进自由基形成：细胞内 Ca^{2+} 增多，使细胞内的黄嘌呤脱氢酶迅速转变为黄嘌呤氧化酶，促进细胞内 ROS 产生。在缺血再灌注损伤过程中，自由基产生过多和钙超载是一对互为因果的损伤因素，两者相互影响、相互作用，共同加重细胞损伤。

2）能量代谢障碍：聚集于胞质内的 Ca^{2+} 被线粒体摄取时可消耗大量 ATP，同时进入线粒体的 Ca^{2+} 与磷酸根化合物结合，形成不溶性磷酸钙，既干扰线粒体的氧化磷酸化过程，使 ATP 生成减少，又损伤线粒体膜，加重细胞能量代谢障碍。ATP 生成减少进一步促进钙超载，形成恶性循环。总之，线粒体功能障碍既是钙超载的原因，又是钙超载的损伤结果。

3）激活钙依赖性生物酶：游离 Ca^{2+} 是细胞内一些生物酶的离子激活剂，Ca^{2+} 浓度升高，可激活这些生物酶，影响细胞功能，甚至导致细胞死亡。①激活 ATP 水解酶：加速 ATP 水解，释放出大量 H^+，加重细胞内酸中毒，导致细胞功能障碍。②激活磷脂酶类：促进膜磷脂降解，造成细胞膜和细胞器膜结构受损，同时释放大量的生物活性物质（如花生四烯酸等），加重细胞功能紊乱。③激活钙依赖性降解酶和钙蛋白酶：促进细胞膜和细胞骨架结构蛋白分解，使细胞肌纤维挛缩、断裂和细胞坏死。④激活核酸内切酶：促进核酸分解，染色体损伤，启动细胞凋亡程序，引起细胞凋亡。

4）Na^+-Ca^{2+} 交换形成暂时性内向电流诱发心律失常：Na^+-Ca^{2+} 交换形成暂时性内向电子流，在心肌细胞动作电位后形成短暂的后除极。当后除极达到阈电位水平，可引起新的动作电位，诱发心律失常。此外，心肌细胞内钙超载，还可引起心肌纤维过度收缩，而损伤心肌细胞。

3. 白细胞的损伤作用　在缺血再灌注组织内，白细胞（主要是中性粒细胞）明显增加。目前认为，缺血再灌注过程可引起细胞无菌性坏死引发的炎症反应，释放炎症介质，如白三烯、血小板活化因子、补体、激肽和细胞因子等，这些物质具有很强的趋化作用，吸引大量白细胞黏附于血管内皮细胞或进入缺血组织。这些激活的白细胞、血小板和血管内皮细胞进一步释放大量的炎症介质，并表达黏附分子，如整合素（integrin）、选择素（selectin）和细胞间黏附分子等，促进白细胞和血管内皮细胞之间发生广泛的黏附和聚集，促使白细胞穿过血管壁，在缺血再灌注组织中浸润增多。再灌注时，被激活的白细胞通过氧爆发过程产生大量的氧自由基，对组织细胞造成损伤。此外，白细胞释放的炎症介质可导致血管内皮细胞损伤，同时再灌注区的大量白细胞黏附聚集也加重微循环障碍（图 2-116）。

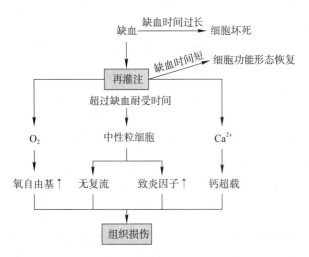

图 2-116　缺血再灌注损伤的发生机制

4. 微循环障碍　缺血再灌注损伤中，微循环障碍的主要表现是无复流现象（no-reflow phenomenon）。其发生机制主要涉及微血管内血液流变学的改变（白细胞损伤作用）、微血管结构损伤（致炎因子毒性作用和血管壁通透性改变），以及微血管收缩－舒张功能失调（舒缩血管体液因子平衡失调）。

总之，缺血再灌注损伤的发生机制主要由自由基损伤、细胞内钙超载、白细胞激活及微循环障碍的共同作用所致。自由基是各种损伤机制学说中重要的启动因素，而细胞内钙超载是细胞发生不可逆性损伤的共同通路，白细胞激活与微循环障碍是缺血再灌注损伤引起各脏器功能障碍的关键原因。

（三）缺血再灌注损伤时机体的功能代谢变化

缺血再灌注损伤是机体缺血后恢复血液灌流时

发生的现象，主要表现为再灌注组织器官的功能代谢障碍及结构损伤。机体内许多组织器官如心、脑、肺、肾、肝、胃肠道、肢体和皮肤都可发生缺血再灌注损伤，其中对心脏的再灌注损伤研究最深入。

1. 心肌缺血再灌注损伤

（1）心功能障碍

1）心肌舒缩功能降低：临床发现，缺血心肌（短期）恢复供血后，在一段较长的时间内心功能处于降低的状态，经过数小时或数天后可恢复正常功能，表现为心肌顿抑（myocardial stunning），即缺血心肌在恢复血液灌注后一段时间内，出现可逆性的心肌收缩舒张功能降低的现象。具体表现为患者的心室舒张期末压（ventricular end diastolic pressure，VEDP）增大，心室收缩峰压（ventricular peak systolic pressure，VPSP）降低和心室内压最大变化速率降低。心肌顿抑是缺血再灌注损伤的表现形式之一（图 2-117）。

2）心律失常：心肌再灌注损伤的另一个表现是心律失常，是导致患者死亡的主要原因。再灌注性心律失常（reperfusion arrhythmia）是指心肌再灌注过程中出现的心律失常，以室性心动过速和心室颤动最为常见。临床上，再灌注性心律失常具有以下特点：①与再灌注区存在的可逆性功能损伤的心肌细胞数量呈正相关。②与缺血时间长短有关。缺血时间过短或过长，其发生率都很低。③与缺血心肌的数量、缺血的程度及再灌注恢复的速度有关。临床发现，缺血心肌数量多、缺血程度重、再灌注恢复快，心律失常的发生率高。

再灌注性心律失常的发生机制尚未完全阐明，目前认为，与下述因素有关：①再灌注区心肌细胞之间动作电位时程不同，是引起折返性心律失常的主要原因。再灌注区心肌细胞与无缺血区心肌细胞动作电位的恢复有明显的不同，同样位于再灌注区的心肌细胞彼此的动作电位时程也不同。②再灌注时，Na^+-Ca^{2+} 交换异常，形成一过性内向电子流，产生心肌细胞动作电位延迟后除极，是再灌注诱发

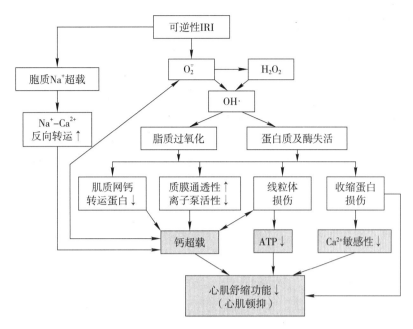

图 2-117 心肌顿抑的作用机制

心律失常的主要原因之一。③缺血再灌注时儿茶酚胺的大量释放，提高了心肌细胞的自律性，进一步促进了再灌注性心律失常的发生。

（2）心肌能量代谢障碍：心脏是一个高耗能、低耐受的器官。缺血使心肌细胞 ATP、磷酸肌酸含量迅速降低，再灌注时 ROS 增加、钙超载等损伤作用，使 ATP 合成障碍，心肌细胞能量供应进一步降低；同时，随着再灌注血流的增加，合成高能磷酸化合物的底物（ADP、AMP 等）缺乏，加重心肌功能障碍。

（3）心肌结构破坏：再灌注损伤可使心肌细胞的基膜缺损，质膜破坏，肌原纤维出现严重收缩带、肌丝断裂、溶解，线粒体肿胀，嵴断裂，细胞水肿等，严重的结构损伤最终引起细胞死亡。

心肌细胞能量代谢障碍是缺血再灌注损伤的始动环节，ROS、钙超载是直接损伤因素，导致心肌细胞功能障碍，结构破坏。

2. 脑缺血再灌注损伤 脑对缺血、缺氧最敏感，耐受性差，是容易发生缺血再灌注损伤的器官之一。主要表现为脑细胞和脑间质水肿及细胞坏死；临床表现为感觉、运动或意识等脑功能障碍，

严重时甚至引起死亡。发生脑缺血再灌注损伤的机制除了自由基的损伤、钙超载、能量代谢障碍等前面提及的因素之外，还与兴奋性氨基酸增加产生的毒性作用有关。

兴奋性氨基酸是指中枢神经系统中兴奋性突触的主要神经递质，包括谷氨酸和天冬氨酸。脑缺血再灌注时，神经元释放大量谷氨酸，对中枢神经系统产生兴奋性毒性作用，其主要机制如下。①代谢障碍：缺血再灌注时，突触前谷氨酸释放增多和（或）再摄取减少，超过了突触后受体的结合能力，从而引起谷氨酸聚集。② AMPA 受体激活：谷氨酸与其受体 α- 氨基 -3- 羟基 - 甲基丙酸（AMPA）结合，引起钠通道开放、去极化，Na$^+$ 和水内流，导致神经元急性水肿。③ NMDA 受体激活：当谷氨酸与其另一受体 N- 甲基 -D- 天冬氨酸（NMDA）结合时，可促使细胞外 Ca^{2+} 大量内流，导致细胞内钙超载。

除了心肌梗死与缺血性脑卒中，缺血再灌注损伤还可继发于其他病理过程，如创伤、急性肾损伤、循环骤停、睡眠呼吸暂停等。其他组织器官如肺、肝、肾、胃肠道发生缺血再灌注损伤也比较

多见，多表现为相关组织器官的结构损伤和功能障碍。

（四）缺血再灌注损伤防治的病理生理基础

临床上，根据缺血再灌注损伤的发生机制，主要通过缩短缺血时间，控制再灌注条件，改善能量供应，抗氧化应激反应等措施，防治再灌注损伤的发生。

1. 尽早恢复血流和控制再灌注条件　针对缺血原因采取有效措施，尽可能在组织耐受缺血时间内恢复血流、减轻损伤，是避免发生再灌注损伤的关键因素。

控制再灌注条件是防治缺血再灌注损伤的有效措施。临床上，常采用低压、低流速、低温、低钙、低钠液、低 pH 液等进行灌注。低压、低流速灌注，可避免缺血组织中氧和液体量急剧增高而产生的大量自由基及组织水肿；适当低温灌注，有助于降低缺血组织代谢率，减少耗氧量和代谢产物的堆积；低钙液灌注可减轻因钙超载所致的细胞损伤；低钠液灌注有利于减轻细胞水肿。避免快速恢复缺血再灌注组织的 pH，防治再灌注损伤的发生。

2. 清除自由基和减轻钙超载　ROS 是导致缺血再灌注损伤的重要发病环节，因此预防 ROS 产生是防治的关键。可使用抗氧化物质，如 SOD、CAT、GSH-Px、维生素 C、维生素 E、维生素 A 和谷胱甘肽等。据报道，一些中药制剂如丹参、川芎嗪等也对缺血再灌注损伤具有较好的防治效果。另外，再灌注前或再灌注时使用钙通道阻滞剂，可减轻细胞内钙超载和维持细胞内钙稳态，降低心律失常的发病率。此外，应用 Na^+-H^+ 或 Na^+-Ca^{2+} 交换蛋白抑制剂也可有效防止钙超载的发生。

3. 改善能量供应　ATP 缺乏是缺血再灌注损伤的发生基础之一。因此，补充糖酵解底物（如磷酸己糖）、外源性 ATP 等可起到保护细胞和维持细胞膜正常结构的作用。同时，纠正酸中毒、阻止血小板和白细胞聚集等也可显著减轻缺血再灌注损伤。

4. 激活内源性保护机制　长时间或永久缺血前后，以及远端肢体的适应性缺血与再灌注的反复实施，可激活内源性保护机制，提高机体对缺氧的耐受性，减轻缺血再灌注损伤。包括缺血预适应、缺血后适应和远程缺血预适应。

（黄 莺）

第六节　循环系统药理

一、抗心律失常药

思维导图：

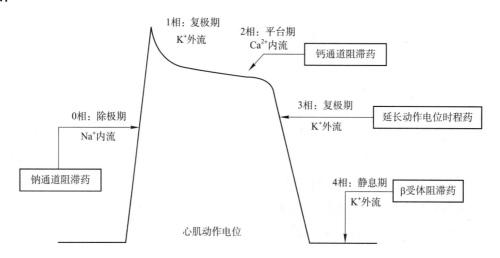

心律失常包括心动节律及频率的异常，分为缓慢型心律失常和快速型心律失常。此处讨论的抗心律失常药主要用于治疗快速型心律失常。抗心律失常药在治疗心律失常方面具有重要作用，但抗心律失常药可影响心脏的多种离子通道，故具有潜在致心律失常（proarrhythmia）的不良反应。当酸中毒、血钾异常、心肌缺血时，即使治疗浓度的抗心律失常药，也可诱发心律失常。

（一）心律失常的电生理学基础

1. 心律失常的发生机制　心肌细胞自律性异常、后除极及折返是心律失常发生的主要机制。基因缺陷可引起遗传性长 QT 间期综合征。

（1）自律性异常：自律性源于动作电位的 4 相自动除极，希普细胞的 4 相自动除极主要由起搏电流决定。窦房结、房室结的 4 相自动除极是由延迟整流钾电流逐渐减小，起搏电流、T 型和 L 型钙电流逐渐增强所致。交感神经活性增加、低血钾、心肌细胞受到机械牵张可增加动作电位 4 相斜率，增加自律细胞的自律性。缺血、缺氧可诱导非自律细胞如心室肌细胞的自律性出现异常改变。

（2）后除极：心肌细胞在一个动作电位后产生一个提前的去极化，称为后除极（after-depolarization）。后除极的扩布可诱发心律失常。后除极有两种类型：

1）早后除极（early after-depolarization，EAD）：常发生于复极 2 期或 3 期，动作电位时程过度延长时易于发生。延长动作电位时程的因素如药物、胞外低钾等都可能诱发早后除极。早后除极所致心律失常以尖端扭转型室性心动过速（torsades de pointes）常见。

2）迟后除极（delayed after-depolarization，DAD）：细胞内钙超载时，激活钠－钙交换电流，引起膜去极化，当达到钠通道激活电位时，引起新的动作电位。强心苷中毒、心肌缺血、细胞外高钙等均可诱发迟后除极。

（3）折返（reentry）：冲动在传导中遇到心肌缺血区，该区域为单向传导阻滞区，冲动不能正常通过该区域从近端下传，但可经环形通路逆向从单向传导阻滞区远端通过该区并到达其近端，再次兴奋已兴奋过的心肌，从而形成折返。如果折返发生于房室结或房室之间，可表现为阵发性室上性心动过速；如果发生于心房内，可表现为心房扑动或心房颤动；心室内的折返环路则可诱发心室扑动或颤动。在心房、房室结和心室间的折返，可引起预激综合征（Wolff-Parkinson-White syndrome，WPW syndrome）。

长 QT 间期综合征又称 QT 间期延长综合征（long QT syndrome，LQTS），是第一个被确定由基因缺陷引起的心肌复极异常的疾病。LQTS 在体表心电图上表现为 QT 间期延长，出现尖端扭转型室速（torsade de pointes，TDP）。TDP 是较为严重的室性心律失常，反复发作，易导致突发晕厥、惊厥甚至室颤猝死。LQTS 分为遗传性 LQTS（congenital LQTS）和获得性 LQTS（acquired LQTS）两类。遗传性 LQTS 是由基因缺陷引起的，迄今为止，已明确有 13 个基因的突变可引起 LQTS。获得性 LQTS 主要是由于应用延长 QT 间期的药物或体内电解质失衡引起。

2. 抗心律失常药的基本作用机制

（1）降低自律性：抗心律失常药可通过降低动作电位 4 相斜率、提高动作电位的发生阈值、增加静息膜电位绝对值、延长动作电位时程等方式降低异常自律性。如美托洛尔通过阻断 β 肾上腺素受体，降低细胞内 cAMP 水平，使起搏电流 I_f 减小，从而降低动作电位 4 相斜率。钠通道阻滞药利多卡因通过阻滞钠通道，提高快反应细胞动作电位的发生阈值；钙通道阻滞药维拉帕米阻滞钙通道，可提高慢反应细胞动作电位的发生阈值。

（2）减少后除极：维拉帕米等钙通道阻滞药可通过抑制细胞内钙超载，减少迟后除极的发生。

（3）延长有效不应期：药物可改变传导性或延长有效不应期以消除折返。钙通道阻滞药和 β 肾上腺素受体阻滞药均可减慢房室结传导，从而消除房室结折返所致的室上性心动过速。钠通道阻滞药可延长快反应细胞的有效不应期，钙通道阻滞药可延长慢反应细胞的有效不应期。

3. 抗心律失常药的分类　根据药物的主要作用通道和电生理特点，Vaughan Williams 分类法将治疗快速性心律失常的药物归纳为四大类。

（1）Ⅰ类：钠通道阻滞药。根据反映钠通道阻滞强度的复活时间常数（$\tau_{recovery}$）的长短又分为三个亚类，即Ⅰa、Ⅰb、Ⅰc。

1）Ⅰa类：$\tau_{recovery}$1~10 s，适度阻滞钠通道，代表性药物是奎尼丁等。

2）Ⅰb类：$\tau_{recovery}$<1 s，轻度阻滞钠通道，轻度降低动作电位 0 期除极速率，降低自律性，缩短或不影响动作电位时程。代表药是利多卡因、苯妥英钠等。

3）Ⅰc类：$\tau_{recover}$>10 s，明显阻滞钠通道，显著降低动作电位 0 期除极速率及幅度，明显减慢传导。代表药是普罗帕酮、氟卡尼等。

（2）Ⅱ类：β肾上腺素受体阻滞药。药物通过阻断心肌细胞 β 受体，抑制交感神经兴奋所致的起搏电流、钠电流和 L 型钙电流增加，减慢 4 期舒张期自动除极速率，降低自律性；还减慢动作电位 0 期除极速率，减慢传导性。代表药是普萘洛尔、美托洛尔等。

（3）Ⅲ类：延长动作电位时程药。阻滞多种钾通道，延长动作电位时程和有效不应期。代表药是胺碘酮，属多靶点药物，除阻滞钾通道外，还阻滞起搏细胞的钠、钙通道等。

（4）Ⅳ类：钙通道阻滞药。主要抑制 L 型钙电流，降低窦房结自律性，减慢房室结传导性，抑制细胞内钙超载。代表药是维拉帕米和地尔硫䓬。

（二）常用抗心律失常药

1. Ⅰ类：钠通道阻滞药

（1）Ⅰa类：奎尼丁（quinidine）

1）药理作用：可适度阻滞 I_{Na}、I_{Kr}，还可阻滞 I_{Ks}、I_{K1}、I_{to} 及 I_{Ca}（L），抑制 K^+ 外流和 Ca^{2+} 内流。奎尼丁显著抑制异位起搏和除极化组织的自律性和传导性，并延长不应期和动作电位时程，心电图上显示 QT 间期延长。奎尼丁可减少 Ca^{2+} 内流，具有负性肌力作用，且具有明显的抗胆碱作用和阻断外周血管 α 肾上腺素受体作用。

2）体内过程：口服吸收迅速，1~2 h 血药浓度达峰值，生物利用度为 70%~80%。80% 与血浆蛋白结合，心肌组织中药物浓度较血药浓度高。主要经过肝脏代谢，其羟化代谢物仍有抗心律失常活性，20% 以原形随尿液排出，$t_{1/2}$ 为 5~7 h。

3）临床应用：为广谱抗心律失常药，因不良反应较多，现已少用。可用于心房颤动和心房扑动的转复及复发。

4）不良反应及药物相互作用：胃肠道反应较常见，30%~50% 患者使用奎尼丁后会发生腹泻。长时间用药可引起"金鸡纳反应（cinchonic reaction）"，表现为头痛、头晕、耳鸣、腹泻、恶心、视力模糊等。奎尼丁中毒浓度可致房室及室内传导阻滞，2%~8% 的患者用药后可出现 QT 间期延长和尖端扭转型心动过速。奎尼丁还可引起低血压。

（2）Ⅰb类

1）利多卡因（lidocaine）

A. 药理作用：利多卡因对正常心肌组织的电活动影响小，对除极化组织，如缺血或强心苷中毒所致的除极化型心律失常有较强抑制作用。利多卡因对房性心律失常疗效差。利多卡因减小动作电位 4 期去极斜率，提高兴奋阈值，降低自律性。缩短或不影响浦肯野纤维和心室肌的动作电位时程。

B. 体内过程：存在明显首关效应，不宜口服。与血浆蛋白结合率约 70%，体内分布广泛。几乎全部经肝脏代谢，$t_{1/2}$ 为 2 h。

C. 临床应用：治疗室性心律失常，如心脏手术、心导管术、急性心肌梗死或强心苷中毒所致的室性心动过速或心室颤动。

D. 不良反应及注意事项：利多卡因是目前钠通道阻滞药中心脏毒性最小的药物。肝功能不良患者静脉注射过快可出现头晕、嗜睡或激动不安、感觉异常等。剂量过大可引起心率减慢、房室传导阻滞和低血压。

2）苯妥英钠（phenytoin sodium）：与利多卡因相似，苯妥英钠可降低浦肯野纤维自律性；并且与强心苷竞争 Na^+-K^+-ATP 酶，抑制强心苷中毒所致的心律失常。本药主要用于治疗室性心律失常，特别对强心苷中毒引起的室性心律失常有效，亦可用于心肌梗死、心脏手术、心导管术等所引起的室性心律失常。

静脉注射太快易引起低血压，高浓度可致心动过缓。常见不良反应有头昏、眩晕、震颤、共济失调等，严重者出现呼吸抑制。苯妥英钠能加速奎尼丁、美西律、地高辛、茶碱、雌激素和维生素 D 的肝脏代谢。有致畸作用，孕妇禁用。

（3）Ic 类：普罗帕酮（propafenone），又称心律平，明显阻滞钠通道，也抑制钾通道，具有弱的 β 肾上腺素受体阻断作用。降低普肯耶纤维及心室肌的自律性，减慢心房、心室和普肯耶纤维的传导；延长心肌细胞动作电位时程和有效不应期。口服用于室上性、室性心动过速及伴心动过速和房颤的预激综合征。

口服吸收良好，经肝和肾消除。常见消化道不良反应及味觉改变等，常见心血管系统不良反应为折返性室性心动过速。对于心电图 QRS 延长超过 20% 以上或 Q-T 间期明显延长者，宜减量或停药。本药一般不宜与其他抗心律失常药合用，以避免心脏抑制。

2. Ⅱ类：β肾上腺素受体阻滞药 用于抗心律失常的β肾上腺素受体阻滞药主要有普萘洛尔（propranolol）、美托洛尔（metoprolol）、阿替洛尔（atenolol）、纳多洛尔（nadolol）、醋丁洛尔（acebutolol）、噻吗洛尔（timolol）、阿普洛尔（alprenolol）、艾司洛尔（esmolol）、比索洛尔（bisoprolol）等。

（1）普萘洛尔

1）药理作用：抑制交感神经过度兴奋而发挥抗心律失常作用，其作用在运动及情绪激动时更明显。使窦房结、心房和浦肯野纤维自律性显著降低，也能通过抑制后除极而减少触发活动，减慢房室结传导，对房室交界细胞的有效不应期有明显延长作用。

2）体内过程：口服吸收完全，生物利用度约 30%，个体血药浓度存在较明显的个体差异。约 2 h 血药浓度达峰值，血浆蛋白结合率达 93%。主要在肝代谢，肝功能受损时明显延长。90% 以上经肾排泄，尿中原形药不到 1%，$t_{1/2}$ 为 3~4 h。

3）临床应用：用于室上性心律失常，包括窦性心动过速、心房颤动及心房扑动等。对交感神经兴奋性过高、甲状腺功能亢进及嗜铬细胞瘤等引起的窦性心动过速效果良好。仅能减慢心房颤动及心房扑动的心率，不能转为窦性节律；还可治疗运动或情绪变动所致室性心律失常；可缩小心肌梗死患者的心肌梗死范围并降低病死率。

4）不良反应：可致窦性心动过缓、房室传导阻滞、低血压等，对支气管哮喘患者并可诱发哮喘。长期应用对脂质代谢和糖代谢产生不良影响，突然停药可致反跳现象。

（2）美托洛尔：是选择性 $β_1$ 肾上腺素受体阻滞药，对支气管平滑肌的收缩作用及对糖代谢的影响均弱于非选择性 β 肾上腺素受体阻滞药。无内在拟交感活性，膜稳定作用较弱。口服一天一次，剂量应个体化，避免心动过缓的发生。不良反应与剂量有关。使用该药的患者不应静脉给予维拉帕米。美托洛尔不能用于外周血管循环障碍疾病患者。

（3）阿替洛尔：是长效 $β_1$ 肾上腺素受体阻滞药，对心脏选择性强。口服后 2~3 h 血药浓度达峰值，$t_{1/2}$ 为 7 h。

3. Ⅲ类：延长动作电位时程药

（1）胺碘酮（amiodarone）

1）药理作用：药理作用广泛，对心脏多种离子通道如 I_{Na}、I_{Ca}（L）、I_K、I_{K1}、I_{to} 均有抑制作用，降低窦房结、普肯耶纤维的自律性和传导性，明显延长心肌细胞动作电位时程和有效不应期，该作用不依赖心率的快慢，即心率快时药物延长动作电位时程的作用不明显，而心率慢时却明显延长动作电位时程，后者易诱发尖端扭转型室性心动过速。此外，胺碘酮对 α 及 β 肾上腺素受体具非竞争性阻断作用，扩张血管，增加冠脉流量，并使心肌耗氧量降低。

2）体内过程：口服吸收缓慢，生物利用度为 35%~65%，血浆蛋白结合率为 95%。主要在肝中代谢，经肝转化生成去乙胺碘酮，后者也有活性。胺碘酮及去乙胺碘酮具有较高的脂溶性，易在组织中蓄积，消除半衰期较复杂，快速消除相 3~10 天（消除 50% 药物），缓慢消除相约数周。长期口服的 $t_{1/2}$ 为 25~60 天，停药后 1~3 个月仍有作用。

3）临床应用：胺碘酮是广谱抗心律失常药，用于室上性及室性心律失常。

4）不良反应及注意事项：不良反应与剂量及用药时间有关。常见窦性心动过缓。静脉给药可引起房室传导阻滞及低血压，尖端扭转型室性心动过速偶见。窦房结和房室结病变患者使用会出现明显心动过缓和传导阻滞。房室传导阻滞及 QT 间期延长者禁用。

长期应用可见角膜褐色微粒沉着，不影响视力，停药后可逐渐消失。胺碘酮具有类似甲状腺素的作用，抑制外周 T_4 向 T_3 转化，个别患者发生甲状腺功能亢进或减退及肝坏死。个别患者出现间质性肺炎或肺纤维化。长期应用必须定期监测肺功能和血清 T_3、T_4。

胺碘酮是肝药酶 CYP3A4 的代谢底物。利福平诱导 CYP3A4，可使胺碘酮血药浓度降低。西咪替丁抑制 CYP3A4，使胺碘酮血药浓度增加；胺碘酮也抑制其他肝代谢酶，使相应底物如地高辛、华法林等的血药浓度增加。

（2）决奈达隆（dronedarone）：结构与胺碘酮类似，但不含碘，对甲状腺等器官的影响明显降低。决奈达隆是一种新型抗心律失常药物，主要用于心房颤动和心房扑动患者维持窦性节律，可增加严重心衰和左心收缩功能不全患者的死亡风险。

（3）索他洛尔（sotalol）：是非选择性 β 肾上腺素受体阻滞药，并能阻滞 I_k。可降低自律性、减慢房室结传导；可延长心房、心室及普肯耶纤维的动作电位时程和有效不应期。该药口服吸收快，生物利用度达 90%~100%；与血浆蛋白结合少，在心、肝、肾浓度高；在体内不被代谢，几乎全部以原形经肾排出，$t_{1/2}$ 为 12~15 h，老年人、肾功能不全者 $t_{1/2}$ 明显延长。索他洛尔可用于各种严重室性心律失常，也用于维持心房颤动患者的窦性心律；对儿童期的室上性和室性心律失常也有效；不良反应较少，少数 QT 间期延长者偶可出现尖端扭转型室性心动过速。

（4）多非利特（dofetilide）：是 I_{Kr} 钾通道阻滞药，特异性影响 I_{Kr}，无其他药理作用。延长动作电位时程，该作用具翻转使用依赖性，易诱发尖端扭转型室性心动过速，发生率约 2%。该药口服可维持或恢复心房颤动患者的窦性心率；吸收好，生物利用度约 100%；主要以原形经肾排泄，肾功能不良者应减量，肾衰竭患者禁用。

4. Ⅳ类：钙通道阻滞药　对心脏的负性频率和负性传导作用以维拉帕米和地尔硫草的作用最强；而硝苯地平扩张血管作用强，对窦房结和房室结的作用弱，反射性加快心率。

（1）维拉帕米（verapamil）

1）药理作用：维拉帕米对激活状态和失活状态的 L 型钙通道及 I_{Kr} 钾通道有抑制作用。该药可降低窦房结自律性，对缺血时心房、心室和浦肯野纤维的异常自律性也有降低作用，减少或消除后除极所致触发活动；使房室结传导减慢，从而终止房室结折返，抑制房室传导也可避免心房扑动、心房颤动时加快的心室率；延长窦房结、房室结的有效不应期，大剂量可延长浦肯野纤维的动作电位时程和有效不应期。维拉帕米对外周血管有扩张作用，但降压作用较二氢吡啶类弱。

2）体内过程：口服起效迅速，1~2 h 起效，2~3 h 血药浓度达峰值，吸收完全，但因首过效应，生物利用度仅 10%~30%。血浆蛋白结合率约为 90%。在肝代谢为去甲维拉帕米仍有心脏活性，疗效维持时间 5~6 h。该药主要经肾清除，代谢产物在 24 h 内排出 50%。

3）临床应用：维拉帕米治疗室上性和房室结折返性心律失常效果好，静脉注射是阵发性室上性心动过速的首选药。

4）不良反应：该药较安全，与剂量有关，多发生于剂量调整不当时；可出现便秘、腹胀、腹泻、头痛、瘙痒等不良反应；静脉给药可引起血压下降。Ⅱ度房室传导阻滞、Ⅲ度房室传导阻滞、心功能不全、心源性休克患者禁用此药，老年人、肾功能低下者慎用。

5. 其他类：腺苷（adenosine）为内源性嘌呤核苷酸，作用于 G 蛋白偶联的腺苷受体，激活心房、窦房结、房室结的乙酰胆碱敏感性钾通道，缩短 APD，降低自律性，还可抑制 L 型钙电流；延长房室结 ERP，抑制交感神经兴奋所致迟后除极。

可被体内大多数组织细胞摄取并被灭活，$t_{1/2}$仅为数秒，需静脉快速注射给药，静脉注射起效迅速，$t_{1/2}$约为 10 s。用于迅速终止折返所致的阵发性室上性心律失常，由于可被腺苷脱氨酶灭活，需快速注射，但注射速度过快可致短暂心脏停搏。治疗剂量时多数患者会出现胸闷、呼吸困难。

二、抗高血压药

思维导图：

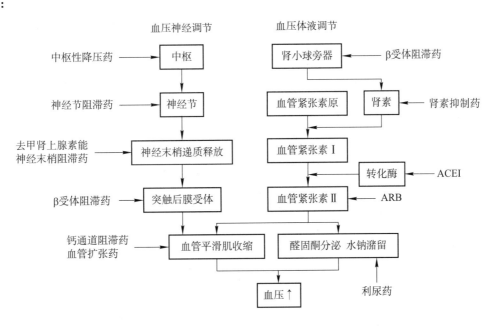

原发性高血压的发病机制不明。已知交感神经 - 肾上腺素系统及肾素 - 血管紧张素系统（renin-angiotensin system，RAS）等参与血压的调节。抗高血压药可分别作用于不同的调节环节，发挥降压作用。

（一）抗高血压药分类

1. 利尿药　如氢氯噻嗪等。

2. 交感神经抑制药

（1）中枢性降压药：如可乐定等。

（2）神经节阻滞药：如樟磺咪芬等。

（3）去甲肾上腺素能神经末梢阻滞药：如利舍平等。

（4）肾上腺素受体阻滞药：如普萘洛尔、美托洛尔等。

3. 肾素 - 血管紧张素系统抑制药

（1）血管紧张素转换酶抑制药（ACEI）：如卡托普利等。

（2）血管紧张素Ⅱ受体阻滞药：如氯沙坦等。

（3）肾素抑制药：如雷米克林等。

4. 钙通道阻滞药　如硝苯地平、氨氯地平等。

5. 血管扩张药

（1）直接舒张血管药：肼屈嗪和硝普钠等。

（2）钾通道开放剂：米诺地尔

利尿药、钙通道阻滞药、β 肾上腺素受体阻滞药和 ACE 抑制药和血管紧张素 Ⅱ 受体阻滞药是常用的一线降压药物。

（二）常用抗高血压药

1. 利尿药　在小剂量时应用，不良反应少，较安全，对多数高血压患者有效，且不易产生耐受性。噻嗪类利尿药是利尿降压药中最常用的一类。临床研究表明，噻嗪类利尿药可降低高血压并发症如脑卒中和心力衰竭的发病率和死亡率。利尿药虽然降压作用较弱，但与其他抗高血压药合用，可发挥协同作用或增强其他抗高血压药的作用，并能克服这些药物引起的水钠潴留等不良反应。

利尿药在用药初期可减少细胞外液容量及心输出量。长期给药后心输出量逐渐恢复至给药前水平而降压作用仍能维持，血浆容量通常比治疗前减少约 5%。利尿药长期应用可通过减少体内 Na^+ 浓度导致胞内 Ca^{2+} 浓度降低，从而降低血管平滑肌对缩血管物质的反应性，使血管阻力降低。

使用噻嗪类利尿药降压时，建议剂量不要超过 25 mg。长期大量使用噻嗪类利尿药可引起电解质改变（如低血钾等），还可引起高脂血症及高血糖症。对合并有氮质血症或尿毒症的患者可选用高效利尿药呋塞米。吲达帕胺（indapamide）不良反应少，不引起血脂改变，故伴有高脂血症患者可服用吲达帕胺代替噻嗪类利尿药。

2. 钙通道阻滞药　血管平滑肌细胞的收缩依赖于细胞内游离钙，钙通道阻滞药作用于细胞膜 L 型钙通道的 α_1 亚单位，抑制钙离子的跨膜转运，使进入细胞内的总钙离子含量降低，松弛血管平滑肌，降低血压。钙通道阻滞药还可使心脑血管事件发生率降低，长期应用可逆转血管壁重构。钙通道阻滞药适用于高血压合并有心绞痛或肾脏疾病、糖尿病、哮喘、高脂血症及恶性高血压患者。

钙通道阻滞药可分为二氢吡啶类和非二氢吡啶类。二氢吡啶类对血管平滑肌具有选择性，较少影响心脏，作为抗高血压药常用的有硝苯地平、长效类的氨氯地平等。从保护高血压靶器官免受损伤的角度以长效类为佳。非二氢吡啶类如维拉帕米等，兼具对心脏和血管的作用。

（1）硝苯地平（nifedipine）

1）药理作用：硝苯地平是作用较强的速效、短效钙通道阻滞药，扩张小动脉，使总外周血管阻力下降而降低血压，可引起交感神经活性反射性增强而引起心率加快，合用 β 肾上腺素受体阻断药可对抗心率加快，增加降压效果。

2）临床应用：硝苯地平可用于轻度、中度及重度高血压。因给药后血药浓度及血压波动大，因此，除急需降压者，一般不推荐使用，现常用的是缓释片制剂，以减轻迅速降压造成的反射性交感活性增加。

3）不良反应及药物相互作用：与血管过度扩张有关，可引起反射性心率增快、颜面潮红、头痛、踝部水肿等。踝部水肿是由于扩张毛细血管前血管，不是水钠潴留。

（2）尼群地平（nitredipine）：中效类钙通道阻滞药，对血管松弛作用较硝苯地平强，降压作用温和，维持时间较长，适用于各型高血压。每日口服 1~2 次。不良反应较硝苯地平少，肝功能不良者慎用或减量。与地高辛合用，可增加地高辛血药浓度。

（3）拉西地平（lacidipine）：血管选择性强，且具有抗动脉粥样硬化作用，起效缓慢，不易引起反射性心动过速和心输出量增加。用于轻、中度高血压。降压作用起效慢、持续时间长，每日口服 1 次。

（4）氨氯地平（amlodipine）：长效类钙通道阻滞药，作用与硝苯地平相似，降压作用起效缓和，渐进降压，持续时间较硝苯地平显著延长，$t_{1/2}$ 长达 40~50 h，每日口服 1 次，降压作用持续 24 h。

不易引起交感神经反射性兴奋。口服吸收良好，降压作用不受食物影响。

3. β 肾上腺素受体阻滞药　在脂溶性、对 $β_1$ 受体的选择性、内在拟交感活性及膜稳定性等方面有所不同，但均为有效的降压药。长期应用一般不引起水钠潴留，亦无明显耐受性。不具内在拟交感活性 β 受体阻滞药可增加血浆甘油三酯浓度，降低 HDL– 胆固醇，而有内在拟交感活性者对血脂影响很小或无影响。

β 受体阻滞药可作为抗高血压的首选药单独应用，也可与其他抗高血压药合用。对心输出量及肾素活性偏高者疗效较好。β 受体阻滞药对伴有心绞痛、偏头痛、焦虑症等的高血压较为合适。

β 受体阻滞药的降压作用与下列机制有关：阻断心脏的 $β_1$ 受体，减少心排血量；阻断肾小球旁细胞的 $β_1$ 受体，从而抑制肾素释放；抑制中枢及外周的交感神经系统活性；增加前列环素的合成，前列环素可产生扩血管作用。

（1）普萘洛尔（propranolol，心得安）

1）药理作用：为非选择性 β 受体阻滞药，对 $β_1$ 和 $β_2$ 受体具有相同的亲和力，缺乏内在拟交感活性。

2）体内过程：口服吸收完全，肝脏首过消除显著，生物利用度约为 25%，个体差异较大，口服后血药浓度个体差异可达 20 倍。$t_{1/2}$ 约为 4 h，但降压作用持续时间较长，每天给药 1～2 次。

3）临床应用：用于各型高血压。老年人降压效果差。临床应用从小剂量开始，根据病情逐渐增加剂量，直到出现满意效果。

4）不良反应及药物相互作用：禁用于严重左心室功能不全、窦性心动过缓、房室传导阻滞及支气管哮喘患者。长期用药突然停药可发生反跳现象。可影响血脂代谢，降低 HDL。能延缓用胰岛素后血糖水平的恢复。在发生胰岛素低血糖反应时，可掩盖震颤、心悸等低血糖症状。因此，糖、脂代谢异常时，不做首选药物。

（2）阿替洛尔（atenolol）：选择性阻断心脏的 $β_1$ 受体，但剂量较大时，也可影响血管及支气管平滑肌的 $β_2$ 受体，导致不良反应。无膜稳定作用，无内在拟交感活性。口服用于治疗各种程度的高血压。每日服用 1 次，降压作用维持时间较长。老年高血压及肾功能不良者，适当减量。

（3）拉贝洛尔（labetalol）：为 α、β 受体阻滞药，阻断 $β_1$ 和 $β_2$ 受体的作用强度相似，对 $α_1$ 受体作用较弱，对 $α_2$ 受体则无作用。降压作用温和，可口服或静脉给药。降压时对静息心率及心排血量影响小。静注或静滴给药用于各种程度的高血压及高血压急症、妊娠期高血压、嗜铬细胞瘤、麻醉或手术时高血压。合用利尿药可增强其降压效果。大剂量可致直立性低血压。

（4）卡维地洛（carvedilol）：为 α、β 受体阻滞药。选择性阻断 $α_1$ 和非选择性阻断 β 受体。还有钙通道阻滞作用。口服首关消除显著，生物利用度 22%，药效维持可达 24 h。不良反应与普萘洛尔相似，但不影响血脂代谢。可降低空腹血糖，增加对胰岛素的敏感性，用于治疗轻度及中度高血压或伴有肾功能不全、糖尿病的高血压患者。降压时对心率及心排血量影响小。

4. 血管紧张素 I 转换酶抑制药　该类药物抑制 ACE 活性，减少血管紧张素 II（Ang II）的生成以及缓激肽的降解，扩张血管，降低血压，减少 Ang II 的生成还可减弱 Ang II 对交感神经冲动传递的易化，抑制交感神经系统活性。同时，减少醛固酮分泌，利于排钠。该类药物不仅有良好的降压作用，是伴发糖尿病、左心室肥厚、左心功能障碍及急性心肌梗死的高血压患者的首选药物。

（1）卡托普利（captopril，又称巯甲丙脯酸、甲巯丙脯酸或开博通）

1）药理作用：卡托普利降压不引起反射性心率加快，对心排血量无明显影响。降压效果与患者的 RAS 活动状态有关。肾素水平高或用低盐饮食或服用利尿药者，降压持续时间 8～12 h。因含有 –SH 基团，有自由基清除作用，对与自由基有关的心血管损伤有防治作用。可逆转血管重构；增加肾血流量，可推迟或防止糖尿病肾病的进展，降低肾小球对蛋白的通透性，改善糖尿病患者的肾功能；能改善胰岛素抵抗；不引起电解质紊乱和脂质代谢改变。

2）体内过程：口服吸收快。因食物能影响其吸收，宜进餐前 1 h 服用。口服后 30 min 开始降压，1 h 达高峰。血浆蛋白结合率约为 30%。分布较广，但分布至中枢神经系统及哺乳妇女乳汁中的浓度较低，$t_{1/2}$ 约为 2 h，40%～50% 的药物以原形从肾排出，其余部分则以其代谢物形式从肾脏排泄。

3）临床应用：具有轻至中等强度降压作用，目前为抗高血压治疗的一线药物之一。单用本品降压疗效为 60%～70%，加用利尿药或与其他抗高血压药合用疗效增至约 90%。本品尤其适用于合并有糖尿病及胰岛素抵抗、左心室肥厚、心力衰竭、急性心肌梗死的高血压患者，可明显改善生活质量且无耐受性，连续用药一年以上疗效不会下降，且停药无反跳现象。卡托普利与利尿药及 β 受体阻滞药合用于重型或顽固性高血压，疗效较好。

4）不良反应：患者一般耐受良好。主要不良反应如下：

A. 首剂低血压：口服吸收快、生物利用度高的 ACE 抑制药，首剂低血压不良反应较多见。约 3.3% 的患者首次服用卡托普利 5 mg 后平均动脉压降低 30% 以上。

B. 咳嗽：刺激性干咳是最常见的不良反应，多见于用药开始几周后，刺激性咳嗽往往也是停药的原因之一。另外，偶尔有支气管痉挛。咳嗽与支气管痉挛的原因是 ACE 抑制药可减少缓激肽的降解，使缓激肽和（或）前列腺素、P 物质在肺内蓄积的结果，不同 ACE 抑制药发生率不同，依那普利与赖诺普利咳嗽的发生率比卡托普利高，而福辛普利则较低。

C. 高血钾：减少醛固酮分泌，可导致高血钾。尤其在肾功能障碍的患者中，以及同时服用留钾利尿药的患者中更多见。

D. 低血糖：卡托普利可增强对胰岛素的敏感性，使血糖降低。在 1 型与 2 型糖尿病患者均有此作用。

E. 肾功能损伤：ACE 抑制药舒张出球小动脉，降低肾灌注压，导致肾滤过率与肾功能降低，在肾动脉阻塞或肾动脉硬化造成的双侧肾血管病患者，可加重肾功能损伤，升高血浆肌酐浓度，甚至产生氮质血症。同时使用非甾体抗炎药也可增加氮质血症的危险性，停药后常可恢复。偶有不可逆性肾功能减退发展为持续性肾衰竭者。

F. 对妊娠与哺乳的影响：ACE 抑制药用于妊娠的第二期与第三期时，可引起胎儿畸形、胎儿发育不良甚至死胎。亲脂性强的 ACE 抑制药如雷米普利与福辛普利从乳汁中分泌，故哺乳妇女忌用。

G. 血管神经性水肿：部分患者出现血管神经性水肿，是较严重的不良反应。发生的机制与缓激肽或其代谢产物有关。可发生于嘴唇、舌头、口腔、鼻部与面部其他部位；偶可发生于喉头，威胁生命。多发生于用药的第一个月，一旦发生应立即停药。

H. 含—SH 化学结构的 ACE 抑制药的不良反应：含有—SH 基团的卡托普利可产生典型的青霉胺样反应，如味觉障碍、皮疹与白细胞缺乏等。还可在用药几周内出现瘙痒性丘疹，继续服药常可自行消退。服用卡托普利的皮疹发生率比其他 ACE 抑制药要高。白细胞缺乏症仅见于肾功能障碍患者，特别是有免疫障碍或服用免疫抑制药的患者。

（2）依那普利（enalapril）：为不含—SH 的长效、高效 ACE 抑制剂，降压机制与卡托普利相似。依那普利为前体药，在体内水解转化为苯丁羟脯酸（enalaprilat，依那普利拉），后者能与 ACE 持久结合而发挥抑制作用。依那普利对 ACE 的抑制作用较卡托普利强 10 倍。依那普利口服后 4～6 h 降压作用达高峰，且降压作用持久，可每日给药一次，临床主要用于高血压的治疗。有研究报道其对心功能的有益影响优于卡托普利，不良反应、药物相互作用与卡托普利相似。因为其不含—SH，没有典型的青霉胺样反应（皮疹、嗜酸性粒细胞增多等）。因对 ACE 抑制作用强，引起咳嗽等不良反应也明显。肾功能不全或与利尿药合用时，适当减少剂量。

5. AT₁ 受体阻滞药 血管紧张素Ⅱ受体分两类，即 AT₁ 受体和 AT₂ 受体。目前的血管紧张素Ⅱ受体阻滞药主要为 AT₁ 受体阻滞药，可阻断血管紧张素Ⅱ已知的所有作用。AT₁ 受体阻滞药具有良好的降压作用，且相比 ACE 抑制药，引起神经性水肿、咳嗽的比例明显降低。

（1）氯沙坦（losartan）

1）药理作用：为第一个用于临床的非肽类 AT₁ 受体阻滞药。氯沙坦的代谢产物 EXP-3174 对 AT₁ 受体的拮抗作用比母体更强。

2）体内过程：口服易吸收，EXP-3174 血药浓度在口服后 3～4 h 给药后达峰值。氯沙坦与 EXP-3174 均不易透过血脑屏障。氯沙坦在体内大部分被肝细胞色素 P_{450} 系统代谢。EXP-3174 的 $t_{1/2}$ 为 6～9 h，仅少量氯沙坦与 EXP-3174 随尿排泄。

3）临床应用：本品可用于各型高血压，若 3～6 周后血压下降仍不理想，可加用利尿药。

4）不良反应及药物相互作用：不良反应较少，不易引起刺激性干咳。少数患者用药后出现眩晕；禁用于孕妇、哺乳期妇女及肾动脉狭窄者；低血压、严重肾功能不全及肝病患者慎用；应避免与补钾或留钾利尿药合用。

（2）其他沙坦类药物：有缬沙坦（valsartan）、厄贝沙坦（irbesartan）、坎替沙坦（candesartan）和替米沙坦（telmisartan）等。其中，坎替沙坦的作用强、应用剂量小、维持时间长、谷峰比值高（>80%）。

（三）其他抗高血压药物

1. 中枢性降压药 包括可乐定、甲基多巴、胍法辛、胍那苄、莫索尼定和雷美尼定等。

（1）可乐定（clonidine）

1）药理作用：可乐定对中枢神经系统有明显的抑制作用，并可抑制胃肠分泌及运动。可乐定兴奋延髓背侧孤束核突触后膜的 α₂ 受体，抑制交感神经中枢的传出冲动，使外周血管扩张，血压下降。另外，还可作用于延髓嘴端腹外侧区（rostral ventrolateral medulla，RVLM）的咪唑啉受体（I₁ 受体，imidazoline-I₁），使交感神经张力下降，外周血管阻力降低，从而产生降压作用。可乐定引起的嗜睡等不良反应主要由 α₂ 受体介导。大剂量的可乐定可兴奋外周血管平滑肌上的 α₂ 受体，引起血管收缩，使降压作用减弱。

2）体内过程：口服易吸收，血药浓度于 1.5～3 h 达峰值，能透过血脑屏障。$t_{1/2}$ 为 5.2～13 h，约 50% 以原形药从尿中排出。

3）临床应用：降压作用中等偏强，常用于其他药无效时。不影响肾血流量和肾小球滤过率，可用于高血压的长期治疗。与利尿药合用有协同作用，可用于重度高血压。口服也用于预防偏头痛或作为治疗吗啡类镇痛药成瘾者的戒毒药。

4）不良反应：常见的不良反应是口干和便秘；其他有嗜睡、抑郁、眩晕、血管性水肿、腮腺肿痛、恶心、心动过缓、食欲不振等。可乐定不宜用于高空作业或驾驶机动车辆的人员，以免因精力不集中、嗜睡而导致事故发生。

5）药物相互作用：可乐定能加强其他中枢神经系统抑制药的作用，合用时应慎重。三环类化合物在中枢与可乐定产生竞争性拮抗，不宜合用。

（2）莫索尼定（moxonidine）：为第二代中枢性降压药，作用与可乐定相似，对咪唑啉 I₁ 受体的选择性比可乐定高。降压效能略低于可乐定，可能与其对 α₂ 受体作用较弱有关。

由于选择性较高，莫索尼定的不良反应少，无显著的镇静作用，亦无停药反跳现象。长期用药也有良好的降压效果，并能逆转高血压患者的心肌肥厚，适用于治疗轻、中度高血压。

2. 血管扩张药

（1）直接舒张血管药：主要扩张小动脉的药物如肼屈嗪，可降低外周阻力，但对容量血管无明显作用。由于通过压力感受性反射，兴奋交感神经，出现心率加快、心肌收缩力加强，心排血量增加，部分抵消其降压效力；且有心悸、诱发心绞痛等不良反应；反射性增加肾脏醛固酮分泌，导致水钠潴留；并可能增加高血压患者的心肌肥厚程度。对小动脉和静脉均有扩张作用的药物如硝普钠，使回心血量减少，因此不增加心排血量，但也反射性兴奋交感神经。由于直接扩张血管平滑肌的药物不良反应较多，一般不单独用于治疗高血压，仅在利尿药、β受体阻滞药或其他降压药无效时才加用该类药物。

血管平滑肌扩张药不会引起直立性低血压及阳痿等。

硝普钠（sodium nitroprusside）

1）药理作用：硝普钠在血管平滑肌内代谢产生一氧化氮（NO），NO可激活鸟苷酸环化酶，促进cGMP的形成，产生扩血管作用。一般很少影响局部血流分布，也不降低冠脉血流、肾血流及肾小球滤过率。

2）体内过程：口服不吸收，静脉滴注给药起效快。性质不稳定，在体内$t_{1/2}$仅数分钟，作用时间短。

3）临床应用：主要用于高血压危象。适用于高血压急症的治疗和手术麻醉时的控制性低血压，也可用于高血压合并心衰或嗜铬细胞瘤发作引起的血压升高。

4）不良反应：静脉滴注时可出现恶心、呕吐、精神不安、肌肉痉挛、头痛、皮疹、出汗、发热等，与过度降压有关。大剂量或连续使用，肝转化产物SCN^-浓度升高，肝肾功能损害的患者尤其容易中毒，用药时须严密监测血浆氰化物浓度。易导致甲状腺功能减退。

（2）钾通道开放药（钾外流促进药）：有米诺地尔（minoxidil）、吡那地尔（pinacidil）、尼可地尔（nicorandil）等。该类药物可促钾外流，细胞膜超极化，膜兴奋性降低，Ca^{2+}内流减少，血管平滑肌舒张，血压下降。降压时常伴有反射性心动过速和心输出量增加。主要影响小动脉，可扩张冠状动脉、胃肠道血管和脑血管，而不扩张肾和皮肤血管。若与利尿药和（或）β受体阻滞药合用，则可纠正钾通道开放药的水钠潴留和（或）反射性心动过速的副作用。

3. 神经节阻滞药　有樟磺咪芬（trimethaphancamsylate）、美卡拉明（mecamylamine）、六甲溴铵（hexamethonium bromide）等。该类药物对交感神经节和副交感神经节均有阻断作用，由于交感神经对血管的支配占优势，用神经节阻滞药后，小动脉扩张，总外周阻力下降，静脉扩张，回心血量和心排血量减少，血压显著下降。又因肠道、眼、膀胱等平滑肌和腺体以副交感神经占优势，因此用药后常出现便秘、扩瞳、口干、尿潴留等。

由于不良反应较多，降压作用过强、过快，现已仅限用于一些特殊情况，如高血压危象、主动脉夹层动脉瘤、外科手术中的控制性低血压等。

4. α_1受体阻滞药　有哌唑嗪（prazosin）、特拉唑嗪（terazosin）、多沙唑嗪（doxazosin）。该类药物可选择性阻断α_1受体，而不影响α_2受体；可降低动脉血管阻力，增加静脉容量，增加血浆肾素活性，不易引起反射性心率增加。长期使用后扩血管作用仍存在，但肾素活性可恢复正常。该类药物最大的优点是能改善血脂代谢，降低三酰甘油和LDL-C，升高HDL-C；对糖代谢无影响；对轻、中度高血压有明确疗效，与利尿药及β受体阻滞药合用可增强其降压作用。其主要不良反应为首剂现象，表现为严重的直立性低血压，服用数次后这种首剂现象即可消失。

5. 去甲肾上腺素能神经末梢阻滞药　主要通过影响儿茶酚胺的贮存及释放产生降压作用，如利舍平及胍乙啶。利舍平作用较弱，不良反应多，目前已不单独应用。胍乙啶较易引起肾、脑血流量减少及水、钠潴留，主要用于重症高血压。

尚有一些人工合成的胍乙啶类似物，如倍他尼定、胍那决尔等，作用与胍乙啶相似，可作为胍乙啶的替代品，但较少用。

6. 其他　还有一些作用机制与上述药物不

同、但具有明显的抗高血压作用的其他药物，如沙克太宁（cicletanine，西氯他宁）属呋喃吡啶类，能增加前列环素的合成等；依那克林（enalkiren）和雷米克林（remikiren）为肾素抑制剂；酮色林（ketanserin）具有阻断 5-HT$_{2A}$ 受体和轻度的 α_1 受体阻断作用；波生坦（bosentan）为非选择性内皮素受体阻滞药。这些药物目前尚较少应用。

（四）高血压药物治疗的新概念

1. 有效治疗与终身治疗　高血压病病因不明，无法根治，需要终身治疗。确实有效的降压治疗可以大幅度地减少并发症的发生率。被初步诊断为高血压后均应立即采取治疗性生活方式干预，中危和低危患者可分别随访 1 个月和 3 个月，多次测量血压。血压 ≥140/90 mmHg 者，推荐或考虑启动降压药治疗；高危患者应立即启动降压药治疗。

2. 保护靶器官　高血压的靶器官损伤包括心肌肥厚、肾小球硬化和小动脉重构等。在抗高血压治疗中必须考虑逆转或阻止靶器官损伤。对靶器官保护作用比较好的药物是 ACE 抑制药、AT$_1$ 受体阻滞药和长效钙通道阻滞药。

3. 平稳降压　血压在 24 h 内存在自发性血压波动（blood pressure variability，BPV）。研究证明，血压不稳定可导致靶器官损伤。在血压水平相同的高血压患者中，血压波动性大的患者靶器官损伤严重。使用短效的降压药使血压波动增大，提倡使用长效降压药。

4. 联合用药　不同作用机制的药物联合应用可增强降压作用，且使两种药物的用量均减少，减轻各自的不良反应。有些药物的联用可以相互抵消某些不良反应。对于接受一种药物治疗而血压未被控制的患者可采用联合用药。在目前常用的 4 类药物（利尿药、β 受体阻滞药、二氢吡啶类钙通道阻滞药和 ACE 抑制药）中，任何两类药物的联用都是可行的。β 受体阻滞药加二氢吡啶类钙通道阻滞药和 ACE 抑制药加钙通道阻滞药的联用效果较好。

三、治疗慢性充血性心力衰竭的药物

思维导图：

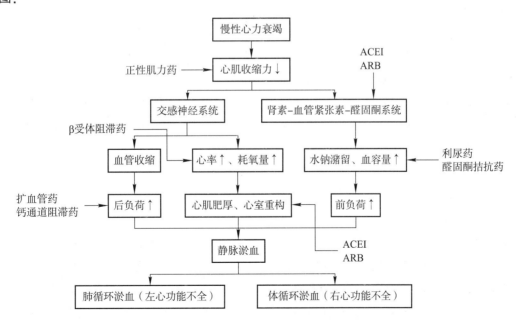

慢性充血性心力衰竭（chronic heart failure, CHF）是由各种病因导致心功能不全的一种临床综合征，是指心输出量减少，不能满足机体代谢的需要，导致器官、组织血液灌流不足，同时出现体循环和（或）肺循环淤血的表现。

（一）治疗慢性充血性心力衰竭药物的分类

根据药物的作用及作用机制，治疗心力衰竭的药物可分为以下几类：

1. 正性肌力药

（1）强心苷类药：地高辛等。

（2）非苷类正性肌力药：米力农、维司力农等。

2. 利尿药　氢氯噻嗪、呋塞米等。

3. 肾素 – 血管紧张素 – 醛固酮系统抑制药

（1）血管紧张素 I 转换酶（ACE）抑制药：卡托普利等。

（2）血管紧张素 II 受体（AT$_1$）拮抗药：氯沙坦等。

（3）醛固酮拮抗药：螺内酯。

4. β 受体阻滞药　美托洛尔、卡维地洛等。

5. 扩血管药　硝普钠、硝酸异山梨酯、肼屈嗪、哌唑嗪等。

6. 钙增敏药及钙通道阻滞药。

（二）正性肌力药物

1. 强心苷（cardiac glycosides）　是一类具有强心作用的苷类化合物。常用的有口服制剂地高辛（digoxin）和洋地黄毒苷（digitoxin），注射制剂毛花苷 C（西地兰，cedilanid）和毒毛花苷 K（strophanthin K）。临床常用地高辛。

（1）药理作用及机制

1）对心脏的作用

A. 正性肌力作用（positive inotropic action）：强心苷对心脏具有高度的选择性，能显著加强衰竭心脏的收缩力，增加心排血量，缓解心力衰竭的症状。其正性肌力作用具有如下特点：①加快心肌纤维缩短速度，使心肌收缩敏捷，延长心脏的舒张期；②增加衰竭心肌的心输出量，并不增加心肌耗氧量，甚至降低心肌耗氧量。

强心苷与心肌细胞膜上的强心苷受体 Na^+-K^+-ATP 酶结合并抑制其活性，使细胞内 Na^+ 量增加，通过 Na^+-Ca^{2+} 双向交换机制，使肌细胞内 Ca^{2+} 增加，心肌的收缩力增强。

B. 减慢心率作用（负性频率，negative chronotropic action）：强心苷减慢心率的作用是继发于正性肌力作用，即强心苷增加心搏出量，反射性地兴奋迷走神经而使心率减慢。另外，强心苷可增加心肌对迷走神经的敏感性。治疗量的强心苷对正常心率影响小，但对心率加快及伴有房颤的心功能不全者则可显著减慢心率。

C. 对传导组织和心肌电生理特性的影响：强心苷对心肌的电生理特性的影响比较复杂（表 2-5）。治疗剂量下，缩短心房和心室的动作电位时程和有效不应期；强心苷可降低窦房结自律性，减慢房室传导；强心苷可因兴奋迷走神经，促进 K^+ 外流，使心房肌细胞静息电位加大，加快心房的传导速度。高浓度时，强心苷可过度抑制 Na^+-K^+-ATP 酶，使细胞失钾，最大舒张电位减小（负值减小），使浦肯野纤维自律性提高。强心苷使细胞内 Ca^{2+} 增加，可引起 Ca^{2+} 振荡、早后除极、迟后除极等；中毒剂量下，强心苷也可增强中枢交感活动。强心苷中毒时可出现以室性心动过速多见的各种心律失常。

表 2-5　强心苷对心肌电生理特性的影响

电生理特征	窦房结	心房	房室结	浦肯野纤维
自律性	↓			↑
传导性		↑	↓	↓
有效不应期		↓		↓

2）对神经和内分泌系统的作用：强心苷抑制交感神经活性，兴奋迷走神经中枢，增强迷走神经传出冲动，抑制 RAAS 系统，降低 CHF 患者血浆肾素活性，进而减少血管紧张素 II 及醛固酮含量。但中毒量的强心苷可兴奋交感神经中枢，明显增加交感神经冲动发放，从而引起快速性心律失常，还

可兴奋延髓催吐化学感受区，引起呕吐。

3）利尿作用：强心苷对心功能不全患者具有显著的利尿作用。强心苷通过改善心功能，增加肾血流量和肾小球的滤过功能。另外，强心苷可直接抑制肾小管 Na^+-K^+-ATP 酶，促进钠和水排出，发挥利尿作用。

4）对血管的作用：强心苷直接收缩血管平滑肌，增加外周阻力。但 CHF 患者用药后，因交感神经活性降低，血管阻力下降，动脉压不变或略升。

（2）体内过程：洋地黄毒苷脂溶性高，口服吸收好，大多经肝代谢后经肾排出，一部分经胆道排出而形成肝肠循环，$t_{1/2}$ 长达 5～7 天，作用维持时间较长，属长效类强心苷。中效类的地高辛口服生物利用度个体差异大，不同批号的相同制剂可有较大差异。口服吸收的地高辛分布广泛，可通过血脑屏障。地高辛代谢少，主要氢化为二氢地高辛，二氢地高辛的生成依赖于肠道菌，应用抗生素可抑制肠道菌的生长，升高地高辛的血药浓度，增加毒性反应。2/3 的地高辛以原形经肾脏排出，$t_{1/2}$ 为 33～36 h，肾功能不良者应适当减量。短效类的毛花苷 C 及毒毛花苷 K 口服不吸收，需静脉用药，绝大部分以原形经肾脏排出，显效快，作用维持时间短。

（3）临床应用

1）治疗慢性充血性心力衰竭：小剂量的地高辛主要用于经利尿药、ACEI/ARB、β 受体阻滞药和醛固酮拮抗药治疗后仍持续有症状、且射血分数降低的心力衰竭。地高辛通常用于以收缩功能障碍为主的慢性心力衰竭，不增加慢性心衰患者的远期病死率。

地高辛对不同原因所致的心力衰竭疗效有差异：对心房颤动伴心室率快的心力衰竭疗效最佳；对瓣膜病、风湿性心脏病（高度二尖瓣狭窄的病例除外）、冠状动脉粥样硬化性心脏病和高血压性心脏病所导致的心功能不全疗效较好；对肺源性心脏病、活动性心肌炎（如风湿活动期）或严重心肌损伤疗效较差，且容易发生中毒；对扩张性心肌病、

心肌肥厚、舒张性心力衰竭者不应选用强心苷，而应首选 β 受体阻滞药、ACE 抑制药。

2）治疗某些心律失常

A. 心房颤动：主要危害是心房过多的冲动下传至心室，引起心室率过快，心输出量减少。强心苷主要通过兴奋迷走神经或对房室结的直接作用减慢房室传导，减慢心室率，但对多数患者并不能终止心房颤动。

B. 心房扑动：由于心房扑动的冲动较强而规则，更易于传入心室，所以心室率较快而难于控制。强心苷是治疗心房扑动最常用的药物，强心苷不均一地缩短心房的有效不应期，使扑动变为颤动，同时有部分病例在转变为心房颤动后，停用强心苷可恢复窦性节律。这是因为停用强心苷后，延长了心房的有效不应期，从而使折返冲动落于不应期而终止折返，恢复窦性节律。

C. 阵发性室上性心动过速：强心苷可增强迷走神经功能，降低心房的兴奋性而终止阵发性室上性心动过速的发作。

（4）不良反应及防治：强心苷治疗安全范围小，一般治疗量已接近中毒剂量的 60%，且个体差异较大，容易发生不同程度的毒性反应。特别是当伴有低血钾、高血钙、低血镁、心肌缺氧、酸碱平衡失调、发热、心肌损伤、肾功能不全、高龄及合并用药等因素时更易发生。

1）心脏反应：是强心苷最严重的不良反应，约有 50% 的病例发生各种类型心律失常。强心苷中毒最多见和最早见的是室性期前收缩，约占心脏毒性发生率的 1/3，严重者甚至发生心室颤动。其次为房室传导阻滞及窦性心动过缓等。心率降至 60 次 /min 以下，应作为停药的指征之一。

另外，需注意强心苷中毒的诱发因素，如低血钾。钾离子能与强心苷竞争心肌细胞膜上的 Na^+-K^+-ATP 酶，减少强心苷与该酶的结合，从而减轻或阻止毒性的发生和发展。钾与心肌的结合比强心苷与心肌的结合疏松，强心苷中毒后补钾仅阻止强心苷继续与心肌细胞的结合，而不能将已与心肌

细胞结合的强心苷置换出来，故预防低血钾的发生比治疗补钾更重要。补钾时要注意患者的肾功能情况，以防止高血钾的发生。

苯妥英钠有抗心律失常作用，还能与强心苷竞争 Na^+-K^+-ATP 酶，恢复该酶的活性。

利多卡因可用于治疗强心苷中毒所引起的室性心动过速和心室颤动。

对强心苷中毒所引起的心动过缓和房室传导阻滞等缓慢性心律失常，不宜补钾，可用 M 受体阻滞药阿托品治疗。

对危及生命的严重中毒，可用地高辛抗体治疗。地高辛抗体的 Fab 片段对强心苷有高度选择性和强大亲和力，能使强心苷自 Na^+-K^+-ATP 酶的结合中解离出来而解除毒性。

2）胃肠道反应：是最常见的早期中毒症状。主要表现为厌食、恶心、呕吐及腹泻等。剧烈呕吐可导致失钾而加重强心苷中毒，所以应注意补钾或考虑停药。

3）中枢神经系统反应：主要表现有眩晕、头痛、失眠、疲倦和谵妄等症状及视觉障碍，如黄视、绿视症及视物模糊等。视觉异常是强心苷中毒的先兆，可作为停药的指征。

（5）药物相互作用：奎尼丁与地高辛合用时，可减少地高辛的肾排泄，应减少地高辛用量的 30% ~ 50%。其他抗心律失常药如胺碘酮、钙通道阻滞药、普罗帕酮等也能提高地高辛血药浓度。维拉帕米也能抑制地高辛的肾小管分泌。地高辛与维拉帕米合用时，可使地高辛的血药浓度升高 70%，引起缓慢性心律失常，因此合用时宜减少地高辛的用量。苯妥英钠可增加地高辛的清除而降低地高辛的血药浓度。拟肾上腺素药可增加心肌对强心苷的敏感性，导致中毒。排钾利尿药可引起低血钾而加重强心苷的毒性。强心苷与排钾利尿药合用时，应根据患者的肾功能状况适量补钾。

2. 非苷类正性肌力药　包括 β 受体激动药及磷酸二酯酶（PDE）抑制药等。由于这类药物可能增加心力衰竭患者的病死率，故不宜作常规治疗用药。

（1）儿茶酚胺类：CHF 时交感神经处于激活状态，$β_1$ 受体向下调节，β 受体与 Gs 蛋白脱偶联，对儿茶酚胺类药物及 β 受体激动药的敏感性下降。在后期更是病情恶化的主要因素之一，且引起心率加快和心律失常。因此，β 受体激动药主要用于伴有心率减慢或传导阻滞的患者。

1）多巴胺（dopamine）：静脉滴注用于急性心力衰竭。小剂量时激动 D_1、D_2 受体，扩张肾、肠系膜及冠状血管，增加肾血流量和肾小球滤过率。稍大剂量激动 β 受体，并促使去甲肾上腺素释放，抑制其摄取，加强心肌收缩力。大剂量时激动 α 受体，致血管收缩。

2）多巴酚丁胺（dobutamine）：主要激动心脏 $β_1$ 受体，对 $β_2$ 受体及 $α_1$ 受体作用较弱，对多巴胺受体无作用。能明显增强心肌收缩性，提高衰竭心脏的心排血量。主要用于对强心苷反应不佳的严重左室功能不全和心肌梗死后心功能不全者，但血压明显下降者不宜使用。

3）异布帕明（ibopamine）：作用与多巴胺相似，激动 D_1、D_2、β 和 $α_1$ 受体。可以口服，能加强心肌收缩性，增加心排血量，有显著的利尿、改善肾功能的作用；可以改善 CHF 症状，提高运动耐力。

（2）磷酸二酯酶抑制药（phosphodiesterase inhibitor，PDEI）：抑制 PDE-Ⅲ，从而显著提高心肌细胞内 cAMP 含量，促进钙内流，增强心肌收缩性，且舒张动脉和静脉，降低心脏负荷。

1）米力农（milrinone，又称甲氰吡酮）和氨力农（amrinone，又称氨吡酮）：均为双吡啶类衍生物。氨力农的不良反应较严重，有恶心呕吐、心律失常、血小板减少和肝损害。米力农为氨力农的替代品，不良反应较氨力农少，但仍有室上性及室性心律失常、低血压、心绞痛样疼痛及头痛等。有报道，米力农能增加病死率。现仅供短期静脉给药治疗急性心力衰竭。

2）维司力农（vesnarinone）：作用机制较复杂，是口服的选择性 PDE-Ⅲ抑制药，兼有中等程度的扩血管作用。对 PDE-Ⅲ的抑制作用比米力农、氨力农弱。此外，激活 Na^+ 通道，抑制 K^+ 通道，延长动作电位时程；抑制 TNF-α 和干扰素 -γ 等细胞因子的产生和释放。临床应用可缓解心衰患者的症状。

3）匹莫苯（pimobendan）：是苯并咪唑类衍生物。该药可抑制 PDE-Ⅲ，并提高心肌收缩成分对细胞内 Ca^{2+} 的敏感性，在不增加 Ca^{2+} 量的前提下，提高心肌收缩性，避免因细胞内 Ca^{2+} 过多所引起的心律失常和细胞损伤。临床试验表明，匹莫苯可增加患者运动耐力，减轻心衰症状，减少发作次数，对中度和重度心力衰竭患者有效。

（三）利尿药

利尿药通过减少血容量，降低心脏前负荷，改善心功能，并能消除或缓解静脉淤血及其所引发的肺水肿和外周水肿。利尿药是治疗各种心力衰竭的一线药物，对 CHF 伴有水肿或有明显淤血者尤为适用。

噻嗪类利尿药可单独用于轻度 CHF；对中、重度 CHF 或单用噻嗪类疗效不佳者，可用呋塞米或噻嗪类合用保钾利尿药；对严重 CHF、CHF 急性发作、急性肺水肿或全身水肿者，噻嗪类药物无效，应采用静脉注射呋塞米。保钾利尿药作用较弱，多与其他利尿药合用，能有效拮抗醛固酮水平的升高，增强利尿效果。

但大剂量利尿药可减少有效循环血量，加重心力衰竭。还可减少肾血流量，加重肝肾功能障碍。排钾利尿药引起的低钾血症，是 CHF 时诱发心律失常的常见原因之一，与强心苷类合用时易诱发强心苷中毒，发生心律失常。应注意补充钾盐或与保钾利尿药合用。

（四）肾素 - 血管紧张素 - 醛固酮系统抑制药

血管紧张素 Ⅰ 转换酶（ACE）抑制药和血管紧张素 Ⅱ 受体（AT_1）拮抗药能防止和逆转心室重构，提高心脏及血管的顺应性，显著降低心力衰竭患者的病死率，改善预后。醛固酮系统抑制药既作为利尿药用于心力衰竭的治疗，也能改善心功能、抗心肌纤维化，发挥积极的治疗作用，是心力衰竭治疗

的一线用药。

1. ACE 抑制药　包括卡托普利（captopril）、依那普利（enalapril）、西拉普利（cilazapril）、贝那普利（benazepril）、培哚普利（perindopril）、雷米普利（ramipril）及福辛普利（fosinopril）等。

（1）治疗 CHF 的作用机制

1）降低外周血管阻力，降低心脏后负荷：ACE 抑制药可抑制 ACE，使体循环及局部组织中血管紧张素 Ⅰ（Ang Ⅰ）无法转化成血管紧张素 Ⅱ（Ang Ⅱ），从而降低血液及组织中 Ang Ⅱ 含量，削弱 Ang Ⅱ 的缩血管作用；该类药还能抑制缓激肽的降解，增加血中缓激肽含量，促进 NO 和 PGI_2 生成，舒张血管、降低心脏后负荷。

2）减少醛固酮生成：减轻水钠潴留，降低心脏前负荷。

3）抑制心肌及血管重构：Ang Ⅱ 及醛固酮可促进心肌细胞增生、胶原含量增加、心肌间质纤维化，导致心肌及血管重构。用不影响血压的小剂量 ACE 抑制药可减少 Ang Ⅱ 及醛固酮的形成，防止和逆转心肌与血管重构，改善心功能。

4）对血流动力学的影响：ACE 抑制药可降低全身血管阻力，增加心排血量，降低左室充盈压、左室舒张末压，降低室壁张力，改善心脏的舒张功能；并能降低肾血管阻力，增加肾血流量。用药后患者的获得症状缓解，运动耐力增加。

5）降低交感神经活性：Ang Ⅱ 可作用于交感神经突触前膜 AT_1 受体，促进去甲肾上腺素释放，并可促进交感神经节的神经传递功能。Ang Ⅱ 还可作用于中枢神经系统的 AT_1 受体，促进中枢交感神经的冲动传递，进一步加重心肌负荷及心肌损伤。ACE 抑制药亦可通过其抗交感作用进一步改善心功能：恢复下调的 β 受体数量，并增加 Gs 蛋白量而增强腺苷酸环化酶活性，直接或间接降低血中儿茶酚胺和精氨酸加压素的含量，提高副交感神经张力。

（2）临床应用：ACE 抑制药对各阶段心力衰竭患者均有作用，可消除或缓解 CHF 症状、提高

运动耐力、改进生活质量，防止和逆转心肌肥厚、降低病死率，延缓尚未出现症状的早期心功能不全者的心力衰竭的发生和进展，已作为治疗心力衰竭的一线药物广泛用于临床，特别是对舒张性心力衰竭者疗效明显优于传统药物地高辛。

（3）不良反应：见本节抗高血压药。

2. AT$_1$ 拮抗药   可直接阻断 Ang Ⅱ 与其受体的结合，发挥拮抗作用。对 ACE 途径产生的 Ang Ⅱ 及对非 ACE 途径，如糜酶（chymase）途径产生的 Ang Ⅱ 都有拮抗作用；可预防及逆转心血管的重构；因不抑制激肽酶，不易引起干咳、血管神经性水肿等不良反应，常作为对 ACE 抑制药不耐受者的替代品。

常用药物有氯沙坦（losartan）、缬沙坦（valsartan）及厄贝沙坦（irbesartan）、坎地沙坦（candesartan）、依普沙坦（eprosartan）、替米沙坦（telmisartan）、奥美沙坦（olmesartan）。不良反应包括低血压、肾功能损害和高血钾。

3. 醛固酮拮抗药   研究发现，血中醛固酮的浓度在 CHF 时明显增高。过高的醛固酮可促进 CHF 恶化，通过促进成纤维细胞的增殖，导致心房、心室、大血管的重构。高浓度的醛固酮还可阻止心肌摄取去甲肾上腺素，从而增加因冠状动脉痉挛和心律失常致猝死的可能性。

临床研究证明，在常规治疗的基础上，联合应用醛固酮拮抗药螺内酯，可明显降低 CHF 患者的病死率，防止心肌间质纤维化，改善血流动力学和临床症状。螺内酯在单独应用时，作用较弱；但与 ACE 抑制药合用则可同时降低 Ang Ⅱ 及醛固酮水平，进一步降低患者的病死率。该类药物的主要不良反应是高钾血症。新型药物依普利酮则较少出现男性乳腺发育及其他与性激素相关的不良反应。

（五）β 受体阻滞药

交感神经系统与肾素 – 血管紧张素 – 醛固酮系统的激活是 CHF 时最重要的神经 – 体液变化。对卡维地洛（carvedilol）、比索洛尔（bisoprolol）和美托洛尔（metoprolol）的临床试验证明，β 受体阻滞药长期应用可以改善 CHF 的症状，提高射血分数，改善患者的生活质量，降低死亡率。目前已被推荐作为治疗 CHF 的常规用药。β 受体阻滞药与 ACE 抑制药合用可进一步增加疗效。

1. 治疗 CHF 的作用机制

（1）拮抗交感活性：β 受体阻滞药通过阻断心脏 β 受体，对抗过量儿茶酚胺对心脏的毒性作用，从而防止过量儿茶酚胺所致的大量 Ca^{2+} 内流所致的线粒体损伤，避免心肌细胞坏死；改善心肌重构；减少肾素释放，抑制肾素 – 血管紧张素 – 醛固酮系统，防止高浓度 Ang Ⅱ 对心脏的损害；上调心肌 β 受体的数量，恢复其信号转导能力；改善 β 受体对儿茶酚胺的敏感性。其中，卡维地洛并无上调 β 受体的作用，但单独应用对 CHF 仍有效，说明上调 β 受体并不是 β 受体阻滞药治疗心力衰竭的唯一机制。此外，卡维地洛兼有阻断 α_1 受体、抗氧化等作用，表现出较全面的抗交感神经作用。

（2）抗心律失常与抗心肌缺血作用：β 受体阻滞药具有显著的抗心律失常及改善心肌缺血及作用，也是其降低 CHF 患者的病死率和猝死的重要机制。

2. 临床应用   初期应用 β 受体阻滞药可降低心输出量，应用时建议从小剂量开始，逐渐增加至患者既能够耐受又不加重病情的剂量。β 受体阻滞药长期应用于扩张性心肌病及缺血性 CHF，可阻止临床症状恶化、改善心功能、降低猝死及心律失常的发生率；可与强心苷合并应用，以减轻其负性肌力作用。

3. 注意事项   应用 β 受体阻滞药治疗 CHF 时，应注意下列情况：

（1）正确选择适应证：以扩张型心肌病 CHF 的疗效最好。

（2）长期应用：一般心功能改善的平均奏效时间为 3 个月，心功能改善与治疗时间呈正相关。

（3）应从小剂量开始。

（4）应合并使用其他抗 CHF 药物：CHF 时应合用利尿药、ACE 抑制药和地高辛，以此作为基础治疗措施。如应用 β 受体阻滞药时撤除原有的治疗用药，或这些治疗强度不够，均可导致β受体阻滞药的治疗失败。

β受体阻滞药治疗的不良反应多在用药初期出现，如乏力、心动过缓和房室传导阻滞、低血压、心力衰竭恶化等，一般无须停药。对严重心动过缓、严重左室功能减退、明显房室传导阻滞、低血压及支气管哮喘者慎用或禁用。

（六）扩血管药

扩血管药迅速降低心脏的前、后负荷，从而改善急性心力衰竭的症状，一些长期的临床研究资料提示，肼屈嗪、硝酸异山梨酯可减轻心肌的病理重构。

扩血管药治疗心功能不全的机制为：扩张静脉，使静脉回心血量减少，降低心脏的前负荷，进而降低左心室舒张末压，缓解肺部淤血症状；扩张小动脉，降低外周阻力，降低心脏后负荷，增加心排血量，缓解组织缺血症状，并可弥补或抵消因小动脉扩张而可能发生的血压下降和冠状动脉供血不足等不利影响。

1. 硝酸酯类　硝酸甘油（nitroglycerin）和硝酸异山梨酯（isosorbide dinitrate）的主要作用是扩张静脉，使静脉容量增加、右房压力降低，减轻肺淤血及呼吸困难。另外，还能选择性地舒张心外膜的冠状血管，并增加冠脉血流而提高其心室的收缩和舒张功能，解除心衰症状，提高患者的运动耐力。

2. 肼屈嗪（hydralazine）　能扩张小动脉，降低心脏后负荷，增加心排血量，并能明显增加肾血流量。由于反射性激活交感神经及肾素 - 血管紧张素 - 醛固酮系统，长期单独应用疗效欠佳。主要用于肾功能不全或对ACE抑制药不能耐受的CHF患者。

3. 硝普钠（nitroprusside sodium）　能扩张小静脉和小动脉，降低心脏前、后负荷。口服无效，静脉滴注后2～5 min见效，可快速控制危急的CHF。适用于需迅速降低血压和肺楔压的急性肺水肿、高血压危象等危重病例。

4. 奈西立肽（nesiritide）　是用基因重组技术制备的内源性脑利钠肽（brain natriuretic peptide，BNP）的人工合成品，除有利尿作用外，还能与血管平滑肌细胞及血管内皮细胞表面的鸟苷酸环化酶受体结合，增加细胞内cGMP含量，减少细胞内钙，舒张动脉和静脉；还能抑制去甲肾上腺素和肾素释放，拮抗醛固酮。半衰期仅18 min，临床上先静脉注射后静脉点滴维持疗效。

（七）钙增敏药及钙通道阻滞药

1. 钙增敏药（calcium sensitizers）　作用于收缩蛋白，增加肌钙蛋白C（troponin C，TnC）对Ca^{2+}的亲和力。在不增加胞内Ca^{2+}浓度的条件下，增强心肌收缩力，可避免过高Ca^{2+}浓度所引起的损伤、坏死等不良后果，也可节约部分供Ca^{2+}转运所消耗的能量。大多数钙增敏药还兼具对PDE- Ⅲ的抑制作用，可部分抵消钙增敏药的不良反应。

（1）作用机制

1）钙增敏药可通过多种机制调节肌丝对Ca^{2+}的反应。①作用于TnC水平，增加Ca^{2+}与TnC的结合，以增加肌丝对Ca^{2+}的反应，如匹莫苯（pimobendan）对肌丝的Ca^{2+}敏感性具有立体选择性的作用。②改变钙结合信息传递的机制，如左西孟旦（levosimendan）作用于TnC的氨基末端接近调节钙结合的区域，该区域是TnC与肌钙蛋白Ⅰ（troponin Ⅰ，TnⅠ）以钙依赖方式起反应的区域，被认为与钙结合的构型稳定性有关，从而增加细肌丝激活的水平。③作用于肌动蛋白 - 肌球蛋白之间的机制，噻唑嗪酮（thiadizinone）直接促进肌动蛋白 - 肌球蛋白之间的反应，增加肌丝对Ca^{2+}的敏感性，与细肌丝横桥钙依赖的激活有关。

2）钙增敏药激活ATP敏感的钾通道，使血管扩张，改善心脏的供血供氧，减轻心脏负荷，降低心肌耗氧量，在CHF的治疗中具有正性肌力作用和血管扩张作用，可增加CHF患者的运动耐量并改善CHF症状。

（2）不良反应：该类药物和米力农一样，可降低CHF患者的生存率。该类药物均缺乏心肌舒张期的松弛作用，使舒张期缩短，张力提高，其作用机制尚有待进一步探讨，疗效还有待于大规模的临床研究。

2. 钙通道阻滞药　短效钙通道阻滞药如硝苯地平（nifedipine）、地尔硫䓬（diltiazem）、维拉帕米（verapamil）等可使 CHF 症状恶化，增加患者的病死率，可能与其负性肌力作用及反射性激活神经内分泌系统等有关，因此不适用于 CHF 的治疗。

长效钙通道阻滞药如氨氯地平（amlodipine）和非洛地平（felodipine）是新一代二氢吡啶类钙通道阻滞药，其作用出现较慢、维持时间较长，舒张血管作用强而负性肌力作用弱，且反射性激活神经内分泌系统作用较弱，降低左室肥厚的作用与

ACE 抑制药相当，可用于 CHF 的治疗。此外，氨氯地平尚有抗动脉粥样硬化、抗 TNF-α 及 IL 等作用，后者也参与其抗 CHF 的作用，长期应用可治疗左室功能障碍伴有心绞痛或高血压的患者。

钙通道阻滞药可舒张外周动脉，降低心脏的后负荷，改善 CHF 的血流动力学障碍；钙通道阻滞药通过扩张冠脉增加侧支循环，改善心肌缺血；还可对抗钙超载，改善心室的松弛性和僵硬度。

钙通道阻滞药的最佳适应证是继发于冠心病、高血压及舒张功能障碍的 CHF 且其他药物无效的病例。对于伴有房室传导阻滞、低血压、左室功能低下伴后负荷低以及有严重收缩功能障碍的 CHF 患者，通常不能用钙通道阻滞药治疗。

四、抗心绞痛药

思维导图：

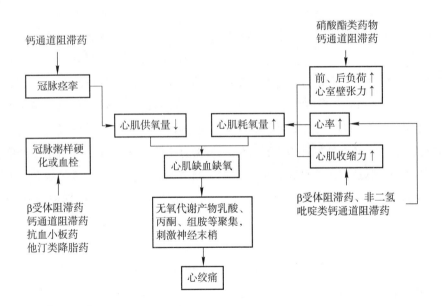

心绞痛（angina pectoris）是因冠状动脉供血不足导致的心肌急剧而暂时的缺血与缺氧综合征。本病如不及时治疗，持续发作可能发展为急性心肌梗死。心绞痛的主要病理生理机制是心肌需氧与供氧的失平衡，降低心肌耗氧量和扩张冠状动脉以改善冠脉供血是抗心绞痛药物发挥治疗作用的主要药理依据。冠状动脉粥样硬化斑块变化、血小板聚集和

血栓形成是诱发不稳定型心绞痛的重要因素，抗血小板药、抗血栓药和血管紧张素 I 转换酶抑制药也有助于心绞痛的防治。

（一）常用的抗心绞痛药物

1. 硝酸酯类　常用药物有硝酸甘油、硝酸异山梨酯、单硝酸异山梨酯和戊四硝酯等，此类药物分子中 $-O-NO_2$ 是发挥疗效的关键结构。

（1）硝酸甘油（nitroglycerin）

1）药理作用

A. 降低心肌耗氧量：小剂量硝酸甘油可明显扩张静脉血管，减少回心血量，降低心脏的前负荷，使心腔容积缩小，心室内压减小，心室壁张力降低，射血时间缩短，心肌耗氧量减少。较大剂量的硝酸甘油也可显著舒张动脉血管，降低心脏的射血阻力，从而降低左室内压和射血时心脏后负荷，降低心肌耗氧量。

B. 扩张冠状动脉，增加缺血区血液灌注：硝酸甘油选择性扩张较大的心外膜血管、输送血管及侧支血管，而对阻力血管的舒张作用较弱。当冠状动脉因粥样硬化或痉挛而发生狭窄时，缺血区的阻力血管已因缺氧和代谢产物的堆积而处于舒张状态。这样，非缺血区阻力就比缺血区大，用药后血流顺压力差从输送血管经侧支血管流向缺血区，从而增加缺血区的血液供应。

C. 降低左室充盈压，增加心内膜供血，改善左室顺应性：硝酸甘油使冠状动脉血液重新分配。冠状动脉从心外膜垂直穿过心室壁成网状分布于心内膜下。因此，内膜下血流易受心室壁肌张力及室内压力的影响。当心绞痛发作时，因心肌组织缺血缺氧、左室舒张末压增高，使心内膜下区域缺血更为严重。硝酸甘油扩张静脉血管，减少回心血量，降低心室内压；扩张动脉血管，降低心室壁张力，增加了心外膜向心内膜的有效灌注压，有利于血液从心外膜流向心内膜缺血区。

D. 保护缺血的心肌细胞，减轻缺血性损伤：硝酸甘油释放一氧化氮（nitric oxide，NO），促进对心肌细胞具直接保护作用的内源性的 PGI_2、降钙素基因相关肽（calcitonin gene-related peptide，CGRP）等物质的生成与释放。硝酸甘油可保护心肌，减轻缺血性损伤，缩小心肌梗死范围，改善左室重构，还能增强人及动物缺血心肌的电稳定性，提高室颤阈，消除折返，改善房室传导等，从而减少心肌缺血导致的并发症。

2）作用机制：硝酸甘油在平滑肌细胞内经谷胱甘肽转移酶的催化释放出 NO，激活鸟苷酸环化酶（guanylyl cyclase，GC），增加细胞内第二信使 cGMP 的含量，进而激活 cGMP 依赖性蛋白激酶（cGMP dependent protein kinase），减少细胞内 Ca^{2+} 的释放及外 Ca^{2+} 内流，并增加胞内 Ca^{2+} 排出，最终降低胞内 Ca^{2+} 浓度，使肌球蛋白轻链去磷酸化，松弛血管平滑肌。

硝酸酯类药物作用机制与内源性血管内皮舒张因子（endothelium derived relaxing factor，EDRF）相同，硝酸酯类药物是 NO 供体，不需要借助有功能的血管内皮细胞发挥松弛血管的作用，在内皮有病变的冠状血管仍产生舒张作用。

此外，硝酸甘油还通过产生 NO 抑制血小板聚集、黏附，也有利于冠心病的治疗。

3）体内过程：硝酸甘油首关效应明显，口服生物利用度仅为 8%，不宜口服用药。脂溶性高，舌下含服极易通过口腔黏膜吸收，血药浓度迅速达峰值，含服后 1~2 min 即可起效，疗效持续 20~30 min，$t_{1/2}$ 为 2~4 min。硝酸甘油也可经皮肤吸收，可持续较长时间的有效浓度。硝酸甘油在肝内经谷胱甘肽-有机硝酸酯还原酶还原成水溶性较高的二硝酸代谢物，与葡萄糖醛酸结合经肾排出。二硝酸代谢物具有较弱的舒张血管作用，仅为硝酸甘油的 1/10。

4）临床应用：硝酸甘油舌下含服可用于各种类型心绞痛，迅速缓解疼痛，中止发作。在预计可能发作前用药可预防发作，也可作为诊断性治疗。对急性心肌梗死患者多静脉给药，能降低心肌耗氧量、增加缺血区供血，还可抑制血小板聚集和黏附，从而缩小梗死范围。但反复、连续使用可使血压过度降低，引起心、脑等重要器官灌注压过低，需要限制用量。硝酸甘油也可用于心力衰竭的治疗，可舒张肺血管，降低肺血管阻力，改善肺通气，用于急性呼吸衰竭及肺动脉高压的治疗。

5）不良反应及注意事项：硝酸甘油治疗的不良反应轻，应用安全。主要不良反应是由其血管舒张作用所继发的，如面部皮肤潮红、搏动性头痛、眼内压升高等。大剂量可出现直立性低血压及晕厥。因此，用药时应采取坐位。剂量过大可反射性加快心率，增加耗氧量而加重心绞痛发作。超剂量时可引起高铁血红蛋白血症，表现为呕吐、发绀等。

硝酸甘油用药剂量大或应用过频易产生耐受性，不同类的硝酸酯之间存在交叉耐受性。连续应用 2 周左右可出现耐受性，停药 1~2 周后耐受性可消失。应避免大剂量给药和无间歇给药，可通过补充—SH 供体、合理调配膳食，如增加肉类和蛋白质等措施减少耐受性的发生。

（2）硝酸异山梨酯和单硝酸异山梨酯：硝酸异山梨酯（isosorbide dinitrate）又称消心痛，作用及机制与硝酸甘油相似，但作用较弱、起效较慢，经肝代谢生成异山梨醇 -2- 单硝酸酯和异山梨醇 -5-单硝酸酯后仍具有扩张血管及抗心绞痛作用，因此维持时间较长。主要口服用于心绞痛的预防和心肌梗死后心力衰竭的长期治疗。

2. β 肾上腺素受体阻滞药 使心肌耗氧量及心绞痛发作次数显著减少，同时增加患者运动耐量，改善心肌缺血，缩小心肌梗死范围。已作为防治心绞痛的一线药物。

（1）抗心绞痛作用

1）降低心肌耗氧量：心绞痛发作时，心肌局部和血中儿茶酚胺含量均显著增加，激动 β 肾上腺素受体，通过增强心肌收缩力及加快心率，增加心肌耗氧量。心率加快，使心室舒张时间相对缩短，冠脉血流量减少，加重心肌缺氧。β 受体阻滞药阻断 β 受体，减弱心肌收缩力、减慢心肌纤维缩短速度及减慢心率，明显减少心肌耗氧量。但它抑制心肌收缩力的同时延长心室射血时间，增加心肌耗氧量，但总效应仍是减少心肌耗氧量。

2）改善心肌缺血区供血：β 受体阻滞药使非缺血区的冠脉收缩，非缺血区与缺血区血管张力差增加，促使血液流向已代偿性扩张的缺血区。另外，由于心率减慢，心舒张期相对延长，有利于血液从心外膜血管流向易缺血的心内膜区。此外，β 受体阻滞药可增加缺血区的侧支循环，增加缺血区

血液灌注量。

3）改善心肌代谢和增加组织供氧：β 受体阻滞药可抑制脂肪分解酶活性，减少心肌游离脂肪酸的含量；改善心肌缺血区对葡萄糖的摄取和利用，从而改善糖代谢和减少耗氧；促进氧合血红蛋白结合氧的解离而增加组织供氧。

（2）临床应用：常用药物有普萘洛尔（propranolol）、美托洛尔（metoprolol）、阿替洛尔（atenolol）、吲哚洛尔（pindolol）、噻吗洛尔（timolol）及醋丁洛尔（acebutolol）等。用于对硝酸酯类不敏感或疗效差的稳定型心绞痛，可减少发作次数，对伴有心律失常及高血压者尤为适用。长期使用 β 受体阻滞药能缩短仅有心电图缺血改变而无症状的心绞痛患者的缺血时间。β 受体阻滞药还能降低近期有心肌梗死者心绞痛的发病率和死亡率。β 受体阻滞药阻断 β 受体，易引起冠脉收缩，不宜用于冠状动脉痉挛诱发的变异型心绞痛。该类药对心肌梗死也有效，能缩小心肌梗死区范围。一般宜口服给药，因个体差异大，给药剂量应从小量开始逐渐增加剂量。

β 受体阻滞药和硝酸酯类合用时，宜选用作用时间相近的药物。通常以普萘洛尔与硝酸异山梨醇酯联合应用，两药能协同降低耗氧量，同时 β 受体阻滞药能对抗硝酸酯类所引起的反射性心率加快和心肌收缩力增强，硝酸酯类可缩小 β 受体阻滞药所致的心室容积增大和心室射血时间延长，二药合用可互相取长补短（表 2-6），合用时用量减少，不良反应也相应减少。但由于两类药都可降压，如血压下降过多，可减少冠脉流量。

支气管哮喘、有哮喘既往史及心动过缓者不宜应用 β 受体阻滞药。长期应用后对血脂也有影响，本类药物禁用于血脂异常的患者。长期应用不能突然停药，应逐渐减量，如突然停用可导致心绞痛加剧和（或）诱发心肌梗死。

3. 钙通道阻滞药 是临床用于预防和治疗心绞痛的常用药，特别是对变异型心绞痛疗效最佳。

（1）抗心绞痛作用及机制：钙通道阻滞药通

表2-6 硝酸酯类、β受体阻滞药及钙通道阻滞药对决定心肌耗氧量诸因素的影响

作用	硝酸酯类	β受体阻滞药	钙通道阻滞药	硝酸酯类+β受体阻滞药/钙通道阻滞药
心率	反射性↑	↓	↓*	↓
动脉压	↓	↓	↓	↓↓**
左室舒张末期容积	↓	↑	↑	(−)/↓
心肌收缩力	反射性↑	↓	↓*	(−)/↓
射血时间	↓	↑	↑	(−)

1)* 硝苯地平可引起反射性的心率加快和心肌收缩力增强。

2)联合用药可取长补短，提高抗心绞痛疗效，并对抗硝酸酯类的心率增加，对抗β受体阻滞药和钙通道阻滞药的心功能降低和心室容积增大；** 当血压偏低时，可协同降压，使冠脉灌注减少。表中（−）表示无显著改变；↑表示升高；↓表示下降，反射性↑是由于血管扩张，血压下降导致交感神经兴奋。

过阻滞 L 型 Ca^{2+} 通道，抑制 Ca^{2+} 内流而产生以下作用：

1）降低心肌耗氧量：钙通道阻滞药能减弱心肌收缩力，减慢心率，松弛血管平滑肌，降低血压，降低心脏负荷和心肌耗氧量。

2）舒张冠状血管：舒张冠脉中较大的输送血管及较小的阻力血管，特别是对处于痉挛状态的血管有显著的解除痉挛作用，可增加缺血区的血液灌注。增加侧支循环，改善缺血区的供血和供氧。

3）保护缺血心肌细胞：心肌缺血时，细胞膜对 Ca^{2+} 的通透性增加，且 Ca^{2+} 从细胞内排出到细胞外的能力下降，外钙内流的增加或细胞内 Ca^{2+} 向细胞外转运障碍，均导致胞内 Ca^{2+} 超载（ Ca^{2+} overload）。线粒体内 Ca^{2+} 积聚，可降低氧化磷酸化的能力，促使细胞凋亡和死亡。Ca^{2+} 通道阻滞药通过抑制外钙内流，减轻缺血心肌细胞的 Ca^{2+} 超载，早期应用可起到保护心肌细胞的作用，对于急性心肌梗死者能缩小梗死的范围。

4）抑制血小板聚集：不稳定型心绞痛与血小板黏附和聚集、冠状动脉血流减少有关，大多数急性心肌梗死也是由动脉粥样硬化斑块破裂、局部形成血栓突然阻塞冠状动脉所致。钙通道阻滞药降低血小板内 Ca^{2+} 浓度，抑制血小板聚集。

（2）临床应用：钙通道阻滞药治疗心绞痛与

β受体阻滞药相比有如下优点：①钙通道阻滞药更适合心肌缺血伴支气管哮喘者。②钙通道阻滞药有强大的扩张冠状动脉的作用，是治疗变异型心绞痛的首选药物。③钙通道阻滞药抑制心肌作用较弱，硝苯地平还具有较强的扩张外周血管的作用，可反射性加强心肌收缩力，部分抵消对心肌的抑制作用，较少诱发心力衰竭。④钙通道阻滞剂可用于心肌缺血伴外周血管痉挛性疾病患者，而β受体阻滞药通常不能用于外周血管痉挛性疾病患者。

1）硝苯地平（nifedipine，又称心痛定）：与维拉帕米和地尔硫卓相比，硝苯地平扩张冠状动脉和外周小动脉的作用较强，抑制血管痉挛效果显著，对变异型心绞痛效果最好，是变异型心绞痛的首选药物，对伴有高血压者尤其适合。对稳定型心绞痛也有效，对急性心肌梗死患者能促进侧支循环，缩小梗死区的范围。硝苯地平可因反射性心动过速而增加发生心肌梗死的危险，可与β受体阻滞药合用，二者合用对降低心肌耗氧量起协同作用，增加疗效，减少不良反应。β受体阻滞药可消除钙通道阻滞药引起的反射性心动过速，后者可抵消前者收缩血管的作用。硝苯地平与β受体阻滞药合用较安全，临床证明对心绞痛伴高血压及运动时心率显著加快者最适宜。

2）维拉帕米（verapamil，又称异搏定）：扩张

冠状动脉作用较弱，对变异型心绞痛多不单独使用本药，但对稳定型心绞痛有效。由于维拉帕米可抑制心肌收缩力、抑制窦房结和房室结的传导，因此，对于伴心力衰竭、窦房结功能低下或房室传导阻滞的心绞痛患者禁用维拉帕米。

3）地尔硫䓬（diltiazem，又称硫氮酮）：对变异型、稳定型和不稳定型心绞痛都可应用，作用强度介于上述两药之间。扩张冠状动脉作用较强，对周围血管扩张作用较弱，降压作用小，对伴房室传导阻滞、窦性心动过缓者及心力衰竭患者应慎用。

（二）其他抗心绞痛药物

1. 腺苷增强剂　包括地拉䓬（dilazep）和双嘧达莫（dipyridamole，潘生丁）等。腺苷是调节冠状动脉血流量的重要内源性物质，对心脏具有负性肌力作用和负性频率作用，还具有抗血小板聚集和抑制脂肪分解的作用。

地拉䓬可以抑制腺苷分解酶，阻止腺苷的分解代谢，从而发挥明显和持久的选择性扩张冠状动脉的作用，增加冠状动脉血流量。另外，地拉䓬促进冠状动脉侧支循环并具有抗血小板的作用。口服吸收良好，2~6 h 血药浓度达高峰，$t_{1/2}$ 约 24 h。其在心肌内的浓度比脑或其他组织高 2~6 倍。适用于心肌缺血、心绞痛和心肌梗死的预防和恢复期治疗，偶有头晕、胃肠道不适等。新近心肌梗死患者禁用。

双嘧达莫能抑制心肌细胞对腺苷的摄取，并减少磷酸二酯酶对 cAMP 的降解，使腺苷水平升高，导致冠状动脉扩张，且主要扩张心脏的阻力血管。双嘧达莫只扩张非缺血区的阻力血管，不利于改善缺血区的心肌缺血缺氧，不利于心绞痛和心肌梗死的治疗。由于双嘧达莫可以抑制血小板的磷酸二酯酶，减少 cAMP 降解，抗血小板聚集，小剂量长期口服本药可产生抗血小板的作用，用于心脏手术或瓣膜置换术，减少血栓的形成。

2. 血管紧张素转换酶抑制剂（angiotensin converting enzyme inhibitors，ACEI）　包括卡托普利（captopril）、赖诺普利（lisinopril）和雷米普利（ramipril）等。该类药物不仅用于高血压和心力衰竭的治疗，也可通过扩张动、静脉血管，减低心脏前、后负荷，从而减低心脏耗氧量；舒张冠状血管，增加心肌供氧；对抗自由基，减轻其对心肌细胞的损伤；阻止血管紧张素 II 所致的心脏和血管重构作用。

3. 卡维地洛（carvedilol）　是去甲肾上腺素能神经受体阻滞药。因其既能阻断 β_1、β_2 和 α 受体，又具有一定的抗氧化作用，故可用于心绞痛、心功能不全和高血压的治疗。

4. 尼可地尔（nicorandil）　不仅激活血管平滑肌细胞膜 K^+ 通道，促进 K^+ 外流，使细胞膜超极化，抑制 Ca^{2+} 内流，还有释放 NO，增加血管平滑肌细胞内 cGMP 生成的作用。上述两种作用的结果使冠脉血管扩张，增加冠状动脉的供血。同时，还可对抗 Ca^{2+} 超载，减轻对缺血心肌细胞的损伤。同类药还有吡那地尔（pinacidil）和克罗卡林（cromakalim），主要适用于变异型心绞痛和慢性稳定型心绞痛，且不易产生耐受性。

5. 吗多明（molsidomine）　其代谢产物可释放 NO，通过与硝酸酯类相似的作用机制，扩张容量血管及阻力血管，降低心肌耗氧量，改善侧支循环，改善心肌供血。舌下含服或喷雾吸入用于稳定型心绞痛或心肌梗死伴高充盈压患者，疗效较好。

五、调血脂药与抗动脉粥样硬化药

思维导图:

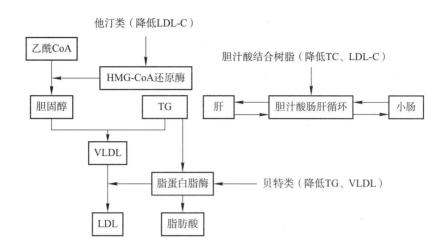

心、脑血管疾病的发生和发展与动脉粥样硬化(atherosclerosis)有关,防治动脉粥样硬化是防治心脑血管疾病的重要措施。用于防治动脉粥样硬化的药物称为调血脂药(lipid regulating agent)和抗动脉粥样硬化药(antiatherosclerotic drugs)。

(一)调血脂药

血脂是血浆或血清中所含的脂类总称,包括胆固醇(cholesterol, Ch)、三酰甘油(triglyceride, TG)、磷脂(phospholipid, PL)和游离脂肪酸(free fatty acid, FFA)等。胆固醇又分为胆固醇酯(cholesteryl ester, CE)和游离胆固醇(free cholesterol, FC),两者相加为总胆固醇(total cholesterol, TC)。血脂与载脂蛋白(apoprotein, Apo)结合形成脂蛋白(lipoprotein, LP)后才能溶于血浆,并进行转运和代谢。载脂蛋白Apo有A、B、C、D、E五类,主要功能是结合和转运脂质;这五类又可分为不同的亚型,每种亚型具有其特殊的功能。如Apo A I识别HDL受体;Apo A II可稳定HDL结构,促进HDL的成熟及胆固醇逆向转运。

血浆脂蛋白经密度梯度超速离心可分为乳糜微粒(chylomicron, CM)、极低密度脂蛋白(very low density lipoprotein, VLDL)、低密度脂蛋白(low density lipoprotein, LDL)和高密度脂蛋白(high density lipoprotein, HDL)。此外,还有中间密度脂蛋白(intermediate density lipoprotein, IDL),是VLDL在血浆的代谢物。脂蛋白(a)[lipoprotein(a), Lp(a)]是从人的LDL中提取的脂蛋白,与LDL的理化性质和组成结构相似,Lp(a)升高是形成动脉粥样硬化的独立危险因素,与血浆LDL及Ch增高无关。

各种脂蛋白在血浆中有基本恒定的浓度以维持相互间的平衡,如果比例失调则为脂代谢失常或紊乱,是引起动脉粥样硬化的重要因素。某些血脂或脂蛋白高出正常范围则称为高脂血症(hyperlipidemia)或高脂蛋白血症(hyperlipoproteinemia)。各型高脂蛋白血症的特点见表2-7,其中II a、II b、III、IV型易发冠心病。脂代谢失常除上述高脂蛋白血症外,还应包括HDL降低和Lp(a)增加等,也是动脉粥样硬化的危险因素。

由于并非所有的脂蛋白升高都能促动脉粥样硬化形成,降血脂药称为"调血脂药(lipid regulating agent)"更确切。对血浆脂质的代谢紊乱,首先要

表 2-7　高脂蛋白血症的分型

分型	脂蛋白变化	脂质变化
I	CM ↑	TC ↑、TG ↑↑↑
IIa	LDL ↑	TC ↑↑
IIb	VLDL、LDL ↑	TC ↑↑、TG ↑↑
III	IDL ↑	TC ↑↑、TG ↑↑
IV	VLDL ↑	TG ↑↑
V	CM、VLDL ↑	TC ↑、TG ↑↑↑

采用饮食控制、调节生活方式以及避免和纠正其他的心血管危险因子。如果饮食和其他生活方式调节的非药物干预后血脂水平仍不正常者，应根据血脂异常的类型、动脉粥样硬化病变的症状或存在的其他心血管疾病危险因素，选用合适的调血脂药。

1. 主要降低 TC 和 LDL 的药物　TC 或 LDL 升高是冠心病的重要危险因素，降低 TC 或 LDL 的血浆水平可降低冠心病和脑血管病的发病率和病死率。

（1）他汀类（statins）：又称羟甲基戊二酸甲酰辅酶 A（3-hydroxy-3-methylglutaryl CoA，HMG-CoA）还原酶抑制剂，简称 HMG-CoA 还原酶抑制剂。人体的胆固醇约 1/3 来自饮食，其余靠肝脏合成。HMG-CoA 还原酶是肝细胞合成胆固醇过程中的限速酶，催化 HMG-CoA 生成甲羟戊酸（mevalonic acid，MVA），MVA 生成是内源性胆固醇合成的关键步骤，抑制 HMG-CoA 还原酶则减少内源性胆固醇合成。

1976 年，从橘青霉菌（Penicilliumcitricum）培养液中发现美伐他汀（compactin）有抑制 HMG-CoA 还原酶的作用，因其不良作用而未被应用；1979 年从红曲霉菌（Monascusruber）发现 monacolin K；1980 年从土曲霉菌（Aspergillus terreus）发现 movinolin，后证明两者为同一物质，即洛伐他汀（lovastatin）。辛伐他汀（simvastatin）是洛伐他汀的甲基化衍生物，而普伐他汀（pravastatin）是美伐他汀的活性代谢产物，阿伐他

汀（atorvastatin）、氟伐他汀（fluvastatin）和瑞舒伐他汀（rosuvastatin）是人工合成品。

他汀类具有二羟基庚酸结构或为内酯环或为开环羟基酸，是抑制 HMG-CoA 还原酶的必需基团，但是，内酯环结构必须转换成相应的开环羟基酸形式，才呈现药理活性。一般具内酯环型的洛伐他汀和辛伐他汀亲脂性较强，具开环羟基酸形式的普伐他汀亲水性较强，氟伐他汀则介于两者之间。

1）药理作用及机制

A. 调血脂作用及作用机制：他汀类的调血脂作用呈剂量依赖性。治疗剂量的他汀类对 LDL-C 的降低作用最强，TC 次之，降 TG 作用很弱，而略升 HDL-C，各种他汀类对血脂的作用特点见表 2-8。他汀类的调血脂作用约在用药 2 周出现明显疗效，4～6 周达高峰，长期应用可保持疗效。

表 2-8　常用他汀类的调血脂作用特点

药物及剂量	血脂及脂蛋白变化（%）			
（mg/d）	TC	LDL-C	HDL-C	TG
洛伐他汀（10）	-30	-38	+3	-20
氟伐他汀（40）	-21	-30	+11	-7
普伐他汀（20）	-24	-32	+3	-12
辛伐他汀（10）	-27	-36	+4	-18
阿伐他汀（20）	-35	-44	+12	-33

注：+ 升高，- 降低

他汀类与 HMG-CoA 的化学结构相似，且对 HMG-CoA 还原酶的亲和力高出 HMG-CoA 数千倍，对该酶发生竞争性的抑制作用，使胆固醇合成受阻。他汀类除了使血浆胆固醇浓度降低外，还通过负反馈调节导致肝细胞表面 LDL 受体代偿性增加或活性增强，使血浆 LDL 降低，继而导致 VLDL 代谢加快，再加上肝合成及释放 VLDL 减少，也导致 VLDL 及 TG 相应下降。VLDL 减少可升高 HDL。

由于不同的他汀类药物与 HMG-CoA 还原酶的亲和力不同，这些药物的调血脂作用强度也各不相同。但当药物剂量倍增时，LDL-C 的进一步降低

的幅度均约 6%，称为"他汀疗效 6% 效应"。

B. 非调血脂作用：他汀类还有其他的作用，又称他汀类的多效性作用（pleiotropic effects），主要包括改善血管内皮功能、抑制血管平滑肌细胞的增殖和迁移、减轻血管炎症、抑制单核 - 巨噬细胞的黏附和分泌功能、抗血栓、抗氧化以及减少动脉壁巨噬细胞及泡沫细胞的形成，使动脉粥样硬化斑块稳定和缩小。他汀类能显著下调体内 MMP 的表达，降低巨噬细胞活性，并能降低斑块中 T 淋巴细胞活性，干扰 TNF-α 的转录途径，下调斑块中 TNF-α 含量，使斑块稳定。这些作用有助于抗动脉粥样硬化。

C. 肾保护作用：他汀类不仅有依赖降低胆固醇的肾脏保护作用，纠正因脂代谢异常而引发的慢性肾损害；同时具有抗细胞增殖、抗炎症、免疫抑制、抗骨质疏松等作用，减轻肾损害的程度，从而保护肾功能。

2）体内过程：他汀类药物一般以开环羟酸型吸收较好，洛伐他汀和辛伐他汀口服后须在肝内水解成活性的开环羟基衍生物。大部分在肝代谢，经胆汁由肠道排出，少部分由肾排出。常用的他汀类药代动力学特点见表 2-9。

3）临床应用：调节血脂他汀类主要用于杂合子家族性和非家族性 Ⅱa、Ⅱb 和 Ⅲ 型高脂蛋白血症，也可用于 2 型糖尿病和肾病综合征引起的高胆

固醇血症。他汀类可抑制肾小球膜细胞的增殖、延缓肾动脉硬化，对肾功能有一定的保护和改善作用有关。对病情较严重者可与胆汁酸结合树脂合用。近年的大规模临床试验证明，对冠心病一级和二级预防有效而安全，可使冠心病发病率和死亡率明显降低。

4）不良反应及注意事项：他汀类不良反应较少而轻，大剂量应用时偶可出现胃肠反应、肌痛、皮肤潮红、头痛等暂时性反应。偶见有无症状性转氨酶升高、肌酸磷酸激酶（CPK）升高，停药后即恢复正常，用药期间应定期检测肝功能。西立伐他汀和辛伐他汀引起肌病的发病率高，氟伐他汀的发病率低，极少数发展成为横纹肌溶解症。有肌痛者应检测 CPK，必要时停药。孕妇、儿童、哺乳期妇女、肝、肾功能异常者不宜应用，有肝病史者慎用。

5）药物相互作用：他汀类与胆汁酸结合树脂类联合应用，可增强降低血清 TC 及 LDL-C 的效应。若与贝特类或烟酸联合应用，可增强降低 TG 的效应，但也能增加肌病的发生率。若同时与其他影响 CYP3A4 的药物，如环孢素、某些大环内酯类抗生素（如红霉素）、吡咯类抗真菌药（如伊曲康唑）等合用，也能增加肌病的危险性。若与香豆素类抗凝药同时应用，有可能使凝血酶原时间延长，应注意检测凝血酶原时间，及时调整抗凝

表 2-9 常用他汀类的药代动力学特点

	洛伐他汀	辛伐他汀	普伐他汀	氟伐他汀	阿伐他汀
口服吸收（%）	30	60～85	35	>98	
t_{peak}（h）	2～4	1.2～2.4	1～1.5	0.6	1～2
血浆蛋白结合率（%）	≥95	>95	50	≥98	≥98
肝摄取率（%）	≥70	≥80	45	≥70	
排泄途径：尿（%）	<10	13	20	5	<2
粪（%）	85	60	70	>90	>95
$t_{1/2}$（h）	3	1.9	1.5～2	1.2	14
剂量范围（mg/d）	10～80	5～40	10～40	20～40	10～80
食物对生物利用度的影响（%）	+50	0	-30	0	-13

血药的剂量。

洛伐他汀（lovastatin）对肝有高度选择性，调血脂作用稳定可靠。

辛伐他汀（simvastatin）调血脂作用较洛伐他汀强一倍，升高 HDL 和 Apo A I 的作用强于阿伐他汀。长期应用可显著延缓动脉粥样硬化病变进展和病情恶化，减少心脏事件的发生。

普伐他汀（pravastatin）除降脂作用外，尚能抑制单核 – 巨噬细胞向内皮的黏附和聚集，具有抗炎作用，改善内皮功能，减少冠脉再狭窄和心血管事件的发生。

氟伐他汀（fluvastatin）能同时阻断 HMG–CoA 还原酶的底物和产物，进而抑制 MVA 生成胆固醇，发挥调血脂作用。还可增加 NO 活性，改善内皮功能，抗血管平滑肌细胞增殖，预防斑块形成；降低血浆 Lp（a）水平，抑制血小板活性和改善胰岛素抵抗。

阿伐他汀（atorvastatin）与氟伐他汀有相似的作用特性和适应证。但是降 TG 作用较强，大剂量对纯合子家族性高胆固醇血症也有效。

瑞舒伐他汀（rosuvastatin）抑制 HMG–CoA 还原酶活性的作用较强，作用时间长，可明显降低 LDL-C，升高 HDL-C。起效快，服药 2 周后，即可下降 10%。口服给药，t_{max} 为 3 h，生物利用度为 20%。用于治疗高脂血症和高胆固醇血症。

（2）胆汁酸结合树脂：常用的药物有考来烯胺（cholestyramine）和考来替泊（colestipol）。

1）药理作用及机制：此类药物口服进入肠道后不被吸收，在肠道通过离子交换与胆汁酸牢固结合，阻滞胆汁酸在肠道的重吸收、肝肠循环和反复利用，从而大量消耗胆固醇，使血浆 TC 和 LDL-C 水平降低，作用强度与剂量有关。该类药物还可降低 Apo B，但对 HDL 几无改变，对 TG 和 VLDL 的影响较小。

2）临床应用：适用于 II a 及 II b 及家族性杂合子高脂蛋白血症，对纯合子家族性高胆固醇血症无效。对 II b 型高脂蛋白血症者，应与降 TG 和

VLDL 的药物配合应用。

3）不良反应：由于应用剂量较大，考来烯胺有特殊的臭味和一定的刺激性，少数人用后可能有便秘、腹胀、嗳气和食欲减退等，一般在 2 周后可消失，若便秘过久，应停药。偶可出现短时的转氨酶升高、高氯酸血症或脂肪泻等。

4）药物相互作用：本类药物在肠腔内与他汀类、氯噻嗪、保泰松、苯巴比妥、洋地黄毒苷、甲状腺素、口服抗凝药、脂溶性维生素（A、D、E、K）、叶酸及铁剂等结合，影响这些药物的吸收，应在服此药 1 h 前或 4 h 后服用上述药物。

（3）酰基辅酶 A 胆固醇酰基转移酶抑制药：甲亚油酰胺（melinamide）：酰基辅酶 A 胆固醇酰基转移酶（acyl-coenzyme A cholesterol acyltransferase，ACAT）使细胞内胆固醇转化为胆固醇酯，促进肝细胞 VLDL 的形成和释放，使血管壁胆固醇蓄积，提高胆固醇在小肠的吸收，促进巨噬细胞和泡沫细胞的形成，因而促进动脉粥样硬化病变的形成过程。因此，抑制 ACAT 可发挥调血脂和抗动脉粥样硬化的效应。

甲亚油酰胺可抑制 ACAT，阻滞细胞内胆固醇向胆固醇酯的转化，减少外源性胆固醇的吸收，阻滞胆固醇在肝形成 VLDL，并且阻滞外周组织胆固醇酯的蓄积和泡沫细胞的形成，有利于胆固醇的逆化转运，使血浆及组织胆固醇降低。

甲亚油酰胺适用于 II 型高脂蛋白血症。服药后约 50% 经门静脉吸收，在体内分布广，最后大部分被分解，约 7% 自胆汁排出。不良反应轻微，可有食欲减退或腹泻等。

2. 主要降低 TG 及 VLDL 的药物

（1）贝特类：氯贝丁酯最早用于临床，但由于产生严重不良反应，现已少用。目前应用的新型贝特类吉非贝齐（gemfibrozil）、苯扎贝特（benzafibrate）和非诺贝特（fenofibrate）等调血脂作用强，不良反应少。

1）体内过程：口服吸收迅速而完全，血浆蛋白结合率超过 90%，不易分布到外周组织。最后

大部分以葡萄糖醛酸结合形式经尿排出。吉非贝齐和苯扎贝特是活性酸形式，吸收后发挥作用快，持续时间短，$t_{1/2}$ 1~2 h；氯贝丁酯和非诺贝特均需水解成活性酸的形式发挥作用，t_{max} 4~5 h，$t_{1/2}$ 13~20 h。

2）药理作用：贝特类药物可降低血浆 TG、VLDL-C、TC、LDL-C，升高 HDL-C。但是各种贝特类的作用强度不同，吉非贝齐、非诺贝特和苯扎贝特作用较强。还具非调血脂的作用，具有抗凝血、抗血栓和抗炎作用等，共同发挥抗动脉粥样硬化的效应。

3）调血脂作用机制：贝特类是过氧化物酶体增殖物激活受体α（peroxisome proliferator activated receptor-α，PPAR-α）的配体。贝特类激活 PPAR-α，调节脂蛋白脂酶（lipoprotein lipase，LPL）、Apo C Ⅲ、Apo A Ⅰ 等基因的表达，降低 Apo C Ⅲ 转录，增加 LPL 和 Apo A Ⅰ 的生成和活性，同时还能促进肝脏摄取脂肪酸，减少 TG 的合成。

PPAR-α 激活后能提高诱导型一氧化氮合酶（iNOS）活性，增加 NO 含量，从而抑制巨噬细胞表达基质金属蛋白酶 -9（MMP-9），增加动脉粥样硬化斑块稳定性。PPAR-α 激活后能抑制动脉粥样硬化过程中的炎症反应，抑制血管平滑肌细胞增殖和血管成形术后的再狭窄。

另外，贝特类具有非调血脂性作用，如降低某些凝血因子的活性，减少纤溶酶原激活物抑制物（PAI-1）的产生等。

4）临床应用：主要用于原发性高 TG 血症，对Ⅲ型高脂蛋白血症和混合型高脂蛋白血症有较好的疗效，亦可用于 2 型糖尿病的高脂蛋白血症。

5）不良反应及注意事项：耐受良好，不良反应主要为消化道反应，如食欲不振、恶心、腹胀等；其次为乏力、头痛、失眠、皮疹、阳痿等；偶有肌痛、尿素氮增加、转氨酶升高，停药后可恢复。氯贝丁酯不良反应较多且严重，可致心律失常、胆囊炎和胆石症，并增加胃肠道肿瘤的发病

率。贝特类可增强口服抗凝药的抗凝活性。与他汀类联合应用，可能增加肌病的发生。患肝胆疾病、孕妇、儿童及肾功能不全者禁用。

吉非贝齐（gemfibrozil）可降低血浆 TG 和 VLDL 的水平，起效快、稳定，对血浆 TG 水平明显增高和伴有 HDL 水平降低或 LDL 水平升高的高脂血症疗效最好。长期应用可明显降低冠心病的病死率，但不改善总生存率。

非诺贝特（fenofibrate）口服后在肠道或肝转化为活性物质，约 66% 随尿排泄，肾功能不全者慎用。除有调血脂作用外，能明显地降低血浆纤维蛋白原和血尿酸水平，降低血浆黏稠度，改善血流动力学，冠脉造影证明非诺贝特能阻止冠脉腔的缩小。

苯扎贝特（benzafibrate）94.6% 经尿排出，肾功能不全者应慎用。作用及应用同吉非贝齐，用于伴有血脂升高的 2 型糖尿病，除了调血脂外还降低空腹血糖；并可降低血浆 FFA、纤维蛋白原和糖化血红蛋白，抑制血小板聚集。长期应用可使血浆 Lp（a）水平降低。

（2）烟酸（nicotinic acid）

1）药理作用及机制：烟酸为维生素 B 族之一。研究证明其抗动脉粥样硬化作用与在体内转化生成烟酰胺的作用无关，如将烟酸与其他物质结合成酯，服后在体内释放出的烟酸仍然有效。大剂量烟酸能降低血 TG 和 VLDL 水平，烟酸通过降低细胞 cAMP 的水平降低脂肪酶的活性，使脂肪组织中的甘油三酯不易分解出游离脂肪酸，肝合成甘油三酯的原料不足，从而减少 VLDL 的合成和释放。口服用药 1~4 h 发挥作用。

烟酸使 LDL 来源减少，其降低 LDL 的作用较弱且较慢，需要 5~7 天生效，3~5 周达血药峰浓度，与胆汁酸结合树脂合用可增强作用；还可在此基础上再与他汀类合用，作用进一步加强。

烟酸可升高血浆 HDL 水平，原因是 TG 浓度的降低导致 HDL 分解代谢减少所致。HDL 水平的增加有利于胆固醇的逆行转运，阻止动脉粥样硬化

病变的发展，降低 Lp（a）水平。

2）体内过程：口服吸收迅速而完全，生物利用度 95%，t_{max} 为 30～60 min。但血浆蛋白结合率低，迅速被肝、肾和脂肪组织摄取，代谢物及原形经肾排出，$t_{1/2}$ 为 20～45 min。

3）临床应用：属广谱调血脂药，对Ⅱb 和Ⅳ型作用最好。适用于混合型高脂血症、高 TG 血症、低 HDL 血症及高 Lp（a）血症。若与他汀类或贝特类合用，可提高疗效。

4）不良反应及注意事项：由于用量较大，开始常有皮肤潮红及瘙痒等，阿司匹林可缓解烟酸所致的皮肤血管扩张，还能延长其半衰期，并防止烟酸所致的尿酸浓度升高。另外，烟酸刺激胃黏膜，加重或引起消化道溃疡，餐时或餐后服用可以减轻。长期应用可致皮肤干燥、色素沉着或棘皮症。偶有肝功能异常、血尿酸增多、糖耐量降低等，停药后可以恢复。溃疡病、糖尿病及肝功能异常者禁用。

（3）阿昔莫司（acipimox）：化学结构类似烟酸。口服吸收完全，2 h 后达血药峰浓度，不与血浆蛋白结合，原形由尿排出，$t_{1/2}$ 约 2 h。药理作用与烟酸相似，明显降低血浆 TG 水平而升高 HDL_2 水平，与胆汁酸结合树脂合用可加强其降 LDL-C 作用，作用较强而持久，不良反应少，也较轻。用于Ⅱb、Ⅲ和Ⅳ型高脂血症，也可用于高 Lp（a）血症及 2 型糖尿病伴有高脂血症患者，对血浆纤维蛋白和全血黏度也有降低作用。

3. 降低 Lp（a）的药物　血浆 Lp（a）升高是动脉粥样硬化的独立危险因素。研究发现，血浆 Lp（a）升高也是经皮穿刺腔内冠状动脉成形术（percutaneous transluminal coronary angioplasty，PTCA）后再狭窄的危险因素。现已证明烟酸、烟酸戊四醇酯、烟酸生育酚酯、阿昔莫司、新霉素及多沙唑嗪等可降低血浆 Lp（a）水平。

（二）抗氧化剂

氧自由基可对脂蛋白进行氧化修饰。研究表明，氧化型 LDL（ox-LDL）可影响动脉粥样硬化病变发生和发展的多个过程，具体如下：可损伤血管内皮，促进单核细胞向内皮下迁移；阻止巨噬细胞返回血流；促使巨噬细胞无限制地摄取 ox-LDL 成为泡沫细胞；促进血小板衍化生长因子的释放，使 VSMCs 增殖和迁移；使泡沫细胞的脂质积累形成脂质条纹和斑块；促使血小板聚集和血栓形成。同时，Lp（a）、VLDL 和 HDL 都可被氧化，从而增强致动脉粥样硬化的作用。因此，抗氧化剂可通过阻止氧自由基对脂蛋白的氧化，从而发挥抗动脉粥样硬化作用

1. 普罗布考（丙丁酚，probucol）

（1）药理作用及机制

1）抗氧化作用：抑制氧化型 LDL 的生成及其引起的一系列病变过程。

2）调血脂作用：普罗布考抑制 HMG-CoA 还原酶，减少胆固醇合成，增加 LDL 的清除，降低血浆 LDL-C 水平。虽然，普罗布考可降低 HDL-C 水平，但提高 HDL 数量和活性，增加 HDL 的转运效率，使胆固醇逆转运清除加快。对血浆 TG 和 VLDL 水平一般不影响。与他汀类或胆汁酸结合树脂合用，可增强其调血脂作用。

3）对动脉粥样硬化病变的影响：普罗布考为疏水性抗氧化剂，抗氧化作用强，进入体内分布于各脂蛋白，本身被氧化为普罗布考自由基，从而抑制脂质过氧化物（lipid peroxides，LPO）的产生。普罗布考的抗动脉粥样硬化作用可能是抗氧化和调血脂作用的综合结果。长期应用可降低冠心病发病率，使已形成的动脉粥样硬化病变停止发展或消退。

（2）体内过程：口服吸收不完全，低于 10%，饭后服用可增加其吸收。亲脂性强，吸收后主要蓄积于脂肪组织和肾上腺。在脂肪中的浓度远远超过血液中的浓度，长期服用需 3～4 个月达 C_{ss}。在血清中，95% 分布于脂蛋白的疏水核。主要经肠道排出，长期用药后停药，在脂肪组织中药物仍可保留数月。

（3）临床应用：用于各型高胆固醇血症，包括

纯合子和杂合子家族性高胆固醇血症，长期服用可使家族性高胆固醇血症患者肌腱黄色瘤消退。对继发于肾病综合征或糖尿病的 II 型脂蛋白血症也有效；可阻滞动脉粥样硬化病变发展或促进病变消退，降低冠心病的发病率。普罗布考还可用于预防 PTCA 后的再狭窄。

（4）不良反应：少而轻，以胃肠道反应为主，如腹泻、腹胀、腹痛、恶心等，偶有嗜酸性粒细胞增多、肝功能异常、高尿酸血症、高血糖、血小板减少、肌病、感觉异常等。用药期间应注意心电图的变化，QT 间期延长者慎用。近期有心肌损伤者禁用。孕妇及小儿禁用。

2. 维生素 E（vitamin E） 具很强的抗氧化作用。其分子中苯环的羟基可失去电子或 H^+，从而清除氧自由基和过氧化物，或抑制磷脂酶 A_2 和脂氧酶，以减少氧自由基的生成，抑制过氧化物和丙二醛（malondialdehyde，MDA）的生成。维生素 E 可被氧化生成生育醌，后者可被维生素 C 或氧化还原系统复原，继续发挥作用。能防止脂蛋白的氧化修饰及其所引起的一系列动脉粥样硬化病变过程，如抑制 VSMCs 增殖和迁移，抑制血小板黏附和聚集，抑制黏附分子的表达和功能，减少白三烯的合成，增加 PGI_2 的释放，阻止单核细胞向内皮的黏附等，从而发挥抗动脉粥样硬化的效应。

（三）多烯脂肪酸

多烯脂肪酸（polyenoic fatty acids）又称多不饱和脂肪酸类（polyunsaturated fatty acids，PUFAs），根据不饱和键在脂肪酸链中开始出现位置，分为 n-3（或 ω-3）型及 n-6（或 ω-6）型多烯脂肪酸。

1. n-3 型多烯脂肪酸 二十碳五烯酸（eicosapentaenoic acid，EPA）和二十二碳六烯酸（docosahexaenoic acid，DHA）

（1）药理作用及机制：EPA 和 DHA 主要来自海洋生物，爱斯基摩人心血管病发生率低主要与食用海鱼等海生动物有关，这些动物的油脂中富含 n-3 多烯脂肪酸，有调血脂及抗动脉粥样硬化的效应。

1）调血脂作用：EPA 和 DHA 有明显的调血脂作用，降低 TG 及 VLDL-TG 水平的作用较强，升高 HDL-C 水平，明显升高 HDL_2 水平，Apo A I /Apo A II 比值明显加大。DHA 能降低 TC 和 LDL-C 水平，而 EPA 作用弱。EPA 和 DHA 的调血脂作用可能与抑制肝合成 TG 和 Apo B，提高 LPL 活性，促进 VLDL 分解有关。

2）非调血脂作用：EPA 和 DHA 可取代花生四烯酸（arachidonic acid，AA），作为三烯前列腺素和五烯白三烯（LTB_5）的前体发挥下列作用：①取代 AA 生成 TXA_3，减弱 TXA_2 促血小板聚集和收缩血管作用；在血管壁取代 AA 生成 PGI_3，PGI_3 仍有较强的抗血小板聚集、抗血栓形成和扩张血管的作用。②抑制血小板衍生生长因子（platelet derived growth factor，PDGF）的释放，从而抑制 VSMCs 的增殖和迁移。③可增加红细胞的可塑性，改善微循环。④ EPA 在白细胞可转化为 LTB_5 等，减少了四烯白三烯（LTB_4）的促白细胞向血管内皮的黏附和趋化。同时，EPA 降低血中 IL-1β 和 TNF 浓度，著抑制参与动脉粥样硬化早期的白细胞 - 内皮细胞炎性反应的多种细胞因子的表达。

（2）临床应用：适用于高 TG 性高脂血症患者，可显著改善心肌梗死患者的预后，亦可用于糖尿病并发高脂血症的治疗等。

（3）不良反应：一般无不良反应，长期或大剂量应用可延长出血时间等。

2. n-6 型多烯脂肪酸（n-6 polyenoic fatty acids）主要来源于植物油，有亚油酸（linoleic acid，LA）和 γ- 亚麻酸（γ-linolenic acid，γ-LNA）。常用月见草油（evening primrose oil）和亚油酸（linoleic acid）。

月见草油含亚油酸约 70%，γ- 亚麻酸 6%～9%。亚油酸和 γ- 亚麻酸有较弱的调血脂作用，用于防治冠心病及心肌梗死等，但作用较弱。

亚油酸来源于植物油，进入体内后能转化为系列 n-6 多烯脂肪酸，发挥调血脂和抗动脉粥样硬化作用，常做成胶丸或与其他调血脂药和抗氧化药制成多种复方制剂应用。

（四）黏多糖和多糖类

黏多糖是由氨基己糖或其衍生物与糖醛酸构成的二糖单位多次重复组成的长链，典型代表为肝素。肝素从以下多方面发挥抗动脉粥样硬化效应：①增加 HDL，减少 TC、LDL、TG、VLDL；②中和多种血管活性物质，保护动脉内皮；③抑制白细胞的黏附及迁移；④抑制 VSMCs 的增殖迁移；⑤加强酸性成纤维细胞生长因子（aFGF）的促微血管生成；⑥抗血栓形成等。

肝素口服无效，不便应用。目前多采用低分子量肝素和类肝素（heparinoids），既有类似肝素的抗动脉粥样硬化作用，又无不利于抗动脉粥样硬化的不良反应。

1. 低分子量肝素（low molecular weight heparin，LMWH） 常用药物有依诺肝素（enoxaparin）、替地肝素（tedelparin）、弗希肝素（fraxiparine）、洛吉肝素（logiparin）及洛莫肝素（lomoparin）等。这些低分子量肝素是由肝素解聚而成，平均相对分子质量为 4 000~6 000，生物利用度较高，与血浆、血小板、血管壁蛋白结合的亲和力较低，抗凝血因子 Xa 活力大于抗凝血因子 IIa 活力，抗凝血作用较弱，抗血栓形成作用强。主要用于不稳定型心绞痛、急性心肌梗死及 PTCA 后再狭窄等。

2. 天然类肝素（natural heparinoids） 药物有硫酸乙酰肝素（heparan sulfate）、硫酸皮肤素（dermatan sulfate）、硫酸软骨素（chondroitin sulfate）和冠心舒等。

冠心舒（脑心舒）是从猪肠黏膜提取的含硫酸乙酰肝素、硫酸皮肤素和硫酸软骨素的复合物，口服有效。该药抗凝血因子 IIa 作用弱，抗凝血因子 Xa 作用强，且半衰期长。有调血脂、降低心肌耗氧量、抗血小板、保护血管内皮和阻止动脉粥样硬化斑块形成等作用，用于心脑缺血性病症。

海洋酸性糖酯类如藻酸双酯钠（polysaccharide sulfate）等也具有肝素样的药理特性，能调血脂、抗血栓形成、保护动脉内皮及阻止动脉粥样硬化病变的发展等。用于治疗缺血性心脑血管疾病。

（祁　红　王　昊）

数字课程学习

📥教学PPT　　　📝自测题

第三章

循环系统常见症状和体格检查

关键词

呼吸困难	心源性哮喘	心绞痛	高危胸痛
心悸	视诊	触诊	叩诊
听诊	心音	心脏杂音	动态听诊
血管检查	血压	低氧血症	发绀
氧分压	水肿	全身性水肿	局限性水肿

第一节 常见症状

一、呼吸困难

诊疗路径：

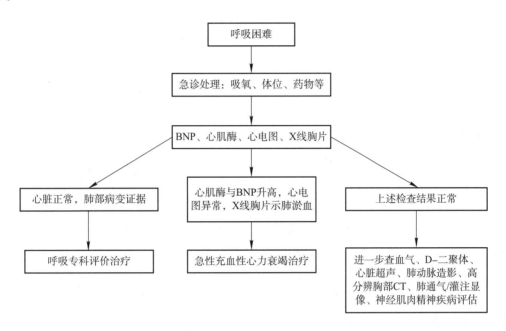

（一）定义

呼吸困难是主观感觉和客观征象的综合表现，一方面表现为患者主观上感觉空气不足、呼吸费力，另一方面表现为客观上呼吸运动用力，或伴有呼吸频率、节律和深度的改变（如呼吸快而浅、深而慢）。重者可出现鼻翼扇动、张口呼吸、端坐呼吸，呼吸辅助肌也参与活动，甚至出现发绀。呼吸困难是呼吸衰竭的主要临床症状之一。

（二）常见病因

呼吸系统疾病和心血管系统疾病是引起呼吸困难最常见的原因，而其他病因如肥胖、酸中毒、急性感染、血液病等也可引起呼吸衰竭。

1. 呼吸系统疾病 气道阻塞，肺疾病，胸壁、胸廓与胸膜疾病，膈疾病与运动受限，神经肌肉疾病与药物不良反应是常见的引起呼吸困难的呼吸系统疾病。

（1）气道阻塞：喉与气管疾病都可能造成气道阻塞，如急性会厌炎、急性喉炎、喉头水肿、喉与气管异物、气管肿瘤、气管受压、支气管哮喘、慢性阻塞性肺疾病等。依据梗阻的程度，发病可以是隐匿的，也可以是急剧的。当呼吸道接近完全梗阻时，患者常表现为呼吸短促、费力、喘鸣，常显焦虑、面色苍白、多汗，身体前倾，头颈前伸，可能伴有发音困难、阵发性剧咳等症状。

（2）肺疾病：各种导致肺通气/弥散功能障碍的肺部疾病都可能导致呼吸衰竭而出现呼吸困难的症状，如肺炎、肺脓肿、肺水肿、肺不张、肺尘埃沉着病、弥漫性肺间质纤维化、急性呼吸窘迫综合征等。

（3）胸壁、胸廓与胸膜疾病：当胸壁、胸廓与胸膜疾病妨碍肺或呼吸肌运动时，如气胸、大量胸腔积液、胸廓外伤和严重的胸廓或脊柱畸形等。

（4）膈疾病与运动受限：膈肌是机体重要的呼吸肌，占所有呼吸肌功能的 60%~80%，当其功能或运动受限时会严重影响呼吸功能，见于膈肌麻痹、高度鼓肠、大量腹水、腹腔巨大肿瘤等。

（5）神经肌肉疾病与药物不良反应：脊髓灰质炎和运动神经元疾病累及颈髓、重症肌无力、药物（肌松剂、氨基糖苷类抗生素、克林霉素等）导致呼吸肌麻痹时均会引起呼吸困难。

2. 心血管系统疾病　各种原因所致的心力衰竭、心脏压塞、缩窄性心包炎、肺动脉高压和肺栓塞等。

3. 中毒　见于：①各种原因引起的酸中毒，如急慢性肾衰竭、糖尿病酮症酸中毒、肾小管酸中毒等。②急性感染与传染病。③药物和化学物质中毒，如吗啡类、巴比妥类、苯二氮䓬类药物中毒及氰化物中毒、有机磷农药中毒、亚硝酸盐中毒、一氧化碳中毒等。

4. 神经精神性疾病　见于：①器质性颅脑疾病，如颅脑外伤、脑炎、脑血管意外、脑肿瘤等直接累及呼吸中枢引起呼吸困难。②精神或心理疾病，如癔症、抑郁症等。

5. 血液系统疾病　常见于重度贫血、高铁血红蛋白血症、硫化血红蛋白血症等。

（三）发生机制及临床表现

根据发生机制和临床表现特点，可将呼吸困难分为以下 5 种类型。

1. 肺源性呼吸困难　呼吸系统疾病导致的肺通气、换气功能障碍，从而引起缺氧和（或）二氧化碳潴留。气道阻塞、胸廓与膈运动受限、神经肌肉疾病与药物不良反应，导致肺通气量降低，肺泡氧分压降低；肺实质疾病主要造成肺通气/血流（V/Q）比例失调；肺水肿、肺间质疾病则主要因弥散功能障碍导致动脉血氧分压降低，从而引起呼吸困难。

（1）吸气性呼吸困难：主要特点是吸气显著费

力，重者因吸气肌极度用力，胸腔负压增大，可见"三凹征"，表现为吸气时胸骨上窝、锁骨上窝和肋间隙明显凹陷，常伴干咳及高调吸气性喉鸣。此种表现提示为喉、气管与大支气管狭窄与阻塞，如突然出现则考虑气道异物（儿童多见）、喉痉挛、喉头水肿。

（2）呼气性呼吸困难：主要特点是呼气费力，呼气时间明显延长而缓慢，听诊常可及呼气相哮鸣音。常见于下呼吸道阻塞性疾病，如慢性阻塞性肺气肿、支气管哮喘、弥漫性泛细支气管炎等，主要是由于肺泡弹性减弱和（或）小支气管的痉挛或炎症所致。

（3）混合性呼吸困难：主要特点是吸气、呼气均感费力，呼吸频率增快，深度变浅，听诊常可及呼吸音异常（减弱或消失），可有病理性呼吸音。主要见于广泛肺实质或肺间质病变，以及严重胸廓、膈肌、胸膜与神经肌肉疾患。

2. 心源性呼吸困难　左心和右心衰竭均可引起呼吸困难，发生机制略有不同。

（1）左心衰竭引起的呼吸困难：冠心病、高血压性心脏病、风湿性心脏病等常导致左心衰竭，心肌收缩力减退或心室负荷加重，使左心搏出量减少，左心室舒张末期压力升高，继而引起左心房压、肺静脉压和毛细血管压升高。造成：①肺淤血、血浆成分漏出，导致间质性肺水肿、血管壁增厚，造成弥散功能障碍。②肺泡张力增高，刺激肺张力感受器，刺激迷走神经兴奋呼吸中枢。③肺泡弹性降低，导致肺泡通气量减少。④肺循环压力升高，反射性刺激呼吸中枢。⑤前负荷过重时，血容量过多导致肺血管静水压增高，加重肺间质水肿，影响弥散功能。

左心衰竭引起的呼吸困难常呈混合性呼吸困难，特点是活动时出现或加重，休息时减轻或消失，卧位明显，坐位或立位时减轻，故而患者病情较重时往往被迫采取半坐位或端坐呼吸，听诊两肺底部或全肺可及湿啰音。急性左心衰竭时，常出现"夜间阵发性呼吸困难"，患者常于熟睡中突感胸闷、憋气而惊醒，被迫坐起，惊恐不安。轻者数分钟至数十分钟后症状逐渐减轻、消失；重者可见端坐呼吸、面色发绀、大汗，呼吸有哮鸣音，甚至咳粉红色泡沫样痰，听诊两肺底有较多湿啰音，心率加快，可有奔马律。此种呼吸困难称为"心源性哮喘"。夜间阵发性呼吸困难的发生机制：①睡眠时迷走神经兴奋性增高，致冠状动脉收缩，心肌供血减少，心功能降低。②小支气管收缩，肺泡通气量进一步减少。③仰卧位时肺活量减少，静脉回心血量增多，致原有肺淤血进一步加重。④夜间呼吸中枢的敏感性下降，对肺淤血所引起的轻度缺氧反应迟钝；当淤血加重、缺氧明显时，才刺激呼吸中枢做出应答反应。

（2）右心衰竭引起的呼吸困难：右心衰竭严重时也可引起呼吸困难，但程度一般较左心衰竭轻。其主要发生机制：①右心功能不全，导致右心房压力升高，传导后引起上腔静脉压力升高，刺激压力感受器反射性兴奋呼吸中枢。②右心衰竭常常伴有低氧血症，并伴乳酸、丙酮酸等酸性代谢产物增多，刺激呼吸中枢。③严重右心衰竭导致体循环淤血，出现淤血性肝大、腹水和胸腔积液，使呼吸运动受限，肺受压，肺泡气体交换面积减少，导致呼吸困难。临床上主要见于慢性肺源性心脏病、某些先天性心脏病、急慢性心包积液等。

3. 中毒性呼吸困难　代谢性酸中毒常出现深长而规则的呼吸，可伴有鼾音，频率或快或慢，称为"酸中毒大呼吸"（Kussmaul 呼吸）。主要机制是血中代谢产物增多，刺激颈动脉窦、主动脉体化学感受器或直接兴奋呼吸中枢引起呼吸困难。

急性感染或传染病发热时也会出现呼吸快速、急促。

吗啡类、巴比妥类等中枢抑制药物和有机磷中毒时，表现为呼吸缓慢、变浅伴有呼吸节律异常的改变，如 Cheyne-Stokes 呼吸（潮式呼吸）或 Biots 呼吸（间停呼吸）。化学毒物中毒导致机体缺氧时亦可出现类似表现。

4. 神经精神性呼吸困难　重症脑部疾病如脑炎、脑血管意外、脑肿瘤等，由于呼吸中枢受颅内压增高和供血减少的刺激，呼吸变为慢而深，出现异常的呼吸节律，如双吸气（抽泣样呼吸）、呼吸遏止（吸气突然停止）等。

精神性呼吸困难主要表现为呼吸频率快而浅，伴有叹息样呼吸或出现手足搐搦。临床上常见于癔症患者，发生机制主要是过度通气而发生呼吸性碱中毒所致，严重时可出现意识障碍。

5. 血源性呼吸困难　多由红细胞携氧量减少，血氧含量降低所致，表现为呼吸浅、心率快。临床常见于重度贫血、高铁血红蛋白血症、硫化血红蛋白血症等。此外，大出血或失血性休克时，因缺氧和血压下降，刺激呼吸中枢，也可使呼吸频率加快。

（四）诊疗路径

1. 心源性哮喘与支气管哮喘　左心衰竭引起的哮喘样发作容易与支气管哮喘混淆，临床诊疗过程中应注意鉴别（表 3-1）。当两者一时难以鉴别或病情加重时，可采取必要的急救措施，主要包括：①纠正缺氧：解除气道梗阻，保持呼吸道通畅，吸氧，必要时面罩吸氧或使用无创或有创呼吸机辅助通气。②改善静脉回流：取半卧位或端坐位，两腿下垂以改善肺活量，同时减少静脉回流。③茶碱类解痉平喘：若无茶碱使用禁忌，两种情况均可使用氨茶碱静脉滴注或静脉注射改善症状。④糖皮质激素抗炎平喘：临床上常用地塞米松及倍他米松的气雾剂，病情严重者可注射甲泼尼龙琥珀酸钠。⑤气喘原因不明时，禁用吗啡或肾上腺素。⑥快速判断气喘原因，查心肌酶、BNP、动脉血气、心电图、X 线胸片、心脏超声、D- 二聚体等。

表 3-1　心源性哮喘与支气管哮喘的鉴别

鉴别点	心源性哮喘	支气管哮喘
年龄	较大	较小
病史	高血压、冠心病	哮喘、过敏史
季节性	一般无，多夜间发作	常有
潜在心脏病	有	一般无
体格检查	奔马律	脉搏有力
	皮肤湿冷	皮肤温暖
	可有颈静脉怒张	无颈静脉怒张
	湿啰音	干啰音
辅助检查	心电图：可有心肌缺血或心肌梗死表现	心电图一般正常
	BNP 升高	BNP 正常
	心肌酶升高	心肌酶正常
	X 线胸片：心脏增大，肺门影增大呈蝴蝶状、云雾状，可见 Kerley 线	X 线胸片：肺气肿，肺纹理减少

二、胸痛

诊疗路径：

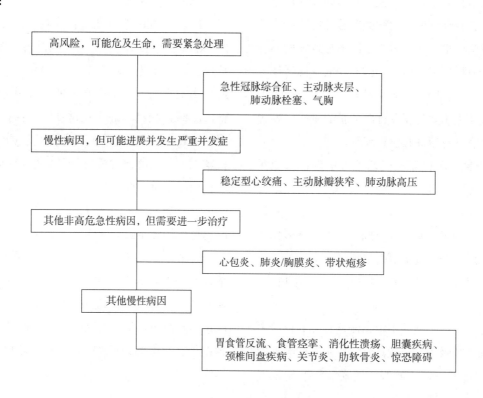

胸痛是急诊最常见的临床病症。胸痛的病因多样，主要可分为三类：①心肌缺血相关疾病；②其他心肺相关疾病，如心包疾病、急性主动脉综合征、肺动脉栓塞等；③非心肺相关疾病。明确胸

痛病因，尤其是高危风险患者的病因诊断及快速治疗是急诊处理的关键。

（一）病因与分类

1. 心肌缺血相关疾病 心肌缺血引起的胸痛，即心绞痛，是胸痛的首要考虑病因。心绞痛是指心肌负荷增加引起心肌急剧的、暂时的缺血缺氧的临床综合征。其病理机制是由于心肌供氧/需氧失衡，无法供应心脏的正常代谢，从而导致胸痛症状的发生。心率增加、心室壁张力增高、心肌收缩力增强的情况下，心肌耗氧量增加，而心肌供氧来源于冠状动脉血供及携氧。当心肌缺血超过 20 min，则会导致心肌不可逆的坏死，引起心肌梗死。

冠状动脉粥样硬化性心脏病（简称冠心病），或称为缺血性心脏病，病理基础是冠状动脉粥样硬化斑块形成导致管腔狭窄或堵塞。稳定型冠心病是由于动脉粥样硬化进行性进展导致冠状动脉固定性狭窄，在体力活动时心肌耗氧量增加，狭窄的冠状动脉不足以维持足够血供，导致急剧的、暂时性的心肌缺血缺氧以及胸痛症状的发生；而停止活动后症状随即缓解，此为稳定型心绞痛的特点。而不稳定型冠心病则是在动脉粥样硬化基础上发生斑块破裂或侵蚀，导致血栓形成，伴或不伴心肌酶水平升高及心电图 ST 段改变。在静息或轻度活动状态下发生胸痛，或胸痛呈进行性加重，不伴心肌损伤或坏死，称为不稳定型心绞痛。当出现心肌损伤或坏死时则称为急性非 ST 段抬高型心肌梗死。若血栓完全堵塞冠状动脉，引起透壁性心肌坏死，伴心电图 ST 段抬高，称为急性 ST 段抬高型心肌梗死。

内皮功能异常、微循环障碍、血管痉挛等因素同样可能引起心肌缺血，既可单独存在，又可与动脉粥样硬化病变共同作用。除此之外，非动脉粥样硬化相关因素，包括先天性冠状动脉发育异常、心肌桥、冠状动脉炎、放射线诱发的冠状动脉疾病等同样可能引起冠状动脉狭窄。其他诸如主动脉瓣疾病、肥厚型心肌病、扩张型心肌病等在供氧/需氧失衡情况下也可能诱发心肌缺血症状。

（1）心绞痛的特点：心绞痛是稳定型冠心病、不稳定型冠心病和心肌梗死的典型症状。疼痛性质通常呈压迫、发闷、紧缩或挤压性；也有部分患者表现为麻木或烧灼感，或仅有轻度胸闷或不适感；但非刀割样、尖锐痛、短促针刺样痛或触电样痛。疼痛或不适部位通常位于胸骨后，也可发生在上腹部至咽部之间的任何水平处，可放射至左臂尺侧，或右臂、双臂、肩部、颈部、咽部或下颌部。疼痛或不适感分布的范围，患者通常需要用整个手掌或拳头来指示，仅用一手指的指端来指示者极少。

稳定型心绞痛通常由体力活动或情绪激动诱发，饱食、寒冷、吸烟等刺激亦可诱发。通常心绞痛发生在心脏负荷加重的当时而非之后，疼痛出现后逐步加重，达到一定顶峰后维持一段时间，而后逐步消失。疼痛多持续数分钟，一般不会超过 15 min，停止诱发活动或舌下含服硝酸甘油后可缓解。不稳定型心绞痛的疼痛性质和部位与稳定型心绞痛类似，但发作频率、持续时间、严重程度明显增加，轻微活动甚至静息状态下即可发作。心肌梗死的疼痛性质则更为剧烈，持续时间通常超过 30 min，休息或舌下含服硝酸甘油多无法缓解，常伴有出汗、皮肤苍白湿冷、心动过速、呼吸困难、恐惧，甚至濒死感等。疼痛持续仅数秒钟或不适感持续整天或数天者均不是心绞痛。

（2）病理生理学机制：心绞痛的病理生理学机制尚不完全明确。通常认为，在心肌缺血缺氧情况下，心肌内积聚过多的代谢产物，如乳酸、丙酮酸、磷酸等酸性物质；或心肌缺血刺激心脏化学感受器和机械感受器，继而促进腺苷、缓激肽等介质释放，刺激交感及副交感神经纤维末端活化。疼痛刺激通过传入神经至胸 5 以上交感神经节及神经根远端，最终传递至丘脑，产生疼痛感觉。这种痛觉投射到与自主神经进入水平相同脊髓段的脊神经所分布的皮肤区域，称为"牵涉痛（放射痛）"，故心绞痛常表现为胸骨后疼痛并放射至左肩、臂和手指。

2. 其他心肺相关疾病

（1）心包及其他心脏疾病：感染性或非感染性

心包炎是引起急性或慢性胸痛的一大病因。心包脏层对疼痛刺激并不敏感，因此通常认为心包炎所引起的疼痛是源于胸膜累及炎症刺激所致，尤其是感染性心包炎，疼痛随着呼吸、咳嗽或体位变动而加重。由于横膈的感觉神经——膈神经发自颈 3～5 节段，因此心包或胸膜刺激所引起的疼痛同样可能放射至肩部或颈部。

其他非缺血性心脏疾病同样可能引起胸痛症状。应激性心肌病（takotsubo 心肌病）多见于 50 岁以上女性，通常急性起病，发作前伴有情感或心理方面的剧烈刺激，临床表现为胸痛或气促。因多伴有心肌标志物或心电图 ST 段改变，故易与心肌梗死相混淆。心肌炎的临床表现多变，胸痛是其主要症状之一，可能源于心肌炎症损伤或室壁张力增高所致。

（2）主动脉疾病：急性主动脉综合征是急性胸痛的一大高危风险病因，包括了主动脉夹层、主动脉壁内血肿及穿透性溃疡。主动脉夹层始于主动脉内膜撕裂，血流穿透中膜，主动脉壁分离层之间被血流充盈导致假腔形成。主动脉壁内血肿则不伴有内膜撕裂和假腔形成，主要为滋养血管破裂所致，少部分源于穿透性溃疡破裂。穿透性溃疡是指主动脉粥样硬化斑块穿透内膜延伸至中膜层，一般为局限性，可能形成中膜血肿，也可侵犯至外膜从而进展为主动脉壁内血肿甚至主动脉夹层。

主动脉夹层的发病率为每年（2.6～6）/10 万人，男性多于女性。主要病因为高血压及引起主动脉中层平滑肌退化的相关因素，如妊娠、先天性主动脉二叶瓣畸形或遗传性结缔组织病（如马方综合征、Ehlers-Danlos 综合征等）。

急性主动脉综合征通常急性起病，表现为"撕裂样"疼痛；累及升主动脉时疼痛位于胸前区，而累及降主动脉时则表现为后背痛。当夹层由升主动脉撕裂至降主动脉时，疼痛可从胸前区延展至后背。升主动脉夹层危险性极大，夹层可能延展至主动脉窦、冠状动脉开口部位，从而导致冠状动脉闭塞、心肌梗死；或可导致主动脉瓣受累，引起瓣膜

关闭不全；血肿亦可破裂入心包导致心脏压塞的发生。无论是急性主动脉综合征中的哪一种亚型，一旦误诊或漏诊会导致严重后果，甚至危及生命。

（3）肺动脉疾病

1）肺动脉栓塞：是引起急性胸痛的另一大高危风险病因。肺动脉栓塞的发病率为每年（100～200）/10 万人，随着年龄增长，发病率相应增加。肺动脉栓塞所致胸痛的病理生理学机制可能与以下因素有关：①梗死肺动脉相邻的胸膜刺激肺动脉扩张；②右心室壁压力增高；③肺动脉压力增高、继发性心内膜下心肌缺血等。除胸痛之外，肺动脉栓塞尤其是大面积栓塞的患者可出现呼吸困难、低血压、右心衰竭等症状，甚至危及生命。

2）气胸：原发性自发性气胸是急性胸痛的病因之一，危险因素包括男性、吸烟、家族史和马方综合征等。该病好发于青年人，特别是男性瘦长体型者。通常急性起病，除胸痛之外，可伴轻度气促。继发性自发性气胸通常继发于慢性阻塞性肺疾病、哮喘、囊肿性纤维化等疾病，临床胸痛等症状相对更严重。张力性气胸则是因较大的肺气泡破裂或肺外伤导致，破口与胸膜腔相通，且形成单向活瓣，吸气时空气从裂口进入胸膜腔，而呼气时活瓣关闭、腔内空气不能排出，致胸膜腔内压力升高，压迫肺组织，引起呼吸和循环功能的严重障碍。患者临床表现为呼吸困难，病情紧急，必须急诊处理。

3）其他肺实质、胸膜或血管疾病：肺炎、肺部肿瘤等疾病引起的胸痛与胸膜刺激相关。胸膜炎引起的胸痛呈"刀割样"，呼吸或咳嗽时加重。慢性肺动脉高压引起的症状多于活动时诱发，发作特征与心绞痛类似，此时往往提示右心室心肌缺血。反应性呼吸道疾病也可表现为胸部紧缩感和气促感。

3. 非心肺相关疾病

（1）胃肠道疾病：是非创伤性胸痛最常见的病因，易与心肌梗死等其他病因相混淆。尤其是食管疾病，与心绞痛的部位和性质相类似。胃食管反流所致胸痛常伴烧灼感。食管痉挛所致胸痛呈压迫性

或紧缩性,位于胸骨后,服用硝酸甘油或二氢吡啶类钙拮抗药后可能缓解。胃食管黏膜撕裂(Mallory-Weiss 综合征)或食管破裂(Boerhaave 综合征)所致胸痛剧烈,多伴恶心。消化性溃疡多引起上腹痛,但可放射至胸部。

肝胆系统疾病,包括胆囊炎、胆结石所致胆绞痛大多局限于右上腹,但也可能放射至上腹部或后背部,甚至是肩部。疼痛往往持续数小时,可自行缓解。胰腺炎所致胸痛多位于上腹痛,可放射至后背部。

(2)骨关节或肌肉相关疾病:胸壁部位肌肉、关节或神经病变均可引起胸痛。肋软骨炎引起的疼痛位于肋软骨关节连接处,伴压痛。颈神经炎引起的疼痛位于上胸部或上肢,表现为持续性疼痛,颈部活动时疼痛加重。颈椎压迫臂丛神经、左肩部位腱鞘炎、滑囊炎等引起的疼痛也可能与心绞痛混淆。

(3)情绪或心理相关因素:约 10% 的急性胸痛患者为惊恐障碍,临床表现为胸痛,伴焦虑或呼吸急促。症状表现多样,可呈持续性,亦可呈一过性。

(二)诊断路径与要点

鉴于非创伤性胸痛的病因纷繁,并发症多样,因此临床对于急性胸痛患者的评估需注意:①患者生命体征是否平稳;②是否存在危及生命的病因。高危风险病因中,心肺相关疾病包括急性冠脉综合征、急性主动脉综合征、肺动脉栓塞、张力性气胸或心脏压塞等;非心肺相关疾病包括食管破裂。以上病因临床变化快,一旦延误可能导致病情迅速恶化。尤其是心肺相关疾病的评估,需快速且目标明确。

1. 病史采集 病史是指导胸痛病因诊断的关键。应对患者胸痛的性质、部位(包括放射痛)、特征(起病原因及持续时间)、加重或缓解因素及伴随症状等进行详细询问。

2. 疼痛的性质 单凭疼痛的性质不足以明确胸痛的病因,但却有助于对可能的病因做出倾向性判断。心绞痛往往呈持续性的压榨样疼痛或紧缩感,但少部分患者也可表现为呼吸困难或伴焦虑感。刀割样、针刺样疼痛并非心绞痛特征,并且仅凭疼痛程度并不能做出准确诊断。胸膜相关疼痛多见于心包炎、胸膜炎、肺动脉栓塞或肺实质病变,一定程度上与心绞痛类似。撕裂样疼痛多提示主动脉夹层,但有时疼痛也可呈刀割样。烧灼样疼痛多见于胃食管反流或消化性溃疡,但心绞痛也可呈类似性质。食管痉挛多表现为压迫性或挤压感,同样可能与心绞痛相混淆。

3. 疼痛的部位 胸骨下 / 后疼痛,向颈部、咽部、肩部或上臂放射,是心绞痛的典型特征。少数患者也可能仅表现出放射痛。若疼痛部位可以用一手指类明确定位,则并非心绞痛特点。此外,单纯下颌部以上或上腹部以下的疼痛极少见于心绞痛。胸骨后疼痛倾向于食管疾病,其他胃肠道疾病疼痛部位多位于腹部或上腹部,可放射至胸部。剧烈疼痛放射至后背、两侧肩部之间多见于主动脉夹层。斜方肌部位放射痛多见于心包疾病。

4. 疼痛的特征 心绞痛一般出现后逐步加重,达到顶峰后维持数分钟,活动时加重,静息可缓解。主动脉夹层、肺动脉栓塞、自发性气胸所致疼痛往往急剧发生且迅速达到顶峰。一过性胸痛,或胸痛持续无缓解(数小时至数日)且不伴心肌酶水平升高或心电图改变等多不提示心绞痛。胃食管反流多发生于清晨,此时为空腹状态而缺乏食物中和胃酸。

5. 诱发或缓解因素 心绞痛发作时,患者喜静息而非运动。疼痛随着上肢或颈部体位变化而改变的情况多不倾向于心绞痛,提示骨关节或肌肉疾病。心包炎引起的疼痛在平卧位时加重,端坐或前倾位可缓解。胃食管反流引起的疼痛在饮酒或斜卧位时加重,端坐可缓解。进食后疼痛加重提示胃溃疡、胆囊炎或胰腺炎。消化性溃疡引起的疼痛多发生于进食后 60~90 min,服用制酸剂后可缓解,其发作与活动无明显相关。但严重冠状动脉病变患者因进食后内脏血流重分布,也可能诱发心绞痛。食管痉挛所致疼痛服用硝酸甘油后可能缓解，因此不能以含服硝酸甘油后缓解作为心绞痛的唯一判断依据。若服用硝酸甘油至 10 min 以上才逐步缓解，则并不提示心绞痛，但可提示严重心肌缺血，如心肌梗死。

6. 伴随症状　心绞痛的可能伴随症状包括出汗、呼吸困难、恶心、嗳气、乏力、眩晕等。部分心绞痛患者可仅表现为以上症状而非典型胸痛，多见于女性、老年患者。呼吸困难可见于多种胸痛相关疾病，无法作为确诊心绞痛的标准，但可以此倾向于心肺相关病因。突发性的呼吸困难多见于肺动脉栓塞及自发性气胸。咯血多见于肺动脉栓塞。咳粉红色泡沫痰多提示急性左心衰竭，但同样都可发生于肺实质病变患者。晕厥或近似晕厥多见于肺栓塞所致血流动力学不稳定、主动脉夹层或心肌缺血相关心律失常。恶心、呕吐多见于消化系统疾病，但也可见于心肌梗死（尤其是下壁心肌梗死），源于膈肌刺激或左心室压力感受器刺激所致血管迷走反射。

7. 既往史　有助于评估患者冠状动脉缺血相关或静脉栓塞相关疾病。如合并马方综合征患者突发胸痛要考虑主动脉夹层或自发性气胸可能。

8. 体格检查　不仅可以评估患者临床情况，同时有助于胸痛病因的鉴别及并发症的判断。但体检无异常并不能排除相关疾病，如心肌缺血相关疾病患者可能并无异常体征。

（1）一般情况：患者一般情况的观察有助于疾病严重程度的评估。急性心肌梗死或心肺相关疾病患者可能面容焦躁、面色苍白、发绀或大汗，同时紧捂胸口，主诉如拳头压迫胸口一般疼痛（Levine 征）。此外，通过患者体形也可做一初步判断，如马方综合征患者特有的体形或高瘦身材的气胸患者等。

（2）生命体征：心动过速或低血压往往提示血流动力学不稳定，与心肌梗死所致心源性休克、大面积肺动脉栓塞、心包炎合并心脏压塞或张力性气胸等危重症相关。主动脉夹层患者常表现为血压升高，出现血压下降时多提示夹层撕裂至冠状动脉开

口或破入心包导致心脏压塞。亚大面积肺动脉栓塞常出现窦性心动过速。气促、低氧多提示肺源性疾病。心肌梗死或肺动脉栓塞患者也可伴低热。

（3）肺部体征：肺部查体可指导肺炎、哮喘、气胸等肺源性病因诊断。心肌梗死所致急性左心衰竭，或心肌梗死、主动脉夹层所致瓣膜并发症患者可发生急性肺水肿。

（4）心脏体征：颈动脉搏动征可见于心脏压塞或急性右心室功能不全；心脏听诊闻及第三或第四心音提示心脏收缩或舒张功能异常；二尖瓣反流性杂音或室间隔缺损性杂音提示心肌梗死所致机械性并发症；心包摩擦音提示心包炎。

（5）腹部体征：腹部局限性压痛多见于胃肠道相关疾病，心肺相关疾病相对较少合并腹部体征。

（6）血管查体：上肢脉搏消失或苍白需要警惕主动脉夹层撕裂所致；非对称下肢肿胀需警惕静脉栓塞可能。

（7）骨骼肌肉查体：肋骨关节红肿或局限性压痛多见于肋软骨炎；上肢感觉异常可能与颈椎疾病相关。

9. 心电图检查　是非创伤性胸痛病因诊断的重要检查之一，对于心肌缺血及相关并发症的评估至关重要。心肌梗死指南推荐，对于怀疑心肌梗死患者应在 10 min 内完成心电图检查。ST 段抬高型心肌梗死的治疗目标应是在治疗时间窗内，尽早开通罪犯血管，恢复相应心肌血供。ST 段压低或非对称性 T 波倒置至少 0.2 mV，则提示非 ST 段抬高型心肌梗死高危死亡风险及再发缺血风险。怀疑心肌梗死时，应每隔 30～60 min 复查心电图。怀疑右心室心肌梗死或常规 12 导联心电图未见明显异常时，应加做右心室导联。

除心肌梗死外，心电图 ST 段或 T 波异常也可见于肺动脉栓塞、心室肥厚、心包炎、心肌炎、水电解质或代谢紊乱等疾病。惊恐障碍、过度通气也可出现心电图非特异性 ST 段或 T 波改变。肺动脉栓塞心电图表现为窦性心动过速、电轴右偏、Ⅰ 导联 S 波为主、Ⅲ 导联 Q 波为主伴 T 波倒置

（S$_I$T$_{III}$Q$_{III}$）。心电图广泛 ST 段抬高而无明确定位则倾向于心包炎诊断。

10. 胸部影像学检查 胸部 X 线片是胸痛急诊的常规检查，可用于诊断肺源性病因如肺炎、气胸等。急性冠脉综合征患者 X 线胸片通常无明显异常，但可以明确有无合并肺水肿。此外，主动脉夹层可见纵隔增宽征象，肺动脉栓塞可见驼峰征（Hampton's hump）和 Westermark 征，慢性心包炎可见心包钙化。

11. 心肌标志物检测 是基于心肌细胞损伤或坏死后释放入血的特异性蛋白含量测定。其中，肌钙蛋白特异性最高，所有怀疑急性冠脉综合征的患者均应行肌钙蛋白检测，且每隔 3~6 h 重复，因为心肌梗死早期，肌钙蛋白水平可能在正常范围。肌钙蛋白动态检测有助于评估其升高是急性心肌缺血事件所致，抑或是结构性心脏病、终末期肾病等疾病引起肌钙蛋白水平长期升高。心肌炎患者也可能因心肌损伤导致肌钙蛋白水平升高。对于肺动脉栓塞或心力衰竭患者，肌钙蛋白检测可用于危险分层。

此外，D- 二聚体可用于肺动脉栓塞的排除性诊断。BNP 可用于心力衰竭的评估，或急性冠脉综合征或肺动脉栓塞的危险分层。

12. 心肌缺血激发性试验 对于胸痛病因未明、疑似低危或部分中危急性冠脉综合征患者，可采用运动负荷心电图检查进行明确诊断或预后评估。对于经急诊观察 8~12 h 病情平稳、无高危风险的胸痛患者，行运动负荷心电图检查是安全的。例如，一位胸痛低危风险患者，在发病 48 h 后行运动负荷心电图检查，若检查未提示心肌缺血，则未来 6 个月内缺血事件发生率仅 2%；反之，若检查提示心肌缺血或可疑缺血，则未来 6 个月内缺血事件发生率显著升高至 15%。若患者因身体原因无法进行运动，则可以选择药物负荷试验，采用心肌核素显像或超声心动图进行评估。

需要注意的是，负荷试验禁用于胸痛持续无缓解的患者，此时可以选择静息心肌核素显像。若检查未提示灌注异常，则冠状动脉病变可能性相对较低；反之，若检查提示灌注异常，则需入院进一步评估。

13. 超声心动图 并不作为胸痛急诊的常规检查。但对于无明显心电图 ST 段改变而胸痛持续或血流动力学不稳定的患者，超声下观察到室壁运动异常能够提示心肌缺血。超声心动图也可用于心肌梗死合并机械性并发症或心脏压塞的诊断。经胸超声不用于主动脉夹层的诊断，尽管有时可以观察到升主动脉部位内膜片移位。

14. CT 血管成像（CTA）检查 CTA 检查可用于评估冠状动脉狭窄的病变情况，尤其是对于前降支、回旋支和右冠状动脉近段病变的评估。对于冠状动脉正常的患者，CTA 检查的阴性预测价值很高。此外，CTA 检查还能用于主动脉夹层、肺动脉栓塞、心包积液等疾病的诊断。

15. 磁共振检查 心脏磁共振（CMR）是近年来应用于心脏结构、功能以及胸部血管评估的检查方法。CMR 能够准确测量心室容积及评价心室收缩功能，也可用于药物负荷试验评估心肌灌注情况。钆剂增强 CMR 能够准确定位心肌梗死所致心肌坏死区域，同时区分非缺血相关心肌病变。尽管不作为急诊常规检查方法，但对于肌钙蛋白升高、排除冠状动脉病变的患者，可以选择 CMR 对心肌组织结构进行评估。CMR 也可用于主动脉夹层诊断，但相对运用较少，因可选择 CTA 或经食管超声心动图等更为简便的检查方法进行诊断。

（三）急性胸痛的诊断原则

1. 快速明确诊断高危风险、可能危及生命的心肺相关病因（如心肌梗死、主动脉夹层、肺动脉栓塞、张力性气胸等）（表 3-2），并迅速启动治疗对策。

2. 快速分诊出低危胸痛患者，观察治疗的同时避免不必要的检查耗费，尽早康复出院。

表 3-2　胸痛病因及其特征

系统	病因	发作/持续时间	性质	部位	伴随特征
心肺相关疾病					
心脏	心肌缺血	心绞痛：活动、寒冷、应激状态下诱发，持续 2～10 min 不稳定型心绞痛：频率增加，静息状态下也可发作 心肌梗死：持续时间 > 30 min	压迫性、紧缩或挤压性、烧灼感	胸骨后，可放射至颈部、咽部、肩部、手臂或上腹部	第四心音奔马律，二尖瓣反流性杂音（少见），第三心音或杂音（严重缺陷或机械性并发症）
	心包炎	多变，持续数小时至数天，也可间歇发作	胸膜痛，尖锐样	胸骨后或心尖部，可放射至左臂	端坐或前倾位可缓解，心包摩擦音
血管	急性主动脉综合征	突发、持续性	撕裂样或刀割样	胸前区；可放射至后背，两侧肩部之间	与高血压、结缔组织病相关，主动脉瓣反流性杂音，上肢动脉搏动消失
	肺动脉栓塞	突发	胸膜痛，大面积栓塞时多见	单侧，栓塞所在部位	呼吸困难、气促、心动过速、血压下降
	肺动脉高压	多变，活动下诱发	压迫性	胸骨下	呼吸困难、静脉压升高
肺部	肺炎或胸膜炎	多变	胸膜痛	单侧，局限性	呼吸困难、咳嗽、发热，病变侧肺部啰音
	自发性气胸	突发	胸膜痛	单侧，气胸部位	呼吸困难，气胸侧呼吸音减弱
非心肺相关疾病					
胃肠道	食管反流	10～60 min	烧灼样	胸骨下、上腹部	斜卧位时加重，服用制酸剂可缓解
	食管痉挛	2～30 min	压迫性、紧缩性、烧灼样	胸骨后	与心绞痛易混淆
	消化性溃疡	较长，餐后 60～90 min	烧灼样	胸骨下、上腹部	进食或服用制酸剂可缓解
	胆囊疾病	较长	绞痛	上腹部、右季肋区，可向后背部放射	餐后发生
神经肌肉	肋软骨炎	多变	酸痛	胸骨	关节局部肿胀、压痛
	颈椎间盘疾病	多变，可能突发	酸痛，可伴麻木	手臂、肩膀	颈部活动时加重
	外伤	持续性	酸痛	局限于外伤部位	活动时加重
	带状疱疹	较长	尖锐样、烧灼样	沿着皮肤分布	疼痛部位疱疹形成
精神心理	情绪或心理相关因素	多变，可呈一过性或持续性	多变；呈紧缩性，伴呼吸困难或痛苦感	多变，可能位于胸骨后	特定情景下发作，既往可能存在类似发作病史

三、心悸

诊疗路径：

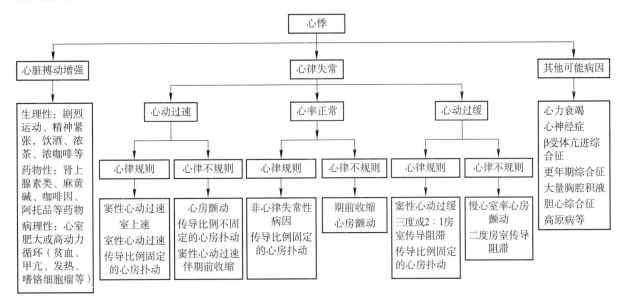

心悸（palpitation）为患者自觉心脏跳动的不适，是一种感觉症状，因此患者常有不同的描述，如"扑通感"或"心慌"等。心悸并不等同于心律失常，心悸时心率可快、可慢，也可能正常，同样心律可齐也可不齐。

（一）病因

心悸的病因非常广泛，除心脏本身病变外，某些全身疾病、生理状态、药物、精神因素等均可能使患者感到心悸。一项研究显示，在门诊主诉心悸的患者中，84%可确定病因，分别为心脏因素（43%）、精神因素（31%）、其他（10%）；心脏原因在急诊主诉心悸的患者中所占比例更高。心悸病因的分类方法有很多，临床诊疗习惯按照心悸的疾病谱来分类。

1. 心律失常 包括快速性心律失常、缓慢性心律失常、心率正常的心律失常。

（1）快速性心律失常：窦性心动过速、室上性心动过速、室性心动过速、心房扑动与心房颤动等。

（2）缓慢性心律失常：窦性心动过缓、病态窦房结综合征、各种房室传导阻滞、慢心室率心房颤动等。

（3）心率正常的心律失常：如偶发的房性或室性期前收缩、心室率正常的心房颤动等。

2. 非心律失常

（1）心脏疾病：如高血压、主动脉瓣狭窄等压力负荷增加导致心肌肥厚时，或主动脉瓣关闭不全、二尖瓣关闭不全、扩张型心肌病、左向右分流的先天性心脏病等容量负荷增加导致心腔扩大时。

（2）高动力循环状态：①生理性，如体力活动、情绪激动、紧张焦虑、大量进食、妊娠期、饮酒、饮浓茶或咖啡等富含咖啡因的饮料。②病理性，如甲状腺功能亢进症、贫血、发热、低血糖、嗜铬细胞瘤等。③药物性，如咖啡因、肾上腺素受体激动药、阿托品、茶碱类药物等。这些因素均可导致心率加快，心排血量增多。

（3）自主神经功能障碍：如心神经症、更年期综合征等。

（4）精神疾病：如惊恐障碍、广泛性焦虑障碍、躯体化、抑郁症等也可导致心悸。

（二）发病机制

心悸的发病机制尚未完全阐明，但与心肌收缩活动的强度、频率、节律等改变有关。

1. 心律失常　心动过速时，收缩期心室内压力上升的速度增快，使心室肌与瓣膜的紧张度突然增加而产生心悸；心动过缓时舒张期延长，心室充盈量增加，心肌收缩力代偿性增强而导致心悸；期前收缩时，在长间歇之后的心室收缩增强，加之提前的心脏搏动距前一次心脏搏动间歇较短，似连续心搏，也会导致心悸。

2. 心搏增强　高血压、主动脉瓣狭窄所致心室肥厚及某些神经体液及代谢因素所致高动力循环时，心肌收缩力增强，心排血量增加，可使患者感到心悸；扩张型心肌病、容量负荷增加等导致心脏增大、心腔内血量增多，心脏搏动时与胸腔内结构及胸壁的接触和作用力增加，也可能引起心悸。

3. 其他因素　自主神经功能紊乱及精神因素等，虽无心脏的器质性病变，但可引起心悸。

（三）诊治要点

1. 心悸问诊

（1）心悸发作的诱因：是否有劳累、紧张、进食、饮酒或摄入含咖啡因饮料等诱因，是否有基础疾病或正在服用某种药物。

（2）心悸发作的特点：心悸发作次数、持续时间、间隔时间、发作时的心（脉）率和心（脉）律等，有助于判断心悸的病因是心律失常性还是非心律失常性。

（3）心悸的伴随症状：①伴胸闷或胸痛，见于冠心病（如心绞痛、心肌梗死）及心肌炎、心包炎、心神经症等；②伴发热，见于急性感染、风湿热、心肌炎、心包炎等；③伴头晕、黑矇甚至晕厥，见于窦性停搏、病态窦房结综合征、高度房室传导阻滞、室性心动过速等；④伴贫血，见于各种原因引起的急性失血，此时常有虚汗以及脉搏微弱、血压下降或休克，心悸多在劳累后较明显；⑤伴呼吸困难，见于心力衰竭、急性心肌梗死、心肌炎、心包炎、重度贫血等；⑥伴消瘦及多汗，见于甲状腺功能亢进症；⑦伴发绀，见于先天性心脏病、右心功能不全和休克等。特别需要注意高危心悸患者的识别，如合并晕厥、胸痛、呼吸困难的患者。

（4）心悸的缓解方式：如突发、突止的心悸多提示心律失常，含服硝酸甘油可缓解的心悸多提示心绞痛等。

2. 体格检查　主要关注生命体征，颈静脉压力、脉搏的评估及心前区听诊有助于明确心悸的病因。

3. 辅助检查　心电图是明确心悸病因最便捷、有效的方法，若常规心电图未发现异常而又怀疑患者是心源性因素时，可行动态心电图（Holter）检查、运动平板试验及长期心律监测（外部或植入）。其他实验室检查和影像学检查甚至冠状动脉造影等，可在初步判断大致方向后选择实施。

4. 治疗原则　最重要的是查明心悸的病因后对因治疗。除此之外，须注意生活方式的改善，如避免劳累、烟酒、咖啡因等；药物引起者可考虑其他药物替代治疗。医生应注意心悸会使患者焦虑不安甚至感到恐惧，一旦排除了引起心悸的严重原因，应向患者说明心悸不会对预后产生不利影响，消除患者的紧张情绪。

四、低氧和发绀

（一）低氧

诊疗路径：

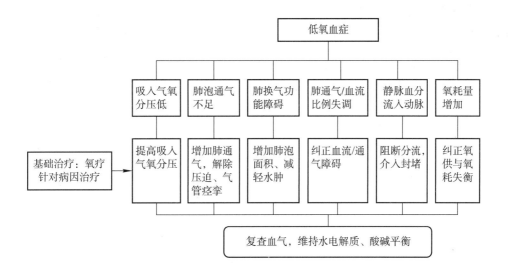

1. 定义 低氧血症是指血液中含氧不足，动脉血氧分压（PaO_2）低于同龄人的正常下限，主要表现为血氧分压与血氧饱和度下降。成年人正常 PaO_2 为 80～100 mmHg。

2. 机制 缺氧对器官的影响取决于缺氧发生的程度、速度、持续时间和机体的功能代谢状态。慢性轻度缺氧主要引起器官代偿性反应；急性严重的缺氧，器官常出现代偿不全和功能障碍，甚至引起重要器官产生不可逆损伤，导致机体死亡。低氧血症对机体的影响包括短期效应及长期效应。低氧血症首先兴奋呼吸中枢，增加通气量以提高 PaO_2；同时通过增加心率和搏出量使心排血量增加。继之，促红细胞生成素分泌增多，血细胞比容增加，从而增加血氧含量。以上效应的结果是增加机体的供氧量。PaO_2 降低使肺血管收缩，短期内可改善肺 V/Q 比值，增加氧输送，但其长期结果是使肺动脉压升高、心肌做功增加，导致肺源性心脏病的发生。低氧血症可使呼吸氧耗增加，导致慢性营养不良。

（1）呼吸系统的变化

1）代偿性反应：①呼吸加深、加快。②胸廓呼吸运动增加，主要是低氧血症引起的呼吸运动增加使胸内负压增大，促进静脉回流增加，增加心排血量和肺血流量，有利于氧的摄取和运输。

2）呼吸功能障碍：高原肺水肿，表现为呼吸困难、咳嗽、咳血性泡沫痰，肺部有湿啰音，皮肤黏膜发绀等。肺水肿影响肺的换气功能，可使 PaO_2 进一步下降，加重缺氧。PaO_2 过低可直接抑制呼吸中枢，使呼吸抑制，肺通气量减少，导致呼吸衰竭。

（2）循环系统的变化

1）心排血量增加，其主要机制如下。①心率加快：当吸入含 80% O_2 的空气时，心率可增加 1 倍。②心肌收缩性增强：缺氧作为一种应激原，可使交感神经兴奋和儿茶酚胺释放增多，作用于心脏 β 肾上腺素受体，使心率加快，心肌收缩性增强。③静脉回流增加：缺氧时胸廓运动和心脏活动增强，胸腔内负压增大，静脉回流增加和心排血量增加。

2）血液重分布。

3）肺血管收缩（肺血管对缺氧的反应与体血管相反）。

4）毛细血管增生。

（3）血液系统的变化：缺氧可使骨髓造血增强和氧合血红蛋白解离曲线右移。

1）红细胞增多。

2）氧合血红蛋白解离曲线右移。

3）血红蛋白表型重建。

（4）中枢神经系统的变化：中枢神经系统是对缺氧最为敏感的器官，因为脑对氧的需求非常高。脑质量仅为体重的 2%，而脑血流占心排血量的 15%，脑耗氧量占总耗氧量的 23%。所以，脑对缺氧十分敏感，临床上脑完全缺氧 5~8 min 后可发生不可逆的损伤。急性缺氧可引起头痛、情绪激动，思维力、记忆力、判断力下降或丧失及运动不协调等。严重缺氧可使脑组织发生细胞肿胀、变性、坏死及脑间质水肿等形态学变化，这与缺氧及酸中毒使脑微血管通透性增高，引起脑间质水肿有关。这些损伤常常在缺氧数分钟内发生，且不可逆。

3. 常见原因及分类　常见原因包括：①吸入氧分压过低；②肺泡通气不足；③弥散功能障碍；④肺泡通气/血流比例失调；⑤右向左分流。

（1）吸入气体氧分压过低：因吸入过低氧分压气体所引起的缺氧，又称为大气性缺氧。

（2）外呼吸功能障碍：由肺通气或换气功能障碍所致，称为呼吸性缺氧。常见于各种呼吸系统疾病、呼吸中枢抑制或呼吸肌麻痹等。

（3）静脉血分流入动脉：多见于先天性心脏病。

4. 诊断路径

（1）低氧血症、缺氧和氧供不足

低氧血症是指循环系统中的氧分压低于正常，定义为 $PaO_2 < 60$ mmHg。PaO_2 是判断有无低氧血症的唯一指标。

缺氧的诊断比较困难。缺氧时线粒体不能进行有氧氧化，而进行无氧酵解。由于无氧酵解产生大量乳酸，因此血液中乳酸的含量是判断有无缺氧的重要指标。血乳酸浓度 > 1.5 mmol/L 即为缺氧。但不是所有的缺氧存在血液中乳酸浓度升高。如在低血容量性休克早期组织存在缺氧，但由于血管收缩，组织中产生的乳酸聚集在局部组织中而未进入循环系统，血液中的乳酸浓度可不升高。同样，血液中乳酸浓度升高并不都存在缺氧，如肝硬化的患者输注大量含乳酸的液体可导致血液中乳酸浓度升高。因此，判断有无缺氧首先应明确有无导致缺氧的病因存在，测定血液中乳酸浓度只是辅助诊断措施。缺氧分为低张性缺氧、血液性缺氧、循环性缺氧和组织性缺氧。

氧供（DO_2）又称为总体氧供，是指单位时间内循环系统向全身组织输送氧的总量。氧供由下面公式计算：$DO_2 = CO \times CaO_2$。其中 CO 为心排血量，CaO_2 为动脉血氧含量。从上面的公式可以看出，心排血量和动脉血氧含量不足都可导致氧供不足。心排血量受每搏量和心率的影响。血氧含量受血红蛋白含量和氧饱和度的影响。

（2）低氧血症的特点

1）由于弥散入动脉血中的氧压力过低使 PaO_2 降低，过低的 PaO_2 可直接导致 CaO_2 和 SaO_2 降低。

2）如果血红蛋白无质和量的异常变化，CO_2max 正常。

3）由于 PaO_2 降低时，红细胞内 2,3-DPG 增多，故血 SaO_2 降低。

4）低张性缺氧时，PaO_2 和血 SaO_2 降低使 CaO_2 降低。

5）动-静脉氧差（$A-VdO_2$）减小或变化不大。通常 100 mL 血液流经组织时约有 5 mL 氧被利用，即 $A-VdO_2$ 约为 2.23 mmol/L（5 mL/dL）。氧从血液向组织弥散的动力是两者之间的氧分压差。当低张性缺氧时，PaO_2 明显降低和 CaO_2 明显减少，使氧的弥散速度减慢，同量血液弥散给组织的氧量减少，最终导致 $A-VdO_2$ 减小和组织缺氧。如果是慢性缺氧，组织利用氧的能力代偿增加时，$A-VdO_2$ 变化也可不明显。

6）皮肤黏膜颜色的变化。正常毛细血管中脱氧血红蛋白平均浓度为 26 g/L。低张性缺氧时,动脉血与静脉血的氧合血红蛋白浓度均降低,毛细血管中氧合血红蛋白必然减少,脱氧血红蛋白浓度则增加。当毛细血管中脱氧血红蛋白平均浓度增加至 50 g/L 以上($SaO_2 \leqslant 80\%$),可使皮肤黏膜出现青紫色,称为发绀。在慢性低张性缺氧时很容易出现发绀。发绀是缺氧的表现,但缺氧的患者不一定都有发绀,如贫血引起的血液性缺氧可无发绀。同样,有发绀的患者也可无缺氧,如真性红细胞增多症患者,由于血红蛋白异常增多,使毛细血管内脱氧血红蛋白含量很容易超过 50 g/L,故易出现发绀而无缺氧症状。

(3)低氧血症程度:低氧血症是指 PaO_2 低于正常值下限,或低于预计值 10 mmHg。正常人 PaO_2 随年龄增长而逐渐降低,$PaO_2 = (100-0.3 \times$ 年龄)± 5 mmHg。临床上常根据 PaO_2 和 SaO_2 来划分低氧血症的严重程度。

轻度:$PaO_2 > 50$ mmHg,$SaO_2 > 80\%$,常无发绀。

中度:PaO_2 30 ~ 50 mmHg,SaO_2 60% ~ 80%,常有发绀。

重度:$PaO_2 < 30$ mmHg,$SaO_2 < 60\%$,发绀明显。

5. 临床对策

(1)氧疗:方法有简易面罩、有创机械通气、无创机械通气。

氧疗的目的在于提高动脉血氧分压、氧饱和度及氧含量,以纠正低氧血症,确保对组织的氧供应,达到缓解组织缺氧的目的。无论其基础疾病是哪一种,低氧血症均为氧疗的指征。按血气分析,低氧血症分为两种。①低氧血症伴高碳酸血症:通气不足所致的缺氧,伴有二氧化碳潴留,氧疗可纠正低氧血症,但无助于二氧化碳排出;如应用不当,反可加重二氧化碳潴留。②单纯低氧血症:一般为弥散功能障碍和通气/血流比例失调所致。当弥散功能障碍时,通过提高吸入氧浓度,可较满意地纠正低氧血症,但对通气/血流比例失调而产生的肺内分流氧疗并不理想,因为氧疗对无通气的肺泡所产生的动静脉分流无帮助。

(2)高压氧舱治疗。

(3)解除支气管痉挛:主要用磷酸二酯酶抑制药如氨茶碱、二羟丙茶碱,有松弛气道平滑肌、抑制组胺释放作用;其他亦可选用抗胆碱药(如异丙阿托品)、选择性 β_2 受体激动药(如沙丁胺醇)和肾上腺皮质激素。

(二)发绀

诊疗路径:

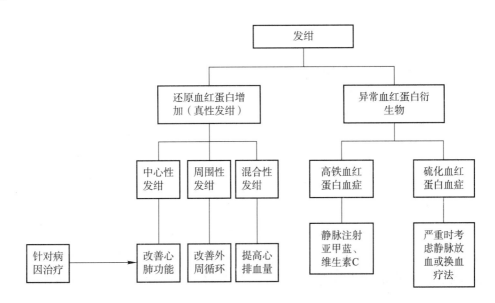

1. 定义 发绀（cyanosis）是指血液中还原血红蛋白增多使皮肤和黏膜呈青紫色改变的一种表现，也称紫绀。这种改变常发生在皮肤较薄、色素较少和毛细血管较丰富的部位，如口唇、指（趾）、甲床等。

2. 机制 发绀是由于血液中还原血红蛋白的绝对量增加所致。还原血红蛋白浓度可用血氧的未饱和度来表示。正常血液中含血红蛋白为 15 g/dL，能携带 20 vol/dL 的氧，此种情况称为 100% 氧饱和度。正常从肺毛细血管流经左心至体动脉的血液，其氧饱和度为 96%（19 vol/dL），而静脉血液的氧饱和度为 72% ~ 75%（14 ~ 15 vol/dL），氧未饱和度为 5 ~ 6 vol/dL，在周围循环毛细血管血液中，氧的未饱和度平均约为 3.5 vol/dL。当毛细血管内的还原血红蛋白超过 50 g/L（5 g/dL）时（即血氧未饱和度超过 6.5 vol/dL），皮肤黏膜可出现发绀。但临床实践资料表明，此说法并非完全可靠。因为以正常血红蛋白浓度 150 g/L 计，50 g/L 为还原血红蛋白时，提示已有 1/3 不饱和血红蛋白。当动脉血氧饱和度（SaO_2）66% 时，相应动脉血氧分压（PaO_2）已降低至此 34 mmHg（4.5 kPa）的危险水平。事实上，在血红蛋白浓度正常的患者，如 $SaO_2 < 85\%$ 时，发绀已明确可见。但近年来有些临床观察资料显示，在轻度发绀患者中，$SaO_2 > 85\%$ 占 60% 左右。此外，若患者吸入氧能满足 120 g/L 血红蛋白氧合时，病理生理上并不缺氧；而若患者血红蛋白水平升高达 180 g/L 时，虽然 $SaO_2 > 85\%$ 亦可出现发绀。严重贫血（血红蛋白 < 60 g/L）时，虽 SaO_2 明显降低，但常不能显示发绀。故而，在临床上所见发绀并不能全部确切反映动脉血氧下降的情况。

3. 病因与分类 根据引起发绀的原因可将其作如下分类。

（1）血液中还原血红蛋白增加（真性发绀）

1）中心性发绀：此类发绀的特点表现为全身性，除四肢及颜面外，也累及躯干和黏膜，但受累部位的皮肤是温暖的。发绀的原因多为心、肺疾病引起呼吸功能衰竭、通气与换气功能障碍、肺氧合作用不足导致 SaO_2 降低。一般可分为：①肺性发绀，即由于呼吸功能不全、肺氧合作用不足所致。常见于各种严重的呼吸系统疾病，如喉、气管、支气管的阻塞，肺炎、阻塞性肺气肿、弥漫性肺间质纤维化、肺淤血、肺水肿、急性呼吸窘迫综合征、肺栓塞、原发性肺动脉高压等。②心源性发绀，由于异常通道分流，使部分静脉血未通过肺进行氧合作用而入体循环动脉，如分流量超过心排血量的 1/3，即可出现发绀。常见于发绀型先天性心脏病，如法洛（Fallot）四联症、Eisenmenger 综合征等。

2）周围性发绀：此类发绀常由于周围循环血流障碍所致。其特点表现在发绀常出现于肢体的末端与下垂部位。这些部位的皮肤是冷的，但若给予按摩或加温，使皮肤转暖，发绀可消退。此特点亦可作为与中心性发绀的鉴别点。此型发绀可分为：①淤血性周围性发绀：常见于引起体循环淤血、周围血流缓慢的疾病，如右心衰竭、渗出性心包炎心脏压塞、缩窄性心包炎、血栓性静脉炎、上腔静脉阻塞综合征、下肢静脉曲张等。②缺血性周围性发绀：常见于引起心排血量减少的疾病和局部血流障碍性疾病，如严重休克、暴露于寒冷中和血栓闭塞性脉管炎、雷诺（Raynaud）病、肢端发绀症、冷球蛋白血症等。

3）混合性发绀：中心性发绀与周围性发绀同时存在，可见于心力衰竭等。

（2）血液中存在异常血红蛋白衍生物

1）高铁血红蛋白血症：由于各种化学物质或药物中毒引起血红蛋白分子中二价铁被三价铁所取代，致使失去与氧结合的能力。当血中高铁血红蛋白量达到 30 g/L（3 g/dL）时可出现发绀。常见于苯胺、硝基苯、伯氨喹、亚硝酸盐、磺胺类等中毒所致发绀，其特点是发绀出现急剧，抽出的静脉血呈深棕色，虽给予氧疗但发绀不能改善，只有给予静脉注射亚甲蓝或大量维生素 C，发绀方可消退，用分光镜检查可证实血中高铁血蛋白存在。由于大量进食含亚硝酸盐的变质蔬菜引起的中毒性高铁血红蛋白血症，也可出现发绀，称肠源性青紫症。

2）先天性高铁血红蛋白血症：自幼即有发绀，而无心、肺疾病及引起异常血红蛋白的其他原因，有家族史，身体一般状况较好。

3）硫化血红蛋白血症：为获得性。服用某些含硫药物或化学品后，使血液中硫化血红蛋白达到 5 g/L 即可发生发绀。但一般认为本病患者须同时有便秘或服用含硫药物在肠内形成大量硫化氢为先决条件。发绀的特点是持续时间长，可达数月以上，血液呈蓝褐色，分光镜检查可证明有硫化血红蛋白的存在。

4. 诊断路径

（1）发绀伴呼吸困难：常见于重症心、肺疾病及急性呼吸道梗阻、大量气胸等患者；而高铁血红蛋白血症患者虽有明显发绀，但一般无呼吸困难。

（2）发绀伴杵状指（趾）：提示病程较长。主要见于发绀型先天性心脏病及某些慢性肺部疾病。

（3）发绀伴意识障碍及衰竭：主要见于某些药物或化学物质中毒、休克、急性肺部感染或急性心力衰竭等。

（4）发病年龄与性别：自出生或幼年即出现发绀者，常见于发绀型先天性心脏病，或先天性高铁血红蛋白血症。特发性阵发性高铁血红蛋白血症可见于育龄女性，且发绀出现多与月经周期有关。

（5）发绀部位及特点：用以判断发绀的类型。如为周围性，则须询问患者有无心脏和肺部疾病症状，如心悸、晕厥、胸痛、气促、咳嗽等。

（6）发病诱因及病程：急性起病又无心肺疾病表现的发绀，须询问患者有无摄入相关药物、化学物品、变质蔬菜以及在有便秘情况下服用含硫化物的病史。

5. 临床对策　针对不同的病因，分别予以不同的治疗。

五、水肿

诊疗路径：

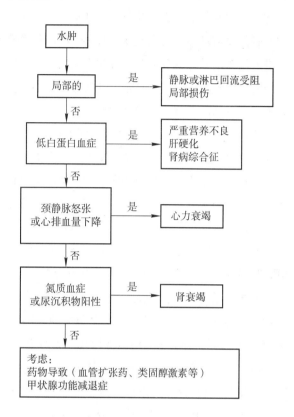

临床上，水肿（edema）定义为组织间隙过量的液体潴留。许多疾病都会引起水肿，如心力衰竭、肝硬化和肾病综合征等。

（一）病理生理学机制

人体内约 1/3 的水存在于细胞外，其中 3/4 为组织液，其余为血浆。调节细胞外水分在不同区域内分布的力即为 Starling 力。毛细血管静水压和组织间液的胶体渗透压，会促使液体从血管内流向血管外。血浆中蛋白质产生的胶体渗透压和组织间液的静水压促使液体流入血管内。因此，血管中的水及可溶性物质会在毛细血管小动脉末端发生运动。液体从毛细血管小静脉端通过淋巴管由细胞间隙流回血管。这三种运动通常是平衡的，虽然血管与组织间隙间总是发生大量的液体交换，但是血管内和组织间隙的容量大小仍然基本稳定。然而，如果毛细血管静水压上升或胶体渗透压下降，那么液体会从血管内向组织间隙净流入。

　　临床上，水肿的定义为由于 Starling 力改变引起的液体从血管内流向组织间隙，导致组织间液明显增多。水肿的形成主要涉及两个基本步骤：①毛细血管的血流动力学发生改变，有利于液体从血管腔进入组织间隙，并且多余的液体也无法通过淋巴管的充分引流去除；②肾对水、钠的保留。当组织间液的体积增加 2.5~3 L 时才会表现为临床上明显的水肿（除外超敏反应所致的局部水肿），而正常血浆的体积约为 3 L，如果增加的组织间液量全部来自血浆，那么患者会出现明显的血液浓缩和休克。而为了避免这种情况的发生，肾起到了非常重要的作用。在水肿形成的初始阶段，血管内的液体进入组织间隙，血液容量减少，组织灌注减少。此时，肾保留水、钠，使得液体继续留在血管内，维持正常的血容量。而由于毛细血管的血流动力学改变，大量液体还是进入了组织间隙，并最终表现为水肿。但有些情况下，肾对水、钠的保留作用是异常的，此时血容量及细胞间液的体积均会增加。

　　如果静脉梗阻或淋巴液引流不畅，静脉压力会增大，导致毛细血管压力增加，从而引起水肿。毛细血管压力增加可以是全身性的，如心力衰竭；也可以局限在单侧肢端，如单侧血栓静脉炎引起的静脉压力增高。各种原因引起的低蛋白血症导致血浆胶体渗透压降低时也会出现水肿，如肾病综合征患者大量白蛋白从尿液中丢失，或者机体的蛋白合成能力严重降低时。因此，任何打破由 Starling 力维持的液体交换平衡的因素均可能引起水肿。

　　1. 毛细血管通透性增加　内皮损伤会引起毛细血管通透性的增加，导致血管内的蛋白质进入组织间隙，从而引起水肿。内皮损伤的原因有很多，如药物、病毒或细菌感染及热损伤或机械损伤都会引起毛细血管壁的损伤，超敏反应和免疫损伤也会引起毛细血管通透性的增加。毛细血管内皮损伤引起的水肿多为炎性水肿，这种水肿常是局限的凹陷性水肿，并且伴有其他严重的临床表现，如红、肿、触痛。

　　2. 毛细血管静水压升高　毛细血管内的液体压力是由于心脏收缩产生的，但是毛细血管动脉端括约肌的自动调节能力很强。因此，毛细血管内的液体压力受动脉压力变化的影响不大。相比之下，毛细血管静脉端的压力调节能力较差，因为静脉压力的变化对血管内压力的影响很大。毛细血管的静脉压力在以下两种情况下会增加：①静脉系统的血容量增加；②静脉发生阻塞。临床上，心力衰竭和肾疾病常因血容量的增加而引起水肿，而肝静脉患者的肝窦压力升高，导致静脉阻塞，从而引起水肿。右心衰竭和心包疾病产生水肿的原因也是静脉梗阻。

　　3. 低白蛋白血症导致血浆胶体渗透压降低　在血管内外液体交换中，限制血液从毛细血管向外过滤的主要力量是有效胶体渗透压，其中血浆胶体渗透压起重要作用。血浆胶体渗透压主要由血浆白蛋白维持，当血浆白蛋白合成减少或大量丧失时，血浆胶体渗透压下降，组织液生成增加。血浆白蛋白降低的主要原因有：①蛋白质合成障碍，见于肝硬化或严重营养不良；②蛋白质分解代谢增强，见于慢性消耗性疾病，如结核、恶性肿瘤等；③蛋白质丧失过多，见于肾病综合征时大量蛋白质从尿中丧失。

　　4. 淋巴阻塞　正常时略多生成的组织液通过淋巴返回体循环。当淋巴道堵塞时，淋巴回流受阻，含蛋白质的水肿液在组织间隙聚积，形成淋巴性水肿。如乳腺癌进行手术或放射治疗时波及腋窝淋巴结，造成淋巴循环破坏或纤维化，可引起患侧上肢严重水肿。丝虫病可引起腹股沟淋巴管和淋巴结广泛纤维化，使淋巴回流受阻，引起患肢和阴囊水肿，严重时称象皮肿。

　　5. 黏液性水肿　甲状腺功能减退会导致白蛋白和其他蛋白质在组织间隙大量累积。一部分原因可能是毛细血管的通透性增加，导致蛋白质进入组织间隙。但是正常情况下，组织间隙内多余的蛋白质和液体可以通过淋巴管返回到全身循环，而黏液性水肿患者的淋巴引流量并没有明显增加。可能的原因是，多余的蛋白质与组织间隙中过量的黏多糖结合，使其难以被淋巴引流清除。

6. 水肿的代偿机制

（1）肾因素和肾素 – 血管紧张素 – 醛固酮系统（RAAS）：许多水肿状态下，虽然细胞外液体积增加，但有效循环血量及组织的有效灌注是下降的。低灌注状态会启动一系列变化以维持正常的有效循环血量，其中的关键环节是 RAAS 的激活及交感系统的活性增加，会增强肾对水、钠的重吸收，进一步加重水肿。

（2）抗利尿激素（antidiuretic hormone，ADH）：当细胞内渗透压升高时，机体会分泌 ADH。通过刺激 V2 受体，ADH 可以增加远端小管和集合小管对游离水的重吸收作用，从而增加机体的水量。一些有效循环血量降低的心力衰竭患者会出现循环中 ADH 增加，促进水肿和低钠血症的发生。

（3）内皮素 –1：由内皮细胞释放，是一种有效的血管收缩剂。严重心力衰竭患者常伴有内皮素 –1 浓度升高，这种激素会引起肾血管收缩、钠潴留和水肿。

（4）心房钠尿肽（atrial natriuretic peptide，ANP）：心房扩张时，机体会释放一种名为 ANP 的多肽，ANP 的前体储存在心房肌细胞内的分泌颗粒中。与 ANP 密切相关的脑利钠肽前体（BNP）主要储存在心室肌细胞中，心室舒张压升高时会释放 BNP。释放的 ANP 和 BNP 与受体结合，一方面可以提高肾小球滤过率，抑制近端小管中钠的重吸收以及抑制肾素、醛固酮的释放，从而排泄水、钠；另一方面可以通过拮抗血管紧张素 II 和 ADH 的缩血管作用以及拮抗交感反射，从而扩张小动脉和小静脉。因此，ANP 和 BNP 水平的升高可以对抗水肿和有效血容量降低状态下的水钠潴留。但虽然心力衰竭和肝硬化腹水患者体内的 ANP 和 BNP 水平升高，但在水肿状态下，这两种激素效果的抵抗增加，因此无法有效地防止水肿形成。

（二）临床表现、常见病因及分类

水肿明显的患者常出现体重的增加。严重的全身性水肿称为 Anasarca。腹水和胸腔积液分别是指腹腔和胸腔内出现异常的过量积液，也是特殊形式的水肿。有时用手指按压皮肤后会发生局部凹陷，即"凹陷性水肿"，但有些疾病引起的水肿是非凹陷性的。根据水肿出现的部分，可分为全身性水肿和局限性水肿。心源性、肾源性、肝源性水肿患者的病史、体格检查及实验室检查结果的比较见表 3-3。

表 3-3　心源性、肝源性、肾源性水肿患者病史、体格检查及实验室检查结果的比较

项目	心源性	肝源性	肾源性（慢性肾病）	肾源性（肾病综合征）
病史特点	活动后呼吸困难，有时可合并端坐呼吸和阵发性夜间呼吸困难	呼吸困难不常见，但合并严重腹水时可有呼吸困难；常有酗酒史	慢性病程，常合并尿毒症表现，如食欲缺乏、乏力、精力不集中等；呼吸困难较心源性水肿少见	儿童糖尿病，浆细胞病
体格检查	颈静脉压力升高；奔马律（S_3）；有时可有异常的心尖冲动；严重时可有发绀、四肢厥冷、脉搏细数等	常伴腹水，颈静脉压力正常或降低；血压偏低；常合并慢性肝疾病的表现（如黄疸、肝掌、蜘蛛痣等）	血压升高，高血压性视网膜病变，有时出现心包摩擦音	眶周水肿，高血压
实验室检查	常有尿素氮、肌酐升高，血钠常降低，利尿钠肽升高	严重时有白蛋白、胆固醇及其他肝合并蛋白降低；不同程度氨基转移酶升高；易并发低钾血症，呼吸性碱中毒	血肌酐及胱抑素 C 水平升高、蛋白尿、高钾血症、代谢性酸中毒、高磷血症、低钙血症、贫血	蛋白尿（＞3.5 g/d），低白蛋白血症；高脂血症；镜下血尿

1. 全身性水肿

（1）心力衰竭：当患者出现心力衰竭时，心室收缩期排空障碍和（或）心室舒张功能受损或使得血液在静脉循环中蓄积，导致有效循环血量下降。有效循环血量的下降会激活交感神经系统，进一步收缩肾血管，减少肾小球滤过率。当轻度心力衰竭时，循环血量不足的程度较轻，根据 Starling 定律，心室舒张容积增加的同时心肌收缩力也会增强，从而维持心排血量。但当严重心力衰竭时，水钠进一步潴留，增加的液体量积聚在静脉系统中，使得静脉压力增加并引起水肿。如果患者存在心脏疾病的证据，如心脏扩张和（或）心室肥大，同时合并有心力衰竭的表现，如呼吸困难、肺底啰音、静脉扩张和肝大等，通常表明水肿是心力衰竭引起的。心力衰竭引起的水肿主要出现在身体的下垂部分。心脏超声检查有助于诊断。

（2）肾病：肾小球肾炎急性发作期可出现水肿，这类患者常合并典型的血尿、蛋白尿及高血压的表现。目前主要认为，肾小球肾炎引起水肿的原因是肾功能不全引起肾原发性地对水、钠的重吸收异常。还有部分观点支持毛细血管的通透性增加也是此类患者水肿的原因。肾病患者出现水肿时，心脏的收缩功能是正常的甚至是增加的。急性肾衰竭并发水肿患者不会出现端坐呼吸，X 线胸片通常也没有心脏增大的表现。慢性肾功能不全的患者也会由于肾重吸收水钠而出现水肿。

（3）肾病综合征和其他低白蛋白状态：肾病综合征患者大量的蛋白质从尿液中丢失，导致血浆胶体渗透压降低，从而产生水肿。严重的低白蛋白血症（< 35 g/L）、血浆胶体渗透压降低及血管中的水钠丢失，导致有效循环血量减少，因此 RAAS 被激活。多种肾疾病都会表现为肾病综合征，如肾小球肾炎、糖尿病肾病等。肾病综合征的水肿通常是弥漫对称的，从眼睑、颜面开始逐渐蔓延到全身，晨起时会出现明显的眶周水肿。

（4）肝硬化：肝静脉流出受阻、内脏血容量增加是肝硬化患者特征性的病理变化。肝内压力增高

刺激了肾对水钠的重吸收，导致有效循环血量减少。另一方面，肝硬化患者的肝合成白蛋白减少，加上外周血管的扩张，又导致有效循环血量进一步减少。有效循环血量不足激活了 RAAS 和肾交感神经系统，并释放 ADH 和内皮素 -1，激活其他水钠潴留的机制。同时，由于肝分解能力下降，血液循环中的醛固酮浓度升高。在肝硬化失代偿早期，多余的组织液首先会淤积在门静脉的近端，阻塞肝淋巴管回流，导致腹水的形成。随着疾病的发展，当患者出现严重的低白蛋白血症时可能会出现周围性水肿，这是因为大量腹水会增加腹腔压力，导致下肢静脉回流障碍，引起下肢水肿。肝硬化患者会产生过量的前列腺素（PGE$_2$ 和 PGI$_2$），减少肾的水钠潴留。当非甾体抗炎药（NSAID）抑制前列腺素合成时，可能会导致肾功能恶化，进一步加重水钠潴留。

（5）药物性水肿：临床上广泛使用的许多药物可能会引起水肿。其机制包括肾血管收缩（NSAID和环孢素）、小动脉扩张（血管扩张药）、肾重吸收钠增加（类固醇激素）和毛细血管损伤。

（6）营养源性水肿：长期低蛋白质饮食可能会导致低蛋白血症和水肿。维生素 B 缺乏性心脏病是一种由于维生素 B$_1$ 长期严重缺乏导致的高排量心脏病，这类患者也会出现水肿。并且由于长期缺乏维生素，这类患者常有多发的外周血管动静脉瘘形成，使得全身组织灌注下降、有效循环血量减少，水肿进一步加重。当极度饥饿的患者开始摄入营养后，也有可能会加剧水肿，这可能与食物中钠的摄入量增加、水钠潴留增加有关。胰岛素释放增加是"再喂养水肿"的另一个可能原因，释放胰岛素会直接增加肾小管对钠的重吸收。除低白蛋白血症外，低钾血症和热量缺乏也可能与饥饿水肿有关。

2. 局部性水肿　是指水肿局限于特定的器官或血管床。单侧末梢水肿通常由于静脉或淋巴回流受阻（如深静脉血栓性形成、肿瘤阻塞、原发性淋巴水肿、局部淋巴切除和丝虫病）。淋巴性水肿很

难治疗，因为淋巴液流动受限会导致组织液中的蛋白质浓度增加，进一步加重水肿。瘫痪时低垂末梢的静止性水肿也可出现。过敏反应（血管性水肿）和上腔静脉阻塞可能出现面部局部水肿。双侧低垂末梢水肿可能存在局部病因，如下腔静脉阻塞、腹水压迫、腹部包块。腹水（腹腔积液）和胸腔积液作为独立的局部性水肿，多见于感染或肿瘤。

3. 其他原因 甲状腺功能减退引起的黏液性水肿和继发于 Graves 病的胫前黏液性水肿通常是非凹陷性的，这类水肿是由透明质酸的沉积所致。还有一些少见的水肿病因，如外源性肾上腺皮质功能亢进症、妊娠、外源性补充雌激素和血管扩张药的应用，特别是二氢吡啶类（如硝苯地平）。

4. 水肿的部位 水肿的分布对病因判断有重要的指导意义。心力衰竭相关水肿多见于下肢足踝部，且夜间更加严重。当心力衰竭患者卧床时，骶部水肿更为明显。严重的心力衰竭患者还会出现腹水。应该注意的是，这种心力衰竭相关腹水患者与肝硬化腹水患者，心力衰竭患者的颈静脉压力往往升高，而肝硬化患者的颈静脉压力往往正常。低白蛋白血症引起的水肿（常见于肾病综合征中）在眼睑和面部的疏松软组织中最明显，且晨起时最明显。面部水肿还有一些少见病因，如旋毛虫病、超敏反应和黏液水肿。静脉和（或）淋巴管阻塞引起的水肿通常局限在单侧上／下肢或双上肢。单侧肢体瘫痪也可能因影响患肢的静脉和淋巴引流，导致患肢水肿。上腔静脉阻塞的患者中，水肿仅出现在面部、颈部和上肢，因为这些部位的静脉压力很高。

（三）临床对策

水肿治疗的基本原则：确定和治疗水肿的潜在病因，限制钠的摄入（＜500 mg/d），以及利尿药的使用。

1. 利尿治疗前需考虑的问题 ①水肿何时需要治疗；②清除水肿的后果。③水肿清除的速度。

（1）水肿何时需要治疗：除肺水肿外，大部分水肿对患者的生命没有即时的威胁。因此，清除水

肿的过程应当缓慢进行。尤其是在伴低血钾、代谢性酸中毒的肝硬化患者中，利尿药导致的快速液体交换会引起肝性脑病或肝肾综合征。

（2）清除水肿的后果：心力衰竭和肝硬化时，为了维持充足的有效循环血量，肾会代偿性地保留水、钠，这种情况下，利尿治疗在一定程度上会引起有效循环血量的下降。即便如此，大部分患者仍能从利尿治疗中获益。对于心力衰竭患者，利尿治疗可以改善运动耐量、缓解肺淤血的症状。对于非心源性水肿的患者，大多数时候利尿治疗也能缓解患者疲劳和腹胀不适。

但某些情况下，利尿治疗对有效循环血量的影响非常大，会严重影响组织灌注，通常见于以下两种情况：①患者基线状态的有效循环血量非常低，如严重的心力衰竭；②肝硬化患者清除水肿的速度过快。利尿治疗后，组织灌注的充分性可以通过检测血尿素氮（BUN）和血清肌酐浓度来简单估算。只要这些指标保持恒定，就可以假设利尿治疗并未导致肾或其他器官的灌注显著受损。

而在肾原发性保留水、钠的情况下，有效循环血量是增加的。因此，利尿治疗可将有效循环血量恢复到正常水平。静脉／淋巴管阻塞或恶性腹水合并局部水肿的患者，利尿治疗后损失的血容量无法得到有效补充。因此，这类患者应慎用利尿药。静脉功能不全引起的下肢水肿主要依靠抬高腿部、穿弹力袜及其他医疗手段进行治疗。

（3）水肿清除的速度：使用利尿药清除液体时最初损失的是血管内的液体，这会导致静脉压力下降，水肿液体会被动员进入血管，补充损失的血容量。对于心力衰竭、肾病综合征和原发性水钠潴留患者来说，这种动员的速度非常快。因此，严重水肿患者可在 24 h 内去除 2～3 L 的液体而不伴有血容量的明显下降。

但对于肝硬化腹水而不伴外周水肿的患者来说，利尿后血容量的补充方式是腹水经过腹膜毛细血管动员到血管内。这一过程的最大转运液体量是 300～500 mL/d，如果利尿排水的速度更快，则腹

水无法补充有效的血容量，从而导致氮质血症和肝肾综合征的发生。而对于合并周围性水肿的肝硬化患者，水肿液可以迅速地转移到血管内。

2. 利尿药的使用　全身性水肿的利尿治疗首选袢利尿药。治疗过程中除监测利尿效果外，还应监测相关电解质并发症的发生（如低钾血症、代谢性碱中毒和低钠血症）和组织灌注不足的体征（如无法解释的血清肌酐升高）。不同原因水肿的利尿治疗有各自的特点：①对于肝硬化患者，初始利尿方案选择螺内酯和袢利尿药。两者相互补充可以预防低钾血症。由于腹水的动员速度有限，因此当患者未出现水肿时，应缓慢利尿。②对于心力衰竭患者，应仔细监测组织灌注情况。③对于肾病综合征和肾衰竭患者，需要更大剂量的袢利尿药。④对于难治性水肿的患者，需要静脉使用大剂量袢利尿药，并联合作用于肾其他部位的利尿药（噻嗪类利尿药）。

（1）利尿药的剂量：所有种类的利尿药符合剂量－效应曲线。研究表明，呋塞米的作用剂量为口服给药 10 mg 至静脉给药 40 mg，超过最大剂量后利尿作用几乎不会增加，而不良反应的发生会显著增加。初始给药时可以口服或静脉内给药。与口服给药相比，静脉给药时药物代谢更快，利尿作用开始更早，利尿高峰更高。对于呋塞米，静脉给药的剂量为口服剂量的 1/2 时即能达到同样的利尿作用。初始治疗的目的是确定有效的单药剂量。

（2）利尿药反应的时程：利尿治疗时，了解利尿反应的时程非常重要。如果患者情况稳定，利尿药剂量不变，且饮食中的溶质和水摄入量相对恒定，那么初次使用利尿剂时的利尿效果最强，之后 1～2 周内利尿效果逐渐降低，直至新的稳态形成。如果达到稳态后患者仍有水肿，则需要加大利尿药的剂量或进行联合治疗。

（何　奔）

第二节　体格检查

诊疗路径：

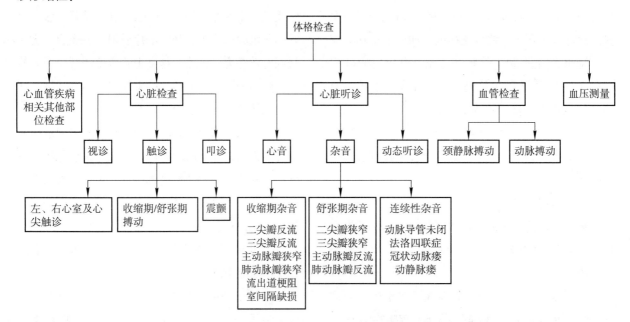

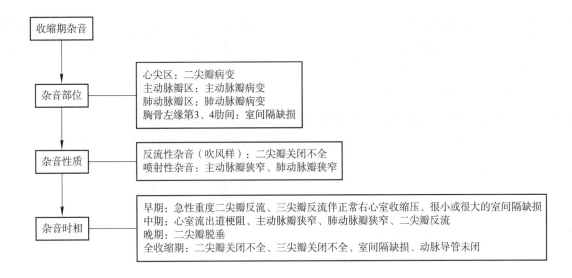

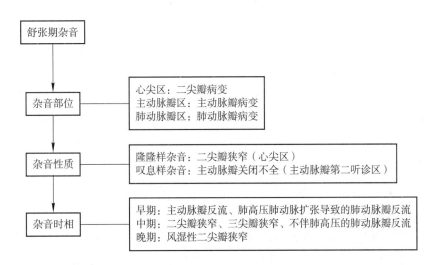

心血管系统体格检查可以为临床提供重要的诊断、治疗和预后信息。虽然现如今有许多先进的辅助检查，但详细认真的心血管体格检查仍然具有重要价值。当然，心血管系统的体格检查不是孤立的，它是全身体检的一部分，只有对循环系统解剖、生理、病理生理学有着全面深入的理解与掌握，才能做好一个完整、有效的心血管体格检查。

循环系统体格检查的另一特殊性在于，无论是心脏还是血管，由血液循环流动产生的振动声音，是判断异常的重要标志。听诊器能够精细探测这类声音，是心血管专科医生进行体格检查的重要工具。

一、心血管疾病相关的一般检查

接触患者首先是询问病史，交流的同时需认真观察患者的一般情况和外貌。包括皮肤色泽，有无面色苍白或发绀，同时注意有无气促、呼吸困难、端坐体位等特殊表现。例如，心绞痛发作时患者喜欢手紧抓前胸静坐不动，心衰发作时常可见端坐呼吸，而身体前倾多为心包炎的体位表现。重度主动脉瓣反流、动静脉瘘，在头、颈和上肢可出现水冲脉（严重者头随之晃动）。晚期心衰患者很容易观察到营养不良和恶病质表现。有经验的医生对焦虑惊恐患者的眼神能一眼洞穿。观察患者的体型，如腹型肥胖提示代谢综合征的存在。

马方综合征可出现四肢过长伴有臂展超过身高；身体下半段（耻骨至足）比上半段（头至耻骨）长和蜘蛛状指（蜘蛛指）。库欣综合征为继发性高血压的原因之一，表现为满月脸、水牛背以及向心性肥胖，但四肢较短小。

（一）头和面部

头面部检查常有助于识别许多与心血管系统相关的异常表现。例如，黏液性水肿患者表现为特征性的呆滞面容、面无表情，眼眶周围水肿，眉毛外侧脱落，大舌头，头发干燥、稀疏。冠心病患者可在面部呈现所谓的五大典型特征：秃顶、黄色瘤、角膜老年环、耳垂冠状沟（Frank 征）及腮腺无菌性肿大。

与心搏同步的点头征（de Musset 征）提示重度主动脉瓣反流，三尖瓣病变或缩窄性心包炎患者可能表现为面部水肿。

某些肌肉病变患者面部表情受到严重影响，表现为呆滞、面无表情、眼睑下垂；而有些肌病患者的病变可以累及心脏的传导系统，表现为心脏传导阻滞。

突眼和凝视是甲状腺功能亢进患者的特征表现，这类患者还常常伴有心房颤动与高血流动力，常因心悸、房颤就诊于心脏科。

（二）皮肤黏膜

中枢性发绀（心内或肺内右向左分流所致）常累及全身，包括灌注良好的部位如眼结膜和口腔黏膜。周围性发绀主要是外周循环减少所致，多见于心力衰竭和周围血管疾病，发绀出现于指甲床和鼻尖部。通过观察眼结膜、口唇和舌头，有助于诊断红细胞增多症，贫血时这些部位最易苍白，而红细胞增多症时由于充血而呈暗紫色。

皮肤呈青铜色色素沉着以及腋毛和阴毛脱落见于血色素沉着症，可因心脏出现铁沉积而引起心肌病。黄疸多见于慢性心衰患者，是由于淤血性肝大或心源性肝硬化所致。小雀斑，即分布于颈和躯干部位的一种棕色小斑点，其数量跟日光照射无关，

多于患者 6 岁后逐渐出现，可见于肺动脉狭窄和肥厚型心肌病患者。

黄色瘤是一种充满胆固醇的结节，常见于高脂血症患者的眼睑内侧皮下，患者相对易早发动脉粥样硬化事件（如心肌梗死）。

遗传性毛细血管扩张症是指在皮肤、口、唇、鼻黏膜及上呼吸道和胃肠道等部位多发毛细血管瘤，类似于肝病患者的蜘蛛痣。当出现在肺部时，常伴有肺动静脉瘘，并可导致中枢性发绀。

（三）四肢

各种先天性和后天性内脏畸形均可合并有四肢的特征性改变。在先天性病变中，特纳综合征（Turner syndrome）的特征是身材矮小，肘外翻（前臂内翻）及前臂伸展时向内倾斜。遗传性心血管上肢畸形综合征（Holt-Oram syndrome，HOS）患者，即心房间隔缺损伴有骨骼畸形，常表现为大拇指有一额外指骨，被称为手指化拇指。因与手指在同一平面，因此难以作拇指和手指对掌运动。另还可呈现尺骨及桡骨畸形，导致后旋和前旋困难。

蜘蛛指（趾）是马方综合征的特征表现，正常人当捏紧拇指握拳时，拇指不会超过手掌尺侧，而马方综合征者常常会超过。主动脉反流等情况会引起循环脉压增大，表现为收缩期指甲床发红，可用手电筒紧压手指末端（Quincke 征）检出。差异性发绀，表现为手掌和手指粉红色（尤其是右手）；而脚和足趾为青紫色，提示动脉导管未闭伴肺动脉高压所致反向分流，运动时这一现象更加明显。还有一种反向差异性发绀，表现为手指的发绀较足趾更重，提示大动脉转位，伴肺动脉高压和主动脉在未闭的动脉导管前存在狭窄，血流反向通过未闭的动脉导管引起反向差异性发绀。

杵状指（趾）是中枢性发绀（发绀型先天性心脏病或伴有低氧的肺部疾病）的特征，常于发绀后 2～3 年出现，但也可出现在仅数周病程的感染性心内膜炎患者。杵状指（趾）最早的形态特征是指（趾）甲根部的皮肤光泽增加和发绀，继而指（趾）甲基底部和皮肤之间的正常角度消失，软组织变得

肥大，指（趾）根自由浮动，并可扪及指跟近端松弛部。杵状指（趾）严重时可伴有骨质改变，即肥大性肺性骨关节病。这些改变累及指趾末端，在少数情况下甚至可累及腕、踝、肘和膝部。单侧杵状指（趾）较少见。

奥斯勒结节（Osler node）：紫色红斑样伴压痛的小皮损，是由感染性小栓子阻塞所引起，最常发生在手指、足趾的指（趾）垫，以及手掌或足底。

詹韦损害（Janeway lesion）：是在手掌和足底处的稍微隆起、无触痛的出血病变。

奥斯勒结节与詹韦损害均发生在感染性心内膜炎，两者最大的区别是有无压痛。

下肢水肿为充血性心力衰竭的常见体征，但单侧水肿多由下肢静脉或淋巴管堵塞所致。对于下肢水肿不明显者，检查时应在胫骨前部紧压20 s再进行观察；对卧床患者，最早出现水肿的部位常在骶部。儿童中任何病因引起的心力衰竭均可有面部水肿，而成人心力衰竭患者出现面部水肿常提示体循环静脉压明显升高（例如，缩窄性心包炎和三尖瓣疾病）。

（四）胸部和腹部

胸部检查应观察呼吸频率、力度和规律，胸廓是否异常如桶状胸（见于肺气肿、慢性肺源性心脏病）。鸡胸、漏斗胸等骨骼发育畸形既可以是马方综合征的一种表现，本身也可引起大血管移位或受压，引起心脏异常（如肺心病）。右侧锁骨上凹的搏动性突出，可见于主动脉瘤患者。

左心衰竭和其他原因引起的肺静脉压升高均可引起肺部啰音，肺水肿有时还可听到哮鸣音（心源性哮喘）。

静脉淤血可引起肝大伴触痛，但长期慢性心力衰竭患者肝触痛可消失。重度三尖瓣反流患者可发生肝收缩期扩张性搏动，在存在窦性心律的单纯三尖瓣狭窄患者有时可扪及肝脏收缩期前搏动，代表右心房强烈收缩。缩窄性心包炎患者也常有肝搏动，其搏动曲线的形态与在这种情况下的颈静脉搏动曲线形态类似。腹颈静脉反流征（以往称为肝颈静脉回流征，即紧压腹部使颈静脉膨胀）的存在，提示有右心衰竭。腹水也是右心衰竭的常见表现，在三尖瓣病变和慢性缩窄性心包炎时，腹水往往更明显。

脾大可见于有重度充血性肝大的情况下，最常见于缩窄性心包炎或三尖瓣病变。脾大和疼痛可见于感染性心内膜炎，也可见于脾栓塞后，脾梗死常出现可闻及的摩擦音。

继发于多囊肾的高血压患者，双侧肿大的肾脏有时可被扪及。高血压患者均应作腹部听诊，在脐周或胁腹部可听到肾动脉狭窄引起的收缩期杂音。

腹主动脉粥样硬化所致动脉瘤可在触诊时发现搏动性柔软肿物，除非患者特别肥胖。主动脉缩窄患者在颈部和上肢可触及明显的动脉搏动，但在腹部却无法扪及动脉搏动，下肢的动脉搏动也会随之减弱甚至消失。

二、心脏检查

（一）视诊

正规心脏检查应从胸部视诊开始，检查者站在床旁或患者足侧完成检查。呼吸检查要着重注意频率、规则性和深度及是否费力，观察胸壁皮肤是否有异常，如蜘蛛痣（见于肝硬化和 Osler-Weber-Rendu 病）。前胸壁若有曲张的瘤样静脉团，可用手压一端判断其回流方向，血液流向足端提示上腔静脉阻塞，流向头端则提示下腔静脉阻塞。心前区隆起提示可能存在先天性心脏病，尤其儿童与青少年胸廓发育成熟前出现心脏增大。主动脉缩窄患者可出现胸肌正常发育而下肢发育较小，此时在腋下沿着胸壁的侧面可见侧支动脉。

应注意胸廓的其他畸形，如脊柱后侧凸可引起肺源性心脏病；强直性脊椎炎偶伴主动脉反流；隆凸胸（鸡胸）可伴有马方综合征，但不直接影响心血管功能。漏斗胸者整个胸骨向后移位，可见于马方综合征和小部分二尖瓣脱垂患者。其实这种胸廓畸形很少压迫心脏，也不导致体循环和肺循环静脉压升高，但可出现一些心脏病的体征而在临床上引起混淆，心脏向左侧移位，肺动脉段突出且胸骨左缘第2、3肋间收缩中期杂音等，容易怀疑存在器质性心脏病；这类患者可伴有心悸、心动过速、乏力、轻度呼吸困难和一些心功能损害。直背综合征较难从胸部视诊直接诊断，但这类患者缺少正常的胸廓脊柱后凸，常可闻及肺动脉瓣区收缩中期杂音，第二心音分裂和X线片上的肺动脉突出，需要与房间隔缺损鉴别。有些轻度驼背患者常伴有二尖瓣脱垂。

心脏搏动应观察整个胸部，特别是在心尖区、胸骨左缘和胸骨左侧第3及右侧第2肋间隙。这些部位搏动明显分别提示左心室、右心室、肺动脉和主动脉增大。心尖部直径超出2 cm的明显搏动，提示左心室增大；心尖收缩期回缩可见于缩窄性心包炎。正常情况下，心脏搏动在锁骨中线外侧不可见，除非有胸廓畸形或先天性心包缺如，当出现时则为心脏增大的特征。每次心搏都伴有整个心前区震动，可发生在有严重瓣膜反流、大的左向右分流，尤其是动脉导管未闭、完全性房室传导阻滞、梗阻性肥厚型心肌病和高动力循环状态。部分主动脉的动脉瘤可在右侧胸锁关节处看见搏动。

（二）触诊

触诊时被检者呈仰卧位，检查者位于被检者右侧，该位置可最佳察看传到胸壁的心脏和大动脉搏动。应用指尖或近指尖处进行触诊。检查心前区时应同时触诊颈动脉搏动或听诊心脏声音来定时。患者胸部应完全暴露，可以仰卧位或半卧位头抬高30°进行，必要时左侧卧位，通常情况下左侧卧位可提高左心室搏动的检测率。将患者翻转至左侧卧位，并将其左臂抬高过头，使心脏移向外侧，增加正常及病理性左心室搏动的可触及性。肥胖、肌肉发达、肺气肿和老年人，在无心脏异常的情况下，心脏搏动微弱甚至检查不到；胸廓畸形（如脊柱后侧凸、陷凹胸）可使传到胸壁的搏动改变。在心脏触诊过程中，如可查到心前区压痛，该重要发现可由肋软骨炎（Tzietse综合征）所引起，并可作为非缺血性胸痛的一种重要体征。

1. 左、右心室及心尖触诊　左心室触诊应让患者先取仰卧位再取左侧卧位接受检查，应用指尖和手掌末端进行检查，右心室的触诊应在患者吸气屏气时用食指指尖进行。

心尖冲动是指左心室收缩所产生的位于胸前区最左下方的搏动点。临床上称为最强波动点（point of maximal impulse，PMI）代表心尖冲动，但实际在心尖的解剖部位之上。PMI并不完全代表心尖冲动，右心室肥大、肺动脉扩张或主动脉动脉瘤，可以在胸壁出现更明显的PMI。正常左心室冲动位于左锁骨中线和第五肋间隙交叉处的内上方，触诊为单一、短促的向外搏动。50岁以上的正常人中，约有半数在仰卧位时无法触及，但在左侧卧位时左心室搏动较易触及。心尖冲动移位至锁骨中线以外，或在胸骨中线外10 cm以上，是左心室增大的敏感但非特异性表现。然而，当患者取左侧卧位时，若触及心尖冲动直径 > 3 cm，则是左心室扩大的准确征象，除非存在胸廓畸形。

2. 收缩期搏动　在等容收缩期时，心脏正常地逆时针旋转（面对患者观察），左心室的前下部分撞击前胸壁，引起短暂的向外动作，接着在射血时其毗邻的胸壁向内回缩。同时听诊心音与搏动的相关性可判断收缩或舒张期搏动。左心室搏动时外向运动高峰是短暂的，发生于主动脉瓣开放或仅稍后于主动脉瓣开放时，之后左心室心尖向内运动。心搏量增加时，例如在焦虑状态或其他高动力循环状态，以及二尖瓣和主动脉瓣关闭不全，心脏收缩期向外撞击幅度增强，但并不持续到射血期。

中重度左心室向心性肥大，其收缩期向外的撞击持续存在于整个射血期，常可持续至第二心音，称为抬举样搏动（一种冲动持续顶在指腹的感觉），常伴有左胸骨旁区回缩。此矛盾动作可用一手食指放在心尖冲动处，而另一手食指置于胸骨旁区，同步观察可见心尖区手指上抬的同时，胸骨旁手指回缩。该体征在心肌肥厚中相较心腔扩大更为明显。患者左侧卧位时，如果触及心尖冲动范围直径 > 3 cm，预测左心室增大或左心室肥厚的敏感度为

100%，特异度为40%。容量负荷过重和（或）交感兴奋的患者，抬举样搏动增强；而每搏搏出量减弱的急性心肌梗死或扩张型心肌病患者，抬举样搏动减弱。

室壁瘤心尖冲动范围会增大，还可交替引起较正常左心室搏动大数厘米的、持久性收缩期凸出。在左心室压力超负荷而心室功能正常时，左心室冲动延长且强而有力。伴有左心室活动减弱的室壁瘤患者，可出现两个彼此隔开数厘米的截然不同的冲动，偶可交替触及收缩中期或收缩晚期的凸出。

梗阻性肥厚型心肌病患者左心室可有两个收缩期的向外搏动，主动脉关闭不全的患者心尖呈一明显的外向撞击，随后在前胸壁出现一收缩中期的回缩（收缩期心搏量增加所致）。缩窄性心包炎具有特征性胸壁收缩期回缩，特别是在左腋部的肋骨处（Broadbent征）。这一内向运动是由于心脏基底部下降受阻，心脏游离壁的动作在心脏射血时代偿性加强所致。当舒张早期左心室快速充盈时，胸壁的向外运动尤为明显，常被错认为是收缩期搏动，但它通常伴有第三心音。

通常右心室腔及其运动不易被触及，但右室肥厚或扩张时在胸骨左侧有一可触及的前向收缩期运动。当患者仰卧位时，用手掌近端或指尖去触诊较容易查出。在不伴有左心室增大时，右心室的冲动常伴有对侧的收缩期回缩。肺气肿患者即使右心室增大，在胸骨左缘也不易触及心搏，但在剑突下部位却可很好触及。整个胸骨旁区域心搏幅度增大，通常反映了因心搏量加大而使右心室收缩力增加，如发生在房间隔缺损或三尖瓣反流的患者；持续性的左侧胸骨旁外向撞击，则反映因压力负荷过重所致的右心室肥大，如发生在肺动脉高压或肺动脉狭窄。右心室明显增大时导致左心室向后移位，整个心尖部被右心室占据。

当两个心室都增大时，胸骨左侧和心尖区在收缩期都抬起，但在它们之间通常可见一收缩期回缩的区域。肺气肿患者或肥胖者，应在剑突下部位用手指尖朝上触诊上腹部，此时最容易查出右心室增

大。单纯右心室明显增大，右心室可占据整个心尖部，易和左心室或双心室增大混淆。当急性心肌缺血或梗死引起室间隔运动障碍时，也可出现短暂的左侧胸骨旁搏动，应与右心室肥厚相鉴别。

肺动脉高压和（或）肺血流量增加时，肺动脉干常于胸骨左缘第二肋间隙产生明显的收缩期搏动。这个搏动常伴有明显的胸骨旁搏动，反映右心室扩张或肥大，并可触及和第二心音同步的冲击，反映肺动脉瓣关闭有力。

主动脉增粗或升主动脉、主动脉弓动脉瘤的患者可在右侧或左侧胸锁关节处看见或触及收缩期搏动，并可引起胸骨上切迹或右侧第一或第二肋间隙处的收缩期冲动。

3. 舒张期搏动 左心室舒张期快速充盈时，心尖部可产生外向运动，左侧卧位和充分呼气时更易触及。当流入左心室血量增加时，如二尖瓣反流，此时搏动增强，相当于第三心音产生的机械运动，与第三心音同时发生。舒张期外向搏动增强，也见于缩窄性心包炎，其左心室舒张早期充盈增强。

当心房对心室充盈所起的作用增强时，如发生在左心室顺应性减退伴左心室向心性肥厚、心肌缺血和心肌纤维化患者，有时能触诊到收缩期前搏动（常伴有第四心音），此时左室搏动引起两个外向动作。此收缩期前的搏动在患者左侧卧位呼气时更明显，可通过观察放在左心室搏动上面的听诊器胸件的运动，或通过观察左心室搏动上方标记x符号的运动来验证。这种左心室的收缩期前搏动可因握拳而加重，提示左心室舒张末期的压力明显增高。右心室收缩期前膨胀发生于右心室肥大和肺动脉高压，在吸气时在剑突下对右心室触诊可以鉴别。

4. 震颤（thrill） 也称猫喘，就如在猫喉部摸到的呼吸震颤类似，是指心脏搏动时触诊感觉到的一种细小振动。震颤是杂音的触诊表现，有杂音未必有震颤，但有震颤必能听到杂音。

震颤的发生与听诊杂音的机制类似，是由于血流经过较狭窄的部位时，或循异常方向流动而产生漩涡，使心壁或心血管壁振动，传至胸壁而被触

及。因此，杂音越响越可能触及震颤，但触觉对频率较低的振动比较敏感，音调较高的杂音常不伴有震颤，如主动脉瓣关闭不全较少发生震颤。震颤的强弱也与胸壁的厚薄有关，胸壁越薄（如儿童、消瘦者）则震颤越易触及。

5. 心包摩擦感（pericardium friction rub）　心包膜发生炎性变化时，渗出的纤维蛋白使其表面变得粗糙。当心脏搏动时，心包脏层和壁层间的摩擦引起振动，以致前胸壁触诊可感觉到。通常心包摩擦感在胸骨左缘第三、四肋间处较易触及，这是因为该处心脏表面无肺脏覆盖，收缩期心脏更接近胸壁。心包摩擦感多呈收缩期和舒张期双相的粗糙摩擦感，以收缩期、前倾体位和呼气末（使心脏靠近胸壁）最为明显。心包摩擦感与胸膜摩擦感相似，但触诊部位不同，胸膜摩擦感在胸廓两侧呼吸动度最大的部位最清楚。另外，与胸膜摩擦感不同的是，心包摩擦感不会因暂停呼吸（屏气）而消失。但需注意，当心包渗出液增多，使心包脏层和壁层分离，此时心包摩擦感可消失。

（三）叩诊

估测心脏大小时，触诊远较叩诊有帮助。但是，临床上叩诊并非没用，在心尖冲动不存在或不明显时，如心包积液患者或某些扩张型心肌病患者，心力衰竭和低动力循环时的心尖冲动明显移位时，借助叩诊可勾画出心脏左缘的轮廓。同样在有些情况下，叩诊右下胸骨旁区的浊音对检查极度增大的右心房很有帮助。叩诊也有助于确定脏器的位置，如确定心脏、胃和肝在哪一侧。右位心伴腹腔脏器位置正常，则常合并先天性心脏病；而右位心伴全内脏转位时则多于先天性心脏病无关。

（四）听诊

心脏听诊是体检中最难的部分，但掌握得好对临床诊断治疗非常有帮助。在医疗器械日新月异的今天，掌握过硬的听诊技术，依然有十分重要的临床意义。心脏是一个持续跳动的器官，因此医生可以通过特殊的装置（听诊器）来获取其运动或者挤压血流产生的声音。

高质量的听诊器有利于听诊。目前很多听诊器采用膜型与钟型混合一体设计，重压为膜型，轻压为钟型。膜型可滤过部分低频声音而适用于听高频声音，如主动脉瓣关闭不全的舒张期叹气样杂音；而钟型体件轻放在胸前皮肤，适合于听低频声音，如二尖瓣舒张期隆隆样杂音。

完整的心脏听诊包括心率、心律、心音、额外心音和心脏杂音，闻及杂音后应对杂音的部位、时相、性质、传导方向等进行描述，从而结合心脏的病理生理特征进行分析、判断，最后形成诊断。有经验的医生常常可以根据听诊建立临床诊断，甚至结合最基本的心电图与胸片判断瓣膜病变的程度或房室缺损的大小。

听诊时，被检者可采取坐位或仰卧位，必要时可使被检者改变体位以利于更清楚地听诊特殊心音。适当的呼吸运动或者让患者进行诸如Valsava动作、握拳、蹲踞等运动（动态听诊）有助于听清和辨别心音或杂音。二尖瓣狭窄的舒张期杂音宜取左侧卧位听诊；主动脉瓣关闭不全的舒张期杂音宜取前倾坐位听诊。

心脏听诊区是指心脏各瓣膜开放与关闭时所产生的声音传导至胸壁最易听清的部位，与瓣膜的解剖部位并不完全一致。通常有5个听诊区（图3-1）。①二尖瓣区：又称心尖区，位于心尖冲动最强点；②肺动脉瓣区：在胸骨左缘第二肋间；③主动脉瓣区：位于胸骨右缘第二肋间；④主动脉瓣第二区：在胸骨左缘第三、四肋间；⑤三尖瓣区：在胸骨下端左缘或右缘。

心脏的听诊区不是绝对的，一些瓣膜病、先天性心脏病，随着心脏结构的改变和移位会发生较大的变化。有的时候需要结合X线胸片的位置来确定。但掌握基本的瓣膜听诊区概念，遵循规范的听诊顺序，是心脏听诊入门的基本要求。

心脏听诊顺序：临床上多采取心尖区（二尖瓣区）—胸骨左缘第2肋间（肺动脉瓣区）—胸骨右缘第2肋间（主动脉瓣第一区）—胸骨左缘第3、4肋间（主动脉瓣第二区）—剑突下或胸骨下端左

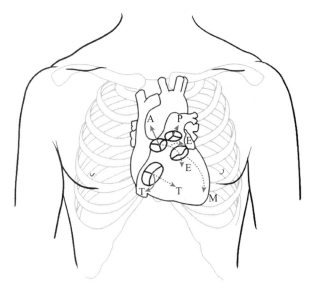

图 3-1 心脏听诊 5 区
A：主动脉瓣区，P：肺动脉瓣区，E：主动脉瓣第二区，T：三尖瓣区，M：二尖瓣区

右缘（三尖瓣区）。对于初学者，设定一个听诊顺序，有助于防止遗漏和更全面地了解心脏情况。心脏听诊时要记录以下几方面的内容以免遗漏：心率、心律、心音、额外心音、心脏杂音。

心率指每分钟心跳的次数。一般在心尖部听取，通常根据手表秒针计算 15 s 的心率乘以 4。表达为 n 次 /min（beats per minute, bpm）。正常成人静息心率范围为 60～100 次 /min，儿童偏快（3 岁以下儿童的心率多在 100 次 /min 以上），老年人可偏慢。成年人心率超过 100 次 /min 和婴幼儿心率超过 150 次 /min 为心动过速（tachycardia）。成人心率低于 60 次 /min 为心动过缓，（bradycardia）。

心律指心脏搏动的节律。正常人心律基本规则整齐，有些正常人可有随呼吸改变的心律（多吸气时心率增快，呼气时减慢），为窦性心律不齐，多见于青少年，一般无临床意义。听诊最常见的节律异常有早搏和心房颤动。

早搏是指在规则心律基础上，突然提前出现一次心跳，其后有一明显或不明显的代偿间歇，室性早搏的代偿间歇较长较明显，是听诊时与房性早搏的主要鉴别点。如果早搏规律出现，可形成联律，

例如连续每一次窦性搏动后出现一次早搏收缩，称为二联律；每两次窦性搏动后出现一次早搏则称为三联律，以此类推。各种器质性、非器质性心脏病均可引起早搏。

心房颤动（简称房颤）的听诊特点为：①心律绝对不齐；②第一心音强弱不等；③脉搏短绌（脉率小于心率）。脉搏短绌产生的原因是心房颤动时心室率绝对不规则，其中过早的心室收缩（此时心室内仅有少量的血液充盈）不能射出足够的血液产生足够的周围血管搏动，使脉搏不能被触及所致。房颤的常见原因有缺血性心脏病、心肌病、瓣膜病、甲亢、病窦综合征以及特发性。

1. 心音 按其在心动周期中出现的先后次序，可依次命名为第一心音（first heart sound, S1）、第二心音（second heart sound, S2）、第三心音（third heart sound, S3）和第四心音（fourth heart sound, S4）（图 3-2）。心音的产生机制及听诊特点见表 3-4。正常人一般只可听到 S1 和 S2。S3 可在部分青少年中闻及。S4 在部分患高血压的老年人中可以闻及，且可变性较大（有转瞬即逝之感）。

判断 S1、S2 至关重要，是进一步确定杂音或额外心音所处的心动周期时相的基础。通常情况下，S1 与 S2 的判断并无困难：①S1 音调较 S2 低，时限较长，在心尖区最响；S2 时限较短，在心底部较响；②S1 至 S2 的距离较 S2 至下一心搏 S1 的距离为短。当确定有困难时，可借助颈动脉搏动来判断，因为心尖或颈动脉的向外搏动与 S1 几乎同步；也可根据心底部即肺动脉瓣或主动脉瓣区的心音周期来判断（心底部的 S1 与 S2 易于区分）。

心音分裂：由于心室收缩或舒张时两个房室瓣或半月瓣的关闭并非绝对同步，三尖瓣较二尖瓣延迟关闭 0.02～0.03 s，肺动脉瓣迟于主动脉约 0.03 s，这种细微的不同步不能被人耳分辨，听诊仍为一个声音。当 S1 或 S2 的两个主要成分之间的间距延长，导致听诊闻及心音分裂为两个声音即称心音分裂。

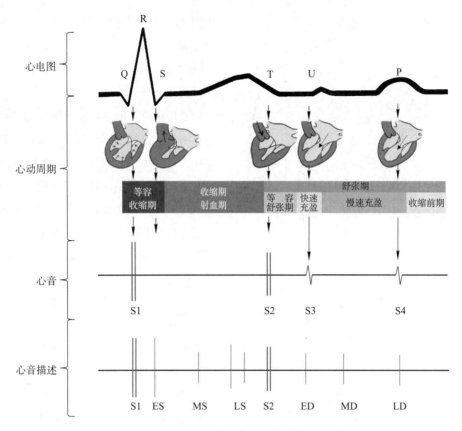

图 3-2　心音组成及听诊时相

S1：第一心音，S2：第二心音，S3：第三心音，S4：第四心音；ES：收缩早期，MS：收缩中期，LS：收缩晚期；

ED：舒张早期，MD：舒张中期，LD：舒张晚期

表 3-4　心音产生机制和听诊特点

心音	产生机制	听诊特点
第一心音（S1）	主要：二尖瓣和三尖瓣瓣膜关闭，瓣叶突然紧张产生振动的声音。次要：半月瓣开放、心室肌收缩、血流冲击大血管壁产生振动等。S1 标志着心室收缩开始，二尖瓣的关闭稍早于三尖瓣，但差别不能被人耳分辨，听诊仅为一个声音	音调较低钝，强度较响，历时较长（持续约 0.1 s），与心尖冲动同时出现，在心尖部最响
第二心音（S2）	主要：主动脉瓣和肺动脉瓣的关闭引起瓣膜振动的声音。次要：房室瓣开放、血流冲击心室壁引起的振动。S2 标志着舒张期的开始，主动脉瓣关闭稍早于肺动脉瓣，但差别通常不能被人耳所分辨，听诊仅为一个声音	音调较高而脆，强度较 S1 弱，历时较短（约 0.08 s），不与心尖冲动同步，在心底部最响
第三心音（S3）	出现在心室舒张早期、快速充盈期末，由于心室内快速充盈的血流经过房室瓣冲击心室壁，使心室壁、腱索和乳头肌突然紧张、振动所致	音调轻而低，持续时间短（约 0.04 s），局限于心尖部或其内上方，左侧卧位、呼气末较清楚
第四心音（S4）	出现在心室舒张末期、收缩期前；与心房收缩使房室瓣及其相关结构（瓣膜、瓣环、腱索和乳头肌）突然紧张、振动所致	心尖部及其内侧较明显，低调、沉浊而弱；可变性大，提示舒张功能障碍

（1）S1：代表心室收缩的开始，由二尖瓣与三尖瓣关闭所组成（见表 3-4），以听诊器的膜型胸件在心尖部（二尖瓣成分）和胸骨左缘（三尖瓣成分）最易闻及。

S1 响度在听诊时受到其本身强度与传导过程的影响。传导过程影响包括心包积液、肺气肿、胸壁厚度等。根据心音产生原理，心音自身强度的决定因素是心肌收缩力与心室充盈程度、瓣膜位置的高低、瓣膜的结构和活动性等。S1 强度取决于心室内压增加的速率，即速率越快，S1 越强；也与心室开始收缩时二尖瓣和三尖瓣的位置有关，心室收缩离心房收缩越近（P-R 间期短），二尖瓣前叶位置越低，拍击越强。

S1 增强常见于 P-R 间期（<160 ms）缩短、房颤时短的心动周期、高动力循环、二尖瓣狭窄、左房黏液瘤、三尖瓣狭窄或房间隔缺损（S1 的三尖瓣成分增强）。P-R 间期短时，心室收缩开始时左心室来不及充盈，此时的瓣叶分得更开，拍击更强；二尖瓣狭窄时，由于舒张期充盈不足，左心室开始收缩时即面临着二尖瓣处于最大的开放状态，瓣膜前叶尖最大地凸入左室腔，关闭时动作幅度大，因而 S1 响度强。但当二尖瓣狭窄时如果瓣叶显著纤维化或钙化，瓣膜活动可明显受限，则 S1 反而减弱。另外，在心肌收缩力增强和心动过速时，如高热、贫血、甲状腺功能亢进等使跨瓣血流增加，瓣叶拍击力增加，也可使 S1 增强。

S1 减弱常见于长 P-R 间期、心肌收缩力减弱、重度主动脉反流、二尖瓣叶提前关闭（如急性二尖瓣反流）和二尖瓣脱垂（连枷样改变）。二尖瓣反流时，由于左心室舒张期过度充盈（包括由肺静脉回流的血液加收缩期反流入左房的血液），使二尖瓣飘浮，以致在心室收缩前二尖瓣位置较高，关闭时振幅小，因而 S1 减弱。连枷样二尖瓣时瓣叶对合不良，使关闭时拍击效应减弱。其他原因如主动脉瓣关闭不全等使心室充盈过度和瓣叶闭合前二尖瓣位置较高，也可致 S1 减弱。

S1 强弱不等常见于房颤和完全性房室传导阻滞。房颤时当两次心搏相距近时 S1 增强（相当于 P-R 短），相距远时则 S1 减弱。完全性房室传导阻滞时心房与心室各自收缩，当心房与心室恰好同时收缩时 S1 增强，又称"大炮音"（cannon sound），其机制是当心室收缩正好即刻出现在心房收缩之后（心电图上表现为 QRS 波接近 P 波出现），心室在相对未完全舒张和未被血液充分充盈的情况下，二尖瓣位置较低，急速的心室收缩使二尖瓣迅速有力地关闭使 S1 增强。

S1 分裂常常需要跟 S4 奔马律（在心尖区听诊最清楚）及主动脉或肺动脉的喷射音（在心底部听诊最清楚）相鉴别。S1 分裂见于：①三尖瓣关闭延迟如房间隔缺损、右束支传导阻滞、严重三尖瓣狭窄、三尖瓣下移畸形（S2 也常分裂）；②二尖瓣提早关闭，如左侧显性旁道所致的左室预激。

S1 逆分裂：左心室激动延迟如左束支传导阻滞和右心室起搏是导致二尖瓣关闭延迟的常见原因，可以产生 S1 逆分裂；严重的二尖瓣狭窄伴三尖瓣反流时，二尖瓣关闭延迟而三尖瓣关闭提前，也使 S1 逆分裂。

（2）S2：标志着舒张期开始，由半月瓣（主动脉瓣和肺动脉瓣）关闭所组成（见表 3-4），以听诊器的膜型胸件在胸骨左缘第二肋间（肺动脉瓣成分）和胸骨右缘第二肋间（主动脉瓣成分）最易闻及。

S2 强度受到体循环或肺循环阻力大小以及半月瓣病理改变的影响。S2 有两个主要成分，即主动脉瓣成分（A2）和肺动脉瓣成分（P2）。通常 A2 在主动脉瓣区最清楚，P2 在肺动脉瓣区最清晰。一般情况下，青少年的 P2>A2，成年人的 P2=A2，而老年人的 P2<A2。

S2 增强：体循环阻力增高或血流增多时，主动脉压增高，主动脉瓣关闭有力、振动大，导致 A2 增强或亢进，可呈高调金属撞击音。亢进的 A2 可向心尖及肺动脉瓣区传导，可见于高血压、动脉硬化。同样，肺循环阻力增高或血流量增多时，肺动脉压力增高，P2 亢进，可向胸骨左缘第三肋间传导，但不向心尖传导，见于肺源性心脏病、左向右分流的先天性心脏病（如房间隔缺损、室间隔缺损、动脉导管未闭）、二尖瓣狭窄伴肺动脉高压等。

S2减弱：由于体循环或肺循环阻力降低、血流减少、半月瓣钙化或严重纤维化等均可分别导致S2的A2或P2减弱，如低血压、主动脉瓣或肺动脉瓣狭窄等。

S2单成分：指S2的两个构成成分中，有一个很弱或消失。主动脉瓣严重狭窄时，S2的A2可消失；在慢性阻塞性肺疾病（COPD）、严重肥胖、严重肺动脉瓣狭窄、肺动脉闭锁、右室流出道梗阻和法洛四联症患者，S2的P2可消失。随着年龄的增长，S2的A2-P2成分逐渐同步，吸气时的P2延迟也逐渐减少或消失。

S2分裂包括生理性和病理性分裂（图3-3）。生理性分裂：由于深吸气时胸腔负压增加，右心回心血流增加，右心室排血时间延长，使肺动脉瓣关闭延迟；如果肺动脉瓣关闭明显迟于主动脉瓣，则可在深吸气时出现S2分裂，尤其在青少年患者及肺血管阻力下降时更为明显。S2的"病理性分裂"有3种情况：①持续分裂（persistent splitting）是临床上最为常见的S2分裂，也受呼吸影响，吸气时增宽，见于某些使右室排血时间延长的情况，如右束支阻滞、肺动脉高压、肺动脉瓣狭窄、肺动脉扩张、二尖瓣狭窄伴肺动脉高压等；也可见于左室射血时间缩短，使主动脉瓣关闭时间提前（如二尖瓣关闭不全、室间隔缺损、左侧显性旁道致左室预激）。②固定分裂（fixed splitting）指S2分裂不受吸气、呼气的影响，S2分裂的两个成分时距较固定，是先天性心脏病继发孔型房间隔缺损伴有较大分流的特征性表现。房间隔缺损时，虽然呼气时右心房回心血量有所减少，但由于存在左心房向右心房的血液分流，右心室血流仍然增加，排血时间延长，肺动脉瓣关闭明显延迟，致S2分裂；当吸气时，回心血流增加，但右心房压力暂时性增高同时造成左向右分流稍减，抵消了吸气导致的

右心室血流增加的改变。因此，其S2分裂的时距较固定，也可见于部分肺静脉异位引流和室间隔缺损（左向右分流使主动脉瓣提前关闭）。③反常分裂（paradoxical splitting）又称逆分裂（reversed splitting），指主动脉瓣关闭迟于肺动脉瓣，吸气时分裂变窄，呼气时变宽。S2逆分裂是病理性体征，见于完全性左束支传导阻滞、右心室起搏、右心显性预激等右心提早完成排血的状态。另外，主动脉瓣狭窄、肥厚型心肌病等使左心排血时间延长，主动脉瓣关闭延迟，也可出现S2反常分裂。

（3）S3：是由于心室内快速充盈的血流经过房室瓣冲击心室壁，使心室壁、腱索和乳头肌突然紧张、振动所致，有生理性与病理性之分。

生理性S3为通过房室瓣的血流增加所致，多见于青少年，40岁之后少见，站立时消失。妊娠中晚期也常可听到S3。S3是一种低频声音，在左侧卧位时以钟型胸件轻压在心尖区最易闻及。右心S3可以在胸骨下段左缘闻及，吸气时更明显。S3出

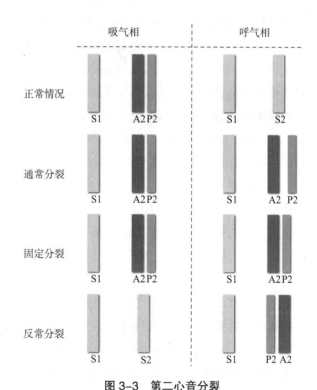

图3-3　第二心音分裂

S1：第一心音，A2：第二心音主动脉瓣成分，

P2：第二心音肺动脉瓣成分

现时相晚于开放拍击音与心包叩击音，相当于超声心动图的二尖瓣血流 E 峰，代表血液快速流经房室瓣。因此，二尖瓣狭窄时难以闻及 S3。

病理性 S3 也称为舒张早期奔马律（gallop rhythm）。当 S3 同时伴有心肌收缩力减弱与心率增快时，由于心率常增快，使 S2 和 S3 的间距与 S1 和 S2 的间距相仿，听诊音调低、强度弱，S3 与原有的 S1、S2 组成类似马奔跑时的蹄声，故称奔马律，是心肌严重损害的体征。产生机制是心室舒张期负荷过重，心肌张力降低和顺应性减退，以致心室舒张时血液充盈引起室壁振动。常见于心力衰竭、急性心肌梗死、重症心肌炎与扩张型心肌病等。

病理性与生理性 S3 的主要区别是后者见于健康人，尤其是儿童和青少年，在心率不快时易发现，S3 与 S2 的间距短于 S1 与 S2 的间距，左侧卧位及呼气末明显，且在坐位或立位时 S3 可消失。

（4）S4：通常是病理性的，也称房性奔马律（atrial gallop），出现在心室舒张末期或收缩期前。为心房收缩使房室瓣及其相关结构突然紧张、振动所致。可以理解为心房不得不加强收缩将左心房的血液挤入心室，可见其发生机制主要在于左室舒张功能障碍或室壁僵硬；相当于心电图的 P 波之后以及超声心动图二尖瓣血流的 A 峰。左心 S4 在左侧卧位心尖区最易闻及，呼气末更清楚；右心 S4 则在胸骨中部至胸骨左缘区域最易闻及，吸气末更清楚。左心室 S4 见于肥厚型心肌病、高血压、主动脉瓣狭窄、冠心病等。右心室的 S4 见于肺动脉高压与肺动脉瓣狭窄。由于 S4 代表着心房收缩，因此房颤时不可能出现 S4。

当 S3 奔马律与 S4 奔马律同时出现时，称为叠加奔马律（summation gallop，SG），见于心动过速伴有 P-R 延长。有时在心动过速时，可听到 S3 和 S4 同时出现，称为四音心律（quadruple rhythm）。

（5）额外心音：除了 S1～S4，以及 S1 和 S2 分裂所产生的心音，其他心音均为额外心音，按照其出现时限，分为舒张期额外心音（图 3-4）和收缩期额外心音（图 3-5），以方便论述。

1）舒张期额外心音

开放拍击音（opening snap，OS）：多见于二尖瓣狭窄（也可见于三尖瓣狭窄），因此又称二尖瓣开放拍击音 / 开瓣音。OS 是由于二尖瓣前叶在收缩期凸入左心房而舒张期被升高的左心房压力迅速压向左心室，导致弹性尚好的瓣膜迅速开放后又突然停止，瓣叶振动引起拍击样声音。听诊特点为音调高、历时短促而响亮、清脆，呈拍击样，在心尖内侧较清楚，有时范围较广可在胸骨左缘第二肋间闻及，需与 P2 分裂鉴别。OS 常伴有 S1 亢进。开瓣音的存在可提示二尖瓣瓣叶弹性及活动尚好。开瓣音距 S2（A2-OS 间期）的时限通常在 40～100 ms，

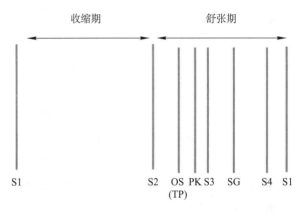

图 3-4　舒张期额外心音

S1：第一心音，S2：第二心音，OS：开放拍击音，TP：肿瘤扑落音，PK：心包叩击音，S3：第三心音，SG：S3/S4 融合心音，S4：第四心音

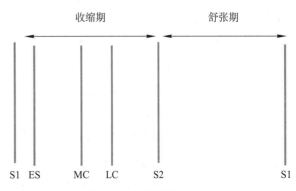

图 3-5　收缩期额外心音

S1：第一心音，ES：喷射音，MC：收缩中期喀喇音，LC：收缩晚期喀喇音，S2：第二心音

A2-OS 间期越短，提示左房压力越高，瓣口狭窄越重；A2-OS 间期 <70 ms 提示二尖瓣狭窄严重。有些二尖瓣严重狭窄而 A2-OS 间期不短，见于收缩压高的老年人，因为此时升高的左心室收缩压要降到低于左心房的压力需要较长的时间。相反，心动过速时 A2-OS 间期可以缩短，却未必提示狭窄严重。房颤时，R-R 间期越短（心房压力越高），A2-OS 间期越短。当存在主动脉瓣狭窄、主动脉瓣反流或者二尖瓣反流时，则难以根据 A2-OS 间期判断二尖瓣狭窄的程度。右心也可以有开放拍击音，较少见，在胸骨左缘出现，随呼吸而变化。

肿瘤扑落音（tumor plop，TP）：出现的时限与 OS 相比可以稍晚，但声音类似，而音调较低，一般在 S2 之后 80~120 ms 出现，在心尖或其内侧胸骨左缘第三、四肋间闻及，是由于肿瘤（如左心房黏液瘤）在舒张期随血流进入左心室，撞碰房、室壁和瓣膜，以及瘤蒂柄突然紧张产生振动所致。特点是易随体位改变。

心包叩击音（pericardial knock，PK）：在 S2 后 90~120 ms 出现的中频较响而短促的额外心音。其产生机制为舒张早期心室快速充盈时，由于心包增厚，阻碍心室舒张以致心室在舒张过程中被迫骤然停止，导致室壁振动而产生的声音，在胸骨左缘最易闻及，见于缩窄性心包炎。

2）收缩期额外心音

收缩早期喀喇音（early systolic ejection click）：又称收缩早期喷射音（ejection sound），为高频爆裂样声音，高调、短促而清脆，紧接于 S1 后 50~70 ms，在心底部以膜型胸件听诊最清楚。其产生机制为扩大的肺动脉或主动脉在心室射血时动脉壁振动，以及在主、肺动脉阻力增高的情况下半月瓣瓣叶用力开启，或狭窄的瓣叶在开启时突然受限产生振动所致。根据发生部位可分为肺动脉喀喇音和主动脉喀喇音。①肺动脉喀喇音：在肺动脉瓣区最响，吸气时减弱，呼气时增强，是右侧心音中唯一在吸气时减弱的声音。见于肺动脉高压、原发性肺动脉扩张、肺动脉瓣狭窄伴有狭窄后扩张。肺

动脉狭窄越重，喷射音（ES）距 S1 越短；随着狭窄的加重，ES 可以完全融入 S1 而消失。②主动脉收缩期喷射音：在主动脉瓣区听诊最响，可向心尖传导，不受呼吸影响。见于高血压、主动脉瘤、主动脉瓣狭窄、主动脉瓣关闭不全与主动脉缩窄等。当瓣膜钙化和活动减弱时，此喷射音可消失。

收缩中、晚期喀喇音（mid and late systolic click）：高调、短促、清脆的声音，在心尖区及其稍内侧用膜型胸件听诊最清楚，喀喇音通常出现在 S1 后 80 ms 及以后。其产生机制为黏液样二尖瓣疾病时，二尖瓣前叶过长呈连枷样，在收缩中晚期突入左心房，使瓣叶突然紧张或腱索突然紧绷产生震动所致。收缩时一个瓣叶突入左心房，造成脱垂及二尖瓣对合不良，可产生二尖瓣反流，血液由左心室反流至左心房，因而这类患者可同时伴有收缩中晚期杂音。收缩中晚期喀喇音合并收缩晚期杂音也称二尖瓣脱垂综合征。在握拳增加后负荷时，喀喇音偏离 S1 但杂音强度增加；下蹲使前后负荷都增加时，喀喇音偏离 S1 而杂音时限缩短，而强度取决于后负荷增加的相对强度；当站立或 Valsalva 动作使前后负荷降低时，喀喇音靠近 S1，杂音的时限延长且响度增加。少数情况下，如房间隔瘤，肥厚型心肌病，非黏液样二尖瓣疾病也可产生收缩中晚期喀喇音。

心包摩擦音：是一种高频、动态的擦刮音；在患者前倾位（肘部或膝盖着地）深吸气后屏气时或者用力呼气后屏气时较易闻及。心包摩擦音包含三个成分，心房收缩、心室收缩与心室快速充盈。如果只有一个成分，多为心室收缩期，容易与收缩期杂音混淆。摩擦音多数较清脆，有游离于心音之外的感觉。心包摩擦音与心包液体量相关性不大，大量心包积液时也可以有摩擦音。

3）医源性额外心音：常见的主要有两种，即人工瓣膜音和人工起搏音。

人工瓣膜音：人工金属瓣开关时撞击的金属音与瓣膜的类型有关。轴承瓣（ball-cage valve）开瓣音（opening click，OC）响于关闭音（closing click，

CC），而双叶瓣（bileaflet）和倾碟瓣（tilting disc valve）则关闭音响于开瓣音，无论是人工主动脉瓣还是二尖瓣均如此。当 OC 或 CC 响度降低或者其相对强度发生改变，都应该考虑为异常而进一步检查。人工主动脉瓣后任何递减性主动脉反流性杂音和人工二尖瓣后的任何全收缩期杂音，都应该考虑为异常状态，并进一步检查瓣膜有无失功。

人工起搏音：安置起搏器后有可能出现两种额外心音。①起搏音：发生于 S1 前 80～120 ms 处，高频、短促、带咯喇音性质。在心尖内侧或胸骨左下缘最清楚；为起搏电极发放的脉冲电流刺激心内膜或心外膜电极附近的神经组织，引起局部肌肉收缩和起搏电极导管在心腔内摆动引起振动所致。②膈肌音：发生在 S1 之前，伴上腹部肌肉收缩，为起搏电极发放的脉冲电流刺激膈肌或膈神经引起膈肌收缩所产生。

2. 心脏杂音（cardiac murmurs） 实际上是一系列可以闻及的震动，通过听诊器感知来获取（特别响的震动可以不用听诊器而感知）。杂音通常独立于心音之外，较心音持续更长，在心脏收缩期或舒张期，甚至全心动周期都可存在。根据在心动周期中的时间、强度（响度）、频率（音调）、形状、性质、时限和传播方向，常可以判断存在的血流动力学异常，从而建立初步临床诊断。杂音产生的机制包括：任何血流加速或者血流经过狭窄或关闭不全的瓣膜口产生涡流；血液通过存在压力阶差的异常通道；或者心腔内自身或外来异物（如赘生物或人工瓣膜）引起涡流。

杂音通常根据其产生时相（即与 S1、S2 的关系来确定）分为收缩期杂音、舒张期杂音和连续性杂音。收缩期杂音可与 S1 同时或稍后出现，并在 S2 之前或与 S2 同时结束。舒张期杂音在 S2 同时或稍后出现，在下一心动周期的 S1 之前结束。连续性杂音在收缩期开始，不间断地经过 S2，覆盖全部或部分舒张期。

收缩期杂音的强度一般采用 Levine 6 级分级法（表 3-5），舒张期杂音的分级一般只分为轻、中、

表 3-5　杂音强度分级

级别	响度	听诊特点	震颤
1	很轻	很弱，易被忽略	无
2	轻度	柔和但能听到	无
3	中度	明显的杂音	无
4	中度	响亮的杂音	有
5	响亮	特别响亮的杂音	明显
6	响亮	响得即使听诊器稍离开胸壁也能听到	明显

重度三级。

杂音分级的记录方法：杂音级别为分子，6 为分母；如响度为 2 级的杂音则记录为 2/6 级杂音。杂音响度与心音一样，除了收到本身血流异常影响外，也收到传导过程的影响。高心输出量状态、胸壁薄、直背可使杂音变响，而低心排血量、桶状胸、肥胖或胸部肌肉过度发达都使杂音响度减弱。

（1）最响部位和传导方向：杂音最响部位常与病变部位有关（图 3-6）。如杂音在心尖部最响，提示二尖瓣病变；如杂音在主动脉瓣区或肺动脉瓣区最响，则分别提示为主动脉瓣或肺动脉瓣病变；如在胸骨左缘第三、四肋间闻及响亮而粗糙的收缩期杂音，应考虑室间隔缺损等。杂音的传导方向也有一定规律，如二尖瓣关闭不全的杂音多向左腋下传导，主动脉瓣狭窄的杂音向颈部传导，而二尖瓣狭窄的隆隆样杂音则局限于心尖区。由于许多杂音具有传导性，在心脏任何听诊区发现的杂音除考虑相应的瓣膜病变外，尚应考虑是否由其他部位传导所致。杂音传导越远，声音越弱，但一般性质不变。判断两处杂音是否同一来源，可将听诊器自一处移向另一处，若杂音逐渐减弱则可能是传导而来；若中间有杂音变轻或消失区再渐渐变响，则为两个不同杂音，例外的情况见于主动脉瓣狭窄的心尖区收缩期杂音（"Gallavardin 分离"）。

（2）心动周期中的时相：不同时相的杂音反映不同的病变，可分收缩期杂音（systolic murmurs）、

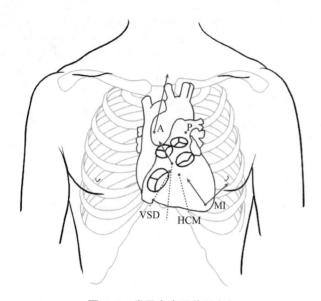

图 3-6　常见杂音及传导方向
A：主动脉瓣；P：肺动脉瓣；VSD：室间隔缺损；
HCM：肥厚型心肌病；MI：二尖瓣

舒张期杂音（diastolic murmurs）、连续性杂音（continuous murmurs）和双期杂音（收缩期与舒张期均出现但不连续的杂音）。还可根据杂音在收缩期或舒张期出现的早、晚而进一步分为早期、中期、晚期或全期杂音。一般认为，舒张期杂音和连续性杂音均为器质性杂音，而收缩期杂音则可以是功能性。

1）收缩期杂音：根据其起始和终止的时间分为收缩早期、收缩中期、收缩晚期和全收缩期。收缩中期杂音始于 S1 之后，并且在 S2 之前结束。左心的收缩中期杂音在 S2 的主动脉瓣成分（A2）之前结束；右心的收缩中期杂音在 S2 的肺动脉瓣成分（P2）之前结束。全收缩期杂音与 S1 伴随出现，在全心脏收缩期可闻及，并且在 S2 起始时结束。起始于左心的全收缩期杂音终止于 S2 主动脉瓣成分（A2）；而起始于右心的全收缩期杂音终止于 S2 肺动脉瓣成分（P2）。

曾一度把收缩期杂音分为"反流性杂音（regurgitation murmur）"（如二尖瓣反流）与"喷射性杂音（ejection murmur）"（如主动脉、肺动脉瓣狭窄），这种分法有助于初学者理解不同收缩期杂

音产生的原理。但对于"室间隔缺损"这样的杂音则较难归类，反流与喷射都可以也都不太合适。近年国外的教科书普遍采用收缩期的不同时限来分类。

A. 收缩早期杂音：出现于收缩早期，与 S1 同时出现，递减型，在 S2 之前，通常在收缩中期之前结束。见于某些类型的二尖瓣、三尖瓣反流或室间隔缺损。

急性重度二尖瓣反流会伴有收缩早期杂音或全收缩期杂音，这种杂音呈递减型，即使在 S2 之前没有结束也会变得很弱。这是因为二尖瓣的急性严重反流血液进入相对正常大小的左心房，而心房的扩张度有限；左心房压力急剧上升很快接近收缩末期的左心室压力；而左心室压力在收缩晚期也下降，导致反流量在收缩早期大，在收缩晚期很小。因此，到收缩中期以后杂音就变得很轻了。

收缩期早期杂音还可见于三尖瓣反流伴有正常右心室收缩压。有些右心感染性心内膜炎引起的三尖瓣反流也会产生收缩早期杂音，这是由于右心房压力在收缩晚期很快达到正常右心室压力的水平。因此，反流和杂音主要存在于收缩早期。这些杂音为中等频率，因为正常的右心室收缩压产生的反流相对低速，不同于右心室压力异常升高时产生的高频全收缩期杂音。

收缩早期杂音也见于室间隔缺损（VSD）：典型的小型室间隔缺损的分流仅限于收缩早期，因此其杂音为局限于胸骨左缘中下段的柔和、高频的收缩早期杂音。大型室间隔缺损当肺血管阻力升高而使收缩晚期分流减少或消失时，也会使杂音只出现在收缩早期。

B. 收缩中期杂音：出现于下列 5 种情况。①心室流出道梗阻；②主动脉根部或肺动脉干扩张；③收缩期流经主动脉或肺动脉干的血流增快；④良性（无器质性病变的）收缩中期杂音；⑤某些类型的二尖瓣关闭不全。

跨越流出道血流产生的收缩中期杂音有独特的生理机制：等容收缩期产生了 S1，随后心室压力

升高至半月瓣开启，血液流动，杂音随之出现。且随着血流量的增加，杂音逐渐增强；而随着血流量减少，杂音也逐渐减小。杂音在心室压力低于大动脉压力之前结束，此时主动脉和肺动脉瓣关闭，产生 S2 的主动脉瓣和肺动脉瓣成分。因此，这类杂音呈"菱形"，即"递增递减型"。

主动脉瓣狭窄，主动脉根部的高速射血引发向上、向右（胸骨右缘第 2 肋间隙）和颈部的杂音传导。老年人的退行性主动脉瓣狭窄病变，往往纤维钙化严重，瓣膜僵硬，在胸骨右缘第 2 肋间的杂音常粗糙、刺耳，而在左心室心尖部却出现一个较纯的、呈乐音样的收缩期杂音。这种独特的收缩中期杂音（同一来源出现于不同部位且呈现出不同性质）即右心底的噪音和心尖部的乐音，最早由 Gallavardin 描述，称为"Gallavardin 分离"。右侧心底部可闻及的粗糙成分源于主动脉根部，是由高速射血引起湍流而产生；而在心尖部周围听到的乐音性质的杂音则来源于纤维钙化的主动脉瓣的周期性高频振动。这种杂音在老年人钙化的主动脉瓣狭窄中较常出现，在风湿性主动脉瓣病变中较少。此种高频的心尖部收缩中期杂音应注意与二尖瓣反流的高频心尖部收缩期杂音相鉴别，但有时鉴别较难甚至无法鉴别，特别是 A2 成分很轻或近乎消失时。鉴别时可嘱患者握拳增加外周血管阻力，此时二尖瓣反流杂音增强而主动脉瓣狭窄杂音减弱。室性早搏后的长代偿间歇，心室收缩增强，主动脉瓣狭窄杂音增强，而二尖瓣反流杂音（不管是收缩中期还是全收缩期杂音）的强度却保持相对不变。房颤的长短周期对杂音的影响也同理。

肺动脉瓣狭窄的杂音也发生于收缩中期。杂音在 S1 之后出现（可伴有肺动脉喷射音），并逐渐升高至峰值，然后以较慢的速度减弱，最后终止于 P2 之前，其 P2 通常较延迟而柔和。杂音的性质和持续时间可以有效地提示狭窄程度。杂音越长，P2-A2 越长，提示狭窄越重。但在法洛四联症时，由于存在室间隔缺损，这种肺动脉瓣收缩中期杂音会随着梗阻加重而变短。

主动脉根部或肺动脉干扩张也可以产生短促的、柔和的收缩中期杂音。妊娠、发热、甲状腺毒症或贫血也会产生收缩中期杂音，这是因为血液快速射入正常的主动脉根部或肺动脉干。继发孔型房间隔缺损在右侧心底部闻及的收缩中期杂音也是因为快速射血进入扩张的肺动脉干所致。

一些"良性"的无害性收缩期杂音，也发生于收缩中期，青少年的肺动脉瓣区（胸骨左缘第 2 肋间）收缩期杂音，表现为较短且相对柔和的局限性杂音，需要跟器质性杂音鉴别（表 3-6）。直背综合征患者常可在肺动脉瓣区听到收缩中期杂音，需要与房间隔缺损鉴别，侧位胸片有助于鉴别是否存在直背。老年人的主动脉瓣区（胸骨右缘第二肋间）也常可存在非病理性收缩中期杂音，称为"主动脉硬化"杂音，这是由于主动脉瓣叶的基部纤维化或纤维钙化增厚（瓣尖不累及，因此活动度不受影响）凸入主动脉窦（Valsalva 窦）所引起，不影响瓣膜功能。二尖瓣反流产生的收缩中期杂音并不少见，常见于缺血性心脏病伴局部室壁运动异常相关。其机制与二尖瓣装置的完整性受损有关，收缩早期瓣膜功能完整而在收缩中期关闭不全，到收缩晚期则因反流量下降，使杂音仅存于收缩中期。

C. 收缩晚期杂音：在收缩中晚期开始出现并持续至 S2。典型杂音为二尖瓣脱垂的收缩中晚期杂音。收缩中晚期杂音常伴有收缩期喀喇音。体

表 3-6　生理性杂音和器质性杂音的鉴别

鉴别点	生理性	器质性
年龄	儿童、青少年多见	不定
部位	肺动脉瓣区和或心尖区	不定
性质	柔和，吹风样	粗糙，吹风样，高调
持续时间	短促	较长，常为全收缩期
强度	≤2/6 级	常≥3/6 级
震颤	无	3/6 级以上可伴有震颤
传导	局限	沿血流方向传导较远而广

位改变有助于该杂音与其他收缩期杂音相鉴别。采取左心室容量减少的体位，如蹲踞后迅速站立或Valsalva动作，可使收缩晚期杂音时限延长且响度增强；蹲踞或持续握拳使左心室容量增加时，收缩晚期杂音则时限变短且响度减轻。药理学干预特别是吸入硝酸酯类也可改变左心室的容量，从而产生类似的效果，但临床上不常用。

二尖瓣脱垂的收缩期杂音偶尔会特别响亮，表现为收缩期蜂鸣音或喇叭音，可以自发或被某种动作诱发。蜂鸣音可呈高频、乐音样且分布广泛造成患者甚至医生的恐慌。这种乐音样的蜂鸣音被认为是由二尖瓣瓣叶和腱索的高频周期性震荡所产生。

D. 全收缩期杂音：始于S1并覆盖整个收缩期，终止于其起源侧的S2。这种杂音反映了在整个收缩期供血一侧腔内压力高于受血一侧。如二尖瓣关闭不全、三尖瓣关闭不全、室间隔缺损、血液从高压腔流向低压腔。

当心室开始收缩（等容收缩期），心室压力超过了心房压力，反流随S1出现。如果在收缩末期心室的压力超过心房压力且房室瓣仍然关闭不全，则杂音会持续至或稍微超出S2的相关成分。

二尖瓣反流的射血方向决定了杂音在胸壁的分布。当向着前中部房间隔方向反流时，杂音传导到胸骨左缘、心底部，甚至颈部。当向着左心房后侧壁反流时，杂音传导到腋窝、左肩胛角处，偶尔可传到脊柱，甚至通过骨传导至颈椎、腰椎。

三尖瓣反流性杂音：当右心室收缩压显著升高时，三尖瓣反流的杂音呈全收缩期性。三尖瓣杂音的特征是吸气时响度增加。有时三尖瓣杂音只能在吸气相闻及，其强度增加是因吸气时右心室容量增加导致每搏输出量和反流速度增加。当右心室衰竭时，这种变化消失。

单纯室间隔缺损可闻及全收缩期杂音，这是因为左心室收缩压和体循环阻力在整个收缩期都大于右心室收缩压和肺血管阻力。全收缩期杂音还见于有主-肺动脉交通（主-肺动脉窗、动脉导管未闭）的患者，当肺血管阻力升高而使杂音的舒张期

部分消失时可闻及一个全收缩期或接近全收缩期的杂音。

不同情况下收缩期杂音的强度会发生变化，这也有助于临床医生对不同杂音进行鉴别。详见图3-7。

2）舒张期杂音：根据出现的时间可分为舒张早期杂音、舒张中期杂音和舒张晚期杂音（收缩期前杂音）。舒张早期杂音从S2的主动脉瓣或肺动脉瓣成分开始，具体情况与杂音的起源部位有关。舒张中期杂音出现在S2之后，与S2之前有明显的间隔。舒张晚期或收缩期前杂音恰在S1开始前出现。

A. 舒张早期杂音：在左心起源的最常见疾病为主动脉瓣反流。主动脉瓣反流的杂音出现在S2的主动脉瓣成分之后，即一旦左心室压力低于主动脉瓣压力则出现杂音。杂音的形态可以反映反流量和流速。在慢性中度主动脉瓣反流患者中，由于主动脉舒张期压力持续显著大于左心室舒张期压力，所以杂音几乎不递减，表现为明显的全舒张期杂音。而慢性重度主动脉瓣反流的患者则有很明显的杂音递减情况，这与主动脉瓣根部舒张期压力骤降是一致的。主动脉瓣反流的杂音选择性地向胸骨右缘传导提示主动脉根部扩张，如马方综合征。当反流的血流束冲击主动脉瓣瓣叶而使其产生高频的周期性震动时，会出现舒张早期逐渐递减的乐音样杂音。

急性和慢性的重度主动脉瓣反流会出现不同的舒张期杂音。急性重度主动脉瓣反流时（二叶式主动脉瓣感染性心内膜炎、主动脉夹层），左心室还未扩张时，舒张压迅速升高，主动脉-左心室舒张压梯度很快消失，因此舒张期杂音持续时间很短。与慢性重度主动脉瓣反流的高频杂音不同，急性反流时血流速度较慢，因此杂音为中频。这种急性主动脉瓣反流的短促、中频的舒张期杂音可能非常柔和。而慢性主动脉瓣反流的杂音持续时间长，为高频的叹气样单纯舒张期杂音。

右心起源的舒张早期杂音的典型代表是Graham Steel杂音，见于肺高压肺动脉扩张导致的

肺动脉瓣反流。当右心室压力低于肺动脉压力时，增高的肺动脉压力作用于功能不全的肺动脉瓣，从而产生杂音，在胸骨左缘第 2、3 肋间最易闻及，吹气样，常伴有 S2 亢进。该杂音的性质为全舒张期的高频、吹气样杂音。并且，肺动脉与右心室舒张压之间存在持续、显著的压差，因此杂音的响度在整个或大部分舒张期中相对一致。

B. 舒张中期杂音：出现于 S2 之后，与其有明显的时间间隔。多见于二尖瓣、三尖瓣狭窄，也见于不伴肺高压的肺动脉瓣反流。

常见的风湿性二尖瓣狭窄杂音在二尖瓣开瓣音后立即出现。听诊时取左侧卧位，将听诊器的钟型体件放置于心尖冲动最明显处，杂音呈隆隆样或滚筒样，常伴有响亮的 S1 和开放拍击音。杂音的持续时间与狭窄程度成正比，狭窄越重持续时间越长。杂音的响度则未必与狭窄程度相关，而主要与跨瓣血流有关，严重狭窄时杂音可以很轻甚至听不到（哑型二尖瓣狭窄）。当患者剧烈咳嗽时，心率及二尖瓣血流量会一过性增大，使柔和的舒张期杂音增强。房颤患者的长心动周期有时可使杂音持续到下一个 S1，提示二尖瓣狭窄很严重。

二尖瓣狭窄的隆隆样杂音常在舒张末增强，既往认为是因心房加强收缩引起，后来发现房颤患者也有舒张末增强，多普勒超声发现舒张末期有一通过二尖瓣口的快速血流，因此目前推测正常时二尖瓣在完全关闭前 60 ms 即启动关闭瓣口不再有血流通过，而狭窄时由于压差的存在，使最后 60 ms 有快速血流通过，因此舒张末杂音增强。

二尖瓣狭窄合并房颤的患者也可能会出现由三尖瓣狭窄引起的舒张期杂音，这种杂音与二尖瓣杂音主要有以下两方面不同：①三尖瓣杂音在吸气显著增强；②三尖瓣杂音位置较局限，主要集中在胸骨左缘下部。吸气时杂音变响是由于右室容量增加导致右室舒张压下降，因此跨瓣血流的流速和压差增大。而三尖瓣杂音起源于右室流入道，传导至相应的体表覆盖区域，因此杂音局限在胸骨左缘下部。

在没有房室瓣梗阻的情况下，如果跨瓣血流量和流速增加，也会出现舒张中期杂音，左心系统的二尖瓣舒张期杂音可见于单纯二尖瓣反流，以及室间隔缺损伴大量左向右分流。严重的三尖瓣反流或房间隔缺损伴大量左向右分流也会导致三尖瓣跨瓣血流量增大，从而产生三尖瓣区舒张中期杂音。这种杂音前常有 S3，特别是合并二尖瓣或三尖瓣反流时。

完全性房室传导阻滞时，如果心房收缩与快速充盈期的心室舒张同步，则出现短促的舒张中期房室血流杂音。目前认为，此杂音是由于左室充盈时房室瓣膜在前向血流经过时突然关闭而产生的。这与后述的 Austin Flint 杂音的发生机制类似。

不伴肺高压的肺动脉瓣关闭不全具有特征性的舒张中期杂音。此杂音出现在 S2 之后，与 S2 的肺动脉瓣成分间隔明显，呈递增 - 递减性，且在 S1 出现前完全消失。其机制是，当 S2 的肺动脉成分开始时，肺动脉舒张压低，反流量很小。随着右心室压力下降至肺动脉舒张压以下，反流提速而杂音最明显；而随着右心室充盈压的升高，在舒张晚期反流减少或消失，因此杂音在下一心音开始前完全消失。

C. 舒张晚期杂音：出现在 S1 前，即收缩期之前，多由二尖瓣或三尖瓣狭窄所致，其存在常说明房室收缩协调且存在窦性心律。其发生机制是心房加强收缩导致跨房室血流增加，典型代表是风湿性二尖瓣狭窄。

当完全性房室传导阻滞患者的心房收缩期落在心室舒张晚期时，可偶尔闻及短促的递增 - 递减性收缩期前杂音。通常这类杂音出现在舒张中期但当房室传导阻滞导致心房收缩与心室快速充盈同时出现时，此杂音可出现在收缩期前。

在严重的主动脉瓣反流患者中，在心尖区可闻及隆隆样的舒张中晚期杂音伴舒张晚期增强，由 Austin Flint 在 1862 年首先报道，称为 Austin Flint 杂音。其机制不很明确，一般认为重度主动脉瓣反流时，大量血液在舒张期一起进入左心室，于是左心室在心房收缩前即达到大量充盈，使二尖瓣瓣叶被顶起，造成一定程度的功能性二尖瓣狭窄；而当心房收缩时，血流从二尖瓣瓣间迅速通过，引起瓣膜震颤。听诊特点酷似器质性二尖瓣狭窄，主要鉴别点在于该杂音常伴有 S3（需与开放拍击音 OS 鉴别）而 S1 不亢进或稍弱（二尖瓣狭窄 S1 亢进），吸入硝酸酯类减少主动脉反流，Austin Flint 杂音缩短变轻而器质性二尖瓣狭窄的杂音变长变响。

与收缩期杂音类似，不同情况下舒张期杂音会出现相应变化，了解这些变化有助于临床诊断。详见图 3-7。

3）连续性杂音：是指杂音从收缩期开始，无间断地持续到 S2，持续存在于部分或全部舒张期。连续性杂音的发生机制是，血流持续地从压力高的血管床流入压力低的血管床，在整个收缩期和舒张期中都没有间断。此杂音常见于①主动脉肺动脉连通；②动脉静脉连通；③动脉血流模式紊乱；④静脉血流模式紊乱。

典型的连续性杂音见于动脉导管未闭，因主动脉与肺动脉相互交通而产生杂音。该杂音的特点是：在 S2 时最强，在舒张晚期减弱，直至下一次 S1 开始前杂音变得很柔和，也可能完全消失。

动静脉连通导致的连续性杂音可以是先天性的，也可能是获得性的，代表性疾病有动静脉瘘、冠状动脉瘘。左冠状动脉异常起源于肺动脉干，以及主动脉瓣窦 - 右心连通。不同疾病的杂音性质、位置和强度差别很大。医源性体循环动静脉瘘常见

于血透患者前臂的动静脉手术造瘘。先天性动静脉瘘的连续杂音常见于冠状动脉瘘患者血流进入肺动脉干、右心房或右心室。冠状动脉 - 右心瘘患者的连续杂音会在收缩期增强或减弱，强度变化取决于右心室收缩对冠状动脉瘘产生的压力大小。主动脉窦瘤（Valsalsa 窦瘤）破入右心产生的连续杂音的响度会在收缩期或舒张期增强，有时会给人造成杂音交替往复的现象。

缩窄和不缩窄的动脉都可产生连续性杂音。缩窄动脉导致的连续杂音常见于颈动脉或股动脉的粥样硬化性狭窄。显然，此类连续杂音通常是单纯收缩期杂音，且会在收缩期增强。

有时，非缩窄的正常血管出现湍流时也会出现连续性杂音。如孕晚期和产褥期妇女可闻及良性的"乳房杂音（mammary soufflé）"。此连续性杂音在收缩期增强，在哺乳的乳房处闻及。由于左心射出的血液到达杂音起源的动脉需要一定的时间，因此乳房杂音与 S1 之间有明显的间隔。听诊时轻压听诊器会使杂音增强，杂音的连续性特点得到进一步体现。用听诊器或指尖轻压听诊部位的临近位置可使杂音消失。

大的体循环 - 肺动脉动脉侧支循环中的非缩窄动脉可产生连续性杂音，常见于特定的发绀性先天性心脏疾病如法洛四联症伴肺动脉闭锁这类主 - 肺动脉侧支导致的连续杂音，因为侧支随机生长而没有固定的体表定位。

静脉连续杂音的典型代表是良性的颈静脉嗡鸣

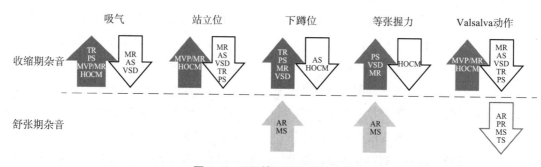

图 3-7　不同情况下杂音的变化

TR：三尖瓣反流，PS：肺动脉瓣狭窄，MVP/MR：二尖瓣脱垂 / 反流，HOCM：肥厚梗阻性心肌病，AS：主动脉瓣狭窄，
VSD：室间隔缺损，AR：主动脉瓣反流，MS：二尖瓣狭窄，PR：肺动脉瓣狭窄，TS：三尖瓣狭窄

音（hum），常见于正常儿童、青少年与妊娠期妇女。甲亢和贫血的患者由于颈静脉血流量增加，也会出现颈静脉嗡鸣音或加重原有杂音。杂音可以是粗糙、嘈杂的或者是高调的呜呜声（high-pitched whine）。嗡鸣音虽然在舒张期更明显，但仍是连续性杂音，舒张期更加明显是静脉连续性杂音的常见特点。静脉嗡鸣音的发生机制目前尚不明确。头部转动时，寰椎的横向运动导致了血管变形，从而影响了静息下颈内静脉内的层流，这可能是其机制。

（3）性质：指由于杂音的不同频率而表现出音调与音色的不同。临床上常用于形容杂音音调的词为柔和、粗糙。杂音的音色可形容为吹风样、隆隆样（雷鸣样）、机器样、喷射样、叹气样（哈气样）、乐音样和鸟鸣样等。不同音调与音色的杂音反映不同的病理变化。杂音的频率常与形成杂音的血流速度成正比。临床上可根据杂音的性质推断不同的病变。如心尖区舒张期隆隆样杂音是二尖瓣狭窄的特征；心尖区粗糙的吹风样全收缩期杂音常指示二尖瓣关闭不全；心尖区柔和而高调的吹风样杂音常为功能性杂音；主动脉瓣第二听诊区舒张期叹气样杂音为主动脉瓣关闭不全等。

（4）强度：杂音的强度即杂音的响度及其在心动周期中的变化。杂音的强弱取决于以下几个方面。①狭窄程度：一般狭窄越重，杂音越强；但严重狭窄以致能通过的血流量极少时，杂音反而减弱或消失。②血流速度：血液流速增加时杂音可增强。③压力阶差：狭窄口或异常通道两侧的压力阶差越大，则杂音越强；室间隔缺损面积大，到后期左右心室之间压力阶差反而小，杂音可减弱或消失。④心肌收缩力：推动血流的力量越大则杂音越强。当心力衰竭时，心肌收缩力减弱，血流淤滞，杂音可减弱；当心功能改善后，收缩力增强，血流加速，杂音亦随之增强。杂音的强弱还取决于其传导性，如胸壁增厚（肥胖、水肿等）、肺气肿、心包积液等均可使杂音减弱。

（5）形态：杂音形态是指在心动周期中杂音强度的变化规律，可用心音图记录，构成一定

的形态。常见的杂音形态有5种。①递增型杂音（crescendo murmur）：杂音由弱逐渐增强，如二尖瓣狭窄的舒张期隆隆样杂音。②递减型杂音（decrescendo murmur）：杂音由较强逐渐减弱，如主动脉瓣关闭不全时的舒张期叹气样杂音。③递增递减型杂音（crescendo-decrescendo murmur）：又称菱形杂音，即杂音由弱转强，再由强转弱，如主动脉瓣狭窄的收缩期杂音。④连续型杂音（continuous murmur）：杂音由收缩期开始，逐渐增强，高峰在 S2 处，舒张期开始渐减，直到下一心动的 S1 前消失，如动脉导管未闭的连续性杂音。⑤一贯型杂音（plateau murmur）：强度大体保持一致，如二尖瓣关闭不全的全收缩期杂音。

3. 动态听诊　指通过呼吸和一些生理与药理学操作改变循环动力学并且判断这些操作对心音和杂音影响的技术。动态听诊最常见的干预措施包括呼吸、体位改变、Valsalva 动作、室性期前收缩、等长收缩运动及血管活性药物（亚硝酸戊酯、甲氧胺或去氧肾上腺素）。相关变化总结见表 3-7、表 3-8。

（1）呼吸

S2：S2 分裂沿着胸骨缘最容易听到，通常当 A2 和 P2 分开超过 0.02 s 的时候能被区分；吸气使 P2 后延。

S3、S4 和喷射音：当 S3、S4 源自右心室时，随着呼气消失，吸气增大。而当它们源自心脏左侧时，则相反。和其他左心的杂音一样，由于呼吸改变了静脉回流，二尖瓣开放拍击音在吸气时减轻，而在呼气时增大；而三尖瓣开放拍击音则在吸气时增强，而在呼气时减轻。吸气也减轻了肺动脉瓣狭窄的喀喇音响度，因为静脉回流增加右心室舒张压升高导致肺动脉瓣部分提前开放，收缩时瓣膜的抬升更小，喀喇音强度减弱。呼吸并不影响主动脉喷射音的强度，除非合并有肺动脉闭锁的法洛四联症。

杂音：与起源自左心的杂音相比，呼吸对源自右心的杂音影响更明显且一致。在吸气的过程中，

表3-7　常见收缩期杂音的动态听诊

干预措施	生理变化		左室流出道梗阻		二尖瓣反流	
			主动脉狭窄	肥厚型心肌病	单纯性	二尖瓣脱垂
用力握持或运动	↑前负荷 ↑后负荷 ↑心搏量	LVOT*大小↑ LVOT压差↓	↑	↓	↑	↑
下蹲或被动抬高下肢	↑前负荷 ↑后负荷 （左心容量增加）		↑	↓	↑	↑
早搏或房颤长间歇后的首次心搏	↑心肌收缩力 >↑前负荷	LVOT大小↓ LVOT压差↑	↑	↑	↔	↑
甲氧胺/去氧肾上腺素	↓心率 ↓心肌收缩力 ↑后负荷	LVOT大小↓ LVOT压差↑	↓	↑	↑	↑
吸气	右心容量↑		↓	↑	↓	↑
直立	↓前负荷 ↓后负荷 （左心容量减少）		↓	↑	↓	↑
Valsalva动作（第二阶段）	↓前负荷 ↓后负荷		↓	↑	↓	↑
亚硝酸戊酯	早期：↓前负荷，↓血压 后期：↑心率，↑前负荷		↑或↔ 颈动脉搏动↑	↑或↔ 颈动脉搏动↓或↔	↓	杂音提前，但强 度变化不确定

*LVOT：左心室流出道；↑增强；↓减弱；↔无明显改变

表 3-8　常见舒张期杂音的动态听诊

干预措施	生理变化			主动脉反流	二尖瓣狭窄
用力握持或运动	↑前负荷↑后负荷↑心搏量	左心容量增加	LVOT* 大小↑	↑	↑
下蹲或被动抬高下肢	↑前负荷↑后负荷		LVOT 压差↓	↑	
早搏或房颤长间歇后的 首次心搏	↑心肌收缩力 > ↑前负荷		LVOT 大小↓ LVOT 压差↑	↑	
甲氧胺 / 去氧肾上腺素	↓ HR ↓心肌收缩力↑后负荷			↑	↓
吸气	右心容量↑	左心容量减少	LVOT 大小↓	↓	↓
直立	↓前负荷↓后负荷		LVOT 压差↑	↓	↓
Valsalva 动作（第二阶段）	↓前负荷↓后负荷			↓	
亚硝酸戊酯	早期：↓前负荷，低血压； 后期：↑ HR ↑前负荷			↓	↑

*LVOT：左心室流出道；↑增强；↓减弱；↔无明显改变

舒张期的三尖瓣狭窄和肺动脉反流杂音、收缩期三尖瓣反流杂音都有可能加重。在二尖瓣脱垂患者，在吸气时减少了左心室容积，增加了二尖瓣冗长度和增强了瓣膜脱垂的程度。随后而来的收缩中期喀喇音和收缩中晚期杂音变得更早且更响。

（2）Valsalva 动作：最初为一种通过尽力闭上嘴巴和鼻子，从中耳中排出脓液的方法。Valsalva 试验容易在床边完成，深吸气之后声门紧闭用力做呼气动作 10 ~ 12 s。需要指导患者来完成这个动作。检测者可将手掌放在患者腹部并略微加压以帮助患者完成动作。Valsalva 试验的正常反应由四个阶段组成（图 3-8）。第一阶段在开始紧绷的时候全身血压有一个短暂的上升；第二阶段全身静脉回流减少、血压降低、脉压减少可有反射性心动过速；第三阶段紧绷释放，随之突然短暂血压降低且全身静脉回流增加；第四阶段以动脉压反弹以及相对明显的反射性心动过缓为特征。在第二阶段时，S3、S4 变强，A2-P2 的间隔变窄甚至消失。随着心搏量和全身动脉压降低，主动脉和肺动脉狭窄以及二尖瓣和三尖瓣反流的收缩期杂音减轻；而主动脉和肺动脉反流以及二尖瓣和三尖瓣狭窄的舒张期

杂音也减轻。而此时左心室容积减少，使梗阻性肥厚型心肌病的收缩期杂音增强、二尖瓣脱垂的喀喇音和晚期收缩期杂音提早。在第三阶段，全身静脉回流的突然增加可使 P2 分裂增宽并使右心杂音和充盈音增强。左心的杂音和充盈音恢复到正常并可在第四阶段有个短暂加强。

在房间隔缺损、二尖瓣狭窄或者心力衰竭的患者中，Valsalva 动作的四个阶段及其听诊效应被中和，诱发不出典型反应。由于 Valsalva 动作会引起冠脉血流下降，缺血性心脏病患者 Valsalva 动作应谨慎。

（3）体位改变和运动：从站立或坐位突然躺下或者突然被动抬高双腿，可导致静脉回流增加。其反应首先是右心室容积增加，然后在几个心动周期后左心室搏出量增加。主要的听诊改变包括呼气相和吸气相 S2 分裂音同时增宽，右心 S3 和 S4 增大，几个心动周期后左侧的 S3 和 S4 也增大。肺动脉瓣和主动脉瓣狭窄的收缩期杂音、二尖瓣和三尖瓣反流以及室间隔缺损的收缩期杂音以及许多功能性收缩期杂音都增强。另一方面，由于左心室舒张末容积的增加，肥厚性梗阻性心肌病的收缩期杂音减

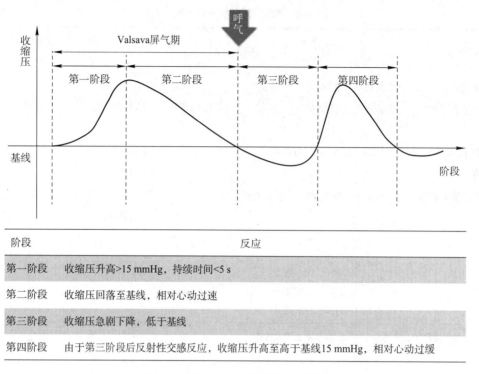

阶段	反应
第一阶段	收缩压升高>15 mmHg，持续时间<5 s
第二阶段	收缩压回落至基线，相对心动过速
第三阶段	收缩压急剧下降，低于基线
第四阶段	由于第三阶段后反射性交感反应，收缩压升高至高于基线15 mmHg，相对心动过缓

图 3-8   Valsalva 动作的四个阶段

弱，二尖瓣脱垂的收缩中期喀喇音和收缩晚期杂音延迟且减弱。

从躺着或者蹲着的姿势快速站立或坐起来则有着相反的效果。呼气时 S2 分裂相对较宽的患者（可能与固定分裂混淆），其分裂宽度变窄，甚至正常；而固定分裂患者的分裂音宽度则没有变化。半月瓣狭窄及房室瓣反流的杂音包括一些"良性无害性"血管杂音因静脉回流的减少而减轻；而肥厚型心肌病和二尖瓣脱垂的杂音则因左心室容量减少而增强。

蹲踞：突然从站位到蹲位既增加了静脉回流又增加了全身血管阻力，心搏量和动脉压升高，稍后可能会诱导短暂的反射性心动过缓。听诊特征包括伴随着心搏量的增加两侧心室 S3 和 S4 变响，肺动脉瓣和主动脉瓣狭窄的收缩期杂音以及二尖瓣和三尖瓣狭窄的舒张期杂音变得更响，右侧变化早于左侧。蹲踞（后负荷增加）可能使先前不可听见的主动脉瓣反流杂音变得可以听见。

动脉压力的增高增加了通过法洛四联症患者右心室流出道的血流，并且增加了二尖瓣的反流量以及通过室间隔缺损的左向右分流的量，上述的收缩期杂音变强。主动脉瓣反流的舒张期杂音也随着主动脉流量的增加而变强。增加的动脉压力与静脉回流的结合使左心室增大，左心室流出道阻力下降，因此肥厚性梗阻性心肌病的收缩期杂音减轻，二尖瓣脱垂的收缩中期喀喇音和收缩晚期杂音延迟（图 3-9）。

其他体位改变：左侧卧位的体位增加了起源于左心的 S1、S3、S4、开瓣音、二尖瓣狭窄和反流的杂音、二尖瓣脱垂的收缩中期喀喇音和收缩晚期杂音以及主动脉瓣反流的 Austin Flint 杂音。坐起和向前倾斜使主动脉瓣和肺动脉瓣反流的舒张期杂音更加清楚。

过度展肩是一个可以帮助评估锁骨上区杂音的重要的姿势试验。过度展肩使头臂干远离主动脉弓，使起源于头臂干动脉近段的杂音减轻。

仰卧位的患者被动地被抬高腿短暂地增加了静脉回流和 S3 的响度。当患者的肘部和膝盖着地时，

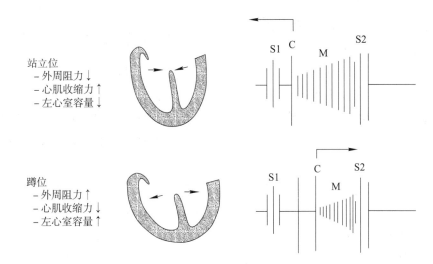

图 3-9 蹲位与站立位时二尖瓣脱垂的杂音变化

收缩中期非喷射性杂音（C）在二尖瓣脱垂患者中发生，后紧跟随一个递增型收缩期杂音延续到 S2。站立时静脉回流减少，
心脏变小，C 接近 S1，使二尖瓣反流杂音提早出现。蹲位时，静脉回流增加，心脏变大，C 接近 S2，同时杂音间期缩短

心包摩擦音更容易被监测到。这个生理性的动作可以增加内脏和心包壁层的接触。

等长运动：可以用握力器或手球，也可以空握拳（两侧同时进行更有效）。使用握力器需要持续 20~30 s，动作过程中应避免 Valsalva 动作。等长运动导致全身血管阻力、动脉压、心率、心输出量、左心室充盈压和心脏大小短暂且明显的升高。结果是：①左心起源的 S3 和 S4 加重；②主动脉瓣狭窄的收缩期杂音减弱（外周阻力上升，主动脉跨瓣压差减少）；③主动脉瓣反流的舒张期杂音和风湿性二尖瓣反流与室间隔缺损的收缩期杂音增强；④随着心输出量的增加二尖瓣狭窄的舒张期杂音变响；⑤由于左心室容积增加，梗阻性肥厚型心肌病的收缩期杂音减弱，二尖瓣脱垂的收缩期喀喇音和收缩晚期杂音延迟。室性心律失常和心肌缺血的患者需要避免长时间等长运动，因为该动作使心肌耗氧量明显增加。

（4）期前收缩或心房颤动：期前收缩后或房颤长间歇后的第一次心搏时，主动脉狭窄的收缩期杂音的强度往往会发生变化，而二尖瓣反流的收缩期杂音则变化不大。包括主动脉狭窄在内的由左心室流出道梗阻引起的收缩期杂音，可在期前收缩后的第一次心搏时增强，这与心室充盈增加和期前收缩后的心肌收缩力增强有关。前向血流加快可导致压力阶差增加，从而产生响亮的杂音。由于二尖瓣血流或左心室－左心房的压力差在期前收缩后变化不大，因此二尖瓣反流的杂音强度在期前收缩或房颤长间歇后无明显改变。

（5）药物：患者取卧位，将亚硝酸戊酯放置在纱布包着的安瓿瓶中，靠近患者的鼻子嘱其吸入，需要在 10~15 s 内深呼吸 3~4 次。该药有舒张血管的作用，前 30 s 会导致全身性血压下降，30~60 s 后患者表现为反射性心动过速，之后心排血量、血流速率和心率增加。主要的听诊变化发生在吸入药剂后的前 30 s。S1 增强，A2 减弱。由于动脉压力降低，A2 开放提前，二尖瓣和三尖瓣开瓣音变响。由于心室快速充盈更大，源自两侧的 S3 增强；但是因为二尖瓣反流减少，与之相关的 S3 心音则减弱。主动脉瓣狭窄、肺动脉瓣狭窄、肥厚型梗阻性心肌病、三尖瓣反流的收缩期杂音以及功能性收缩期杂音都增强。

动脉压减少增加了右向左分流，减少了从右心室流向肺动脉的血流，减轻了法洛四联症患者收缩中期的杂音。心输出量的增加加剧了二尖瓣、三尖瓣狭窄和肺动脉反流的舒张期杂音及三尖瓣反流的收缩期杂音。然而，全身动脉血压降低的结果使二尖瓣反流、室间隔缺损的收缩期杂音、主动脉瓣反流的舒张期杂音、Austin Flint 杂音、动脉导管未闭以及全身动静脉瘘的连续性杂音都减弱。心脏容积减小导致二尖瓣脱垂的收缩中期喀喇音和收缩晚期杂音提早但收缩期杂音的强度变化不确定。

亚硝酸戊酯吸入实验可以用来区分：①主动脉瓣狭窄（增强）与二尖瓣反流（减弱）的收缩期杂音；②三尖瓣反流（增强）与二尖瓣反流（减弱）的收缩期杂音；③单纯性肺动脉瓣狭窄（增强）和法洛氏四联症（减弱）的收缩期杂音；④二尖瓣狭窄的舒张期隆隆样杂音（增强）和主动脉瓣反流的 Austin-Flint 杂音（减弱）；⑤肺动脉瓣反流（增强）和主动脉反流（减弱）的早期吹风样舒张期杂音。

甲氧胺和去氧肾上腺素增加了全身动脉压，与亚硝酸戊酯的作用相反。总的来说，静脉注射 3～5 mg 甲氧胺可以在 10～20 min 内升高 20～40 mmHg 的血压。但去氧肾上腺素是首选，因为它的起作用时间更短，静脉内注射 0.3～0.5 mg 去氧肾上腺素可以在 3～5 min 内升高大约 30 mmHg 的血压。这两种药物都会导致反射性心动过缓，心输出量和收缩能力降低。充血性心力衰竭患者和全身性高血压患者禁用。

给药之后，S1 的强度通常降低，二尖瓣 A2-OS 开瓣音的间隔延长。S3 和 S4 的变化不定。由于动脉压增高，主动脉瓣反流的舒张期杂音，二尖瓣反流、室间隔缺损、法洛氏四联症的收缩期杂音以及动脉导管未闭和全身动静脉瘘的连续性杂音都变得更响。另一方面，由于左心室容积增大，梗阻性肥厚型心肌病的收缩期杂音变轻，二尖瓣脱垂的喀喇音和收缩晚期杂音延迟。心输出量的减少减弱了主动脉瓣狭窄的收缩期杂音、功能性收缩期杂音以及二尖瓣狭窄的舒张期杂音。主动脉瓣反流的 Austin-Flint 杂音也减弱。

三、血管检查

（一）颈静脉搏动

颈静脉在心脏体检中有着重要的地位，直接反映了右心系统的功能状态；由于心包的限制作用以及左心病变时室间隔偏曲移位，它也部分反映了左心系统及心包的病变。一般对颈内静脉进行检查，分析静脉充盈程度与搏动形态，右侧颈静脉较左侧更可靠，因为右无名静脉和颈静脉几乎呈一直线汇入上腔静脉，右心房的血液动力变化可直接传导到颈静脉；而左颈内静脉成一角度汇入无名静脉，且其走行常会被种种正常的结构如扩张的主动脉或血管瘤所绞缠或压迫。

检查时，患者应取舒适体位平卧，充分暴露颈部，灯光的光线正切经过颈部效果最好。大多数心脏病患者最佳检查体位是 45°。当患者静脉压高时，需要加大倾斜角度才能看清搏动（甚至 60°～90°）；而当颈静脉压低时，需降低倾斜角度，直至清晰地看到搏动为准。为使颈静脉搏动增强，可使患者仰卧并抬高双腿，以增加静脉回流。

颈内静脉位置较深且被胸锁乳突肌遮盖，除非有重度静脉高压，否则看不到；但其传导到颈部的搏动较易发现。这种搏动有时与颈动脉的搏动较难鉴别，特别在有三尖瓣反流患者。一般认为下列 4 点有助于鉴别：①颈动脉搏动局限而快速，手指触诊时有冲击感。与此相反，静脉搏动较易看见，用手指轻扪搏动部位的上面或下面时，搏动却常常消失。②在窦性心律的一个心动周期中，动脉搏动常呈单一的上升支而静脉搏动则呈双峰双谷。③直立位或呼吸时，动脉搏动不变，而静脉搏动在直立位和吸气时通常消失或明显减轻，除非静脉压显著升高。④用手指或听诊器轻压颈根部并不影响动脉搏动，但通常可使静脉搏动消失，除非有极度的静脉压增高。

检查颈部静脉，主要观察颈静脉的压力和静脉波的类型。

颈静脉压力的估测基于这一原理，即胸骨角不管在卧位、坐位还是站立位，其与右心房的相对位置固定在 5 cm 左右（胸骨角比右房高 5 cm），因此 45° 半卧位时，颈静脉搏动的顶点到胸骨角的垂直距离加上 5，即为估测的颈静脉压力（图 3-10）。

腹 - 颈静脉反流征：以往称为"肝颈静脉反流征"。近年认为，体检时增加的是整个腹部而不仅是肝的压力，因此腹颈静脉反流征更加贴切。本试验是在患者平静呼吸时，紧压脐周 20 s 左右，观察颈静脉的压力，如果增加 3 cm H_2O 则为阳性，提示颈静脉压力升高。

Kussmaul 征：正常人深吸气时的颈静脉压下降但搏动幅度增加。Kussmaul 征为吸气时颈静脉压力高度反常地上升，提示存在静脉回流的机械性梗阻。多见于慢性缩窄性心包炎，有时也见于充血性心力衰竭和三尖瓣狭窄。

颈静脉压力升高的常见原因有：血容量增加、充血性心力衰竭、三尖瓣狭窄或反流、心包内压增加（心包填塞或缩窄性心包炎）、上腔静脉堵塞。

对颈静脉波形（图 3-11）的详细解释：静脉搏动波中的 a 波，是因右心房收缩引起的静脉膨胀所产生，而 x 降支是由于心房松弛和正当右心室收缩时右心房的底部下降所致，后者常被称为 x' 降支，使下降支中断。C 波与颈动脉搏动同时发生，是颈静脉搏动波中不固定的波和 / 或是随 a 波波峰之后的下降支的中断（许多研究者指出此波是 x 下降支）。v 波是因为在三尖瓣关闭、心室收缩时，血液流入右心房，使右心房压力升高而产生。y 降支，即 v 波的下坡，与三尖瓣再开放时右心房压力下降有关。在 y 下降支底部之后（y 谷）和 a 波开

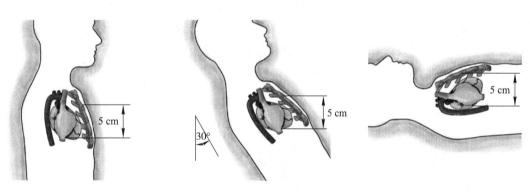

图 3-10 颈静脉压力的估测原理

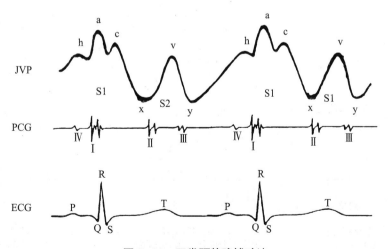

图 3-11 正常颈静脉搏动波

同步记录颈静脉搏动图（JVP）、心音图（PCG）、心电图（ECG）

始之间是心房和心室相对缓慢充盈期，为心室舒张后期，这段时间内有一 h 波。

颈静脉的这些波形通常都可用脉搏波描记仪记录到，但在床边视诊时难以肉眼识别。颈静脉的凹陷性动作更快，产生较大偏移，所以看上去较搏动突起动作更为明显。正常情况下颈静脉波主下降支，即 x' 下降支，刚好在 S2 之前发生，而 y 下降支在 S2 之后结束。中心静脉压增加时，v 波增高而 y 凹陷变得更为明显。a 波恰在 S1 或颈动脉搏动之前发生，并有明显的抬起和凹陷。v 波恰于动脉搏动之后发生，并有比较缓慢的波浪形波型。颈静脉在常见疾病状态下的各种波形变化见图 3-12。

（二）动脉搏动

动脉搏动是心血管检查的重要组成部分，中医的"望闻问切"，切的就是脉。在心血管检查中，理论上所有能被触及的动脉（两侧颈动脉、桡动脉、肱动脉、股动脉、腘动脉、足背动脉和胫后动脉）搏动都应该尽可能地进行检查，包括观察动脉

搏动并对其进行触诊与听诊。但临床上，最常被触摸的动脉是桡动脉，最常被观察的动脉是颈动脉。颈动脉的搏动波形可以通过脉搏波记录仪记录到，其反映了容量、心搏出量、血流速度、主动脉瓣膜及大动脉血管弹性与僵硬度等之间的相互关系，对疾病的诊断提供有价值的帮助（图 3-13）。然而，一般的颈动脉搏动波形床边体检不容易观测到。

由于颈动脉搏动离心脏近，可以较敏感反映主动脉和左心室流出道的病变，在严重主动脉瓣反流和某些高动力循环如甲亢、贫血、发热、妊娠患者中，因脉压增大使得颈动脉搏动变的尤为明显。特别严重的主动脉反流患者，可以看到伴有与心动周期一致的点头运动（de Musse 征）。在主动脉瓣狭窄的患者，可以看到脉搏上升的延迟，多数情况下的主动脉瓣狭窄的收缩期杂音可以传向双侧的颈动脉。当然，颈动脉或者锁骨下动脉的狭窄，双侧的颈动脉也是良好的杂音听诊区。颈动脉搏动减弱或两侧不等可见于颈动脉粥样硬化和主动脉弓病变，

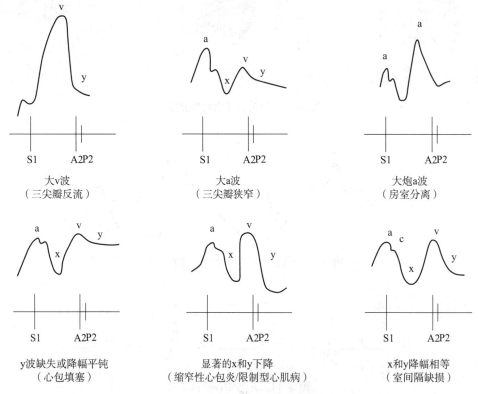

图 3-12　常见病理性颈静脉搏动波

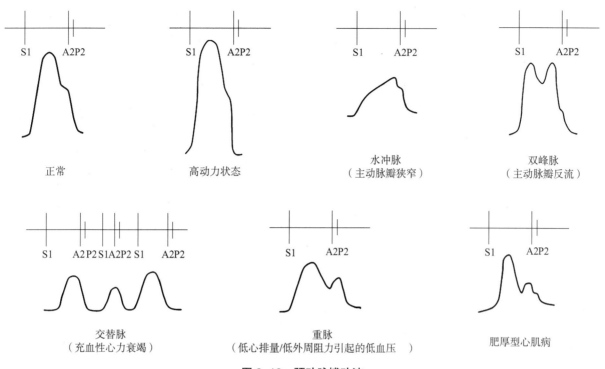

正常

高动力状态

水冲脉
（主动脉瓣狭窄）

双峰脉
（主动脉瓣反流）

交替脉
（充血性心力衰竭）

重脉
（低心排量/低外周阻力引起的低血压 ）

肥厚型心肌病

图 3-13 颈动脉搏动波

包括主动脉夹层、动脉瘤和 Takayasu 病。主动脉瓣上狭窄会产生特定的血流向着无名动脉喷射，使颈动脉和肱动脉搏动较强，并且在右侧较左侧上升得更快，右臂血压较左臂高。

桡动脉是临床最常用的脉搏触诊动脉，触诊时应该要注意动脉的搏动度、管壁的僵硬度与弹性。搏动强劲的动脉提示血压升高，特别有力的脉搏见于主动脉瓣反流、高动力循环状态以及主动脉缩窄处的近端动脉。僵硬缺乏弹性的动脉见于老年人收缩期高血压尤其合并全身动脉粥样硬化患者。当动脉弹性丧失且僵硬明显时，可以进行 Osler 征测试，即用袖带充气到肱动脉搏动消失，如果此时还能触摸到僵硬而细小的桡动脉搏动，就是 Osler 试验阳性。这类病人的动脉管腔内外血压可以明显不一致。

桡动脉作为心血管介入治疗的常用血管，在手术前往往需要检测其是否通畅，由于它与尺动脉通过掌浅弓和掌深弓形成回路，提供手掌的血供，当一侧尺动脉存在闭塞性病变时，原则上同侧的桡动脉用于介入途径应该很谨慎。Allen 试验的方法：双手同时用力压迫桡动脉和尺动脉，嘱患者用力握拳与张开 5～7 次，直至手掌心发白，松开对尺动脉压迫继续保持对桡动脉的压迫，观察手掌颜色的变化，如果手掌心在 10 s 内变红，提示尺动脉血运通畅，Allen 试验阴性；反之，如果超过 10 s 掌心仍然发白，为 Allen 试验阳性，提示尺动脉存在血运不畅，应该慎用桡动脉穿刺。

在主动脉缩窄患者中，颈动脉和肱动脉脉搏呈弹跳状，升起快，容量大；而在下肢，动脉的收缩压和脉压减低，升起速度慢，并有一晚峰。此时股动脉搏动延迟，在股动脉和肱动脉同步触诊时较易发现。

动脉触诊的另一个目的是检测心律失常。规则而慢的脉搏提示窦性心动过缓、交界性逸搏心律或完全性房室传导阻滞。有时候二联律中弱的搏动易被忽略而当成慢而规律的心动过缓，此时听诊很容易鉴别。慢而规则的大炮波提示为交界性心律，而不规则的大炮波则提示存在完全性房室传导阻滞。快速而规律的超过 150 次 /min 的脉搏提示室上速，快速而绝对不规则的脉搏、强弱不等的脉搏提示心房颤动，结合听诊可以容易地发现脉搏短绌（脉率慢于心率）。

主动脉瓣关闭不全的水冲脉（Corrigan 脉）表现为急促的升支（叩击波），紧跟一个收缩晚期萎陷，而无重搏波切凹所组成。水冲脉反映左心室正以极快的速度向一个低阻力的储池释放其异常升高的心搏量。将手臂举过头顶，可使水冲脉更为明显。在急性主动脉瓣关闭不全时，左心室尚未明显扩大，可发生二尖瓣提前关闭，并限制主动脉的反流量。因此，虽然瓣膜功能有严重异常，主动脉的舒张压可以不太低，脉压也不增宽。

重度慢性主动脉关闭不全有较多的周围血管体征可见，包括：当听诊器胸件放在股动脉上，可听到"枪击音"（Traube 征）；当逐渐向近侧端压迫动脉时，在股动脉上可听到收缩期杂音；当压迫动脉远侧端时可听到舒张期杂音（Duroziez 征）。Quincke 征是压迫甲床使甲床周期性变白；Hill 征是指下肢收缩压较上肢高出 20 mmHg。以上在这些体征中，Duroziez 征最有预测性。

交替脉（脉搏强弱交替）是心肌功能严重受抑的征象。当收缩压变化超过 20 mmHg 时，量血压也可以发现。越接近中心的脉搏（肱动脉，股动脉），越容易查出交替脉。扪脉时用力要轻，并嘱患者在呼气中期屏住呼吸，以避免呼吸变化影响脉搏的幅度。主动脉瓣关闭不全、高血压和应用硝酸甘油或直立位以减少静脉回流，均可使交替脉变得明显。交替脉必须与二联脉相鉴别，后者心律不规则。

二联脉常由室性期前收缩引起，相当于心电图上的二联律。由于期前收缩发生时，心室充盈不足，搏出量减少所致。可与交替脉混淆，鉴别的关键在于交替脉是发生在规整的心律时。在正常人或左心室流出道有固定梗阻的患者（如主动脉瓣狭窄），期前收缩后的代偿间期脉搏搏动增强。但在梗阻性肥厚型心肌病患者，因为左心室流出道的梗阻加重，期前收缩后的脉搏搏动反而减弱。

奇脉：正常人吸气时，由于胸腔内压下降，右心回流量增加，室间隔向左偏移，左心室腔变小；同时吸气时肺血管扩张，肺循环回左心房流量下降，两个因素共同促使左心室前负荷减低，每搏量减少，因此正常人吸气时血压略有降低，但不超过 10 mmHg。当正常吸气时，动脉脉搏下降幅度增加，或收缩压下降加剧（在安静呼吸时大于 10 mmHg），则称为奇脉。明显时，即吸气时压力减低可大于 20 mmHg 或导致脉搏消失，通常通过肱动脉触诊来检查奇脉更敏感。奇脉是心包填塞的特征性体征，吸气时收缩压下降超过 12 mmHg 诊断心包填塞的敏感度为 98%，特异度为 83%。奇脉在慢性缩窄性心包炎患者出现率较低（约 50%），在肺气肿和支气管哮喘患者也可观察到奇脉（其胸腔内压力的呼吸摆动更大），低血容量休克、肺栓塞、妊娠和极肥胖人群有时也可观察到。主动脉关闭不全患者即使有心包填塞，也不太出现奇脉。逆相的奇脉（吸气时动脉压升高）可见于梗阻性肥厚型心肌病。

在诊断心外阻塞性动脉疾病时，动脉脉搏具有重要诊断价值。全面触诊两侧颈总、肱、桡、股、腘、足背和胫后血管，包括触诊腹主动脉（脐上和脐下），应该成为疑有动脉粥样硬化心脏病患者例行检查中的一部分。周围脉搏缺如或变弱常表示阻塞，有近 2% 的正常人因为足背动脉和胫后动脉的走行变异而使得脉搏缺如。管腔狭窄的特征是可以听到收缩期杂音，但应该排除听诊器对血管的过度压迫所致。当管腔直径减少接近 50% 即可听到柔软、短促的收缩期杂音。随着狭窄的加重，杂音变成高调，较响亮而长。如狭窄近 80%，此杂音涌入舒张早期。当完全或近乎堵塞时，杂音则消失。动脉杂音可因心排血量升高（如发生在贫血）、侧支血管发育不良和动脉流出增加（如发生在局部运动）而增强。在主动脉缩窄患者的脊柱上，在肩胛间区进行听诊，可查出收缩期或连续性的杂音。肾动脉狭窄的患者，尤其是小儿，可在腹部脐周闻及收缩期杂音。

当血管内的血流增加时，或者在迂曲或管腔狭窄的异常血管中可以闻及收缩期杂音。杂音与 S1 和 S2 发生时间的关系取决于距心脏的距离。儿童和青少年中有时可听到"锁骨上收缩期杂音"，被认为来自主动脉起源的正常的头臂干。这些杂音的构型是渐强-渐弱的，其发作突然，持续时间短暂，并且辐射在锁骨的下方，强度有时可以很强。正常锁骨上收缩期杂音可因肩部过伸而减弱或消失，嘱患者肘部回拉直至肩胛带肌肉绷紧即可。在老年人中，收缩期血管杂音的最常见原因是颈动脉、锁骨下动脉或股动脉的动脉粥样硬化性狭窄。周围血管杂音与听诊器胸件的压迫轻重有关，如存在主动脉反流时，在股动脉以听诊器胸件适度压缩股动脉时，即可产生收缩性血管杂音，若进一步压迫可使收缩期杂音继续延长至舒张期，这个现象称为 Duroziez 征。主动脉缩窄的患者有时可以在背部，缩窄的峡部与肩胛骨之间闻及收缩期血管杂音。在正常新生儿中偶尔会听到起源于肺动脉及其分支的短暂收缩期动脉杂音，因为肺动脉干及其分支之间的角度和大小差异使收缩期血流形成湍流，从而产生杂音。这些正常或非病理性的肺动脉收缩期杂音会随着肺血管床的成熟而很快（通常在出生后几周或几个月内）消失。

四、血压测量

（一）血压的间接测量

不用血压计，通过袖带逐渐压迫肱动脉同时扪诊桡动脉，可以估计出收缩期动脉压；阻断桡动脉脉搏所需的力即代表收缩期血压。临床上一般采用血压计表间接测量血压。袖带应适宜地捆在手臂上，其下面的边缘至少要在肘窝之上 2.5 cm 处，听诊器胸件的膜面头应放在靠近或在血压袖带边缘下面。袖带的宽度应选用至少达到被捆扎肢体周长的 40%。

标准的袖带是 13 cm 宽，可用于一般粗细手臂的成人。当此袖带用于上臂粗或正常成人的大腿时，测出的动脉压就会过高，在肥胖者（臂围 > 35 cm）可引出假性高血压。当此袖带用于细手臂人时，则血压可被低估。用于婴幼儿，袖带宽度应为 4 cm，稍大儿童（2~5 岁）应为 8 cm，胖的成人应为 20 cm，橡皮袋应有足够的长度以便扩展，

至少要能围绕肢体的一半（成人为 25 cm）。如患者的动脉已僵硬，则测出的收缩压也会过高，误差几乎可达 30 mmHg。一般水银血压计较无液型压力表更准确、更可靠，后者至少应每年校准一次。近年逐渐采用电子血压计测量，尤其是家庭血压测量。穿戴式设备与手表、iwatch 结合等，作为长程血压监测的院外补充，可以记录个体的动态过程，还有助于建立大数据人群分析。不管如何变化，水银柱血压测量是测血压的基础。

（二）上肢血压

为了测量上肢动脉压，患者须舒适且放松地取坐位或平卧位，手臂应微屈，和心脏在同一水平，手臂肌肉应放松，袖带应快速充气直到高出预期收缩压约 30 mmHg，然后缓慢放气，不要快于 3 mmHg/s，当压力在肱动脉脉搏可被扪及时，其读数即接近收缩压。

在测得舒张压后，袖带应快速放气，1 min 以后可在同一肢体重新测量血压。虽然听诊器的胸件压得过分用力不会影响收缩压，但它可使舒张期的读数变低。有研究提示，测量血压时患者有焦虑情绪，则动脉压平均升高 27/17 mmHg（即所谓的"白大衣高血压"）。测量血压时，应该尽量减轻患者的焦虑，在检查前应避免运动、进食和吸烟，并排空膀胱。

（三）下肢血压

在测量下肢血压时，患者须取俯卧位，采用 20 cm 宽的袖带附有加压袋，捆在大腿中部的后侧，并应呈斜角使其边缘合适地紧靠在皮肤上，听诊则在腘窝处进行。为了测量小腿的血压，将手臂用的袖带捆在腓肠肌上，并在后胫动脉处进行听诊。不管袖带置于何处，都必须注意避免让袖带气囊的橡皮部分膨胀超出套子，并避免袖带捆得太松，以致发生气囊的中心性膨胀。

（四）Korotkoff 音

Korotkoff 音有 5 期，即当充气后压缩手臂的血压袖带逐渐放松时血液流动所产生的声音。首先出现的响亮的拍击声为第 1 期，代表收缩压。在

第 2 期，这些声音被一柔和的杂音所代替。在第 3 期，当经过压缩的动脉血流量增加时，这些声音就被比较响的杂音所代替。当接近动脉舒张压时，肱动脉的压缩减轻，在第 4 期声音突然变得沉闷。Korotkoff 音在第 5 期消失，通常在第 4 期 10 mmHg 以内。尽管直接通过动脉穿刺测得的舒张压更接近于第 4 期，但目前通用的标准以第 1 期响亮的拍击声为收缩压，第 5 期声音消失的那一点为舒张压。只有在重度主动脉反流时，当声音的消失点极低，有时为 0 mmHg，方把沉闷的声音（第 4 期，变音）而非声音消失点（第 5 期）作为舒张压。

在动脉压以较慢速度增加（如重度主动脉口狭窄），并且动脉明显收缩时（如休克）及心搏量减少时（如在重度心力衰竭），Korotkoff 音很难听到并且动脉压难以测量。此时可让患者反复放松和握紧拳头以使上肢血管扩张，从而使 Korotkoff 音加重。患者严重休克状态，间接测量血压的方法不可靠，常须通过动脉穿刺进行动脉压的测量。

有时测量血压时（20% 老年人），在 Korotkoff 第一音后会出现一段静音，然后几十 mmHg 后再出现第二次声音（Korotkoff 第 2 期）。此现象多见于静脉扩张或动脉血流入臂部的速度较慢时。如把第 1 个出现的声音当成舒张压，将会高估舒张压；如把第 1 个出现的声音当成是收缩压，则会低估收缩压。要避免该现象，可以在充气到脉搏消失后，再往上打 30 mmHg 左右，再缓慢放气，仔细听取动脉搏动音。

（五）基础状态血压

为了测量基础状态下的血压，患者必须在安静

的房间内休息 15 min。最初检查时最好记录两臂血压。同时测量或很快地连续测量两上臂血压，若收缩压相差超过 10 mmHg，则提示主动脉或无名动脉和锁骨下动脉的起源处有阻塞病变或有主动脉瓣上狭窄（此时右臂血压高于左臂）。椎基底动脉血供不足的患者，出现两臂血压差可表示锁骨下"窃血"，是其脑缺血的病因。为了确定是否有直立性低血压，患者必须分别在仰卧和直立位进行血压测量。然而，不管患者采取何种体位，肱动脉应置于与心脏同一水平处，以避免地球引力对所测出压力的影响。

正常情况下，下肢的收缩压比上肢高，但差别小于 20 mmHg，而舒张压上下肢差别不大。如下肢的舒张压高于上肢时，则提示用于大腿的袖带太小。当腘动脉收缩压较肱动脉高出 20 mmHg 以上时（Hill 征），提示有主动脉反流。当怀疑有主动脉缩窄或主动脉或其直接分支有阻塞性疾病时，应测定下肢血压。为准确确定两上肢和下肢收缩压的差别，应由两位检查者同时进行血压测量；然后调换一下血压计，再相互调换一下测量的肢体。

脉压（收缩压与舒张压的差值）>60 mmHg 为脉压增大，见于主动脉瓣反流、主动脉硬化、动脉导管未闭、甲亢、贫血等高动力循环状态；脉压 <30 mmHg 为脉压减小，见于主动脉瓣狭窄、心衰、心包积液、缩窄性心包炎等，也见于单纯舒张压升高的患者。

（何　奔）

数字课程学习

 教学PPT　　　　 自测题

第四章

循环系统影像学检查

关键词

第一节 胸部X线检查

思维导图：

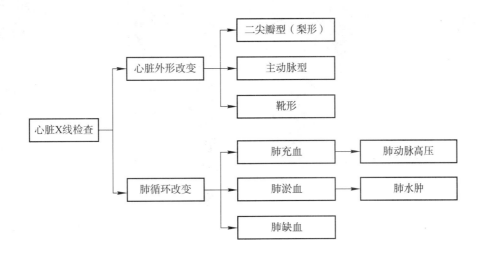

X线胸片可显示心脏、大血管和肺血管的全貌，但这些结构在平片上的投影交错重叠，仅可见部分外轮廓，因此需要综合分析不同方位的照片，才能得到心脏各房室大小、大血管扩张的大致信息，结合肺血管改变，可初步推断某些心脏病的类型。需指出的是，这些判断多缺乏客观的量化标准，易受投照体位、呼吸、患者体形等因素影响而导致误判。

一、心脏外形常见改变

1. 二尖瓣型心脏（梨形心） 肺动脉段凸出，左心缘圆隆，右心房段伸长、膨隆。反映右心负荷增大，常见于二尖瓣疾患（图4-1）、房室隔缺损、肺动脉瓣狭窄、肺动脉高压和肺源性心脏病。

2. 主动脉型心脏 升主动脉右凸，主动脉结增宽，左心室段延长，心尖下移。反映左心负荷增大，常见于主动脉瓣疾患（图4-2）、高血压。

3. 靴形心 心底增宽，肺动脉段平直或凹陷，心尖圆隆上翘，右心室增大，常见于法洛四联症（图4-3）等先天性心脏病。

二、肺血流异常

1. 肺充血（肺血增多） 肺动脉段膨隆，肺门影增大，肺血管纹理成比例增粗、增多，边缘较清楚。见于左向右分流的先天性心脏病，如房间隔缺损、室间隔缺损、动脉导管未闭。

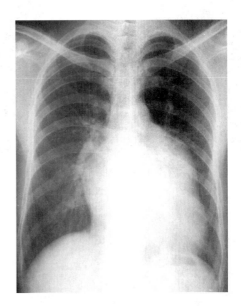

图4-1 二尖瓣狭窄——梨形心

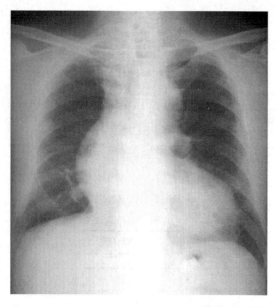

图 4-2　主动脉瓣狭窄并关闭不全——主动脉型心脏

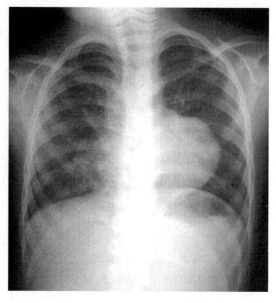

图 4-3　法洛四联症——靴形心

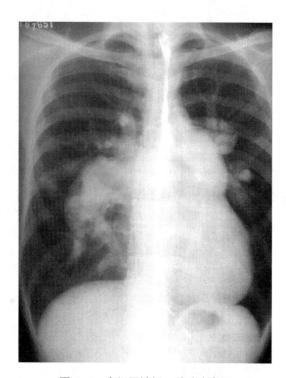

图 4-4　房间隔缺损，肺动脉高压

2. 肺高压　肺动脉段明显突出，肺门增大但外围肺野内肺血管纹理突然减少，呈"残根"状（图 4-4）。

3. 肺缺血（肺血减少）　肺血管纹理纤细，肺门影变小，肺动脉段平直或凹陷（见图 4-3）。伴侧支循环开放时，可见不规则条状或网状血管纹理。

4. 肺静脉高压（肺淤血）　肺血管纹理普遍增多、轻度增粗，边缘模糊，肺门影增大，肺野透亮度减低。

5. 肺水肿　肺静脉压慢性升高常表现为间质性肺水肿，见不同部位肺泡间隔水肿增厚投影的间隔线。急性左心衰竭易引起肺泡性肺水肿，表现为片状磨玻璃密度影，典型者分布在两肺门区周围，呈"蝶翼形"。

（江一峰）

第二节　胸部对比增强 CT 检查

思维导图：

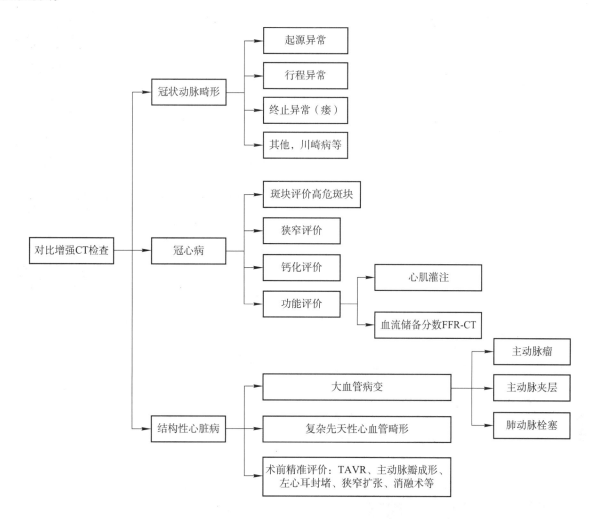

CT 检查具有极高的空间分辨率，经外周静脉注入碘对比剂可使兴趣区血管获得优良的密度对比，在此基础上形成了血管造影 CT（CT angiography，CTA），与导管法造影的区别主要是：无创性，提供三维容积信息。对心脏行 CTA 检查的难点在于其运动特性——呼吸运动和心脏搏动，需要采用呼吸控制、心电门控等方法"凝固"图像，才能获得清晰的影像。随着 CT 设备、扫描技术和后处理软件的发展，目前心脏 CTA 对患者屏气、心率及心律的限制要求已渐趋宽松，辐射剂量

和对比剂用量亦显著降低。随着图像质量的不断提高，心脏 CTA 尤其是 CT 冠脉造影（CT coronary angiography，CCTA）已在临床上得到广泛应用。

一、CT 冠脉造影的优点和缺点

1. 优点　①无创，空间分辨率高，检查时间短。②全面显示冠状动脉、大血管及各房室结构，同时提供管腔内、管壁及腔外的信息，实现解剖上全面、完整的评价。③多种三维重组技术的联合应用，不受体位限制，可任意方位和层面进

行观察。

2. 缺点　①成像效果易受心率过快、屏气配合不良等因素影响。②严重钙化、手术金属夹植入物易产生伪影，影响病变评估的准确性。③仅提供静态的解剖信息，无法获取血流、瓣膜运动等动态信息。

二、心脏 CTA 的适应证和禁忌证

1. 适应证　①冠状动脉疾患的筛选：对不典型胸痛或心绞痛、心电图异常患者可先行 CTA 筛选。②体检：观察冠状动脉是否存在斑块、狭窄及解剖异常（起源、走形、终止和结构异常等）。③冠状动脉支架或旁路术前、术后评估。④结构性心脏病的检查。

2. 禁忌证　①碘过敏。②严重心、肺、肾功能不全。

三、冠状动脉畸形的 CT 评价

（一）冠状动脉起源异常

冠状动脉起源异常发生率约 1%。其中约 80% 为良性，患者无症状，如单一冠状动脉、多个开口及高位开口等；约 20% 为恶性异常，可引起不同程度血运改变，甚至猝死，如冠状动脉起源于肺动脉（图 4-5）、左冠起源于右窦等。

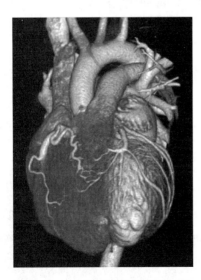

图 4-5　左冠状动脉起源于肺动脉

（二）冠状动脉行程异常

壁间冠状动脉（图 4-6），冠状动脉走形于主动脉、肺动脉间等，血管受压可致不同程度心肌缺血。

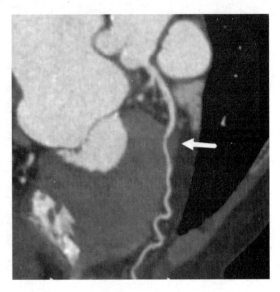

图 4-6　前降支壁间冠状动脉，管腔受压

（三）冠状动脉瘘

冠状动脉瘘是冠状动脉与心房、心室或心外血管的异常交通。CT 能清晰直观地显示瘘口和冠状动脉的解剖改变（扩张），有助于治疗计划的选择（图 4-7）。

（四）川崎病冠状动脉表现

川崎病主要发生于儿童，典型表现为冠状动脉节段性瘤样、囊状扩张，或串珠样改变。

四、冠状动脉粥样硬化的 CT 评价

（一）冠状动脉粥样硬化斑块的 CT 评价

急性冠脉综合征（ACS）的危险性取决于冠状动脉斑块的稳定性，用非有创的影像学检查对斑块成分进行评价，及时识别易损斑块进行干预对临床早期诊断和治疗有重要意义。现代 CT 扫描仪有着亚毫米级别的高空间分辨率，能早期探测、标记并定量分析冠状动脉粥样硬化病变（图 4-8）。已知的高危斑块特征包括：体积大、低密度、点状钙

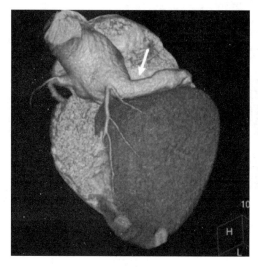
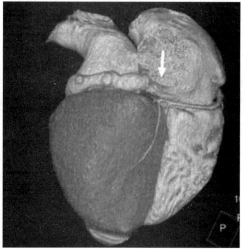

图 4-7　左冠状动脉回旋支 – 右心房瘘
回旋支扩张，远端与右心房连通

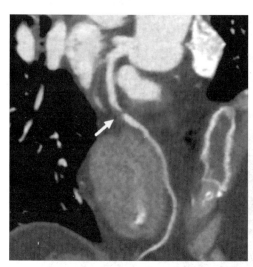
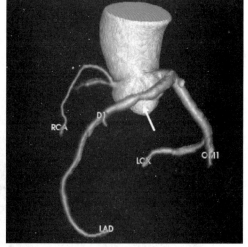

图 4-8　右冠状动脉近段非钙化斑块，致管腔中度狭窄

化、"餐巾环"征及正性重构。

（二）冠状动脉狭窄的 CT 评价

CCTA 可对冠状动脉狭窄进行定量评价，有助于冠心病的风险分层和治疗方案的制订。国内外研究表明，在图像质量满足诊断要求的情况下，以选择性冠脉造影为参照标准，CCTA 显示冠状动脉狭窄有较高的敏感度（＞80%）和特异度（＞90%），阴性预测值可高达 95% 左右，能够满足冠心病初步诊断的要求。

（三）冠状动脉夹层的 CT 评价

冠状动脉夹层是指血管壁结构分离，可自发形成或为医源性，CT 断面图像可直接显示内膜片及真、假腔，做出明确诊断。

（四）冠状动脉钙化积分

冠状动脉钙化多数发生在粥样硬化的基础上，冠状动脉钙化积分（coronary artery calcium score，CaS）是预测冠状动脉事件危险性的指标之一，常用的有 Agatston 积分法、容积积分法和质量积分法等，可对冠状动脉钙化进行定量分析，提示冠状动脉硬化的存在，预测未来 2 ~ 5 年的冠心病事件。

（五）心肌血流灌注的 CT 评价

CT 心 肌 灌 注 成 像（CT-myocardial perfusion imaging，CT-MPI）的应用研究已逐步开展，并成为心血管领域的研究热点之一。采用一过性心肌灌注扫描或连续动态扫描方法，可获得定性、半定量或定量指标。但是，CT 的组织对比度相对略低，且存在图像伪影的干扰，会影响 CTP 的准确性，同时辐射剂量及造影剂剂量也是需要考虑的因素。

（六）冠状动脉 CTA 基础上的血流储备分数

冠 状 动 脉 CTA 基 础 上 的 血 流 储 备 分 数（fractional flow reserve derived from CT，FFR-CT）是一种崭新的非侵入性 FFR 检测方法，不需要额外的 CT 扫描及应用腺苷负荷，使 CT 对冠心病的诊断由单纯形态学评价发展为功能性评价，因此迅速成为心血管领域研究的热点之一。

FFR-CT 使用专用软件基于流体力学原理及从CCTA 容积数据中提取的冠状动脉解剖信息建立病理生理模型，通过反复计算得到任意血管、任意部位的 FFR 值，并重组成伪彩图像。多项研究表明，FFR-CT 与"金标准"导管法 FFR 比较，具有较高的诊断准确性。

五、结构性心血管病的 CT 评价

1. CTA 是诊断主动脉夹层（图 4-9）、主动脉瘤、肺动脉栓塞等疾病的"金标准"之一。

2. 对于单纯房室间隔缺损、心脏瓣膜病的评价，由于 CT 只能提供某一时相的静态解剖信息，无法了解瓣膜运动及血流情况，诊断效能不如心脏超声。但对于复杂先天畸形，CT 的成像范围更宽广，观察方位、层面的选择更自由、灵活，对于肺静脉、侧支血管的显示也优于超声。因此，CTA 与超声相结合可以优势互补，提高此类疾病的诊断准确性。

3. CT 具有高空间分辨率，在 TAVR（经导管主动脉瓣置换术）、主动脉瓣成形术前的精准评估和测量中有较高的使用价值。

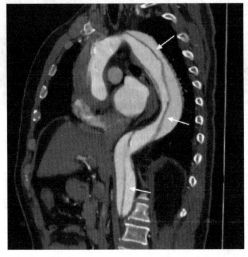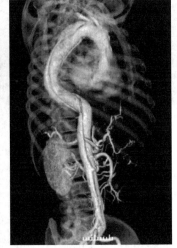

图 4-9　主动脉夹层

箭头示游离的内膜片

（江一峰）

第三节　超声心动图检查

思维导图:

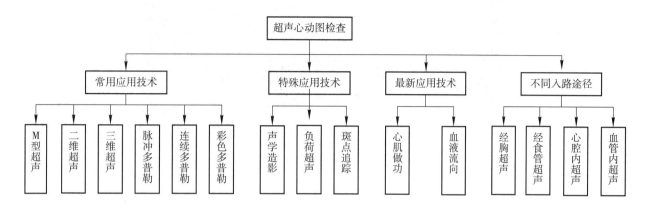

一、超声心动图检查简介

超声波是一种频率超过人耳听觉上限（20 000 Hz）的声波。超声心动图（echocardiography）就是一种应用超声的物理特性，无创性诊断心血管疾病的方法。在各种影像学技术中，自1953年Edler和Hertz使用经改装的西门子船用超声设备记录了第一条心壁活动曲线以来，超声心动图仅仅经历了近70年的发展历史，比起放射医学只能算是一门非常年轻的学科。从一维的M型超声显像发展到二维超声显像和三维立体超声显像，由脉冲和连续多普勒发展到彩色多普勒血流显像，从彩色多普勒发展到组织多普勒超声显像，从组织多普勒又发展到斑点追踪超声显像。成像途径也从经胸超声显像发展到经心外膜超声显像、经食管超声显像、心腔内超声显像和血管内超声成像。通过将超声探头置于胸壁，术中直接置于心外膜、食管内、心腔内或血管腔内的不同部位，能够清晰显示心脏和血管内部组织结构的断层和立体图像，为临床提供了心脏详尽的解剖和血流动力学信息，以及心血管病变重要的定性和定量诊断依据和线索，使心血管病医师对疾病的整体认识有了实质性的进步。有足够的证据可以说明，一位心内科医师如果不了解超声心动图技术，对学科的发展简直是灾难性的。

近年来，随着计算机技术的发展，超声成像设备的工作原理也从以物理通道和波束形成器为核心的技术平台，转变为以中央处理器（CPU）、图像处理器（GPU）和人工智能为核心的技术平台，步入了一个加速发展的阶段。随着介入治疗的兴起，包括在结构性心脏病的房室间隔缺损的封堵术、肥厚梗阻型心肌病的乙醇消融术、心房颤动左心耳的封堵术，以及经导管主动脉瓣置换术和二尖瓣反流经导管的钳夹术中，心脏超声技术已经成为术前病例选择、术中监测和指导，以及术后效果评价不可缺少的工具。由于它与其他影像技术比较具有无创、价格低廉、能够床旁操作的优点，已成为临床心血管疾病诊断的首选方法之一。

二、M型超声心动图

M型超声心动图（M-mode echocardiography）系用单声束探测从心脏和大血管反射的回声，分析心脏和大血管在心动周期中的活动轨迹与规律，来诊断心血管病的方法（图4-10）。M型超声心动图的纵轴（Y轴）代表距离，从探头接触皮肤的近端

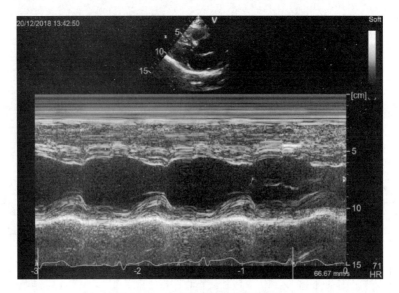

图 4-10　左心室的 M 型超声显像
其中的无回声区为左心室腔，能显示左心室腔在心动周期中的变化，以及室间隔和左心室后壁的运动轨迹

开始，反射界面至探头的距离由上而下顺序显示；其横轴（*X* 轴）代表时间，是将各层回声随时间展开，构成时间 – 运动曲线。

　　M 型超声不能全面显示心内结构的空间和毗邻关系，在心血管病诊断中的价值有限，但在定量测量心腔大小和功能方面的价值较为突出，还能对各心瓣膜、房室腔及血管壁的活动曲线进行距离和时相分析。

三、二维超声心动图

　　二维超声心动图（two-dimensional echocardiography）系采用探头快速机械摆动或电子相控阵技术，使声束作一定角度的平面扫描，实时动态显示心脏和血管断层切面的方法。与 M 型超声显像比较，二维超声心动图所显示的范围不是一个点，而是一个二维平面，其纵轴和横轴方向分别代表这个平面的深度和距离。心脏和大血管的回声信号以强弱不等的光点实时显示（灰度显示）。通过改变探头的方向或扫查平面的角度，能全面真实显示心脏及大血管的解剖结构、彼此的空间关系和活动情况（图 4-11）。

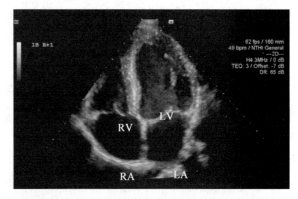

图 4-11　心尖四腔心切面的二维超声显像
心尖位于图像的上方，心底位于图像的下方，心脏左侧位于图像的右侧，心脏的右侧位于图像的左侧；分别显示左心室（LV）、左心房（LA）、右心室（RV）和右心房（RA）

四、三维超声心动图

　　20 世纪 70 年代就有学者开始从事三维超声心动图（three-dimensional echocardiography）的研究。经历了静态三维、体元模型动态三维重建和实时三维超声显像三个主要阶段。目前临床应用的主要是实时三维超声显像。由于受到计算机计算速度的限制，实时三维超声显像主要有 3 种表现形式。

1. 实时窄角显示　显示的区域在左右方向只有30°，Z轴方向只有15°，就像一片面包。优点是成像速度快，图像清晰直观，可对三维图像进行任意方向的旋转观察，特别是对瓣膜瓣口情况和房室间隔缺损的形态及其空间分布有非常清楚的显示；缺点是显示范围小，不能显示心脏结构全貌。

2. 全容积宽角三维显示　其优点是获取图像的范围大，能显示目标结构的全貌及与毗邻结构的关系，并且可以任意切割；缺点是目前所谓的全容积三维显像还不是真正意义上的全容积实时显像，它是把4～7个不同心动周期的实时窄角显示组合起来而已。所以，只应用于窦性心律患者，还需要患者配合屏气，避免心脏移位，否则衔接时可能会有错位而影响图像质量。

3. 感兴趣区显示　它是对心脏的某一个部分单独进行实时三维超声显像。由于显示的区域比较小，其效果可以达到窄角显示的水平。其操作方法与"全容积"三维显像相似，可以对图像进行任意切割。目前该方法的成像范围和帧频都还不能达到比较满意的程度，但可以立体显示瓣膜脱垂的部位，以及反流束部位、方向、严重程度等，还是有一定指导意义的（图4-12）。

五、脉冲多普勒

脉冲多普勒（pulsed doppler）由同一组超声换能器以脉冲的形式间断发射超声，并在两个脉冲之间接受回声。能显示取样容积处回波频谱、方向，并定量显示该取样点的血流速度和频谱性质（层流或湍流）。该检测手段能准确显示取样容积所在部位，瓣膜的狭窄或反流，以及心内分流的位置。但受重复频率的限制，所测最大速度不超过2 m/s，否则会产生频率混叠（aliasing）现象。

六、连续多普勒

连续多普勒（continuous-wave doppler）的超声换能器有两组晶片，一组晶片连续发射超声，另一组接收回声。该检测手段能准确记录声束在某一方向上全程各个深度最大的血流速度，而不受极限频率的限制。其速度上限可达6～8 m/s。根据简化的伯努力方程式，可以估算所测定部位血流速度的压差（压差 $= 4 \cdot V^2$）。缺点是不能对血流速度的来源进行定位。

七、彩色多普勒

彩色多普勒（color doppler）采用自相关技术，可以将二维超声显像平面上的多普勒血流信号，以颜色标出。红色表示对向探头方向的血流，蓝色表示背向探头方向的血流。同时用彩色的饱和度和明亮度来表示速度的快慢，颜色越鲜亮流速越快，另外用绿色表示血流速度方差。要注意的是，当血流

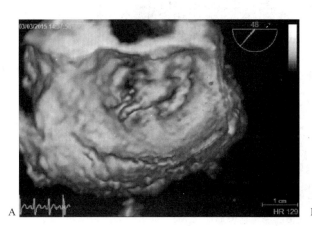
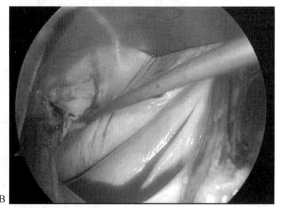

图 4-12　二尖瓣前叶 A2 段脱垂的三维超声显像
A. 二尖瓣前叶 A2 段脱垂，伴腱索断裂；B. 胸腔镜显示的 A2 脱垂和腱索断裂

经过狭窄处，由于速度超过其重复频率的极限，颜色可以翻转，出现频率混叠，呈现"多色镶嵌"的血流图像（图 4-13 至图 4-15）。

八、声学造影超声显像

声学造影超声显像（contrast enhanced echo-cardiography）分为右侧心腔声学造影、左侧心腔声学造影和心肌灌注声学造影。右侧心腔声学造影是用二氧化碳发泡剂或冷冻经振荡的生理盐水，自周围静脉注入。可用于诊断二维和彩色多普勒不易发现的房水平分流、卵圆孔未闭和肺动静脉瘘；也可以从左上臂周围静脉注入，诊断永存左上腔静

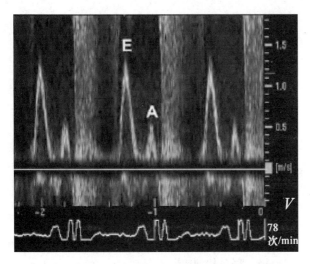

图 4-13　二尖瓣口心房面的脉冲多普勒血流频谱

图示舒张期的层流频谱和收缩期二尖瓣反流的湍流频谱。E 表示左心室快速充盈期二尖瓣的血流频谱，A 表示心房收缩期的二尖瓣血流频谱。因收缩期反流速度超过重复频率的极限产生混叠

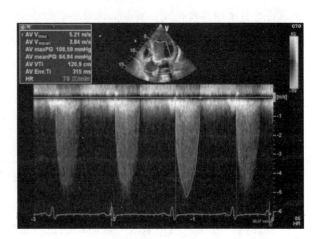

图 4-14　主动脉瓣狭窄的连续多普勒超声显像

上图为心尖五腔心切面；下图为连续多普勒在主动脉瓣区所测定的主动脉瓣狭窄的血流频谱。最大血流速度为 5.21 m/s，最大压差为 108.59 mmHg，平均压差为 64.84 mmHg

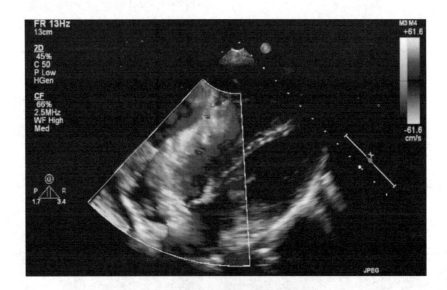

图 4-15　房间隔缺损的彩色血流显像

图示房间隔中部缺损，有一股红黄相间的血流自左心房分流至右心房，进入右心室。
由于血流速度较快，所以血流柱的中心呈黄色

脉。左侧心腔声学造影是用能穿过肺循环的氟碳造影剂，自周围静脉注入，使原来模糊不清的左心室腔更加清晰，有助于诊断心尖部容易被忽略的血栓（图 4-16）或室壁运动异常、心尖肥厚型心肌病、心肌致密化不全。心腔声学造影还有助于鉴别心腔内肿块的性质，区别血栓、良性肿瘤和恶性肿瘤。

心肌灌注声学造影是用氟碳造影剂，自周围静脉注入，显示左心室的心肌灌注，可用于评价冠状动脉介入术后心肌的微循环障碍（图 4-17）和心肌的存活性。将造影剂注入插入冠状动脉分支的

微导管，可用做梗阻性肥厚型心肌病乙醇消融的定位。在心肌灌注声学造影期间加用腺苷，观察充血反应期间的心肌灌注，可提高心肌灌注异常的检出敏感性。此外，心肌灌注声学造影还能用于定量节段心肌的血流量。

九、负荷超声心动图

负荷超声心动图（stress echocardiography，SE）试验是在外加心脏负荷（运动、药物或心房调搏等）情况下的超声心动图检查，主要观察负荷状态下左心室壁收缩运动的变化，用于诊断冠心病或心

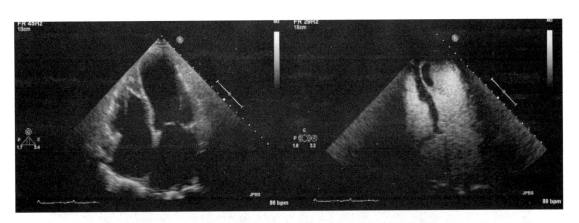

图 4-16 左室心腔声学造影前后超声显像

左图示造影前，四腔心切面左心室心尖部未见血栓；右图示造影后左心室心尖部的血栓

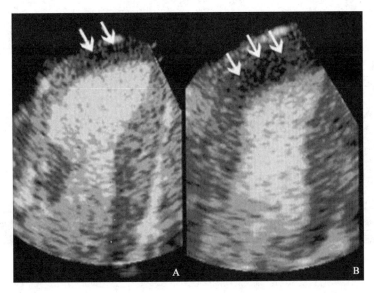

图 4-17 冠状动脉介入术后，心肌灌注声学造影评价心肌缺血

A. 心尖部的缺血区（箭头）；B. 缺血范围比 A 图更大

肌存活性。静息状态下，冠状动脉（冠脉）狭窄并不引起室壁运动异常。但在负荷状态下，因冠脉狭窄使冠脉供血不能增加，相应节段心肌缺血，可出现室壁运动减弱或消失。因此，负荷超声心动图能发现静息状态下不能发现的冠脉疾病。

早在 1979 年，负荷超声心动图即开始应用于临床，起初只有运动超声心动图。晚近，随着计算机技术的发展，以及引入药物负荷试验减少了呼吸伪差，使负荷后采集图像的质量得以提高。特别是数字化记录系统的发展，使得试验前、中、后的图像可在同一屏幕上显示，从而直接比较室壁运动的变化，显著提高了诊断的准确性。负荷超声心动图已在临床广泛开展，成为诊断冠心病的一种常规技术。

以往的负荷超声心动图是凭肉眼评价室壁运动，随着仪器设备的改进，已经能够采用斑点追踪

超声显像定量评价室壁的节段运动，避免了在分析过程中的一些主观因素。

十、斑点追踪超声显像

斑点追踪超声显像（speckle tracking echocardiography，STE）是一个相对较新的、用于定量评价心肌节段和整体功能的技术。二维超声图像所显示的斑点是超声遇到小于波长结构后的背向散射所形成的。用这种方法可以滤除随机噪声，同时保留心肌结构独特而微小的斑点。用区域匹配的方法，逐帧追踪斑点的运动（一帧图像内同时显示多个部位），可以得到局部位移的信息，据此可以获得心肌功能参数，如速度、应变、应变率（图 4-18）和扭转。

当前 STE 评价室壁运动，不仅可以准确分析冠心病患者左心室整体和节段功能，预测患者的预

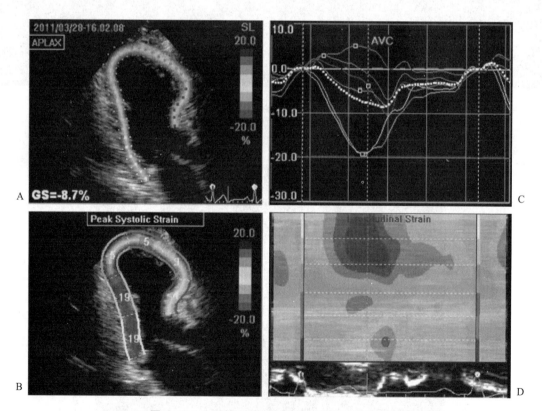

图 4-18　心肌梗死后心尖部室壁瘤的二维 STE

A. 心尖长轴切面示心尖部一个巨大的室壁瘤；B. 累及前间隔的心尖部（两条紫色线之间的节段）和中部（两条蓝色线之间的节段）；
C. 心肌节段应变曲线示紫色的节段和蓝色的节段位于零线上方表示矛盾运动；D. 把这 6 个节段上下展开，示紫色的节段和蓝色节段对应的应变值呈紫色，也表示矛盾运动

后，而且可以评价左心房、右心室和右心房的整体功能。对于左心房，其应用包括（但并不局限于）射血分数降低与射血分数保留的心力衰竭、心脏瓣膜病以及心房颤动患者。对于右心室，二维 STE 被用于预后分层及肺动脉高压、肺栓塞、急性冠脉综合征、右心室功能减退、致心律失常性心肌病及先天性心脏病患者的管理。已有研究证实，二维 STE 在评价右心房功能方面的可行性，同时其也可作为肺动脉高压的预后指标。

十一、心肌做功超声显像

心肌做功（myocardial work，MW）超声显像是通过解释心肌应变与动态无创性左心室收缩压之间的关系来认识心肌形变和后负荷。二维斑点追踪超声显像（STE）进行心肌形变成像，能够超越左心室（LV）射血分数（EF）成为心脏不良事件更好的预后指标。然而，应变成像的主要局限之一

是负荷依赖，这可能会影响心肌功能评价的准确性。这些指标都不能反映心肌做功或心肌的耗氧量，也不能判断节段收缩活动对心脏泵血有多少有效功。早在 1979 年，Suga 在一项实验研究中发现 LV 压力 - 容积环的面积可以反映心肌做功和心肌耗氧量，后来证实这一概念在临床上是有效的。晚近 Russell 等认为，根据相同的原理，无创性测定 LV 的压力 - 心肌应变面积也可以反映心肌做功和耗氧量。研究显示，心肌做功有助于心力衰竭患者心脏同步化治疗病例的选择（图 4-19）。在同步化治疗有反应的患者，起搏前室间隔的无用功显著升高（红色），与左心室游离壁的无用功呈两极分化状态；而同步化治疗无反应的患者，起搏前室间隔的无用功与左心室游离壁无明显差异。同时又发现，即使对同步化治疗无反应的患者，起搏后左心室整体的无用功还是普遍降低了（蓝色），这就可以解释，为什么这些患者的症状还是改善

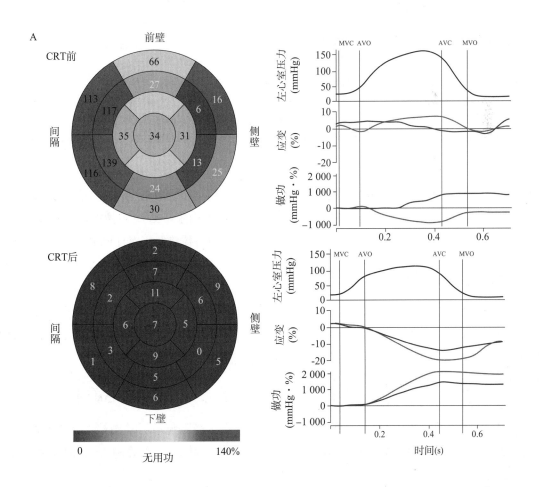

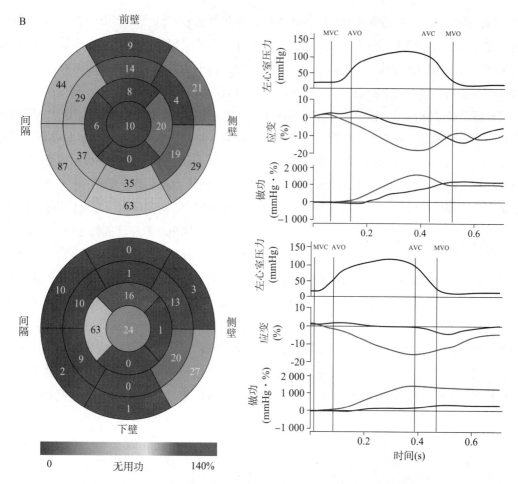

图 4-19　心力衰竭同步化前后有反应者和无反应者的无用功实例

A. 在同步化治疗有反应的患者，起搏前室间隔的无用功显著升高（红色），与左心室游离壁的无用功呈两极分化状态；

B. 同步化治疗无反应的患者，起搏前室间隔的无用功与左心室游离壁无明显差异

CRT：再同步化治疗，MVC：二尖瓣关闭，MVO：二尖瓣开放，AVC：主动脉瓣关闭，AVO：主动脉瓣开放

了。心肌做功超声显像诊断冠心病也较斑点追踪超声显像敏感，并能早期检出蒽环类药物对心肌的毒性。

十二、血流向量超声显像

血流向量超声显像（vector flow mapping, VFM）是一项观察心血管中血流速度向量和流场的技术。VFM 能直接观察心腔和大血管中不同血流速度的分布和方向，心腔内涡流的特征，定量其面积和涡量、血流能量的消耗和室壁的剪切力。研究显示，正常人 VFM 显示的循环（指一个封闭的圆圈内任意平面上涡量的垂直分量的积分）和涡流面积从心房早期主动充盈到射血期会逐步增大，以此积蓄能量（图 4-20）。就像甩铁饼的运动员，先要拿着铁饼身体旋转，而且越转越快，最后把铁饼甩出去。而在心力衰竭患者，VFM 所显示的循环和涡流面积会缩小，导致每搏量减少。研究还发现，在心力衰竭左束支传导阻滞接受同步化治疗的患者，同步化治疗启动前，舒张末期和收缩末期的能量消耗最大，启动后显著缩小。

十三、经食管超声心动图

由于经胸超声心动图检查常受到肺气肿、肥胖、胸廓畸形、肋骨遮挡等因素的影响，约

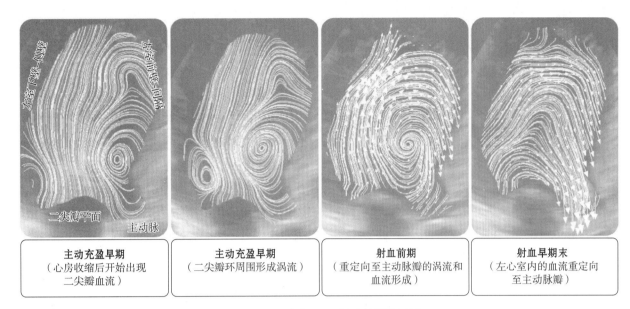

图 4-20　正常人 VFM 显示的涡流面积

从心房早期主动充盈到射血期会逐步增大，以此积蓄能量，最后射出

有 10% 的患者的图像不满意而造成诊断困难。20 世纪 70 年代末即开始经食管超声心动图（transesophageal echocardiography，TEE）的研究。由于经食管超声的探头位于心脏后部的食管内且紧贴心脏，可以由后向前近距离观察心脏的深部结构和细节，提高了对心脏疾病［特别是左心房血栓、二尖瓣位人工瓣、房间隔缺损（图 4-21）和主动脉夹层分离等］的诊断敏感度和特异度。

同时经食管超声显像较高的图像分辨率，也为经食管三维超声显像提供各种心血管疾病的清晰、动态三维超声图像打下了基础。近年来，随着经导管介入治疗技术的兴起，TEE 已经成为介入手术［包括先天性房间隔和（或）室间隔缺损封堵术、心房颤动左心耳封堵术（LAAC）、主动脉瓣狭窄的经导管主动脉瓣置换术（TAVR）、二尖瓣关闭不全的二尖瓣钳夹术（mitral clip）］术前病例

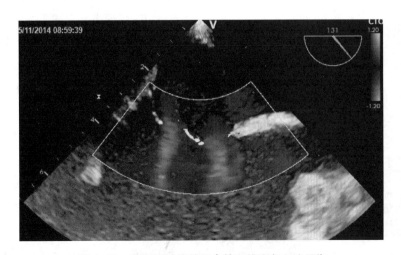

图 4-21　房间隔缺损的经食管二维彩色血流显像

在双房心切面有两处房间隔缺损，彩色血流显像示两条蓝色的血流，自左心房（上方）分流到右心房（下方）

选择、术中监测、术后效果评价和随访的不可缺少的工具。因此，有些医疗公司已经把 TEE 与心血管造影设备整合起来，取长补短，共同协助完成介入手术。

十四、心腔内超声心动图

心腔内超声心动图（intracardiac echocardiography，ICE）是将超声探头安置在心导管的顶端（图 4-22），经静脉插入右心腔，近距离观察心内结构和彩色血流显像的一种侵入性超声检查技术（图 4-23）。目前心腔内超声心动图主要应用在结构性心脏病介入治疗和电生理射频消融治疗两方面。前者包括房间隔和（或）室间隔缺损封堵术、心房颤动左心耳封堵术、心室壁瘤封闭术、经皮或经心尖导管人工主动脉瓣和肺动脉瓣植入术、经皮二尖瓣夹闭术、经皮房室瓣和肺动脉瓣球囊扩张术。后者心腔内超声可清楚地从心腔内显示心脏的

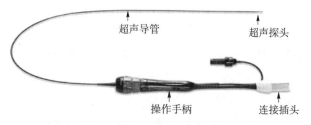

图 4-22　心腔内导管的外形和组成

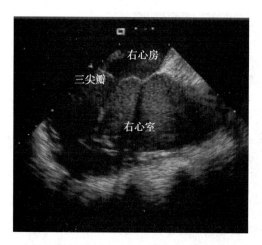

图 4-23　心腔内超声心动图显像示意图
示心腔内导管置于右心房所观察到的情景

细微结构，用于研究快速型心律失常的解剖学基础。有人用心腔内超声观察 I 型心房扑动患者的右心房结构，结合电生理检查结果，提示右心房终末嵴（crista terminalis）和下腔静脉嵴（eustachian ridge）可能是心房扑动时心房内传导阻滞发生的部位。还有人用心腔内超声比较房室结折返性和其他类型的室上性心动过速患者的冠状静脉窦近端和后房间隔区域，结果显示两者冠状静脉窦口的大小无差别，但前者后房间隔区域较宽，是后者的 2 倍，提示这可能是房室结双通道的解剖基础。心腔内超声在右心房内能显示 X 线透视难以识别的上、下腔静脉在右心房的入口，冠状静脉窦口与三尖瓣环间的区域，右心耳与右心房的边缘等，从而指导射频消融术时导管的放置，并在消融过程中监测导管与心内膜的接触程度、消融的面积以及消融过程中产生的微气泡（这可能是血栓形成的先兆），并可直接观察到血栓的形成。

十五、血管内超声显像

血管内超声显像（intravascular ultrasound imaging，IVUS）是无创伤性超声诊断和有创伤性心导管技术相结合的一门介入性诊断技术。它通过导管将换能器置入血管腔内，能够显示血管的横断面形态、内膜下各层结构以及动脉粥样硬化斑块的组织学特征，目前在冠脉介入手术中被广泛应用。

IVUS 由超声导管和图像处理系统两部分组成。IVUS 导管主要有两种类型，即机械旋转型和相控阵型。这两种类型的图像质量无明显差别，前者主要是 Galaxy2 系统和 iLAB 系统，后者是 Eagle Eye 系统。

IVUS 在临床上主要应用于以下几方面：①血管早期病变的检出。在血管还没有出现狭窄时早期检测出内膜增厚和斑块形成。②在冠脉造影无法清楚显示病变情况或者临界病变时，IVUS 能提供更准确的信息（图 4-24）。一般认为，左主干 < 6.0 mm²，其他主要分支近段 < 4.0 mm²，是引起心肌缺血的最小管腔面积的极限值，对这类病变行

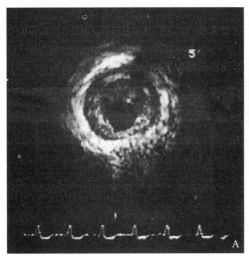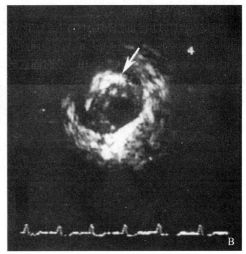

图 4-24　冠状动脉粥样硬化斑块的血管内超声显像
A. 纤维板块；B. 钙化斑块，其后有大片声影（箭头）

血运重建是合理的。③易损斑块的检出，包括斑块内脂库和纤维帽的检出。可以发出提前预警，因为易损斑块是导致急性冠脉综合征（ACS）的重要因素之一。④可以进行脂质斑块进展或者消退的观察研究。⑤可以评价主动脉夹层的破口位置。⑥可以评价慢性肺动脉栓塞的情况。⑦确定冠脉病变的性质和范围，为介入手术方法和策略的选择提供足够信息。⑧评价冠脉钙化斑块旋切后进一步治疗方案，同时亦可评价冠脉支架植入后是否贴壁，为术者提供比冠脉造影更精确的信息。⑨监测介入手术中并发症的发生，如冠脉内膜夹层分离等。⑩指导冠脉慢性闭塞病变的介入治疗。⑪介入治疗后的随访，如评价晚期支架贴壁不良、支架内再狭窄、支架断裂等情况。

（沈学东　乔志卿）

第四节　心脏磁共振成像

思维导图：

定位成像　→　电影序列成像　→　负荷心肌灌注成像　→　延迟强化成像　→　静息灌注成像

　　新兴的心脏磁共振成像（MRI）技术的出现在很大程度上可作为替代心脏活检的无创检查手段，在克服了心脏运动所造成的图像伪影及操作时间长等技术瓶颈的今天，心脏磁共振检查已经成为欧洲及北美无创检测心肌病变的金指标，既可以直观、清晰地显示类似于心脏彩色超声图像的心肌结构、运动功能，又可以呈现磁共振成像独有的类似心肌活检的病理改变，为进一步的临床诊断和治疗提供直观、可视、清晰的依据。

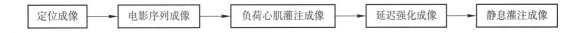

☞ 拓展阅读 4-1
各种影像学检查方法比较

一、标准的心脏检查组成

从技术层面来讲，心脏磁共振成像可通过"一站式"服务在一次检查中完成多个心脏序列，各个序列之间提供互补信息，通常是增量值。但是，在力求最完整的成像同时，必须充分意识到患者舒适度和扫描时间的合理性。最明智的做法是用尽可能少的时间获得主要的基本信息。

标准的心脏磁共振检查至少能够对心脏的结构和功能提供一份完整的评估。此外，在绝大多数患者中，利用心肌组织的特征——如通过对心肌梗死瘢痕和存活能力的评估，可以在最短的时间内提供大量的临床信息。

鉴于上述特点，标准的心脏检查应该包括：①定位图像，以心脏的对称轴为基础，确定合适的心脏成像平面。②从二尖瓣上方通过心尖的短轴平面和标准的正交长轴视角（包括 2 腔、3 腔和 4 腔）获取图像。对心脏整体结构和功能、局部室壁运动、心脏容积、质量进行计算分析。③延迟增强图像（用于心肌梗死、纤维化、存活能力和组织特性的评估）与电影图像进行空间匹配解读。④负荷心肌灌注成像被证实与冠状动脉腔内血流储备检测效果相当。在一些中心，腺苷负荷心肌灌注成像也被列为心脏磁共振标准检查的一部分。

一个完整的心脏磁共振负荷检测总扫描时间通常不超过 45 min，其中包括电影成像，负荷和静息灌注及延迟增强阶段。

二、心脏磁共振成像的适应证

1. 明确心脏大小结构，评价心脏收缩功能及室壁应力。

2. 在无法行冠状动脉造影检查或 CT 检查时观察冠状动脉血管。

3. 心肌病病因的鉴别。

4. 心包疾病。

5. 心脏占位的发现与性质分析。

6. 目前的辅助检查（彩色超声、心电图）不能解释或不同检查间结果有矛盾时的再次判断。

7. 特殊原因超声成像效果较差（如心尖肥厚、右心室结构和功能观察不清等）。

三、心脏磁共振成像的禁忌证

（一）绝对禁忌证

1. 体内强铁磁性物体植入（目前大部分冠状动脉支架系非铁磁性或弱铁磁性，在磁共振检查中是安全的）。金属性植入物需咨询或核对该具体金属性物质在磁共振检查中的安全性。

2. 幽闭恐惧症。

（二）相对禁忌证

1. 慢性肾病 4 期或 5 期患者［估算肾小球滤过率 15～30 mL/（min·1.73 m^2）］慎用含钆对比剂。

2. 急性肾衰竭和慢性肝病患者由于可能产生肾原性纤维化，不宜使用钆对比剂。

3. 孕妇检查需要权衡利弊。

四、检查中相关对比剂及心肌负荷试验药物的使用

（一）对比剂

目前在临床磁共振检查中，超过 30% 的检查需要使用对比剂。在心血管磁共振检查中，对比剂的应用更加不可或缺。临床使用最多的是静脉注射钆对比剂。使用范围包括检测心肌灌注和心肌缺血程度，评价心肌存活情况，评估梗死心肌占左心室的比例及梗死区边缘。钆对比剂进入人体后只存在于细胞外间隙，缺血损伤的心肌组织多伴有水肿，其细胞外间隙较正常的心肌组织大。由于梗死心肌的细胞膜完整性遭到破坏，对比剂进入细胞内，使梗死心肌表现为高信号。此外，梗死心肌内对比剂排出缓慢，延迟扫描仍显示为高信号，通过心肌正常组织与坏死组织间信号强度的差异，梗死区域一目了然。对比剂增强磁共振扫描成像还可用于心肌炎症性病变、占位性病变的定位及定性检测等。

（二）心肌负荷试验药物

因磁共振成像普遍无法进行运动负荷试验，故

药物负荷试验成为最常用的手段。负荷药物分两类，一类为血管扩张药，包括腺苷和双嘧达莫；另一类为正性肌力药物，如多巴酚丁胺。上述两类药物有不同的临床用途，前者用于评价心肌缺血，后者主要用于探测存活心肌，但超过一定剂量时多巴酚丁胺可诱发心肌缺血。以腺苷为例，灌注可分为两部分。①负荷灌注试验：开始时，腺苷的使用剂量为 140 μg/（kg·min），持续至少 2 min，为了能够评价心肌缺血，通常需应用与磁共振相兼容的微型注射泵，从肘前静脉注入对比剂（剂量：0.075～0.1 mmol/kg 体重），再用盐水（～50 mL）以至少 3 mL/s 的速率进行冲洗。在右心室腔出现对比剂时患者开始屏住呼吸，医生于操作台上获得灌注图像。屏住呼吸是为了确保无呼吸运动引起的伪影。一旦对比剂流经左心室心肌，停止腺苷注射，5～10 s 后成像完成。一般情况下，总成像时间是 40～50 s，而注入腺苷的总时间是 3～3.5 min。②静息灌注扫描：为了获得足够清晰的血池对比，需要在注入对比剂后等待 15 min 左右。在此期间，可以进行额外的电影和（或）速度/流量成像，用于瓣膜或血流动力学评估。随后，开始静息灌注扫描，重复灌注试验但不使用腺苷。此后，静息灌注约 5 min 后可进行延迟强化成像。

五、全面评价心脏的重要性

不同患者的临床特点决定了应对患者进行个体化心脏磁共振扫描，需要对基本的心脏磁共振检查方案进行适当修改，并且根据需要添加其他模块。例如，进行负荷灌注显像提示患者心肌缺血，如果这是患者的第一次评估，通常建议对整个胸部进行断层成像。单次激发黑血和（或）亮血结构成像，目的是获得大血管和心旁结构的全貌，因为心肌缺血的病因可以是冠状动脉狭窄，也可能是冠状动脉起源异常或先天性心脏病等。同样，如果在核心检查中偶然发现狭窄的主动脉瓣，则可以添加通过主动脉瓣的相位流速编码电影成像。有先天性心脏病的患者，磁共振血管成像、流速测定等都

需要个体化添加。

六、临床报告

1. 心脏收缩功能评价　经典测量采用短轴图像叠加，在舒张末期和收缩末期描摹心内膜轮廓，然后对心肌所勾画区域进行求和。收缩末期容积和舒张末期容积的差值代表每搏输出量。描摹心内、外膜轮廓可以评估心脏质量和室壁厚度。

2. 心肌运动评价　对于心肌损伤节段的临床报告，目前通用的报告方式与心脏彩色超声一致，采用美国心脏协会推荐的 17 节段模式。取二尖瓣中心点和心尖部的连线作为左心室长轴，水平面长轴显示 4 腔心，矢状面长轴显示 2 腔心，二尖瓣至腱索附着起点称为基底部，腱索附着起点和终点之间为中部，腱索附着终点至心尖称心尖部，没有心腔的心尖部称心尖（帽）。上述 3 部分占左心室总体积的比例大致相等，分别为 35%、35% 和 30%。短轴切面取垂直于矢状面长轴的切面。该模式将基底段和中间段各分为 6 个节段，心尖段划分为 4 个节段，而心尖帽为 1 个节段。对于每一节段，以目测法将左心室收缩功能分为从正常室壁运动到运动障碍的 4 分（正常、运动减低、运动消失、矛盾运动）。

3. 心肌存活评价　延迟强化图像可以用来评价心肌梗死、心肌纤维化、心肌存活。也可以用 5 点法将每一节段延迟强化组织的面积和透壁程度进行目测分级。很重要的一点是，临床判断往往是结合 MRI 延迟强化图像和电影图像来共同评价。

4. 心肌缺血评价　负荷和静息灌注图像根据 16 个节段上的灌注缺损评分（心尖顶段的第 17 节段通常不可见），然后结合冠状动脉分布来确定心肌缺血部位是否符合冠脉血管分布。如果在负荷成像过程中出现心肌灌注缺损，但静息灌注未提示灌注缺损，则该测试被视为"阳性"，提示冠心病；或当延迟强化成像和负荷灌注 MRI 均出现异常，且灌注缺损大于梗死面积，则检测结果也提示心肌缺血。

七、临床应用

（一）缺血性心脏病

1. 冠心病心肌缺血　通过结合心脏 MRI 的多个序列，可以发现冠心病心肌缺血。电影序列可发现局限性或弥漫性室壁活动异常，静息或药物负荷试验可发现心肌缺血，延迟强化序列可提示有无心肌瘢痕，同一切面的不同序列整合，可明确有无心肌缺血，确定缺血区域的范围及是否与冠状动脉狭窄相关。

🅔 图 4-1
心肌缺血判断

2. 冠心病急性心肌梗死　急性心肌梗死在心脏 MRI 上也有特征性表现。在心肌梗死的数天内，磁共振可早期发现急性心肌水肿、壁内出血、心腔内血栓、心室壁瘤等心脏的组织学及心肌结构改变，同时可测定心脏收缩功能，定性、定量地检测心肌缺血、心肌梗死的部位、范围及有无微循环障碍。

🅔 图 4-2
急性心肌梗死后心肌损伤特征

（二）非缺血性心肌病

1. 延迟强化序列在缺血及非缺血性疾病中的鉴别地位　心脏磁共振成像之所以成为诊断心肌病变的金标准，除了其无创性及高度的可重复性，另一重要原因是延迟强化序列在清晰地显示病变部位的同时，可根据病变分布及特征来区分病变是缺血性还是非缺血性改变。缺血性改变的心肌瘢痕需符合2 个特征：病变位置与狭窄的冠状动脉血管支配区域一致；心肌病变往往累及心内膜至心肌全层，呈"海浪"样延伸。而在各种非缺血性心肌损伤改变中，也可以通过病变的位置、形态来推测病因，指导临床进一步诊疗。

👉 拓展阅读 4-2
左心室肥厚型心肌病的鉴别诊断

🅔 图 4-3
心肌延迟强化序列（反映心肌存活）在非缺血性心肌病中的表现

2. 除了延迟强化序列，其他序列在非缺血性疾病的鉴别中也起着辅助性作用　例如，T2-STIR 序列将脂肪组织抑制，有助于清晰地观察心肌脂肪的浸润，帮助致心律失常性右心室心肌病的诊断；T2-STIR 序列对急性心肌炎的确诊、定位也必不可少。

🅔 图 4-4
磁共振不同序列在非缺血性心肌病中的表现

（三）心脏占位及心包疾病

心脏磁共振成像有助于分析占位性病变的类组织学性质。通过多序列的不同成像原理，磁共振成像除了显示了占位的部位、大小之外，也可提示病变内部组织学成分，如有无脂质、水分，有无血管及血流灌注情况，有无组织坏死；同时一站性观察有无心外组织的累及及远处组织转移。在心脏占位中最多见的是黏液瘤，此外，血栓、囊肿、脂肪瘤、血管肉瘤、横纹肌瘤／肉瘤等各种类型的心脏占位性病变由于不同的组织学组分，都可以通过心脏磁共振成像无创获得初步判断。

🅔 图 4-5
磁共振成像有助于分析心肌占位性病变的类组织学性质

对于心包病变，心脏彩色超声往往显示不清，但磁共振成像可以清晰地显示心包全貌、脏层、壁层及心包积液；Tagging 序列可以观察心包运动，有无心包粘连。对于缩窄性心包炎的判断，心脏磁共振成像为进一步手术提供了丰富的影像学信息。

🅔 图 4-6
磁共振成像显示心包病变

（姜　萌）

第五节　放射性核素显像

一、心肌灌注显像

诊疗路径：

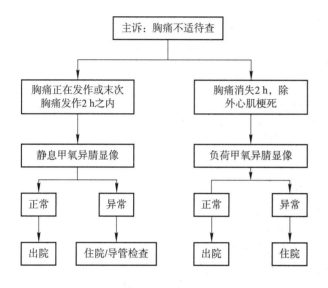

早在20世纪20年代后期，放射性核素及其标记物就被应用在心血管系统中。20世纪70年代早期，医学界首次报道静息心肌血流的无创评估，标志着无创放射性核素心脏成像时代的开始。从那时起，随着核医学显像设备、处理软件及显像剂的不断创新发展，以心脏生理学和病理生理学为基础的心肌血流、心肌代谢、心室功能等成像技术取得了重大进展。目前，作为核医学重要分支的核心脏病学（nuclear cardiology）广泛应用于心血管疾病的诊断、治疗、疗效及预后评价中，对心血管疾病的临床决策过程起到了重大的影响。心血管核医学应用最广泛的显像为心肌灌注显像和心肌代谢显像，另外还有心脏神经受体显像、心血池显像与心室功能测定、亲心肌梗死显像、心脏大血管显像等。本章对前两种临床应用最广泛的显像进行简要介绍。

（一）定义

心肌灌注显像（myocardial perfusion imaging）是利用心肌血流灌注显像剂的示踪特性，通过显像仪器（γ照相机、SPECT或PET等）获得特定条件下心肌血流灌注的影像；通过分析心肌的供血和存活情况，完成心脏疾病诊断、鉴别诊断、预后评价和疗效观察的一种显像技术。

📧 图4-7
心肌缺血

（二）原理

正常的心肌组织能选择性摄取某些碱性离子或核素标记化合物，应用显像仪器可采集到心肌显影。而血供和功能血供较差的心肌组织（如坏死、瘢痕组织等）摄取显像剂能力降低或不能摄取显像剂，影像表现为轻度显影或不显影，从而达到诊断心肌疾病和了解心肌供血情况的目的。心肌对显像剂的摄取不仅与心肌血流量呈正比，而且也与心肌自身的功能及活性密切相关。因此，心肌灌注显像不仅可以评价心肌血供，也可以进行心肌细胞的活力的评价。

心肌负荷试验（运动负荷或药物负荷）的目的是通过增加心肌的负荷而增加心肌的代谢量，当冠状动脉出现狭窄时，由于冠状动脉血流具有较强的储备能力，部分狭窄区心肌在静息状态下仍能维持其血供。但在负荷状态下，正常心肌血流灌注增加，显像剂摄取增多，而狭窄区的血流灌注相对正常心肌明显减低，狭窄区与正常心肌显像剂分布差异增大，从而有助于诊断心肌缺血及评价缺血程度。

（三）方法

1. 显像剂　目前用于心肌灌注显像的药物主要分为单光子发射显像的显像剂与正电子发射显像的显像剂两大类（表4-1、表4-2）。目前临床应用最广泛的单光子显像剂为 ^{99m}Tc 标记化合物，发射140 keV 的 γ 线，物理半衰期为 6 h，代表显像剂为 ^{99m}Tc－甲氧基异丁基异腈（^{99m}Tc-MIBI）。^{201}Tl 由回旋加速器生产，也是应用较广泛的单光子显像剂，在衰变过程中发射 69～83 keV（88%）的 X 线和 135 keV、165 keV、167 keV（12%）的 γ 线，

表 4-1　^{99m}Tc 示踪剂和 ^{201}Tl 的特点

项目	^{99m}Tc-MIBI/TF	^{99m}Tc-teboroxime	^{201}Tl
能量（keV）	140	140	70、167
物理半衰期（h）	6	6	74
生物半衰期（h）	6	6	58
剂量（MBq）	740～925	740～925	74～111
首轮摄取率（%）	65	80～90	90
辐射剂量（全身）	0.02	NR	0.21

MIBI: 2-methoxy-isobutyl-isonitrile；NR: not report；TF: tetrofosmin。

表 4-2　正电子发射器的特点

项目	Rubidium-82	Nitrogen-13	Oxygen-15
形式	氯化物	氨	氧水
半衰期	75 s	10 min	110 s
能量（MeV）	3.15	1.19	1.72
获取来源	发生器	回旋加速器	回旋加速器
首轮摄取率（%）	65	83	96
剂量（MBq）	370～740	370～555	—

物理半衰期为 74 h，生物半衰期大约为 58 h。进行 PET 心肌灌注显像常用的正电子显像剂为 ^{13}N-NH$_3$、^{15}O-H$_2$O、^{82}Rb。

2. 显像方法　心肌灌注显像的显像方法包括平面显像、断层显像、门控心肌显像等。门控心肌显像应用最为广泛，其显像特点是以心电图 R 波作为门控信号，平面显像时，每个心动周期采集 8～16 帧。断层显像每个心动周期采集 8 帧，从右前斜 45° 至左后斜 45° 旋转采集 180°，每 5.6°～6° 采集一个投影面，共采集 30～32 个投影面，矩阵 64×64，放大倍数 1.33～2.0。采集结束后应用专用软件进行图像处理和断层重建。获得左心室在收缩期及舒张期的平面或系列的心肌断层影像，据此可同时获得心室收缩功能指标。

图 4-8
心脏门控采集示意图

心肌负荷试验因选择的显像剂特性不同、干预方法不同，显像方法的使用也可不同。^{99m}Tc-MIBI 负荷及静息显像时，需 2 次给药并分别行 2 次显像。而 ^{201}Tl 负荷心肌显像时，患者先进行负荷试验（运动负荷与药物负荷效果相同），当患者达到预期心率时，注射显像剂继续运动 2 min，等待 10 min 后进行断层显像。与 MIBI 不同的是，由于 ^{201}Tl 的再分布特性，2～3 h 后无需再次注射药物，直接进行第二次的再分布图像采集即可。最后，将采集图像应用专业后处理软件重建，对静息和运动心肌显像进行断层对比分析，完成诊断。

（四）正常所见

静息状态下，一般仅左心室显影，短轴呈环形，长轴呈马蹄形，心尖部心肌较薄，分布略稀疏。余左心室各壁分布均匀，边缘整齐。心腔和心底部显像剂分布较低。右心室及心房心肌较薄，血流量相对较低，显像剂摄取明显低于左心室各壁，故显影不清。各断层影像特点包括：①短轴断层影像：是垂直于心脏长轴从心尖向心底的依次断层影像，影像呈环状，该层面能较完整地显示左心室各壁及心尖的情况。②水平长轴断层影像：是平行于心脏长轴由膈面向上的断层影像，能较好地显示间壁、侧壁和心尖。③垂直长轴断层影像：是垂直于上述两个层面由室间隔向左侧壁的依次断层影像，可显示前壁、下壁、后壁和心尖。

图 4-9
心肌轴位示意图

图 4-10
正常静息负荷心肌显像

（五）异常影像的描述

缺血心肌细胞比正常心肌细胞显像剂的摄取量少，摄取速度和洗脱较慢。在两个不同方向的断层图像上，同一室壁部位、连续两个切面出现放射性稀疏或缺损视为阳性结果，若单独在心尖或下壁出现放射性稀疏缺损，需考虑可能为生理性差异或衰减影响所致。根据显像剂分布缺损或稀疏的严重程度不同，采用记分法进行半定量估计：0 为正常，1 为轻度或可疑减低，2 为中度减低，3 为严重减低。可根据负荷显像缺损的总积分进行危险度分级，通常总积分 <4 为正常或大致正常，4~8 为轻度异常，9~13 为中度异常，>13 为重度异常。根据放射性分布缺损的类型不同，异常显像的分类及临床意义见表 4-3。

在某些用 ^{201}Tl 显像的 2~4 h 延迟影像有固定缺损的患者，24 h 的再分布图像或再注射图像上，固定缺损区心肌摄取有改善，提示心肌仍然存活。另外还有一种异常显像，即负荷图像为正常，而静息或延迟显像出现新的放射性缺损；或负荷图像存在放射性缺损，静息或再分布显像缺损更严重，该现象被称为反向再分布。此种情况常见于严重的冠状动脉狭窄、稳定性冠心病，以及急性心肌梗死接受了溶栓治疗或经皮冠状动脉成形术治疗的患者，也可出现在个别的正常人。此种现象的原因目前尚无定论。

图 4-11
心肌梗死

（六）临床应用

1. 冠心病心肌缺血的评价，包括冠心病心肌缺血的诊断，心肌缺血的部位、范围及程度的评估，冠状动脉疾病危险度的分级，负荷心肌灌注显像对冠心病的预测。

2. 心肌梗死的评价，包括急性心肌梗死的定位诊断，判断梗死的范围及程度，急性胸痛的评估。

3. 冠脉造影正常，怀疑有小血管异常致心肌缺血的判定。

4. 血运重建（PTCA 或 CABG）术前后的评价、疗效判断及术后再狭窄的监测等。

5. 心肌存活的测定。

6. 冠心病患者治疗方案的决策及预后评价与动态监测。

7. 心室壁瘤、心肌疾病、心肌炎的辅助诊断。

8. 其他心血管病有否合并冠状动脉病变，如瓣膜病、主动脉瘤、高血压等。

表 4-3 异常显像特点及临床意义

异常类型	负荷显像特点	静息显像特点	临床意义
可逆缺损型	局限性显像剂摄取减低或缺损	原异常区显像剂摄取基本正常	心肌缺血
固定缺损型	局限性显像剂摄取减低或缺损	与负荷显像结果相仿	心肌梗死或严重缺血
部分可逆缺损型	局限性显像剂摄取减低或缺损	原异常区显像剂部分填充	心肌梗死伴缺血

二、心肌代谢显像

诊疗路径：

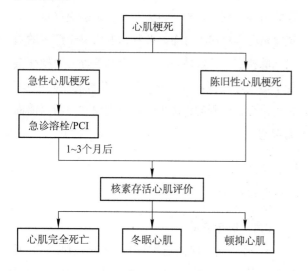

（一）定义

心肌可利用游离脂肪酸、葡萄糖、乳酸、丙酮酸、酮体、氨基酸等作为能量来源。应用放射性核素标记这些能量物质作为心肌显像的示踪剂，注射入人体后被心肌细胞摄取，使心肌细胞显影，其摄取及分布情况可以反映心肌细胞的分布及存活情况，这种显像技术称为心肌代谢显像（myocardial metabolism imaging）。

（二）显像剂及原理

1. 心肌葡萄糖代谢显像　显像剂为氟18脱氧葡萄糖（^{18}F-FDG）。在糖类饮食或葡萄糖负荷后，心肌细胞以葡萄糖作为能量的主要来源。心肌缺血时主要以葡萄糖的无氧糖酵解产生能量。^{18}F-FDG作为葡萄糖类似物可以被己糖激酶催化转化为^{18}F-FDG-6-P，而^{18}F-FDG-6-P不能进一步参与糖酵解，便滞留在心肌细胞内使心肌细胞显影。心肌缺血病灶中脂肪酸代谢的绝对减少，葡萄糖代谢的相对增加与坏死心肌无脂肪酸或无葡萄糖代谢的特征是心肌代谢显像鉴别心肌是否存活的理论依据。

2. 心肌脂肪酸代谢显像　常用显像剂为^{123}I-甲基碘苯脂－十五烷酸（^{123}I-BMIPP）、^{11}C-棕榈酸（^{11}C-palmitate，^{11}C-PA）。正常人心肌细胞70%以上的能量来源于氧化脂肪酸。在空腹或血糖浓度较低时，心肌细胞以脂肪酸作为能量的主要来源，注射的脂肪酸示踪剂可迅速为心肌细胞供能，参与心肌细胞的氧化代谢过程使得心肌细胞显影。

此外，^{11}C-棕榈酸也可用于测量心肌能量代谢。^{11}C-棕榈酸约占人体中游离脂肪酸的30%，心肌脂肪酸氧化产生能量的50%来源于此。但由于其对周围底物水平的依赖性较高，尚未在临床广泛应用。

3. 心肌氧代谢显像　显像剂为^{11}C-乙酸。乙酰辅酶A首先在心肌中由乙酸通过合成酶转化而来，然后在线粒体内经三羧酸循环氧化为^{11}C-CO$_2$。PET设备可通过测定^{11}C-CO$_2$在心肌细胞中的清除曲线来反映心肌细胞的耗氧量，评估心肌细胞的氧代谢。当心肌细胞缺血或者梗死时，部分心肌细胞耗氧量降低，心肌细胞对^{11}C-乙酸的清除速率减慢。

4. 心肌氨基酸代谢显像　显像剂为^{13}N-谷氨酸。心肌缺血时，心肌清除^{13}N-谷氨酸速率加快。^{13}N-谷氨酸与^{13}N-氨在心肌缺血时的心肌摄取是平行的，但是与^{18}F-FDG心肌摄取不平行。因此，可能^{13}N-谷氨酸主要反映心肌血流灌注而不是代谢。使用核素标记氨基酸进行心肌显像研究心肌氨基酸代谢目前在临床上应用较少，其临床意义有待进一步的研究。

（三）图像分析及临床应用

1. 葡萄糖代谢显像　正常时，葡萄糖负荷心肌^{18}F-FDG影像与心肌血流灌注影像基本相同，均呈现显像剂分布均匀。因此，单纯根据心肌是否摄取^{18}F-FDG难以区分正常、缺血心肌。通常是将心肌灌注显像与葡萄糖代谢显像结合分析，根据血流与代谢显像是否匹配判断心肌活性（表4-4）。心肌灌注显像呈现放射性减低或缺损的节段，葡萄糖代谢显像显示相应节段^{18}F-FDG摄取正常或相对增加，表现为灌注－代谢不匹配，标志心肌细胞缺血但仍然存活。反之，血流灌注减低的心肌节段不摄取^{18}F-FDG，表现为灌注－代谢匹配，标志心肌细胞不再存活。

图 4-12

心肌血流灌注显像与葡萄糖负荷心肌 ^{18}F-FDG 显像比较

表 4-4　不同心肌病变显像特征与疗效预测

	血流显像	代谢显像	血运重建效果
正常心肌	正常	正常	—
心肌坏死	缺损	缺损	无改善
心肌冬眠	缺损	正常或增高	可恢复正常
心肌顿抑	正常或增高	正常或减低	有改善

2. 脂肪酸代谢显像　正常心肌脂肪酸代谢影像各节段放射性分布均匀，异常心肌脂肪酸代谢异常部位可见放射性稀疏减低或缺损区。心肌梗死时，病灶对脂肪酸显像剂摄取明显减低，与心肌局部血流灌注显像结果匹配。心肌缺血时，病灶对脂肪酸显像剂摄取明显减少，与心肌灌注的不匹配，反向弥散增加。缺血心肌脂肪酸和葡萄糖代谢显像的影像特征有较大差异。缺血区脂肪酸代谢显像呈局灶性缺损；而 ^{18}F-FDG 显像同一部位则显像剂摄取增高，表明物质代谢已由脂肪酸转变为葡萄糖代谢，同时也提示心肌存活。

3. 心肌氧代谢显像　静息状态，静脉注射 ^{11}C- 乙酸血液清除曲线呈单指数型，清除曲线初始部分的衰减常数与心肌耗氧量呈线性关系，也与心率与血压的乘积相关。通过曲线动力学分析能反映心肌耗氧量和人体线粒体氧化通量。心肌梗死患者心脏摄取和清除 ^{11}C- 乙酸均减慢，证明局部心肌耗氧量减低。^{11}C- 乙酸 PET 心肌氧代谢显像用于区别急性心肌梗死存活与非存活心肌，在心肌顿抑占优势的情况下，心肌氧化代谢的参数可能比 ^{18}F-FDG 更准确。再者，^{11}C- 乙酸不受底物活性影响，因此对慢性冠状动脉疾病伴有糖尿病的患者可能比 ^{18}F-FDG 更适用，因为 ^{11}C- 乙酸显像不需要

测定血糖、胰岛素水平和使用胰岛素后系列定量血清葡萄糖。

三、其他心脏显像

（一）心脏神经受体显像

心脏受交感神经和副交感神经的双重支配，通过末梢神经递质作用于心肌细胞膜中的受体调节心肌功能。交感神经纤维末梢释放去甲肾上腺素（NE），与心肌细胞中的 β_1 肾上腺素受体（β_1 受体）作用；副交感神经纤维末梢释放乙酰胆碱（ACh），与心肌细胞中的毒蕈碱受体（M 受体）相互作用。放射性核素标记的相应配体可用来作心肌受体显像。目前最易得并具有临床意义的是用 ^{123}I- 间碘苄胍（MIBG）进行的心肌肾上腺素受体显像，可用 SPECT 进行。其他显像方法如 ^{11}C-merahydroxyephedrin、^{18}F-fluorodopan、^{8}F-fluorometaraminol。

（二）心血池与心脏功能显像

心脏功能测定是影像学最广泛的领域。其中采用核素平衡法门控心血池显像不仅可以测定静息和负荷状态下的左、右心室收缩与舒张期功能，而且可以观察室壁运动，测定局部心室功能，具有简单可靠、重复性好，可提供多种心功能信息的突出优点。

（三）亲梗死心肌显像（心肌热区显像）

放射性药物经静脉注射后能迅速被急性心肌梗死组织所摄取，使之以"热区"显示；而正常心肌及梗死心肌则不显影，故称为急性心肌梗死显像、亲梗死心肌显像或心肌热区显像。

（四）心脏大血管显像

心脏大血管动态显像亦称为放射性核素心血管造影，与心导管检查技术不同，它属于无创伤性诊断技术，对先天性心脏病分流的定性、定量诊断，大动脉狭窄、畸形的诊断等有较好的应用价值。

（谢文晖　孙晓琰）

第五章

心力衰竭

关键词

心力衰竭	Frank–Starling 机制	心室重构	急性肺水肿

N 末端 B 型利尿钠肽（NT-proBNP） 　纽约心功能分级（NYHA）

射血分数降低的心力衰竭（HFrEF）

射血分数中间值的心力衰竭（HFmrEF）

射血分数保留的心力衰竭（HFpEF）

血管紧张素受体脑啡肽酶抑制剂（ARNI）

血管紧张素转换酶抑制药（ACEI）

血管紧张素 II 受体拮抗剂（ARB）　　利尿药

植入式心脏除颤复律器（ICD）　　β 受体阻滞剂

醛固酮受体拮抗剂　　心脏再同步化治疗（CRT）

左室辅助装置（LVAD）　　难治性终末期心力衰竭

第一节　心力衰竭概述

一、定义和流行病学

心力衰竭（heart failure，HF）是由多种原因造成心脏结构和（或）功能的异常改变，导致心室充盈和（或）射血功能受损，心排血量不能满足机体组织代谢需要，以肺循环和（或）体循环淤血，器官、组织血液灌注不足为临床表现的一组综合征，主要表现为呼吸困难、体力活动受限和体液潴留。心功能不全（cardiac dysfunction）理论上是一个更广泛的概念，伴有临床症状的心功能不全称为心力衰竭（简称心衰）。

心衰是各种心脏疾病的严重表现或晚期阶段，病死率和再住院率居高不下。发达国家的心衰患病率为 1.5%～2.0%，≥70 岁人群患病率≥10%。较为权威的数据显示，我国 35～74 岁成年人心衰患病率为 0.9%。随着我国人口老龄化加剧，冠心病、高血压、糖尿病、肥胖等慢性病的发病呈上升趋势，医疗水平的提高使心脏疾病患者生存期延长，导致我国心衰患病率呈持续升高趋势。

尽管心衰治疗有了长足进展，但心衰患者 5 年病死率仍高达 50%，经年龄校正的心衰病死率亦呈上升趋势。某项对国内 10 714 例住院心衰患者的调查显示，1980、1990、2000 年心衰患者住院期间病死率分别为 15.4%、12.3% 和 6.2%，主要死亡原因依次为左心衰竭（59%）、心律失常（13%）和心脏性猝死（13%）。此外，我国第一项针对慢性心衰的全国多中心前瞻性临床研究 China-HF 结果显示，心衰住院患者的病死率约为 4.1%。心衰的总体防治形势不容乐观。

二、病因

原发性心肌损害和异常是引起心衰最主要的病因，除心血管疾病外，非心血管疾病也可导致心衰。识别这些病因是心衰诊断的重要部分，从而能尽早采取特异性或针对性的治疗。心衰的详细病因见表 5-1。

急性心衰或者慢性心衰的急性发作常常与以下诱因紧密相关。

1. 感染　呼吸道感染是最常见、最重要的诱因，感染性心内膜炎也不少见，常因其发病隐匿而易漏诊。

2. 心律失常　心房颤动是器质性心脏病最常见的心律失常之一，也是诱发心衰最重要的因素。其他各种类型的快速型心律失常以及严重缓慢型心律失常均可诱发心衰。

3. 血容量增加　如钠盐摄入过多，静脉液体输入过多、过快等。

4. 过度体力消耗或情绪激动　如妊娠后期及分娩过程、暴怒等。

5. 治疗不当　如不恰当地停用利尿药物或降血压药等。

6. 原有心脏病变加重或并发其他疾病　如冠心病发生心肌梗死，风湿性心瓣膜病出现病情活动，合并甲状腺功能亢进症或贫血等。

三、病理生理

目前认为，心衰是慢性、自发进展性疾病，神经内分泌系统激活导致心肌重构是引起心衰发生和发展的关键因素。心肌重构最初可以对心功能产生部分代偿，但随着心肌重构的加剧，心功能逐渐由代偿向失代偿转变，出现明显的心衰症状和体征。

心衰始于心肌损伤，导致病理性重塑，并出现左心室扩大和（或）肥大。起初，以交感神经、肾素 - 血管紧张素 - 醛固酮系统（renin-angiotensin-aldosterone system，RAAS）、抗利尿激素激活和兴奋为主的代偿机制尚能通过增强心肌收缩、外周血管收缩及水钠潴留等维持正常的心脏输出；但这些神经体液机制持续作用最终将导致直接细胞毒性，引起心肌纤维化，致心律失常及泵衰竭。

表 5-1 心力衰竭的病因

病因分类	具体病因或疾病
心肌病变	
缺血性心脏病	心肌梗死（心肌瘢痕、心肌顿抑或冬眠）、冠状动脉病变、冠状动脉微循环异常、内皮功能障碍
心脏毒性损伤	
心脏毒性药物	抗肿瘤药（如蒽环类、曲妥珠单抗）、抗抑郁药、抗心律失常药、非甾体抗炎药、麻醉药
药物滥用	酒精、可卡因、苯丙胺、合成代谢类固醇等
重金属中毒	铜、铁、铅、钴等
放射性心肌损伤	
免疫及炎症介导的心肌损害	
感染性疾病	细菌、病毒、真菌、寄生虫（Chagas 病）、螺旋体、立克次体
自身免疫病	巨细胞性心肌炎、系统性红斑狼疮、嗜酸性粒细胞性心肌炎（Churg-Strauss 综合征）
心肌浸润性病变	
非恶性肿瘤相关	系统性浸润性疾病（心肌淀粉样变、结节病）、贮积性疾病（血色病，糖原贮积病）
恶性肿瘤相关	肿瘤转移或浸润
内分泌代谢性疾病	
激素相关	糖尿病、甲状腺疾病、甲状旁腺疾病、肢端肥大症、生长激素缺乏、皮质醇增多症、醛固酮增多症、肾上腺皮质功能减退症、代谢综合征、嗜铬细胞瘤、妊娠及围生期相关疾病
营养相关	肥胖，缺乏维生素 B_1、L- 肉毒碱、硒、铁、磷、钙，营养不良
遗传异常	遗传因素相关的肥厚型心肌病、扩张型心肌病及限制型心肌病、致心律失常性右心室心肌病、左心室致密化不全、核纤层蛋白病、肌营养不良症
应激	应激性心肌病
心脏负荷异常	
高血压	原发性高血压、继发性高血压
瓣膜和心脏结构的异常	二尖瓣、三尖瓣、主动脉瓣、肺动脉瓣狭窄或关闭不全，先天性心脏病（先天性心内或心外分流）
心包及心内膜疾病	缩窄性心包炎、心包积液、嗜酸性粒细胞增多症、心内膜纤维化
高心排血量状态	动静脉瘘、慢性贫血、甲状腺功能亢进症
容量负荷过度	肾衰竭、输液过多过快
肺部疾病	肺源性心脏病、肺血管疾病
心律失常	
心动过速	房性心动过速、房室结折返性心动过速、房室折返性心动过速、心房颤动、室性心律失常
心动过缓	窦房结功能异常、传导系统异常

（一）Frank-Starling 机制

心室舒张末期容积（ventricular end diastolic volume，EDV），即心肌纤维长度在一定范围内增大可增强心室收缩力的现象，被称为 Frank-Starling 心脏定律（简称 FS 定律）。

该定律可作为心衰发生和发展过程中的一种代偿机制（图 5-1）。

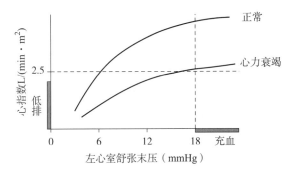

图 5-1　左心室功能曲线（Starling 曲线）

1. 代偿状态　心脏的前负荷由静脉回心血量和射血后心室内剩余血量决定。前负荷保证了心室肌在收缩前可处于一定的初长度，保证了心肌细胞肌节中粗、细肌丝的有效重叠长度。在肌节长度被拉伸到最适初长度之前，随着前负荷和肌节初长度的增加，粗、细肌丝的有效重叠程度增加，活化时形成的横桥连接的数目增多，因而肌节以至整个心室的收缩力在一定程度内可随着前负荷的增加而逐渐增加。

后负荷由大动脉血压决定，心室收缩时必须克服大动脉血压才能将血液射入动脉内。如果大动脉血压增高，等容收缩期室内压的峰值将增高，结果使等容收缩期延长而射血期缩短，射血期心室肌缩短的程度和速度都减小，射血速度减慢，搏出量减少。但后负荷改变影响搏出量的同时，会导致射血后心室内的剩余血量增多，从而使心室舒张末期容积增大，影响前负荷。此时心脏可通过异长自身调节加强心肌的收缩力量，使搏出量升高，从而使心室舒张末期容积逐渐恢复到原先水平。

2. 失代偿状态　心衰属于心脏泵血功能受损进入失代偿的阶段。通过增加前负荷而增强心肌收缩力是急性心衰的一种重要代偿方式，但当长期前负荷过重或短时间内前负荷增加过快，舒张末期容积过高时，肌节长度超过了最适初长度，心肌收缩力则开始减弱。这种心肌过度拉长并伴有心肌收缩力减弱的心腔扩大称为肌源性扩张（myogenic dilatation），其已失去增加心肌收缩力的代偿意义，临床即表现为射血分数的降低，且过度的心室扩张还会增加心肌耗氧量，加重心肌损伤。

（二）神经体液机制

神经体液调节机制激活是心功能减退早期代偿状态下，调节心内与心外代偿适应的基本机制。但其长期的慢性激活可能进入一个失代偿的状态，促进心室重构，加重心肌损伤并使心功能恶化。

1. 交感神经-肾上腺髓质系统兴奋性增高　心功能不全初期，心排血量减少可激活交感神经-肾上腺髓质系统，使血浆儿茶酚胺浓度明显升高。在代偿状态时：①交感神经可兴奋心脏 β_1 受体，通过兴奋性 G 蛋白，激活腺苷酸环化酶使 cAMP 增多，后续激活蛋白激酶 A，使心肌细胞钙内流增加，从而使心肌收缩性增强、心率增快、心排血量增加。②可刺激外周 α 受体引起外周血管选择性收缩，血流重新分配以保障心脑等重要脏器的灌流。

但长期的交感-肾上腺髓质系统过度激活，可进入失代偿状态：①心脏舒张期缩短，冠状动脉灌流量减少。②过量儿茶酚胺使心肌细胞膜离子转运异常，易发生恶性心律失常。③外周血管阻力持续增加，使得后负荷过重，从而产生消极影响成为心衰恶化的重要因素。

2. 肾素-血管紧张素-醛固酮系统（RAAS）激活　心排血量减少致肾血流量减低，激活 RAAS，使肾素分泌增加，进而作用于肝产生的血管紧张素原，形成血管紧张素 I，经过肺及肾循环，在转化酶的作用下形成血管紧张素 II，又可促使肾上腺皮质分泌更多醛固酮。其代偿意义有：

①血管紧张素Ⅱ可促进心肌细胞肥大和增殖。②血管紧张素Ⅱ可引起外周血管收缩以维持血压，调节血液再分配，保证心、脑等重要脏器的血供。③醛固酮可引起水、钠潴留，使细胞外液及血容量增加，增加有效循环容量及回心血量。

RAAS慢性的过度激活可导致失代偿的发生：①血管紧张素Ⅱ可促进心交感神经末梢释放去甲肾上腺素，极大增加心肌耗氧量。②血管紧张素Ⅱ可引起冠状血管收缩，促进血管壁增生及纤维化。③醛固酮可促进心肌间质纤维化，激活心肌重构（图5-2）。

3. 精氨酸加压素（arginine-vasopressin，AVP）为具有抗利尿和促周围血管收缩作用的垂体后叶激素，其释放受心房牵张感受器（atrial-stretch receptors）及交感神经活性的调控。心衰时，压力感受器传入的负反馈信号减弱，交感神经系统活性增加，不能抑制AVP释放而使血浆AVP水平升高。AVP通过平滑肌细胞表面的V_{1a}受体引起全身血管收缩，血流再分布；通过肾集合小管及髓袢升支粗段上皮表面的V_2受体增加水通道蛋白表达，减少机体游离水清除，降低血浆渗透压，可能在初

期有一定的代偿作用。

现有基础研究证实，拮抗V_{1a}受体可改善心衰动物模型的心排血量；而拮抗V_2受体可在不影响整体血流动力学状态的情况下改善低钠血症，降低血浆肾素活性。

4. 利尿钠肽类　目前研究较多的利尿钠肽主要有三种。

（1）心房钠尿肽（atrial natriuretic peptide，ANP）：为包含28个氨基酸的短肽类激素，主要由心房分泌，在心房压力快速增高时可短期内迅速大量释放，其在体内的半衰期仅3 min。ANP的生理作用包括扩张血管和利尿排钠，对抗肾上腺素、RAAS和AVP系统的水、钠潴留效应。

（2）脑钠肽（brain natriuretic peptide，BNP）：是由32个氨基酸构成的短肽类激素，主要由心室肌细胞分泌。在心室壁张力长期慢性增大时，BNP表达量可从转录水平被调高，其在体内半衰期约为20 min。BNP最初合成时为134个氨基酸的前BNP前体（pre-pro-BNP）状态，经蛋白剪切去除26个氨基酸的信号序列后形成108个氨基酸的BNP前体（pro-BNP），pro-BNP再经过蛋白剪切后形成无

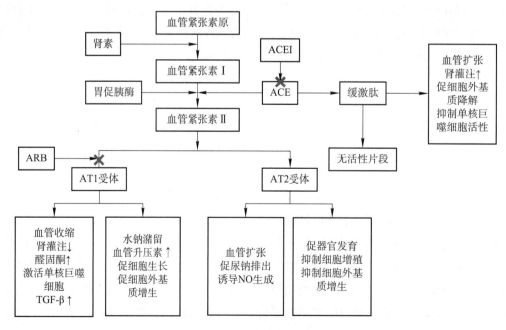

图5-2　RAAS作用机制

生物活性的 N 末端 -proBNP（NT-proBNP）及有生物活性的 BNP。NT-proBNP 在体内主要经肾清除，其半衰期为 60～120 min，较 BNP 更为稳定，因此在临床被用做重要的心衰诊断及预后相关生物标志物。

BNP 可通过激动 G 蛋白偶联的利尿钠肽受体（natriuretic peptide receptor）增加细胞内第二信使 cGMP 的含量，从而发挥利尿利钠、舒张血管、抑制肾素及醛固酮分泌、抑制纤维化、改善心肌舒张功能的生物活性效应。BNP 在体内主要被在各个组织中广泛表达的中性内肽酶（neutral endopeptidase，NEP）降解后失活，因此沙库巴曲等新型药物可通过抑制 NEP 活性增加体内 BNP 效应时间从而改善心衰患者的症状及预后。此外，外源性给予重组人 BNP（rhBNP）也已被批准在临床用于急性失代偿心衰患者的治疗，可通过降低动静脉压力、增加心排血量及抑制神经内分泌系统过度激活，从而改善患者的血流动力学情况。

（3）C 型利尿钠肽（C-type natriuretic peptide，CNP）：主要表达于外周血管组织内，生理作用尚不明确，可能参与或协同 RAAS 的调节作用。

另外，内皮素、一氧化氮、缓激肽及一些细胞因子、炎症介质等均参与慢性心衰的病理生理过程。

（三）心室重塑

在心脏功能受损、心腔扩大、心肌肥厚的代偿过程中，心肌细胞、胞外基质、胶原纤维网等均发生相应变化，即心室重塑（ventricular remodeling）。心室重塑是心衰发生发展的基本病理机制，除了因为代偿能力有限、代偿机制的负面影响外，心肌细胞的能量供应不足及利用障碍导致心肌细胞坏死、纤维化也是失代偿发生的一个重要因素。心肌细胞减少使心肌整体收缩力下降；纤维化的增加又使心室顺应性下降，重塑更趋明显，心肌收缩力不能发挥其应有的射血效应，形成恶性循环，最终导致不可逆转的终末阶段。

四、临床表现

> **☞ 典型案例 5-1**
> 主诉：乏力、气短 3 个月，加重伴双下肢水肿 3 天。

临床上以左心衰竭较为常见，故下文主要介绍左心衰竭的临床表现，右心衰竭的相关知识见本章第五节。

左心衰竭以肺循环淤血及心排血量降低为主要表现。

（一）症状

1. 不同程度的呼吸困难

（1）劳力性呼吸困难：是左心衰竭最早出现的症状。因运动使回心血量增加，左心房压力升高，加重肺淤血。

（2）端坐呼吸：肺淤血达到一定程度时，患者不能平卧，因平卧时回心血量增多且横膈上抬，呼吸更为困难。高枕卧位、半卧位甚至端坐时方可好转。

（3）夜间阵发性呼吸困难：患者入睡后突然因憋气而惊醒，被迫取坐位，多于端坐休息后缓解。其发生机制除睡眠平卧时血液重新分配使肺血量增加外，夜间迷走神经张力增加、小支气管收缩、横膈抬高、肺活量减少等也是促发因素。

（4）急性肺水肿：是左心衰竭呼吸困难最严重的形式，重者可有哮鸣音，称为"心源性哮喘"。

2. 咳嗽、咳痰、咯血　咳嗽、咳痰是肺泡和支气管黏膜淤血所致，开始常于夜间发生，坐位或立位时咳嗽可减轻，白色浆液性泡沫状痰为其特点，偶可见痰中带血丝。急性左心衰竭发作时可出现粉红色泡沫样痰。长期慢性肺淤血使肺静脉压力升高，导致肺循环和支气管血液循环之间在支气管黏膜下形成侧支，此种血管一旦破裂可引起大咯血。

3. 全身症状　乏力、疲倦、运动耐量降低、头晕、心慌等器官、组织灌注不足及代偿性心率加快所致的症状。

4. 少尿及肾功能损害症状 严重左心衰竭时血液再分配，肾血流量首先减少，可出现少尿。长期慢性肾血流量减少，可出现血尿素氮、肌酐升高，并可有肾功能不全的相应症状。

（二）体征

1. 肺部湿啰音 由于肺毛细血管压增高，液体渗出至肺泡而出现湿啰音。随着病情加重，肺部啰音可从局限于肺底部发展至全肺。侧卧位时下垂一侧的啰音较多。

2. 心脏体征 除基础心脏病的固有体征外，一般有心脏扩大及相对性二尖瓣关闭不全的反流性杂音、肺动脉瓣区第二心音亢进及第三心音或第四心音奔马律。

五、辅助检查

（一）常规检查

1. 心电图 心衰及怀疑心衰患者均应行心电图检查，明确心律、心率、QRS形态、QRS宽度等。心衰患者一般有心电图异常，心电图完全正常的可能性极低。怀疑存在心律失常或无症状性心肌缺血时应行24 h动态心电图。

2. X线胸片 对疑似、急性、新发的心衰患者应行X线胸片检查，以识别、排除肺部疾病或其他引起呼吸困难的疾病，提供肺淤血、水肿和心脏增大的信息，但X线胸片正常并不能除外心衰。

3. 生物标志物

（1）利尿钠肽：临床上常用BNP或NT-proBNP。

利尿钠肽检测推荐用于心衰筛查、诊断和鉴别诊断、病情严重程度及预后评估。出院前的利尿钠肽检测有助于评估心衰患者出院后的心血管事件风险。

BNP < 100 ng/L、NT-proBNP < 300 ng/L时，通常可排除急性心衰。BNP < 35 ng/L、NT-proBNP < 125 ng/L时，通常可排除慢性心衰，但其敏感度和特异度较急性心衰低。诊断急性心衰时，NT-

proBNP水平应根据年龄和肾功能进行分层：50岁以下的患者NT-proBNP水平 > 450 ng/L，50岁以上 > 900 ng/L，75岁以上应 > 1 800 ng/L，肾功能不全（肾小球滤过率 < 60 mL/min）时应 > 1 200 ng/L。经住院治疗后利尿钠肽水平无下降的心衰患者预后差。

多种心血管疾病（如心衰、急性冠脉综合征、心肌病变如左心室肥厚、心脏瓣膜病、心包疾病、心房颤动、心肌炎、心脏手术、电复律、心肌毒性损伤等）及非心血管疾病和状态（如高龄、贫血、肾功能不全、睡眠呼吸暂停、重症肺炎、肺动脉高压、肺栓塞、严重全身性疾病、脓毒症、严重烧伤和卒中等）均会导致利尿钠肽水平增高。脑啡肽酶抑制剂使BNP降解减少，而NT-proBNP不受影响。临床工作中应注意结合患者病史进行分析。

（2）心脏肌钙蛋白（cardiac troponin，cTn）：推荐心衰患者入院时行cTn检测，用于急性心衰患者的病因诊断（如急性心肌梗死）和预后评估。

（3）反映心肌纤维化、炎症、氧化应激的标志物：如可溶性ST2、半乳糖凝集素3及生长分化因子15，也有助于心衰患者的危险分层和预后评估，联合使用多项生物标志物可能是未来心衰预测诊断及预后判断的发展方向。

4. 经胸超声心动图 是评估心脏结构和功能的首选方法，可提供房室容量、左右心室收缩和舒张功能、室壁厚度、瓣膜功能和肺动脉高压的信息。LVEF可反映左心室收缩功能，推荐改良双平面Simpson法。在图像质量差时，建议使用声学对比剂以清晰显示心内膜轮廓。组织多普勒和应变成像的可重复性和可行性已证实，对于存在心衰风险的患者，应考虑采用以识别临床前的心肌收缩功能异常。超声心动图是目前临床上唯一可判断舒张功能不全的成像技术，但单一参数不足以准确评估，建议多参数综合评估（图5-3、图5-4）。

5. 实验室检查 血常规、血钠、血钾、血糖、尿素氮、肌酐或估算的肾小球滤过率（estimated glomerular filtration rate，eGFR）、肝酶和胆红素、

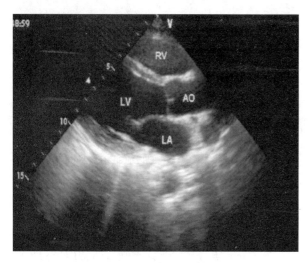

图 5-3 正常超声心动图

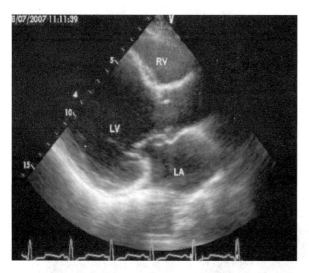

图 5-4 心衰的超声心动图表现

血清铁、铁蛋白、总铁结合力、血脂、糖化血红蛋白、促甲状腺激素、利尿钠肽为心衰患者的初始常规检查。临床怀疑某种特殊病因导致的心衰（如心肌淀粉样变、嗜铬细胞瘤等）时，应进行相应的筛查和诊断性检查。

（二）特殊检查

心衰的特殊检查用于需要进一步明确病因和病情评估的患者。

1. 心脏磁共振成像（cardiac magnetic resonance imaging，CMRI） 是测量左右心室容量、质量和射血分数的"金标准"，当超声心动图未能做出诊断时，CMR 是最好的替代影像检查。对于扩张型心肌病患者，在临床和其他影像学检查不能明确诊断的情况下，应考虑采用心肌延迟强化（late gadolinium enhancement，LGE）显像，以鉴别缺血性与非缺血性心肌损害。LGE 和 T1 成像是评估心肌纤维化的首选影像检查。对于疑似心肌炎、淀粉样变、结节病、美洲锥虫病、Fabry 病、心肌致密化不全和血色病的患者，推荐采用 CMR 来显示心肌组织的特征。

2. 冠状动脉造影 适用于经药物治疗后仍有心绞痛的患者，合并有症状的室性心律失常或有心脏停搏史患者，有冠心病危险因素，无创检查提示存在心肌缺血的心衰患者（图 5-5、图 5-6）。

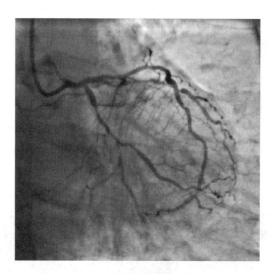

图 5-5 左冠状动脉造影

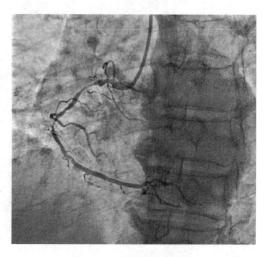

图 5-6 右冠状动脉造影

3. 心脏电子计算机断层扫描（computed tomography，CT） 对低中度可疑的冠心病或负荷试验未能明确诊断心肌缺血的心衰患者，可考虑行心脏冠状动脉增强CT（coronary computed tomographic angiography，coronary CTA）以排除冠状动脉狭窄。

4. 负荷超声心动图 运动或药物负荷超声心动图可用于心肌缺血和（或）存活心肌、部分瓣膜性心脏病患者的评估。对于存在劳力性呼吸困难，LVEF正常但静息舒张功能未知患者，负荷超声心动图有一定辅助作用。适应证、禁忌证及方法见"负荷超声心动图规范化操作指南"。

5. 核素心室造影及核素心肌灌注和（或）代谢显像 当超声心动图未能做出诊断时，可使用核素心室造影评估左心室容量和LVEF。核素心肌灌注显像包括单光子发射计算机断层成像（single-photon emission computerized tomography，SPECT）和正电子发射计算机断层成像（positron emission tomography，PET），可用于诊断心肌缺血。代谢显像可判断心肌存活情况。对于心衰合并冠心病的患者，在决定行血运重建前，可考虑用心脏影像学检查（CMR、负荷超声心动图、SPECT、PET）评估心肌缺血和心肌存活情况（图5-7、图5-8）。

6. 心肺运动试验 可量化运动能力，能用于心脏移植和（或）机械循环支持的临床评估、运动处方的优化指导、原因不明呼吸困难的鉴别诊断等。心肺运动试验适用于临床症状稳定2周以上的慢性心衰患者，相关内容参照《慢性稳定性心力衰竭运动康复中国专家共识》。

7. 6 min 步行试验 该试验目前常用来初步评估患者心衰发作时的严重程度，出院前再次评估则可在一定程度上反映患者的恢复情况，但均需在医护人员陪同下进行。具体请参见本章第二节。

8. 有创血流动力学检查 在慢性心衰患者中，右心导管和肺动脉导管检查适用于：①考虑心脏移植或机械循环支持的重症心衰患者的术前评估。②超声心动图提示肺动脉高压的患者，在瓣膜性或结构性心脏病干预治疗前评估肺动脉高压及其可逆

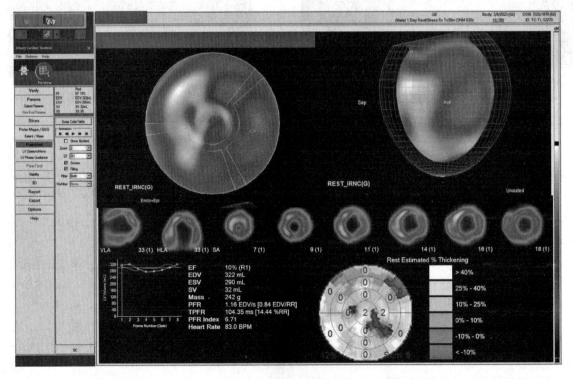

图5-7 心肌灌注显像（1）

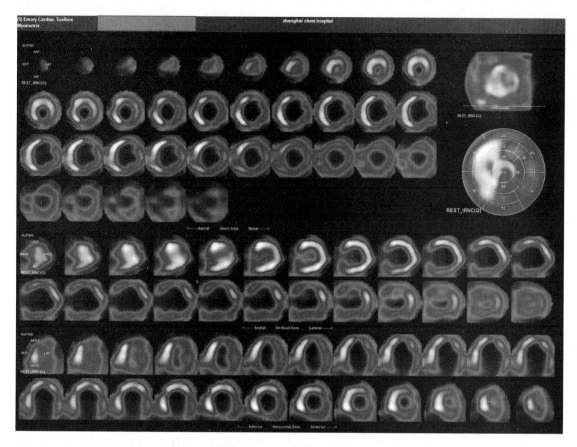

图 5-8　心肌灌注显像（2）

性。③对经规范治疗后仍存在严重症状或血流动力学状态不清楚的患者，为调整治疗方案可考虑行此检查。急性心衰患者有创血流动力学监测见急性心力衰竭部分。

9. 心肌活检　仅推荐用于经规范治疗后病情仍快速进展，临床怀疑心衰是由可治疗的特殊病因所致且只能通过心肌活检明确诊断的患者。例如，对部分心衰患者，超声心动图提示左心室肥厚，但心电图多数导联呈低电压，且 CMR 结果表现为左心室心肌局部或弥漫性延迟强化，这类患者均高度怀疑存在心肌淀粉样变，为进一步明确诊断可考虑行心肌活检。心肌活检暂不推荐用于心衰患者的常规评价。

10. 基因检测　对肥厚型心肌病、特发性扩张型心肌病、致心律失常性右心室心肌病等患者，推荐基因检测和遗传咨询。限制型心肌病和孤立的心肌致密化不全亦可能具有遗传起源，可考虑基因检测，参见相关心肌病指南。

11. 生活质量评估　运用心理学量表，对心理健康、躯体健康和社会功能等进行多维度量化评估。生活质量量表可分为普适性量表和疾病特异性量表，前者最常使用的是 36 条简明健康问卷（SF-36）及简版 SF-12、世界卫生组织幸福指数 -5、欧洲 5 维健康指数。心衰特异性生活质量评估工具较常使用的有明尼苏达心衰生活质量量表和堪萨斯城心肌病患者生活质量量表。

12. 预后评估　下列参数与心衰患者不良预后相关：LVEF 下降、利尿钠肽持续升高、NYHA 心功能分级恶化、低钠血症、运动峰值耗氧量减少、血细胞比容降低、QRS 波增宽、慢性低血压、静息心动过速、肾功能不全、不能耐受常规治疗、难治性容量超负荷等。

☞拓展阅读 5-1

心功能的临床评估

☞拓展阅读 5-2

超声心动图测量参数及观测时相和测量方法

第二节　心力衰竭的诊断和治疗

诊疗路径：

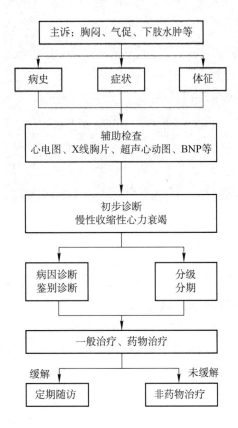

一、心功能分级和分期

（一）心功能分级

纽约心脏协会（New York Heart Association, NYHA）心功能分级是临床常用的心功能评估方法，常用于评价患者的症状随病程或治疗而发生的变化（表 5-2）。这种分级方案的优点是简便易行，但缺点是仅凭患者的主观感受和（或）医生的主观评价，短时间内变化的可能性较大，患者个体间的差异也较大。

（二）心功能分期

如果根据心衰发生发展过程，可分为 4 个阶段，旨在强调心衰重在预防，并可全面评价病情进展阶段，提出对不同阶段进行相应治疗（表 5-3）。

（三）6 min 步行试验

6 min 步行试验也是目前常用的心衰程度评估方法之一。该试验简单易行、安全方便，通过评定慢性心衰患者的运动耐力评价心衰严重程度和疗效。要求患者在平直走廊里尽快行走，测定 6 min 步行距离，根据 US Carvedilol 研究设定的标准，< 150 m、150 ~ 450 m 和 > 450 m 分别为重度、中度和轻度心衰。

二、分类与诊断标准

（一）根据病变部位对心衰进行分类

左心衰竭由左心室代偿功能不全所致，以肺循环淤血为特征，临床上较为常见。单纯的右心衰竭主要见于肺源性心脏病及某些先天性心脏病，以体循环淤血为主要表现。左心衰竭后肺动脉压力增高，使右心负荷加重，右心衰竭继之出现，即为全心衰竭。心肌炎、心肌病患者左、右心同时受损，左、右心衰可同时出现而表现为全心衰竭。

（二）根据病程或疾病进展对心衰进行分类

根据心衰发生的时间、速度、严重程度可分为慢性心衰和急性心衰。

急性心衰系因急性的严重心肌损害、心律失常或突然加重的心脏负荷，使心功能正常或处于代偿期的心脏在短时间内发生衰竭或慢性心衰急剧恶化。临床上以急性左心衰常见，表现为急性肺水肿或心源性休克。

慢性心衰有一个缓慢的发展过程，一般均有代偿性心脏扩大或肥厚及其他代偿机制的参与。

多数急性心衰患者经住院治疗后症状部分缓解，而转入慢性心衰；慢性心衰患者常因各种诱因急性加重而需住院治疗。

表 5-2　纽约心脏学会（NYHA）心功能分级

分级	症状
I	活动不受限：日常体力活动不引起明显的气促、疲乏或心悸
II	活动轻度受限：休息时无症状，日常活动可引起明显的气促、疲乏或心悸
III	活动明显受限：休息时可无症状，轻于日常活动即引起显著的气促、疲乏、心悸
IV	休息时也有症状，任何体力活动均会引起不适 如无需静脉给药，可在室内或床边活动者为IV a 级 不能下床并需静脉给药支持者为IV b 级

表 5-3　心力衰竭 4 个阶段与纽约心脏协会（NYHA）心功能分级的比较

心力衰竭阶段	定义	患病人群	NYHA 分级
阶段 A（前心力衰竭阶段）	患者为心力衰竭的高危人群，无心脏结构或功能异常，无心力衰竭症状和（或）体征	高血压、冠心病、糖尿病、肥胖、代谢综合征、使用心脏毒性药物史、酗酒史、风湿热史、心肌病家族史等	无
阶段 B（前临床心力衰竭阶段）	患者已发展成器质性心脏病，但从无心力衰竭症状和（或）体征	左心室肥厚、陈旧性心肌梗死、无症状的心脏瓣膜病等	I
阶段 C（临床心力衰竭阶段）	患者有器质性心脏病，既往或目前有心力衰竭症状和（或）体征	器质性心脏病患者伴运动耐量下降（呼吸困难、疲乏）和液体潴留	I ~ IV
阶段 D（难治性终末期心力衰竭阶段）	患者器质性心脏病不断进展，虽经积极内科治疗，休息时仍有症状，且需要特殊干预	因心力衰竭反复住院，且不能安全出院者；需要长期静脉用药者；等待心脏移植者；使用心脏机械辅助装置者	IV

（三）根据左心室射血分数对心衰进行分类

根据左心室射血分数对心衰的分类和诊断标准见表 5-4。

三、诊断流程和鉴别诊断

（一）诊断

心衰的诊断和评估依赖于病史、体格检查、实验室检查、心脏影像学检查和功能检查等。可见慢性心衰诊断流程。首先，根据病史、体格检查、心电图、X 线胸片判断有无心衰的可能性。然后，通过利尿钠肽检测和超声心动图明确是否存在心衰，再进一步确定心衰的病因和诱因。最后，还需评估病情的严重程度及预后，以及是否存在并发症及合并症。全面准确的诊断是心衰患者有效治疗的前提和基础。

心衰需综合症状、体征及辅助检查做出诊断。主要诊断依据为原有基础心脏病的证据及循环淤血的表现。症状、体征是早期发现心衰的关键，完整的病史采集及详尽的体格检查非常重要。左心衰竭主要表现为不同程度的呼吸困难、肺部啰音；右心衰竭主要表现为颈静脉充盈/怒张、肝大、水肿，另外，心衰时心脏听诊可闻及奔马律、瓣膜区杂音等，亦是诊断心衰的重要依据。但症状的严重程度与心功能不全的程度并无明确相关性，需行客观检查并评价心功能。BNP、NT-proBNP 的测定也可作为诊断依据，并能帮助鉴别呼吸困难的病因。

此外，心衰病因的判断非常重要，因为某些引起左心室功能不全的情况（如瓣膜病等）是可以治

表 5-4　心力衰竭的分类和诊断标准

诊断标准	HFrEF	HFmrEF	HFpEF
1	症状和（或）体征	症状和（或）体征	症状和（或）体征
2	LVEF < 40%	LVEF 40% ~ 49%	LVEF≥50%
3	/	利尿钠肽升高，并符合以下至少1条： （1）左心室肥厚和（或）左心房扩大 （2）心脏舒张功能异常	利尿钠肽升高，并符合以下至少1条： （1）左心室肥厚和（或）左心房扩大 （2）心脏舒张功能异常
备注	随机临床试验主要纳入此类患者，有效的治疗已得到证实	此类患者临床特征、病理生理、治疗和预后尚不清楚，单列此组有利于对其开展相关研究	需要排除患者的症状是由非心脏疾病引起的，有效的治疗尚未明确

注：HFrEF 为射血分数降低的心力衰竭，HFmrEF 为射血分数中间值的心力衰竭，HFpEF 为射血分数保留的心力衰竭，LVEF 为左心室射血分数；利尿钠肽升高为 BNP > 35 ng/L 和（或）NT-proBNP > 125 ng/L；心脏舒张功能异常指标见心力衰竭的诊断和评估中的经胸超声心动图部分

疗的。另外，还应明确是否存在可导致症状发生或加重的合并症。

（二）鉴别诊断

心衰主要应与以下疾病相鉴别。

1. 支气管哮喘　严重左心衰竭患者常出现"心源性哮喘"，应与支气管哮喘相鉴别。前者多见于器质性心脏病患者，发作时必须坐起，重症者肺部有干、湿啰音，甚至咳粉红色泡沫痰；后者多见于青少年，有过敏史，发作时双肺可闻及典型哮鸣音，咳出白色黏痰后呼吸困难常可缓解。测定血浆 BNP、NT-proBNP 水平对鉴别心源性和支气管性哮喘有较大的参考价值。

2. 心包积液和缩窄性心包炎　由于腔静脉回流受阻同样可以引起颈静脉怒张、肝大、下肢水肿等表现，应根据病史、查体等进行鉴别，超声心动图、CMR 可确诊。

3. 肝硬化腹水伴下肢水肿　应与慢性右心衰竭鉴别。除基础心脏病体征有助于鉴别外，非心源性肝硬化不会出现颈静脉怒张等上腔静脉回流受阻的表现。

四、药物治疗的原则和方法

本部分主要对诊断为 HFrEF 患者的药物治疗作详细介绍，由于 HFpEF、HFmrEF 在病理生理机制上与 HFrEF 存在一定区别，治疗目的与原则也不完全相同，具体内容请参见第五章第四节。

☞拓展阅读 5-3
对初诊 HFrEF 患者的治疗流程

（一）治疗目标

慢性 HFrEF 的治疗目标是改善临床症状和提高生活质量，预防或逆转心脏重构，减少再住院率及病死率。

（二）一般治疗

一般治疗包括调整生活方式、去除心衰诱发因素等。

1. 生活方式管理

（1）患者教育：心衰患者及家属应得到准确的有关疾病知识和管理的指导，内容包括健康的生活方式保持、平稳的情绪管理、适当的诱因规避、规范的药物服用、合理的随访计划等。

（2）体重管理：日常体重监测能简便直观地反映患者的体液潴留情况及利尿药疗效，帮助指导调整治疗方案。体重改变往往出现在临床体液潴留症状和体征之前。部分严重慢性心衰患者存在临床或亚临床营养不良，若患者出现大量体脂丢失或干重减轻称为心源性恶病质，往往预示预后不良。

（3）饮食管理：心衰患者血容量增加，体内

水钠潴留，减少钠盐摄入（＜3 g/d）有利于控制 NYHA 心功能Ⅲ～Ⅳ级心衰患者的淤血症状和体征。心衰急性发作伴有容量负荷过重的患者，要限制钠摄入＜2 g/d。一般不主张严格限制钠摄入和将限钠扩大到轻度或稳定期心衰患者。但在应用强效排钠利尿药时，过分严格限盐可导致低钠血症。

轻、中度症状患者常规限制液体并无益处，对于严重低钠血症（血钠＜130 mmol/L）患者水摄入量应＜2 L/d。

心衰患者宜低脂饮食，吸烟患者应戒烟，肥胖患者应减轻体重。严重心衰伴明显消瘦（心脏恶病质）者，应给予营养支持。

（4）休息与活动：急性期或病情不稳定者应限制体力活动，卧床休息，以降低心脏负荷，有利于心功能的恢复。但长期卧床易发生深静脉血栓形成甚至肺栓塞，同时也可能出现消化功能减低、肌肉萎缩、坠积性肺炎、压疮等，适宜活动能提高骨骼肌功能，改善活动耐量。因此，应鼓励病情稳定的心衰患者主动运动，根据病情的轻重程度，在不诱发症状的前提下从床边小坐开始逐步增加有氧运动。

（5）运动康复：已有研究证实，慢性心衰运动康复的安全性和有效性。运动康复可降低慢性心衰（包括 HFrEF 和 HFpEF）患者的病死率和再住院率，改善患者运动耐量和生活质量，合理控制医疗成本。建议心衰患者进行有规律的有氧运动，以改善症状、提高活动耐量。稳定的 HFrEF 患者进行有规律的有氧运动可降低心衰住院风险。运动康复适用于 NYHA Ⅰ～Ⅲ级处于心衰稳定期的患者，禁忌证包括急性冠脉综合征早期、恶性心律失常、高度房室传导阻滞、急性心肌炎、感染性心内膜炎、急性心衰、未控制的高血压、严重主动脉瓣狭窄、梗阻性肥厚型心肌病、心内血栓等。患者平时可进行适合自己的运动，或在医生指导和监测下进行专业的运动康复。

2. 去除诱因

（1）病因治疗：对所有可能导致心脏功能受损的常见疾病，在尚未造成心脏器质性改变前即应早期进行有效治疗。对于少数病因未明的疾病（如原发性扩张型心肌病等）亦应早期积极干预，延缓疾病进展。

（2）消除诱因：常见的诱因为感染，特别是呼吸道感染，应积极选用适当的抗感染治疗。快心室率心房颤动患者应尽快控制心室率，如有可能应及时复律。应注意排查及纠正潜在的甲状腺功能异常和贫血等。

（三）药物的临床应用原则

1. 利尿药　是心衰治疗中改善症状的基石，是心衰治疗中唯一能够控制体液潴留的药物，但不能作为单一治疗。原则上在慢性心衰急性发作和明显体液潴留时应用，消除水钠潴留，有效缓解心衰患者的呼吸困难及水肿，改善运动耐量。恰当使用利尿药是心衰治疗取得成功的关键和基础：剂量不足无法减轻体液潴留，但会降低肾素 – 血管紧张素系统抑制剂的疗效并增加 β 受体拮抗剂的负性肌力作用；剂量过大则可能出现容量不足，将增加肾素 – 血管紧张素系统抑制剂及血管扩张药的低血压及肾功能不全风险。

（1）常用利尿药分类（表 5-5）

1）袢利尿药：以呋塞米（速尿）为代表，作用于髓袢升支粗段，排钠排钾，为强效利尿药。

对轻度心衰患者一般小剂量（20 mg，1 次 /d，口服）起始，逐渐加量，一般控制体重下降 0.5～1.0 kg/d 直至干重；重度慢性心衰者可增至 100 mg，2 次 /d，静脉注射效果优于口服。但须注意低血钾的不良反应，应监测血钾。

2）噻嗪类利尿药：以氢氯噻嗪为代表，作用于肾远端小管近端和髓袢升支远端，抑制钠的重吸收，并因 Na^+-K^+ 交换同时降低钾的重吸收。eGFR ＜30 mL/（min・1.73 m^2）时作用明显受限。

轻度心衰可首选此药，12.5～25 mg，1 次 /d 起始，逐渐加量，可增至 75～100 mg/d，分 2～3 次服用，同时注意电解质平衡，常与保钾利尿药合用。因可抑制尿酸排泄引起高尿酸血症，长期大剂量应用可影响糖类和脂代谢。

表 5-5 慢性 HFrEF 常用利尿药及其剂量

药物	起始剂量	每天最大剂量	每天常用剂量
袢利尿药			
呋塞米	20~40 mg, 1次/d	120~160 mg	20~80 mg
布美他尼	0.5~1 mg, 1次/d	6~8 mg	1~4 mg
托拉塞米	10 mg, 1次/d	100 mg	10~40 mg
噻嗪类利尿药			
氢氯噻嗪	12.5~25 mg, 1~2次/d	100 mg	25~50 mg
美托拉宗	2.5 mg, 1次/d	20 mg	2.5~10 mg
吲达帕胺	2.5 mg, 1次/d	5 mg	2.5~5 mg
保钾利尿药			
阿米洛利	2.5 mg*/5 mg**, 1次/d	20 mg	5~10 mg*/10~20 mg**
氨苯蝶啶	25 mg*/50 mg**, 1次/d	200 mg	100 mg*/200 mg**
血管升压素 V2 受体拮抗剂			
托伐普坦	7.5~15 mg, 1次/d	30 mg	15 mg

注: HFrEF 为射血分数降低的心力衰竭; * 与血管紧张素转换酶抑制剂（ACEI）或血管紧张素 Ⅱ 受体阻滞剂（ARB）合用时的剂量, ** 不与 ACEI 或 ARB 合用时的剂量

3）保钾利尿药：作用于肾远端小管远端，通过拮抗醛固酮或直接抑制 Na^+-K^+ 交换而具有保钾作用，利尿作用弱，多与上述两类利尿药联用以加强利尿效果并预防低血钾，常用的有螺内酯（安体舒通）、氨苯蝶啶、阿米洛利。其中，螺内酯还有醛固酮受体的拮抗作用，详见后文。

（2）适应证：有液体潴留证据的心衰患者均应使用利尿药。

（3）禁忌证：①无液体潴留的症状及体征；②痛风是噻嗪类利尿药的禁忌证；③已知对某种利尿药过敏或者存在不良反应。

（4）应用方法：根据患者淤血症状和体征、血压及肾功能选择起始剂量，根据患者对利尿药的反应调整剂量，体重每天减轻 0.5~1.0 kg 为宜。一旦症状缓解、病情控制，即以最小有效剂量长期维持，并根据液体潴留的情况随时调整剂量。每天体重的变化是最可靠的监测指标。需教会患者根据病情需要（症状、水肿、体重变化）调整剂量。利尿药开始应用或增加剂量 1~2 周后，应复查血钾和肾功能。有明显液体潴留的患者，首选袢利尿药，最常用呋塞米，呋塞米的剂量与效应呈线性关系。托拉塞米、布美他尼口服生物利用度更高。噻嗪类利尿药仅适用于有轻度液体潴留、伴有高血压且肾功能正常的心衰患者。

（5）不良反应

1）电解质丢失：利尿药导致的低钾、低镁血症是心衰患者发生严重心律失常的常见原因。血钾 3.0~3.5 mmol/L 可给予口服补钾治疗，而对于血钾 <3.0 mmol/L 应采取口服和静脉结合补钾，必要时经深静脉补钾。低钠血症（血钠 <135 mmol/L）时应注意区别缺钠性低钠血症和稀释性低钠血症，后者按利尿药抵抗处理。若低钠血症合并容量不足时，可考虑停用利尿药。低钠血症合并容量过多时应限制入量，考虑托伐普坦及超滤治疗。

2）低血压：首先应区分容量不足和心衰恶化，纠正低钠及低血容量水平，若无淤血的症状及体征，应先利尿药减量；若仍伴有低血压症状，还应调整其他扩血管药物（如硝酸酯）的剂量。

3）肾功能恶化：利尿药治疗中可出现肾功能损伤（血肌酐、尿素氮升高），应分析可能的原因并进行处理：①利尿药不良反应，如果联合使用袢利尿药和噻嗪类利尿药者应停用噻嗪类利尿药；②心衰恶化，肾低灌注和肾静脉淤血都会导致肾功能损害；③容量不足；④某些肾毒性的药物，如非甾体抗炎药，会影响利尿药的药效并且导致肾功能损害和肾灌注下降，增加 ACEI、ARB 或醛固酮受体拮抗剂引起肾功能恶化的风险。

4）高尿酸血症：对此类患者可考虑生活方式干预和加用降尿酸药。痛风发作时可用秋水仙碱，避免用非甾体抗炎药。

对顽固性水肿或低钠血症者，托伐普坦能特异性地拮抗精氨酸加压素的作用，常用于治疗合并高容或等容性低钠血症的心衰，以及常规利尿药疗效不佳、存在利尿药抵抗的患者。

托伐普坦的禁忌证包括：低容量性低钠血症；对口渴不敏感或对口渴不能正常反应；与细胞色素 P4503A4 强效抑制剂（依曲康唑、克拉霉素等）合用；无尿。

托伐普坦的不良反应：主要是口渴和高钠血症。慢性低钠血症的纠正不宜过快，避免血浆渗透压迅速升高造成脑组织脱水而继发渗透性脱髓鞘综合征。偶有肝损伤，应监测肝功能。

2. 肾素 – 血管紧张素系统（RAS）抑制剂　初始心肌损害，室壁应激、神经体液 – 细胞因子和氧化应激等刺激因子共同参与心室重构的发生和发展。现有临床试验证明，神经 – 体液拮抗剂能够降低心衰患者的病死率，此类药物不仅抑制神经 – 体液因子的活性，还能够调节细胞因子和氧化应激活性，改善衰竭心脏的生物学功能，从而延缓心室重构，应作为慢性心衰长期治疗的基本方法，尽早应用。

因此，推荐在 HFrEF 患者中应用 ACEI 或 ARB 或血管紧张素受体脑啡肽酶抑制剂（angiotensin-receptor neprilysin inhibitor，ARNI）抑制 RAS，联合应用 β 受体阻滞剂及在特定患者中应用醛固酮受体拮抗剂的治疗策略，以降低心衰的发病率和病死率（表 5–6）。

表 5–6　慢性 HFrEF 常用的肾素 – 血管紧张素系统抑制剂及其剂量

药物	起始剂量	目标剂量
ACEI		
卡托普利	6.25 mg，3 次 /d	50 mg，3 次 /d
依那普利	2.5 mg，2 次 /d	10 mg，2 次 /d
福辛普利	5 mg，1 次 /d	20～30 mg，1 次 /d
赖诺普利	5 mg，1 次 /d	20～30 mg，1 次 /d
培哚普利	2 mg，1 次 /d	4～8 mg，1 次 /d
雷米普利	1.25 mg，1 次 /d	10 mg，1 次 /d
贝那普利	2.5 mg，1 次 /d	10～20 mg，1 次 /d
ARB		
坎地沙坦	4 mg，1 次 /d	32 mg，1 次 /d
缬沙坦	40 mg，1 次 /d	160 mg，2 次 /d
氯沙坦	25～50 mg，1 次 /d	150 mg，1 次 /d
ARNI		
沙库巴曲缬沙坦	25～100 mg，2 次 /d	200 mg，2 次 /d

注：HFrEF 为射血分数降低的心力衰竭，ACEI 为血管紧张素转换酶抑制剂，ARB 为血管紧张素 II 受体阻滞剂，ARNI 为血管紧张素受体脑啡肽酶抑制剂；沙库巴曲缬沙坦钠片规格：50 mg（沙库巴曲 24 mg、缬沙坦 26 mg）、100 mg（沙库巴曲 49 mg、缬沙坦 51 mg）。

（1）ACEI：不仅能缓解心衰的症状，且能降低 HFrEF 患者的住院风险和病死率，改善症状和运动能力，并能逆转左心室肥厚，防止心室的重构，现在是治疗慢性心衰的主要药物之一。随机对照试验证实，在 HFrEF 患者中，无论轻、中、重度心衰，无论有无冠心病，均能获益。

1）作用及机制

A. 降低外周血管阻力降低心脏后负荷：通过抑制血管紧张素转换酶（ACE）活性，降低循环血管紧张素 II（Ang II）水平，增加 ACE2 活性，提高 Ang1-7 水平，通过对 RAAS 的 ACE–AngII–AT1 受体轴和 ACE2–Ang（1-7）–Mas 受体轴的调节，发挥扩张血管和抗增生作用；还能减少缓激肽的降解，提高其在血中的含量，并促进 NO、PGI_2 的生成而发挥作用。

B. 减少醛固酮生成：减轻水钠潴留，降低心脏前负荷。

C. 抑制 Ang II 所致的心肌及血管的重构：在用不影响血压的小剂量情况下已能有效阻止或逆转心室重塑肥厚，提高心肌及血管的顺应性，改善心功能，对舒张性心衰疗效明显。

D. 改善血流动力学作用：能降低全身血管阻力，增加心排血量；降低左室舒张末压及容积，改善心舒张功能；降低肾血管阻力，增加肾血流量，增加运动耐力。

E. 降低交感神经活性：通过抑制 Ang II 的形成，减少去甲肾上腺素的释放；还能恢复 β 受体的数量；并降低血中儿茶酚胺和加压素的含量。

2）适应证：所有 HFrEF 患者均应使用 ACEI，除非有禁忌证或不能耐受。

3）禁忌证：①使用 ACEI 曾发生血管神经性水肿；②妊娠妇女；③双侧肾动脉狭窄。

4）以下情况须慎用：①血肌酐 > 221 μmol/L（2.5 mg/dL）或 eGFR < 30 mL/（min·1.73 m^2）；②血钾 > 5.0 mmol/L；③症状性低血压（收缩压 < 90 mmHg）；④左心室流出道梗阻（如主动脉瓣狭窄、梗阻性肥厚型心肌病）。

5）应用方法：尽早使用，从小剂量开始，逐渐递增，每隔 2 周剂量倍增 1 次，直至达到最大耐受剂量或目标剂量。滴定剂量及过程需个体化，开始服药和调整剂量后应监测血压、血钾及肾功能。调整到最佳剂量后长期维持，避免突然停药。

6）不良反应

A. 肾功能恶化：如果肌酐升高 > 30%，应减量；若升高 > 50%，应停用。

B. 高钾血症：血钾 > 5.5 mmol/L，应停用 ACEI；血钾 > 6.0 mmol/L 时，应采取降低血钾的措施，如口服钾结合剂。

C. 低血压：无症状性低血压通常不需要改变治疗。对于症状性低血压，可调整或停用其他有降压作用的药物；若无液体潴留，利尿药可减量；必要时暂时减少 ACEI 剂量；若血钠 < 130 mmol/L，可增加食盐摄入。

D. 干咳。

E. 血管神经性水肿：发生血管神经性水肿患者终身禁用 ACEI。

（2）ARB：耐受性好，长期使用可改善血流动力学，降低心衰病死率和因心衰再住院率。心衰患者治疗首选 ACEI。当 ACEI 引起干咳、血管性水肿时不能耐受者可改用 ARB，但已使用 ARB 且症状控制良好者无须换为 ACEI。研究证实，ACEI 与 ARB 联用并不能使心衰患者获益更多，反而增加不良反应，特别是低血压和肾功能损害的发生，因此目前不主张心衰患者 ACEI 与 ARB 联合应用。

1）作用及机制

A. 选择性阻断血管紧张素 II（Ang II）与其 1 型受体的结合，对通过 ACE 途径或非 ACE 途径（如食糜酶途径）产生的 Ang II 都有拮抗作用，理论上其阻断 Ang II 的作用更完全。

B. Ang II 的促生长作用被抑制，故能预防及逆转心血管的重构，降低病死率和再住院率；而且不良反应少，不引起咳嗽、血管神经性水肿等。

2）适应证：推荐用于不能耐受 ACEI 的 HFrEF 患者；对因其他适应证已服用 ARB 的患者，

如随后发生 HFrEF，可继续服用 ARB。

3）禁忌证：除血管神经性水肿外，其余同ACEI。

4）应用方法与不良反应监测：从小剂量开始，逐渐增至推荐的目标剂量或可耐受的最大剂量。开始应用及调整剂量后 1~2 周内，应监测血压、肾功能和血钾。不良反应包括低血压、肾功能恶化和高钾血症等，极少数患者也会发生血管神经性水肿。

（3）ARNI：神经内分泌系统激活是心衰的主要发病机制，抑制神经内分泌系统是心衰药物治疗的重要措施。

作为首个血管紧张素受体脑啡肽酶抑制剂（ARNI），沙库巴曲缬沙坦由脑啡肽酶抑制剂沙库巴曲和血管紧张素受体阻滞剂缬沙坦按照 1∶1 摩尔比构成，因而具有双重抑制神经内分泌系统作用。

1）作用及机制：沙库巴曲是前体药物，在体内经酶切作用去掉乙酯基团得到其活性形式LBQ657。LBQ657 在体内外均有较强的抑制脑啡肽酶作用。研究表明，脑啡肽酶能够降解多种血管活性肽，如利尿钠肽、缓激肽、肾上腺髓质素、血管紧张素Ⅱ等。LBQ657 通过抑制脑啡肽酶上调利尿钠肽、缓激肽、肾上腺髓质素水平，发挥利钠利尿，扩张血管降低血压，抑制交感神经张力，降低醛固酮水平，抑制心肌纤维化及心肌肥大等作用。

但是抑制脑啡肽酶同时会升高血管紧张素Ⅱ（AngⅡ）的浓度，引起血管收缩，抵消利尿钠肽等物质的血管舒张作用，联用血管紧张素Ⅱ受体拮抗剂（ARB），缬沙坦可很好地解决上述问题。此外，缬沙坦还具有抑制交感神经、降低醛固酮水平、抑制心肌纤维化、逆转心肌重构的作用。PARADIGM-HF 试验显示，与依那普利相比，沙库巴曲缬沙坦钠使主要复合终点（心血管死亡和心衰住院）风险降低 20%，包括心脏性猝死减少 20%。

2）适应证：对于 NYHA 心功能Ⅱ~Ⅲ级、有症状的 HFrEF 患者，若能够耐受 ACEI、ARB，推荐以 ARNI 替代 ACEI、ARB，以进一步降低心衰的死亡率。

3）禁忌证：①有血管神经性水肿病史；②双侧肾动脉严重狭窄；③妊娠期和哺乳期妇女；④重度肝损害（Child-Pugh 分级 C 级），胆汁性肝硬化和胆汁淤积；⑤已知对 ARB 或 ARNI 过敏。

4）以下情况者须慎用：①血肌酐 > 221 μmol/L（2.5 mg/dL）或 eGFR < 30 mL/（min·1.73 m^2）；②血钾 > 5.4 mmol/L；③症状性低血压（收缩压 < 95 mmHg）。

5）应用方法：患者由服用 ACEI、ARB 转为ARNI 前血压需稳定，并停用 ACEI 36 h，因为脑啡肽酶抑制剂和 ACEI 联用会增加血管神经性水肿的风险。小剂量开始，每 2~4 周剂量加倍，逐渐滴定至目标剂量。中度肝损伤（Child-Pugh 分级 B 级）、≥75 岁患者起始剂量要小。起始治疗和剂量调整后应监测血压、肾功能和血钾。在未使用ACEI 或 ARB 的有症状 HFrEF 患者中，如血压能够耐受，虽然首选 ARNI 也有效，但缺乏循证医学证据支持。因此，从药物安全性考虑，临床应用需审慎。

6）不良反应：主要是低血压、肾功能恶化、高钾血症和血管神经性水肿。相关处理同 ACEI。

3. β 受体阻滞剂 慢性心衰患者由于持续性交感神经系统异常激活，心脏中去甲肾上腺素的浓度足以引起心肌细胞损伤，介导心肌重构的 β_1 受体效应明显大于 β_2 与 α_1 受体，这就是应用 β 受体阻滞剂治疗慢性心衰的理论基础。

临床试验已证实，HFrEF 患者长期应用 β 受体阻滞剂（琥珀酸美托洛尔、比索洛尔及卡维地洛），能改善症状和生活质量，可降低死亡、住院和猝死风险。

（1）作用及机制

1）抗交感神经作用：通过抑制交感神经张力而阻断儿茶酚胺对心肌的毒性，上调 β 受体，改善 β 受体对儿茶酚胺的敏感性。

2）抗心律失常与抗心肌缺血作用：可降低死

亡和猝死风险。

（2）适应证：病情相对稳定的 HFrEF 患者均应使用 β 受体阻滞剂，除非有禁忌证或不能耐受。

（3）禁忌证：心源性休克、病态窦房结综合征、二度及以上房室传导阻滞（无心脏起搏器）、心率＜50 次 /min、低血压（收缩压＜90 mmHg）、支气管哮喘急性发作期。

（4）应用方法：尽早使用，NYHA 心功能Ⅳ级患者应在血流动力学稳定后使用。因 β 受体阻滞剂的负性肌力作用可能诱发和加重心衰，治疗心衰的生物学效应需持续用药 2～3 个月才逐渐产生，故起始剂量须小，每隔 2～4 周可剂量加倍，逐渐达到指南推荐的目标剂量（表 5-7）或最大可耐受剂量，并长期使用。静息心率降至 60 次 /min 左右的剂量为 β 受体阻滞剂应用的目标剂量或最大耐受剂量。

滴定的剂量及过程需个体化，要密切观察心率、血压、体重、呼吸困难、淤血的症状及体征。有液体潴留或最近曾有液体潴留的患者，必须同时使用利尿药。突然停药会导致病情恶化。在慢性心衰急性失代偿期，可继续维持使用；心动过缓（50～60 次 /min）和血压偏低（收缩压 85～90 mmHg）的患者可减少剂量；严重心动过缓（＜50 次 /min）、严重低血压（收缩压＜85 mmHg）和休克患者应停用，但在出院前应再次启动 β 受体阻滞剂治疗。

（5）不良反应

1）心衰恶化：液体潴留加重，先增加利尿药剂量，如无效或病情严重，β 受体阻滞剂应减量。

出现明显乏力时，需排除睡眠呼吸暂停、过度利尿或抑郁等；若考虑与 β 受体阻滞剂应用或加量相关，则应减量。

2）心动过缓和房室传导阻滞：心率＜50 次 /min，或出现二度及以上房室传导阻滞时，应减量甚至停药。

3）低血压：一般出现于首剂或加量的 24～48 h 内，处理同 ACEI；若伴有低灌注的症状，β 受体阻滞剂应减量或停用，并重新评估患者的临床情况。

4. 醛固酮受体拮抗剂　螺内酯等抗醛固酮制剂作为保钾利尿药，还能在心肌细胞外基质重构中起重要作用。人体衰竭心脏中，心室醛固酮生成及活性增加，且与心衰严重程度呈正比。心衰患者长期应用 ACEI 后常出现"醛固酮脱逸现象"，即循环醛固酮水平不能保持稳定持续的降低。因此，在 ACEI 基础上加用醛固酮受体拮抗剂，可进一步抑制醛固酮的有害作用，但必须注意血钾的监测，近期有肾功能不全、血肌酐升高或高钾血症者不宜使用。

已有研究证实，在使用 ACEI、ARB、β 受体阻滞剂的基础上加用醛固酮受体拮抗剂，可使 NYHA 心功能Ⅱ～Ⅳ级的 HFrEF 患者获益，降低全因死亡、心血管死亡、猝死和心衰住院风险。

（1）适应证：LVEF≤35%，使用 ACEI、ARB、ARNI 和 β 受体阻滞剂治疗后仍有症状的 HFrEF 患者；以及 LVEF≤40%，有心衰症状或合并糖尿病的急性心肌梗死后患者。

（2）禁忌证

1）肌酐＞221 μmoL/L（2.5 mg/dL）或 eGFR

表 5-7　慢性 HFrEF 常用 β 受体阻滞剂及其剂量

药物	初始剂量	目标剂量
琥珀酸美托洛尔	11.875～23.75 mg，1 次 /d	190 mg，1 次 /d
比索洛尔	1.25 mg，1 次 /d	10 mg，1 次 /d
卡维地洛	3.125 mg，2 次 /d	25 mg，2 次 /d
酒石酸美托洛尔	6.25 mg，2～3 次 /d	50 mg，2～3 次 /d

<30 mL/（min·1.73 m²）。

2）血钾>5.0 mmol/L。

3）妊娠妇女。

（3）应用方法：螺内酯，初始剂量10～20 mg，1次/d，至少观察2周后再加量，目标剂量20～40 mg，1次/d。通常醛固酮受体拮抗剂应与袢利尿药合用，避免同时补钾及食用高钾食物，除非有低钾血症。使用醛固酮受体拮抗剂治疗后3天和1周应监测血钾和肾功能，前3个月每月监测1次，以后每3个月1次。

（4）不良反应：主要是肾功能恶化和高钾血症，如血钾>5.5 mmol/L或eGFR<30 mL/（min·1.73 m²）应减量并密切观察，血钾>6.0 mmol/L或eGFR<20 mL/（min·1.73 m²）应停用。螺内酯可引起男性乳房疼痛或乳房增生症（10%），为可逆性。

5. 伊伐布雷定　通过特异性抑制心脏窦房结起搏电流（If），减慢窦性心率。SHIFT研究显示，伊伐布雷定使心血管死亡和心衰恶化住院的相对风险降低18%，患者左心室功能和生活质量均显著改善。SHIFT中国亚组分析显示，联合伊伐布雷定平均治疗15个月，心血管死亡或心衰住院复合终点的风险降低44%。

（1）适应证：NYHA心功能Ⅱ～Ⅳ级、LVEF≤35%的窦性心律患者，合并以下情况之一可加用伊伐布雷定：①已使用ACEI、ARB、ARNI、β受体阻滞剂、醛固酮受体拮抗剂，β受体阻滞剂已达到目标剂量或最大耐受剂量，心率仍≥70次/min；②心率≥70次/min，对β受体阻滞剂禁忌或不能耐受者。

（2）禁忌证：①病态窦房结综合征、窦房传导阻滞、二度及以上房室传导阻滞、治疗前静息心率<60次/min；②血压<90/50 mmHg；③急性失代偿性心衰；④重度肝功能不全；⑤心房颤动/心房扑动；⑥依赖心房起搏。

（3）应用方法：起始剂量2.5 mg，2次/d；治疗2周后根据静息心率调整剂量，每次剂量增加2.5 mg，使患者的静息心率控制在60次/min左右；

最大剂量7.5 mg，2次/d。老年、伴有室内传导阻滞的患者起始剂量要小。对合用β受体阻滞剂、地高辛、胺碘酮的患者应监测心率和QT间期。因低钾血症和心动过缓合并存在是发生严重心律失常的易感因素，特别是长QT间期综合征患者。避免与强效细胞色素P4503A4抑制剂（如唑类抗真菌药、大环内酯类抗生素）合用。

（4）不良反应：最常见为光幻症和心动过缓。如发生视觉功能恶化，应考虑停药。心率<50次/min或出现相关症状时应减量或停用。

6. 洋地黄类药物　作为正性肌力药物的代表用于治疗心衰已有200余年的历史。研究证实，地高辛（digoxin）可减轻心衰患者的临床症状，改善生活质量，提高运动耐量，减少再住院率，但对生存率无明显改变。

（1）作用及机制

1）对心脏的作用

A. 正性肌力作用：强心苷类药能选择性抑制心肌细胞膜上的Na^+-K^+-ATP酶（即受体），抑制Na^+-K^+交换，促使Na^+-Ca^{2+}交换，引起胞外Ca^{2+}内流，使胞内Ca^{2+}量增加，又通过"以钙释钙"效应，促进胞内肌质网内Ca^{2+}的释放，使胞内游离Ca^{2+}增多，从而加强心肌收缩力。并且，该类药物对心脏具有高度选择性，对正常心脏和衰竭心脏都有兴奋作用，能显著加强衰竭心脏的收缩力，增加心排血量。其主要效应有：加快心肌纤维缩短速度，使心肌收缩敏捷而相对延长舒张；降低心肌耗氧量；增加心排血量。

B. 减慢心率作用（负性频率）：通过增加心排血量，反射性地兴奋迷走神经而抑制窦房结引起的心率减慢，并直接增强迷走神经活性。

C. 减慢房室结的传导：通过增强迷走神经活性，减少房室结细胞的Ca^{2+}内流，从而减慢房室的传导性。

D. 提高浦肯野纤维的自律性（正性自律性）：通过抑制浦肯野纤维的Na^+-K^+-ATP酶，使胞内缺K^+，减少最大舒张电位，导致自律性提高。这是强

心苷中毒引起心律失常的机制

　　E. 缩短心房肌的不应期。

　　2）对中枢神经系统的作用：中毒剂量可兴奋中枢催吐化学区引起呕吐，还可兴奋交感神经中枢引起心律失常。

　　3）利尿作用：作用于肾可产生利尿作用：①增加肾血流量；②抑制肾小管 Na^+-K^+-ATP 酶，减少对 Na^+ 的再吸收。

　　另有研究显示，使用地高辛可改善心衰患者的症状和运动耐量。荟萃分析显示，心衰患者长期使用地高辛对病死率的影响是中性的，但可降低住院风险。ARISTOTLE 研究显示，心房颤动患者服用地高辛后，死亡风险与血清地高辛浓度独立相关，浓度 ≥1.2 μg/L 患者的死亡风险最高，无论是否伴心衰，启动地高辛治疗与心房颤动患者更高的病死率独立相关。

　　（2）洋地黄制剂：地高辛是最常用且唯一经过安慰剂对照研究进行疗效评价的洋地黄制剂，毛花苷 C（lanatoside C，西地兰）、毒毛花苷 K（strophanthin K）为快速起效的静脉注射用制剂，适用于急性心衰或慢性心衰加重时。

　　（3）临床应用：伴有快速心房颤动、心房扑动的收缩性心衰是应用洋地黄的最佳指征，包括扩张型心肌病、二尖瓣或主动脉瓣病变、陈旧性心肌梗死及高血压性心脏病所致慢性心衰。在利尿药、ACEI、ARB 和 β 受体阻滞剂治疗过程中仍持续有心衰症状的患者可考虑加用地高辛。但对代谢异常引起的高排血量心衰（如贫血性心脏病、甲状腺功能亢进以及心肌炎、心肌病等病因所致心衰），洋地黄治疗效果欠佳。

　　（4）禁忌证：①病态窦房结综合征、二度及以上房室传导阻滞患者；②心肌梗死急性期（<24 h），尤其是有进行性心肌缺血者；③预激综合征伴心房颤动或心房扑动；④梗阻性肥厚型心肌病。

　　（5）应用方法：地高辛 0.125 ~ 0.25 mg/d，老年、肾功能受损、低体重者可 0.125 mg，1 次 /d 或隔天 1 次，应监测地高辛血药浓度，建议维持在 0.5 ~ 0.9 μg/L。

　　（6）不良反应

　　1）心律失常：最常见为室性期前收缩，快速性房性心律失常伴有传导阻滞是洋地黄中毒的特征性表现。

　　2）胃肠道症状：如恶心、呕吐。

　　3）神经精神症状：如视物模糊、黄视、绿视，定向力障碍、意识障碍等。

　　不良反应常出现于地高辛血药浓度 > 2.0 μg/L 时，也见于地高辛血药浓度较低时，如合并低钾血症、低镁血症、心肌缺血、甲状腺功能减退。

　　洋地黄制剂应用过程中应警惕洋地黄中毒的发生。

　　心肌缺血、缺氧及低血钾、低血镁、甲状腺功能减退、肾功能不全的情况下更易出现洋地黄中毒，其最重要的表现为各类心律失常，以室性期前收缩常见，多表现为二联律，非阵发性交界区心动过速，房性期前收缩，心房颤动及房室传导阻滞等。快速房性心律失常伴传导阻滞是洋地黄中毒的特征性表现。

　　发生洋地黄中毒后应立即停药。单发性室性期前收缩、一度房室传导阻滞等停药后常自行消失；对快速型心律失常者，如血钾浓度低可用静脉补钾，如血钾不低则可用利多卡因或苯妥英钠，电复律因易致心室颤动，一般禁用。有传导阻滞及缓慢型心律失常者可予阿托品静脉注射；异丙肾上腺素易诱发室性心律失常，故不宜应用。

　　慢性射血分数降低的心力衰竭治疗药物的选择应用见表 5-8。

　　7. 中医中药治疗　一项由 23 个中心参加的多中心、随机、安慰剂对照试验随机选取了 512 例患者，研究时长为 12 周，以 NT-proBNP 水平下降为主要评价指标。结果表明，在标准治疗基础上联合应用中药芪苈强心胶囊，对照组可显著降低 HFrEF 患者的 NT-proBNP 水平，改善次要评价指标，即 NYHA 心功能分级、心血管复合终点事件（死亡、心搏骤停行心肺复苏、因心衰入院、心衰恶化需要

表 5-8 慢性 HFrEF 治疗药物的应用指征、推荐类别及证据水平

药物	应用指征	推荐类别	证据水平
利尿药	有液体潴留证据的心力衰竭患者均应使用利尿药	I	C
ACEI	所有 HFrEF 患者均应使用，除非有禁忌证或不能耐受	I	A
β 受体阻滞剂	病情相对稳定的 HFrEF 患者均应使用，除非有禁忌证或不能耐受	I	A
醛固酮受体拮抗剂	LVEF≤35%、使用 ACEI、ARB、ARNI 和 β 受体阻滞剂后仍有症状的慢性 HFrEF 患者	I	A
	急性心肌梗死后 LVEF≤40%，有心力衰竭症状或合并糖尿病的患者	I	B
ARB	不能耐受 ACEI 的 HFrEF 患者推荐用 ARB	I	A
ARNI	对于 NYHA 心功能 Ⅱ～Ⅲ 级、有症状的 HFrEF 患者，若能够耐受 ACEI、ARB，推荐以 ARNI 替代 ACEI、ARB，以进一步降低心力衰竭的发病率及病死率	I	B
伊伐布雷定	LVEF≤35% 的窦性心律患者，已使用 ACEI、ARB、ARNI、β 受体阻滞剂、醛固酮受体拮抗剂，β 受体阻滞剂已达到目标剂量或最大耐受剂量，心率仍≥70 次/min	Ⅱa	B
	窦性心律、心率≥70 次/min、对 β 受体阻滞剂禁忌或不能耐受的 HFrEF 患者	Ⅱa	C
地高辛	应用利尿药、ACEI、ARB、ARNI、β 受体阻滞剂、醛固酮受体拮抗剂后，仍持续有症状的 HFrEF 患者	Ⅱa	B

静脉用药、心衰恶化患者放弃治疗）、6 min 步行距离及明尼苏达生活质量。期待开展以病死率为主要终点的研究，以提供令人信服的临床证据。中西医结合治疗需注意潜在的中西药间相互作用导致的不良反应。

8. 其他药物

（1）血管扩张药物：对于无法使用 ACEI、ARB、ARNI 的有症状 HFrEF 患者，合用硝酸酯与肼屈嗪治疗可能有助于改善症状。

（2）能量代谢药物：心肌细胞能量代谢障碍在心衰的发生和发展中发挥一定作用。有研究显示，使用改善心肌能量代谢的药物，如曲美他嗪、辅酶 Q10、辅酶 I、左卡尼汀、磷酸肌酸等可以改善患者的症状和心脏功能，改善生活质量，但对远期预后的影响尚需进一步研究。

五、非药物治疗

慢性 HFrEF 患者的心脏植入型电子器械治疗主要包括 2 项内容：①心脏再同步化治疗（cardiac resynchronization therapy，CRT）：用于纠正心衰患者的心脏失同步以改善心衰；②植入型心律转复除颤器（implantable cardioverter defibrillator，ICD）：用于心衰患者心脏性猝死的一级或二级预防。

（一）心脏再同步化治疗

心脏再同步化治疗（CRT）又称双心室起搏，是在传统起搏的基础上增加左心室起搏，通过双心室起搏的方式，治疗心室收缩不同步的心衰患者。CRT 在传统的双腔起搏的基础上增加了左心室起搏，左心室起搏电极经右心房的冠状静脉窦开口，进入冠状静脉左心室后壁侧壁支起搏左心室，通过左、右心室电极起搏恢复心室同步收缩，减少二尖瓣反流。心脏再同步化治疗可改善患者的心脏功能，提高运动耐量以及生活质量，是心衰治疗史上一个里程碑式的突破。

1. 适应证 充分证据表明，心衰患者在药物优化治疗至少 3 个月后仍存在以下情况应该进行

CRT 治疗，以改善症状及降低病死率。

（1）窦性心律，QRS 时限≥150 ms，左束支传导阻滞（left bundle branch block，LBBB），LVEF ≤ 35% 的症状性心衰患者（Ⅰ，A）。

（2）窦性心律，QRS 时限≥150 ms，非 LBBB，LVEF ≤ 35% 的症状性心衰患者（Ⅱa，B）。

（3）窦性心律，QRS 时限 130～149 ms，LBBB，LVEF ≤ 35% 的症状性心衰患者（Ⅰ，B）。

（4）窦性心律，130 ms≤QRS 时限 < 150 ms，非 LBBB，LVEF ≤ 35% 的症状性心衰患者（Ⅱb，B）。

（5）需要高比例（> 40%）心室起搏的 HFrEF 患者（Ⅰ，A）。

（6）对于 QRS 时限≥130 ms，LVEF ≤ 35% 的心房颤动患者，如果心室率难控制，为确保双心室起搏可行房室结消融（Ⅱa，B）。

（7）已植入起搏器或 ICD 的 HFrEF 患者，心功能恶化伴高比例右心室起搏，可考虑升级到 CRT（Ⅱb，B）。

2. CRT 方法选择

（1）双心室起搏：是纠正室间及室内不同步的经典方法。在此基础上，对房室间期正常的 LBBB 患者，进行优化的单左心室起搏，可能提高 CRT 应答率。此外有研究显示，左心室多部位起搏较左心室单部位起搏临床效果更好，尤其适用于常规双心室起搏治疗无效或效果不佳者。

（2）希氏束起搏（His bundle pacing，HBP）：如果通过 HBP 能成功纠正希氏浦肯野系统传导病变（尤其是 LBBB），理论上比双心室起搏更符合生理性。随着植入工具的改进，大大提高了 HBP 的成功率，拓展了 HBP 的应用，主要适用于以下患者：①左心室导线植入失败患者；②CRT 术后无应答患者；③药物控制心室率不理想的心房颤动伴心衰，且经导管消融失败或不适合心房颤动消融，需要房室结消融控制心室率的患者；④慢性心房颤动伴心衰，需要高比例心室起搏（> 40%）的患者。HBP 尚处于起步阶段，需开展大规模临床试验证实其近期及远期疗效，尤其是对

生存率的影响。

（二）植入型心律转复除颤器

心衰往往容易合并各种心律失常，突发的恶性心律失常（如室性心动过速、心室颤动等）更是心衰患者发生心源性猝死（sudden cardiac death，SCD）的主要原因之一。植入型心律转复除颤器（ICD）就是用来随时终止这些严重心律失常的一种仪器。ICD 的外观与起搏器类似，植入的部位也基本相同，ICD 通常只有一条电极导线（植入右心室）。ICD 可以随时检测出并判断患者所发生的严重室性心律失常的类型并给予不同的处理，从而达到终止心律失常、挽救患者生命的目的。

1. 适应证

（1）二级预防：慢性心衰伴低 LVEF，曾有心脏停搏、心室颤动（室颤）或伴血流动力学不稳定的室性心动过速（室速）（Ⅰ，A）。

（2）一级预防

1）缺血性心脏病患者，优化药物治疗至少 3 个月，心肌梗死后至少 40 天及血运重建至少 90 天，预期生存期 > 1 年：LVEF≤35%，NYHA 心功能Ⅱ或Ⅲ级，推荐 ICD 植入，减少心脏性猝死和总死亡率（Ⅰ，A）；LVEF≤30%，NYHA 心功能Ⅰ级，推荐植入 ICD，减少心脏性猝死和总死亡率（Ⅰ，A）。

2）非缺血性心衰患者，优化药物治疗至少 3 个月，预期生存期 > 1 年：LVEF≤35%、NYHA 心功能Ⅱ或Ⅲ级，推荐植入 ICD，减少心脏性猝死和总死亡率（Ⅰ，A）；LVEF≤35%、NYHA 心功能Ⅰ级，可考虑植入 ICD（Ⅱb，B）。

（三）左心室辅助装置

左心室辅助装置（left ventricular assist device，LVAD）适用于严重心脏事件后或准备行心脏移植术患者的短期过渡治疗和急性心衰的辅助性治疗。LVAD 的小型化、精密化、便携化已可实现，有望用于药物疗效不佳的心衰患者，成为心衰器械治疗的新手段。

（四）心脏移植

心脏移植是治疗顽固性心衰的最终治疗方法。但因其供体来源及排斥反应而难以广泛开展。

（五）其他非药物治疗新进展

对于一部分心衰患者，优化药物治疗仍难以奏效，而上述非药物治疗尚具有局限性。其他一些非药物治疗手段如经导管二尖瓣修复术、经皮左心室壁瘤减容术、心血管再生及基因治疗等，目前仍处于临床试验阶段，未来可能为心衰治疗提供新方法。

六、常见合并症的处理

心衰患者常合并多种疾病，需尽早识别并进行评估，判断其与心衰预后的相关性，进行合理转诊或遵循相关指南进行治疗。

（一）心律失常

心衰患者可并发不同类型的心律失常，首先要治疗基础疾病，改善心功能，纠正神经内分泌过度激活，并注意寻找、纠正诱发因素，如感染、电解质紊乱（低钾血症、低镁血症、高钾血症）、心肌缺血、低氧、高血压、甲状腺功能亢进症或甲状腺功能减退症等。

1. 心房颤动（房颤）　是心衰患者最常合并的心律失常，两者具有共同的危险因素，常同时存在，相互促进，互为因果。大型临床研究显示，在新发心衰患者中超过半数合并房颤，在新发房颤患者中超过 1/3 患有心衰，两者同时存在时死亡风险更高。

（1）心室率控制：研究表明，对心衰患者进行心室率控制与节律控制预后相似，与心室率控制相比，节律控制并不能降低慢性心衰患者的病死率和发病率。目前建议心室率控制在 60～100 次/min 为宜，不超过 110 次/min。根据患者的症状、心功能，是否具有心脏瓣膜病，是否合并预激综合征等情况决定心室率控制目标。

具体建议如下：①NYHA 心功能 I～III 级的患者，首选口服 β 受体阻滞剂；若对 β 受体阻滞剂不能耐受、有禁忌证、反应欠佳，HFrEF 患者可用地高辛，HFpEF 患者可用非二氢吡啶类钙通道阻滞剂（维拉帕米、地尔硫䓬）；以上均不耐受者可以考虑胺碘酮，或在 β 受体阻滞剂或地高辛的基础上加用胺碘酮。②NYHA 心功能 IV 级的患者，应考虑静脉应用胺碘酮或洋地黄类药物。

用药注意事项：①房颤合并预激综合征的患者避免使用地高辛、非二氢吡啶类钙通道阻滞剂。②急性失代偿性心衰的患者，应避免使用非二氢吡啶类钙通道阻滞剂。③避免 β 受体阻滞剂、地高辛及胺碘酮三者联用，因其具有导致严重心动过缓、三度房室传导阻滞和心搏骤停的风险。④LVEF≤40% 的心衰患者应避免使用决奈达隆及长期口服 I 类抗心律失常药物。

（2）节律控制：指尝试恢复并且维持窦性心律，即在适当抗凝和心室率控制的基础上进行心脏电复律、抗心律失常药物治疗和射频消融治疗等。

适应证：①有可逆继发原因或明显诱因的房颤患者；②经心室率控制和心衰治疗后仍有症状的慢性心衰患者；③房颤伴快速心室率，导致或怀疑导致心动过速性心肌病的患者；④药物治疗不理想或不耐受，拟行房室结消融和起搏器或 CRT 治疗的患者。

若房颤导致血流动力学异常，需要紧急电复律；如无需紧急恢复窦性心律，且房颤首次发作、持续时间 <48 h 或经食管超声心动图未见心房血栓证据，应电复律或药物复律。胺碘酮和多非利特可用于心衰患者转复房颤和维持窦性心律。对于存在心衰和（或）LVEF 下降的房颤患者，当症状和（或）心衰与房颤相关时，可选择导管消融。

（3）预防血栓栓塞：心衰合并房颤时，血栓栓塞风险显著增加，抗凝治疗需要权衡获益与出血风险，建议使用 CHA2DS2-VASc 和 HAS-BLED 评分分别评估患者血栓栓塞风险和出血风险。对于肥厚型心肌病合并房颤的患者，无需进行 CHA2DS2-VASc 评分，应直接给予口服抗凝药物进行治疗。此外，CHA2DS2-VASc 评分还适用于非心脏瓣膜病性房颤的血栓风险评估,对于心脏瓣膜病性房颤患者,需口服华法林进行抗凝,而不能选用新型口服抗凝药。

2. 室性心律失常 首先要寻找并纠正导致室性心律失常的诱因(如低钾血症、低镁血症、心肌缺血、使用了致心律失常的药物等)及治疗心衰本身。β受体阻滞剂是唯一可减少 HFrEF 患者猝死的抗心律失常药物。有症状的或持续性室速、室颤患者,推荐植入 ICD 以提高生存率。

已植入 ICD 的患者,经优化药物治疗后仍有症状性心律失常发生或反复放电,可考虑胺碘酮和(或)行导管射频消融。对于非持续性、无症状的室性心律失常患者,除β受体阻滞剂外,不建议应用其他抗心律失常药物。

急性心衰患者出现血流动力学不稳定的持续性室速或室颤,首选电复律或电除颤,复律或除颤后可静脉使用胺碘酮预防复发,还可加用β受体阻滞剂,尤其适用于伴"交感风暴"的患者。以上药物无效时,也可应用利多卡因。

发生尖端扭转型室速时,静脉应用硫酸镁是有效的终止方法,建议血钾水平维持在 4.5~5.0 mmol/L,血镁水平补充至 ≥2.0 mmol/L,通过临时起搏或药物(静脉异丙肾上腺素)使心室率提高至 ≥70 次 /min,室速变为室颤时应立即进行电复律,并停用可能导致 QT 间期延长的药物。

3. 症状性心动过缓及房室传导阻滞 心衰患者起搏治疗的适应证与其他患者相同,但在常规置入起搏器之前,应考虑是否有植入 ICD 或 CRT/CRT-D 的适应证。

(二)冠心病

冠心病是心衰最常见的病因,血运重建治疗改善了心肌梗死患者的存活率,但心肌梗死后心室重构导致慢性心衰的发病率增高。对于心衰患者,建议行冠状动脉造影明确有无冠状动脉疾病及严重程度,具体适应证见心衰的诊断和评估中特殊检查部分。

合并冠心病的慢性心衰患者应进行冠心病二级预防,首选β受体阻滞剂。若β受体阻滞剂不耐受或达到最大剂量,窦性心律且心率仍 ≥70 次 /min,可加用伊伐布雷定;有心绞痛症状可考虑加用短效或长效硝酸酯类药物。

冠心病合并心衰患者应用曲美他嗪有助于改善LVEF、NYHA 心功能分级、运动耐量和生活质量,降低心血管再入院和远期死亡风险,故曲美他嗪可用于合并冠心病的 HFrEF 患者。经优化药物治疗仍有心绞痛的患者应行冠状动脉血运重建,应遵循中国经皮冠状动脉介入治疗指南(2016)。

急性冠脉综合征导致的急性心衰应遵循国内外相关指南进行救治。因心肌缺血而诱发和加重的急性心衰,相关治疗见本章第四节。如果患者血压偏高、心率增快,在静脉应用利尿药和硝酸酯的基础上谨慎应用β受体阻滞剂和 ACEI、ARB,前者有利于减少心肌耗氧量,改善心肌缺血和心功能;后者则可在降压的同时,延缓或预防心室不良重构的发生。

(三)高血压

高血压是心衰的主要危险因素,我国心衰患者合并高血压的比例为 50.9%,高血压伴有的慢性心衰通常早期表现为 HFpEF,晚期或合并其他病因时表现为 HFrEF。有前瞻性研究证实,心衰患者中较高的基线收缩压、舒张压和脉压水平与较高的不良事件发生率相关。控制血压有助于改善心衰患者预后,预防与高血压有关的并发症。

应遵循高血压指南,优化合并高血压的心衰患者的血压控制。高血压合并 HFrEF 建议将血压降到 < 130/80 mmHg;降压药物优选 ACEI、ARB 和β受体阻滞剂,血压仍不达标可联合利尿药和(或)醛固酮受体拮抗剂;若血压还不达标,可联合使用氨氯地平或非洛地平;禁用α受体阻滞剂、莫索尼定、地尔硫䓬和维拉帕米。高血压合并HFpEF 患者的治疗见慢性 HFpEF 的治疗部分。

(四)心脏瓣膜病

心脏瓣膜病是引起和促使心衰恶化的常见病因。而对于瓣膜本身的损害,药物治疗均无效,也无证据表明药物治疗可改善此类患者的生存率。对有症状的瓣膜病伴慢性心衰以及瓣膜病伴急性心衰的患者，有充分的证据表明其可从手术治疗中获益。建议由心内科、心外科、影像学、重症监护医生以及麻醉师等共同决策，包括诊断、评估严重程度和预后、制订治疗方案、选择干预治疗的适应证等。

（五）糖尿病

心衰与糖尿病常同时存在，相互增加发生风险。心衰患者糖尿病的患病率为 10%～47%。住院 HFrEF 患者中约 40% 合并糖尿病。糖尿病患者心衰患病率是普通人群的 4 倍。糖尿病显著增加缺血性心脏病患者心衰的风险；糖尿病本身也可能引起糖尿病心肌病，后期也可能出现收缩功能障碍。合并糖尿病的心衰患者，其心衰住院率、全因死亡率和心血管死亡率更高。

对心衰合并糖尿病的患者应逐渐、适度控制血糖，目标应个体化（一般糖化血红蛋白应 <8%），尽量避免低血糖事件的发生，因其可降低恶性心律失常阈值、增加猝死风险。常用降糖药物包括二甲双胍、磺脲类药物、胰岛素、二肽基肽酶 4 抑制剂（DPP4i）、胰高血糖素样肽 -1（GLP1）受体激动剂、钠 - 葡萄糖协同转运蛋白 2 抑制剂（sodium-dependent glucose transporters 2，SGLT2i）等。

不同降糖药物对心衰的影响不同，应用要个体化。荟萃分析显示，二甲双胍可降低心衰患者全因死亡率和心衰住院率。建议二甲双胍作为糖尿病合并慢性心衰患者的一线用药，但禁用于有严重肝肾功能损害的患者，因其存在乳酸性酸中毒的风险。噻唑烷二酮类（罗格列酮和吡格列酮）可引起水钠潴留，增加心衰恶化或住院风险，应避免用于慢性心衰患者。SGLT2i 相关内容可参考心衰的预防中对心衰危险因素的干预部分。

（六）贫血与铁缺乏症

贫血在心衰患者中很常见，与心衰的严重程度独立相关，并且与预后差和活动耐力下降有关。应积极寻找贫血的病因。对于 NYHA 心功能 Ⅱ～Ⅲ 级的 HFrEF 且铁缺乏（铁蛋白 <100 μg/L 或转铁蛋白饱和度 <20% 时铁蛋白为 100～300 μg/L）的患者，静脉补充铁剂有助于改善活动耐力和生活质量；对于心衰伴贫血的患者，使用促红细胞生成素刺激因子不能降低心衰的病死率，反而增加血栓栓塞的风险。

（七）肾功能不全

心衰与慢性肾病常合并存在，合并肾功能不全的心衰患者预后更差。治疗时应同时兼顾心脏和肾。心衰患者住院期间出现的肾功能恶化，严重时称为急性肾损伤，主要与应用利尿药或其他损害肾功能的药物（如对比剂、非甾体抗炎药等）相关。心衰患者在启动 ACEI、ARB 等药物治疗或增加剂量时，出现肌酐升高的处理参见相关药物的不良反应部分，并需要对患者进行评估，包括潜在的肾动脉狭窄、血容量过高或过低、伴随药物等因素。肾排泄的药物（地高辛、胰岛素和低分子量肝素等）在肾功能恶化时需要调整剂量。

（八）肺部疾病

心衰与慢性阻塞性肺疾病（chronic obstructive pulmonary disease，COPD）、哮喘的症状有重叠，鉴别诊断存在一定困难。有研究报道，肺部超声的"彗星尾征"有助于鉴别 COPD 和哮喘与心衰引起的呼吸困难。建议肺功能检查在心衰患者病情和容量状态稳定 3 个月后进行，以避免肺淤血引起肺泡和支气管外部阻塞对检测指标的影响。心衰合并 COPD 的患者或怀疑有气道高反应的患者，建议使用心脏选择性 β_1 受体阻滞剂，如比索洛尔、美托洛尔。对哮喘稳定期的 HFrEF 患者，可考虑在专科医生的密切监护下，从小剂量开始应用，同时密切观察气道阻塞症状。

（九）睡眠呼吸暂停

睡眠呼吸暂停在心衰患者中常见，并与心衰的严重程度和预后相关。心衰怀疑存在睡眠呼吸障碍或白天嗜睡的患者，需进行睡眠呼吸监测，并鉴别阻塞性与中枢性睡眠呼吸暂停。对于伴有心血管疾病的阻塞性睡眠呼吸暂停患者，持续气道正压通气（continuous positive airway pressure，CPAP）治疗有助于改善睡眠质量和白天嗜睡情况。NYHA心功能 Ⅱ～Ⅳ级的 HFrEF 患者伴有中枢性睡眠呼吸暂停时，给予自适应伺服通气（adaptive servo-ventilation，ASV）会增加患者的病死率，故不推荐用于此类患者。

（十）高原心脏病

高原心脏病包括高原肺水肿（high-altitude pulmonary edema，HAPE）和慢性高原心脏病。

HAPE 是由于快速进入高原或从高原进入更高海拔地区，肺动脉压突然升高，肺毛细血管内皮和肺泡上皮细胞受损、通透性增加，液体漏至肺间质和（或）肺泡，严重时危及生命的高原地区特发病。未经治疗的 HAPE 患者病死率高达 50%，是高原病死亡的主要原因。HAPE 多发生于初入高原的低海拔人群，既往有 HAPE 发病史的患者再入高原后容易再发。未习服人群从平原直接空运到 3 700 m 高原，HAPE 的发病率为 0.16%。常见诱因为上呼吸道感染、运动和寒冷天气，青年人的发病率高于老年人，男性高于女性，发病高峰在进入高原后 12～72 h。治疗措施包括转运到低海拔地区、坐位、吸氧（使 $SpO_2 > 90\%$）。如果无条件转运，可使用便携式高压氧舱。药物治疗包括解痉平喘、糖皮质激素、利尿药、二氢吡啶类钙拮抗剂、β_2 受体激动剂，必要时可进行气管插管和呼吸机辅助呼吸、血液超滤等。

慢性高原心脏病是由于高原高海拔环境中低压低氧的持续刺激，引起的肺组织结构和功能异常，肺血管阻力增加，右心扩张、肥大，伴或不伴右心衰竭的心脏病。确诊后应尽快将患者下送至平原。一般治疗包括吸氧、控制呼吸道感染、纠正右心衰竭。针对高原肺动脉高压的药物治疗，临床大多参考肺高血压的治疗药物。

七、预防

建议对高危人群进行临床评估以识别心衰危险因素。临床证据显示，通过控制心衰危险因素、治疗无症状的左心室收缩功能异常等有助于延缓或预防心衰的发生。

（一）对心衰危险因素的干预

1. 高血压　是心衰最常见、最重要的危险因素，长期有效控制血压可以使心衰风险降低 50%。因此，控制高血压可预防或延缓心衰的发生。对存在多种心血管疾病危险因素、靶器官损伤或心血管疾病的高血压患者，血压应控制在 130/80 mmHg 以下。

2. 血脂异常　对冠心病患者或冠心病高危人群，推荐使用他汀类药物预防心衰。

3. 2 型糖尿病　糖尿病是心衰发生的独立危险因素，尤其女性糖尿病患者发生心衰的风险更高。近年的研究显示，钠－葡萄糖协同转运蛋白 2 抑制剂（恩格列净、卡格列净、达格列净）能够降低具有心血管高危风险的 2 型糖尿病患者的病死率和心衰住院率。

4. 其他危险因素　控制体重、戒烟限酒均有助于预防或延缓心衰发生。

5. 利尿钠肽筛查高危人群　有大型研究证实，BNP 可预测新发心衰的风险。心衰高危人群（高血压、糖尿病、血管疾病等）经利尿钠肽筛查（BNP > 50ng/L），然后接受专业团队的管理和干预，可预防心衰的发生。故建议检测利尿钠肽水平以筛查心衰高危人群（心衰 A 期）。控制危险因素和干预生活方式有助于预防左心室功能障碍或新发心衰。

（二）对无症状性左心室收缩功能障碍的干预

对心肌梗死后无症状性左心室收缩功能障碍［包括 LVEF 降低和（或）局部室壁活动异常］的患者，推荐联合使用 ACEI 和 β 受体阻滞剂以预防和延缓心衰发生；对不能耐受 ACEI 的患者，推荐 ARB。

在急性 ST 段抬高型心肌梗死的早期进行冠状动脉介入治疗减少梗死面积，可降低发生 HFrEF 的风险。稳定性冠心病患者可考虑使用 ACEI 预防或延缓心衰发生。所有无症状的 LVEF 降低的患者，为预防或延缓心衰发生，推荐联合使用 ACEI、ARB 和 β 受体阻滞剂。存在心脏结构改变（如左

心室肥厚）的患者应优化血压控制，预防发展为有症状的心衰。

第三节　射血分数保留的心力衰竭和射血分数中间值的心力衰竭

诊疗路径：

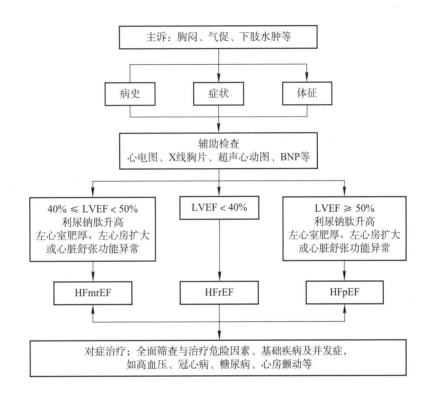

一、射血分数保留的心力衰竭

（一）定义

射血分数保留的心力衰竭（heart failure with preserved ejection fraction，HFpEF），是近 20 年内被认识及重视的心衰类型，指虽然 LVEF≥50%，但是存在心衰的症状和（或）体征，辅助检查提示血利尿钠肽水平升高，伴左心室肥厚和（或）左心房扩大并存在心脏舒张功能异常的一类疾病。

（二）流行病学

在全球范围内 HFpEF 的发病率近年来逐年升高，据统计，我国约有 36.0% 的心衰患者为射血分

数保留的心衰，而在发达国家 HFpEF 甚至可占到总体心衰患者的 73%。HFpEF 的患病率随着年龄增长而显著升高，其增长速度较 HFrEF 更高，且在各年龄段女性患者的数量都明显高于男性患者。HFpEF 的全因死亡率与 HFrEF 相近，但患者死于非心血管相关病因的比例远高于 HFrEF。

（三）病理生理

HFpEF 患者的病理生理机制异质性极大。但一般认为心脏舒张功能不全是 HFpEF 发生的核心原因，其机制大体可分为两大类。

1. 能量供应不足时，Ca^{2+} 回摄入肌质网及泵出胞外的耗能过程受损，导致主动舒张功能障碍。

例如冠心病导致急性心肌缺血时，在出现收缩功能障碍前即可出现舒张功能障碍。

2. 心室肌顺应性减退及充盈障碍，主要见于心室肥厚如高血压或肥厚型心肌病者，心室充盈压明显增高。当左心室舒张末压过高时，引起肺循环高压和淤血，即舒张性心功能不全，此时心肌的收缩功能尚可保持，心脏射血分数正常。但当容量负荷增加，出现心室扩大时，心室顺应性增加，即使有心室肥厚也不致出现单纯的舒张性心功能不全。

（四）病因

HFpEF 患者的病因常受多重因素影响，亦有很多患者缺乏明确的病因。HFpEF 患者多数为 65 岁以上的老年人，常合并有高血压、肥胖或糖尿病等疾病，也有部分患者存在缺血因素。

（五）临床表现

HFpEF 患者的临床症状、体征、实验室检查、X 线胸片表现与 HFrEF 基本相同，可能出现夜间阵发性呼吸困难、劳力性呼吸困难、下肢水肿、颈静脉怒张、肝颈静脉回流征阳性等表现，没有任何临床特征可以区别两者。因此，通过心脏影像学测量新发心衰患者的射血分数，是鉴别两者的唯一方法。需要注意的是，HFpEF 患者常有多种合并症存在，如高血压、房颤、冠心病、糖尿病、肾功能不全等，且合并症与 HFpEF 的发生发展及预后有密切关联。

（六）辅助检查

1. 利尿钠肽　HFpEF 患者的利尿钠肽水平均有升高，但升高程度一般低于 HFrEF 患者。因此，利尿钠肽用于诊断 HFpEF 的敏感性低于 HFrEF。

2. 心电图　可出现多种异常表现，无特异性。

3. X 线胸片　无特征性变化，可出现心影增大、肺门影增粗、肺门两侧蝶形影、胸腔积液等表现。

4. 心脏超声　一般可见左心室内径正常或轻度缩小，部分可见左心室壁增厚，常可见左心房增大或双心房增大，测定射血分数 ≥50%。心脏超声也可用于排除潜在的房间隔缺损、瓣膜病或心

包疾病等。

（七）诊断

HFpEF 的诊断标准如下。

1. 存在肺循环或体循环淤血的症状或体征。

2. LVEF ≥50%。

3. 利尿钠肽升高，并符合以下至少一条：①左心室肥厚和（或）左心房扩大；②心脏舒张功能异常。

应注意必须排除患者症状由非心脏因素引起的可能性，必要时可行右心导管测定心室压力以明确诊断。

（八）治疗

HFpEF 患者的有效治疗方法尚未明确，目前主要针对症状、心血管基础疾病和合并症、心血管疾病危险因素，采取综合性治疗手段。

1. 利尿药　存在液体潴留表现的 HFpEF 患者均应使用利尿药治疗以改善症状，利尿药的使用方法及原则同 HFrEF。

2. 基础疾病及并发症的治疗　详见本章第二节中常见并发症的处理。

（1）高血压：是最常见和重要的 HFpEF 病因，目前推荐将患者血压控制于 130/80 mmHg 以下。降压药物首选 ACEI、ARB 或 β 受体阻滞剂。

（2）冠心病：合并冠心病者，应进行规范药物治疗，对药物治疗后仍存在心绞痛症状或心肌缺血表现者考虑行冠状动脉血运重建术。

（3）房颤：是心衰患者最常合并的心律失常，常与心衰共同存在，相互促进。合并房颤患者均需首先筛查并纠正可能存在的病因及诱因（如甲状腺功能异常、电解质紊乱、肺部感染、酗酒等），评估卒中风险及抗凝指征，评估心室率及室率控制目标，评估心衰严重程度。

治疗上首选心室率控制，仅当患者房颤发生的病因及诱因明确且已被纠正后或患者房颤症状明显且药物控制不佳时，考虑进行复律治疗，多选用胺碘酮进行复律，射频消融复律在心衰患者中的安全性及有效性尚有待进一步研究。

对于非瓣膜病存在抗凝指征的患者，首选新型口服抗凝药物，如利伐沙班、达比加群等。

（4）糖尿病：心衰患者应逐渐、适度控制血糖，尽量避免低血糖事件。近来研究发现，应用钠－葡萄糖协同转运蛋白2抑制剂在降糖的同时还可降低患者心血管死亡风险及心衰患者再住院风险，推荐与二甲双胍共同作为一线用药。噻唑烷二酮类胰岛素增敏剂因可引起水钠潴留，增加心衰恶化风险，应避免用于心衰患者。对于1型糖尿病及胰岛B细胞功能完全丧失的2型糖尿病患者必须使用胰岛素治疗，但胰岛素有强大的潴钠作用并可减少糖尿导致的渗透性利尿效应，因此有导致心衰恶化的风险，需谨慎使用。

二、射血分数中间值的心力衰竭

（一）定义

射血分数中间值的心力衰竭（heart failure with mid-range ejection fraction，HFmrEF）是近年才被单独提出的一种介于HFpEF及HFrEF之间的心衰临床类型，其诊断标准为患者存在心衰的症状或体征，辅助检查提示利尿钠肽水平升高，左心室结构改变或存在心脏舒张功能异常，且LVEF介于40%~49%。目前该类患者的病理生理机制、临床特征、有效治疗手段和预后特征尚不明确，未来需开展更多针对性的研究。

（二）流行病学

从病因分析，HFmrEF中缺血性心脏病的患者比例与HFrEF相似，明显高于HFpEF患者。有数据显示，大部分HFmrEF患者在病程进展中可向HFpEF或HFrEF转变，且HFmrEF患者长期预后与HFpEF及HFrEF患者无显著差异。

（三）治疗

目前推荐对HFmrEF患者的危险因素及合并症进行全面筛查和治疗，药物治疗主要以β受体阻滞剂、ACEI、ARB为主，更针对性的治疗方法尚待进一步研究。

第四节　急性心力衰竭

诊疗路径：

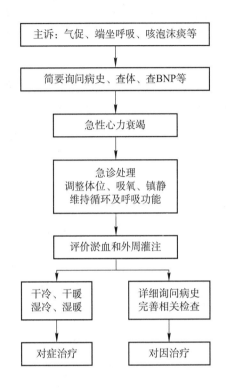

（一）定义

急性心力衰竭（acute heart failure，AHF）是多种病因引起的急性临床综合征，包括心衰症状和体征新近迅速发生或短期内快速加重，常需立即医疗干预，并通常需要紧急入院，是导致65岁以上老年患者入院治疗的常见病因。

（二）病因和病理生理

对于所有急性心衰患者，应积极寻找病因和诱因。新发急性心衰患者既往常有心血管病和（或）伴有心衰危险因素，其常见病因为急性冠脉综合征。慢性心衰急性失代偿，约占急性心衰患者总数的80%，常伴一个或多个诱因，如血压显著升高、急性冠脉综合征、感染、患者擅自停药、贫血、围手术期、甲状腺功能异常等。

急性失代偿性心衰的发生往往由多种异质性的

病理生理因素发挥不同程度的作用所共同引起，其中包括心脏的基础功能状态、诱发因素和加重因素。例如既往心脏功能完全正常者，可能在病毒性心肌炎所导致的心肌功能显著受抑情况下发生急性心衰；而基础功能为慢性心衰代偿状态的患者，可能仅因漏服药物或饮食控制不佳而诱发急性心衰。

1. 淤血　左心室舒张末压增高可致肺循环乃至体循环淤血。既往认为淤血是单纯容量超负荷所致，且体重可反映患者容量负荷状况。但现有临床研究表明，在体重无明显改变情况下左心室充盈压力也可出现上升。

2. 心肌功能　各种因素导致的心肌损害引起心脏收缩功能改变可能会启动一系列无益于心脏功能恢复的级联反应，如 RAAS 激活或交感系统过度兴奋。当心肌收缩功能遭到迅速及剧烈的打击时，患者往往会立刻出现低血压及终末器官灌注不足的情况。

虽然心肌收缩能力受损在急性心衰发生发展中有重要意义，但有研究表明，心肌舒张功能受限在急性心衰患者中更为普遍，提示在舒张功能受限的基础上合并其他诱因可能是急性心衰的重要病理生理机制。

此外，由于心包腔内空间有限，短时间内任一心室腔压力快速增高所导致的心室扩大可能会直接影响另一心室肌的舒张功能，如肺栓塞导致右心衰时可迅速并发左心功能不全。

3. 心外因素　肾在急性心衰过程中有重要的病理生理意义。

首先肾可调节机体的有效循环血量并直接参与 RAAS 的生成与代谢，从而影响心衰的发展过程。此外，心排血量减少所导致的终末器官灌注不足和治疗时大量使用袢利尿药，以及下腔静脉压力增高均可能会导致 RAAS 进一步激活肾功能恶化，引发心肾综合征（cardiorenal syndrome），即在急性心衰治疗过程中虽然有效循环容量充足且患者临床表现在袢利尿药使用后有所好转却出现肾衰竭的现象。

急性心衰时大多数患者会表现为高血压状态，这可能是由于左心室充盈压力增大、交感神经系统张力过高和 RAAS 过度激活所致。此现象又被称为反应性高血压（reactive hypertension），往往在应用利尿药治疗后患者血压即可迅速恢复正常。研究发现，急性心衰入院时存在反应性高血压者预后明显优于持续低血压的患者。但有一小部分急性心衰患者伴有的严重高血压是心衰的直接病因，常伴有全身血管阻力显著升高。

（三）临床表现

急性心衰患者初诊时常见的临床表现包括肺淤血、体循环淤血及组织器官低灌注相关的各种症状及体征。

1. 症状

（1）早期征兆：既往心功能正常患者出现不明原因的疲乏或运动耐力减退，以及静息心率增加 15~20 次 /min。

（2）主要表现：发病急剧，突然出现的呼吸困难，根据严重程度不同可表现为劳力性呼吸困难、夜间阵发性呼吸困难、端坐呼吸等，常伴有频发咳嗽，严重时咳白色泡沫状痰或粉红色泡沫痰，患者可有恐惧和濒死感。呼吸困难一般可在初始治疗之后得到迅速但不完全的缓解。根据心功能受损的严重程度，患者还可出现不同程度的下肢水肿、肝肾功能不全，甚至心源性休克的表现。

2. 体征

（1）一般情况：观察患者一般情况并掌握其生命体征十分重要，患者往往呼吸急促、大汗淋漓、不能平卧。伴心源性休克者可出现低血压（收缩压 < 90 mmHg，或平均动脉压下降 > 30 mmHg），尿量减少（尿量 < 17 mL/h），四肢湿冷和意识状态改变。

（2）颈部：颈静脉充盈伴肝颈静脉回流征阳性，反映右心房压力增高体循环淤血。

（3）胸部：因心脏扩大可导致心尖冲动点外移并伴有舒张期中期或晚期奔马律，且左心室增大时可能出现继发性二尖瓣关闭不全，产生收缩期杂音。肺部听诊常可闻及干湿啰音伴哮鸣音，严重程度反映肺淤血状况和左心室充盈压力，可帮助判定患者容量状态。伴有急性肺水肿者，呼吸频率可达 30～50 次/min，咳嗽并咳出特征性粉红色泡沫样痰。

（4）腹部及下肢：根据患者体循环的淤血程度，还可出现双下肢或阴囊水肿、肝大及腹水表现。

（四）诊断和鉴别诊断

结合急性呼吸困难的典型症状和体征，NT-proBNP 升高，一般诊断并不困难。尚需进一步检查明确病因诊断，有助于及时采取针对性治疗。

1. 初始评估　尽早明确患者循环呼吸是否稳定，若经皮动脉血氧饱和度 ＜90%，应常规给予氧疗。迅速识别患者是否存在需要紧急处理的临床情况，包括急性冠脉综合征（acute coronary syndrome，C）、高血压危象（hypertensive crisis，H）、恶性心律失常（arrhythmia，A）、心脏急性机械并发症（acute mechanical cause，M）、急性肺栓塞（pulmonary embolism，P），以上 5 种急诊病因被统称为 CHAMP。

2. 辅助检查

（1）心电图：可快速简便地了解患者是否存在急性心肌缺血、心肌梗死和心律失常，为急性心衰病因诊断提供重要依据。

（2）X 线胸片：典型的左心衰肺淤血表现为肺门血管影模糊增粗，肺门两侧可见蝶形密度增高影；常可见心影增大，并可为排除肺部感染提供鉴别诊断依据。

（3）利尿钠肽检测：所有以急性呼吸困难和怀疑急性心衰的患者应行血浆利尿钠肽水平检测，对于快速鉴别急性心衰有重要价值。NT-proBNP ＜300 ng/L、BNP ＜100 ng/L 为排除 AHF 的切点。注意诊断急性心衰的参考值应根据年龄进行分层：50 岁以下患者 NT-proBNP ＞450 ng/L，50 岁以上 ＞900 ng/L，75 岁以上应 ＞1 800 ng/L；还需注意肾功能不全、房颤等多种心血管因素均可导致利尿钠肽水平增高。

（4）心肌损伤标志物检测：肌钙蛋白和 CK-MB 异常提示急性冠脉综合征可能；但急性心衰时存在的心肌受损也可能导致心肌蛋白升高，cTn 持续显著升高提示预后不良。

（5）超声心动图：有助于评价急性心肌梗死的机械并发症、室壁运动失调，心脏的结构与功能评估，心脏收缩、舒张功能的数据。推荐第一时间用于合并血流动力学不稳定的急性心衰患者。

（6）有创导管检查：安置 SWAN-GANZ 漂浮导管进行血流动力学监测，有助于指导急性心衰的治疗（Forrester 导管）。急性冠脉综合征患者可行冠脉造影和血运重建治疗。

（7）其他实验室检查

1）动脉血气分析：急性心衰时常有低氧血症，酸中毒与组织灌注不足可有二氧化碳潴留。

2）常规检查：血常规、电解质、肝肾功能、血糖、高敏 C 反应蛋白等。

3. 分型与分级　根据是否存在淤血（分为"湿"和"干"）和外周组织低灌注情况（分为"暖"和"冷"）的临床表现，可将急性心衰患者分为 4 型："干暖""干冷""湿暖""湿冷"，其中"湿暖"型最为常见。

（1）可根据肺毛细血管楔压（PCWP）和心脏指数（CI）进行 Forrester 分级。

Ⅰ级：PCWP≤18 mmHg，CI ＞2.2 L/（min·m²），无肺淤血及周围灌注不良。

Ⅱ级：PCWP ＞18 mmHg，CI ＞2.2 L/（min·m²），有肺淤血。

Ⅲ级：PCWP≤18 mmHg，CI≤2.2 L/（min·m²），有周围灌注不良。

Ⅳ级：PCWP ＞18 mmHg，CI≤2.2 L/（min·m²），有肺淤血和周围组织灌注不良。

（2）若为急性心肌梗死患者并发急性心衰时推荐应用 Killip 分级。

Ⅰ级：无心衰。

Ⅱ级：有心衰，肺部中下野湿啰音（肺野下 1/2），可闻及奔马律，X 线片肺淤血。

Ⅲ级：严重的心衰，有肺水肿，满布湿啰音（超过肺野下 1/2）。

Ⅳ级：心源性休克、低血压（收缩压 ≤90 mmHg），发绀，少尿，多汗。

4. 鉴别诊断　急性心衰最常需与重度支气管哮喘鉴别，后者表现为反复发作性喘息，两肺满布高音调哮鸣音，以呼气相为主，可伴少许湿啰音。还需与非心源性肺水肿相鉴别，后者无心脏相关体征，无体循环淤血表现，NT-proBNP 不升高，X 线胸片多表现为肺周围部阴影。

（五）治疗

急性心衰的治疗原则：①立即稳定血流动力学状态，纠正低氧，维持脏器灌注和功能，挽救生命。②纠正急性心衰的病因和诱因，预防血栓栓塞，改善急性期症状。③避免复发，降低再入院率，改善远期预后。

1. 抢救措施　抢救阶段治疗的主要目标为识别和改善血流动力学异常，稳定患者生命体征，改善患者症状，可根据患者临床分型确定治疗方案。"干暖"者调整口服药物即可。"干冷"者首先适当扩容，酌情使用正性肌力药物。"湿暖"者，若以血压高为主首选血管扩张药，其次为利尿药；若以淤血为主，则首选利尿药，其次为血管扩张药。"湿冷"者，若 SBP > 90 mmHg 给予血管扩张药、利尿药；若 SBP < 90 mmHg 则首选正性肌力药物。

（1）体位与吸氧：取坐位，双下肢低于心脏平面，减少静脉回心血量，降低心脏前负荷。同时应第一时间给予患者面罩吸氧，初始氧流量 2～3 L/min，也可予高流量给氧 6～8 L/min，以改善呼吸困难症状。对存在心源性肺水肿、氧饱和度持续低于 90% 的患者，应尽早给予呼气末正压通气（PEEP）5～7.5 cmH$_2$O 支持，使血氧饱和度 SaO$_2$ 保持在 95%～98%。可应用乙醇吸氧（即氧气流经 50%～70% 乙醇湿化瓶）或有机消泡剂，使泡沫表面张力降低而破裂，有利于肺泡通气功能的改善。

（2）镇静：吗啡对于缓解严重急性心衰早期急性肺水肿症状有效，尤其针对情绪焦虑或胸闷不适的患者。吗啡可通过抑制中枢交感神经，反射性降低外周静脉和小动脉张力，减轻心脏前负荷；降低呼吸中枢和咳嗽中枢兴奋性，减慢呼吸和镇咳，松弛支气管平滑肌，改善通气功能；中枢镇静作用可减轻或消除焦虑、紧张、恐惧等反应。用法：在建立静脉通路后第一时间给予 2.5～5.0 mg 静脉注射，必要时可 15 min 后重复 1 次。但应避免用于低血压、心动过缓、高度房室传导阻滞或二氧化碳潴留的患者。

（3）利尿：利尿药的合理使用是急性心衰患者抢救阶段的核心。袢利尿药是最强效的利尿药类型，可大量迅速利尿，降低心脏负荷，缓解肺淤血，因此也被常规用于急性心衰患者的初始治疗过程中。抢救阶段一般选择静脉注射给药，可使用呋塞米 20～40 mg 或布美他尼 0.5～1 mg 或托拉塞米 10～20 mg，呋塞米前 6 h 最大用量为 100 mg，首日用量不可超过 240 mg。

大剂量使用利尿药时，应密切关注（至少每日复查）患者血流动力学情况、肾功能和电解质水平。有效循环容量的迅速减少可能导致低血压或肾灌注减少，表现为尿素氮较肌酐比值迅速上升。此类肾功能损害一般为可逆性的，但若不及时纠正可能会导致不可逆的肾损害。应用大量袢利尿药后常见低钾、低镁、低氯性碱中毒，可导致严重心律失常。需观察和记录每日出入量，对存在淤血的患者应保证出入量负平衡，500～2 000 mL/24 h，才可保证患者症状缓解。

血管升压素拮抗剂是一种新型利尿药，可选择性拮抗 V2 受体，有效针对急性与慢性心衰患者体内血管升压素水平异常增高的内分泌紊乱状态。常用药物为托伐普坦，可纠正低钠血症，发挥利尿作用，在不降低心排血量的情况下改善急性心衰患者的 PCWP 水平，有效改善患者的症状和体征。

对于利尿药反应不佳的患者，应考虑存在利尿药抵抗，并给予相应处理，详见第五章第六节。

（4）扩张血管：血管扩张药物可与利尿剂联合应用于无低血压症状的急性心衰患者，目前临床常用的药物为硝酸酯类，其可在体内代谢产生一氧化氮，后者激活血管平滑肌细胞内的鸟苷酸环化酶，从而扩张外周血管，减轻心脏前后负荷，缓解肺淤血。

1）硝酸酯类药物：适用于急性心衰合并高血压、冠心病心肌缺血、二尖瓣反流者。低剂量应用硝酸酯类时，主要发挥静脉舒张作用，可快速降低肺静脉和左心室充盈压力；高剂量应用时，则表现出全身和冠脉系统小动脉舒张作用。使用过程中应密切注意患者是否出现低血压表现，尤其常见于右心室心肌梗死及主动脉瓣狭窄患者。应用前应避免患者在近期使用过 PDE5 抑制剂。注意持续应用硝酸酯类药物可出现耐药。

2）硝普钠：为强效动静脉扩张剂，起效快，半衰期短，常用于需要快速降低前后负荷的情况，如高血压危象心衰或急性二尖瓣反流者，慎用于冠心病患者。长期应用可引起硫氰盐中毒，故本药仅适宜急性期短期应用。

3）奈西立肽（nesiritide）：为重组人脑钠肽，由 32 个氨基酸构成，与内源性脑钠肽具有相同的氨基酸序列和生物活性，通过血管环鸟苷-磷酸（cGMP）受体通路介导血管扩张，可同时扩张动脉和静脉，有增加心排血量的作用和较弱的利尿利钠作用，且能够适度抑制交感神经系统、醛固酮和内皮素等血管收缩神经激素，可有效纠正急性心衰时血流动力学异常，改善呼吸困难的症状。但目前并无证据表明其相较于硝酸酯类药物可改善患者远期预后。

（5）正性肌力药物：该类药物可显著降低 PCWP 并增加心排血量，减轻低灌注症状，保证重要脏器血供。但目前多个研究发现，即使短期静脉内应用该类药物，也可能与较高的并发症及病死率相关。因此，该类药物仅适用于低心排伴低血压、淤血或脏器灌注不足者。

1）洋地黄类药物：可在不增加心率且不降低血压的同时快速轻度地增加心排血量、降低左心室充盈压和改善症状，但本药在急性心衰中的确切疗效尚待更多的临床研究证实。一般推荐口服给药，血药浓度推荐控制在 1 ng/mL 以下；若通过静脉给药，可缓慢注射毛花苷 C 0.75 mg 首剂负荷剂量，首剂 12 h 后予 0.25 mg 维持。

适应证：低心排量心衰患者应用效果较高心排量心衰好。最佳适应证为心衰合并快速心室率房颤。注意事项：存在心肌缺血、低钾血症、低镁血症的患者，发生洋地黄中毒的危险性更高；禁用于存在中或重度肾功能不全、急性冠脉综合征或高度房室传导阻滞的患者。

2）β 肾上腺素能激动剂

多巴酚丁胺：低剂量应用时，主要表现为非选择性 β_1 及 β_2 受体激动作用；高剂量应用时，可发挥 α_1 受体激动作用，引起血管收缩。常规剂量为 $2 \sim 3$ μg/（kg·min），不需要负荷剂量；可根据患者症状及表现调整剂量，最大剂量不超过 15 μg/（kg·min）；停药时应逐渐减量，停止静脉滴注后，多巴酚丁胺很快被清除。不良反应包括室性或房性心律失常、心动过速，可触发冠心病患者胸痛，加重心肌缺血。

多巴胺：小剂量 [≤ 2 μg/（kg·min）] 时，激动冠状动脉、肾及肠系膜血管的 D1 受体而发挥扩血管及利尿作用；中剂量 [$2 \sim 5$ μg/（kg·min）] 时，刺激心肌 β1 受体产生正性肌力作用；大剂量 [$5 \sim 15$ μg/（kg·min）] 时，与 α_1 受体结合导致血管收缩。应用时应注意心律失常的危险，尤其对于房颤和预激综合征患者。

3）磷酸二酯酶抑制剂：米力农及氨力农为磷酸二酯酶 3（PDE3）抑制剂，可通过抑制磷酸二酯酶使心肌细胞内 cAMP 浓度增高，细胞内钙增加，心肌收缩力加强，心排血量增加，主要用于急性心衰伴低血压者的短期内循环支持。可与洋地黄、利尿药及其他血管扩张药合用。慎用于冠心病患者。

4）钙通道增敏剂：左西孟旦（levosimendan）为钙通道增敏剂及 ATP- 依赖的钾通道开放剂，发挥正性肌力及血管扩张作用。常用剂量为首剂负荷 $3 \sim 12$ mg/kg，静脉注射 10 min，继以 $0.05 \sim 0.2$ mg/

（kg·min）持续滴注 24 h，但应注意首剂后可能出现的低血压反应。

（6）支气管解痉：使用地塞米松 10 mg 静脉注射可解除支气管痉挛。或可用氨茶碱 0.25 g 加入 5% 葡萄糖液 40 mL 中缓慢静脉注射解痉，但氨茶碱慎用于急性心肌梗死患者。

（7）主动脉内球囊反搏：为一种可有效增加冠脉血流量同时降低心肌氧耗，增加搏出量的有创干预手段，适用于心源性休克、存在严重血流动力学障碍的急性心肌梗死、顽固性肺水肿等情况。

（8）体外膜氧合：可通过暂时替代患者自身的心肺功能，在体外维持患者的呼吸及循环，减轻患者心脏负担，为纠正急性心衰原发病、改善患者心功能赢得更多时间，适用于暴发性心肌炎等情况。

2. 住院治疗　在经过初始抢救治疗后，患者静息状态下呼吸困难症状通常得到缓解，可以转入心脏监护室或普通病房进一步治疗。

（1）针对病因治疗：存在急性冠脉综合征而诱发急性心衰者，经冠状动脉造影证实存在严重血管病变，应尽早行血运重建治疗，可明显改善心衰。存在急性心脏机械并发症，如急性心肌梗死并发心室游离壁破裂、室间隔穿孔、重度二尖瓣关闭不全者，需要尽快行心外科手术治疗。存在感染的患者应使用抗生素控制感染，存在严重贫血者可输注红细胞或静脉铁剂纠正贫血。

（2）针对容量超负荷：在此阶段，通常需要继续利尿药治疗，但可以由静脉制剂向口服给药转变，治疗目标是通过调整利尿药剂量使患者在肾功能不受影响的情况下，缓解循环淤血的症状与体征。若对于袢利尿药反应不佳者，可加用噻嗪类利尿药；伴有低钾者可加用螺内酯等保钾利尿药；对于药物治疗无效的难治性淤血者，应考虑使用超滤方法。治疗期间，应每日监测电解质（K^+、Mg^+、Na^+）、尿素和肌酐水平。

（3）心衰规范化治疗：在血流动力学稳定且排除其他禁忌证后，急性心衰患者应在住院期间尽早启用或继续使用 β 受体阻滞剂，ACEI、ARB、ARNI 类及醛固酮受体拮抗剂，这些可以改善心衰预后的药物；不推荐长期使用正性肌力药物。具体治疗方法参见本章第二节 HFrEF 的药物治疗。

（4）健康宣教（表 5-9）：出院前，应向患者及其家属详细解释出院后各类心衰药物的使用方法及注意事项，阐明持续规律服药的必要性，切记不可自行停药。改变患者的不健康生活习惯，建议患者可在家自行监测血压、心率及体重变化。嘱患者出院后规律随访。

表 5-9　心力衰竭患者健康教育内容

项目	主要内容
疾病知识介绍	NYHA 心功能分级、分期，心力衰竭的病因、诱因、合并症的诊治和管理
限钠	心力衰竭急性发作伴容量负荷过重时，限制钠摄入 < 2 g/d；轻度或稳定期时不主张严格限制钠摄入
限水	严重心力衰竭患者 1.5 ~ 2.0 L/d，轻中度心力衰竭患者常规限制液体并无获益
监测体重、出入量	每天同一时间、同一条件下测量并记录体重
监测血压、心率	介绍血压、心率的测量方法，将血压、心率控制在合适范围
营养和饮食	低脂饮食、戒烟限酒，酒精性心肌病患者戒酒，肥胖者须减肥，营养不良者须给予营养支持
监测血脂、血糖、肾功能、电解质	将血脂、血糖、肾功能、电解质控制在合适范围

续表

项目	主要内容
随访安排	详细讲解随访时间、安排及目的，根据病情制订随访计划，并须根据随访结果及时给予相应的干预措施
家庭成员	心肺复苏训练
用药指导	详细讲解药名、剂量、时间、频次、用药目的、不良反应和注意事项等，重点是指南推荐药物的治疗作用及不良反应，利尿药剂的使用及调整，给患者打印用药清单，提高患者依从性
症状自我评估及处理	指导患者尽早发现心力衰竭恶化的症状及如何应对；出现心力衰竭加重的症状和（或）体征，如疲乏加重、呼吸困难加重、活动耐量下降、静息心率增加≥15 次/min、水肿（尤其下肢）再现或加重、体重增加（3 天内突然增加 2 kg 以上）时，应增加利尿药剂量并及时就诊
运动康复指导	根据心功能情况推荐不同强度的运动；减少久坐，运动过程注意循序渐进；提供运动处方或建议，包括运动强度、何时停止运动等
心理和精神指导	定期用量表筛查和评估焦虑、抑郁，建议患者保持积极乐观的心态，给予心理支持，必要时使用抗焦虑或抗抑郁药物；因三环类抗抑郁药物可导致低血压、心功能恶化和心律失常，应避免使用
预防感染	每年接种流感疫苗，定期接种肺炎疫苗

3. 出院后随访　心衰患者常在出院后 3 个月内出现症状复发、需要再入院治疗或发生药物不耐受等，且该时期患者的病死率和再住院率分别高达 15% 和 30%，因此这一阶段又被称为"心衰易损期"。所以常规在出院 3 个月内定期安排门诊随访，复查患者用药后的血压、体重、肝肾功能、电解质及 BNP 水平等，这些措施对及时调整心衰患者日常用药方案十分必要。

第五节　右心衰竭

诊疗路径：

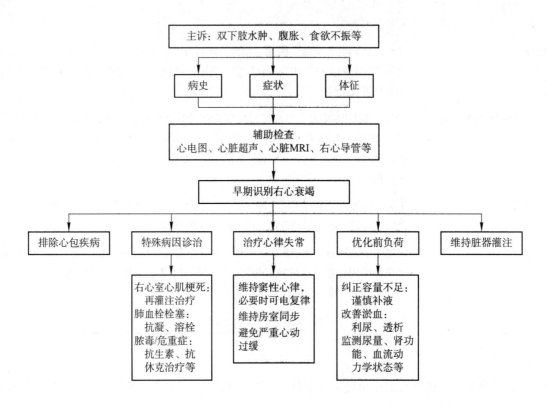

（一）定义

右心衰竭是指任何原因导致的以右心室收缩和（或）舒张功能障碍为主，不足以提供机体所需心排血量时所出现的临床综合征。根据发生和发展过程，可分为急性和慢性右心衰竭，慢性右心衰竭常继发于肺动脉高压，是肺动脉高压患者的主要死因；急性右心衰竭一般继发于大面积肺栓塞或右心室心肌梗死等情况，常伴有血流动力学的不稳定。

（二）病因

伴右心室受累的原发性心肌病、右心室心肌缺血和梗死，各种引起右心室容量负荷增加的疾病（如左心衰竭等引起的肺动脉高压、肺动脉瓣狭窄），均可导致右心衰竭的发生。

（三）临床表现

1. 症状　右心衰竭主要表现为体循环淤血为

主的临床综合征。

（1）消化系统症状：长期胃肠道淤血可以引起食欲缺乏、腹胀、恶心、呕吐、便秘、上腹痛等症状。而肝淤血增大，牵拉肝包膜还可导致右上腹饱胀感、肝区疼痛。

（2）泌尿系统症状：肾淤血引起的肾功能减退多表现为白天少尿、夜间多尿，可伴有少量蛋白尿、血尿素氮升高、尿素氮与肌酐比值升高。

（3）呼吸困难：严重程度与肺淤血程度及病因相关。单纯右心衰竭时，可由于右心室扩大限制左心室充盈，引起肺淤血；左心衰竭后继发右心衰竭时，呼吸困难可能反而有所改善；存在肺部原发病（如肺栓塞）时，也可出现呼吸困难。

2. 体征

（1）颈静脉充盈：是右心衰竭最早出现的征

象。肝颈静脉反流征是指对于轻度右心衰竭的患者，按压右上腹肝区，使回心血量增加，可出现颈外静脉充盈的表现。

（2）肝大：右心衰竭时可使肝在短时间内因淤血而增大，伴有肝包膜被牵拉相关的压痛感。

（3）水肿：是右心衰竭的典型体征，出现于颈外静脉充盈和肝大之后。首先表现为足、踝、胫骨前凹陷性水肿，再逐渐向上蔓延至全身。早期呈晨轻暮重的表现，即白天站立后出现水肿，平卧休息后即可消失；晚期出现全身性水肿，长期卧床者水肿主要表现在腰骶部和下肢。伴有血浆白蛋白过低时，可出现颜面水肿，提示不良预后。

（4）胸腔积液与腹水：一般双侧胸腔积液多见，且以右侧为甚，主要与静脉压升高、胸膜毛细血管通透性增加有关。腹水多见于病程晚期，与心源性肝硬化有关。

（5）心脏体征：患者多表现为心率加快，胸骨左缘或剑突下可见明显搏动，提示右心室肥厚和右心室扩大。三尖瓣听诊区可闻及舒张期奔马律，提示心肌损害。

（四）诊断

右心衰竭的诊断标准如下：

1. 存在可能导致右心衰竭的病因。

2. 存在右心衰竭的症状和体征。

3. 心脏影像学检查提示存在右心结构和（或）功能异常以及心腔内压力增高。

4. 可根据诱发疾病（如急性肺栓塞或急性右心室心肌梗死）所导致的急性低血压和休克诊断。

所有怀疑右心衰竭的患者应首选心脏超声检查。此外，心脏磁共振也是评价右心功能的重要方法。右心导管检查是确诊肺动脉高压的金标准（在静息状态下经右心导管检查测得平均肺动脉压≥25 mmHg），对难治性右心衰竭或通过无创检查不能明确诊断时，建议行右心导管检查。

（五）治疗

目前尚缺乏针对右心衰竭并促进右心室功能稳定和恢复的特异性治疗。现有治疗原则是积极治疗导致右心衰竭的原发疾病，减轻右心前、后负荷和增强心肌收缩力，维持心脏收缩同步性。同时纠正或避免诱发因素，如感染、发热、劳累、情绪激动、妊娠或分娩、长时间乘坐飞机或高原旅行等。

（六）容量管理

容量管理是右心衰竭治疗过程的关键，治疗初期应确定患者的容量状态，监测尿量、肾功能，必要时可采用有创血流动力学监测。对容量不足者可给予静脉补液扩容，但应避免中心静脉压（CVP）>12 mmHg；对存在淤血者，应给予静脉袢利尿药，使尿量维持在 3～5 L/d。

（七）正性肌力药物

针对右心衰竭患者合理使用正性肌力药物可降低右心室后负荷，增加前向血流及右心室灌注。有研究显示，米力农可降低肺血管阻力，增加心排血量，尤其对于严重肺动脉高压的患者疗效更为明显。对于特发性肺动脉高压者，还可给予如内皮素受体拮抗剂、磷酸二酯酶–5抑制剂及前列环素类似物等选择性肺血管扩张药，但应避免应用非选择性血管扩张药。

第六节　难治性终末期心力衰竭

难治性终末期心力衰竭是指经优化治疗后，严重的心衰症状仍持续存在或进展，常伴有心源性恶病质，且需反复长期住院，病死率高。诊断难治性终末期心衰须谨慎，应排查有无其他参与因素，以及是否已经恰当使用各种治疗措施。

治疗应注意下述几点。

1. 控制液体潴留　难治性终末期心衰患者通常有明显的水钠潴留和电解质紊乱，容易合并利尿药抵抗。处理方法主要包括更换袢利尿药、静脉给药、联合使用其他利尿药、超滤等，其他处理方法有待于进一步的循证证据支持。

（1）严格限制钠的摄入：<100 mmol/d。

（2）排除影响利尿药作用的药物，如 NSAID。

（3）增加袢利尿药的剂量或更换袢利尿药种

类：增加袢利尿药剂量可以提高肾小管腔内的利尿药浓度。布美他尼和托拉塞米的生物利用度更好。

（4）改变袢利尿药的给药方式：对于急性心衰患者，将口服利尿药调整为静脉利尿药可改善利尿效果。这是因为重度心衰时，通常合并存在胃肠道淤血，而静脉注射避免了药物在肠道的吸收。但是，目前对于选择连续静脉注射还是间断静脉注射，指南和临床研究都没有明确结论，临床实践中可优先考虑选择连续静脉注射。

连续静脉注射的优点包括：①可降低钠潴留风险，确保利尿药的浓度处于剂量–效应曲线的较高水平，延长利尿效应。②临床中可能排钠和排水的效率更高、疗效更好。③血容量波动较小，能够避免神经内分泌激活，降低肾功能恶化风险。④耳毒性更低。

（5）联合使用其他类型的利尿药：不同利尿药的作用靶点不同，发生利尿药抵抗时可尝试联合其他类型的药物。若单独使用袢利尿药效果不佳，可以在此基础上加用噻嗪类利尿药和（或）醛固酮受体拮抗剂（MRA）。

托伐普坦是选择性血管升压素 V2 受体拮抗剂，尤其适用于心衰合并低钠血症的患者，应用过程中严密监测血钠水平。研究显示，该药可以明显降低体重、改善症状，对电解质和渗透压无影响。

奈西立肽对部分急性心衰患者利尿作用效果较佳，还有扩张血管的作用，有利于缓解心衰症状，

但仍缺乏较强的证据支持其用于利尿剂抵抗患者。其他药物包括左西孟旦、重组人松弛素（serelaxin）仍需临床研究证实。

（6）其他：高渗性盐水联合利尿药仍需前瞻性研究来明确其改善利尿作用的地位。

理论上，小剂量多巴胺［< 3 μg（kg·min）］能够改善肾血流，从而改善肾功能、促进利尿。但 ROSE 等研究并没有发现其能够减轻充血症状或保护肾功能。尽管缺少证据，小剂量多巴胺仍然在临床中被广泛应用。

超滤的优点是对血流动力学、血压影响小，不会造成电解质和酸碱平衡紊乱。如果上述方法对利尿药抵抗无改善，可以选择超滤。

2. 神经内分泌抑制剂的应用　患者对 ACEI、ARB 和 β 受体阻滞剂耐受性差，一旦液体潴留缓解，ACEI、ARB 和 β 受体阻滞剂从小剂量开始应用。

3. 静脉应用正性肌力药物或血管扩张药　此类患者可考虑静脉滴注正性肌力药物和血管扩张药，作为姑息疗法短期（3~5 天）治疗，以缓解症状，使用剂量见本章第四节药物治疗部分。

☞ 拓展阅读 5-4
心脏机械辅助治疗和外科治疗

（金　玮）

数字课程学习

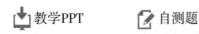 教学PPT　　　自测题

第六章

心律失常

关键词

触发活动	折返	快速性心律失常	缓慢性心律失常
电复律	器械植入	导管消融	房室结双径路
预激综合征	窦性心动过速	房性心动过速	交界区心动过速
心房扑动	血栓风险评分	节律控制	心率控制
抗凝治疗	室性期前收缩	非持续性心动过速	
持续性心动过速		器质性心脏疾病	心室颤动
植入性除颤器		房室结功能障碍	房室传导阻滞
起搏器		同步化治疗	

第一节　心律失常概述

诊疗路径：

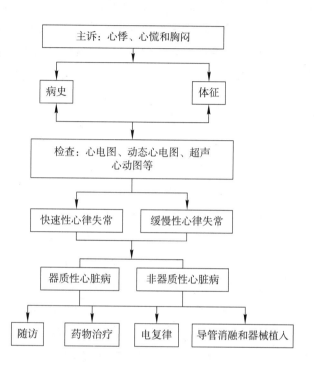

一、定义

正常情况下，心脏搏动起源于窦房结（sinoatrial node，SAN），有规律地以 50～100 次 /min 的频率顺序传导至心房和心室。所有起源于窦房结但是频率和传导异常的心律，以及所有不起源于窦房结的心律都是心律失常。

二、分类

心律失常依据其起源部位（窦性、房性、房室交界性、室性，前三种为室上性心律失常）、发生机制（自律性、触发或折返）、心率（心动过速和心动过缓）和形态（宽 QRS 波和窄 QRS 波）进行分类。临床上一般根据心率快慢分为快速性心律失常和缓慢性心律失常两大类，然后根据其部位分为室上性和室性（表 6-1）。

表 6-1　心律失常的分类

快速性心律失常	缓慢性心律失常
期前收缩	病态窦房结综合征
房性期前收缩	窦房阻滞
交界性期前收缩	房内阻滞
室性期前收缩	房室传导阻滞
心动过速	一度房室传导阻滞
窦性心动过速	二度 I 型房室传导阻滞
不适当窦速	二度 II 型房室传导阻滞
阵发性室上性心动过速	三度房室传导阻滞
（房室结折返性、房室折返性）	室内阻滞
非阵发性室上性心动过速	左束支传导阻滞
（交界性、房性）	右束支传导阻滞
非持续性室性心动过速	室内传导阻滞
持续性室性心动过速	
扑动和颤动（房性、室性）	

三、发生机制

（一）正常心脏节律

正常的心电激动起源于窦房结，窦房结按照50～100次/min发放电冲动，电冲动沿心脏内的传导系统顺序传导到心房和心室各个部位，支配着心脏的收缩。传导系统由特殊的心肌细胞构成，包括窦房结、结间束、房室结、希氏束、左右束支和浦肯野纤维网，传导顺序为窦房结—结间束—房室结—希氏束—左右束支—浦肯野纤维（图6-1）。

窦房结由负责起搏的P细胞和负责传导的T细胞组成，位于上腔静脉入口与右心房后壁交界的界沟处，长10～20 mm，宽2～3 mm，通常起搏频率为50～100次/min，传导速度为0.05～0.10 m/s。结间束连接窦房结与房室结，分成前、中、后三束，传导速度为1 m/s，整个心房完成除极需要100 ms左右。房室结位于房间隔的右后下部、冠状窦开口前、三尖瓣附着部的上方，长7 mm，宽4 mm，其上与心房肌接续，下部延续至希氏束。房室结是最重要的次级起搏点，频率一般为40～60次/min，

传导速度为0.02～0.05 m/s，一般冲动在此处延迟约40 ms。希氏束为长10～20 mm的索状结构，起自房室结前下缘，穿越中央纤维体后，走行于室间隔嵴部上，然后分成左、右束支，左束支分为左前分支和左后分支；右束支沿室间隔右侧面行进，至前乳头肌根部分成许多细小分支，其主干细而长，易受损伤而发生传导阻滞；左、右束支的终末部呈树枝状分布，组成浦肯野纤维网，潜行于心内膜下，希氏束、束支和浦肯野纤维传导速度为1.5～4.0 m/s，兴奋从希氏束到整个浦肯野纤维传导仅为40 ms左右。

正常心电活动的顺序是冲动在窦房结形成后传导至心房20～40 ms，由结间束和普通心房肌传递，抵达房室结及左心房激动整个心房，约耗时80 ms；冲动在房室结内传导速度极为缓慢，约延迟40 ms；抵达希氏束后传导再度加速，束支与浦肯野纤维的传导速度极快，仅需40 ms左右传递到心室心内膜激动；冲动经心室肌的传导速度约0.5 m/s，是浦肯野纤维系统传导速度的1/10，完成左右心室肌兴奋最后冲动抵达心外膜。心动周期中除极过程为

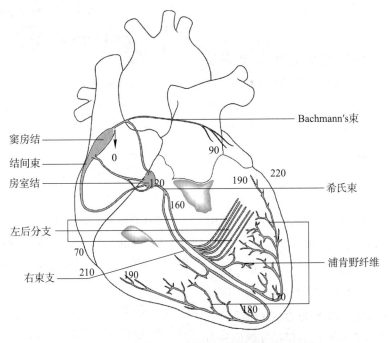

图6-1　心脏传导系统和心脏电冲动传导时序图
传导时间以数字标注，单位为 ms

200～300 ms。

心脏传导系统接受迷走神经与交感神经的双重调节，迷走神经兴奋性增加抑制窦房结的自律性与传导性，减慢房室结传导；交感神经的作用与迷走神经相反。

（二）心律失常机制

心律失常的机制包括自律性增高、触发活动等冲动形成异常和单向传导阻滞诱发的折返。

1. 冲动形成异常

（1）自律性异常：自律性是细胞静息电位时4相自动除极达到阈值从而激发动作电位的特性，它的高低取决于静息电位、阈值水平和4相除极速率。异常自律性增高常由细胞膜钙通道开放所致，也可因心肌细胞缺血时钾通道异常开放导致（图6-2）。

（2）触发活动：包括早期后除极和晚期后除极，早期后除极是动作电位2相或者3相时，内向电流增加（钠电流、钙电流和钠钙交换电流）或外向电流（钾电流）减少引发净内向电流导致细胞除极（图6-3），最常见于长QT间期综合征。钙超载时肌质网钙浓度升高或雷诺丁受体敏感性增加启动钙释放，激活钠钙交换泵产生瞬时内向电流，如果膜除极到阈值激活钠电流，触发动作电位。延迟后除极是地高辛中毒、儿茶酚胺敏感性室速和特发性流出道室速的机制，与心室肌细胞相比，浦肯野细胞更容易自发地释放肌质网 Ca^{2+}，这表明延迟后除极可能是浦肯野纤维相关室性心律失常的重要机制。

2. 冲动传导异常

（1）传导阻滞：传导受到多种因素影响，包括静息电位、0相去极化速度和幅度、传导的距离和传导部位的组织的兴奋性。缓慢性心律失常相关的传导阻滞与静息电位过低有关，而快速性心律失常相关的传导阻滞常因静息电位未能完全恢复，影响了组织的可兴奋性，出现功能性传导阻滞。

（2）折返：需要满足以下几个条件。①存在闭合兴奋可传导环路，即折返环路；②折返环路中存在单向阻滞，单向阻滞可以是功能性的；③缓慢传导。快传导通道不应期长，发生单向传导阻滞；而慢传导通道不应期短，但传导缓慢，使快通道有足够时间恢复兴奋性而再次激动，相互匹配完成冲动的单向传导，冲动在环路内反复循环形成心动过速。折返是大多数心律失常的机制，可能发生在固定的解剖障碍周围，如心肌梗死后的瘢痕或手术修复先天性心脏病的瘢痕，房室结双径路和房室旁路，也可能发生在功能阻滞区形成折返，LQT、Brugada综合征等都是三层心肌之间的各向异常引

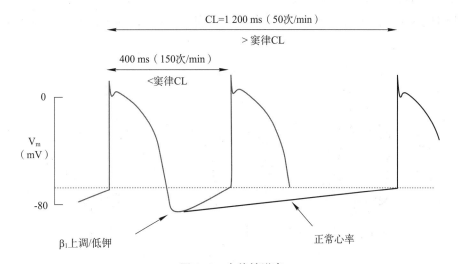

图 6-2　自律性增高

心肌缺血、细胞外低钾、β 受体上调时，希－浦系统或者心室肌细胞的自律性增高，
当超过正常窦房结自律性时，表现为室性心律失常

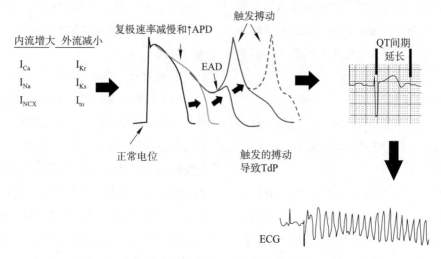

图 6-3　早期后除极形成机制和诱发尖端扭转型室速过程

内向电流增加 / 外向电流减小，导致 APD 延长，表现为心电图上的 QT 间期延长。发生早期后除极时，
由于心室壁外膜层、中间层和内膜层心肌之间的动作电位（APD）的异质性引起折返，诱发尖端扭转型室速

起的功能性折返，心房颤动、心室颤动中可能是螺旋波机制的功能性折返（图 6-4）。

四、病因

心律失常见于器质性心脏病患者或者遗传性离子通道病患者，但亦可见于心脏结构正常的人。无器质性心脏病的普通人群，精神紧张、过度劳累及过量烟、酒、咖啡等均可诱发心律失常，药物和代谢因素（如洋地黄、奎尼丁、三环类抗抑郁药中毒）、电解质紊乱（低钾、低镁）等也可诱发心律失常。而各种器质性心脏病如冠心病、心肌病、瓣膜性心脏病、二尖瓣脱垂等是心律失常常见的病因，遗传性心律失常综合征，如儿茶酚胺敏感性室性心动过速（catecholaminergic polymorphic ventricular tachycardia，CPVT）、长 QT 间期综合征（long QT syndrome，LQTS）、短 QT 间期综合征（short QT syndrome，SQTS）、Brugada 综合征（Brugada syndrome）、早期复极综合征（early

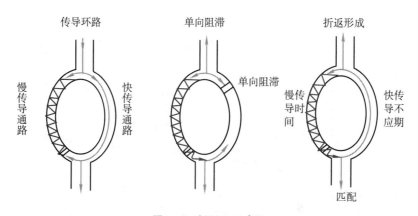

图 6-4　折返环示意图

折返形成需要一个快传导通路和一个慢传导通路形成折返环，其中一个传导路径发生单向阻滞，
快传导通路逆传的冲动正好匹配了缓慢传导区的兴奋期，引起缓慢区继续激动，形成环形传导的折返

repolarization syndrome，ERS）也是心律失常的常见病因。除此之外，其他系统的疾病如内分泌疾病（甲状腺功能亢进）、胸部手术等都可诱发心律失常。

五、流行病学

心律失常随年龄增长发病率逐渐升高。阵发性室上性心动过速的患病率是 2.25/1 000，女性更常见，不伴有任何心血管疾病的患者更年轻，心动过速发作频率更快。心房颤动患病率为 0.6%，>80 岁以上人群中房颤患病率为 7.5%。

40%~75% 的人群可检测到室性期前收缩，是临床上最常见的心律失常，不到 3% 的健康无症状个体可检测到非持续性室性心动过速。持续性室性心动过速、室颤 90% 发生于器质性心脏病患者，如缺血性心脏病、肥厚型心肌病（hypertrophic cardiomyopathy，HCM）、扩张型心肌病（dilated cardiomyopathy，HCM）、先天性心脏病和瓣膜性心脏病等。

六、诊断

（一）重视与强调基础心脏病

各种心律失常首先需确定是否发生在器质性心脏病中，这是心律失常抑制试验（cardiac arrhythmia suppression trial，CAST）对心律失常处理的一个极其重要的启示。心律失常的风险常来自基础心脏病而非心律失常本身，因此推荐查明基础心脏病和危险因素。

（二）规范化诊断流程

诊断流程要求对患者进行全面综合的评估，为治疗提供依据。标准评估项目包括病史采集、体格检查、标准 12 导联心电图、超声心动图和实验室检查。如果这些检查不足以明确病因，可进一步行食管调搏、运动试验、冠脉造影、心脏 MRI、电生理检查和基因检测，推荐植入型心电监测仪用于疑似心律失常引起偶发症状（包括晕厥）患者的评估。特殊检查还包括药物试验，如腺苷可用于显露预激图形，异丙肾上腺素诱发室性期前收缩和心动

过速的发作，特定的钠通道阻滞剂可揭示 Brugada 综合征，肾上腺素可显露 LQT 1 和 LQT 2 等。上述检查评估的目的是判断患者是否合并器质性心脏病，同时结合心律失常特点对心律失常进行危险分层。

1. 病史和体格检查　详细的病史询问常能提供心律失常的诊断线索，常从以下方面问诊。①是否有提示心律失常发作的三大常见症状：心悸、心慌和晕厥；②是否有器质性心脏病症状：胸痛、呼吸困难等；③有无心源性猝死（sudden cardiac death，SCD）家族史；④伴发疾病；⑤用药史。只有患者正发作心律失常，或者合并结构性心脏病（如心脏瓣膜病）时体格检查才能够提供诊疗线索。

2. 心电图　标准 12 导联心电图和动态心电图为最基本、最常用的检查，可提供有价值的线索。静息 12 导联心电图可以提供 PR 间期、QT 间期、联律间期、是否存在预激波等信息；发作时的心电图有助于确定心律失常的诊断，粗略地判断其起源部位。24 h 动态心电图、事件记录器和植入式循环心电记录仪等可长时间连续记录患者的心电图，患者日常工作活动不受限制，可以了解心律失常与晕厥等症状是否有关，了解心律失常昼夜分布特征及与活动的关系，并可协助评价药物疗效。

3. 食管心电生理检查　左心房后壁毗邻食管，将食管电极经鼻腔送入食管的心房水平，可清晰记录贴近食管的左心房电位，并判断心动过速时心室波和心房波的时间关系，有利于不同室上性心动过速的鉴别诊断，进行心房快速起搏或程序电刺激可用于治疗难以终止的室上性心动过速（图 6-5）。常用于室上性心动过速的诊疗，并用于评价窦房结和房室结的功能。食管心电生理检查简单易行、安全性高。

4. 心腔内电生理检查　将电极置入心腔内，记录腔内各部位心电活动，包括心房电位（A）、希氏束电位（H）和心室电位（V），通过分析电活动明确心律失常诊断。起源于室上性的心律失常 HV 间期应大于或者等于窦性心律时的间期，而

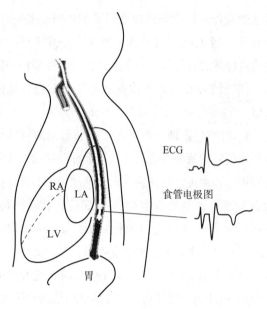

图 6-5　食管心电生理检查示意图

室性心律失常的 HV 间期小于窦性 HV 间期或为负值（因心室冲动通过希氏束－浦肯野系统逆传）（图 6-6）。

5. 超声心动图　可评估心腔、瓣膜和大血管结构功能，推荐用于症状性心律失常、多源性心律失常（负荷 > 10%）和持续性心律失常或疑有器质

性心脏病的患者。

6. 运动试验　可评估心律失常与运动的关系。运动试验也是诊断缺血性心肌病和儿茶酚胺敏感性室性心动过速的重要手段。运动试验可筛选出静息时 QT 间期处于临界状态的长 QT 间期综合征（LQTS）患者，运动导致心率增快时 QTc 不缩短支持 LQTS 的诊断。

7. 生物标志物　B 型利尿钠肽（BNP）和心肌标志物的检查也可以用来评价心脏结构性损伤。器质性心脏病者，测量生物标志物有助于预测猝死的风险。

8. 影像学检查　包括 CT 和 MRI，能较好地评估心脏结构、形态和功能，包括扩张型心肌病、肥厚型心肌病、结节病、淀粉样变性病和致右心室心律失常性心肌病等。心脏 MRI 和正电子断层扫描 CT 成像可以很好地显示其他检查不能发现的心肌瘢痕，确诊器质性心脏病。

9. 有创检查　缺血的评估手段除超声心动图、运动试验以及心肌负荷／灌注显像外，疑诊为冠心病的患者需考虑冠脉造影检查。

10. 基因检测　疑似遗传性心律失常综合征患

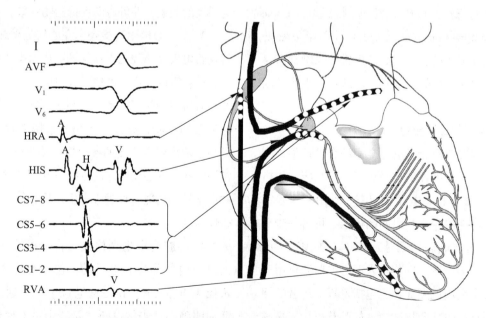

图 6-6　心腔内电生理检查示意图，不同位置的电极记录到不同的电信号

HRA：高位右心房；HIS：希氏束；CS：冠状窦；RVA：右心室心尖部

者需行基因检测确定诊断，确诊的患者家属须行基因检测筛查疾病，确诊的患者还需要根据基因检测对其猝死风险进行评估。

七、治疗

（一）药物分类

Vaughan Williams 根据抗心律失常药物作用的离子通道或者受体等靶点将其分为 4 类（表 6-2）。

Ⅰ类：钠通道阻滞剂又可分为以下三类。

Ⅰ A 类（奎尼丁、丙吡胺），显著延长 APD 和 QT 间期，对室上性和室性心律失常均有一定疗效，长期使用有致心律失常作用。

Ⅰ B 类（利多卡因、美西律），缩短 APD，不延长 QT 间期，对心室的作用强，对心房的作用弱。

Ⅰ C 类（普罗帕酮、氟卡尼），轻度延长 APD，延长 QT 间期但不明显，对室上性和室性心律失常均有疗效。

Ⅱ类：β 受体阻滞剂（美托洛尔、艾司洛尔），适用于大多数心律失常。

Ⅲ类：为钾通道阻滞剂（胺碘酮、索他洛尔、

伊布利特和多非利特），明显延长 APD 和 QT 间期，对室上性和室性心律失常均有一定疗效。

Ⅵ类：为钙拮抗剂（维拉帕米）。

然而，这种分类方法存在以下一些问题。

1. 架构过于简单，很多药物无法分类，如传统药物（异丙肾上腺素、洋地黄、腺苷、阿托品类药物）、心房选择性药物（决奈达隆、维那卡兰、替地沙米、I_{kur} 抑制剂）、晚钠电流抑制剂（雷诺嗪）、窦房结电流抑制剂（伊伐布雷定）。

2. 缓慢性心律失常药物不在分类中。

3. 心律失常药物靶点明确，但不针对特定心律失常机制，心律失常药物目前的分类无法针对心律失常的常见机制选用。

4. 本分类方法中药物作用部位不明确，有学者提议重新分类，但目前尚无更好的分类方法可以替代此方法。

（二）药物治疗

药物治疗中 β 受体阻滞剂是治疗的基石，β 受体阻滞剂和非二氢吡啶类钙离子拮抗剂疗效中等但致心律失常作用小，膜抑制剂除胺碘酮外其他药物

表 6-2　常用的抗心律失常药物的分类

类别	作用通道和受体	APD 或 QT 间期	常用代表药物
Ⅰ A	阻滞 I_{Na} + +	延长 +	奎尼丁、丙吡胺、普鲁卡因胺
Ⅰ B	阻滞 I_{Na}	缩短 +	利多卡因、苯妥英那、美西律
Ⅰ C	阻滞 I_{Na} + + +	不变	氟卡尼、普罗帕酮、莫雷西嗪
Ⅱ	阻滞 β_1	不变	阿替洛尔、美托洛尔、艾司洛尔
	阻滞 β_1、β_2	不变	纳多洛尔、普萘洛尔、索他洛尔
Ⅲ	阻滞 I_{Kr}	延长 + + +	多非利特、索他洛尔
	阻滞 I_{Kr}、I_{to}	延长 + + +	替地沙米
	阻滞 I_{Kr} 激活 I_{NaS}	延长 + + +	伊布利特
	阻滞 I_{Kr}、I_{Ks}	延长 + + +	胺碘酮
	阻滞 I_K，交感末梢	延长 + + +	溴苄铵
		排空去甲肾上腺素	
Ⅳ	阻滞 I_{Ca_1}	不变	维拉帕米、地尔硫䓬
其他	开放 I_K	缩短 + +	腺苷
	阻滞 M2	缩短 + +	阿托品
	阻滞 Na/K 泵	缩短 + +	地高辛

如索他洛尔、美西律、普罗帕酮均有较大的致心律失常风险，使用时需把握适应证。

CAST 试验后对心律失常的药物治疗理念已经形成，作用强、效果好的抗心律失常药物如 I 类和 III 类药物的不良反应也大，会导致器质性心脏病患者的病死率增高。心律失常通常代表了潜在的心脏疾病，故其治疗目标是以治疗基础心脏病为主，而抗心律失常治疗是为了防止心律失常恶化成致命性心律失常，防止心律失常造成的心功能损害，以及减轻心律失常的症状。

抗心律失常药物以安全为主，有效为辅，使用后需随访并评估其效果和不良反应（表 6-3），注意其可能的致心律失常作用。选用心律失常药物需注意：除胺碘酮外，有严重心脏病（缺血性心脏病、心肌病、心功能不全）的患者应避免使用 I A、I C 和 III 类的药物。I C 类药物可能会导致 QRS 波增宽，故对于 QRS 时限 > 130 ms 的患者，慎用此类药物。上述心律失常都会造成心动过缓和传导减慢，故对于缓慢性心律失常患者使用此类药物需谨慎。

针对不同疾病选用不同抗心律失常药物，注意其使用方法和剂量（表 6-4）。

1. 器质性疾病伴发持续性室性心动过速、室颤

（1）冠状动脉疾病不推荐常规预防性抗心律失常药物治疗，血运重建、β 受体阻滞剂、他汀类和消除诱因（如电解质紊乱）是预防冠状动脉疾病心源性猝死的关键，推荐 β 受体阻滞剂用于预防复发性多形性室性心动过速，但其预防持续单形性室性心动过速的疗效较弱。室速和室颤发作频繁可使用胺碘酮，ICD 术后可联用 β 受体阻滞剂联合胺碘酮预防发作，或者单用索他洛尔治疗。对于无法置入植入型心律转复除颤器（ICD）的患者，可使用胺碘酮预防心源性猝死。利多卡因可能减少心肌缺血相关性室性心律失常，但不能常规用

表 6-3　常用抗心律失常药物的适应证、不良反应

药物	适应证	不良反应
奎尼丁（quinidine）	房性与室性期前收缩；心房扑动与颤动，房室结内折返性心动过速，预激综合征；室性心动过速；预防上述心律失常复发	恶心、呕吐等消化道症状；视觉、听觉障碍，意识模糊、皮疹、发热、血小板减少、溶血性贫血；心脏方面：窦性停搏、房室传导阻滞、QT 间期延长与尖端扭转型室速、晕厥、低血压
利多卡因（lidocaine）	血流动力学稳定的室性心动过速及心室颤动/无脉室性心动过速（但均不作为首选）	眩晕及不同程度意识障碍；心脏方面：少数引起窦房结抑制、房室传导阻滞
美西律（mexiletine）	急、慢性室性快速型心律失常（特别是 QT 间期延长者），常用于小儿先天性心脏病与室性心律失常	恶心、呕吐、运动失调、震颤、步态障碍、皮疹；心脏方面：低血压（发作在静脉注射时）、心动过缓
普罗帕酮（propafenone）	各种类型室上性心动过速；室性期前收缩，难治性、致命性室性心动过速	眩晕、味觉障碍、视物模糊；胃肠道不适；可能加重支气管痉挛；心脏方面：窦房结抑制、房室传导阻滞、加重心力衰竭
β 受体阻滞剂（β- blockers）	控制需要治疗的窦性心动过速，症状性期前收缩，心房扑动、心房颤动，多形性及反复发作单形性室性心动过速，预防上述心律失常再发；降低冠心病、心力衰竭患者猝死及总病死率	加剧哮喘与 COPD；间歇性跛行、雷诺现象、精神抑郁；糖尿病患者可能引起低血糖、乏力；心脏方面：低血压、心动过缓、充血性心力衰竭、心绞痛患者突然撤药引起症状加重，心律失常、急性心肌梗死

续表

药物	适应证	不良反应
胺碘酮（amiodarone）	各种室上性（包括心房扑动与颤动）与室性快速性心律失常（不用于 QT 间期延长的多形性室性心动过速）；心肌梗死后室性心律失常、复苏后预防室性心律失常复发，尤其适用于器质性心脏病、心肌梗死后伴心功能不全的心律失常	氨基转移酶升高；光过敏，角膜色素沉着；胃肠道反应；甲亢或甲减；心脏方面：心动过缓，致心律失常很少发生，偶尔发生尖端扭转型室性心动过速
伊布利特（ibutilide）和多非利特（dofetilide）	近期发作的心房扑动或颤动转复、房性心动过速、阵发性室上性心动过速、房颤	室性心律失常，特别是致 QT 间期延长后的尖端扭转型室性心动过速
决奈达隆（dronedarone）	阵发性和持续性房颤转复后维持窦性心律	心力衰竭加重、肝功能损害、QT 间期延长
索他洛尔（sotalol）	阵发性和持续性房颤转复后维持窦性心律，各种室上性和室性心动过速	QT 间期延长，失代偿的心功能不全，二度、三度房室传导阻滞
维拉帕米（verapamil）	各种折返性室上性心动过速，预激综合征利用房室结作为通道的房室折返性心动过速；心房扑动与颤动时减慢心室率；某些特殊类型室性心动过速	心脏方面：已应用 β 受体拮抗剂或有血流动力学障碍者易引起低血压、心动过缓、心搏停顿；禁用于严重心力衰竭，二、三度房室传导阻滞，心房颤动经房室旁路作前向传导，严重窦房结病变，室性心动过速，心源性休克及其他低血压状态
腺苷（adenosine）	房室结折返或利用房室结的房室折返性心动过速的首选药物，心衰、严重低血压者及新生儿均适用，鉴别室上速伴有室内差异性传导与室性心动过速	潮红，呼吸困难，胸部压迫感通常持续短于 1 min，可有短暂的窦性停搏、室性期前收缩或短阵室性心动过速
毛花苷 C（lanatoside C）	控制心房扑动或颤动心室率，尤其适合心功能不全合并快速型心房扑动或颤动的控制	心脏方面：房室传导阻滞、室性心律失常；恶心、呕吐等消化道症状；视物模糊，黄视，绿视等视神经系统症状
阿托品（atropine）	病态窦房结综合征、房室传导阻滞	口干、眩晕、皮肤潮红、尿潴留、青光眼加重、快速心律失常
异丙肾上腺素（isoprenaline）	高度或完全房室传导阻滞、病态窦房结综合征、心搏骤停	头痛、眩晕、震颤、皮肤潮红、恶心，心绞痛加重，快速心律失常
伊伐布雷定（ivabradine）	用于不能耐受或禁用 β 受体阻滞剂的窦性心动过速	心动过缓或者一度房室传导阻滞，与心动过缓相关的头晕、头痛；闪光现象（光幻觉）和复视等眼部疾病

于心源性猝死预防。

（2）心衰最优化药物治疗是预防左心室功能不全患者心源性猝死的基础，β 受体阻滞剂、醛固酮受体拮抗剂和血管紧张素转换酶抑制药（angiotensin converting enzyme inhibitor，ACEI）可显著减少终末期心衰全因死亡和心源性猝死风险。室性心动过速和室颤可以选择静脉胺碘酮，因为它在心衰患者中应用安全，急性心衰中威胁生命的心律失常作为首选药。

（3）对于致心律失常右心室心肌病患者，索他洛尔较其他抗心律失常药物更有效。其他抗心律失常药物慎用，根据患者情况权衡选择。

2. 特发性室性心动过速

（1）不伴有器质性心脏病的室性心动过速，如源于右室流出道室性心动过速、左心室分支室性心动过速、二尖瓣环的室性心动过速（亦称维拉帕米或腺苷敏感性室性心动过速），β受体阻滞剂或非二氢吡啶类钙拮抗剂有效。

（2）以上阻滞剂无效者，可应用索他洛尔、氟卡尼、美西律、普罗帕酮等相对安全、不良反应小的药物。

（3）胺碘酮长期应用不良反应大，一般治疗方法均无效时才考虑选用。

3. 室性期前收缩和非持续性室性心动过速

（1）症状性室性期前收缩患者可使用β受体阻滞剂和非二氢吡啶类钙离子拮抗剂。

（2）无结构性心脏病患者出现症状性频发室性期前收缩可使用不良反应小的ⅠC类和ⅠA类抗心律失常药物。

（3）无心律失常性心肌病表现，无症状性室性期前收缩不推荐长期使用抗心律失常药物。

4. 心房颤动

（1）心房颤动药物治疗包括节律控制（rhythm control）和心室率控制（rate control），减少心房颤动负荷可以降低不良心血管事件，优先选择维持窦性心律，但基于抗心律失常药物和目前治疗手段的有效性和安全性，心房颤动节律控制和心室率控制仍需个体化处理。

（2）无缺血性或结构性心脏病史的新发心房颤动患者，建议给予普罗帕酮、决奈达隆、胺碘酮进行药物复律，还可以选用伊布利特和维纳卡兰复律；有缺血性或结构性心脏病史的心房颤动患者，建议给予胺碘酮药物复律。

（3）长期维持窦性心律优先选择更安全的药物，而不是更有效的药物。普罗帕酮、决奈达隆为

心脏结构正常患者的首选；胺碘酮最有效，但考虑到其不良反应，并不推荐它作为首选；若患者伴有心衰则优先选择胺碘酮预防心房颤动复发。

（4）β受体阻滞剂是首选控制心室率的药物；胺碘酮可以用于伴有器质性心脏病的心房颤动患者控制心室率；伴有心功能不全的患者可以选择洋地黄类药物控制心室率。

（5）心房扑动治疗同心房颤动，伊布利特、多非利特和索他洛尔对这种大折返环机制的心律失常有效性优于其他药物，但这类药物须监测延长QT间期导致尖端扭转型室性心动过速的风险。

5. 房性期前收缩和非持续性房性心动过速

（1）无结构性心脏病患者出现症状性频发房性期前收缩或非持续性房性心动过速可使用β受体阻滞剂、索他洛尔、氟卡尼或普罗帕酮。

（2）结构性心脏病患者出现心律失常症状和（或）频发房性期前收缩和（或）非持续性房性心动过速可使用胺碘酮或β受体阻滞剂治疗。

（3）症状不明显和偶发的房性期前收缩、房性心动过速不推荐长期使用抗心律失常药物治疗。

6. 室上性心律失常

（1）急性期发作：窄QRS波心动过速刺激迷走神经尤其是改良的Valsalva动作可中止心动过速，无效者可用腺苷或非二氢吡啶类钙离子拮抗剂；急性发作期为宽QRS心动过速，选用普罗帕酮和胺碘酮等药物，可以同时作用于房室结和传导旁路；若有器质性心脏病，需考虑相关药物禁忌。

（2）长期治疗：房室结内折返性心动过速和房室折返性心动过速，症状不明显和偶发不推荐长期使用抗心律失常药物治疗。频繁发作且不接受导管消融治疗的患者为预防发作可选用非二氢吡啶类钙离子拮抗剂、β受体阻滞剂。若为房室折返性心动过速上述药物无效，则考虑普罗帕酮等。

7. 缓慢性心律失常　急诊治疗主要包括药物治疗和临时起搏治疗。药物治疗中阿托品仍然是治疗缓慢性心律失常的一线药物，能显著提升心率及

表6-4 常用的抗心律失常药物的用法

药物	常用剂量范围				有效血清浓度（μg/mL）	清除半衰期（h）	生物利用度（%）	排泄途径
	静脉给药		口服					
	负荷量	维持量	负荷量	维持量				
奎尼丁		600~1 000 mg	200 mg q6 h	200 mg q6~8 h	3~6	5~9	60~80	肝
利多卡因	1~3 mg/kg（一般 50~100 mg）2~3 min 内	1~4 mg/min			1~5	1~2		肝
美西律				150~200 mg q6~8 h	0.75~2	10~17	90	肝
普罗帕酮	1~1.5 mg/kg（70 mg），持续 10 min		600~900 mg	150~200 mg q8~12 h	0.2~3.0	5~8	25~75	肝肾
比索洛尔				2.5~10 mg qd	0.6~0.65	10~12	90	肝肾
艾司洛尔	0.5 mg/kg，1 min	50~300 μg/（kg·min）			0.3~0.4	9	56	肾
胺碘酮	150 mg，持续 10 min	1 mg/min，24 h 不超过 2.2 g	600 mg/d 8~10 天	100~400 mg qd	1~2.5	1 200	35~65	肝
决奈达隆				400 mg q12 h	3~4	13~19	70~90	肝
索他洛尔				40~80 mg q12 h，按需要逐渐增加至 320 mg/d	2.5	12	90~100	肾
伊布利特	体重>60 kg，1 mg；体重<60 kg，0.01 mg/kg；持续 10 min，若首次注射结束后 10 min 心律失常仍未消失，再次等剂量注射，持续 10 min						40	肾
伊伐布雷定			5 mg（>75 岁，2.5 mg）q12 h	2 周后（根据心率）酌情，每次增加 2.5 mg q12 h	0.16~40	11	70	肾

续表

药物	常用剂量范围				有效血清浓度（μg/mL）	清除半衰期（h）	生物利用度（%）	排泄途径
	静脉给药		口服					
	负荷量	维持量	负荷量	维持量				
维拉帕米	5 mg, 2 min 以上，必要时 10~15 min 后重复 1 次	0.005 mg/（kg·min）		80~120 mg q6~8 h	0.10~0.15	3~8	10~35	肝
腺苷	6~12 mg（快速注射）					<10 s		
毛花苷C	0.4~0.6 mg 缓慢静脉注射；无效者可于 20~30 min 后再给予 0.2~0.4 mg，24 h 最大剂量为 1.2 mg				0.70~0.75	33	25	肾
阿托品	1 mg 皮下、肌内或静脉注射			0.3~0.6 mg, 3 次/d				
异丙肾上腺素	静脉滴注 1~3 μg/min（1~2 mg 置入 5% 葡萄糖液 500 mL 中滴注 1 mL/min）	静脉滴注 1~3 μg/min（1~2 mg 置入 5% 葡萄糖液 500 mL 中滴注 1 mL/min）						

改善传导阻滞。需要强调的是，阿托品对Ⅱ型或三度房室传导阻滞可能无效。如果阿托品无效，可以考虑应用异丙肾上腺素静脉滴注或静脉泵入治疗，但需要警惕出现室性心动过速和心室颤动的风险。急性心肌梗死引起的缓慢性心律失常患者应用异丙肾上腺素治疗可加重缺血，是临床禁忌。

（三）心脏电复律

电除颤和电复律是瞬间释放充足的电流通过心脏，使大部分心肌细胞同时除极从而终止心脏电活动，达到终止快速性心律失常的目的，之后恢复的心律由心脏自律性最高的细胞主导。识别R波并触发与心脏电活动同步的电流释放方式称为同步心脏电复律（cardioversion），适用于除心室扑动、心室颤动外的心律失常；不需要识别R波直接触发电流释放与心脏电活动不同步称为非同步心脏电复律，亦称电除颤（defibrillation），适用于心室扑动、心室颤动。

1. 电复律的适应证和禁忌证

（1）适应证：①任何引起意识丧失或者血流动力学障碍的快速性心律失常即刻电复律。②有不能耐受的症状且药物无效的持续性心律失常尽快复律。③无明显血流动力学障碍且症状不明显，但药物无效的持续性心律失常择期复律。

（2）禁忌证：①近期有心源性栓塞史或者心脏有血栓形成，复律后可能血栓脱落造成栓塞。②洋地黄中毒或者低钾血症，心室颤动阈值降低，此时复律可能导致心室颤动。③窦性停搏或者完全性房室传导阻滞，复律后不能恢复心脏节律。

2. 电复律的模式选择 根据电复律时是否识别R波，分为同步电复律与非同步电除颤。

（1）同步电复律：识别R波触发放电，使电流刺激落在心室肌的绝对不应期，从而避免在心室的易损期放电导致室性心动过速或室颤。电复律前一定要核查仪器上的"同步"功能处于开启状态。

（2）非同步电除颤：不用识别R波，电除颤前除颤仪的"同步"功能关闭。

3. 电复律和电除颤的能量选择 电复律和电除颤的能量通常用焦耳（J）来表示，能量高低取决于心律失常的类型和病情，电除颤要求迅速转复，常选用双向电除颤模式，直接选用机器能够选取的最高能量。心房颤动选用双向120~200 J、单向200 J复律，房扑和室上性心动过速则选用双向50~100 J、单向100 J复律，室性心动过速复律通常较低的功率即可，低于房颤复律所需要的功率。

4. 电复律和电除颤并发症 电复律和电除颤是快速有效相对安全的治疗措施，但仍可伴发并发症：诱发各种心律失常，电流损伤心肌导致血清心肌酶增高，皮肤烧伤等。

5. 体外电复律和电除颤操作 ①监护患者生命体征：患者仰卧于硬木板床上，连接除颤器和心电血压监测仪，选择一个R波高耸的导联进行示波观察。②镇静：患者利用地西泮或者咪达唑仑镇静。③除颤电极位置：充分暴露患者前胸，并将2个涂有导电糊或裹有湿盐水纱布的电极板分别置于一定位置。常用的位置：一电极板置于胸骨右缘第2、3肋间（心底部），另一个电极板置于心尖部。2个电极板之间距离不小于10 cm，电极板放置要贴紧皮肤，并有一定压力。④选择电复律模式和能量：根据患者病情选择合适的电复律模式和能量。⑤清空接触人员，实行电复律或电除颤。

（四）导管消融

心脏导管消融术（catheter ablation）是将电极导管经血管送入心腔特定部位，释放能量导致心律失常相关的局部心肌坏死，毁损快速异常起源点或阻断异常传导的介入性技术。目前导管消融已成为很多种心律失常的一线治疗方案。

消融的疾病谱包括所有快速性心律失常，适应证是心律失常导致症状，使用抗心律失常药治疗效果欠佳，以及患者不愿或不能接受抗心律失常药治疗。

导管消融的禁忌证包括心脏血栓，可逆原因（如急性缺血和电解质紊乱）导致的心动过速，败血症或菌血症，穿刺口感染或进入心腔血管通路里的血栓。

几乎所有室上性心动过速都是导管消融的适应证，并且作为一线治疗方案推荐，包括阵发性室上性心动过速的预激综合征、房室结双径路，单形性房性心动过速、房扑，阵发性房颤，持续和永久性房颤、多形性房速导管消融同样有效。

特发性室性心律失常导管消融具有药物治疗同等的一线地位，成功率取决于其起源的部位。右心室流出道（right ventricular outflow tract，RVOT）起源心律失常导管消融成功率高达 90%，左心室流出道（left ventricular outflow tract，LVOT）起源成功率次于 RVOT 起源，左心室特发性折返性室速导管消融效果好，二尖瓣环和三尖瓣环起源及乳头肌起源的室性心动过速随着心内超声影像技术的应用成功率明显提高。

其他室性心律失常的导管消融近年也有显著进展。缺血性心肌病单形性持续室性心动过速患者中导管消融优势明显，是一线治疗方案。室性心律失常行起搏器植入治疗后，导管消融可减少心律失常对再同步化治疗的干扰。触发室性心动过速、室颤的室性期前收缩，如果形态一致，可考虑在有经验的电生理中心行室性期前收缩的消融。其他方法治疗心律失常风暴无效时，应尽快（48 h 以内）行导管消融。但是对于 HCM、DCM、ARVC、Brugada 等疾病通常需要心内膜和心外膜联合消融，消融效果有限，复发率高，仅用于联合药物或者 ICD 控制心律失常的发作，对于内科消融有困难的患者可以考虑联合外科杂交消融。

（五）器械植入治疗

器械植入包括起搏器、心脏再同步化装置和植入式心律转复除颤器等，是心律失常治疗的重要手段。心脏活动性血栓、缺乏合适的血管入路、植入通路感染一般认为是器械植入的禁忌证，但是对于必须起搏治疗的起搏依赖患者可以创造条件治疗，如缺乏入路时可采用外科或者特殊的介入技术。器械治疗的目的主要是以下三种：第一种是缓慢型心律失常，包括病态窦房结综合征、房室传导阻滞等；二是以纠正心室激动顺序为目的的治疗，如 CRT 及左束支起搏；三是针对快速心律失常的起搏，如 ICD，用于猝死的二级预防或一级预防。

1. 起搏器（pacemaker，PM）　是由脉冲发生器产生的电脉冲通过电极导线传导到心脏，刺激心脏收缩，从而提高心率，缓解心动过缓引起的相关症状的装置。

植入起搏器适应证：①存在心动过缓相关症状，例如窦房结功能异常或者三度房室传导阻滞引起头晕、黑曚、心力衰竭或者晕厥、猝死。②无症状患者需防止心搏骤停，预防猝死，如任何阻滞部位的三度和高度房室传导阻滞；窦性心律患者，在清醒状态下记录到≥6 s 的心搏骤停。

2. 心脏再同步化治疗（cardiac resynchronization，CRT）　又称双心室起搏，是传统起搏基础上增加左心室起搏，通过双心室起搏的方式，治疗心室收缩不同步的心力衰竭患者。CRT 是分别在右心房、右心室及左心室内植入起搏电极导线，通过起搏的方法使得心房，左、右心室顺序收缩，实现心脏房室运动的同步性。CRT 治疗经过适当选择的患者，2/3 是提高生活质量，1/3 是延长寿命。

CRT 的适应证：①优化药物治疗后 LVEF≤35% 的症状性心力衰竭患者，窦性心律，QRS 时限≥150 ms，QRS 波呈左束支传导阻滞图形；②对于 HFrEF 患者，无论 NYHA 分级如何，若存在心室起搏适应证和高度房室传导阻滞，推荐 CRT 而不是右心室起搏（包括心房颤动患者）；③心房颤动患者，应采取相应的措施保证双心室起搏或预期患者将恢复窦性心律。

3. 植入型心律转复除颤器（implantable cardioverter defibrillator，ICD）　是一种能自动检测室性心动过速和心室颤动并进行超速抑制和电击复律的设备，是迄今为止预防心源性猝死（sudden cardiac death，SCD）最为有效的手段。ICD 在猝死的一级和二级预防中具有不可替代的地位，但 ICD 电击无论恰当与否，均可升高患者的死亡风险及降低生活质量。

非器质性心脏病室性心动过速患者植入 ICD 只适用于罕见的恶性室性心动过速。

急性冠脉综合征患者，因左心功能在急性缺血时可能急剧下降，在随后数周或数月内会明显提高，须在 40 天后（血运未重建）及 90 天后（血运重建）再次评估左心功能，LVEF < 35% 推荐 ICD 植入作为一级预防，否则予药物治疗，并且在此期间配置穿戴式除颤器。

非缺血性心脏病患者，尤其是遗传性心律失常综合征患者，ICD 植入可作为 VT/ 室性颤动的基础治疗。CPVT 使用 β 受体阻滞剂治疗控制不佳可考虑植入 ICD，HCM 经过风险评估中高危患者要考虑 ICD，先天性离子通道病如 SQTS、Brugada、LQTS 等猝死风险高的患者应考虑 ICD 治疗。

（六）基础病的治疗

治疗患者的基础病远比治疗心律失常本身更重

要。冠状动脉缺血所致持续性室速首选血运重建治疗，LVEF 减低（LVEF < 40%）的心力衰竭患者，规范化药物治疗包括 β 受体阻滞剂、醛固酮受体拮抗剂、血管紧张素转换酶抑制药（ACEI）或血管紧张素受体拮抗剂（ARB）、血管紧张素受体 – 脑啡肽酶抑制剂能够降低心脏性猝死发生率和全因死亡率。尖端扭转型室性心动过速应该避免任何可延长复极化的药物，并且必须纠正电解质紊乱。冠状动脉开口异常疑似导致心律失常者，推荐手术校正或再血管化。

（七）临终关怀

现在的治疗强调临终关怀在心律失常和猝死高危人群中的意义，如患者出现难治性症状性心力衰竭、难治性持续性危及生命的心律失常，或者因其他疾病即将面临死亡，临床医师应当充分尊重患者的意愿和选择权，讨论是否需关闭除颤装置。

第二节　室上性心动过速

诊疗路径：

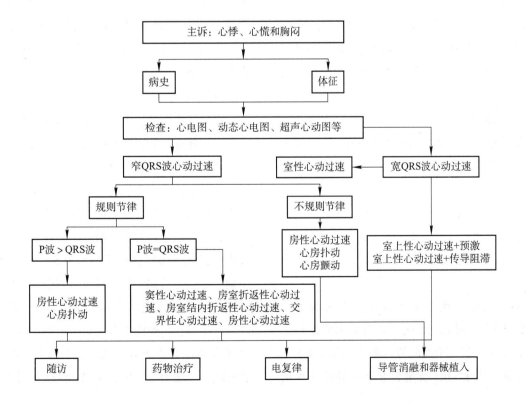

室上性心动过速（简称室上速）是指心动过速起源于希氏束以上，包括规律的窄 QRS 波群心动过速（如窦性心动过速、房性心动过速、阵发性室上性心动过速等），也包括其他不规律的室上性心动过速（如心房扑动不等比下传和多源性房性心动过速），尽管严格来说，心房颤动是一种室上性心动过速，但室上性心动过速的术语通常不包括心房颤动。

一、阵发性室上性心动过速

阵发性室上性心动过速（paroxysmal supraventricular tachycardia，PSVT）包括房室结折返性心动过速（atrioventricular nodal reentry tachycardia，AVNRT）和房室折返性心动过速（atrioventricular reentry tachycardia，AVRT）两大类，其共同的发生机制为折返，但前者的折返环路位于房室结内，后者则由房室交界区、旁道与心房、心室共同组成折返环路。两者的心电图表现均为窄 QRS 波群和规则 RR 间期（少部分患者为宽 QRS 波群），患者的心动过速特点为突发突止。

（一）流行病学

普通人群中阵发性室上性心动过速（室上速）的患病率是 2.25/1 000 人，房室结内折返性心动过速的发病年龄通常较房室旁路折返性心动过速晚，更常见于女性。

（二）病因学

阵发性室上速大多数无器质性疾病，三尖瓣下移畸形常并发右侧旁路。

（三）诊断

1. 症状　阵发性室上速的表现不典型，包括心悸、心慌、胸闷等容易被忽略，通常在急诊科确诊，但首次 ECG 记录之前就有症状，晕厥和心源性猝死少见。

2. ECG 评估　典型 AVNRT 中，心房激动几乎与 QRS 同步，因此发作时 P 波终末部分常位于 QRS 波群结束，房室节逆向传导激动心房形成逆向 P 波，逆向 P 波和 QRS 波融合在下壁导联表现出

假 S 波，在 V_1 导联的 QRS 终末部呈轻度正向波折（假 R′）（图 6-7）。

在正常人，心房和心室之间只有房室结 - 希氏束一个传导通路，如果在这个正常传导通路之外还有房室传导通路连接即为房室旁路，典型的旁路直接在瓣环水平连接心房和心室，一般都有逆传功能（从心室至心房），如果它们同时能够前向传导（从心房至心室）即被称为显性预激；如果只有逆向传导（从心室至心房）则称为隐匿型预激或者隐匿性旁路；心电图上间歇有预激时称为间歇预激。房室旁路参与的折返性心动过速称为房室折返性心动过速，根据折返环中房室节传导的方向分为顺向型房室折返性心动过速（orthodromic AVRT）和逆向型房室折返性心动过速（antidromic AVRT）。前者房室节前传，一般表现为窄 QRS 心动过速；后者房室节逆传，只能见于显性预激患者，表现为宽 QRS 心动过速。预激综合征的 ECG 表现为：窦性心律的 PR 间期短于 0.12 s；某些导联 QRS 波群时限超过 0.12 s，QRS 波群起始部分粗钝（称 δ 波），终末部分正常；ST-T 波呈继发性改变，与 QRS 波群主波方向相反。顺向型房室折返性心动过速时心房激动与 QRS 不同步，心房激动几乎在心室激动完成后开始，因此发作时逆行 P 波位于 QRS 波的后面并与 QRS 波分开（图 6-8）。

（四）治疗

对任何阵发性室上速导致低血压、急性精神状态改变、休克征象、胸痛或急性心力衰竭症状的患者，选用同步直流电复律。

如果血流动力学稳定，物理方法和药物对大部分患者有效。如果心律失常中房室结是折返环的必需组成部分，迷走神经刺激方法有效，通过在左侧或右侧颈动脉窦提供稳定的压力 5～10 s，也可选用刺激咽部导致恶心呕吐的方式。改良 Valsalva 动作可提高心动过速中止率，操作如下：①患者半卧位吹压力表，保持压力在 40 mmHg 15 s。也可用简便方法代替压力表，取一支 10 mL 注射器让患者吹接针头端 15 s，在 15 s 内让注射器阀从 0 移动

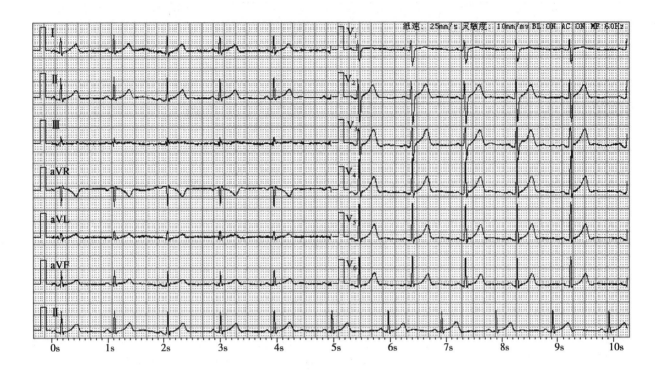

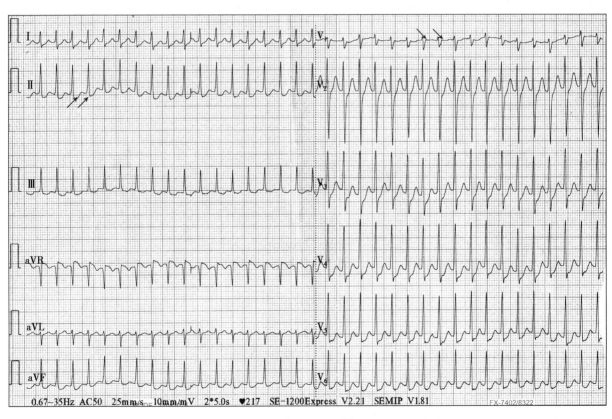

图 6-7　房室结双径路

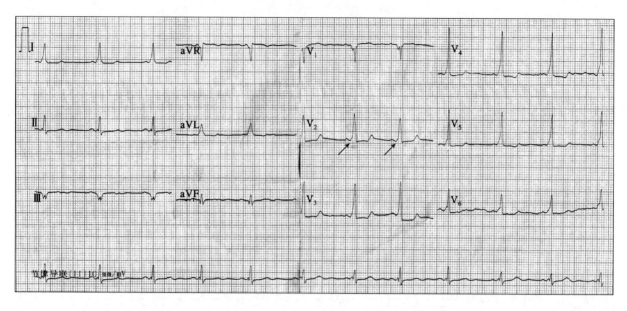

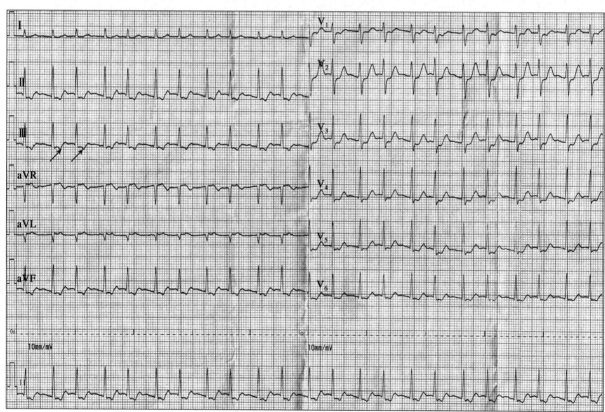

图 6-8 房室旁路

至 10 mL，这个过程的压力大约 40 mmHg。②立即让患者平卧并抬高下肢 45°～90° 维持 15 s。③半卧位 30 s。改良 Valsalva 动作总共需要 60 s 的时间，与传统标准 Valsalva 的主要区别在于：完成憋气动作后直接半卧位，没有平卧抬高下肢动作。刺激迷走神经方式不能中止心动过速时可采用药物治疗，腺苷是中止 AVNRT 或 AVRT 成功率（78%～96%）最高的药物，虽然有心搏骤停、胸闷气短、面部潮红反应，但因药物半衰期很短，严重不良反应罕见。此外，药物如维拉帕米、地尔硫草转复室上速有效，β受体阻滞剂中止阵发性室上速的效果有限。

长期治疗的选择（包括随访观察、药物治疗、消融）必须考虑到阵发性室上速发作的频率和持续时间、症状、不良后果（心动过速心肌病）。

室上速一般不需要长期用药物治疗预防复发，根治性的消融治疗成功率高，是首选治疗方法。

抗心律失常药物治疗需选用同时作用于旁路和房室结的药物，包括Ⅰ类或者Ⅲ类抗心律失常药物，使用仅对房室结阻滞的药物如腺苷、洋地黄类需谨慎，有促进快速性室上速沿旁路快速传导的风险，可能导致室速、室颤的发生。

无症状性预激是心电图显示有预激波，但无不适症状发作。首先需识别旁路风险，低风险因子包括：静息 ECG 或动态监测中旁路传导间歇性丧失，或是运动试验中预激波消失。致命性室性心律失常的风险因子有：诱发心房颤动时，2 个预激性 QRS 波群的 R-R 间期 < 250 ms；存在多条旁路；旁路不应期 < 240 ms。如果从事某些特殊职业者（如飞行员）存在预激，或者存在危险因素的预激需要行导管消融根治。

二、窦性心动过速

正常人窦性心率为 50 ~ 100 次 /min，窦性心动过速是指窦性心率 > 100 次 /min 的情况。窦性心动过速可能是对生理刺激或其他外源性因素的适当反应，或当心率在病理状态时的不适当反应。心电图上 P 波在Ⅰ、Ⅱ和 aVF 导联直立，在 V1 导联是双向。

（一）生理性窦性心动过速

体力活动或情绪、病理状态包括发热、脱水、贫血、心力衰竭和甲状腺功能亢进症，此外外源性物质，包括咖啡因、β受体激动剂作用的药物（如沙丁胺醇、沙美特罗）和刺激性药物（如苯丙胺、可卡因）均可导致窦性心动过速，解决潜在的原因

后心动过速可纠正。

（二）不适当窦性心动过速

不适当窦性心动过速（idiopathic sinus tachycardia, IST）定义为休息、最小负荷心率 > 100 次 /min，24 h 内平均心率 > 90 次 /min。IST 的原因尚不清楚，已提出机制与自主神经功能障碍、神经内分泌失调和原有窦房结活性增高相关，IST 是排他性诊断。

因为 IST 的预后通常是良性的，治疗常只缓解症状，β受体阻滞剂或钙拮抗剂治疗效果不佳或易出现心血管不良反应（如低血压），建议选用针对窦房结起搏电流的药物伊伐布雷定。

三、房性心动过速

（一）房性期前收缩

房性期前收缩（premature atrial beat）是指起源于心房窦房结以外部位的激动，是临床上常见的心律失常；多为功能性，60% 人群行 24 h 心电监测有房性期前收缩发生。各种器质性心脏病如冠心病、肺源性心脏病、心肌病等患者中，房性期前收缩发生率明显增加。

心电图表现为：①P 波提前发生，PR 间期 > 120 ms；②与窦性 P 波形态不同；③多为不完全代偿间歇（图 6-9）。房性期前收缩通常无需治疗。当有明显症状或因房性期前收缩触发室上速时，应给予治疗。吸烟、饮酒和咖啡均可诱发房性期前收缩，应劝导患者戒除或减量。治疗药物包括β受体阻滞剂、非二氢吡啶类钙通道阻滞剂、普罗帕酮和胺碘酮等，也可选用导管消融治疗。

（二）局灶性房性心动过速

房性心动过速常起源于界嵴、左右心房游离壁或心耳、二尖瓣和三尖瓣环、间隔旁或结周区域、肺静脉、冠状静脉窦、冠状动脉窦，它更常起源于右心房而不是左心房。局灶性房性心动过速的心电图特征包括：心房率通常为 150 ~ 200 次 /min；P 波形态与窦性 P 波不同；P 波之间的等电线仍存在（与心房扑动时等电线消失不同）；发作时心率逐渐加速，终止时逐渐减速（图 6-10）。

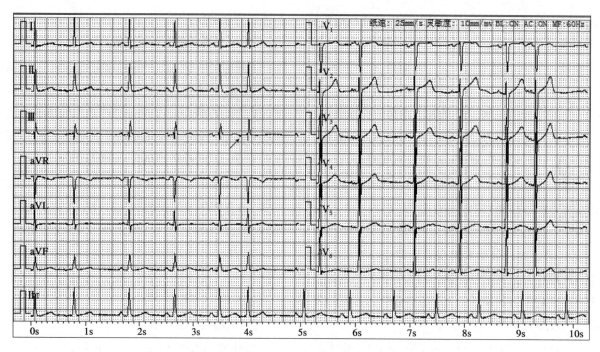

图 6-9　房性期前收缩

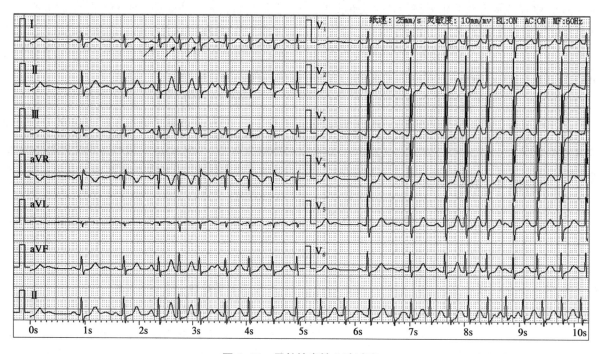

图 6-10　局灶性房性心动过速

局灶性房性心动过速患者的表现和症状的严重程度存在变异。非持续性局灶性房性心动过速常见，往往不需要治疗，10% 的患者有持续性心动过速从而导致心动过速性心肌病。

药物常选用 β 受体阻滞剂、地尔硫䓬或维拉帕米，次选氟卡尼和普罗帕酮，ⅠC 类药物联合治疗可改善总体有效率，促心律失常风险和其他并发症。在使用这些药物之前，应当权衡预期获益和潜在不良反应。

（三）多源性房性心动过速

多源性房性心动过速定义为心电图上至少有三种不同 P 波形态的快速心律。心房频率 > 100 次/min，多源性房性心动过速在 P 波之间有明确的等电位线，P-P、P-R 和 R-R 间期不等（图 6-11）。

多源性房性心动过速通常伴有基础病因，包括肺部疾病、肺动脉高压、冠心病和瓣膜性心脏病，低镁血症和应用茶碱类药物。一线治疗是针对基础病因的治疗，此外，静脉注射镁剂可能对血镁水平正常的患者有帮助，抗心律失常药物以减慢房室结水平的传导、控制心室率为主。

四、非阵发性交界区心动过速

非阵发性交界区心动过速（常被称为加速的房室交界性心律）的机制是交界区（包括 His 束）异位局灶的自律性增高（不正常），成年人中不常见，常见于先天性心脏病心外科手术后的婴儿，也称为交界区异位心动过速。婴儿和儿童由于心力衰竭或不可控制的无休止性心动过速病死率高，可使用 β 受体阻滞剂、地尔硫䓬、氟卡尼、普鲁卡因胺和维拉帕米治疗交界区心动过速。在成年人中频率较慢（70~130 次/min），通常由地高辛中毒或心肌梗死所致，主要是纠正基础病因。

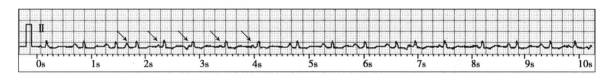

图 6-11 多源性房性心动过速

第三节 心 房 颤 动

诊疗路径：

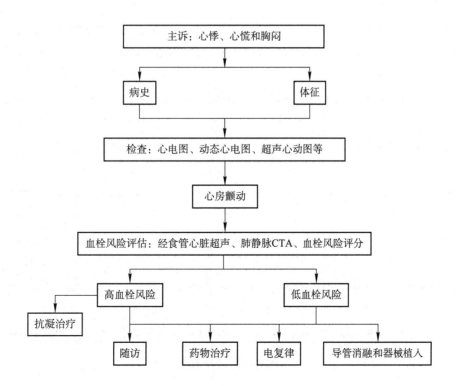

心房颤动（简称房颤）的患病率为0.65%，并随年龄增长逐渐增加，>80岁人群中高达7.5%。心房颤动危害巨大，与全因死亡风险增加2倍，脑卒中风险增加5倍，心力衰竭风险增加3倍。

☞ 典型案例6-1

主诉：间断头晕、黑矇2月余。

（一）心电图表现

P波消失，代之以小而不规则的基线波动，形态与振幅均变化不定，称为f波；频率为350~600次/min；心室率极不规则，心房颤动未接受药物治疗、房室传导正常者，心室率常在100~160次/min之间，QRS波形态正常（图6-12），若心室率过快，发生室内差异性传导，QRS波会增宽变形。药物（儿茶酚胺类等）、运动、发热、甲状腺功能亢进等均可缩短房室结不应期，使心室率加速；洋地黄可延长房室结不应期，减慢心室率。

（二）分类

近年来随着研究的深入，按照心房颤动发作的频率和持续时间进行分类已成为共识，该分类方法有助于指导心房颤动的临床管理，一般分为阵发性房颤（paroxysmal AF）、持续性房颤（persistent AF）、长程持续性房颤（long standing persistent AF）和永久性房颤（permanent AF）4类，其定义见表6-5。

表6-5 心房颤动的分类

分类	定义
阵发性房颤	发作后7天内自行或干预终止的心房颤动
持续性房颤	持续时间超过7天的心房颤动
长程持续性房颤	持续时间超过1年的心房颤动
永久性房颤	医生和患者共同决定放弃恢复或维持窦性心律的一种类型，反映了患者和医生对于心房颤动的治疗态度，而不是心房颤动自身的病理生理特征，如重新考虑节律控制，则按照长程持续性房颤处理

（三）心房颤动的病因

部分心房颤动有可逆原因，包括甲状腺功能亢进、呼吸睡眠暂停综合征、近期心胸手术、肺部疾病、吸烟饮酒等，消除基础病因可缓解心房颤动。而超过70%的患者则是由于老化或者继发于器质

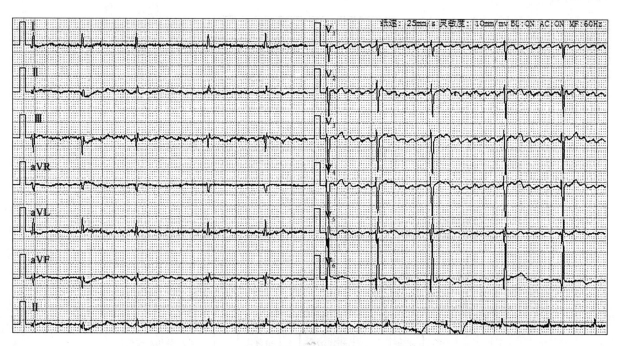

图6-12 心房颤动

性心脏病，包括瓣膜性心脏病、肥厚型心肌病、高血压等。

（四）心房颤动的机制

心房颤动的发生需触发和维持机制。

1. 触发机制 在部分心房颤动患者，特别是阵发性房颤，肺静脉等异位兴奋灶发放的快速冲动可以导致心房颤动的发生。此外，上腔静脉、左心耳、Marshall 韧带等处都可能出现触发灶。

2. 维持机制 心房颤动的维持机制目前尚未完全阐明，已有多个理论假说，主要包括：①主波理论：心房内存在多个折返波，以一个折返波为主。②多子波折返理论：心房内存在多个折返波。③转子学说：心房内存在螺旋形的功能性折返波。结构性心脏病、高血压，糖尿病等导致心房结构改变形成基质维持心房颤动，心房颤动本身也诱发缓慢而渐进性的心房重塑，导致肌束间的电分离和局部传导的不均一性，进一步维持心房颤动。

3. 自主神经系统的作用 研究表明，自主神经系统（autonomic nervous system，ANS）在心房颤动的发生中起作用。支配心脏的自主神经元聚集分布于心外膜的脂肪垫和 Marshall 韧带内形成神经节丛（ganglionated plexuses，GP），包含交感神经和迷走神经。迷走神经刺激主要通过释放乙酰胆碱，激活乙酰胆碱敏感性钾电流，缩短心房肌动作电位和不应期，增大离散度，利于折返的形成；交感神经刺激主要通过增加细胞内钙浓度，增加自律性和触发活动。

（五）心房颤动的诊断

最常见的心房颤动相关症状有心慌、心悸、乏力、疲劳、劳力性呼吸困难和胸痛。

1. 症状 心房颤动心室率异常是症状的重要原因，会引起心悸、乏力、胸闷、运动耐量下降等临床症状。心房颤动伴发的心动过缓，多在夜间发生，与迷走神经张力改变或使用抑制房室传导的药物有关。心房颤动根据其对生活的影响程度进行评分分级（表6-6）。

心房颤动并发左心房附壁血栓脱落引起动脉栓

表6-6 改良的欧洲心律协会（EHRA）症状标准（根据 Wynn 等的分类修改）

心房颤动类型	临床表现	可能的病理生理学改变
1	无	心房颤动不引起任何症状
2a	轻度	正常日常活动不受心房颤动相关症状的影响
2b	中度	正常日常活动不受心房颤动相关症状的影响，但是患者受到症状困扰
3	严重	正常日常活动受到心房颤动相关症状的影响
4	致残	正常日常活动终止

EHRA 2a 级和 2b 级可通过评估其心房颤动症状是否影响患者功能进行鉴别。

塞，是致残和致死的重要原因。心房颤动持续 48 h 以上发生左心房附壁血栓，最常见的血栓附着部位是左心耳，持续性心房颤动恢复窦性心律后左心房的机械功能需 4 周以上才能恢复，在此期间仍有形成左心房附壁血栓和引起栓塞的风险。心房颤动还引起心房功能丧失，心排血量可下降 15%~25%，会加重心衰。

2. 体征 心房颤动患者的体征包括脉律不齐、脉搏短绌、颈静脉搏动不规则、第一心音强弱不等、节律绝对不规整等。

（六）心房颤动的诊断与治疗

第一次接触心房颤动患者时，应当进行以下几个方面初始评估：①血流动力学是否稳定，是否有急诊治疗的需求，是否有影响生活的症状。②是否存在诱发因素（如甲状腺毒症或引发心房颤动的手术）和潜在的心血管疾病，是否有治疗基础疾病和诱发因素的需求。③卒中风险和出血风险，是否有抗凝治疗需求。④节律控制需求。⑤心室率控制需求。

1. 患者检查 动态心电图监测有助于评估心房颤动发作、心房颤动与症状的关系，有时还能检测到阵发性房颤的局灶诱发因素及心房颤动终止后窦房结反应等。经食管超声心动图（TOE）可用于除外心耳血栓评估瓣膜性心脏病和先天性心脏病。患者需筛查甲状腺功能，若有心肌缺血症状或体征的患者，视情况而接受冠状动脉造影或负荷试验，血压升高患者需评估患者血压波动情况，存在呼吸睡眠问题的患者需要行呼吸睡眠监测，有脑缺血或卒中征象的心房颤动患者，推荐进行脑部计算机体层成像（CT）或磁共振成像（MRI）。左心房钆对比剂 MRI 延迟增强显像、心脏 MRI 的 T1 像，以及心腔内超声评估心房纤维化程度，可能有助于指导心房颤动的治疗决策，但需要进一步的研究证实。

（1）卒中与出血风险评分：预防心房颤动引起的血栓栓塞事件，是心房颤动治疗重要策略之一。肥厚型心肌病和瓣膜性心脏病（二尖瓣中重度狭窄和机械瓣膜置换术）是心房颤动患者血栓栓塞的独立危险因素，应行抗凝治疗。发现心房内血栓需启动抗凝治疗。非瓣膜性房颤患者的血栓栓塞风险是连续的和不断变化的，推荐选用 CHA2DS2-VASc 评分方法（表 6-7），积分≥2 分的男性或≥3 分的

女性心房颤动患者血栓事件的年发生率较高，推荐抗凝治疗，阵发性房颤与持续性永久性房颤具有同等血栓栓塞风险；心房扑动的血栓风险评估和抗凝治疗与心房颤动相同。

（2）临床出血风险评估：临床常用多个出血风险评分，包括 HAS-BLED 评分（表 6-8）、ORBIT（更好的治疗心房颤动的结局注册研究），以及晚近的 ABC（年龄、生物标志物、临床病史）出血评分，目前最常用的是 HAS-BLED 评分。

表 6-8　HAS-BLED 评分

	项目	分值
H	高血压（收缩压 > 160 mmHg）	1
A	肝和肾功能异常（各 1 分）	1 或 2
S	卒中史	1
B	出血史和出血倾向	1
L	INR 波动大	2
E	老年（≥65 岁）	1
D	药物和酗酒（各 1 分）	1 或 2

出血和血栓具有很多相同的危险因素，如老龄和血栓栓塞史，出血风险增高者发生血栓栓塞事件的风险往往也高，这些患者接受抗凝治疗的临床净获益可能更大，因此一次高出血风险评分通常不是抗凝药物预防血栓的禁忌证，但是应当识别出血风险因子，对可治疗的因素予以纠正。

肝功能异常：慢性肝病（如肝硬化）或显著的生化指标紊乱（如胆红素 > 正常值 2 倍，并且谷丙转氨酶、谷草转氨酶、碱性磷酸酶 > 正常值上限 3 倍等）；肾功能异常定义为慢性透析或者肾移植或血清肌酐 > 200 μmol/L；出血指既往有出血病史或出血的诱因（如出血体质、贫血等）；INR 不稳定至 INR 值易变、偏高或达不到治疗范围（如 < 60%）；药物、饮酒指合并用药，如抗血小板药、非甾体抗炎药、嗜酒等。

2. 卒中预防　启动口服抗凝药，以预防卒中的发生（表 6-9）。口服抗凝药物主要包括以下两类。

表 6-7　CHA2DS2-VASc 评分系统中，卒中、短暂性脑缺血发作及系统栓塞的临床危险因素

CHA2DS2-VASc 危险因素	分数
充血性心力衰竭 心力衰竭的症状、体征或左心室射血分数降低的客观证据	+1
高血压 至少 2 次静息血压 > 140/90 mmHg 或正在行降压治疗	+1
年龄 ≥ 75 岁	+2
糖尿病 空腹血糖 > 7 mmol/L（125 mg/dL）或口服降糖药物和（或）胰岛素治疗	+1
既往卒中，短暂性脑缺血发作，或血栓栓塞	+2
血管疾病 既往心肌梗死，外周动脉疾病，或主动脉斑块	+1
年龄 65 ~ 74 岁	+1
性别（女性）	+1

表 6-9 心房颤动患者中卒中预防的推荐

推荐	推荐类别	证据水平
推荐所有 CHA2DS2-VASc 评分 ≥2 分的男性和 ≥3 分的女性心房颤动患者口服抗凝药治疗用于预防血栓栓塞	I	A
在 CHA2DS2-VASc 评分 1 分的男性和评分 2 分的女性心房颤动患者，依据个体特征和患者意愿，应当考虑口服抗凝药治疗用于预防血栓栓塞	IIa	B
推荐维生素 K 拮抗剂治疗（INR 2.0 ~ 3.0 或更高）用于中到重度二尖瓣狭窄或机械心脏瓣膜的心房颤动患者的卒中预防	I	B
当心房颤动患者开始口服抗凝药治疗时，如果其适于应用新型口服抗凝药物（阿哌沙班、达比加群、依度沙班或利伐沙班），推荐新型口服抗凝药物，优于维生素 K 拮抗剂	I	A
当患者使用维生素 K 拮抗剂治疗时，治疗范围内时间（TTR）应当尽可能保持高水平并严密监测	I	A

（1）维生素 K 拮抗剂：华法林和其他维生素 K 拮抗剂是率先被用于心房颤动患者的抗凝药，维生素 K 拮抗剂治疗降低 2/3 卒中风险和 1/4 的死亡。维生素 K 拮抗剂的使用受到其治疗区间窄，容易受到食物和药物影响，需监测国际标准化比值（INR）和调整剂量。合并中重度二尖瓣狭窄和（或）植入机械瓣的心房颤动患者，只能选择维生素 K 拮抗剂抗凝方案。

（2）非维生素 K 拮抗剂类口服抗凝药：凝血酶抑制剂达比加群和 Xa 因子抑制剂阿哌沙班、依度沙班和利伐沙班，是维生素 K 拮抗剂的替代品（表 6-10），新型口服抗凝药物的效果均可预测（起效和失效），不需要规律的抗凝监测。

3. 心房颤动的节律控制 心房颤动转复为窦性心律的方式有自动复律、药物复律、电复律及导管消融。临床如需紧急控制快心室率，如心衰失代偿、急性心肌缺血、低血压等情况下首选同步直流电复律；血流动力学稳定的新近发生的心房颤动（通常指心房颤动持续时间 1 周内）患者，可选择药物复律，包括胺碘酮、决奈达隆、索他洛尔和普罗帕酮。药物可使 50% 的新发心房颤动患者转复为窦性心律，但对持续性房颤疗效差。抗心律失常

表 6-10 口服抗凝药用法用量

	常规剂量	禁忌证或不建议应用	半衰期（h）	达峰时间（h）	减量应用
达比加群	150 mg/ 次，2 次 /d	CrCl < 30 mL/min，终末期肾病、透析	12 ~ 17	1.25 ~ 3	75 mg，2 次 /d
利伐沙班	20 mg/ 次，1 次 /d	心房颤动：CrCl < 15 mL/min，DVT 预防：CrCl < 30 mL/min，中重度肝疾患	5 ~ 9	2 ~ 4	15 mg，1 次 /d
阿哌沙班	5 mg/ 次，2 次 /d	CrCl < 15 mL/min，严重肝疾患	12	3 ~ 4	2.5 mg，2 次 /d
依度沙班	60 mg/ 次，1 次 /d	CrCl < 15 mL/min，CrCl > 95 mL/min，严重肝疾患	9 ~ 11	3 ~ 4	30 mg，1 次 /d
华法林	1 ~ 10 mg/d，INR：2 ~ 3	严重肝病（密切监测）	20 ~ 60	4	

药物有一定的不良反应，偶可导致严重室性心律失常和致命性并发症，对于合并心脏增大、心衰及血电解质紊乱的患者，应予警惕。长期维持窦性节律可以选择口服抗心律失常药物或导管消融治疗。受抗心律失常药物维持窦性心律的有效性及安全性限制，导管消融在维持窦性心律中的作用越来越重要。

房颤节律控制除维持窦性心律之外，还有一个很重要的问题是卒中的预防。心房颤动时心房机械功能丧失，因此左心耳作为一个死腔样结构，血液滞留形成血栓，心房颤动患者心房内血栓90%位于左心耳。心房颤动时心房几乎无机械活动，血栓也不易脱落，但是恢复窦性心律后，心房机械活动会逐渐恢复，这时左心耳内的血栓伴随着心房壁的收缩或脱落导致卒中。心房机械活动在恢复窦性心律后大部分可在1周内逐渐恢复，也可延迟至4周，因此房颤复律后卒中大部分发生在1周之内。

复律存在血栓栓塞的风险，复律前需利用经食管超声排除心房尤其是左心耳血栓，心房颤动或房扑持续≥48 h或时间不详的患者，至少在复律前3周和复律后4周应用抗凝（前3后4），当然如果伴血流动力学不稳定可直接复律，否则需要在食管超声排除血栓后进行复律或者有效抗凝3周以上再进行复律。

"前3后4"的理论基础为：有研究表明，复律前抗凝治疗3周和食管超声指导下的电复律栓塞并发症风险相似，均较低。但是不等于能够完全避免栓塞，因为有研究表明，抗凝治疗虽然可溶解左心耳内已形成的血栓，但是3周以后仍有血栓不能被溶解。术后继续抗凝治疗4周的原因是，4周后心房机械功能恢复，不易形成血栓。但是近年来，心房颤动复律后的抗凝治疗时间是根据患者CHAD2S-VASc积分和卒中病史决定，积分≥2分要求长期抗凝治疗，尤其是有卒中病史者。

4. 心房颤动心室率控制　心室率控制是心房颤动患者管理不可或缺的部分，充分的心室率控制常能改善心房颤动相关症状。值得注意的是，现在

的研究表明，严格心率控制（静息心率＜80次/min，运动时＜110次/min）预后和症状比宽松的心率控制（静息心率＜110次/min）有更多的获益。

心房颤动心室率控制包括急性心室率控制和长期心室率控制，临床医生应根据患者基础疾病、全身情况和患者意愿选择治疗策略。需急性心室率控制的心房颤动患者，应评估心室率增快的原因，根据患者的临床特征、症状、LVEF和血流动力学特点选择合适药物，心室率控制的常用药物包括β受体阻滞剂、非二氢吡啶类钙离子拮抗剂（维拉帕米和地尔硫䓬）、洋地黄类及某些抗心律失常药物（如胺碘酮）。血流动力学不稳定的快心室率患者，急诊可选择电复律或者静脉药物控制心室率。长期心室率控制方法包括长期口服药物或手术的方法。LVEF≥0.40的心房颤动患者心室率控制可选择口服β受体阻滞剂、非二氢吡啶类钙离子拮抗剂（维拉帕米、地尔硫䓬）或地高辛；LVEF＜0.40的心房颤动患者心室率控制可选择口服β受体阻滞剂或地高辛，上述药物无效时，可考虑胺碘酮。

特别需要注意，心房颤动同时伴随预激，禁止使用β受体阻滞剂、非二氢吡啶类钙离子拮抗剂（维拉帕米和地尔硫䓬）、洋地黄类，因其阻滞房室结而对旁路作用弱，会促进心房颤动从旁路下传导而引发快速心室率或者室颤发作。此类患者根据其是否存在器质性心脏病选择同时阻滞房室结和旁路的Ⅰ类或者Ⅲ类药物治疗，药物治疗无效的患者也可以考虑导管消融术和起搏器植入术。

第四节　心房扑动

心房扑动（atrial flutter）简称房扑，是介于房速和心房颤动之间的快速型心律失常。健康者很少见，多伴有器质性心脏病，如风湿性心脏病、冠心病、高血压性心脏病、心肌病等。此外，甲状腺功能亢进症、饮酒过量、心功能不全等，亦可出现房扑。

房扑的心电图特征包括窦性P波消失，代之

以振幅、间距相同的有规律的锯齿状扑动波，称为F波，扑动波之间的等电线消失，频率常为250~350次/min；心室率规则或不规则，取决于房室传导比例是否恒定，房扑波多以2：1及4：1交替下传；QRS波形态正常，当出现室内差异传导、束支阻滞或经房室旁路下传时，QRS波增宽、形态异常（图6-13）。

患者的症状与房扑的心室率相关，心室率不快时患者可无症状；房扑伴有极快的心室率，可诱发心绞痛和充血性心力衰竭。房扑往往有不稳定的倾向，可恢复窦性心律或进展为心房颤动，但亦可持续数月或数年。房扑患者也可产生心房血栓，进而引起体循环栓塞。

房扑的治疗同心房颤动。

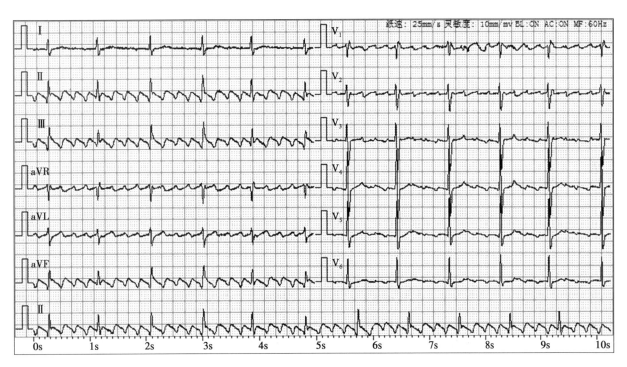

图6-13 心房扑动

第五节　室性心动过速

诊疗路径：

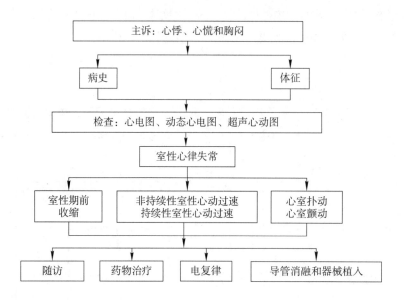

室性心律失常（ventricular arrhythmia，VA）是指起源于希氏束及其分支以下心室肌的异位心律，是临床常见的心律失常。器质性心脏病和离子通道病是其常见原因，但无器质性心脏病患者室性心律失常并非少见。室性心律失常的临床谱广泛，既可以毫无症状，也可引起血流动力学障碍，甚至心脏性猝死。恰当地处理依赖于识别其基础疾病，进行正确的危险分层。

一、总论

（一）新认识，新分类

室性心律失常包括室性期前收缩（premature ventricular beat，PVC）、非持续性室性心动过速（non-sustained ventricular tachycardia，NSVT）与持续性室性心动过速（sustained ventricular tachycardia，SVT）、心室扑动（ventricular flutter，VFL）与心室颤动（ventricular fibrillation，VF），PVC是临床上最常见的心律失常，室性心动过速是指连续3个或3个以上的室性心律且频率>100

次/min。根据室性心动过速的持续时间及发作时血流动力学的稳定与否又分为非持续性室性心动过速和持续性室性心动过速。持续性室性心动速是指室性心动过速持续时间超过30 s，或者持续时间虽然短于30 s但是不能维持正常的血流动力学。进一步根据室性心动过速发作时QRS波的形态分为持续性单形性室速（sustained monomorphic ventricular tachycardia，SMVT）及多形性室速/室颤（polymorphic ventricular tachycardia/ventricular fibrillation）（PVT/VF）。

（二）病因

室性心律失常见于器质性心脏病患者或者遗传性离子通道病等电传导紊乱患者，但亦可见于心脏结构正常的人。对于无器质性心脏病的普通人群，精神紧张、过度劳累及过量烟、酒、咖啡等均可诱发室性心律失常，其他如洋地黄、奎尼丁、三环类抗抑郁药中毒，电解质紊乱（低钾、低镁）等也可诱发室性期前收缩。而各种器质性心脏病如冠心病、心肌病、瓣膜性心脏病、二尖瓣脱垂等是室性心律失常常见的病因。除此之外，遗传性心律失常综合征，如儿茶酚胺敏感性多形性室速（CPVT）、长 QT 间期综合征（LQTS）、短 QT 间期综合征（SQTS）、Brugada 综合征和早期复极综合征（ERS）也是室性心律失常的常见病因。

（三）流行病学

1. 室性期前收缩和非持续性室性心动过速　室性期前收缩是临床上最常见的心律失常，人群中标准 12 导联心电图 1% 有室性期前收缩（图 6-14），24 h 或 48 h 动态心电图检测 40%～75% 有室性期前收缩，小于 3% 的健康、无症状的个体有非持续性室性心动过速（图 6-15）。器质性心脏病患者中非持续性室速更多见，其患病率见表 6-11。

2. 持续性室性心动过速和室性颤动　约有 10% 的室速患者应用当前的临床诊断技术查不到特殊病因，因此称为特发性室速（idiopathic ventricular tachycardia，IVT）（图 6-16）。IVT 包括多种类型，如腺苷敏感性室速和分支型室速等，60%～80% 的

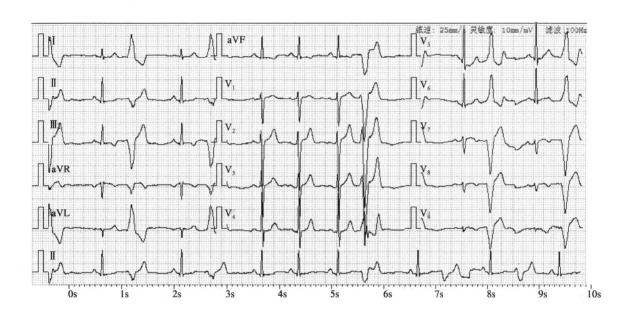

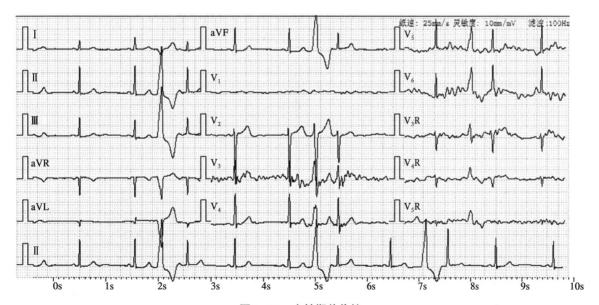

图 6-14　室性期前收缩

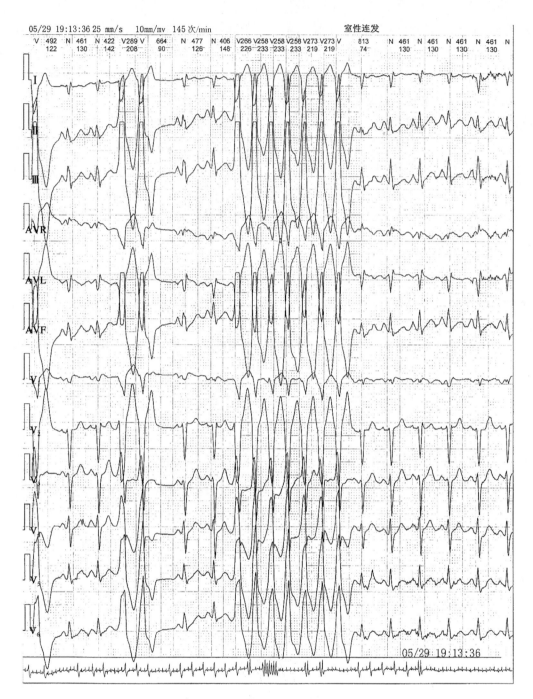

图 6-15　非持续性室性心动过速

IVT 起源于右心室流出道，发病年龄为 30～50 岁，女性多见。10%～15% IVT 为分支型室速，分支型室速常见于 15～40 岁的男性患者（60%～80%）。

90% 的持续性室性心动过速、室性颤动发生于器质性心脏病患者，如缺血性心脏病、肥厚型心肌病（HCM）、扩张型心肌病（DCM）、先天性心脏病和瓣膜性心脏病等，以缺血性心脏病最为常见。大多数持续性室性心动过速、室性颤动发生在心肌梗死后 3 年，部分也可发生于心肌梗死后的 10～15 年。心室收缩功能下降的持续性室速患者死亡风险明显增加。

遗传性心律失常综合征也是持续性室性心动过

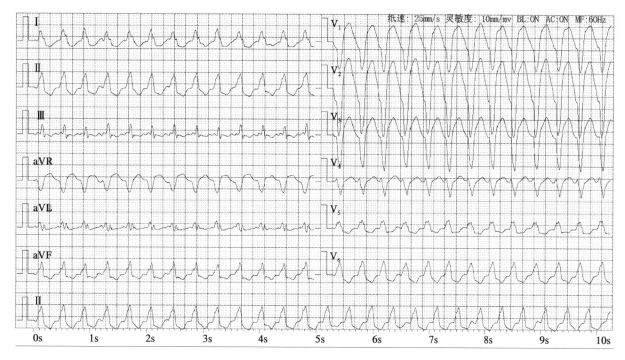

图 6-16 持续性室性心动过速

表 6-11 器质性心脏病 NSVT 患病率

器质性心脏病	NSVT 患病率（%）
急性心肌梗死（＜48 h）	45
急性心肌梗死（48 h～1 个月）	5～10
心力衰竭	30～80
肥厚型心肌病	70～80
扩张型心肌病	40～70
高血压	2～15
瓣膜病	25

速、室性颤动的重要原因，如儿茶酚胺敏感性多形性室速（CPVT）、长 QT 间期综合征（LQTS）、短 QT 间期综合征（SQTS）、Brugada 综合征、早期复极综合征（ERS）。室性心律失常尤其多种形态的患者很少无因可循，应予更全面、详尽的诊断措施去发现潜在病因。

（四）心电图特点

1. 室性期前收缩的心电图特点 ① QRS 波前无 P 波或者无相关的 P 波。②提前发生的 QRS 波，时限通常超过 0.12 s，T 波的方向与 QRS 主波方向相反。③室性期前收缩后出现完全性代偿间歇，即包含室性期前收缩在内前后 2 个下传的窦性搏动之间期等于 2 个窦性 RR 间期之和，因为室性期前收缩很少能逆传心房提前激动窦房结，故窦房结冲动发放节律未受干扰。如果室性期前收缩恰巧插入 2 个窦性搏动之间，不产生室性期前收缩后停顿，称为间位性室性期前收缩（图 6-14 下图）。室性期前收缩可孤立或规律出现。二联律是指每个窦性搏动后跟随一个室性期前收缩。三联律是每 2 个正常搏动后出现一个室性期前收缩。连续发生 2 个室性期前收缩称成对室性期前收缩，连续 3 个或以上室性期前收缩称室性心动过速。同一导联内，室性期前收缩形态相同为单形性室性期前收缩，形态不同者称多形性或多源性室性期前收缩。

2. 室速的心电图特点 宽 QRS 波心动过速类型，心电图表现为：①频率多在 140～200 次 /min，节律可稍不齐。② QRS 波群形态宽大畸形，通常时限 > 0.12 s。③如能发现 P 波，并且 P 波频率慢于 QRS 波频率，PR 无固定关系（房室分离）。④偶尔心房激动夺获心室或发生室性融合波。室速发作时少数室上性冲动可下传心室，产生心室夺获，表现为在 P 波之后，提前发生一次正常的 QRS 波。室性融合波的 QRS 波形态介于窦性与异位心室搏动之间，其意义为部分夺获心室。心室夺获与室性融合波的存在为确立室速诊断提供了重要依据。按室速发作时 QRS 波的形态，可将室速分为单形性室速和多形性室速，QRS 波方向呈交替变换者称双向性室速。

除了室性心动过速外，室上速伴心室内差异性传导，室上速伴原来存在束支阻滞或室内传导延迟，室上性心律失常（房速、房扑或心房颤动）经房室旁路前传，经房室旁路前传的房室折返性心动过速等，亦可表现为宽 QRS 波心动过速类型，两者的临床意义与处理不同，因此应注意鉴别。临床总结了各种鉴别诊断流程可供参考，下列特征性心电图表现是室速的基本依据：①室性融合波；②心室夺获；③室房分离；④全部心前区导联 QRS 波全部向上或者向下。

（五）诊断

注意基础病，规范诊疗流程也是室性心律失常诊疗的重要原则。临床表现因人而异，大多数患者可无明显症状，部分偶发室性期前收缩患者也可能有严重的症状。无器质性心脏病患者的室性心律失常属于良性，患者预后较差的影响因素如下：这些患者需要排除潜在的疾病，如室性期前收缩超过 2 000 次 /24 h、复杂室性期前收缩（二联律、三联律和非持续性室速）、多形性室性期前收缩、室性期前收缩的联率间期短（R-on-T 现象）、QRS 宽的室性期前收缩（常见于心肌病）。多形性室性心律失常 90% 来源于器质性心脏病患者，无论患者有无症状均需要全面评估。

诊断流程要求对患者进行全面综合的评估，为治疗提供依据。标准评估项目包括病史采集、体格检查、12 导联心电图检查、超声心动图和实验室检查。如果这些检查不足以明确病因，可进一步行运动试验、冠脉造影、心脏 MRI、基因检测和电生理检查，推荐植入型心电监测仪用于疑似室性心律失常引起偶发症状（包括晕厥）患者的评估。心律失常的特殊检查如多形室性心动过速患者可以考虑药物试验，静脉注射钠通道阻滞剂可揭示 Brugada 综合征，肾上腺素可显露 LQT 1 和 LQT 2，异丙肾上腺素可用于 CPVT 的家族筛查，腺苷可用于显露预激图形等。需特别强调影像学，如超声心动图和磁共振在诊断潜在器质性疾病中的地位。上述检查评估的目的是判断患者是否合并器质性心脏病，对心律失常进行危险分层。

（六）处理

首先应决定哪些患者应给予治疗。有器质性心脏病或有明确诱因应首先给以针对性治疗；无器质性心脏病患者发生非持续性短暂室速，如无症状或血流动力学影响，处理的原则与室性期前收缩相同；持续性室速发作，无论有无器质性心脏病，应给予治疗。

1. 终止室速发作　如患者已发生低血压、休克、心绞痛、充血性心力衰竭或脑血流灌注不足等症状，应迅速施行电复律。持续性室速患者，如病情稳定，可经静脉插入电极导管至右心室，应用超速起搏终止心动过速，但应注意有时会使心率加快，室速恶化转变为心室扑动或颤动。室速患者如无显著的血流动力学障碍，首先选择利多卡因或普鲁卡因胺，普罗帕酮亦十分有效，但不宜用于心肌梗死或心力衰竭的患者；若仍无效，可选用胺碘酮静脉注射或改用直流电复律。

2. 预防复发　应努力寻找和治疗诱发及使室速持续的可逆性病变，如缺血、低血压、低钾血症、充血性心力衰竭。窦性心动过缓或房室传导阻滞时，心室率过慢，可给予阿托品治疗或应用人工心脏起搏。

β 受体阻滞剂能降低心肌梗死后猝死的发生率，其作用可能主要通过降低交感神经活性与改善心肌缺血实现。维拉帕米对大多数室速的预防无效，但可应用于"维拉帕米敏感性室速"患者。单一药物治疗无效时，可联合应用作用机制不同的药物，各自使用量均可减少。不应使用单一药物大剂量治疗，以免增加药物的不良反应。

抗心律失常药物亦可与埋藏式心室起搏装置合用，治疗复发性室速。植入型心律转复除颤器、外科手术亦已成功应用于选择性病例。无器质性心脏病的特发性、单源性室速，导管消融根除发作疗效甚佳。

二、尖端扭转型室速

尖端扭转型室速（torsade de pointes，TDP）是多形性室速的一种特殊类型，因发作时 QRS 波群的振幅与波峰呈周期性改变，宛如围绕等电位线连续扭转而得名，频率 200～250 次 /min。当室性期前收缩发生在舒张晚期、落在前面 T 波的终末部时（R-on-T）可诱发室速，尤其在长 - 短周期序列之后亦易引发尖端扭转型室速，尖端扭转型室速亦可进展为心室颤动和猝死（图 6-17）。本型室速的病因可为先天性、电解质紊乱（如低钾血症、低镁血症）、抗心律失常药物（如Ⅰ A 类或Ⅲ类）、吩噻嗪和三环类抗抑郁药、颅内病变、心动过缓（特别是三度房室传导阻滞）。尖端扭转型室速患者应努力寻找和去除导致 QT 间期延长的获得性病因，停用明确或可能诱发尖端扭转型室速的药物。治疗上首

先给予静脉注射镁盐，Ⅰ A 类或Ⅲ类药物可使 QT 间期更加延长，故不宜应用。先天性长 QT 间期综合征治疗应选用 β 受体阻滞剂，药物治疗无效者可考虑左颈胸交感神经切断术或植入 ICD 治疗。

三、心室扑动与心室颤动

心室扑动（ventricular flutter）和心室颤动（ventricular fibrillation），简称室扑和室颤，为致死性心律失常。常见于缺血性心脏病，此外，抗心律失常药物特别是引起 QT 间期延长与尖端扭转的药物，严重缺氧、缺血、预激综合征合并心房颤动与极快的心室率、电击伤等亦可引发。

心室扑动呈正弦图形，波幅大而规则，QRS 波呈单形性，频率 150～300 次 /min（通常在 200 次 /min 以上），有时难与室速鉴别。心室颤动的波形、振幅和频率均极不规则，无法辨认 QRS 波群、ST 段和 T 波（图 6-18），持续时间较短，如不及时抢救，一般心电活动在数分钟内迅速消失。急诊抢救电除颤是首要步骤，β 受体阻滞剂和静脉注射胺碘酮可治疗反复发作的多形性室速。长期治疗 ICD 是不可逆原因所致的持续性多形性室速、室颤患者急

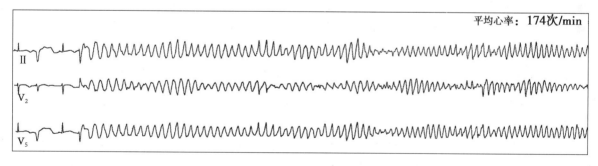

图 6-17　尖端扭转型室速

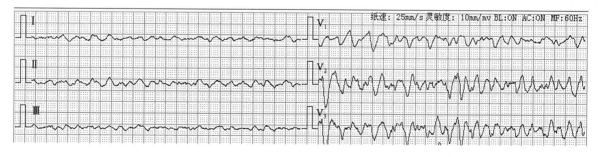

图 6-18　心室颤动

性缺血所致的持续性多形性室速、室颤的首要治疗方法；反复发作的多形性室速、室颤的患者，如果触发室速 / 室颤的室性期前收缩形态仅有一种或少数几种，可考虑导管消融治疗。当多形性室速、室颤由同一形态室性期前收缩引起时，可以考虑消融，但即使多形性室速、室颤的触发灶能被成功消融，ICD 治疗仍然是必要的。

四、特殊疾病的室性心律失常

（一）特发性室性心律失常

没有器质性心脏病的室性心律失常约占患者的 10%，根据解剖起源分为分支型或维拉帕米敏感性、流出道、流入道（二尖瓣环、三尖瓣起源）、乳头肌、邻近心脏静脉系统起源（包括起源于心大静脉远端及前室间沟静脉）。

流出道室性心律失常常为运动所诱发，其产生机制与儿茶酚胺依赖性自律性增高及环磷酸腺苷介导钙依赖性的延迟后除极有关。分支型室速为左心室特发性室速中最为常见的一种类型。相关研究表明，该类室速为浦肯野纤维网参与的大折返性心动过速。流入道、乳头肌及心脏静脉系统起源室速相对少见，其治疗药物和导管消融均为一线治疗方案，导管消融的成功率取决于室性期前收缩起源的位置。

（二）冠心病合并室性心律失常

超过 6% 的 ACS 患者在症状开始出现的最初 48 h 内发生室速或室颤，大多数发生在血流再灌注之前或期间。近 10 年住院的 ACS 患者室性心动过速、室性颤动明显减少，主要因为早期和强化的血运重建治疗策略以及早期适当的药物治疗。随着公众医学教育的普及，越来越多患者被尽早送到医院，这一部分患者尽快完成血运重建是防治心律失常的关键。PCI 术中室性心律失常导致血流动力学不稳定患者，可考虑置入心室辅助装置。成功再灌注治疗后 1 min 内出现的室性快速性心律失常可能是一过性的，不需要治疗。急性缺血患者心肌电活动不稳定易导致室性心律失常，若没有室性心律失常者不应预防性给予抗心律失常药物治疗。尽管给予最佳血运重建，仍出现了危及生命的室性心律失常，首先应考虑重复电复律、除颤，纠正电解质紊乱，镇静以减少交感神经活性，早期给予 β 受体阻滞剂。采取上述措施室性心律失常仍反复发作的患者，静脉注射胺碘酮是合理的，若有必要可静脉注射利多卡因。经完全血运重建和最佳药物治疗后室速或室颤仍频繁发作者，可考虑射频导管消融治疗，反复发作的室颤可能起源于损伤的浦肯野纤维，或由心肌损伤的室性期前收缩触发。目前研究表明，几乎所有病例均可从心内膜行基质消融，建议手术应在有经验的导管消融中心进行。长期 β 受体阻滞剂是唯一可以改善预后的药物，但 I 类抗心律失常药物已被证实无益甚至有害，不推荐应用。

尽管良好的血运重建、β 受体阻滞剂等药物治疗明显降低了冠心病患者猝死发生率，但急性冠脉综合征（acute coronary syndrome，ACS）患者后期的室性心律失常仍然是猝死的主要原因。大部分急性心肌梗死后患者经血运重建和二级预防保存了左心室功能。尽管这些患者较左心室受损的患者猝死风险低，仍需要提高对中危人群的识别。若心肌梗死后心功能降低（LVEF ≤ 0.40）可考虑心室程序电刺激以评估猝死风险，但不推荐非侵入性试验（如 T 波电交替、自主神经功能异常或信号平均心电图）用于心肌梗死后早期的危险分层。对于部分患者（不完全血运重建、既往有收缩功能不全、ACS 48 h 之后出现心律失常、多形性室速或室颤），心肌梗死后 40 天内可考虑植入 ICD 或临时使用可携带式复律除颤器。患者术后 3 个月心脏收缩功能得到改善，冠状动脉血运重建术后 6 ~ 12 周应重新评估左心室功能，以评价患者是否有 ICD 植入的适应证。

（三）非缺血性心脏病

非缺血性心肌病主要包括 DCM、HCM、ARVC、浸润性心肌病（如心脏淀粉样变性）、限制型心肌病和其他心肌病（如左心室致密化不全和 Chagas 病）。心肌病伴发室性心律失常患者猝死风险增高，且随心肌病的病因和严重性不同而变化。危险评估是指评估心肌病患者发生致命性室性心律失常的风险大小，目的在于对患者进行危险分层并指导治疗。心功能状态是患者最好的危险评估指标，LVEF < 0.30 的患者室性心动过速、室性颤动和猝死的发生率明显升高，有猝死病史和家族史也是高危因素，由室性心律失常导致血流动力学障碍或者晕厥症状是猝死的高危因素，HCM 患者心肌肥厚超过 30 mm 也计入高危分层。猝死高风险的心肌病患者首选 ICD 治疗。无 ICD 适应证的患者可以选用药物控制室性心律失常发作，β 受体阻滞剂为首选，并逐渐加大剂量以获得理想的效果；无效可换用胺碘酮或索他洛尔。当植入 ICD 的患者出现频繁室速或室颤时，联合药物或者导管消融治疗，索他洛尔效果较好，也可联合使用 β 受体阻滞剂和胺碘酮或单独静脉应用胺碘酮，所有心肌病伴发室性心律失常的患者应慎用 I C 类抗心律失常药物，尤其伴有左心室功能受损的患者应禁用。心肌病室性心律失常的导管消融难度在于患者瘢痕多弥散分布，且多位于中层心肌或者心外膜处，有经验的中心心内膜联合心外膜消融可提高消融成功率，但导管消融成功率较低，不能

作为一线治疗。

（四）心力衰竭

心功能不全合并室性心律失常首先应进行病因治疗，包括稳定血流动力学、改善心功能、纠正电解质紊乱等。恶性心律失常导致的猝死约占心衰患者死亡的 50%，没有证据表明抗心律失常药物可以减少猝死风险。急性心衰患者对室性心动过速、室性颤动耐受力差，应尽早电复律。合并室性心律失常的心衰患者，可在心功能不全优化治疗的基础上选择胺碘酮、索他洛尔、β 受体阻滞剂。心衰患者猝死的危险分层十分重要，猝死高危患者应根据相关指南行 ICD 或 CRT-D 治疗，对于 ICD 和药物治疗仍然不能控制的室性心律失常患者，可联合导管消融治疗。

（五）长 QT 间期综合征

长 QT 间期综合征（LQTS）大多数是由一个或多个基因突变导致的遗传性离子通道异常。男性 QT 间期 > 440 ms 和女性 QT 间期 > 460 ms 考虑为 QT 间期延长（图 6-19）。临床表现为尖端扭转型室速引起的反复晕厥和猝死。晕厥与运动、情绪紧

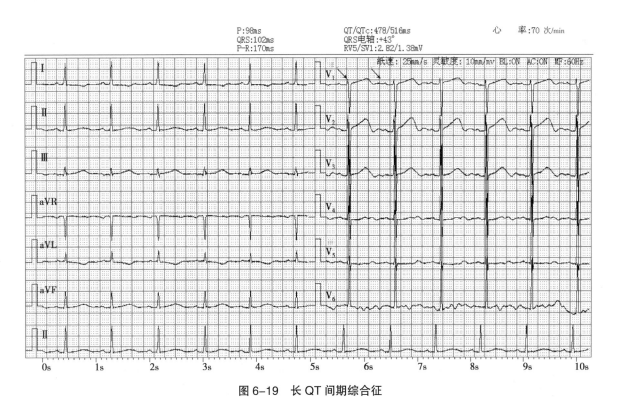

图 6-19　长 QT 间期综合征

张、激动有关，一般持续 1~2 min，少部分患者可在睡眠时发生猝死。典型患者较容易识别，但部分临界状态患者难以做出危险分层的准确判断。基因检测和临床检查有助于患者的危险评估。特异基因变异导致的 LQTS（如 JLNS 和 LQT8），其恶性心律失常事件常早发且治疗效果不佳，常见的 LQT1、LQT2 和 LQT3 患者中突变位点类型和基因功能损害程度与危险分层相关，同时携带 2 个或更多突变的患者比携带单个突变的患者临床表现更严重。LQTS 的危险分层主要参考指标有：QTc > 500 ms 为高危，QTc > 600 ms 为极高危；存在 2 个致病突变基因且 QTc 间期 > 500 ms 的 LQTS 患者，尤其有症状者为高危。心电图表现为 T 波电交替的患者，特别是已接受适当治疗但仍然存在心电不稳定的患者，是采取预防措施的直接指征。已经接受全面治疗，但是依然出现心律失常事件的 LQTS 患者属于高危。没有任何证据支持心室程序刺激在 LQTS 患者风险分层中的预测价值。治疗可根据分型选择 β 受体阻滞剂、美西律等，高危患者可以考虑植入 ICD，必要时可以行双侧交感神经节切除。

（六）短 QT 间期综合征

短 QT 间期综合征（SQTS）为单基因突变引起的常染色体显性遗传离子通道病。男性 QT 间期 < 370 ms 和女性 QT 间期 < 360 ms 考虑为 QT 间期缩短。临床表现为心悸、头晕及反复发作的晕厥和（或）心脏性猝死。心电图上 QT 间期明显缩短，胸前导联 T 波高尖。SQTS 患者猝死的年再发率可达 10%，因此有心搏骤停病史的 SQTS 患者应接受 ICD 治疗作为二级预防，需要 ICD 治疗但存在治疗禁忌或拒绝植入的 SQTS 患者可考虑奎尼丁治疗，应用奎尼丁应仔细监测 QT 间期延长和可能的致心律失常事件。目前无证据支持心室程序刺激在预测 SQTS 患者心律失常事件中的价值。

（七）Brugada 综合征

Brugada 波指 Brugada 综合征（BrS）患者的心电图表现中比较具有特异性的一种波形改变，常表现为胸导联 V$_1$ ~ V$_3$ ST 段抬高。这种抬高与常见的心肌损伤所导致的 ST 段抬高不太一致，具有自己的特点，通常表现为"穹窿样"或"马鞍样"抬高（图 6-20）。目前已确定家族性 Brugada 综合征

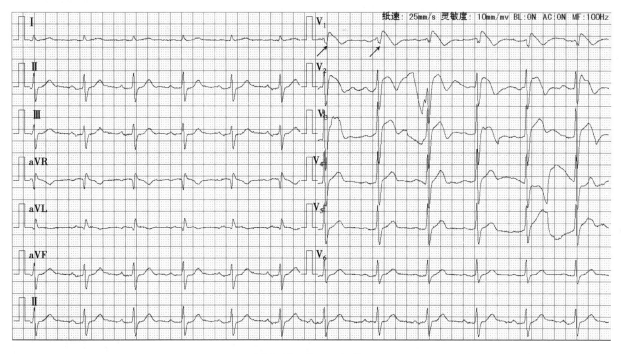

图 6-20　Brugada 波

存在钠通道和钙通道的基因突变。临床表现为反复晕厥，为中青年非器质性心脏病猝死的 主要原因之一。ICD 是目前唯一可降低 Brugada 综合征患者猝死风险的治疗措施，因此对于证实有室性心动过速、室性颤动的患者以及存在自发的 Ⅰ 型 Brugada 综合征心电图改变且伴有晕厥史的患者推荐植入 ICD。具备植入 ICD 适应证、但有 ICD 禁忌证或者拒绝 ICD 治疗的患者应考虑应用奎尼丁，有电风暴发作史或反复 ICD 放电治疗的 Brugada 综合征患者，可考虑导管消融治疗。心室程序刺激的预测价值仍有争论。

（八）儿茶酚胺敏感性室性心动过速

儿茶酚胺敏感性室性心动过速（CPVT）是一种在儿童和青少年中发生的没有任何明显结构性心脏疾病的罕见遗传性室速。临床表现为运动或情绪激动时发生双向性、多形性室速导致的晕厥。室速常可自行终止，若转为室颤则可导致猝死。此类患者的心电图常无特异性表现。

CPVT 患者运动期间室性期前收缩二联律或频发的高负荷可能与心律失常事件密切相关，此类患者应加强治疗，β 受体阻滞剂不能完全控制心律失常发作时，可联合使用氟卡尼，心搏骤停幸存者应接受 ICD 治疗。由于疼痛刺激可增加交感张力而触发心律失常，导致 ICD 电击的恶性循环甚至死亡，因此应程控 ICD 延迟放电。

第六节　缓慢性心律失常

诊疗路径：

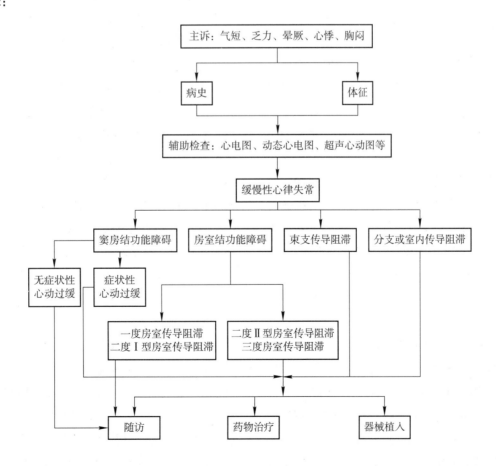

缓慢性心律失常是指窦性心动过缓、窦性静止、传导阻滞（主要是窦房传导阻滞、房室传导阻滞）等以心率减慢为特征的疾病。轻者可无症状，严重的心动过缓可造成低血压、心绞痛、心力衰竭、晕厥等血流动力学障碍。

一、总论

（一）定义和分类

心脏传导系统不能产生或不能传导正常的心电信号，导致心排血量不足，器官灌注不足，患者表现出乏力、头晕或晕厥等症状。通过分析节律，缓慢性心律失常可分为两种类型：窦房结功能障碍和房室传导阻滞。

1. 窦房结功能障碍

（1）窦性心动过缓：窦性心率 < 50 次 /min。

（2）窦性停搏：窦房结停止发放冲动时间 > 3 s。

2. 房室传导阻滞

（1）一度房室传导阻滞：房室 1∶1 传导，PR 间期 > 200 ms。

（2）二度房室传导阻滞：心房间断下传至心室。分为二度 Ⅰ 型、二度 Ⅱ 型、2∶1 房室传导阻滞和高度房室传导阻滞（≥2 个连续 P 波未下传）。

（3）三度房室传导阻滞：心房冲动不能传导至心室。

3. 传导阻滞疾病　分为右束支传导阻滞、左束支传导阻滞、非特异性心室内传导延迟（QRS 时限 > 110 ms 但无左束支或右束支传导阻滞心电图表现）、左前分支传导阻滞和左后分支传导阻滞。

（二）病因

部分健康的成年人、儿童及运动员可发生一度或二度 Ⅰ 型房室传导阻滞。静息时，迷走神经张力增高也可以出现缓慢性心律失常。其他导致房室传导阻滞的病变包括器质性心脏疾病，如冠心病急性心肌梗死、冠状动脉痉挛、心肌炎、心内膜炎、多发性肌炎、心肌病急性风湿热、主动脉瓣狭窄伴钙化、心脏肿瘤（特别是心包间皮瘤）、先天性心血管病、原发性高血压、心脏手术损伤；也可见于其他可逆性原因包括电解质紊乱（如高钾血症）、药物中毒（如洋地黄），以及其他系统疾病导致的病变黏液性水肿和心脏浸润性病变（如淀粉样变、结节病或硬皮病）等。老年持续性房室传导阻滞以原因不明的传导系统退行性变多见，如 Lev 病（心脏纤维支架的钙化与硬化）。

（三）诊断

疑似心动过缓或传导障碍的患者，应进行详细的病史采集，完善检查。

缓慢性心律失常导致晕厥、先兆晕厥、短暂性头晕或头重脚轻、心衰症状及意识模糊等临床表现。推荐 12 导联心电图记录节律、心率和传导障碍，若记录到或疑似心动过缓或传导障碍的患者，心电监护有助于记录心率或传导异常与临床症状之间的关系。频繁出现疑似心动过缓相关临床症状的患者（30 天以上），若非侵入性检查无法明确，植入心脏监护设备是合理的，通常能够发现症状发作时伴发的心律失常。疑似心功能不全的患者，心电图运动负荷试验有助于明确诊断并指导预后。对于伴或不伴明显结构性心脏病或冠状动脉疾病的新发左束支传导阻滞、二度 Ⅱ 型房室传导阻滞、高度房室传导阻滞或三度房室传导阻滞患者，还需要筛查结构性心脏病或系统性疾病，推荐行经胸超声心动图。若一般检查无法确定是否存在结构性心脏病，可行经食管心脏超声、CT、心脏磁共振或核素检查等进一步明确。心动过缓患者可通过实验室检查（如甲状腺功能、血钾、pH 等）明确潜在病因。对于睡眠期间出现心动过缓或传导障碍的患者，推荐筛查是否存在睡眠呼吸暂停综合征。

（四）治疗

首先应尽可能地明确病因，尽快纠正可逆性病因，血钾异常的患者调整血钾，洋地黄等药物过量的患者调整药物。器质性疾病（如心肌炎）治疗原发病，急性心肌梗死进行冠状动脉血运重建，改善冠状动脉供血等。外科术后损伤用激素治疗以减轻充血、水肿。心率慢出现心动过缓症状明显的患者试用阿托品、麻黄碱或异丙肾上腺素以暂时提高心率，但是其作用有限，须警惕引起室性心动过速和心室颤动的风险。可逆性原因所致心动过缓，可植入临时心脏起搏器；若出现症状性心动过缓，并且排除了可逆性因素，则是植入永久起搏器的适应证。

二、窦房结功能障碍

窦房结功能障碍（sinus node dysfunction）包括病态窦房结综合征（sick sinus syndrome，SSS）和慢快综合征（brady-tachy arrhythmia syndrome）。

SSS 即窦房结不能按正常的频率和节律发出心电信号，包括窦性心动过缓和窦性停搏。窦性心动过缓定义为心室率 < 50 次 /min，传导正常

（图 6-21A）。窦性停搏定义为在窦房结超过 3 s 没有发放冲动。窦房结功能障碍常见于 70 ~ 80 岁老年人，退行性改变是主要原因，也可见于其他可逆性因素如药物、电解质紊乱，以及心脏器质性疾病和系统性疾病累及心脏。

窦房结功能障碍的另一种表现形式为慢快综合征，即心动过速终止后出现窦性心动过缓或窦性停搏（图 6-21B）。临床最常见于心房颤动患者，心房颤动与窦房结功能障碍存在强相关性，窦房结功能障碍的患者中每年心房颤动的发生率高达 6%，部分阵发性心房颤动患者在心房颤动终止后出现窦性停搏。

无症状的窦房结功能障碍患者可随访观察，无需特殊处理。症状性窦房结功能障碍首先需要处

A

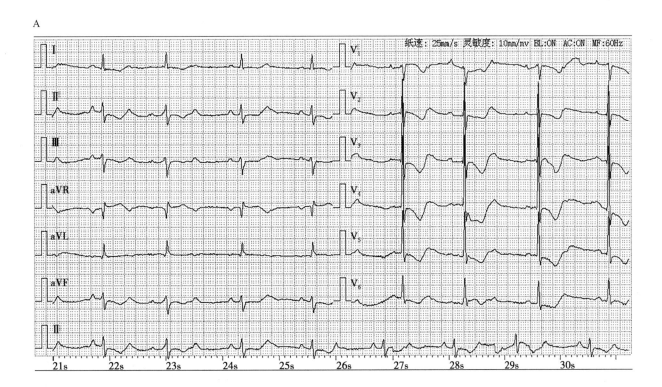

B

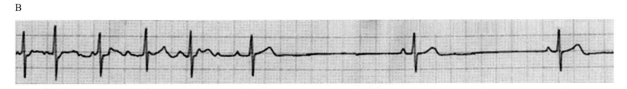

图 6-21　窦性心动过缓

A. 窦性心动过缓　　B. 慢快综合征

理可逆性因素，如药物、电解质紊乱、心肌缺血。窦房结功能障碍出现症状或血流动力学不稳定者，直接行临时起搏器治疗，血流动力学稳定患者选用阿托品、氨茶碱等加快窦性心率，冠脉缺血可能性低可考虑使用异丙肾上腺素、多巴胺、多巴酚丁胺或肾上腺素增加心率改善症状。夜间心动过缓的患者，应筛查睡眠呼吸暂停综合征，夜间心动过缓并非永久起搏的指征。病态窦房结综合征患者只有存在症状性心动过缓才要考虑植入永久性起搏器。

三、房室传导阻滞相关性心动过缓

房室传导阻滞相关心动过缓包括以下几类。

（一）一度房室传导阻滞

P 波 1∶1 下传形成 QRS 波，但下传延迟，PR 间期超过 0.20 s（图 6-22）。QRS 波群形态与时限多正常。

（二）二度房室传导阻滞

二度房室传导阻滞 P 波不能全部下传，分为 Ⅰ 型和 Ⅱ 型，Ⅰ 型又称文氏阻滞（Wenckebach block），是最常见的二度房室传导阻滞类型。2∶1 房室传导阻滞可能是 Ⅰ 型或 Ⅱ 型房室传导阻滞。

1. 二度 Ⅰ 型房室传导阻滞　大多数情况下阻滞位于房室结，QRS 波群正常，很少发展为三度房室传导阻滞。心电图表现为 P 波规律出现，PR 间期逐渐延长，直到 P 波下传受阻，脱漏 1 个 QRS 波群（图 6-23），最常见的房室传导比例为 3∶2 和 5∶4。

2. 二度 Ⅱ 型房室传导阻滞　阻滞可能位于房室结内，可能发展为三度房室传导阻滞。心电图表现为 PR 间期恒定，部分 P 波后无 QRS 波群（图 6-24）。二度房室传导阻滞中，连续 2 个或者 2 个以上的 P 波不能下传心室者为高度房室传导阻滞。

（三）三度（完全性）房室传导阻滞

心电图表现为 P 波与 QRS 波群自成节律、互不相关，且心房率快于心室率，心房冲动来自窦房结或异位心房节律（房性心动过速、扑动或颤动），心室起搏点通常在阻滞部位稍下方，起搏点位于希氏束及其近邻，心室率为 40～60 次 /min，QRS 波

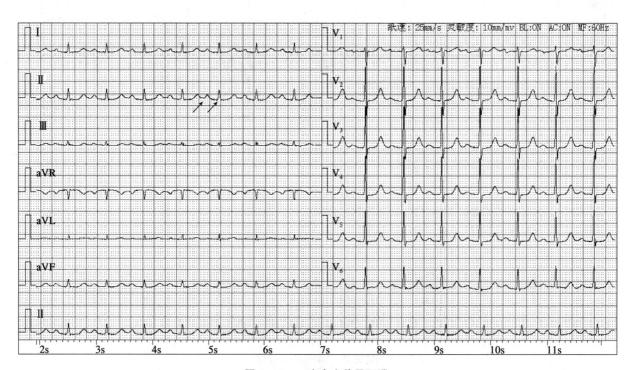

图 6-22　一度房室传导阻滞

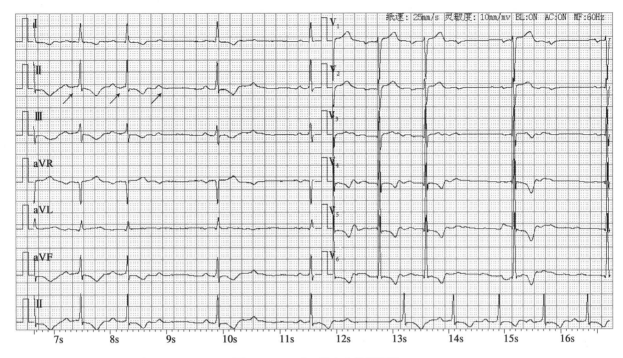

图 6-23 二度 I 型房室传导阻滞

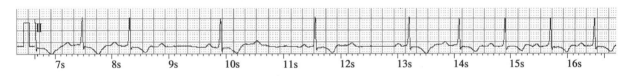

图 6-24 二度 II 型房室传导阻滞

群正常，心律亦较稳定；如位于室内传导系统的远端，心室率可低至 40 次 /min 以下，QRS 波群增宽，心室律亦常不稳定（图 6-25）。

（四）室内阻滞

室内阻滞（intraventricular block）是指希氏束分叉以下部位的传导阻滞。室内传导系统由右束支、左前分支和左后分支三部分组成。室内传导系统的病变可波及单支、双支或三支。右束支细长且在较表浅位置，阻滞较为常见，正常人可发生右束支阻滞，也可发生于器质性心脏病如风湿性心脏病、先天性心脏病房间隔缺损、高血压、冠心病和肺源性心脏病等。左束支阻滞较粗大且位置较深，常见器质性疾病如充血性心力衰竭、急性心肌梗死等。左前分支阻滞较为常见，左后分支阻滞则较为少见。

1. 右束支传导阻滞（right bundle-branch block，RBBB） QRS 波群时限 0.12 s。V_1、V_2 导联呈 rsR′，R′ 波粗钝；V_5、V_6 导联呈 qRS 或 RS，T 波与 QRS 波群主波方向相反（图 6-26）。不完全性右束支阻滞的图形与上述相似，但 QRS 波群时限 < 0.12 s。

2. 左束支传导阻滞（left bundle-branch block，LBBB） QRS 波群时限 0.12 s。V_5、V_6 导联 R 波宽大，顶部有切迹或粗钝，其前方无 q 波。V_1、V_2 导联呈宽阔的 QS 波或 rS 波形，S 波宽大，T 波与 QRS 波群主波方向相反（图 6-27）。不完全性左束支阻滞图形与上述相似，但 QRS 波群时限 < 0.12 s。

3. 左前分支阻滞（left anterior fascicular block） 额面平均 QRS 电轴左偏达 $-45° \sim 90°$，I、aVL 导联呈 qR 波，III、IV、aVF 导联呈 rS 图形，QRS 时限 < 0.12 s（图 6-28）。

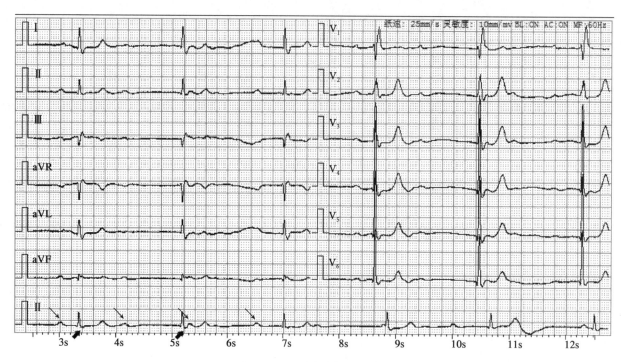

图 6-25　三度房室传导阻滞

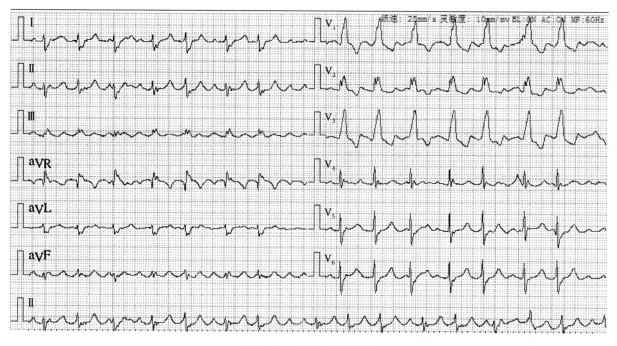

图 6-26　右束支传导阻滞

4. 左后分支阻滞（left posterior fascicular block）额面平均 QRS 电轴右偏达 +90°～+120°，Ⅰ 导联呈 rS 波，Ⅱ、Ⅲ、aVF 导联呈 qR 波，且 $R_Ⅲ > R_Ⅱ$，QRS 时限 < 0.12 s（图 6-29）。

暂时性或可逆性原因导致的房室传导阻滞，如心肌炎或药物等，予对症支持治疗，必要时植入临

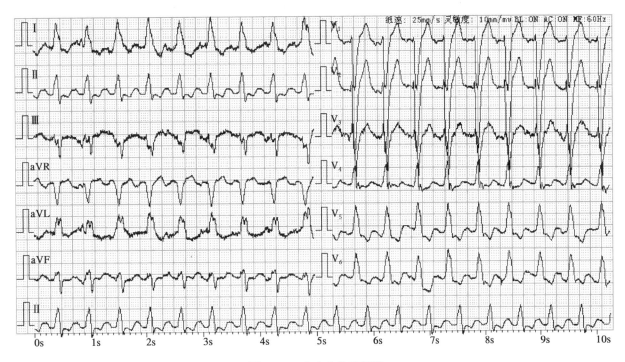

图 6-27　左束支传导阻滞

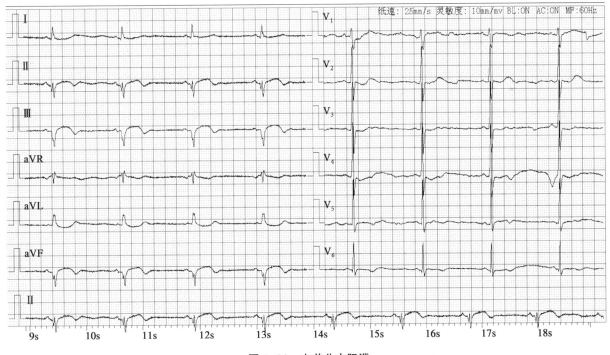

图 6-28　左前分支阻滞

时起搏器。阿托品适用于传导障碍较轻的如 I 度房室传导阻滞的处理；二度 II 型房室传导阻滞、高度房室传导阻滞或三度房室传导阻滞药物首选异丙肾

上腺素，但可能引起心脏缺血。可逆原因的二度 II 型房室传导阻滞、高度房室传导阻滞或三度房室传导阻滞患者，无论有无症状均建议植入永久起搏

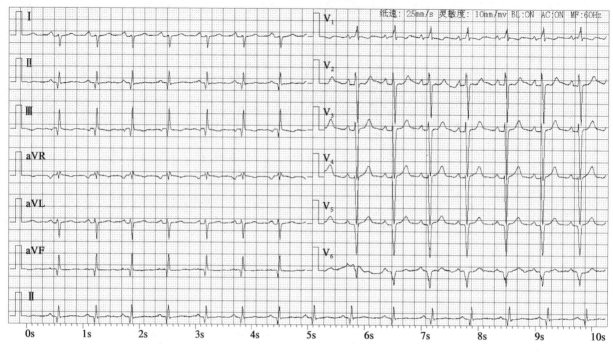

纸速：25mm/s 灵敏度：10mm/mv BL:ON AC:ON MF:60Hz

图 6-29 左后分支阻滞

器。其他类型的房室传导阻滞，若无进行性房室传导异常相关疾病，只有出现房室传导阻滞相关症状时才考虑植入永久起搏器。所有 LBBB 患者，均需排除相关器质性心脏病。由于存在心脏收缩不同步或潜在的心肌病，LBBB 患者也可能有心力衰竭，可考虑心室同步化治疗。

四、房室交界区性逸搏

房室交界区性逸搏（AV junctional escape beats）的频率通常为 40～60 次 /min。心电图表现为长于正常 PP 间期的间歇后出现一个正常的 QRS 波群，P 波缺失，或逆行 P 波位于 QRS 波群之前或之后，亦可见到未下传至心室的窦性 P 波（图 6-30）。

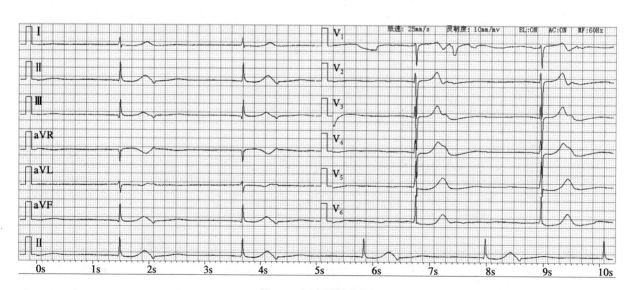

纸速：25mm/s 灵敏度：10mm/mv BL:ON AC:ON MF:60Hz

图 6-30 交界性心律

房室交界区性心律（AV junctional rhythm）指房室交界区性逸搏连续发生形成的节律。心电图显示正常形态 QRS 波群，频率为 40～60 次 /min；可有逆行 P 波，或存在独立的缓慢的心房活动，从而形成房室分离，此时心室率超过心房率。房室交界区性逸搏心律的出现，与迷走神经张力增高、显著的窦性心动过缓或房室传导阻滞有关，同时也是避免发生心室停搏的生理保护机制。

（董建增 孙莉萍）

数字课程学习

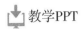 教学PPT 　　　自测题

第七章

晕厥和心脏性猝死

关键词

晕厥	短暂意识丧失（TLOC）	危险分层
神经介导性晕厥	血管迷走性晕厥	心源性晕厥
心脏性猝死	心律失常	心室停搏
心肺复苏	电除颤	

第一节 晕 厥

诊疗路径：

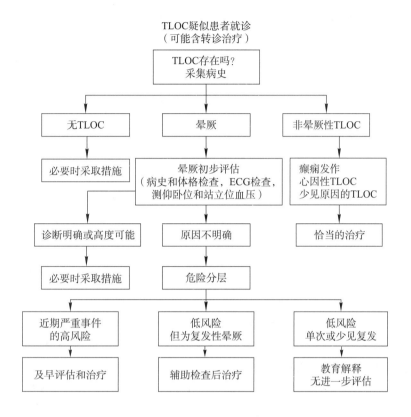

一、定义

晕厥是指一过性全脑血液低灌注导致的短暂意识丧失（transient loss of consciousness，TLOC）。TLOC具有4个特异性的临床特征：短时程、运动控制异常、反应缺失、意识丧失时记忆缺失。

> ☞ 典型案例7-1
> 主诉：活动后胸痛伴气促2年余，加重伴晕厥发作一次。

二、发病机制与分类

晕厥病理生理改变的核心是血压下降，导致全脑灌注降低。意识丧失发生在脑血流中断6~8 s

后，动脉收缩压在心脏水平下降至50~60 mmHg或直立状态下大脑水平下降至30~45 mmHg。外周血管阻力降低和心排血量减少均可导致血压降低。外周血管阻力降低见于交感缩血管反射活动降低引起的血管舒张、药物的作用及自主神经功能障碍。心排血量减少见于心律失常（包括缓慢性或快速性心律失常）和器质性心血管病（包括肺栓塞）、血容量减少或静脉血淤滞导致静脉回流减少、自主神经功能障碍引起的心脏变时和变力功能障碍。

晕厥根据其病理生理特征，可分为：神经介导性晕厥（反射性晕厥）、直立性低血压（orthostatic hypotension，OH）晕厥和心源性晕厥。心源性晕厥又分为心律失常性晕厥和器质性心血管病性晕厥。

（一）神经介导性晕厥

神经介导性晕厥是由交感或迷走神经反射异常引起周围血管扩张和（或）心动过缓造成的晕厥。依据传出路径分为交感性或迷走性反射性晕厥。当反射性晕厥以直立位血管收缩反应降低导致低血压为主要机制时，为血管抑制型；当以心动过缓或心脏收缩能力减弱为主要机制时，为心脏抑制型；这两种机制均存在时为混合型。

血管迷走性晕厥（vasovagal syncope，VVS）是最常见的晕厥类型，发生前常有熟悉的诱因和（或）特征性的前驱症状。年轻人的 VVS 常为典型、单纯性的。站立位、坐位或情绪刺激、疼痛或医疗操作时均可发生。典型特征为出汗、皮肤发热、恶心、苍白，发生后常感疲劳。老年人出现的反射性晕厥常伴有心血管或神经系统异常，表现为直立位或餐后低血压，这种反射性晕厥主要与药物相关性自主神经系统代偿反射受损及原发性或继发性自主神经功能障碍相关，发生时可能无典型症状。

（二）直立性低血压晕厥及直立不耐受综合征

当自主神经系统对血管张力、心率和心脏收缩力的调节功能存在缺陷，在直立位时血液过多存留于内脏和下肢血管，造成回心血量减少，心排血量下降，血压明显降低致晕厥，称为直立性低血压晕厥，又称直立不耐受综合征。与反射性晕厥相比，自主神经功能障碍时，交感神经反射通路传出活动慢性受损，从而出现自主神经系统对血管张力、心率和心肌收缩力的调节功能异常，导致晕厥。

反射性晕厥与自主神经功能障碍的病理生理过程完全不同，但两者的临床表现常有相同之处，有时会造成鉴别诊断的困难。

（三）心源性晕厥

心源性晕厥包括心律失常或器质性心血管疾病所致晕厥，为第二位常见晕厥原因，危险性最高，预后较差。心律失常性晕厥是最常见的心源性晕厥类型，心律失常发作时伴血流动力学障碍，心排血量和脑血流量明显下降引起晕厥。影响晕厥发生的因素有心率的快慢、心律失常类型、左心室功能、体位和血管代偿能力，尤其是压力感受器对低血压的反应性高低。器质性心脏病所致晕厥多见于老年患者，当大脑需要的供血量超过心脏的供血能力，如果相应的心排血量增加不足则可引起晕厥。部分患者可同时存在反射机制，如阵发性房性心动过速、病态窦房结综合征、肥厚型心肌病、下壁心肌梗死和主动脉瓣狭窄患者可同时存在神经反射机制、心排血量减少和心律失常。因此，晕厥可有多种病因和机制同时存在，尤其是老年患者。此时，晕厥更容易发生且发作时症状更严重。

三、诊断和鉴别诊断

TLOC 初步评估时，应该回答以下关键问题：①该事件是否为 TLOC？②如果是 TLOC，是晕厥还是非晕厥？③如果怀疑晕厥，病因诊断明确吗？④是否有证据提示有发生心血管事件或死亡的高风险？

（一）病史、体格检查及心电图等检查

对可疑的晕厥患者应详细询问病史、体格检查和行常规心电图检查及其他辅助检查。心源性晕厥的危险因素包括老龄（＞60 岁）、男性、前驱症状少见或短促（如心悸）、心脏检查异常、伴基础心脏疾患（缺血性心脏病、结构性心脏病、先天性心脏病、心律失常和心衰等）、发生于运动或卧位时、发作次数少（≤2 次）、伴遗传性或心源性猝死（＜50 岁）家族史。非心源性晕厥的危险因素包括年轻、无基础心脏病史、只发生于站立或从卧位到坐或站立姿势改变时、伴有恶心、呕吐或感觉发热等前驱表现，常有触发因素（脱水、疼痛、不良情绪刺激或就医），与特殊场景相关（咳嗽、大笑、排尿或大便、吞咽），相同特征的晕厥病史长且发作频繁。

1. 病史和体格检查　大多数反射性晕厥通过典型病史和症状即可诊断。发现诱发因素和了解药物的使用情况及并发症，对判断预后有很大帮助。通常需询问发作时的情境、前驱症状，患者的自述

和旁观者对晕厥事件及生命体征的观察及晕厥后症状。鼓励录制发作时视频，帮助判断病情。晕厥与进餐和体力活动的关系、前驱症状持续的时间，有助于鉴别神经介导性与心源性晕厥。老年患者特别需要了解并发症和药物使用情况。心血管疾病者要注意既往用药史，有无晕厥或猝死家族史。

体格检查包括卧位和直立 3 min 的血压和心率变化，注意心率和节律、心脏杂音、奔马律、心包摩擦音等提示器质性心脏病的证据；通过基本的神经系统检查寻找局灶性功能缺损，必要时进一步行神经系统的检查。

2. 心电图检查 可发现具体或潜在的晕厥原因（如缓慢性心律失常、室性心律失常等），以及可能引起心脏性猝死（sudden cardiac death，SCD）的疾病，如预激综合征、Brugada 综合征、长 QT 间期综合征或致心律失常性右心室心肌病等。

3. 其他辅助检查

（1）颈动脉窦按摩（carotid sinus massage，CSM）：适用于年龄 > 40 岁的不明原因晕厥患者。当按摩颈动脉窦导致心脏停搏 > 3 s 和（或）收缩压下降 > 50 mmHg 时为阳性结果，可诊断为颈动脉窦高敏，年龄大或心血管病患者常见，年龄 < 40 岁者少见。当上述阳性结果伴有晕厥时，临床特征符合反射性晕厥则诊断为颈动脉窦综合征。检查时要分别在卧位和立位顺次按摩右侧和左侧颈动脉窦，10 s 内诱发晕厥症状即可做出诊断，整个过程需要持续心率和血压监测，一般在倾斜床上进行。对于既往有短暂脑缺血发作、卒中或已知颈动脉狭窄 > 70% 者需避免此项检查。

（2）直立应激的评估：从仰卧位快速变为直立位时，血液向下肢、腹腔转移，导致回心血量和心排血量下降。如果代偿机制不良，血压下降时可发生晕厥。下列 2 种方法可评估体位改变后机体的反应性。

1）卧立位试验：用于诊断不同类型的直立不耐受综合征。对可疑直立性低血压者，在平卧位时和站立 3 min 用常规血压计分别测上臂血压，测量频率不应超过 4 次 /min；也可应用持续性无创血压监测，尤其是早发型直立性低血压患者。

直立性低血压阳性标准为：血压降低呈进行性，收缩压降低 ≥20 mmHg 或舒张压降低 ≥10 mmHg，或收缩压降至 < 90 mmHg。有晕厥发作时诊断为直立性低血压性晕厥；不伴晕厥发作者诊断为疑似直立性低血压性晕厥；站立时心率增快的幅度 > 30 次 /min，或在主动站立 10 min 内增至 > 120 次 /min，收缩压下降 < 20 mmHg 及出现相关症状，应考虑体位性心动过速综合征（POTS）。

2）直立倾斜试验：适用于疑似 VVS、延迟性直立性低血压或 POTS，经初步评估不能明确诊断的患者。也可用于鉴别惊厥性晕厥和癫痫，对假性晕厥的诊断有帮助。倾斜试验不应用于评估药物治疗的效果，阳性结果需结合临床方可做出相应诊断。

检查方法包括基础试验和药物激发试验，倾斜 70° 30～40 min 效果最佳，药物激发时间最长 20 min。药物首选硝酸甘油 300～400 μg 舌下含服，次选异丙肾上腺素，逐渐增加剂量使平均心率在基础水平上增加 20%～25%（通常 ≤3 mg/min）。使用药物可能提高敏感性，但特异性降低。阳性反应分类如下。1 型（混合型）：晕厥时心率减慢，但心率不低于 40 次 /min，或低于 40 次 /min 的时间短于 10 s 伴或不伴有时间短于 3 s 的心脏停搏，心率减慢之前出现血压下降。2A 型（不伴有心脏停搏的心脏抑制型）：心率减慢，心率低于 40 次 /min，时间超过 10 s，但无超过 3 s 的心脏停搏，心率减慢之前出现血压下降。2B 型（伴有心脏停搏的心脏抑制型）：心脏停搏超过 3 s，血压下降在心率减慢之前出现或与之同时出现。3 型（血管抑制型）：收缩压在 80 mmHg 以下或收缩压或平均血压降低 20 mmHg 以上，晕厥时心率减慢幅度不超过 10%。为了避免假阳性，倾斜试验的结果同患者临床表现的结合非常重要。对于复发性晕厥的患者来说，倾斜试验在评估晕厥原因是否为血管迷走性时价值最大。POTS 阳性反应：在直立倾斜试验的 10 min 内，心率较平卧位增加≥30次/min，同时收缩压下降<20 mmHg（即排除直立性低血压）。诊断标准：试验中出现晕厥及相应疾病典型循环系统表现者，分别诊断为反射性晕厥、直立性低血压、POTS或心因性假性晕厥（psychogenic pseudo syncope，PPS）。

低血压易感性：直立性应激敏感造成的血压下降可引起晕厥。低血压易感性也存在于多种原因的心源性晕厥，如阵发性房性心动过速、主动脉瓣狭窄、肥厚型心肌病和病态窦房结综合征患者合并的晕厥，可能存在多种机制的共同作用。心律失常或器质性心脏病患者如果同时有低血压易感性则更容易发生晕厥。

（3）自主神经功能的评估：有助于鉴别自主神经功能障碍在晕厥发生中的作用。在解释自主神经功能检查结果时，应考虑年龄和性别对结果的影响。

1）瓦氏（Valsalva）动作：神经源性直立性低血压患者Valsalva动作后血压无明显升高，心率不增快；原发性和继发性自主神经功能障碍程度严重者，用力呼气时低血压和（或）失代偿的程度大，症状重。呼气时血压显著下降见于情境性晕厥，此时心脏变时反应正常，也可见于咳嗽、管乐演奏、唱歌和举重时发生的晕厥。

2）深呼吸试验：窦性心律的生理变化是吸气时增快，呼气时减慢；深吸气时（也称为呼气/吸气指数）比呼气时增快的幅度>15次/min。迷走神经功能异常者心率变化的幅度减小或缺失。

3）24 h动态血压和家庭血压监测：动态血压监测可评估夜间高血压和餐后低血压、运动和药物引起的低血压和监测抗高血压治疗的疗效。直立性低血压患者24 h血压可为"非勺型"甚至"反勺型"高血压。家庭血压监测用于评估直立不耐受，明确症状与直立性低血压的关系。帕金森病、运动失衡或多系统萎缩等疾病可引起神经源性直立性低血压。

（4）心电监测：包括院内心电监测、动态心电图（24 h或长时程）、体外或植入式循环记录仪（implantable loop recorder，ILR）、心脏遥测移动设备（mobile cardiac outpatient telemetry）。心电监测设备的主要不足是无法将血压与心电图一起记录。对于反射性晕厥，在晕厥发作期间记录心动过缓或心搏停止并不能排除隐性低血压反射是导致晕厥的主要原因，其中心动过缓或心搏停止是次要事件，这个问题对治疗有重要意义。

心电监测的建议：①对高危患者立即行院内心电监测。②频繁发作晕厥或先兆晕厥的患者行动态心电图检查。ILR的适应证为：①反复发作不明原因晕厥、经评估不属高危患者；或器械植入术后症状再发，电池还未耗竭。②高危患者但未达到植入型心律转复除颤器（ICD）或起搏器一级预防的指征，经评估不能明确病因。③有反复发作、导致创伤病史，怀疑或明确为反射性晕厥。④疑似癫痫，但抗癫痫治疗无效。⑤不明原因的跌倒。⑥肥厚型心肌病、致心律失常右心室心肌病或原发性心电疾病患者也是ILR的主要适应人群。诊断标准：①心律失常性晕厥：晕厥与心律失常（缓慢性或快速性）相关。②疑似心律失常性晕厥：二度Ⅱ型或三度房室传导阻滞、心室停搏>3 s（不包括年轻运动员、睡眠状态或心房颤动在心率控制治疗后）或持续时间长的快速阵发性室上性心动过速或室性心动过速，心律失常时不伴晕厥。

（5）视频记录：分为家庭和院内视频，对晕厥和PPS的诊断价值大。与倾斜试验联合应用来评价症状与血压和心率的相关性，鉴别VVS和PPS。视频脑电图对精神性非癫痫发作的诊断价值最高。

（6）电生理检查：在晕厥评估中，心脏科医师推荐对不明原因晕厥患者行电生理检查仅占患者总数的3%。其适应证为：下述患者经无创检查不能明确病因，如陈旧性心肌梗死、双束支传导阻滞、无症状性窦性心动过缓、不能排除与心动过缓相关的晕厥、发作前有突发短阵心悸。对于心电图正常、心脏结构和功能正常的晕厥患者，不推荐用心脏电生理检查来评估晕厥，除非考虑晕厥为心律失常所致。对治疗的指导意义：①不明原因晕厥存在双束支传导阻滞，H-V间期≥70 ms，心房递增刺激或药物可诱发二度或三度房室传导阻滞的患者，推荐起搏治疗。②不明原因晕厥、有心肌梗死史、电生理检查可诱发单形持续性室性心动过速，推荐根据室性心律失常指南指导治疗。③晕厥前有突发的短阵心悸、无器质性心脏病、电生理检查可诱发室上性心动过速或室性心动过速，推荐根据相应指南进行治疗。④晕厥伴无症状窦性心动过缓，如伴有校正窦房结恢复时间长，可进行起搏治疗。总之，电生理研究对于有结构性心脏病患者的诊断率大约为50%，而在没有结构性心脏病的患者为10%左右。

（7）内源性腺苷和其他生物标志物：高敏肌钙蛋白和利尿钠肽类对于主要的心血管不良事件具有微弱的预测价值，肌钙蛋白和利尿钠肽的测定对临床决策以及患者预后的影响尚不清楚。血浆腺苷水平降低见于阵发的房室传导阻滞或颈动脉窦综合征，增高见于低血压/血压下降趋势或VVS。腺苷/腺苷三磷酸（ATP）激发试验是利用腺苷敏感性和一过性心脏抑制的程度来筛选需要植入起搏器的患者。在心电监测下，快速（<2 s）注射ATP 20 mg或腺苷0.15 mg/kg，阳性表现为房室传导阻滞伴心室停搏持续>6 s，或房室传导阻滞持续>10 s。ATP试验适用于无前驱症状和器质性心脏病的晕厥患者，其预测价值较低，不常规应用；试验阳性可验证长程心电监测中出现的可疑心脏停搏是导致晕厥的原因。内源性腺苷水平增高，如合并心脏停搏可引起晕厥，称为腺苷敏感性晕厥。

（8）超声心动图和其他影像学技术：影像学检查常用于识别结构性心脏异常，经胸超声心动图心脏成像因其无创和低风险而被广泛应用，但临床证据并不支持把经胸超声心动图作为无明确心血管疾病症状和体征的晕厥患者的常规筛查工具。但超声心动图能识别结构性心脏病，在以左心室射血分数（left ventricular ejection fraction，LVEF）为基础的危险分层中具有重要作用。超声心动图可明确少见的晕厥原因（如主动脉瓣狭窄、心房黏液瘤、心脏压塞等）。尽管超声心动图也可能无法明确晕厥的直接病因，但它可以提供与预后相关的潜在疾病的信息。肥厚型心肌病有晕厥病史和休息或激发峰值瞬时左心室流出道梗阻梯度<50 mmHg的患者，推荐在运动期间进行站立、坐位或半仰卧位行二维和多普勒超声心动图检查以发现左心室流出道梗阻。

CT和MRI等成像手段通常有选择地用于晕厥患者，尤其在其他无创方法不能得出结论时。某些患者（如主动脉夹层和血肿、肺栓塞、心脏肿瘤、心包和心肌疾病、冠状动脉先天畸形）可通过食管超声心动图、CT和心脏MRI检查明确诊断。

晕厥原因为全脑灌注不足，但存在脑结构异常者少见。虽然临床上常行神经系统的CT和MRI检查，但获益较少。

（9）运动负荷试验：多种疾病可导致劳力性晕厥，包括结构性病变，如梗阻性肥厚型心肌病和主动脉瓣狭窄，冠状动脉异常和肺动脉高压。运动负荷试验适于运动中或运动后立即发生晕厥的患者，包括怀疑与交感神经兴奋相关的遗传性心律失常，离子通道病如LQTS（1型）和儿茶酚胺敏感性室性心动过速（CPVT）。为了复制症状或评价劳力时血流动力学反应（如低血压）进行的平板运动试验应在严密监护下进行，并有恰当的高级生命支持。运动期间发生的二度或三度房室传导阻滞，不论有无症状，可诊断房室传导阻滞引起的晕厥，阻滞部位位于房室结远端，并可预测其将进展为永久性房室传导阻滞；而运动后出现的晕厥几乎都是由于反射机制引起的。运动中出现室性心律失常有助于病因诊断。

（10）神经系统疾病评估及精神心理：在倾斜试验过程中，连续监测脑电图和血流动力学参数对鉴别晕厥、PPS和癫痫有帮助。脑电图正常者诊断为PPS或假性癫痫。

（二）诊断

1. 神经介导的反射性晕厥 包括VVS、情境性晕厥、颈动脉窦综合征和不典型反射性晕厥。

（1）VVS：最为常见。发病特点：①多有明显诱因，如站立、坐位或情绪刺激、疼痛、医疗操作或晕血；②典型症状为出汗、皮肤发热、恶心、脸色苍白；③发作时伴低血压和（或）心动过缓；④意识恢复后常伴疲劳感；⑤老年患者表现可不典型。诊断主要依据典型病史、体格检查及目击者的观察。

（2）情境性晕厥：与特定的动作有关，如咳嗽、喷嚏、吞咽或排便、排尿、运动后、大笑、吹奏管乐器等。

（3）颈动脉窦综合征：多见于老年人，转头动作、局部肿瘤、剃须、衣领过紧等可造成颈动脉窦受压。

（4）不典型反射性晕厥：具备下列1种或多种特征，如无前驱症状、无明显诱因、不典型临床表现；倾斜试验可出现阳性结果，无器质性心脏病。辅助检查包括颈动脉窦按摩和直立倾斜试验。直立倾斜试验阳性结果结合临床有助于诊断反射性晕厥，但阴性结果不能排除反射性晕厥。

2. 直立性低血压（OH）和直立不耐受综合征　包括早发型OH、经典型OH、延迟型（进展型）OH、延迟型（进展型）OH合并反射性晕厥、直立位反射性晕厥和POTS。

引起OH的原因如下。①药物：最常见，如血管扩张药、利尿药、吩噻嗪类、抗抑郁药。②血容量不足：如出血、腹泻、呕吐等。③神经源性：原发性自主神经功能障碍，见于单纯自主神经功能障碍、多系统萎缩、帕金森病、路易体痴呆；继发性自主神经功能障碍，见于糖尿病、血管淀粉样变性、脊髓损伤、自身免疫性自主神经病变、副肿瘤性自主神经病变、肾衰竭。

OH的诊断依据症状出现在卧位或坐位突然直立时，收缩压下降≥20 mmHg、舒张压下降≥10 mmHg，或收缩压降至<90 mmHg。卧立位试验、倾斜试验和基础自主神经功能检测可协助诊断。

POTS的临床特征为：①站立时出现头晕、心悸、震颤、全身乏力、视物模糊、运动不能耐受等；②从卧位转为站立位时，心率加快，成年人≥30次/min，12～19岁者≥40次/min，并持续30 s以上；③除外OH。诊断依据：全面询问病史及体格检查，直立状态下的生命体征，12导联心电图，血常规及甲状腺功能，自主神经功能，超声心动图、倾斜试验及运动负荷试验。

3. 心源性晕厥　由心律失常或器质性心血管疾病引起，是第二位常见晕厥原因，危险性高，预后较差。

（1）心律失常性晕厥：心电图具有下列征象之一可考虑心律失常性晕厥。①在清醒的状态下持续窦性心动过缓（<40次/min）、反复窦房传导阻滞或者窦性停搏>3 s，并且非体育运动训练所致。②二度Ⅱ型和三度房室传导阻滞。③交替性左、右束支传导阻滞。④室性心动过速或快速的阵发性室上性心动过速。⑤非持续性多形性室性心动过速合并长或短Q-T间期。⑥起搏器或ICD故障伴有心脏停搏。

心电监测特别是长时程心电监测是诊断心律失常性晕厥的主要方法。与交感神经激活相关的晕厥可做运动试验，如LQTS l型和儿茶酚胺敏感性多形性室性心动过速。对无创检查不能明确病因且高度怀疑为心律失常性晕厥的患者可进行电生理检查。

（2）器质性心血管病合并晕厥：当晕厥合并急性心肌缺血（有或无心肌梗死）证据时，可明确心脏缺血相关的晕厥。在心房黏液瘤、左心房球形血栓、严重的主动脉瓣狭窄、肺栓塞或急性主动脉夹层患者中出现晕厥时，则高度可能为器质性心肺疾病所致的晕厥。

超声心动图用于以LVEF为基础的危险分层，确定瓣膜狭窄、心房黏液瘤、左心室流出道梗阻、心脏压塞等。经食管超声心动图、CT和心脏MRI适用于主动脉夹层和血肿、肺栓塞、心脏肿瘤、心包和心肌疾病及先天性冠状动脉异常。冠状动脉造影适用于心肌缺血和梗死，除外冠状动脉病变。运动试验可用于与运动或劳力相关的晕厥或先兆晕厥的诊断，但应在有急救措施的条件下进行。

（三）鉴别诊断

TLOC 包括各种机制引起的，以自限性、短暂意识丧失为特征的所有临床病症，而晕厥是 TLOC 的一种形式，需要与其他原因造成的意识丧失相鉴别。

1. 癫痫　大发作可导致跌倒、强直、阵挛或全身失张力发作。局灶性意识障碍性发作或失神发作可保持直立姿势或坐位。

2. 心因性 TLOC　心因性非癫痫发作和心因性假性晕厥（PPS），表现分别类似癫痫和晕厥，但无明显躯体异常运动。

3. 其他　后循环短暂性脑缺血发作和锁骨下动脉窃血综合征患者伴有局灶性神经系统功能异常，蛛网膜下腔出血常伴剧烈头痛，引起 TLOC 时与晕厥有明显不同。

需与晕厥鉴别的疾病见表 7-1，晕厥与癫痫的鉴别要点见表 7-2。

四、危险分层

因病因不同，晕厥可能预后良好，也可能危及生命，危险分层对指导治疗和减少复发与死亡都非常重要。短期预后主要取决于晕厥的病因和潜在疾病急性期的可逆性，心源性和终末期疾病的长期预后则取决于治疗的有效性及潜在疾病的严重程度和进展速度。当初步评估后仍无法明确晕厥的原因时，应立即对患者的主要心血管事件及 SCD 的风险进行评估。晕厥的急诊评估和危险分层、进一步评估和诊断见图 7-1 和图 7-2。

下列因素提示晕厥有较高的危险因素，包括男性、高龄（＞60 岁），无晕厥前表现或晕厥前表现为心悸，合并基础心脏病或脑血管病，运动时发病，心脏性猝死家族史，较高的 CHADS2 积分，GFR 较低，创伤或出血，心电图异常，肌钙蛋白阳性或生命体征不稳定。对于高危的晕厥患者应住院进一步评估和治疗，多数反射性晕厥患者可门诊随访和治疗，原因不明的中危晕厥患者需要进一步评估。其中需要住院诊治的晕厥患者如下。①与心律失常相关的晕厥：症状性或持续性室速、症状性传导系统疾病或二度 Ⅱ 型和三度房室传导阻滞、症状性心动过缓或与反射无关的窦性停搏、症状性室上性心动过速、起搏器/ICD 异常、与遗传

表 7-1　晕厥的鉴别诊断

相关疾病	不符合晕厥的临床特征
癫痫	与癫痫发作的鉴别见表 7-2
PPS 或假性昏迷	每次发作持续时间数分钟至数小时，发作频率高，一天数次
不伴 TLOC 的跌倒发作	无反应丧失或记忆丧失
猝倒症	跌倒发作或弛缓性瘫痪，对刺激无反应，但无记忆丧失
颅内或蛛网膜下腔出血	意识不是立即丧失，而是逐渐丧失，伴严重头痛和其他症状
后循环 TIA	局灶性症状或体征；多无意识丧失，如有则持续时间长
前循环 TIA	明显的局灶性神经症状和体征，无意识丧失
锁骨下动脉盗血综合征	局灶性神经系统症状和体征
代谢性疾病包括低血糖、缺氧、伴有低碳酸血症的过度通气，中毒	意识受影响的持续时间长，但多数不丧失
心搏骤停	意识丧失不能自行恢复
昏迷	意识丧失持续时间长

表 7-2　晕厥与癫痫发作鉴别

临床特点	晕厥	癫痫发作
诱因	常有	很少有
诱因性质	因晕厥病因而异，如 VVS 的常见诱因有疼痛、长时间站立、情绪因素等，情境性晕厥有特定诱因，OH 的诱因主要为站立	最常见为闪光等视觉刺激
前驱症状	常有晕厥先兆，如自主神经激活症状（心源性晕厥）	癫痫先兆：重复性、特异性，如既视感、腹气上升感、嗅幻觉
肌阵挛	肢体抖动时间 < 10 s，无规律，不同步，不对称；发生在意识丧失开始之后	肢体抖动时间 20 ~ 100 s，同步、对称、偏侧；多与意识丧失同时出现；清晰、持久的自动动作，如咀嚼或咂嘴
舌咬伤	少见，多为舌尖	意识不是立即丧失，而是舌侧多见，多为单侧
意识丧失持续时间	10 ~ 30 s	数分钟
发作后期	对周围环境无警觉 < 10 s，随后恢复全部意识和警觉	记忆缺失，数分钟内对事物不能回忆

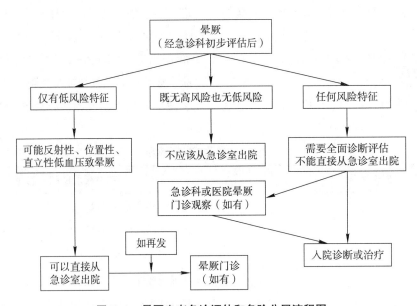

图 7-1　晕厥患者急诊评估和危险分层流程图

性心血管疾病相关的心律失常。②非心律失常的其他心血管疾病：心肌缺血、严重主动脉瓣狭窄、心脏压塞、肥厚型心肌病、严重人工瓣膜功能异常、肺栓塞、主动脉夹层、急性心衰、中重度左心功能不全。③非心源性：严重贫血 / 胃肠出血、晕厥所致严重创伤、持续的生命体征不稳定。

五、治疗策略

晕厥需根据危险分层和特定的发病机制制订治疗方案（图 7-3）。一般原则：决定疗效的主要因素是晕厥的发生机制；确定疗效的标准是观察治疗后症状是否复发；起搏治疗可有效改善缓慢心律

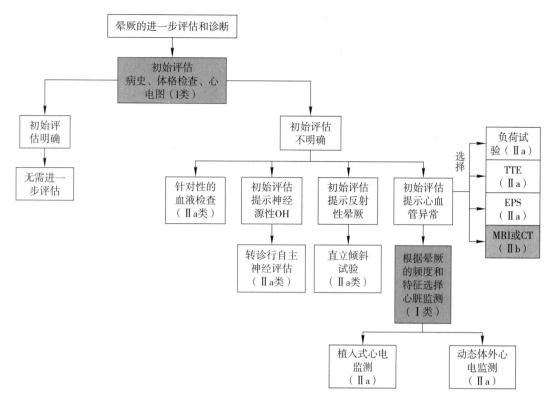

图 7-2　晕厥的进一步评估和诊断

失常相关症状，而不能纠正低血压相关症状；针对
OH和低血压反射还缺乏特异性治疗方法；对存在
SCD风险者根据危险分层制订治疗方案。晕厥患者
可存在自发症状改善。患者经临床评估后，即使不
给予特定治疗，1~2年内的晕厥复发率也可能降
低到50%以下，无器质性疾病者降幅更大。

（一）反射性晕厥

反复和不可预测的发作可能导致伤残。治疗目
的是预防复发，避免造成外伤，改善生活质量。低
危患者不需住院治疗；反复发作或高危患者需住院
检查评估；中危患者需留观3~24 h，再决定进一
步处理措施。

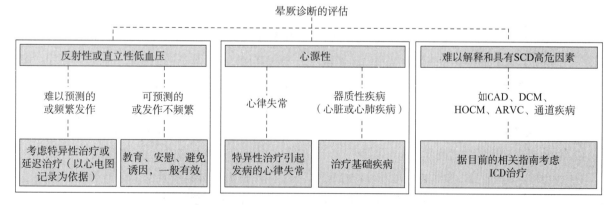

图 7-3　基于危险分层和发病机制的晕厥治疗策略

注：SCD：心脏性猝死；CAD：冠心病；DCM：扩张型心肌病；HOCM：肥厚型梗阻性心肌病；
ARVC：致心律失常性右心室心肌病；ICD：植入式心脏复律除颤器

非药物治疗是主要的治疗方法，包括健康教育、生活方式改变和倾斜训练。对发作频繁、不可预测或影响生活质量，无先兆或先兆非常短暂，有外伤风险，高危作业者（如驾驶、操作机械、飞行、竞技性体育等），需进一步治疗。

1. 健康教育及生活方式改变　告知患者本病属良性过程，避免诱因（如闷热、拥挤环境、脱水等）；咳嗽性晕厥者抑制咳嗽；坐位排便；增加水和食盐摄入量；早期识别前驱症状，尽快进行增压动作，及时坐下或躺下。

2. 物理治疗　是一线治疗方法。肢体加压动作是临时措施，双腿或双上肢肌肉做等长收缩（双腿交叉、双手紧握和上肢紧绷），可能增加心排血量并升高血压，避免或延迟意识的丧失，在有先兆且时间充分期间应用常有帮助。但不推荐用于老年患者。家庭倾斜训练也可能减少复发。

3. 药物治疗

（1）适用于非药物治疗后仍反复发作者，但疗效不佳。短期应用盐酸米多君是血管抑制型晕厥不伴高血压、心衰或尿潴留患者的首选药物。β受体阻滞剂可试用于基础心率快，晕厥前有明显心率增快的患者。反复发作的晕厥和对盐和液体摄入治疗效果不佳的患者可以考虑应用氟氢可的松。

（2）根据患者的情况，停用或减量降血压药物，包括硝酸酯类、利尿药或抗抑郁药。

4. 心脏起搏　适用于发作时伴严重心动过缓或心脏停搏者，如40岁以上、反复发作和长时间心脏停搏者。建议对晕厥与心脏停搏相关的患者植入双腔起搏器。对心脏抑制型或混合型颈动脉窦综合征患者，推荐植入有频率骤降应答功能的双腔起搏器。

（二）直立性低血压

1. 健康教育和生活方式改变。

2. 水和盐的充足摄　鼓励患者饮水2～3 L/d，进盐10 g/d；快速饮用冷水可减轻直立位不耐受及餐后低血压，对高血压、肾疾病、心力衰竭或其他心脏病患者补充盐和水需要评估获益与风险。

3. 减量或停用降压药　避免过度使用降压药，收缩压以140～150 mmHg为宜。跌倒高危者，降压药优先选择血管紧张素转换酶抑制药、血管紧张素Ⅱ受体阻滞剂和钙通道阻滞剂，避免使用利尿药和β受体阻滞剂。

4. 肢体加压动作　腿部交叉和蹲坐，适用于有先兆和有能力进行等长肌肉收缩动作者。

5. 腹带或穿用弹力袜。

6. 睡眠时头部抬高10°，可减少夜间多尿。

7. 盐酸米多君是一线治疗药物，可提高站立位血压，改善症状，剂量为每次2.5～10 mg，3次/d，或临时用药进行预防。不良反应有头皮发麻、毛发竖起和尿潴留。

（三）POTS

需要综合下列几种方法。

1. 有计划、渐进性地定期运动锻炼。

2. 临床失代偿患者紧急静脉给予生理盐水≤2 L。

3. 酌情每日补充液体2～3 L和氯化钠10～12 g。

（四）心律失常性晕厥

治疗原则：应积极检查和治疗。治疗前全面评估病情、治疗的获益与风险以及是否存在SCD的其他危险因素，以决定是否植入ICD或相关检查设备（如ILR）。

1. 窦房结疾病　起搏器治疗适用于经心电图证实晕厥由间歇性窦性停搏或窦房阻滞引起。晕厥与缓慢心率关系不明确者，起搏治疗后5年晕厥复发率为15%～28%。晕厥患者如记录到无症状的心室停搏>3 s，在排除年轻人体能训练、睡眠和服药及其他因素（如低血压）后，需起搏治疗。窦房结恢复时间显著延长者多需起搏治疗。停用或不用可能加重或引起缓慢心律失常的药物，快慢综合征患者可首先消融治疗快速性心律失常，再根据缓慢性心律失常的情况确定是否行起搏治疗。

2. 房室传导系统疾病　起搏器治疗适用于房室传导阻滞相关的晕厥，可有效预防三度或二度Ⅱ型房室传导阻滞患者出现晕厥。

3. 束支传导阻滞合并不明原因的晕厥　约

15%的束支传导阻滞合并晕厥患者病因不明。推荐心内电生理检查用于 LVEF > 35% 的患者；对复发性风险高且可能出现意外者，需个体化评估风险 / 获益比，必要时经验性起搏治疗。

使病死率增高的危险因素包括束支传导阻滞、心力衰竭、既往心肌梗死及低 LVEF、器质性心脏病和室性快速性心律失常患者合并的晕厥，需根据相关指南进行 ICD 或 CRTD 治疗，如果晕厥由 OH 或血管减压反射等非心律失常因素引起，起搏治疗不能预防晕厥再发。

4. 快速性心律失常相关的晕厥 导管消融是阵发性室上性快速性心律失常的首选治疗方法。药物治疗适用于消融前过渡期、未能进行消融或消融失败者。对阵发性室性心动过速，推荐导管消融或药物治疗；对治疗失败或不能实施者，植入 ICD。

（五）器质性心脏病、心肺及大血管疾病

严重主动脉狭窄、急性心肌梗死 / 缺血、肥厚型心肌病、心脏占位性病变（心房黏液瘤、巨大血栓等）、心包疾病 / 心脏压塞、先天性冠状动脉畸形、人工瓣膜功能障碍、肺栓塞、急性主动脉夹层和肺动脉高压等引起的继发性晕厥在老年患者中发生率高。部分患者可合并典型的反射性晕厥，下壁心肌梗死或主动脉狭窄者可触发或诱导反射异常。治疗目标不仅是防止晕厥再发，而且要治疗基础疾病和减少 SCD 的风险。

（六）心脏性猝死高危患者

器质性心脏病或遗传性心律失常合并晕厥者的死亡风险是无晕厥者的 2 ~ 4 倍；心脏病患者合并不明原因晕厥，如不符合反射性晕厥、OH 和心源性晕厥的诊断标准，诊断为疑似心律失常性晕厥。有室性心动过速、心室颤动心电学证据的晕厥患者需要 ICD 治疗；缺乏心电学证据但晕厥可能与一过性室性心律失常相关，需仔细评估 ICD 植入的必要性。

1. 左心功能不全有明确 ICD 植入指征者 不论晕厥的原因是否明确，在进一步评估前或同时植入 ICD。ICD 植入可降低 SCD 风险，但不降低晕厥再发的风险，须明确晕厥的确切病因。

2. 不明原因晕厥合并心功能不全者 对经充分药物治疗仍有症状（纽约心脏协会心功能分级 Ⅱ ~ Ⅲ）、LVEF≤35%、预计生存期限≥1 年者，推荐植入 ICD。

3. 肥厚型心肌病 SCD 高危因素包括年轻患者、有早发 SCD 家族史、最大左心室壁厚度≥30 mm、非持续性室性心动过速、运动时血压不能正常升高、左心房内径扩大及心脏磁共振 LGE 阳性。也可用 SCD 风险评估模型计算 5 年内 SCD 发生概率。高危患者应预防性植入 ICD，不明原因晕厥对 SCD 和 ICD 适当放电有独立预测作用。

4. 致心律失常性右心室心肌病 当出现不明原因晕厥提示与心律失常有关时，应考虑植入 ICD。ICD 的明确指征如下：频发非持续性室性心动过速、早发 SCD 家族史、广泛右心室病变、显著 QRS 时限延长、磁共振钆延迟显像、左心室功能不全及电生理检查诱发室性心动过速。

5. 遗传性心律失常

（1）LQTS：有晕厥史者心搏骤停风险高，总发生率为 5%。β 受体阻滞剂可降低晕厥和 SCD 风险，如治疗后仍有心搏骤停和晕厥发作，其致死性心脏事件的风险等同于未经治疗者，应植入 ICD；对治疗依从性好、没有诱发因素、LQTS2 型和 LQTS3 型合并晕厥者优先考虑 ICD 治疗。左心交感神经去除术适用于 LQTS1 型患者。

（2）Brugada 综合征：合并晕厥时心律失常事件的风险比无症状者高 2 ~ 3 倍，考虑植入 ICD；晕厥与心律失常无关应避免植入 ICD，疑似心律失常性晕厥患者应首先行 ILR 评估。在考虑 ICD 植入适应证时，应结合以下与心律失常相关的危险因素：1 型 Brugada 波样心电图、SCD 家族史、电生理检查中 1 或 2 个期前刺激可诱发心室颤动、QRS 碎裂波、肢导联出现早期复极、Tp-Te 及 PR 间期延长。与自发性 1 型相比，药物诱发 1 型 Brugada 样心电图者猝死风险低。

第二节　心脏性猝死

诊疗路径：

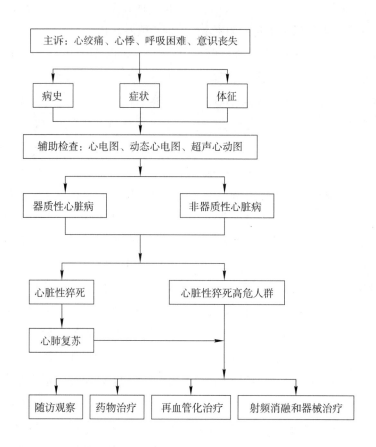

一、定义和流行病学

（一）定义

心脏性猝死（sudden cardiac death，SCD）指由于心脏原因所致的突然死亡。常无任何危及生命的前期表现，突然意识丧失，在急性症状出现后 1 h 内死亡，属非外伤性自然死亡，特征为出乎意料的迅速死亡。具体条件包括：生前既往已知有先天性或获得性潜在致命心血管疾病的病史；或尸体解剖鉴定存在心血管疾病，并极可能是死亡的主要原因；或死后的检查鉴定排除明显心脏以外因素的可能，同时生前有致命性心律失常事件的发生。91% 以上的 SCD 是心律失常所致，但某些非心电意外的情况，如心脏破裂、肺栓塞等亦可于 1 h 内迅速死亡，其发生机制和防治则与心律失常性猝死相异。

> ☞ **典型案例 7-2**
> 主诉：胸闷、气促 8 个月加重 4 个月，腹泻 1 天伴晕厥一次。

（二）流行病学

心脏性猝死的流行病学非常复杂。目前全球每年约有 1 700 万例心血管病相关死亡，其中 SCD 占 25%。在工业化国家中，成年人死亡的重要原因为冠心病导致的 SCD，SCD 的发生率文献报道为（0.36 ~ 1.28）/1 000 人年，但未送医院的猝死未统计在内。因此，人群中 SCD 的实际发生率可能更高。在不同年龄、性别及心血管病史的人群中，SCD 的发生率有很大差异，60 ~ 69 岁有心脏病病史的男性中 SCD 发生率高达 8/1 000 人年。80% 的医院外猝死发生在家中，15% 发生于路上或公共场所。

无论是在发达国家还是发展中国家，SCD 都是最常见的死亡原因之一。美国每年有 30 万~35 万患者死于 SCD，每年发生率为 1‰~2‰。在我国，根据 2008 年的临床资料，每年因心搏骤停而致 SCD 的总人数估算约为 54.4 万人，其中 80% 是由恶性心律失常（室性心动过速或心室颤动）引起。

二、病因和发病机制

（一）病因

SCD 患者绝大多数有心脏结构异常。成年 SCD 患者中，心脏结构异常主要包括冠心病、肥厚型心肌病、心脏瓣膜病、心肌炎、非粥样硬化性冠状动脉异常、浸润性病变和心内异常通道。这些心脏结构改变是室性快速心律失常的发生基础，而大多数 SCD 则是室性快速心律失常所致。一些暂时的功能性因素，如心电不稳定、血小板聚集、冠状动脉痉挛、心肌缺血及缺血后再灌注等使原有稳定的心脏结构异常发生不稳定情况。某些因素如自主神经系统不稳定、电解质紊乱、过度劳累、情绪压抑及服用室性心律失常的药物等，都可触发 SCD。

在世界范围内，特别是西方国家，冠状动脉粥样硬化性心脏病是导致 SCD 最常见的心脏结构异常。在美国所有的 SCD 中，冠状动脉粥样硬化及其并发症所致者高达 80% 以上，心肌病（肥厚型、扩张型）占 10%~15%，其余 5%~10% 的 SCD 可由各种其他病因酿成（表 7-3）。

（二）病理生理

SCD 在病理生理上主要表现为致命性心律失常。75%~80% 的心搏骤停者首先记录到的心律失常是心室颤动（室颤），而持续性室性心动过速（室速）者不足 2%。缓慢性心律失常多见于重度充血性心力衰竭患者中。

1. 致死性快速性心律失常 慢性冠心病常有区域性心肌供血不足，从而有局部心肌的代谢或电解质状态的改变。应激时心肌需氧量增加，但病变的冠状动脉不能相应增加血供而导致心律失常或猝死。血管活性的改变（冠状动脉痉挛或冠状动脉侧支循环的改变）可使心肌面临暂时性缺血和再灌注的双重危害。此外，慢性冠状动脉病变内皮细胞的损害和斑块破裂而导致的血小板激活与聚集，不仅可导致血栓，而且可产生一系列生化改变，影响血管自身调节功能，导致室颤的发生。

急性心肌缺血可立即导致心肌的电生理、机械功能和生化代谢异常。在心肌细胞水平，急性缺血导致细胞膜完整性的丧失，从而导致 K^+ 外流和 Ca^{2+} 内流、酸中毒、静息跨膜电位降低、动作电位时间缩短及自律性增高。

冠状动脉阻塞的前 2 min，缺血心肌的不应期缩短伴随动作电位时间缩短，但由于复极化完毕后仍有部分除极化的纤维处于不应激状态，尽管动作电位时间缩短最终不应期还是延长。这种复极后的不应性进一步导致缺血区和缺血区周围的心电生理特征不协调，造成传导明显延迟、单向传导阻滞和折返激动间联系受损。快速多形性室速和室颤是缺血早期的特征性心律失常，易致 SCD，多由传导速度不同步及缺血区与缺血区周围存在绝对不应期的差异而容易引起折返所致。而冠状动脉阻塞后儿茶酚胺释放增多，则与自律性异常、触发活动等室性心律失常发生机制有关。室性快速心律失常亦常常发生于再灌注期。再灌注时产生一系列的改变，其中 Ca^{2+} 持续内流起重要作用，它可导致心电不稳定，刺激 α 和（或）β 受体，诱发后除极而引起室性心律失常。此外，在再灌注时超氧自由基的形成，血管紧张素转化酶的活性改变及在缺血或再灌注时心内外膜下心肌的激动时间和不应期的差异，也可能是引起致命性快速性心律失常的机制。急性缺血时的心肌状态是另一个重要因素，下列情况的心肌特别容易因急性缺血而产生心电不稳定性：①以往有过损伤而愈合的心肌；②心肌肥厚；③低钾血症。上述情况加之急性缺血的触发，易产生心电异常，导致室颤。

表 7-3　与心脏性猝死有关的心脏异常

缺血性心脏病

1. 冠状动脉粥样硬化

（1）急性冠脉综合征、不稳定型心绞痛、急性心肌梗死

（2）慢性缺血性心肌病

2. 冠状动脉起源异常

3. 冠状动脉发育不全

4. 冠状动脉栓塞及其他机械性阻塞

5. 冠状动脉功能性阻塞

（1）冠状动脉痉挛

（2）心肌桥

6. 冠状动脉夹层

7. 冠状动脉炎

非缺血性心脏病

1. 心肌病

（1）特发性扩张性心肌病

（2）肥厚型心肌病

（3）高血压性心肌病

（4）致心律失常型右心室心肌病

（5）左心室致密化不全

（6）酒精性心肌病

（7）产后心肌病

2. 浸润性和炎症性心脏病

（1）肉瘤样病

（2）淀粉样变

（3）血色素沉着病

（4）心肌炎：病毒性、特发性巨细胞性、美洲锥虫病（Chagas 病）

3. 心瓣膜病

（1）主动脉瓣狭窄、关闭不全

（2）主动脉反流

（3）二尖瓣脱垂

（4）感染性心内膜炎

（5）人工瓣功能异常

4. 先天性心脏病

（1）法洛四联症

（2）大血管转位

（3）爱泼斯坦畸形

（4）肺血管阻塞性疾病

（5）先天性主动脉瓣或肺动脉瓣狭窄

5. 原发性心电异常

（1）长 QT 间期综合征

（2）短 QT 间期综合征

（3）WPW 综合征

（4）先天性房室传导阻滞

（5）Brugada 综合征

（6）儿茶酚胺敏感性多形性室性心动过速

（7）特发性室颤

（8）早期复极异常

6. 药物或其他毒物诱发

（1）抗心律失常药物（Ⅰa、Ⅰc 类）

（2）其他药物或毒物：红霉素、克拉霉素、美沙酮、阿司咪唑、特非那定、喷他脒、酮康唑、TMP-SMZ、精神药物（三环类抗抑郁药、氟哌啶醇、吩噻嗪类药物）、普罗布考、西沙普利、可卡因、氯喹、乙醇、磷酸二酯酶抑制剂、有机磷酸酯类、利尿药

7. 电解质及代谢紊乱

（1）电解质紊乱：低钾血症、低镁血症、低钙血症

（2）代谢紊乱：神经性厌食和暴食症、液体蛋白饮食

8. 其他

（1）机械性阻塞：急性心脏压塞、大面积栓塞、急性心内血栓形成

（2）心脏破裂

（3）主动脉夹层动脉瘤

（4）中枢神经系统损伤

（5）心脏神经疾病

2. 缓慢性心律失常和心室停搏　其病理生理变化主要是窦房结和（或）房室结无正常功能时，下级自律性组织不能代之起搏所致。常发生于严重的心脏疾病，心内膜下浦肯野纤维弥漫性病变、缺氧、酸中毒、休克、肾衰竭、外伤和低温等全身情况导致细胞外 K^+ 浓度增高，浦肯野细胞部分除极，4 相自动除极的坡度降低（自律性受抑），最终导致自律性丧失。此型心律失常系由于自主细胞的整体受抑，有别于急性缺血时的区域性病损。自主细胞功能受抑时对超速抑制特别敏感，因而在短阵心动过速后即发生长时间的心室停顿。后者导致局部高钾和酸中毒，使自主性进一步受抑，最终发生持久的心室停搏或室颤。

电 - 机械分离即心脏有持续的电节律性活动，但无有效的机械功能。常继发于心脏静脉回流的突然中断，如大面积肺栓塞、人工瓣急性功能不全、大量失血和心脏压塞。也可为原发性，即无明显的机械原因而发生电 - 机械的不耦联。常为严重心脏病的终末表现，但也可见于急性心肌缺血或长时期心搏骤停的电击治疗后。虽其发生机制尚未完全明了，但推测与心肌的弥漫性缺血或病变有关；心肌细胞内 Ca^{2+} 的代谢异常，细胞内酸中毒和 ATP 的耗竭可能使电 - 机械不能耦联。

3. 自主神经系统与心律失常　交感神经兴奋容易引起致命性心律失常，而迷走神经兴奋对交感性刺激诱发的致命性心律失常具有预防和保护效应。如急性心肌梗死能引起局部心脏交感与副交感神经去神经化，而对儿茶酚胺超敏，并伴有动作电位时间与不应期的缩短不同步，容易引发心律失常。预缺血能保存急性冠状动脉阻塞早期交感与副交感神经传出纤维的活性，从而减少致命性心律失常的发生。

无论上述何种机制所致的心搏骤停，都标志着临床死亡。但从生物学观点来看，此时机体并未真正死亡。因为机体组织的代谢尚未完全停止，作为人体生命的基本单位的细胞仍维持着微弱的生命活动。如予以及时、适当的抢救，尚有可能存活，尤其是突然意外发生的猝死。

在心搏和（或）呼吸停止后，组织血流中断而无灌注，随即产生酸碱平衡和电解质失调，尤其是细胞内酸中毒和细胞外 K^+ 浓度增高。此外，氧自由基产生增多，其与生物膜的多价不饱和脂肪酸具有高度亲和力而相结合，造成细胞膜功能障碍，影响膜的通透性和多种酶的活性，Ca^{2+} 内流增加使细胞内 Ca^{2+} 增多，最终导致细胞死亡。此时可逆性的变化发展到不可逆的结局，进入生物学死亡。

人体各系统组织对缺氧的耐受性不一，最敏感的是中枢神经系统尤其是脑组织，其次是心肌，再次是肝和肾，而骨骼肌、骨和软骨、结缔组织对缺氧的耐受性则较高。

当脑组织缺氧时，由于脑血管内皮细胞水肿致使脑血流机械性受阻，导致脑血管阻力增加和颅内压轻度增高，使脑灌注进一步减少。脑组织的质量虽仅占体重的 2%，但其代谢率高，氧和能量的消耗大。其所需的血液供应约相当于心排血量的 15%，其耗氧量约占全身的 20%。然而，脑组织中氧和能量的储备却很少，对缺氧和酸中毒的易损性很大。循环停止后，脑组织所储备的腺苷三磷酸和糖原在数分钟内即耗尽。如体温正常，在心搏骤停后 8 ~ 10 min 内，即可导致脑细胞的不可逆损伤。

心脏在缺氧和酸中毒的情况下，心肌收缩力受到严重抑制，心肌处于弛缓状态，周围血管张力也减低，两者对儿茶酚胺的反应性大为减弱。此外，由于室颤阈值的降低，室颤常呈顽固性，最终心肌细胞停止收缩。

肝和肾对缺氧也较敏感。前者首先发生小叶中心坏死，后者则产生肾小管坏死而致急性肾衰竭。

上述重要脏器在缺氧和酸中毒时发生的病理生理过程，尤其是心脑的病变，又可进一步加重缺氧和酸中毒，从而形成恶性循环。血液循环停止时间越长，复苏成功率越低，并发症越多。如循环停止后抢救不及时，脑组织的缺氧性损伤往往变为不可逆性，为心搏骤停主要的致死原因；即使心搏呼吸暂时复苏成功，终可因脑死亡而致命；偶尔生命得以挽回，仍可因后遗永久脑损伤而造成残疾。故心搏骤停的抢救必须分秒必争。

三、临床表现

心搏骤停或心脏性猝死的临床过程可分为以下4个时期。

（一）前驱期

许多患者在发生心搏骤停前有数天或数周，甚至数月的前驱症状，如心绞痛、气急或心悸的加重，易于疲劳，以及其他非特异性的主诉。这些前驱症状并非 SCD 所特有，而常见于任何心脏病发作之前。有资料显示 50% 的 SCD 者在猝死前一个月内曾就诊过，但其主诉常不一定与心脏疾病有关。

（二）终末事件的发生

终末事件即导致心搏骤停前的急性心血管改变时期，通常不超过 1 h。典型表现包括：长时间的心绞痛或急性心肌梗死的胸痛，急性呼吸困难，突然心悸，持续心动过速或头晕、目眩等。终末事件发作后 1 h 内死亡者，93% 由心律失常导致；另外，心脏疾病导致的死亡中 90% 始于心律失常而非循环衰竭。循环衰竭疾病导致的死亡常见于有终末疾病的患者（95% 为昏迷），其终末心律失常常为缓慢性心律失常，而非室速，并且其终末疾病常常非心脏病。与之相反，心律失常患者死亡 98%发生于心脏疾病。

（三）心搏骤停期

意识完全丧失为该期的特征。如不立即抢救，一般在数分钟内进入死亡期，罕有自发逆转者。

心搏骤停的症状和体征依次出现：①心音消失。②脉搏扪不到，血压测不出。③意识突然丧失或伴有短阵抽搐。抽搐常为全身性，多发生于心脏停搏后 10 s 内，有时伴眼球偏斜。④呼吸断续，呈叹息样，以后即停止，多发生在心脏停搏后 20~30 s 内。⑤昏迷，多发生于心脏停搏 30 s后。⑥瞳孔散大，多在心脏停搏后 30~60 s 出现。但此期尚未到生物学死亡，如给予及时恰当的抢救，有复苏的可能。其复苏成功率取决于：①复苏开始的迟早；②心搏骤停发生的场所；③心电活动失常的类型（室速、室颤、心室停搏或心电机械分离）；④心搏骤停前患者的临床情况。如心搏骤停发生在可立即进行心肺复苏的场所，则复苏成功率较高。在医院或加强性监护病房可立即进行抢救的条件下，复苏的成功率主要取决于患者在心搏骤停前的临床情况：若为急性心脏情况或暂时性代谢紊乱，预后较佳；若为慢性心脏病晚期或严重的非心脏情况（如肾衰竭、肺炎、败血症、糖尿病或癌症），则复苏的成功率并不比院外发生的心搏骤停高。后者的成功率主要取决于心搏骤停时心电活动的类型，其中以室速的预后最好（成功率达 67%），室颤其次（25%），心室停搏和电-机械分离的预后很差。高龄也是一个重要的影响复苏成功的因素。

（四）生物学死亡期

从心搏骤停向生物学死亡的演进，主要取决于心搏骤停心电活动的类型和心脏复苏的及时性。室颤或心室停搏，如在前 4~6 min 内未给予心肺复苏，预后很差；如在前 8 min 内未给予心肺复苏，除非在低温等特殊情况下，否则几无存活。

四、处理原则

心脏性猝死的首要临床特征为心搏骤停，其救治的两个原则是持续心肺支持直至自主循环恢复和尽快恢复自主循环。心肺复苏（cardiopulmonary resuscitation，CPR）是抢救心搏骤停最有效的方法。成功 CPR 需要一整套连贯的、紧密衔接的措施，即五环"生存链"：尽早初始评估并呼叫急救小组，基础生命支持，早期除颤，高级生命支持，心搏骤停后护理和治疗。心搏骤停一旦发生，应立即顺序启动上述救治程序，以提高救治成功率。

CPR 主要包括基础生命支持（basic life support，BLS）和高级心血管生命支持（advanced cardiovascular life support，ACLS）。BLS 是心搏骤

停时挽救生命的基础，包括及早识别患者并启动应急反应系统、人工辅助通气及建立循环。2010年美国心脏学会（AHA）心肺复苏指南指出，应先胸外心脏按压（compression，C），然后进行保持气道通畅（airway，A）和人工呼吸（breathing，B）的操作，即 C-A-B 的 CPR 程序。但如果是窒息造成的心搏骤停，应按 A-B-C 程序进行 CPR。2015年，AHA 更新了 BLS 医务人员成年人心搏骤停救治流程

（图 7-4）。

五、高危人群筛查和预防

（一）危险因素

对于部分危险因素（如年龄、糖尿病、收缩压、心率、心电图异常、肺活量、体重、吸烟和血清胆固醇水平）的多因素分析说明，大约 50% 的心脏性猝死事件发生于基于上述危险因素分析的最

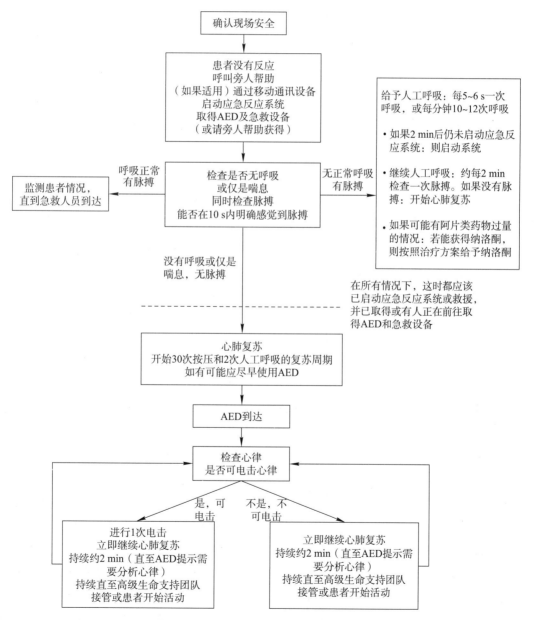

图 7-4　BLS 医务人员成年人心搏骤停救治流程图
注：2015 年 AHA 心肺复苏及心血管急救指南更新

高的十分位数的人群。但是将心脏性猝死患者的危险因素与其他冠心病表现患者的危险因素比较，没有发现特征性区别，无论单因素分析还是多因素分析皆是如此。用血管造影特点和血流动力学特点区分心脏性猝死风险和非心脏性猝死风险患者，作用也很有限。

年龄增长是 SCD 的危险因素。在儿童组（1～13岁），SCD 占 19%；在青少年组（14～21岁），SCD 占 30%。中老年中 SCD 占 80%～90%，这在很大程度上与冠心病发生率随年龄增长而增加有关，因 80% 以上的 SCD 患者罹患冠心病。男性 SCD 发生率较女性高（约 4∶1），各种人群研究表明，65岁之前男性心脏性猝死发生率比女性高 4～7 倍，而在这之后差异下降至 2∶1 甚至更低。随着绝经后女性冠脉事件风险增加，心脏性猝死风险相应增加，发生率男性与女性近似。尽管女性总的心脏性猝死风险较低，但是冠心病是 40 岁以上女性心脏性猝死最常见的原因，并且经典的冠脉危险因素，如吸烟、糖尿病、应用口服避孕药和高脂血症等，都会增加女性的风险。

高血压已经被明确为冠心病的危险因素，同时也显示为心脏性猝死发生的显著危险因素。然而，收缩压升高对于猝死占总冠心病死亡的比例没有影响，左心室肥厚和非特异性 ST-T 波形异常等心电图改变也不会影响猝死占冠心病死亡的比例。

对于慢性缺血性心脏病和其他原因所致的有心脏性猝死危险的患者，左心室射血分数的显著降低是目前心脏性猝死最有力的预测因子。射血分数 ≤30% 是预测心脏性猝死最有力的独立预测因素，但其敏感度和特异度低。

吸烟与冠心病的所有临床表现都有很强的相关性。Framingham 研究揭示，在 30～59 岁的吸烟者每 10 年猝死的危险增加 2～3 倍，这是少数几个增加冠心病猝死的危险因素之一。戒烟者与不吸烟者一样，没有像现行吸烟者那样有发生心脏性猝死的高危险性。

在 Framingham 研究中，随着相对体重的增加，心脏性猝死的发生率由 39% 线性增加至 70%。冠心病的总死亡率也随相对体重的增加而增加。Framingham 研究中还发现，低水平体育运动与猝死关系不大，高水平体育运动反而猝死比例高。有研究提示，急性体力劳累与心肌梗死的发作密切相关，尤其见于平日缺乏体育运动的个体。冠心病患者进行中等强度的体力运动有助于预防心搏骤停和 SCD 的发生。

精神因素也增加 SCD 的发生，在健康、工作、家庭、个人和社会领域发生新变化的程度与心肌梗死和心脏性猝死有关。冠脉事件前 6 个月内生活变化评分显著升高，这种关联尤其见于心脏性猝死患者。

对有些患者，家族史是重要的危险因素。已知某些单基因的疾病如长 QT 间期综合征、短 QT 间期综合征、Brugada 综合征、肥厚型心肌病、致心律失常型右心室心肌病、儿茶酚胺敏感性多形性室性心动过速等易致 SCD。

其他危险因素包括心室内传导阻滞、糖耐量试验异常、高脂血症、酗酒等。在严重心力衰竭患者，非持续性室性心动过速是 SCD 发生率增加的独立因素。

（二）人群筛查

心电图、动态心电图、植入性心电记录仪、事件记录仪、信号平均心电图及心脏超声均适用于已知或可疑室性心律失常患者的无创评估，但这些方法在普通人群心脏性猝死风险评估中的价值尚不清楚。平板运动试验可用于评估具有运动相关室性心律失常症状或临床上怀疑缺血性心脏病或儿茶酚胺敏感性室速患者的室性心律失常情况。对有心律失常相关症状的心肌梗死后患者、可疑快速或缓慢心律失常导致的晕厥患者推荐进行电生理检查。但需要注意的是，电生理检查不适用于肥厚型心肌病、长 QT 间期综合征、儿茶酚胺敏感性室速、短 QT 间期综合征和早期复极综合征患者室性心律失常的危险分层。运动员赛前筛查应包括详细询问病史，明确有无心血管疾病、心律失常、胸痛、晕厥及心脏性猝死家族史，并完成体检及静息 12 导联心电图检查。对体检及心电图检查提示可能存在结构性心脏病的，应进一步完善心脏超声，必要时行心脏磁共振检查。未满 40 岁即出现传导异常或左心室功能不全的非缺血性心脏病患者，或一级亲属（年龄小于 50 岁）中有非缺血性心脏病或心脏性猝死家族史的患者，可进行基因检测筛查是否存在遗传性疾病。推荐携带致病基因的致心律失常右心室心肌病、肥厚型心肌病、长 QT 间期综合征、儿茶酚胺敏感性室速、短 QT 间期综合征和 Brugada 综合征患者的一级亲属进行基因检测。对临床上怀疑或诊断为致心律失常右心室心肌病或肥厚性心肌病患者而言，进行基因检测有助于确立诊断及对家庭成员的早期筛查。

（三）预防

对于有心搏骤停风险的患者应针对不同病因进行治疗。对于心肌缺血和急性心肌梗死，再血管化治疗和 β 受体阻滞剂是最为有效的治疗手段。此外，可以考虑应用 4 种互不排斥的预防心脏性猝死策略：抗心律失常药物、植入型心律转复除颤器（ICD）、导管消融和抗心律失常外科手术。

1. 药物治疗　就心脏性猝死的一级和二级预防而言，β 受体阻滞剂是有效的药物，其他抗心律失常药物虽然在控制室性心律失常及改善症状方面部分有效，但目前尚无随机对照临床试验证实其在改善生存率方面的临床疗效。

（1）β 受体阻滞剂：治疗室性心律失常和减少心脏性猝死安全、有效，通常作为一线的抗心律失常药物。其治疗作用与阻断肾上腺素受体、减少交感神经系统活性及潜在地减少雷诺丁受体钙过度释放相关。β 受体阻滞剂可以降低 EF 下降的心衰患者全因死亡和心脏性猝死风险，降低心肌梗死后多形性室速患者的病死率。此外，β 受体阻滞剂也是长 Q-T 间期综合征、儿茶酚胺敏感性室速等心脏离子通道病的一线治疗药物。

（2）胺碘酮和索他洛尔：对胺碘酮提高生存率的长期疗效尚存在争议。由于胺碘酮与多种药物存

在相互作用及其肺、肝、甲状腺、皮肤、神经系统方面的不良反应，对于年轻患者应选择效果更明确的治疗手段，如射频消融，而胺碘酮仅作为过渡和桥接用药。在心肺复苏时，静脉使用胺碘酮可以减少室速、室颤的复发。虽然索他洛尔在控制室性心律失常方面有一定疗效，但由于其同时存在致心律失常作用，其改善生存率作用并未得到证实。

（3）钠通道阻滞剂：在缺血性心脏病室性心律失常治疗中，长时间应用钠通道阻滞剂会增加病死率。因此，一般认为钠通道阻滞剂在预防室性心律失常及心脏性猝死方面的作用有限。在下述特殊情况下可以考虑应用钠通道阻滞剂：①难治性室速、心搏骤停静脉应用利多卡因；②先天性长 QT 间期综合征患者口服法美西律治疗；③应用奎尼丁治疗 Brugada 综合征；④氟卡尼治疗儿茶酚胺敏感性室速。上述药物也可以用于植入 ICD 后仍有室速发作，经常规药物和射频消融治疗仍难以控制的患者。

（4）钙拮抗剂：非二氢吡啶类钙拮抗剂会加重伴 EF 下降心衰患者的血流动力学障碍，因此不适用于此类患者。其仅对某些心脏结构正常的流出道来源的室速有效。

（5）新型抗心律失常药物：起初作为抗心绞痛药物的雷诺嗪可能是一种新型的有效药物，但临床数据仍较有限。其具有相对特异的晚期钠通道阻滞作用以及弱的 3 期除极钾通道 I_{Kr} 阻滞作用。其抗心律失常作用已在基础研究及试验模型中得到证实，但仍然欠缺临床数据。

2. 除颤器　预计生存期超过 1 年且具有以下情况之一的缺血性心脏病患者推荐植入 ICD：室速或室颤导致心搏骤停的幸存者；发生过血流动力学不稳定的室速患者；无可逆因素所致的血流动力学稳定室速患者；发生过无法解释的晕厥且电生理检查诱发出持续单形性室速的患者；心肌梗死后 40 天、PCI 后 90 天 LVEF≤35%，NYHA 心功能 II 级或 III 级的患者；心肌梗死后 40 天、PCI 后 90 天 LVEF≤30%，NYHA 心功能 I 级的患者；有心肌

梗死病史的非持续性室速患者，LVEF≤40% 且电生理检查诱发出持续性室速或室颤的患者。此外，预计生存期超过 1 年，NYHA 心功能Ⅳ级准备行心脏移植或左心室辅助的非住院缺血性心脏病患者可植入 ICD 预防心脏性猝死。

症状性心力衰竭（NYHAⅡ～Ⅲ级），优化药物治疗 3 个月后 LVEF 仍≤35%，预期良好功能状态生存>1 年的患者，推荐使用 ICD 降低猝死风险。具有 2 个或以上危险因素（非持续性室速、LVEF<45%、非错义突变、男性）的 Lamin A/C 突变非缺血性心脏病患者可植入 ICD。致心律失常右心室心肌病伴有心脏性猝死高危因素（心搏骤停复苏幸存、持续性室速、显著的心室功能障碍 RVEF 或 LVEF≤35%）、预期生存>1 年的患者应植入 ICD 预防猝死。

在肥厚型心肌病患者中，室速或室颤导致心搏骤停，或自发性持续室速导致晕厥或血流动力学不稳定的患者，预期生存期大于 1 年时，推荐植入 ICD。此外，具有 1 个或 1 个以上下列危险因素且预计生存期大于 1 年的肥厚性心肌病患者应植入 ICD：左室壁最大厚度>30 mm，1 个或 1 个以上一级亲属发生可能由肥厚型心肌病导致的心脏性猝死，近 6 个月发生 1 次或 1 次以上无法解释的晕厥。对伴有自发性非持续性室速或运动后血压反应异常的肥厚型心肌病患者也可以考虑植入 ICD 预防

心脏性猝死。

临床上除了静脉途径 ICD，当患者无需抗心动过缓的起搏功能、抗心动过速起搏终止室速功能及不需要再同步化治疗时，可使用皮下 ICD。当患者具有心脏性猝死高危风险但不适合植入 ICD 时（如急性心肌梗死 40 天内 LVEF≤35% 的患者），可以应用可穿戴心律转复除颤仪。

3. 经导管射频消融 药物无效、不耐受或患者不愿意药物治疗的室速可以行射频消融治疗。单形性室速通常可以消融；如果能够明确室性期前收缩起源或心律失常相关基质，部分多形性室速也可以考虑射频消融。心肌梗死后无休止室速建议紧急导管消融；缺血性心脏病植入 ICD 因持续室速反复电击者，建议导管消融。

4. 其他方法 对药物及导管消融难以控制的单形性室速，可以考虑外科消融。自主神经调节对长 Q-T 间期综合征和儿茶酚胺敏感性室速有效，对其他类型的室性心律失常作用尚不明确。自主神经调节方法主要包括阻断交感神经传出到心脏、药物阻断 β 受体、迷走神经刺激或脊髓刺激等。对 β 受体阻滞剂和其他抗心律失常药物及导管消融无效或不耐受的室速、室颤电风暴患者可以考虑行心脏去交感神经术。

（卜　军）

数字课程学习

📥 教学PPT　　📝 自测题

第八章
动脉粥样硬化与动脉血栓

关键词

动脉粥样硬化　　动脉粥样硬化性心血管疾病　　易损斑块

血小板　　凝血系统　　动脉血栓　　抗血小板治疗

抗凝治疗　　胆固醇　　三酰甘油　　脂蛋白　　调脂治疗

第一节　动脉粥样硬化

思维导图：

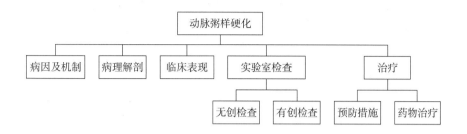

动脉粥样硬化（atherosclerosis）的命名由德国病理学家 Felix Marchand 在 1904 年提出。在希腊语中，"athero" 的意思是粥，指粥样斑块中心柔软富含脂质的物质；"sclerosis" 的意思是瘢痕，指斑块内的结缔组织。动脉粥样硬化是心脑血管疾病的主要病理基础，始于童年时代，常至中老年才出现临床症状。主要弥漫性累及大、中动脉，病变血管可能狭窄变细，也可能发生瘤样扩张；在不同阶段表现不同，或慢性进展，或急性加重。动脉粥样硬化的并发症，如急性心肌梗死、卒中，是全球主要的死亡原因。随着经济全球化发展，人类社会的饮食结构发生改变和体力活动减少，动脉粥样硬化在我国也逐渐成为一种流行性疾病。

（一）病因与危险因素

动脉粥样硬化的病因尚不完全清楚。目前观点认为，本病是多因素疾病，传统危险因素（如血脂异常、吸烟、高血压等）的作用较为肯定，但也有接近 1/4 的患者在缺乏主要传统危险因素的背景下发病，可能与炎症反应和被暴露的环境因素有关。

1. 不可改变的危险因素

（1）年龄和性别：动脉粥样硬化病变进程缓慢，潜伏期漫长，多数至 40 岁以上才出现临床症状，49 岁以后进展较快，死于心肌梗死的患者中约 4/5 是 65 岁以上的老年人。

本病多见于男性，男性较女性发病年龄平均早 10 岁，多在 40 岁以后起病，女性在绝经期后发病率迅速增加。

（2）遗传因素：动脉粥样硬化有家族聚集性发病的倾向，家族史是较强的独立危险因素。以冠心病为例，如果父母一方患病，子女患病率为双亲正常者的 1.48 倍；如果父母双方均患病，子女患病率为双亲正常者的 5.97 倍。

2. 传统危险因素

（1）吸烟：Framingham 心脏研究结果显示，平均每天吸烟 10 支，能使男性心血管病的病死率增加 18%，女性心血管病的病死率增加 31%。其他研究发现，被动吸烟会引起冠状动脉血管内皮舒张功能障碍。

（2）高血压：无论地区或人种，血压与心脑血管事件危险性之间的关系连续一致、持续存在并独立于其他危险因素。观察性研究显示，自 115/75 mmHg 水平起始，冠心病和卒中的病死率随着血压的升高而增加。年龄在 40～70 岁，血压在 115/75～185/115 mmHg 的个体，收缩压每增加 20 mmHg，舒张压每增加 10 mmHg，其心血管事件的危险性增加 1 倍。临床研究发现，降压治疗能减少 35%～45% 的脑卒中和 20%～25% 的心肌梗死。

（3）血脂异常：与动脉粥样硬化相关的脂质包括三酰甘油、胆固醇和血浆脂蛋白。脂蛋白包括乳糜微粒、极低密度脂蛋白（VLDL）、低密度脂蛋白（LDL）、中等密度脂蛋白（IDL）和高密度脂蛋白（HDL）。其中，低密度脂蛋白胆固醇（LDL-C）是目前最为确定的致动脉粥样硬化危险因素，心血管事件的风险随着 LDL-C 的升高而增加；荟萃分析证实，LDL-C 每降低 1.0 mmol/L，能减少 22% 的血管事件和 10% 的全因死亡。高密度脂蛋白胆固醇（HDL-C）与动脉粥样硬化的发生则呈负相关，前瞻性研究显示，HDL-C 每升高 1 mg/dL，总的冠心病风险下降 2% ~ 3%；但升高 HDL-C 的治疗措施并不能减少心血管事件风险。空腹三酰甘油和动脉粥样硬化的关系尚不确定，非空腹三酰甘油升高可能增加心血管事件风险。脂蛋白 a［Lp（a）］升高的患者发生冠心病的相对危险比为 1.13，发生缺血性脑卒中的相对危险比为 1.10。

（4）胰岛素抵抗和糖尿病：是动脉粥样硬化的重要危险因素。在尚未进入临床糖尿病阶段的胰岛素抵抗患者，即已开始加速的动脉粥样硬化。大血管动脉粥样硬化并发症是糖尿病患者的主要死亡原因。冠心病、脑血管疾病和周围血管疾病在成年糖尿病患者的死亡原因中占 75% ~ 80%。

3. 非传统危险因素　炎症反应贯穿动脉粥样硬化形成的全部过程，也是晚期斑块进展和破裂的关键病理机制。血浆高敏 C 反应蛋白（hsCRP）是目前进入临床应用的最佳炎症生物标志物。hsCRP < 1 mg/L、1 ~ 3 mg/L、> 3 mg/L 分别提示低危、中危和高危心血管风险。其他潜在的炎症生物标志物包括：IL-1、IL-6、某些可溶性细胞黏附分子（如 sICAM-1、P- 选择素、CD40 配体）和白细胞激活标志物（髓过氧化物酶、妊娠相关血浆蛋白 A、IL-1 受体家族 ST2）。

此外，高同型半胱氨酸血症也是动脉粥样硬化的独立危险因素。

4. 环境暴露

（1）体力活动减少：无论性别和种族，体力活动均可以减少心血管事件风险。从事中等强度的体育活动，冠心病死亡率比活动少的人群降低 1/3。

与积极活动的职业相比，从事久坐职业的人员冠心病的相对风险为 1.9。

（2）肥胖：中年肥胖是冠心病住院率和远期预后密切相关的危险因素。无论男性还是女性，腹型肥胖患者发生冠心病的风险更高。在女性和老年男性，腰臀比可作为腹型肥胖的替代指标，独立预测心血管事件风险。

（3）不良饮食习惯：饮食习惯对冠心病风险有重要影响。饮食习惯也影响很多其他心血管危险因素，如血压、血脂、血糖、肥胖和炎症反应。不良饮食结构包括摄入含高热量、较多动物性脂肪、胆固醇和糖等。

（4）饮酒：从短时间内看，任何数量的饮酒都会增加心血管事件风险，但这种风险在 24 h 后仍持续存在的只有大量饮酒者。从长期看，适量饮酒可以降低心脏性猝死、缺血性脑卒中和外周血管疾病的发生风险，主要与升高 HDL-C、改善纤溶活性和胰岛素抵抗、降低血小板聚集和全身炎症有关。但长期大量饮酒会增加心脑血管疾病的死亡率。

（二）发病机制

曾有多种学说从不同角度阐述动脉粥样硬化的发病机制。最早提出的是脂肪浸润学说，认为血中增高的脂质（包括 LDL、VLDL 或其残粒）侵入动脉壁，堆积在平滑肌细胞、胶原和弹性纤维之间，引起平滑肌细胞增生，后者与来自血液的单核细胞一样可吞噬大量脂质成为泡沫细胞并释放出胆固醇和胆固醇酯，LDL-C 还和动脉壁的蛋白多糖结合产生不溶性沉淀，均可刺激纤维组织增生，所有这些成分共同组成粥样斑块。之后又有血小板聚集和血栓形成学说及平滑肌细胞克隆学说。前者强调血小板活化因子（PAF）增多，使血小板黏附和聚集在内膜上，释放血栓素 A_2（TXA_2）、血小板源生长因子（PDGF）、成纤维细胞生长因子（FGF）、第 Ⅷ 因子、血小板第 4 因子（PF4）、纤溶酶原激活物抑制剂 -1（PAI-1）等，促使内皮细胞损伤、LDL 侵入、单核细胞聚集、平滑肌细胞增生迁移、成纤维细胞增生、血管收缩和纤溶受抑制等，均利于粥样硬化形成。后者强调平滑肌细胞的单克隆性增殖，使之不断增生并吞噬脂质，形成动脉粥样硬化。

1973年提出的动脉粥样硬化形成的损伤－反应学说，目前受到多数学者的支持。该学说在内容上涵盖了上述3种学说的一些论点，认为内皮细胞的损伤是发生动脉粥样硬化的始动因素，而粥样斑块的形成是动脉对内皮损伤做出反应的结果。主要内容包括：①可导致本病的各种危险因素（如吸烟、ox-LDL、高血糖等）最终都损伤动脉内皮细胞。②内皮损伤后可表现为多种形式的功能紊乱，如内皮的渗透屏障作用发生改变，渗透性增加；内皮表面抗血栓形成的特性发生改变，促凝性增加；内皮来源的血管收缩因子和扩张因子的平衡发生改变，血管易发生痉挛。③在长期高脂血症情况下，增高的脂蛋白主要是氧化低密度脂蛋白（ox-LDL）胆固醇，对动脉内皮细胞产生功能性损伤，使内皮细胞和白细胞表面特性发生改变，增加单核细胞对内皮细胞的黏附力，黏附在内皮细胞上的单核细胞通过趋化吸引经内皮细胞间隙迁移进入内膜，转化成有清道夫样作用的巨噬细胞，进而吞噬大量脂质后成为泡沫细胞并形成脂质条纹。④内皮下的巨噬细胞还分泌大量氧化代谢物（如ox-LDL和超氧化离子），进一步损伤覆盖在其上方的内皮细胞；分泌生长调节因子，包括PDGF、FGF、内皮细胞生长因子样因子和TGF-β，这些调节因子协调作用刺激成纤维细胞和平滑肌细胞迁移和增生，导致内膜下纤维肌性增生病变，并形成新的结缔组织。⑤内膜中的平滑肌细胞也能吞噬ox-LDL，成为泡沫细胞的另一重要来源。⑥泡沫细胞也能分泌生长因子趋化吸引平滑肌细胞向内膜迁移，导致内膜下纤维肌性增生病变。⑦内皮损伤后内皮细胞与细胞的连接受到影响，引起细胞之间的分离，内皮下泡沫细胞和（或）结缔组织暴露，血小板发生黏附、聚集并形成附壁血栓。血小板是生长因子的第三种来源，可分泌与巨噬细胞相同的4种生长因子，在平滑肌细胞增生和纤维组织形成中起非常重要的作用。

1999年，在损伤－反应学说的基础上又提出慢性炎症反应学说。该学说认为，炎症和免疫在动脉粥样硬化形成中有着举足轻重的作用。内皮下聚集的巨噬细胞和泡沫细胞产生许多促炎介质，如细胞因子和趋化因子、各种类花生酸和其他脂质介质以及大量氧化物质（如超氧离子或次氯酸），促进病变进展。这类不依赖于抗原刺激的炎症应答的放大，属于"天然免疫"。此外，获得性免疫在斑块进展中也同样发挥重要作用。能够刺激获得性免疫应答的抗原包括修饰或未修饰的脂蛋白、热休克蛋白、β2糖蛋白Ib及感染原。抗原呈递细胞（巨噬细胞、树突状细胞或内皮细胞）可使抗原与T细胞相互作用，使其活化。活化的T细胞可分泌众多细胞因子，调节动脉粥样硬化形成。慢性炎症反应学说也已经获得临床证据支持，靶向白细胞介素－1β（IL-1β）的人源化单克隆抗体被证实能够显著减少动脉粥样硬化患者临床事件的发生。

图8-1所示为动脉粥样硬化斑块形成的细胞分子机制。

（三）病理解剖

动脉粥样硬化的基本病理变化和继发性改变见第二章第四节。

根据病理解剖，可将粥样硬化斑块进程分为6期（图8-2）。①Ⅰ期（初始病变，initial lesion）：单核细胞黏附在内皮细胞表面，并从血管腔面迁移到内皮下。②Ⅱ期（脂质条纹期，fatty streak）：主要由含脂质的巨噬细胞（泡沫细胞）在内皮细胞下聚集而成。③Ⅲ期（粥样斑块前期，pre-atheroma）：在Ⅱ期病变的基础上出现细胞外脂质池。④Ⅳ期（粥样斑块期，atheroma）：特征是病变处内皮细胞下出现平滑肌细胞，以及细胞外脂质池融合成脂核。⑤Ⅴ期（纤维斑块期，fibroatheroma）：在病变处脂核表面有明显结缔组织沉着形成斑块的纤维帽。有明显脂核和纤维帽的斑块为Ⅴa型病变，有明显钙盐沉着的斑块为Ⅴb型病变，主要由

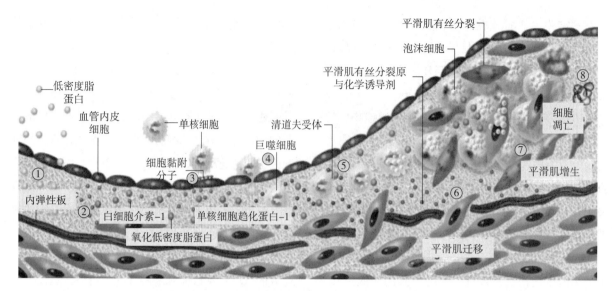

图 8-1　动脉粥样硬化斑块演化的细胞分子机制

①脂蛋白颗粒在内膜中积聚（黄色颗粒），较深的颜色表示修饰过的脂蛋白，修饰包括氧化和糖基化。②氧化应激，包括在修饰的脂蛋白中发现的产物，可以诱导局部细胞因子的形成（绿色颗粒）。③细胞因子诱导白细胞黏附分子的表达增加（内皮细胞表面的蓝色柱状物），从而导致白细胞的黏附，并诱导化学吸引分子引导白细胞向内膜迁移。④血液中单核细胞在单核细胞趋化蛋白-1等趋化细胞因子作用下进入动脉壁时，可遇到巨噬细胞集落刺激因子等的刺激，可增强其清道夫受体表达。⑤清道夫受体介导经修饰的脂蛋白颗粒的摄取，促进泡沫细胞的发育。泡沫细胞是介质的来源，如增加的细胞因子和效应分子（如次氯酸、超氧阴离子和基质金属蛋白酶）。⑥平滑肌细胞（SMC）从中膜迁移到内膜。⑦SMC可以分裂和细化细胞外基质（ECM），促进ECM在不断增长的动脉粥样硬化斑块中积聚，使脂质条纹发展成为纤维斑块。⑧后期，斑块可能会发生钙化和纤维化，可伴有SMCs凋亡，产生相对无细胞的纤维膜，包裹着富含脂质的核心，也可能包含死亡的细胞及其碎屑

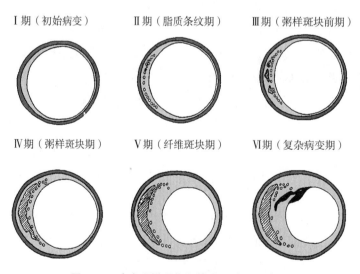

图 8-2　动脉粥样硬化斑块进展病理示意图

胶原和平滑肌细胞组成的病变为Ⅴc型病变。⑥Ⅵ期（复杂病变期，complicated lesions）：此期又分为3个亚型，Ⅵa型病变为斑块破裂或溃疡，主要由Ⅳ期和Ⅴa型病变破溃而形成；Ⅵb型病变为壁内血肿，是由于斑块内出血所致；Ⅵc型病变指伴血栓形成的病变，多在Ⅵa型病变的基础上并发血

栓形成，可导致管腔完全或不完全堵塞。

（四）临床表现

动脉粥样硬化的过程可持续很多年，前期一般没有临床症状，症状常在病变出现很多年后表现出来。在病变进展的慢性无症状或稳定阶段，动脉粥样斑块呈现非连续性生长，间以快速进展。在斑块负荷超过动脉外向重构所能承受的程度后，管腔逐渐狭窄。当病变处狭窄超过 60% 时，可在血供需求增加时引起血流限制，出现慢性稳定型心绞痛或间歇性跛行等临床症状。

动脉粥样硬化引起的急性缺血并发症患者，常常在急性发病前没有慢性缺血症状发作。如超过 50% 的急性心肌梗死患者在起病前没有稳定型心绞痛发作，急性冠脉综合征由斑块破裂或斑块侵蚀而形成的血栓所致，这是因为多数情况下引起急性心肌梗死的罪犯病变本身很大，但由于代偿性扩张，可不产生显著的管腔狭窄。事实上，动脉粥样硬化引起的显著狭窄也可致心肌梗死，而高度狭窄较非阻塞性病变更可能致急性心肌梗死。但在冠状动脉血管树，非显著狭窄较显著的局限性病变多得多，因此冠状动脉血栓更多由非显著狭窄的病变引起。

2013 年，美国 ACC 和 AHA 首次提出动脉粥样硬化性心血管疾病（atherosclerotic cardiovascular disease，ASCVD）概念，包括急性冠脉综合征、心肌梗死病史、稳定或不稳定型心绞痛、冠状动脉或其他血管重建术后、动脉粥样硬化源性的卒中或短暂性脑缺血发作、动脉粥样硬化源性周围动脉疾病。

表 8-1 总结了动脉粥样硬化累及全身大、中动脉时可能引起的急性和慢性并发症临床表现。

（五）辅助检查

本病尚缺乏敏感而又特异的早期实验室诊断方法。血液检查有助于危险因素如脂质或糖代谢异常的检出，其中脂质代谢异常主要表现为 TC 增高、LDL-C 增高、HDL-C 降低、TG 增高、Apo-A 降低、Apo-B 和 Lp（a）增高（详见本章第三节）。辅助检查包括无创检查和有创检查两类。

表 8-1 动脉粥样硬化并发症临床表现

累及血管	急性并发症	慢性并发症
冠状动脉	急性冠脉综合征 不稳定型心绞痛 急性心肌梗死 心脏性猝死	稳定型心绞痛 血管痉挛性心绞痛
颈动脉及脑动脉	短暂性脑缺血发作 脑卒中	慢性脑缺血（"循环障碍性脑病"）
主动脉	主动脉夹层	主动脉粥样硬化 主动脉瘤
肠系膜动脉	肠系膜血栓形成	慢性肠缺血（"腹绞痛"）
肾动脉	肾动脉胆固醇栓塞	肾血管性高血压 肾衰竭
下肢动脉及盆腔动脉	急性肢体缺血	Lerish 综合征 慢性肢体缺血（间歇性跛行） 勃起障碍

1. 无创检查

（1）超声检查：部分动脉病变（如颈动脉、下肢动脉、肾动脉等）可经体表超声检测到。超声检查可以检测动脉内中膜厚度，清楚显示动脉斑块性质，通过超声灰阶图像可将斑块分为高回声斑块、等回声斑块、低回声斑块和异质回声斑块。异质回声斑块内多含有脂质成分、坏死物质或有斑块内出血，常提示为易损斑块；而高回声斑块则多钙化或者富含纤维成分，提示斑块较稳定。多普勒超声还可以通过测定血管的血流速度来估计动脉的狭窄程度。

（2）CT 血管成像（CTA）：可以清楚显示动脉的斑块与狭窄程度，测量斑块体积和组织构成。根据斑块的密度将斑块分为软斑块（60 HU）、混合斑块（60~130 HU）和钙化斑块（>130 HU）。但如果动脉壁钙化较重，则可能影响对动脉管腔狭窄程度的判断。CTA 还能够对血管进行三维重建和成像，提供动脉血管与周围组织器官的解剖学关系。

（3）磁共振成像血管造影（MRA）：可以显示

动脉狭窄的解剖部位和狭窄程度，动脉钙化不影响对血管狭窄程度的判断。但 MRA 图像可能高估动脉狭窄程度，难以区分接近闭塞的狭窄和完全闭塞。对比剂增强的 MRA 通过放大流动血液与周围组织之间的相对信号强度，能够对动脉狭窄程度做出更准确的评估。特殊序列的 MRI 还可以检测斑块中的纤维帽是否薄弱完整，斑块脂质核心情况以及斑块下出血，辅助判断斑块的稳定性。

2. 有创检查

（1）数字减影血管造影（DSA）：是动脉粥样硬化血管狭窄诊断的"金标准"。DSA 可以明确动脉病变部位，测量管腔狭窄程度及范围，动态观察血流动力学变化及侧支循环的情况。

（2）血管内超声成像（intravascular ultrasound imaging，IVUS）：可以实时显示血管横截面图像，观察血管壁动脉粥样硬化病变的形态，精确测量血管腔和血管大小、病变狭窄程度和血管重构情况。根据 IVUS 回声特性还可以判断病变性质，分为低回声斑块（软斑块）、等回声斑块（纤维斑块）和高回声斑块（钙化斑块）。

（3）光学相干断层成像（optical coherence tomography，OCT）：利用近红外线及光学干涉原理在血管内进行成像，可提供比 IVUS 高 10 倍的分辨率（10～20 μm），能够观察动脉管腔和粥样斑块组织的细微结构（如斑块内脂质成分、钙化成分、巨噬细胞、胆固醇结晶和微血管），精确测量纤维帽厚度，区分附壁血栓的性质。

（六）诊断和鉴别诊断

本病的早期诊断相当困难。当粥样硬化病变发展到引起管腔狭窄甚至闭塞或血栓形成，从而导致靶器官出现明显病变时，诊断并不困难。年长患者有血脂异常，且动脉造影发现血管狭窄性病变，应首先考虑诊断本病。

主动脉粥样硬化引起的主动脉病变和主动脉瘤，需与梅毒性主动脉炎和主动脉瘤鉴别，X 线胸片发现主动脉影增宽还应与纵隔肿瘤相鉴别。其他靶器官的缺血或坏死表现需与其他原因的动脉病

变所引起者相鉴别。冠状动脉粥样硬化引起的心绞痛和心肌梗死，需与其他原因引起的冠状动脉病变（如冠状动脉夹层、冠状动脉炎、冠状动脉畸形、冠状动脉栓塞等）相鉴别。肾动脉粥样硬化所引起的高血压，需与其他原因的高血压相鉴别。四肢动脉粥样硬化所产生的症状，需与多发性动脉炎等其他可能导致动脉病变的原因鉴别。

（七）防治和预后

首先应积极预防动脉粥样硬化的发生，如已发生则应积极治疗，防止病变发展并争取逆转。已发生器官功能障碍者，应及时治疗，防止其恶化，延长患者寿命。血运重建治疗可恢复器官的血供，其效果取决于可逆性缺血的范围和残存的器官功能。

1. 一般预防措施

（1）合理的膳食：膳食总热量不宜过高，以维持正常体重为度，40 岁以上者尤应预防超重或肥胖。超过正常标准体重者，应减少每天饮食的总热量，食用低脂、低胆固醇膳食，并限制蔗糖及含糖食物摄入。年过 40 岁者即使血脂正常，也应避免经常食用过多的动物性脂肪和含胆固醇较高的食物。提倡饮食清淡，多食富含维生素 C 和植物蛋白质的食物。不饮烈性酒。

（2）适当的体力劳动和体育锻炼：一定的体力劳动和体育活动对预防肥胖、锻炼循环系统的功能和调整血脂代谢均有益，是预防本病的积极措施。体力活动量应根据个体的身体情况、体力活动习惯和心脏功能状态来衡量，以不过多增加心脏负荷和不引起不适感为原则。体育活动宜循序渐进，不宜勉强做剧烈活动。

（3）合理安排工作和生活：生活有规律，保持乐观、愉快的情绪，避免过度劳累和情绪激动，注意劳逸结合，保证充分睡眠。不吸烟。

（4）积极治疗与本病相关的疾病：包括高血压、肥胖症、高脂血症、痛风、糖尿病、肝病、肾病综合征和有关的内分泌疾病等。

2. 药物治疗

（1）降血脂药物：详见本章第三节。

（2）抗血小板药物：阿司匹林用于 ASCVD 一级预防能够显著减少非致死性缺血事件（包括心肌梗死、短暂性脑缺血发作、缺血性卒中）和主要心血管事件（心血管病死亡、非致死性心肌梗死和非致死性卒中），但是显著增加非致死性大出血事件（包括胃肠道出血和颅内出血），因此不常规用于 ASCVD 的一级预防。40 ~ 70 岁成年人，初始风险评估时 ASCVD 的 10 年预期风险≥10%，且经积极治疗干预后仍然有≥3 个主要危险因素控制不佳或难于改变（如早发心血管病家族史），可以考虑服用阿司匹林降低缺血性心血管病风险。

3. 预后 本病的预后随病变部位、程度、血管狭窄发展速度、受累器官受损情况和有无并发症而不同。重要器官如脑、心、肾动脉病变导致脑卒中、心肌梗死或肾衰竭者，预后不佳。

（沈玲红）

第二节 动脉血栓的形成与防治

思维导图：

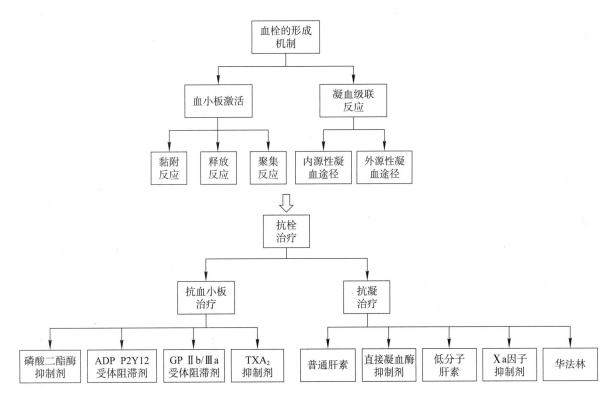

血栓形成是多种细胞或血液成分共同参与的一个复杂的、连续的过程，通常可以人为地分为动脉血栓和静脉血栓。动脉粥样硬化斑块破裂或斑块部位内皮侵蚀是动脉血栓形成最常见的诱发因素。动脉粥样硬化血栓疾病是目前全球人口死亡的首位病因，其防治仍面临巨大的挑战。

一、血栓形成机制

（一）血小板激活的病理生理机制

血小板是多功能的无核细胞，其主要生理功能是参与止血与血栓形成。在正常血液循环中，血小板处于静息状态，在某些生理或病理状态下，血小板可以被激活，发生黏附、释放和聚集反应。

1. 血小板的黏附反应　整个血管表面都覆盖着一层完整的单层内皮细胞，在正常情况下内皮细胞不与血小板发生反应。当血管受到损伤时，内皮细胞的完整性被破坏，暴露出内皮下成分，血小板在数秒钟内就开始黏附于破损血管壁，数分钟即可形成较牢固的血小板团块。

血小板与非血小板表面的黏着称为血小板的黏附作用。参与黏附反应的因素包括血小板、内皮下基质和血浆成分。血管内皮下基质包括胶原、微纤维、弹性蛋白、纤维粘连蛋白（FN）和蛋白聚糖等。其中 I、III 及 IV 型胶原纤维是与血小板发生黏附的主要内皮下基质成分。血浆中的血管性血友病因子（vWF）参与血小板与胶原纤维之间的黏附。

2. 血小板的释放反应　血小板受到刺激时，储存在 α 颗粒、致密颗粒或溶酶体内的许多物质可释放至细胞外。致密颗粒内容物在受弱刺激物如腺苷二磷酸（ADP）或低浓度胶原的作用下即可引起释放，而溶酶体内容物要在强刺激物的作用下才可引起释放。α 颗粒释放产物包括血小板 4 因子（PF4）、vWF、FN、血小板凝血酶敏感蛋白（TSP）、因子 V、因子 XI 和纤维蛋白原等。致密颗粒释放物包括 ADP、腺苷三磷酸（ATP）、5- 羟色胺（5-HT）、Ca^{2+} 等。溶酶体释放物包括：酸性蛋白水解酶和组织水解酶等。血小板释放的产物如 vWF、FN、TSP 和纤维蛋白原参与血小板的黏附和聚集反应。致密颗粒释放的 ADP 可进一步引起更多血小板活化和聚集。

3. 血小板的聚集反应　血小板之间的相互黏着称为聚集。血小板聚集通常发生在内皮受损处，在生理性止血和病理性血栓形成中发挥着重要作用。

血小板的聚集可由两类不同的机制诱发：一类为各种化学诱导剂，如 ADP、TXA_2、肾上腺素、胶原、凝血酶、5-HT 等；一类由流动状态下的剪切变应力作用所致。血小板糖蛋白（GP）IIa/IIIb

受体是血小板聚集反应的最终效应受体，它能够与纤维蛋白原、vWF、FN 和外连接素（VN）等联结，导致血小板聚集。

（二）凝血级联反应机制

经典的凝血过程分为内源性凝血途径、外源性凝血途径及共同凝血途径。近年来人们证实，内源性凝血途径与外源性凝血途径并不是分别独立发挥作用，而是互相密切联系共同完成凝血过程。

1. 内源性凝血途径　参与的凝血因子全部来自血液，是指从因子 XII 激活到因子 X 激活的过程。当血管壁发生损伤，内皮下基质暴露，因子 XII 与带负电荷的胶原纤维等结合，在高相对分子质量激肽原（HK）和激肽释放酶原（PK）的参与下生成活化的因子 XII（因子 XIIa）。随后因子 XIIa 激活因子 XI，活化的因子 XI（因子 XIa）在 Ca^{2+} 存在下激活因子 IX。活化的因子 IX（因子 IXa）可以激活因子 X，但单独的因子 IXa 激活因子 X 的效力很低，它需要在 Ca^{2+} 及磷脂参与下与因子 VIIIa 结合形成 1∶1 复合物，该复合物可高效活化因子 X 而生成大量活化的因子 X（因子 Xa）。

2. 外源性凝血途径　在正常情况下，组织因子不存在于血液。在血管壁损伤或单核细胞受到细菌内毒素等刺激时，组织因子暴露于血液，在 Ca^{2+} 的参与下与活化的因子 VII（因子 VIIa）形成复合物，该复合物可高效活化因子 X。因子 VIIa 与组织因子复合物也可激活因子 IX 参与内源性凝血途径。

3. 凝血共同途径　从因子 X 被激活至纤维蛋白形成，是内源与外源凝血的共同途径。内源性途径及外源性途径所生成的因子 Xa 在 Ca^{2+} 及磷脂的存在下，与活化的因子 V（因子 Va）结合形成凝血酶原复合物，将凝血酶原（因子 II）转变为凝血酶（因子 IIa），凝血酶将可溶性纤维蛋白原转化为相互交联的纤维蛋白多聚体，凝血酶还可以激活因子 XIII，在 Ca^{2+} 的参与下因子 VIIIa 可使纤维蛋白多聚体形成稳固的不溶性纤维蛋白凝块。

目前认为，血管内皮结构或功能受损致组织因子暴露是机体血栓形成的主要启动环节，因子 VIIa

与组织因子复合物活化了因子 X，因子 X a 使凝血酶原转变为凝血酶，初期外源性凝血途径所生成的少量凝血酶可直接激活因子 XI，因子 XIa 的生成可使内源性凝血系统活化，通过级联放大反应产生大量凝血酶而促使血栓形成。经典的外源性凝血途径启动了凝血过程，而内源性凝血途径则维持和放大了凝血过程。

（三）动脉血栓形成机制

在正常情况下，血液呈流体状态循环流动于密闭的心血管腔内，血管内皮细胞将血液和血管腔分开，维持血液的流动性。完整的血管内皮细胞紧密相连，其外部受到平滑肌和弹力纤维的保护，以维持血管的完整性和收缩力。结构和功能正常的血管内皮细胞能够使凝血与抗凝、纤溶与抗纤溶处于动态平衡状态，保持机体既不出血又无血栓形成。

动脉血栓形成通常由动脉粥样硬化斑块的自发或机械性破裂所启动，是斑块富含脂质核心致栓物质暴露于血液的过程。斑块破裂部位所形成的血栓扩大进入斑块和血管腔，随着更广泛的腔内血栓的形成，血流减小而剪切力增大，更大的剪切力进一步促进血小板和纤维蛋白的沉积，可导致闭塞性血栓的形成，阻塞心、脑等器官或四肢的血流而发生缺血事件。

动脉内皮损伤后，借助血浆 vWF 血小板迅速黏附于内皮下胶原纤维。在胶原纤维的作用下，黏附的血小板变形、活化并发生释放反应，释放 ADP、5-HT 等的同时合成并释放花生四烯酸代谢的重要产物血栓素 A_2（TXA_2）。ADP、TXA_2 和凝血系统活化后形成的凝血酶可进一步激活循环中的血小板，使血小板膜 GP II b/III a 受体活化。在 vWFr 的参与下，血小板通过 GP II b/III a 受体与纤维蛋白原、血浆黏附蛋白等结合而相互聚集，在内皮破损部位形成血小板团块。

动脉粥样硬化斑块或血管壁的损伤在激活血小板的同时，凝血系统也发生活化。凝血系统的启动由组织因子及活化因子 VII（因子 VII a）复合物触发。因子 VII a 一旦与组织因子结合，即激活因子 IX 和因子 X，分别生成活化的因子 IX（因子 IX a）和活化的因子 X（因子 X a）。因子 X 的活化比因子 IX 的活化更具有效力。因子 X a 将少量的凝血酶原转变为凝血酶。这一低浓度的凝血酶足以激活血小板及凝血中关键的辅因子，即因子 V 和因子 VIII。

在钙的参与下，因子 IX a 与因子 VIII a 在激活的血小板磷脂表面结合形成复合物，可高效活化因子 X。因子 X a 在激活的血小板磷脂表面与因子 V a 结合，这也是一个钙依赖的过程，形成的复合物可以高效激活凝血酶原，生成的凝血酶则将纤维蛋白原转变为纤维蛋白单体。纤维蛋白单体聚合成纤维蛋白网。交联的纤维蛋白多聚体，将红细胞和白细胞包绕其中，使血栓体积迅速扩大。血栓的形成过程中，血小板的聚集和凝血系统的激活互相促进，血小板活化后所暴露出的磷脂表面为凝血因子活化提供了反应平台，而凝血系统活化所生成的凝血酶可直接诱导血小板的活化。

血管内凝血系统激活形成血栓的同时，抗凝系统也被激活。与动脉血栓有关的主要有：抗凝血酶、蛋白 C-蛋白 S 系统、组织因子途径抑制物、肝素、肝素辅助因子-II（Hc-II）、α2 巨球蛋白（α2-MG）、α$_1$-抗胰蛋白酶（α$_1$-AT）、C1 抑制物等。内皮受损时抗凝系统功能减弱，动态平衡遭到破坏，促进了血栓形成。

血栓的形成伴随着纤溶和抗纤溶系统活化的参与，包括纤溶酶原（PG）、组织型纤溶酶原激活剂（t-PA）、尿激酶型纤溶酶原激活剂（u-PA）、α2-抗纤溶酶（α2-AP）、纤溶酶原激活剂抑制物-1（PAI-1）、纤溶酶原激活剂抑制物-2（PAI-2）。另外，凝血和纤溶系统还与内皮系统、激肽系统、补体系统和炎症过程互相影响。如果凝血增强、抗凝减弱或者纤溶减弱、抗纤溶增强，均可促进血栓形成。

二、抗血小板药物治疗

血栓由纤维蛋白和血细胞组成，可发生于循环系统的各个部位，包括静脉、动脉、心腔和微循环。血小板活化与凝血系统激活在血栓形成过程中均具有重要作用，两者在体内紧密联系，凝血系统激活后产生的凝血酶，是一个强有力的血小板活化因子，血小板活化后又将促进凝血过程。抗栓治疗应针对凝血系统和血小板两个环节，分别称为抗凝治疗和抗血小板治疗。血小板在动脉血栓形成过程中发挥了关键的作用，合理应用抗血小板药物可有效防治缺血性心脑血管事件。

（一）阿司匹林

细胞中的花生四烯酸以磷脂的形式存在于细胞膜中。花生四烯酸在环氧化酶（COX）的作用下转变成前列腺素 G_2（PGG_2）和前列腺素 H_2（PGH_2）。血小板内有 TXA_2 合成酶，可将环氧化酶的代谢产物 PGH_2 转变为 TXA_2，TXA_2 有强烈的促血小板聚集作用。血管内皮细胞含有前列环素（PGI_2）合成酶，能将环氧化酶的代谢产物 PGH_2 转变为 PGI_2，它是至今发现活性最强的内源性血小板抑制剂，能抑制 ADP、胶原等诱导的血小板聚集和释放。血小板产生的 TXA_2 与内皮细胞产生的 PGI_2 之间的动态平衡是机体调控血栓形成的重要机制。

阿司匹林可使环氧化酶丝氨酸位点乙酰化，从而阻断催化位点与底物的结合，导致环氧化酶永久失活，血小板生成 TXA_2 受到抑制。血小板没有细胞核，环氧化酶一旦失活不能重新生成，内皮细胞是有核细胞，失去活性的环氧化酶可在数小时内重新合成。阿司匹林可显著抑制血小板 TXA_2 的合成，而对内皮细胞具有抗栓活性的 PGI_2 影响较小。因此，小剂量阿司匹林能够发挥抗血小板作用。

非肠溶阿司匹林在胃和小肠上段快速吸收，吸收后 $30 \sim 40$ min 达血浆峰浓度，1 h 后对血小板功能有明显的抑制作用。肠溶阿司匹林在给药 $3 \sim 4$ h 后血浆浓度达峰。如果是肠溶片剂，又需快速起作用时，药片须嚼服。阿司匹林的血浆半衰期是 $15 \sim 20$ min。阿司匹林从循环中被快速清除，但血小板的抑制作用持续血小板的整个生命周期。

阿司匹林被广泛应用于冠心病、缺血性脑血管

疾病、外周动脉粥样硬化性血管疾病患者心血管事件的二级预防。阿司匹林可使动脉粥样硬化性心血管疾病患者心血管死亡、非致死性心肌梗死及非致死性脑卒中的风险降低 25%。阿司匹林还可应用于 10 年心血管事件风险大于 10% 患者的一级预防。阿司匹林的常用剂量为 $75 \sim 325$ mg，每日 1 次。阿司匹林剂量超过 325 mg，抗栓疗效并不增加而不良反应显著增加，大部分患者阿司匹林维持剂量为 $75 \sim 100$ mg/d，急性冠脉综合征患者首次可嚼服 $160 \sim 325$ mg。

阿司匹林的常见不良反应有：出血并发症、胃肠道刺激症状、腹泻及皮疹等。阿司匹林引起的出血主要表现为胃肠道出血。建议胃肠道出血高危患者根除幽门螺杆菌及联合应用质子泵抑制剂，可以明显降低上消化道出血的发生率。

（二）氯吡格雷

氯吡格雷是噻吩并吡啶类药物，为无活性的前体药，口服后经肠道迅速吸收，约 10% 在肝经细胞色素 P450 酶系催化形成 2- 氧基 - 氯吡格雷，然后再经过水解形成有活性的代谢产物。氯吡格雷的活性代谢产物可与 P2Y12 受体的半胱氨酸残基结合，导致 P2Y12 受体的不可逆抑制，从而发挥抗血小板聚集作用。

氯吡格雷口服后，血药浓度在 $0.8 \sim 1$ h 内达到峰值，血浆药物半衰期为 $7.2 \sim 7.6$ h。连续每天服用氯吡格雷 75 mg，其血小板抑制作用在 $3 \sim 7$ 天达到稳态。急性冠脉综合征（ACS）患者常给予负荷剂量氯吡格雷（$\geqslant 300$ mg），可显著缩短其对血小板抑制的达峰时间。停止服用氯吡格雷后，血小板聚集率和出血时间约在 5 天内逐渐回到基线。氯吡格雷常见不良反应是出血，其他不良反应包括胃肠道反应（如腹痛、消化不良、便秘或腹泻）、皮疹等。

氯吡格雷常与阿司匹林联合应用于 ACS 患者及接受经皮冠状动脉介入术（PCI）的稳定冠心病患者，与单用阿司匹林相比，阿司匹林与氯吡格雷联合应用可显著减少心脑血管缺血事件。氯吡格雷

也可作为阿司匹林替代药品用于阿司匹林不耐受的患者。

（三）普拉格雷

普拉格雷也属于噻吩并吡啶类药物。普拉格雷是无活性的前体药物，需经体内细胞色素 P450 酶系代谢转化为活性代谢物，该活性代谢物在血小板 P2Y12 受体的配体结合区域附近形成一个二硫键，从而不可逆地抑制 P2Y12 受体。

普拉格雷口服迅速吸收，30 min 时可见其活性峰值。当患者有肾损害或有中等程度肝功能损害时，并不影响普拉格雷的血小板抑制率。

与氯吡格雷相比，普拉格雷起效更快，对血小板的抑制作用更强。普拉格雷的负荷剂量为 60 mg，维持剂量为 10 mg，每日 1 次。对于 ACS 患者，普拉格雷与阿司匹林联合应用临床效果优于阿司匹林与氯吡格雷联用，但增加出血风险。

（四）替格瑞洛

替格瑞洛是非噻吩并吡啶类 ADP 受体拮抗剂，通过非竞争形式与 P2Y12 受体可逆性结合，对 ADP 引起的血小板聚集有明显的抑制作用。

替格瑞洛不是前体药物，其母体药物和代谢产物都具有抗血小板作用。替格瑞洛口服后在肠道迅速被吸收和代谢，在服药早期就能产生较强的血小板抑制作用。替格瑞洛与 P2Y12 受体结合具有可逆性，使得血小板功能在停药后短时间内可恢复。

替格瑞洛与阿司匹林联合应用已逐步取代氯吡格雷与阿司匹林的联用，成为 ACS 患者抗血小板治疗的基础用药。替格瑞洛首次应用可给予 180 mg 的负荷剂量，之后每次 90 mg，每日 2 次维持应用。与替格瑞洛联用时，阿司匹林的剂量不应超过 100 mg。除出血外，替格瑞洛常见的不良反应还包括呼吸困难及缓慢性心律失常。呼吸困难易于首次使用替格瑞洛时发生，通常具有自限性，且程度较轻。为降低出血风险，在进行大手术之前，应停用替格瑞洛 5 天左右。应用替格瑞洛的患者发生大出血时，输注血小板疗效不显著，已研发出替格瑞洛特异性拮抗剂，可显著逆转替格瑞洛的抗血小板作用。

（五）坎格瑞洛

坎格瑞洛是 ADP 衍生物，作用于血小板表面的 P2Y12 受体，起可逆性抑制作用。坎格瑞洛静脉注射后迅速起效，在 30 min 内保持稳定效果，半衰期 9 min，停止用药后 60 min 以内血小板功能快速恢复。该药可逆性地抑制血小板功能，在 PCI 围术期使用时有潜在的优势。坎格瑞洛的不良反应包括出血、短暂肝氨基转移酶增高等。部分患者用药后出现呼吸困难。

（六）GP Ⅱb/Ⅲa 受体拮抗剂

GP Ⅱb/Ⅲa 是一个跨膜受体，静息状态下与纤维蛋白原和其他血浆配体的亲和力很低。当血小板受到激活物刺激活化后，通过信号转导途径促使 GP Ⅱb/Ⅲa 的细胞外区域构象发生改变，能够与纤维蛋白原及 vWF 等快速结合，使相邻的血小板相互之间形成联结，从而引发血小板的聚集。GP Ⅱb/Ⅲa 受体是血小板聚集的共同通路，阻断 GP Ⅱb/Ⅲa 受体可抑制不同激活剂引起的血小板聚集。

GP Ⅱb/Ⅲa 受体拮抗剂包括阿昔单抗、依替巴肽和替罗非班等。阿昔单抗是一种人源化鼠单克隆抗体的 Fab 片段，直接抑制 GP Ⅱb/Ⅲa 受体的活性形式。阿昔单抗与活化的 GP Ⅱb/Ⅲa 受体具有高度的亲和力，可阻断该受体与纤维蛋白原及 vWF 等黏附分子的结合。依替巴肽和替罗非班是合成的小分子，依替巴肽是一种环状的七肽，含有赖氨酸 – 甘氨酸 – 天冬氨酸（KGD）序列，可以与 GP Ⅱb/Ⅲa 受体结合。替罗非班是一种非肽类络氨酸衍生物，作为一种精氨酸 – 甘氨酸 – 天冬氨酸（RGD）类似物发挥作用。阿昔单抗和依替巴肽可用于正在接受 PCI 治疗的患者。替罗非班主要用于高危的不稳定型心绞痛患者，依替巴肽也有该适应证。

阿昔单抗的推荐剂量为先静脉注射 0.25 mg/kg，然后以每分钟 0.125 μg/kg 的剂量静脉滴注。依替巴肽的给药方法为先以 180 μg/kg 的剂量间隔 10 min

静脉注射 2 次，随后每分钟 2.0 μg/kg 静脉滴注 18～24 h。替罗非班开始时以 0.4 μg/（kg·min）的速度静脉滴注 30 min，然后继续以 0.1 μg/（kg·min）静脉滴注不超过 18 h。依替巴肽和替罗非班通过肾清除，应用于伴有肾功能不全的患者时需要调整药物用量。对于肌酐清除率低于 50 mL/min 的患者，依替巴肽的静脉滴注速度应降低为 1 μg/（kg·min）。对于肌酐清除率低于 30 mL/min 的患者，替罗非班的剂量应减半。

GPⅡb/Ⅲa 受体拮抗剂最常见的不良反应为出血，此外还可以出现免疫介导的血小板减少症。

（七）西洛他唑

西洛他唑主要通过选择性抑制细胞内环苷酸磷酸二酯酶 3（PDE3）的活性，减少血小板 cAMP 降解而实现抗血小板的作用。

西洛他唑的口服生物利用度为 90%，主要经肝细胞色素 450（CYP 450）酶系代谢，大多数代谢产物由尿排出（清除 75% 的产物）。单次口服西洛他唑 100 mg 的达峰时间约 3 h，血浆清除半衰期（包括代谢产物）大约 11 h，严重肾功能不全者其半衰期明显延长。

西洛他唑口服后最常见的不良反应是头痛，其他相对常见的不良反应为心悸、腹泻和头晕。

西洛他唑可用于患缺血性卒中、短暂性脑缺血发作和外周血管疾病致活动受限的跛行患者。

（八）双嘧达莫

双嘧达莫的抗血小板作用相对较弱，在冠心病患者中应用的证据不充分。

三、抗凝药物治疗

动脉血栓形成是动脉壁损伤、血小板激活和凝血系统活化共同作用的结果。抗凝治疗在动脉系统血栓预防和治疗中发挥重要作用。

（一）普通肝素

1. 药理学　普通肝素是一种从动物中得到的硫酸化多糖，存在于哺乳动物肥大细胞分泌的颗粒中，是临床上应用最广泛的抗凝药物之一。普通肝素能够与抗凝血酶（AT）结合，催化灭活凝血因子Ⅱa、Ⅹa、Ⅸa、Ⅺa 和Ⅻa，这是普通肝素抗凝作用的主要机制。

普通肝素的分子结构差异较大，相对分子质量从 3 000～30 000，平均相对分子质量为 15 000（大约 45 个单糖结构）。普通肝素需通过包含在戊糖序列中独特的葡糖氨基结合 AT，因此只有那些含有特殊戊糖结构的普通肝素分子才能与 AT 结合。进入体内的普通肝素分子仅有 1/3 左右包含特殊的戊糖结构，余 2/3 在治疗浓度下抗凝作用微弱。

普通肝素激活肝素辅因子Ⅱ而直接灭活凝血因子Ⅱa，这是普通肝素抗凝作用的第二个机制。该作用是电荷依赖性的，不依赖戊糖结构，需要较高的肝素浓度。肝素辅因子Ⅱ介导的Ⅱa 因子的灭活是相对分子质量依赖性的，需要至少 24 个糖单位（相对分子质量 7 200 以上）。在严重 AT 缺乏时，普通肝素的这种机制可发挥抗凝作用。

普通肝素还能够促进与内皮结合的组织因子途径抑制物（TFPI）的释放。普通肝素通过该途径可抑制内皮损伤和粥样斑块破裂所导致的血栓形成，是肝素类药物预防血栓形成的另一机制。

普通肝素通过快速饱和机制和较慢的非饱和机制被清除。治疗剂量时，普通肝素主要依赖快速饱和机制被清除。相对分子质量大的片段较相对分子质量小的片段从循环中清除更快。

普通肝素最常见的不良反应为出血，其他不良反应包括血小板减少、骨质疏松及肝素诱导的血小板减少症（HIT）等。当紧急手术或发生大出血需要中和普通肝素抗凝活性时，可以给予静脉注射鱼精蛋白，1 mg 鱼精蛋白通常可以中和 100 U 普通肝素。

2. 在心血管领域的应用　在多数心血管领域，低分子肝素和磺达肝癸钠已经或正在逐步取代普通肝素而成为主要的抗凝药物，但普通肝素凭借起效快以及较强的抑制异物触发血栓的能力，在体外循环及心血管有创治疗围操作期抗凝方面仍有一定优势。

ACS 或稳定冠心病患者行 PCI 时，为减少 PCI 围术期血栓事件，可给予普通肝素治疗。可根据患者体重给药，首次 75～100 U/kg 静脉注射，调整普通肝素用量以使 HemoTec 检测仪的 ACT 值达到 250～300 s，Hemochron 检测仪的 ACT 保持在 300～350 s，如果给予负荷量普通肝素后 ACT 值未达标，可再给予 2 000～5 000 U 普通肝素。与 GP Ⅱ b/Ⅲa 受体拮抗剂合用时，可将首次普通肝素用量减至 50～70 U/kg，ACT 保持在 200～300 s 即可，当 ACT 降至 150～180 s 时可去除动脉鞘管。

（二）低分子肝素

1. 药理学　低分子肝素是通过化学或酶学解聚等方法从肝素中衍生出来的片段，其长度约为肝素的 1/3。由于不同的低分子肝素是通过不同的方法制备的，其药物动力学特性和抗凝特性有差别，在临床上不能相互代替，不同的低分子肝素应该视为不同的药物。低分子肝素平均相对分子质量为 4 500～5 000，分布范围在 1 000～10 000。

低分子肝素具有良好的剂效反应关系。与普通肝素相比，低分子肝素与巨噬细胞和内皮细胞结合较少，血浆半衰期较长。低分子肝素与血小板 4 因子结合力下降，因而 HIT 发生率较肝素明显减低。低分子肝素与骨细胞结合力较低，因而使得破骨细胞不易被激活，骨质丢失较少，骨质疏松症的发生率较普通肝素降低。低分子肝素主要通过肾途径清除，肾衰竭患者低分子肝素生物半寿期延长，长时间应用会产生蓄积而增加出血的风险。如果患者内生肌酐清除率＜60 mL/min，建议将低分子肝素的使用剂量减至推荐剂量的 75%，并严密观察临床有无出血倾向。低分子肝素没有方便的床旁监测手段，一旦过量，鱼精蛋白只能部分中和低分子肝素的抗凝活性，这是低分子肝素的不足之处。

同普通肝素一样，低分子肝素通过增强 AT 的活性来发挥抗凝效应，它与 AT 的相互作用也是由独特的戊糖序列介导的。低分子肝素、AT 和 Ⅱa 之间形成三联复合物后才能灭活 Ⅱa，而形成该三联复合物低分子肝素的长度至少需要 18 个糖单位，

相对分子质量＞5 400。而灭活因子 Xa，不需要形成肝素、AT 和因子 Xa 三联复合物，对肝素的相对分子质量大小没有要求，因此，所有肝素分子只要含有特殊的戊糖结构就可灭活 Xa 因子。普通肝素相对分子质量范围为 3 000～30 000，绝大部分在 5 400 以上，既可以灭活 Xa 因子又可以灭活 Ⅱa 因子，抑制 Xa 因子和 Ⅱa 因子的比值约 1∶1。而低分子肝素相对分子质量范围为 1 000～10 000，平均相对分子质量约 4 500，大部分在 5 400 以下，因此灭活 Ⅱa 因子的能力明显降低，抑制 Xa 因子和 Ⅱa 因子的比值为（2～4）∶1。

2. 在心血管领域的应用　由于低分子肝素使用的方便性，自 20 世纪 90 年代中期开始有大量的临床试验探讨了低分子肝素在 ACS 患者中的应用情况。与普通肝素相比，低分子肝素有着相似或稍优的疗效。目前，依诺肝素等低分子肝素已广泛应用于接受药物保守治疗、溶栓治疗或 PCI 治疗的 ACS 患者。

（三）间接 Xa 因子抑制剂

1. 药理学　磺达肝癸钠是肠道外间接因子 Xa 抑制剂。磺达肝癸钠能够与 AT 结合加速 AT 灭活因子 Xa 的速度，具有较强的抑制因子 Xa 的能力。但磺达肝癸钠分子链太短不能桥连 AT 和因子 Ⅱa，故对因子 Ⅱa 无抑制作用。在血浆中没有监测到磺达肝癸钠与其他血浆蛋白的结合。因皮下注射后具有极好的生物利用度，而且半衰期大约为 17 h，故磺达肝癸钠可以每日 1 次皮下给药。该药以原型从尿中排泄，肾功能不全的患者需要调整剂量。磺达肝癸钠由于相对分子质量较小不与 PF4 结合，故理论上讲，使用磺达肝癸钠不会发生 HIT。硫酸鱼精蛋白不能与磺达肝癸钠相互作用，如果使用磺达肝癸钠发生不能控制的出血，应用鱼精蛋白中和磺达肝癸钠效果不佳。

2. 在心血管领域的应用　与低分子肝素一样，磺达肝癸钠被广泛应用于接受保守及溶栓治疗的 ACS 患者，磺达肝癸钠的推荐剂量为皮下注射每次 2.5 mg，每日 1 次。由于磺达肝癸钠对异

物触发的血栓抑制能力较弱，不建议用于接受急诊 PCI 的 ST 段抬高急性心肌梗死患者；对于接受择期 PCI 的非 ST 段抬高急性心肌梗死患者，如果 PCI 术前应用了磺达肝癸钠，建议术中使用普通肝素（50 ~ 100 U/kg）。

（四）直接凝血酶抑制剂

1. 药理学　凝血酶原激活为凝血酶是血栓形成过程中的关键步骤，而抑制凝血酶的活性是许多抗凝药物的主要作用机制。抑制凝血酶的药物可分为间接凝血酶抑制剂和直接凝血酶抑制剂。间接凝血酶抑制剂以肝素类药物为代表，主要通过催化 AT 和（或）肝素辅因子 II 起作用；直接凝血酶抑制剂则直接与凝血酶结合并阻断其与底物的相互作用。

与肝素不同，直接凝血酶抑制剂不与 PF4 结合，其抗凝活性不受血小板所释放的大量 PF4 的影响，不引起抗体介导的血小板减少症。直接凝血酶抑制剂既灭活与纤维蛋白结合的凝血酶，也灭活血液中游离状态的凝血酶。常用的直接凝血酶抑制剂包括水蛭素、阿加曲班和比伐卢定等均为静脉制剂。

达比加群酯是一种口服直接凝血酶抑制剂。达比加群酯口服后在肝转变为活性形式达比加群，可选择性抑制凝血酶而产生抗栓作用，其作用是可逆的。达比加群酯口服后 0.5 ~ 2 h 后达到最大血药浓度，生物利用度约 6.5%，半衰期为 12 ~ 14 h。达比加群不经肝 CYP450 代谢，其 85% 通过肾原型排泄，6% 通过粪便排泄。

2. 在心血管领域的应用　比伐卢定抗凝作用起效快，具有良好的量效关系，半衰期短。接受 PCI 治疗时，比伐卢定可以取代普通肝素或低分子肝素加用 GP IIb/IIIa 受体拮抗剂的治疗方案，在这种情形下，比伐卢定与肝素类药物等效而引起的出血较少。水蛭素、阿加曲班及比伐卢定也可作为普通肝素或低分子肝素的替代药物用于 HIT 患者。

华法林是心房颤动患者预防缺血性卒中事件的常用药物，而达比加群酯较华法林使用更加方便，不需要常规检测抗凝血活性，疗效与华法林相似而安全性更优，出血性卒中的发生率较低。达比加群酯 110 mg 每日 2 次或 150 mg 每日 2 次已被用于非瓣膜病心房颤动患者缺血性卒中和体循环栓塞事件的预防。重度肾功能不全（CrCl < 30 mL/min）患者禁用达比加群酯。

（五）直接因子 Xa 抑制剂

直接因子 Xa 抑制剂可直接结合因子 Xa 的活性位点，从而直接阻断因子 Xa 与底物的相互作用。与肝素 /AT 复合物不同，直接 Xa 因子抑制剂不仅抑制游离的 Xa 因子，而且也灭活与血小板结合的 Xa 因子。

1. 利伐沙班　是一种高选择性、口服的直接因子 Xa 抑制剂。通过抑制因子 Xa 可以抑制凝血瀑布内源性和外源性途径，从而减少凝血酶产生，抑制血栓形成。利伐沙班吸收迅速，服用后 2 ~ 4 h 达到最大浓度，生物利用度约 80%，半衰期为 7 ~ 11 h。利伐沙班通过肝 CYP3A4、CYP2J2 代谢，用药剂量中约 2/3 通过肾排泄，1/3 通过粪便排泄。

对于具有一种或多种危险因素（如充血性心力衰竭、高血压、年龄 ≥75 岁、糖尿病、卒中或短暂性脑缺血发作病史）的非瓣膜病心房颤动患者，利伐沙班 20 mg 每日 1 次可降低卒中和体循环栓塞事件的风险。

利伐沙班 2.5 mg 每日 2 次与阿司匹林及氯吡格雷联合可应用于缺血事件高危的 ACS 患者，利伐沙班 2.5 mg 每日 2 次与阿司匹林联合可用于缺血事件高危的稳定冠心病患者。不建议肌酐清除率 < 15 mL/min 的患者使用利伐沙班。

2. 阿哌沙班　是一种口服、直接的因子 Xa 抑制剂。它的抗血栓活性不依赖 AT，可以抑制游离及血凝块附着的因子 Xa，通过减少凝血酶的产生，最终抑制血栓的发展。阿哌沙班对凝血酶原时间等参数影响小。阿哌沙班口服后吸收迅速，服用后 3 ~ 4 h 后达到最大浓度，绝对生物利用度约为 50%，半衰期约 12 h。阿哌沙班主要通过肝 CYP3A4 代谢，约 25% 经肾排泄，其余 75% 经粪便排泄。

阿哌沙班 5 mg 每日 2 次口服可用于非瓣膜病心房颤动患者卒中和体循环栓塞事件的预防。肌酐清除率 < 15 mL/min 或透析患者，不建议服用阿哌沙班。

3. 艾多沙班　是一种口服、直接因子 Xa 抑制剂。口服后吸收迅速，达峰时间 1～2 h，半衰期 10～14 h。生物利用度 62%，经肝细胞色素 P450 代谢的比例低，50% 由肾排出。

艾多沙班 60 mg 每日 1 次可用于非瓣膜病心房颤动（NVAF）患者预防卒中和体循环栓塞事件。对于中度或重度肾损害（肌酐清除率 15～50 mL/min）、低体重（≤60 kg）患者，艾多沙班的推荐剂量为 30 mg，每日 1 次。肌酐清除率 < 15 mL/min 的患者，不建议服用艾多沙班。

（六）华法林

1. 药理学　华法林是临床应用最广泛的抗凝药物之一。肝在合成凝血因子 Ⅱ、Ⅶ、Ⅸ、Ⅹ 及蛋白 C 和蛋白 S 等的过程中需要维生素 K，因此上述凝血因子又称为维生素 K 依赖凝血因子。华法林可竞争性抑制维生素 K 环氧化物还原酶，从而阻断体内维生素 K 循环利用过程，致使体内还原型维生素 K 缺乏，凝血因子 Ⅱ、Ⅶ、Ⅸ、Ⅹ 前体不能正常羧化为具有凝血活性的因子。华法林对于肝已经合成的凝血因子无抑制作用，需要等待凝血因子浓度降低才会发挥作用。抗栓作用中凝血因子 Ⅱ 和凝血因子 Ⅹ 的减少比因子 Ⅶ、Ⅸ 的减少更重要。由于凝血因子 Ⅱ 的半衰期是 60～72 h，因此一般需要 2～4 天，华法林才能表现出明显的抗凝作用。

华法林经胃肠道迅速吸收，生物利用度高，口服 90 min 后达血药浓度峰值，半衰期 36～42 h，在血液循环中可与血浆蛋白结合（主要是白蛋白）。华法林的量效关系受遗传和环境因素影响，这些因素可对其吸收、药动学及药效学产生影响。

环境因素如药物、饮食、各种疾病状态均可改变华法林的药动学。因此，应用华法林的患者在加用或停用化学药或草药期间应更频繁地监测国际标准化比值（INR），而一般情况下的监测周期为 4 周。华法林是两种不同活性的消旋异构体 R 和 S 型异构体的混合物。S- 华法林异构体比 R- 华法林异构体的抗凝效率高 5 倍。保泰松、磺吡酮、甲硝唑及磺胺甲氧嘧啶抑制 S- 华法林异构体的代谢，每种药物均可明显增强华法林的抗凝作用。西咪替丁和奥美拉唑抑制 R- 华法林异构体的代谢，仅轻度增强华法林的抗凝作用。胺碘酮是 R 和 S 两种华法林异构体代谢清除的强抑制剂，可以明显增强华法林的抗凝作用。增强肝对华法林清除的药物如巴比妥酸盐、利福平、卡马西平可抑制其抗凝活性。长期应用华法林治疗的患者对饮食中维生素 K 的变化很敏感，饮食中维生素 K 摄入量的增加可降低华法林的抗凝作用。

2. 抗凝强度的监测及剂量调整　凝血酶原时间（PT）是抗凝治疗最常用的监测指标，它能反映三种维生素 K 依赖性凝血因子（Ⅱ、Ⅶ、Ⅹ）的数量的变化，目前常用 INR 代替 PT 用于华法林抗凝活性的检测。中等强度的抗凝治疗（INR 2.0～3.0）适用于大部分华法林的治疗人群。住院患者服药 2～3 次后开始每日监测 PT，直到 INR 达到治疗目标并维持至少 2 天。此后，根据 INR 结果的稳定性逐步延长监测时限。接受华法林治疗的门诊患者在达到稳定量效关系之前应间隔数天监测 1 次；当 INR 稳定后，可以每 4 周监测 1 次。

华法林的主要不良反应为出血。定期检测 INR 并合理调整华法林剂量有助于减少出血风险。INR 高于治疗范围但无明显出血，可根据 INR 升高的程度酌情将华法林减量或停用数次并加强监测，当 INR 降至治疗范围后使用较小剂量治疗。如果由于外科手术需要迅速纠正华法林的抗凝活性，可口服维生素 K_1（≤5 mg）使 INR 在 24 h 内下降。如果 INR 仍高，再口服维生素 K_1 1～2 mg。如果紧急手术或发生严重出血，停华法林并缓慢静脉滴注维生素 K_1 10 mg，并可根据情况适当补充新鲜血浆、凝血酶原浓缩物等，维生素 K_1 可每 12 h 重复给药。

3. 在心血管领域的应用　华法林有着广泛的适用人群，包括 VTE 的预防及治疗、人工瓣膜置换术后、瓣膜病及非瓣膜病心房颤动患者体循环栓塞事件的预防等。

（史旭波）

第三节　血脂异常

诊疗路径：

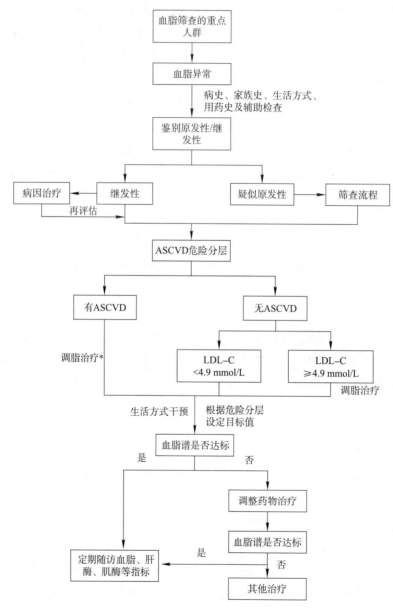

注：重点人群指：①有 ASCVD 病史；②有多项 ASCVD 危险因素（高血压、糖尿病、吸烟、肥胖等）；③有血脂异常、ASCVD 家族史，尤其是直系亲属中有早发 ASCVD 病史的；④皮肤或者肌腱有黄色瘤及跟腱增厚者。ASCVD：动脉粥样硬化性心血管疾病（atherosclerotic cardiovascular disease）。*：对于 TG≥5.65 mmol/L 的患者，首先考虑使用降 TG 和 VLDL-C 的药物

（一）血脂及脂蛋白

血脂是血液中的胆固醇（cholesterol，CH）、三酰甘油（triglyceride，TG）和类脂［如磷脂（phospholipid，PL）等］的总称。脂质的主要生物学功能包括能量代谢、细胞膜构成、合成激素、参与信号传导等。与临床密切相关的血脂成分主要是胆固醇和三酰甘油。在人体内，胆固醇主要以游离胆固醇以及胆固醇酯形式存在，三酰甘油是甘油分子中三个羟基被脂肪酸酯化而形成。血脂不溶于水，必须与载脂蛋白（apolipoprotein，Apo）结合形成脂蛋白，才能溶于血液中并被运输至组织中进行代谢。载脂蛋白参与脂代谢相关酶活性的调节及细胞膜受体的识别和结合，目前已发现20多种，包括ApoA、ApoB、ApoC、ApoD和ApoE，每一型又分若干亚型。ApoA分为A1、A2、A4、A5，ApoB分为B_{48}、B_{100}，ApoC分为C1、C2、C3、C4，ApoE分为E2、E3、E4等。载脂蛋白还包括一种长度多变、可与LDL结合的Apo（a）。

血浆脂蛋白是由载脂蛋白、胆固醇、三酰甘油、磷脂等组成的球形大分子复合物。采用超速离心法可将血浆脂蛋白分为：乳糜微粒（chylomicron，CM）、极低密度脂蛋白（very low-density lipoprotein，VLDL）、中间密度脂蛋白（intermediate density lipoprotein，IDL）、低密度脂蛋白（low-density lipoprotein，LDL）和高密度脂蛋白（high-density lipoprotein，HDL）。此外，还有一种脂蛋白称为脂蛋白（a）［Lp（a）］。各类脂蛋白的组成、理化特性、来源、代谢途径和生理功能各异（表8-2）。

脂蛋白的代谢途径有两条：外源性代谢途径，即饮食摄入的胆固醇和TG在小肠中合成CM及其代谢的过程；内源性代谢途径，即由肝合成的VLDL转变为IDL和LDL，及LDL被肝或其他器官代谢的过程。此外，还存在胆固醇逆转运途径，即HDL将胆固醇从周围组织转运到肝进行代谢再循环。

1. 乳糜微粒（CM） 是血液中颗粒最大的脂蛋白，主要构成是TG，高达近90%，因而其密度也最低。正常人空腹12 h后采血时，血清中无CM。餐后及某些病理状态下血液中含有大量CM时，呈现混浊外观，如将此血清放在4℃环境中静置过夜，CM会漂浮在血清表面，状如奶油，此为检查有无CM存在的简便方法。

2. 极低密度脂蛋白（VLDL） 由肝合成，其TG含量约占55%，胆固醇含量为20%，磷脂含量为15%，蛋白质含量约为10%。由于CM和VLDL中都是以含TG为主，所以将其统称为富含TG的脂蛋白（TRL）。在没有CM存在的血清中，其TG

表8-2 血浆脂蛋白的分类、特性及功能

分类	水合密度（g/mL）	颗粒直径（nm）	主要脂质	载脂蛋白	来源	功能
CM	<0.95	80~500	TG	B_{48}、AⅠ、AⅡ	小肠合成	转运外源性TG到其他组织
VLDL	<1.006	30~80	TG	B_{100}、E、Cs	肝合成	转运内源性TG到外周组织
IDL	1.006~1.019	27~30	TG、CH	B_{100}、E	VLDL中TG脂解后形成	LDL前体，部分经肝代谢
LDL	1.019~1.063	20~27	CH	B_{100}	VLDL和IDL分解代谢	转运CH到外周组织，经LDL受体介导其摄取和利用，与ASCVD直接相关
HDL	1.063~1.21	5~17	PL、CH	AⅠ、AⅡ、Cs	肝和小肠合成，CM和VLDL脂解后衍生	从外周组织转运CH至肝或其他组织再分布，与ASCVD负相关
Lp（a）	1.05~1.12	26	CH	B_{100}、（a）	肝合成	与ASCVD相关

的水平主要反映 VLDL 的多少。由于 VLDL 分子比 CM 小，空腹 12 h 的血清清亮透明，当空腹血清 TG 水平 > 3.3 mmol/L（300 mg/dL）时，血清才呈乳状光泽直至混浊。

3. 低密度脂蛋白（LDL） 由 VLDL 转化而来。LDL 颗粒中含胆固醇酯 40%、游离胆固醇 10%、TG6%、磷脂 20%、蛋白质 24%，是血液中胆固醇含量最多的脂蛋白，故称为富含胆固醇的脂蛋白。血液中的胆固醇约 60% 是在 LDL 内，单纯性高胆固醇血症时，血清胆固醇浓度的升高与血清 LDL-C 水平呈平行关系。由于 LDL 颗粒小，即使 LDL-C 的浓度很高，血清也不会混浊。LDL 中的载脂蛋白 95% 以上为 ApoB。根据颗粒大小和密度高低不同，可将 LDL 分为不同的亚组分。LDL 将胆固醇运送到外周组织，大多数 LDL 是由肝细胞和肝外的 LDL 受体进行分解代谢。LDL 分为 LDL_2 和 LDL_3，其中 LDL_3 为小而致密的 LDL（sLDL），sLDL 和氧化修饰的 LDL 具有很强的致动脉粥样硬化作用。

4. 高密度脂蛋白（HDL） 主要由肝和小肠合成。HDL 是颗粒最小的脂蛋白，其中脂质和蛋白质部分几乎各占 50%。HDL 中的载脂蛋白以 ApoA I 为主。HDL 是一类异质性的脂蛋白，由于 HDL 颗粒中所含的脂质、载脂蛋白、酶和脂质转运蛋白的量和质各不相同，采用不同分离方法，可将 HDL 分为不同的亚组分。这些 HDL 亚组分在形状、密度、颗粒大小电荷和抗动脉粥样硬化特性等方面均

不相同。HDL 将胆固醇从周围组织（包括动脉粥样硬化斑块）转运到肝进行再循环，或以胆酸的形式排泄，此过程称为胆固醇逆转运。

5. 脂蛋白（a）[Lp（a）] 是利用免疫方法发现的一类特殊的脂蛋白。Lp（a）的脂质成分类似于 LDL，但其所含的载脂蛋白部分除一分子 $ApoB_{100}$ 外，还含有另一分子载脂蛋白 a [Apo（a）]。有关 Lp（a）合成和分解代谢的确切机制目前了解尚少。其水平主要由遗传因素决定，是冠心病的独立危险因素，Lp（a）> 300 mg/L 时，冠心病风险显著升高。

（二）分类及常见病因

血脂异常（dyslipidemia）是指血浆中胆固醇、TG、低密度脂蛋白胆固醇（LDL-C）水平升高，高密度脂蛋白胆固醇（HDL-C）水平降低。由于脂质以脂蛋白的形式存在于血浆中，血脂异常表现为脂蛋白异常血症（dyslipoproteinemia）。血脂异常与动脉粥样硬化性心血管疾病（ASCVD）密切相关。

1. 表型分类 世界卫生组织（WHO）根据脂蛋白异常的种类和严重程度将血脂异常分为 5 型，其中 II 型又分为 2 个亚型（表 8-3）。

2. 临床分类 从实用角度出发，临床将血脂异常分为 4 类（表 8-4）。

3. 病因分类 脂质来源、脂蛋白合成、代谢过程关键酶异常或降解过程受体通路障碍等均可导致血脂异常。

（1）原发性血脂异常：大部分原发性高脂血症

表 8-3　脂蛋白异常血症表型分类

类型	TC	TG	CM	VLDL	LDL	风险
I	↑→	↑↑	↑↑	↑↑	↑→	易发胰腺炎
IIa	↑↑	→	→	→	↑↑	易发冠心病
IIb	↑↑	↑↑		↑	↑	易发冠心病
III	↑↑	↑↑	↑	↑	↓	易发冠心病
IV	↑→	↑↑	→	↑↑	→	易发冠心病
V	↑	↑↑	↑↑	↑	↑→	易发胰腺炎

注：↑代表浓度升高；→代表浓度正常；↓代表浓度降低

表 8-4 血脂异常的临床分类

分型	TC	TG	HDL-C	对应 WHO 表型
高胆固醇血症	增高			Ⅱa
高三酰甘油血症		增高		Ⅰ、Ⅳ
混合型高脂血症	增高			Ⅱb、Ⅱ、Ⅳ、Ⅴ
低高密度脂蛋白血症			降低	

是由于单一基因或者多个基因突变所致，通常具有家族聚集性，有明显的遗传倾向，特别是单一基因突变者，故临床上通常称为家族性高脂血症。例如，编码 LDL 受体基因的功能缺失型突变，分解 LDL 受体的前蛋白转化酶枯草溶菌素 9（PCSK9）基因的功能获得型突变，或编码与 LDL 受体结合的 ApoB 基因突变，或调整 LDL 受体到细胞膜血浆面的 LDL 受体调整蛋白基因突变可引起家族性高胆固醇血症（familial hypercholesterolemia, FH）。80% 以上的 FH 是单一基因突变所致。其中 LDL 受体基因的功能缺失型突变是最常见病因。纯合子型家族性高胆固醇血症（HoFH）发病率为 1/（30 万~16 万），杂合子型发病率为 1/500~1/200。家族性高胆固醇血症由单一基因突变所致，通常是参与胆固醇代谢的脂蛋白脂酶、ApoC2 或 ApoA5 基因突变导致，表现为重度高胆固醇血症（TG > 10 mmol/L），发病率为 1/100 万。轻中度的高胆固醇血症（TG 2~10 mmol/L）通常具有多个基因突变特性。

（2）继发性血脂异常：主要包括不良生活方式或其他疾病、药物引发的血脂异常。不良生活方式主要包括高能量、高脂和高糖饮食，过度饮酒、缺乏锻炼等。其他疾病有：糖尿病、肾病综合征、甲状腺功能减退症、肾衰竭、肝疾病、系统性红斑狼疮、糖原贮积症、骨髓瘤、脂肪萎缩症、库欣综合征、多囊卵巢综合征等。药物有：噻嗪类利尿药、非心脏选择性 β 受体阻滞剂、糖皮质激素、免疫抑制剂、精神类药物等（表 8-5）。

此外，妊娠会导致血浆三酰甘油的增高，情况

表 8-5 继发性血脂异常的病因

分类	病因
新陈代谢	糖尿病 脂肪代谢障碍 糖原储存障碍
肾	慢性肾衰竭 肾病综合征
肝	肝硬化 胆道阻塞 卟啉症 原发性胆汁性肝硬化（继发性 LCAT 缺乏症）
激素	雌激素 黄体酮 生长激素 甲状腺疾病（甲状腺功能减退症） 皮质类固醇
生活方式	缺乏锻炼 肥胖 高热量高脂高糖饮食 酒精摄入 吸烟
药物	维 A 酸衍生物 糖皮质激素 外源性雌激素 噻嗪类利尿药 β 受体阻滞剂 睾酮和其他合成代谢类固醇 免疫抑制药物（环孢素） 抗病毒药物（HIV 蛋白酶抑制剂） 精神类药物

LCAT: 卵磷脂-胆固醇乙酰转移酶（lecithin-cholesterol acyltransferase）; HIV: 人类免疫缺陷病毒（human immunodeficiency virus）

严重时需要接受专门的治疗。特别需要指出的是，部分高脂血症患者的病因是原发和继发的混合。

（三）临床表现

血脂水平随年龄增长而升高，至 50～60 岁达顶峰，随后趋于稳定或有所下降。中青年女性血脂水平普遍低于男性，但绝经期后显著升高。显著血脂异常患者常有家族遗传史。

1. 黄色瘤、早发性角膜环和眼底改变 黄色瘤是一种局限性的皮肤隆起，由脂质局部沉积引起，颜色可为黄色、橘黄色或棕红色，多呈结节、斑块或丘疹形状，质地柔软，最常见于眼睑周围。角膜环位于角膜外缘呈灰白色或白色，由角膜脂质沉积所致，常发生于 40 岁以下的患者。另外，严重的高胆固醇血症可伴有高脂血症眼底改变。

2. 动脉粥样硬化等 脂质在血管内皮下沉积，引起动脉粥样硬化发生和发展，导致心脑血管和周围血管病变，出现心绞痛、脑梗死、外周动脉闭塞等表现。一些家族性血脂异常甚至可于青春期前发生冠心病，以致心肌梗死。严重的高胆固醇血症亦可出现游走性多关节炎。严重的高胆固醇血症（＞10 mmol/L）可引起急性胰腺炎发作。

（四）实验室检查

血脂异常诊断以及分型的基本检测项目为血浆或者血清 TC、TG、LDL-C 和 HDL-C，ApoA、ApoB、Lp（a）等对冠心病风险评估有一定意义。根据《中国成人血脂异常防治指南（2016 年修订版）》，建议采血前至少 2 周内保持一般饮食习惯和稳定体重，24 h 内不进行剧烈体力活动，最后一餐

忌食高脂食物和饮酒，检查前禁食约 12 h。

（五）诊断与鉴别诊断

1. 诊断 详细询问病史，包括生活习惯、饮食偏好、伴随疾病等。注意家族史、引起继发性血脂异常的相关病史、易影响血脂的用药史的询问。体检注意有无黄色瘤、角膜环和高脂血症眼底改变等。

血脂异常的诊断采用《中国成人血脂异常防治指南（2016 年修订版）》关于我国血脂合适水平及异常分层的标准（表 8-6）。

2. 筛查人群 为有效防治 ASCVD，建议 20～40 岁成年人至少每 5 年查 1 次血脂水平（包括 TC、TG、LDL-C 和 HDL-C），40 岁以上男性和绝经期后女性至少每年 1 次，ASCVD 及其高危人群，建议每 3～6 个月检测 1 次。对于因 ASCVD 住院患者，应在入院时或 24 h 内测定血脂。若为首次发现血脂异常，应在 2～4 周内复查，如仍异常，即可明确诊断。

筛查的重点人群包括：①有 ASCVD 病史；②有多项 ASCVD 危险因素（高血压、糖尿病、吸烟、肥胖等）；③有血脂异常、ASCVD 家族史，尤其是直系亲属中有早发 ASCVD 病史的；④皮肤或者肌腱有黄色瘤及跟腱增厚者。

3. 鉴别诊断 根据病史、家族史、用药史等结果，结合体格检查和相关检验检测项目，主要鉴别原发性和继发性血脂异常。对于家族性脂蛋白异常血症可进行基因诊断明确。而继发性血脂异常多存在原发病的临床表现和病理特征，尤其注意与下

表 8-6 血脂异常诊断及分层标准（mmol/L）

分层	TC	LDL-C	HDL-C	非 -HDL-C	TG
理想水平		< 2.6		< 3.4	
合适水平	< 5.2	< 3.4		< 4.1	< 1.7
边缘升高	5.2～6.19	3.4～4.09		4.1～4.89	1.7～2.29
升高	≥6.2	≥4.1		≥4.9	≥2.3
降低			< 1.0		

列疾病引起的血脂异常鉴别:

(1)甲状腺功能减退症(甲减):患者常伴发血脂异常,多表现为高胆固醇血症或混合型高脂血症。甲减对 TC 及 LDL-C 影响大,对 TG、HDL-C 及 VLDL 影响较小。其主要机制如下:甲状腺激素分泌减少导致 LDL-C 摄取减少;胆固醇合成增加和转化减少。TSH 可以促进胆固醇和 TG 合成,抑制胆固醇转化。甲减的诊断主要通过实验室检查明确,血清 TSH 水平升高、甲状腺激素(T_3、T_4)水平降低。

(2)肾病综合征:临床特征之一就是血脂异常,其特点是 TC、LDL-C、sLDL、ApoB、ApoE、Lp(a)等均有不同程度升高,TG 和 VLDL 可能升高,HDL-C 正常或略下降。其引起血脂异常的主要机制是低白蛋白血症导致脂蛋白合成增加、分解减少。确立诊断主要根据大量蛋白尿(>3.5 g/d)和低白蛋白血症(<30 g/L)。

(3)库欣综合征:多表现为混合型高脂血症。肾上腺糖皮质激素过多导致脂肪动员和合成均增加,但其促进脂肪合成作用更强,从而导致脂肪总量增加。本病诊断主要根据典型症状和体征,如向心性肥胖、毛发增多、紫纹等。结合实验室诊断包括血皮质类固醇升高并昼夜节律紊乱,尿 17- 羟皮质类固醇排出量明显增高,小剂量地塞米松抑制试验不能被抑制等。

(六)治疗

1. 治疗原则

(1)根据 ASCVD 危险分层决定干预策略:ASCVD 总体风险是多种危险因素复杂交互作用的结果,全面评价 ASCVD 总体风险是制订血脂异常个体化干预策略的基础。近年来,循证医学证据支持更为积极的降脂策略。

根据《2019 年欧洲心脏病学会 / 欧洲动脉粥样硬化学会血脂异常管理指南》:①符合以下之一为极高危人群:临床或影像学诊断的 ASCVD,糖尿病伴靶器官受损或至少伴三个危险因素,病程 20 年以上的 1 型糖尿病,重度肾功能不全 [eGFR <30 mL/(min·1.73 m^2)];家族性高胆固醇血症伴有一个以上危险因素,SCORE 风险评分≥10%。②符合以下之一为高危人群:TC>8 mmol/L,LDL-C>4.9 mmol/L 或者血压 180/110 mmHg 以上;糖尿病病程 10 年以上或者伴有一个危险因素;中度肾功能不全 [eGFR 30~59 mL/(min·1.73 m^2)];家族性高胆固醇血症不伴有危险因素;SCORE 风险评分≥5% 且 <10%。③中危人群:糖尿病病程 10 年以下的中青年(1 型糖尿病 35 岁以下,2 型糖尿病 50 岁以下)且不伴有危险因素、SCORE 风险评分≥1% 且 <5%。④低危人群:SCORE 风险评分 <1%。

(2)将 LDL-C 作为首要干预靶点:LDL-C 升高是 ASCVD 发病的关键因素。降低 LDL-C 水平是改善动脉粥样硬化,减少 ASCVD 发病率、致死率和致残率的有效措施。目前 LDL-C 是防控 ASCVD 的首要干预靶点。而由于高 TG 血症时残粒脂蛋白水平升高,促进动脉粥样硬化发生发展,非 -HDL-C 作为次要干预靶点更能反映 ASCVD 的风险(表 8-7)。

(3)调脂药物选择原则:他汀类药物能显著降低心血管事件风险,因此大部分患者应首选他汀类药物用于调脂达标。若 LDL-C 水平不能达标,考虑与其他药物(如依折麦布)联合使用,可获得进一步调脂效果。

除积极干预胆固醇外,对其他血脂谱异常也应采取适当的干预措施。经他汀类药物治疗后,如非 -HDL-C 仍未达标,可与贝特类药物或高纯

表 8-7 不同 ASCVD 危险人群 LDL-C/ 非 -HDL-C 达标值

危险等级	LDL-C(mmol/L)	非 -HDL-C(mmol/L)
极高危	<1.4 或较基线下降≥50%	<2.2
高危	<1.8 或较基线下降≥50%	<2.6
中危	<2.6	<3.4
低危	<3.0	<3.8

注:参考 2019 ESC/EAS 血脂异常管理指南

度鱼油制剂联合使用。当 TG≥1.7 mmol/L 时，首先应用生活方式干预，包括治疗性饮食、减轻体重、减少饮酒等。对于严重高 TG 血症（空腹 TG≥5.65 mmol/L）的患者，应首先考虑使用降 TG 和 VLDL-C 的药物（如贝特类、高纯度鱼油或烟酸）。对于 HDL-C < 1.0 mmol/L 的患者，主张控制饮食和改善生活方式。

2. 生活方式干预　血脂异常与不良生活方式有密切的关系，治疗性生活方式改变能降低致动脉粥样硬化胆固醇水平并减少 ASCVD 风险。因此，对生活方式的干预应当作为血脂异常的治疗基础，无论是否使用调脂药物，都必须坚持治疗性生活方式干预。

（1）饮食调整：改善饮食结构，根据患者血脂异常的程度、分型以及性别、年龄和劳动强度等制订食谱。总能量摄入每日减少 300～500 kcal。限制胆固醇摄入量（< 300 mg/d），补充植物固醇（2～3 g/d）。一般人群每日摄入饱和脂肪酸所提供的能量应小于总能量的 10%，高胆固醇血症者摄入饱和脂肪酸所提供的能量应小于总能量的 7%，摄入反式脂肪酸所提供的能量应小于总能量的 1%。脂肪摄入优先选择富含 n-3（ω-3）多不饱和脂肪酸的食物。每日摄入的糖类占总能量的 45%～55%，应选择富含纤维素和低升糖指数的糖类替代饱和脂肪酸。每日应摄入 25～40 g 膳食纤维，其中 7～13 g 为水溶性膳食纤维。

（2）控制体重：肥胖会导致 LDL-C、VLDL-C 水平升高以及 HDL-C 水平下降，减轻体重可以改善胰岛素抵抗。体重下降 5%～10% 可以降低 TG 水平约 20%，每减轻体重 10 kg 可以使 LDL-C 下降 8 mg/dL。

（3）体力锻炼：缺乏锻炼与 ASCVD 风险增加有关。建议每周 5～7 天，每次 30 min 中等强度的有氧运动。2017 美国内分泌医师协会血脂异常及粥样硬化防治指南中指出，每日运动可一次完成或分次完成（如每次进行 10 min），对于某些患者，将一天的运动分次完成有助于提高他们的依从性。

对于 ASCVD 患者应先进行运动负荷试验充分评估其安全性后，再进行体力锻炼。

（4）其他：戒烟、限制饮酒、禁烈性酒。对于 TG≥500 mg/dL 的患者应完全戒酒。

3. 药物治疗

（1）他汀类：是近 20 年心血管领域最重要的药物之一。他汀类不仅是最有效的调脂药物，更是 ASCVD 防治的基石。他汀类竞争性地抑制体内胆固醇合成限速酶（HMG-CoA 还原酶）活性，减少胆固醇合成，同时上调细胞表面 LDL 受体，加速 LDL 分解代谢，还可抑制 VLDL 合成。可显著降低血清 TC、LDL-C 和 ApoB，也在一定程度上降低 TG，并轻度升高 HDL-C。他汀类治疗后，LDL-C 每降低 1 mmol/L，心血管事件风险下降 23% 左右。同时，循证医学证据也越来越支持他汀类药物对于一级预防的中高危患者也能提供心血管保护作用。

他汀类药物适用于高胆固醇血症、混合型高脂血症和 ASCVD。目前国内临床常用的他汀和每天剂量范围为：洛伐他汀（lovastatin）10～80 mg，辛伐他汀（simvastatin）5～40 mg，普伐他汀（pravastatin）10～40 mg，氟伐他汀（fluvastatin）10～40 mg，阿托伐他汀（atorvastatin）10～80 mg，瑞舒伐他汀（rosuvastatin）10～20 mg 等。不同种类与剂量的他汀降胆固醇幅度存在较大差别，建议首先选用中等强度的他汀。但为尽早达标以及提高依从性，对于基础 LDL-C 比目标水平高 1 倍以上的患者，在充分评估风险的前提下也可以直接使用强效他汀。他汀类药物一般为每日睡前服用，如出现不良反应，可采取更换他汀种类、减少剂量、隔日服用等方法。

大多数患者对他汀类耐受性良好。少数接受大剂量治疗的患者可出现氨基转移酶升高、肌痛、肌炎、血清肌酸激酶升高，极少数可发生横纹肌溶解而致急性肾衰竭。长期应用他汀类药物有增加新发糖尿病的风险。他汀不宜与环孢素、雷公藤总苷、环磷酰胺、大环内酯类抗生素及吡咯类抗真菌药

（如酮康唑）等合用。儿童、妊娠期和哺乳期妇女、准备生育的妇女不宜服用。

（2）肠道 CH 吸收抑制剂：依折麦布（ezetimibe）口服后被迅速吸收，结合成依折麦布葡糖醛酸苷，作用于小肠细胞刷状缘，通过选择性抑制转运蛋白 NPC1L1 的活性抑制胆固醇和植物固醇吸收。适用于高胆固醇血症和以 TC 升高为主的混合型高脂血症，单药或与他汀类联合使用。研究显示，依折麦布与他汀联合使用可进一步降低急性冠脉综合征（ACS）患者的心血管事件风险。推荐剂量为 10 mg，每日 1 次，可在每日任意时间服用。该药耐受性良好，常见不良反应为一过性头痛和消化道症状。妊娠期和哺乳期妇女禁用。

（3）普罗布考（probucol）：具有降低胆固醇水平并减少动脉粥样硬化事件的疗效，同时有独特的抗氧化和减轻黄色素瘤的作用。其渗入 LDL 颗粒核心中影响脂蛋白代谢，同时能影响 HMG-CoA 还原酶，使胆固醇合成减少，并能通过受体及非受体途径促进 LDL 的清除，降低 TC 和 LDL-C。普罗布考明显降低 HDL-C，但被认为可改变后者的结构和代谢，提高其逆向转运胆固醇的能力。适用于高胆固醇血症，尤其是黄色素瘤患者。常用剂量为 0.5 g，每日 2 次口服。常见不良反应为恶心，偶见 QT 间期延长。室性心律失常、QT 间期延长、低血钾者禁用。

（4）胆酸螯合剂：属于碱性阴离子交换树脂，在肠道内与胆汁酸不可逆结合，阻断胆酸的肠肝循环，促使胆汁酸随粪便排出，减少胆固醇的重吸收。适用于高胆固醇血症和以 TC 升高为主的混合型高脂血症。这类药物不被机体吸收，使用较为安全。主要制剂及每天剂量范围为：考来烯胺（cholestyramine）4~16 g，考来替泊（colestipol）5~20 g，考来维仑（colesevelam）1.875~4.375 g。与他汀类联用可明显提高调脂效果。适用于除纯合子家族性高胆固醇血症以外的任何高胆固醇血症。常见不良反应为便秘、腹胀、脂肪泻、口臭等。可干扰其他药物的吸收，如噻嗪类、香豆素类、地高辛、贝特类、他汀类和脂溶性维生素等。异常 β 脂蛋白血症和血清 TG > 4.52 mmol/L 为绝对禁忌证。

（5）多廿烷醇：是长链脂肪伯醇组成的混合物，是新一类调脂药，具有良好的安全性和耐受性，可显著降低 LDL-C、TC，升高 HDL-C，降低 LDL 脂质过氧化敏感性和抗血小板聚集。可用于高 TC 血症、高 LDL-C 血症或低 HDL-C 血症患者，尤其适用于老年人、肝功能异常和不能耐受他汀类药物的高 TC 血症患者。

（6）贝特类：贝特类药物通过激活过氧化物酶体增殖物激活受体 α（PPARα）和脂蛋白脂酶（LPL），降低血清 TG、升高 HDL-C 水平，促进 VLDL 和 TG 分解以及胆固醇的逆向转运。适用于高 TG 血症和以 TG 升高为主的混合型高脂血症。临床常用主要制剂为：非诺贝特（fenofibrate，0.1 g，每日 3 次，或微粒型 0.2 g，每日 1 次）、苯扎贝特（bezafibrate，0.2 g，每日 3 次，或缓释型 0.4 g，每晚 1 次）、吉非贝特（gemfibrozil）和氯贝丁酯（clofibrate）。贝特类药物一般耐受性良好，常见不良反应与他汀类药物类似，包括肝、肌肉等；禁用于严重肝肾功能不全者以及儿童、妊娠期和哺乳期妇女。

（7）烟酸类：烟酸（nicotinic acid）也称维生素 B_3，属人体必需维生素。其调脂作用可能与抑制脂肪组织中酯酶活性，减少游离脂肪酸进入肝，减少 VLDL 分泌有关。大剂量使用时可降低 TC、LDL-C 和 TG，升高 HDL-C，降低 Lp（a）浓度。适用于高 TG 血症和以 TG 升高为主的混合型高脂血症。烟酸有普通和缓释 2 种剂型，以缓释型较常用。推荐剂量为 1~2 g，每天睡前 1 次；建议从小剂量（0.375~0.5 g/d）开始，4 周后增至推荐剂量。烟酸类衍生物阿昔莫司（acipimox）0.25 g，每日 1~3 次，餐后口服。常见不良反应包括面部潮红、瘙痒和胃肠道症状，偶见肝功能损害、高尿酸血症等。糖尿病患者一般不宜使用，慢性活动性肝病、活动性消化道溃疡和严重痛风者禁用。

（8）高纯度鱼油制剂：鱼油主要成分为 n-3 长链多不饱和脂肪酸，包括二十碳五烯酸（EPA）和二十二碳六烯酸（DHA）等，其调脂机制尚不十分清楚，能增加磷脂酰胆碱胆固醇转移酶和 LPL 的活性及抑制肝内皮细胞脂酶的活性。其能降低 TG 和轻度升高 HDL-C，降低血液中胆固醇含量。适用于高三酰甘油血症和以 TG 升高为主的混合型高脂血症。不良反应少见，但较大剂量使用时有增加出血的风险。

（9）新型调脂药物：越来越多的新型调脂药物通过影响血脂代谢途径的不同靶点和机制调控血脂代谢。包括前蛋白转化酶枯草溶菌素 9 抑制剂、微粒体三酰甘油转运蛋白抑制剂、ApoB 合成抑制剂、胆固醇酯转运蛋白抑制剂、Lp（a）合成抑制剂、乙酰辅酶 A 转移酶抑制剂、LPL 激动剂等。

1）前蛋白转化酶枯草溶菌素 9（PCSK9）抑制剂：此类药物是近几年研发的新型降脂药物，已被指南推荐并应用于临床。PCSK9 介导肝细胞表面的 LDL 受体（LDL-R）被溶酶体降解，导致受体下降，进而升高循环中的 LDL-C 水平。其抑制剂能阻止 LDL 受体降解，从而促进 LDL-C 的清除。临床研究显示，PCSK9 单抗单独或与他汀联合使用能明显降低血清 LDL-C（40%~75%），同时改善 HDL-C、Lp（a）等指标。如阿利西尤单抗和依洛尤单抗，均通过皮下注射给药。不良反应主要包括鼻咽炎、上呼吸道感染、流感、背痛、注射部位反应等。

2）$ApoB_{100}$ 合成抑制剂：米泊美生（mipomersen）是针对 ApoB mRNA 的反义寡核苷酸，通过抑制 ApoB 转录减少 VLDL 合成和分泌，可使 LDL 降低 25%，同时有降低 Lp（a）的作用。2013 年，美国食品药品监督管理局（FDA）批准其单独或与其他调脂药物联合用于治疗纯合子家族高胆固醇血症。常见不良反应为注射局部肿痛、瘙痒及肝毒性。

3）微粒体 TG 转移蛋白（MTP）抑制剂：MTP 可催化胆固醇、TG 和磷脂酰胆碱的跨膜转运。洛美他派（lomitapide）通过抑制 MTP 减少肝 VLDL 和小肠乳糜微粒合成和分泌，从而降低血 TG、VLDL 和 LDL-C 水平，可使 LDL-C 降低达 50%。2012 年被批准用于治疗家族性高胆固醇血症。不良反应发生率较高，主要包括消化道症状和肝功能异常，长期用药可能致脂肪性肝炎及肝纤维化。

（10）中药：中医学理论认为，高脂血症的主要病机是脾、肾、肝等脏腑功能紊乱，导致气机郁滞、痰浊化生、瘀阻脉络。治疗基本原则是化痰、活血、理气。具有调脂作用的中药有苦丁、山楂、绞股蓝等，具有降脂作用的中成药可与其他调脂药物联用。

（11）调脂药物的联合应用：联合用药的目的在于提高血脂达标率和降低不良反应发生率，联合方案需根据血脂异常分型、调脂药物机制及其他作用特点等制订（表 8-8）。

表 8-8　他汀联合方案降脂幅度

方案	LDL-C 降低幅度
中等强度他汀	≈ 30%
高强度他汀	≈ 50%
高强度他汀 + 依折麦布	≈ 65%
PCSK9 抑制剂	≈ 60%
PCSK9 抑制剂 + 高强度他汀	≈ 75%
PCSK9 抑制剂 + 高强度他汀 + 依折麦布	≈ 85%

参考 2019 ESC/EAS 血脂异常管理指南

1）他汀与依折麦布：高胆固醇血症患者如在最大耐受剂量他汀治疗的基础上未达标，可加用依折麦布，使 LDL-C 进一步下降 18% 左右，本方案可以显著降低 ASCVD 极高危患者的心血管事件风险。

2）他汀与 PCSK9 抑制剂：对于 ASCVD 二级预防或者极高危的 FH 患者，如以上方案仍未使

LDL-C 达标，可加用 PCSK9 抑制剂；如果预估他汀类药物加用依折麦布不能使 LDL-C 达标，也可直接启动他汀类药物与 PCSK9 抑制剂联合治疗。

3）他汀与 n-3 脂肪酸：可用于治疗混合型高脂血症，不增加各自的不良反应。但需注意，大剂量 n-3 不饱和脂肪酸长期应用会增加出血风险。

4）他汀与贝特类：两者联用能更有效降低 LDL-C 和 TG 水平，升高 HDL-C，可使高 TG 伴低 HDL-C 血症患者心血管获益。因此，尤其适用于高危患者他汀治疗后仍存在 TG 或者 HDL-C 控制不佳者。应从小剂量开始，采用分开服用的方式，并严密监测肝功能和肌酸激酶。

4. 其他治疗措施

（1）血液净化治疗（血脂吸附技术）：是 FH（尤其是 HoFH）的重要辅助治疗措施，非 FH 的难治性高脂血症也可考虑血脂吸附治疗。其可使 LDL-C 降低 55%～70%，最佳治疗频率为每周 1 次。该治疗手段疗效好、不良反应少，但是价格昂贵、有创且存在感染风险，其技术手段在不断地改进完善，有待于更多循证医学证据的支持。

（2）手术治疗：对于极严重的高胆固醇血症，如 HoFH 或对药物无法耐受的严重高胆固醇血症患者，可考虑手术治疗，包括部分回肠末段切除术、门腔静脉分流术和肝移植术等。

（3）基因治疗：是 FH 的潜在治疗选择，有些和 FH 相关的基因治疗已进入临床试验阶段，值得期待和展望。

5. 治疗过程的监测　调脂治疗一般是长期的，甚至是终身的。不同个体对同一治疗措施或者药物的疗效和不良反应差异较大，应严密监测血脂水平及其他相关指标。非药物治疗者，开始 3～6 个月应复查血脂，如达标则继续非药物治疗，但仍需每 6～12 个月复查 1 次。首次服用调脂药物者，应在 4～6 周复查血脂、肝功能和肌酸激酶。如血脂达标且无不良反应，逐步减为 6～12 个月复查 1 次；如血脂未达标且无不良反应，每 3 个月复查 1 次。

如治疗 3～6 个月仍不达标，应调整药物剂量或者种类，或联合用药。每次调整后需在 6 周内复查相关指标。

6. 特殊人群的血脂异常管理

（1）糖尿病：糖尿病合并血脂异常主要表现为 TG 升高、HDL-C 降低、LDL-C 升高或正常。调脂治疗可以显著降低糖尿病患者发生心血管事件的风险。首先应按照 ASCVD 危险评估流程对患者进行危险分层，生活方式干预，并根据危险程度确定 LDL-C 目标值。糖尿病患者首选他汀类药物，如合并高 TG 伴或不伴低 HDL-C 者可采用他汀类与贝特类药物联合使用。

（2）代谢综合征：是一组以肥胖、高血糖、高血压以及血脂异常［高 TG 血症和（或）低 HDL-C 血症］为特点的临床综合征。代谢综合征患者是心血管疾病的高危人群。代谢综合征的主要防治目标是预防 ASCVD 及 2 型糖尿病，对已有 ASCVD 者要预防心血管事件再发。原则上应先启动生活方式干预，如果不能达标则应针对各组分采取相应的药物治疗。

（3）慢性肾疾病（CKD）：常伴随血脂异常并促进 ASCVD 的发生发展。如能耐受，推荐 CKD 患者接受他汀类治疗，同样根据危险分层确定血脂目标值。推荐中等强度他汀类治疗，必要时联合胆固醇吸收抑制剂。CKD 患者是他汀类引发肌病的高危人群，呈现剂量相关性，故应避免大剂量应用。贝特类可升高肌酐水平，在中重度 CKD 患者中与他汀类联用时可能增加肌病风险。

（4）家族性高胆固醇血症（FH）：FH 患者血清 LDL-C 水平明显升高，易早发 ASCVD 以及皮肤/肌腱黄色瘤，其中以 LDL 受体基因突变最多见。早期筛查诊断和尽早接受药物治疗是改善预后的关键。治疗首选他汀类药物，但常需要合用依折麦布和（或）PCSK9 抑制剂，必要时还需要辅助以血液净化治疗。

（七）预防和预后

血脂异常的预防措施主要包括健康宣教，提倡均衡饮食，预防肥胖，适当增加体力活动及体育运动，避免不良生活习惯，并与肥胖症、糖尿病、心血管疾病等慢性病防治工作的宣教相结合。经积极的综合治疗，大部分患者预后良好。

（梁　春）

数字课程学习

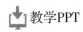教学PPT　　　自测题

第九章

缺血性心脏病

关键词

缺血性心脏病（IHD）   冠状动脉心脏病（CHD）

冠心病   冠状动脉粥样硬化性心脏病

稳定型心绞痛   隐匿性冠心病

缺血性心肌病   平板运动试验

心肌负荷显像技术   冠状动脉造影术

急性冠脉综合征（ACS）   ST 段抬高心肌梗死（STEMI）

非 ST 段抬高急性冠脉综合征（NSTE-ACS）

非 ST 段抬高心肌梗死（NSTEMI）   不稳定型心绞痛（UAP）

第一节　缺血性心脏病概述

思维导图：

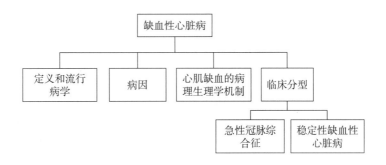

一、定义和流行病学

缺血性心脏病（ischemic heart disease，IHD）也称为冠状动脉性心脏病（coronary heart disease，CHD），简称冠心病，是指由于冠状动脉循环改变引起冠状动脉血流与心肌需求之间不平衡而导致的心肌损伤。IHD 包括冠状动脉系统各组成部分的功能性改变或器质性病变引起的急性、暂时性疾病状态或慢性疾病过程，不包括因非冠状动脉血流动力学改变（如主动脉狭窄）引起的心肌缺血。

IHD 是严重威胁人类健康的疾病。在西方国家，其年死亡人数可占到总死亡数的 1/3 左右，占心脏病死亡人数的 1/2～3/4。近年来，通过对危险因素的强力干预和有效的二级预防，IHD 的发病率和死亡率开始下降，但仍是世界首要死亡原因。在我国，IHD 是仅次于脑血管病的第二大死因。随着人口增长和老龄化进程，近年来我国 IHD 发病率和死亡率均呈持续快速上升趋势。2013 年我国第 5 次卫生服务调查数据显示，城市调查地区 15 岁及以上人口冠心病的患病率为 12.3‰，农村调查地区为 8.1‰，城乡合计为 10.2‰。60 岁以上人群冠心病患病率为 27.8‰。2016 年，中国城市居民冠心病死亡率为 113.46/10 万，农村居民冠心病死亡率为 118.74/10 万。IHD 疾病负担在性别、年龄、地区和时期上都存在一定差异。多发生于 40 岁以上人群，男性多于女性。地区分布上总体呈现北方高于南方、内陆高于沿海的格局。农村地区急性心肌梗死死亡率从 2012 年开始明显升高，2013 年和 2016 年大幅超过城市平均水平。

☞ 拓展阅读 9-1
冠状动脉循环系统的构成和功能调节

二、病因

缺血性心脏病最常见的病因是动脉粥样硬化斑块导致的心外膜冠状动脉及其分支狭窄或闭塞，即冠状动脉粥样硬化性心脏病（coronary atherosclerotic heart disease）。它和冠状动脉功能性改变即冠状动脉痉挛一起，统称冠状动脉性心脏病（CHD）。此外，缺血性心脏病的少见病因如下。

1. 冠状动脉炎症　结节性多动脉炎、风湿性关节炎、系统性红斑狼疮等结缔组织病，以及梅毒性、肉芽肿性、黏膜皮肤淋巴结综合征（川崎病）等均可累及冠状动脉。

2. 冠状动脉栓塞　斑块、血栓、癌栓、细菌性赘生物碎片等脱落均可导致冠状动脉栓塞。

3. 冠状动脉夹层　可表现为冠状动脉局限性自发性夹层动脉瘤，亦可由主动脉夹层延伸到冠状动脉开口。

4. 代谢性疾病 如糖尿病和淀粉样变等均可影响冠状动脉小分支。

5. 先天性冠状动脉畸形 包括冠状动脉开口畸形、冠状动脉瘘和心肌桥。

6. 外源性损伤 如外伤性、介入相关性、放射性冠状动脉疾病等。

> ☞ 典型案例 9-1
> 主诉：体检发现心电图异常 1 周

> ☞ 典型案例 9-2
> 主诉：活动后胸闷半年余

三、心肌缺血的病理生理学机制

动脉粥样硬化一方面直接使血管腔发生固定狭窄，另一方面引起内皮细胞功能障碍导致血管张力异常，两者共同引起心外膜冠状动脉血流减少、心肌血供受限。

（一）血管解剖学固定狭窄

冠状动脉包括近段的心外膜冠状动脉及远段的前小动脉和微小动脉。心外膜动脉仅构成约 10% 的冠状动脉阻力，前小动脉构成 20%～30% 的冠状动脉阻力，微小动脉构成约 50% 的冠状动脉阻力。心外膜动脉容易发生明显的动脉粥样硬化而导致管腔固定狭窄，根据 Poiseuille 定律，血流阻力 $R = 8\eta L/\pi r^4$（η：流体黏度，L：血管长度，r：血管半径）。也就是说，血管阻力主要取决于血管狭窄的程度和病变长度（前者相对更为重要）。微小动脉通常没有限制性斑块，根据心肌代谢的需求调节血管张力和血流量，当心肌耗氧量增加时，局部代谢产物堆积导致微小动脉扩张；当心外膜动脉严重狭窄时，即使在静息状态，微小动脉也会处于扩张状态。

冠状动脉狭窄对心肌血供的影响取决于心外膜血管的狭窄程度和远段阻力血管代偿性扩张的程度（图 9-1）。如果狭窄使管腔直径缩小不到 60%，心

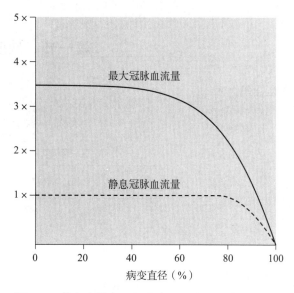

图 9-1 静息和最大冠状动脉血流量受近端动脉狭窄程度（病变直径百分比）的影响

虚线表示静息血流量，实线表示最大血流量（即远端阻力血管完全扩张时）。当近端狭窄使冠状动脉管腔直径减少超过约 70% 时，最大血流量明显减少；如果狭窄超过约 90%，则静息血流量可能减少

肌负荷增加时可通过阻力血管充分扩张获得足够血流，冠状动脉整体的最大潜在血流量没有显著减少。当狭窄使管腔直径缩小超过约 70% 时，静息状态下的血流量是正常的，但即使在阻力血管完全扩张的情况下，整体的最大潜在血流量还是减少的。当心肌需氧量增加时（如体力活动时心率增快、心肌收缩力增强），冠状动脉血流储备不足，需氧量超过供氧量，引起心肌缺血。如果狭窄使管腔直径缩小超过 90%，即使阻力血管最大程度扩张，血流量也不足以满足基础需求，静息状态下就可能发生心肌缺血。

动脉粥样硬化狭窄部位远端的血管和其他没有阻塞的冠状动脉之间可能存在侧支连接，这些侧支循环的开放能够缓解心肌供氧的减少，但当血管严重狭窄时，心肌负荷增加状态下仍不能避免心肌缺血的发生。

（二）内皮细胞功能障碍

内皮细胞功能异常通过两种方式导致心肌缺血：①引起不适当的血管收缩。②血管失去正常抗

栓特性。

正常状态下，体力活动或精神压力均能引起可测量的冠状动脉血管舒张。这一作用受交感神经系统激活调节，通过增加血流和剪切应力刺激内皮源性血管舒张因子释放（如NO）。当NO的舒张作用超过儿茶酚胺对血管平滑肌α肾上腺素能受体的直接收缩作用，动脉血管舒张。在内皮功能障碍的患者（如动脉粥样硬化），内皮源性血管舒张因子释放受损，不能对抗儿茶酚胺的直接作用，收缩作用占相对优势，动脉血管收缩，导致冠状动脉血流减少，心肌缺血。甚至局部代谢产物（如腺苷）的血管舒张作用在内皮功能障碍的患者中也会减弱，使代谢对血管张力的调节作用下降。此外，冠心病危险因素患者（如高胆固醇血症、糖尿病、高血压和吸烟）在出现明显的动脉粥样硬化病变之前，内皮依赖性血管舒张功能就已经受损，提示内皮细胞功能障碍发生在动脉粥样硬化进程的极早期。

不适当的血管收缩也是参与急性冠脉综合征发病的重要因素。急性冠脉综合征的常见发病机制是斑块破裂伴血小板聚集、血栓形成。正常情况下，血凝块形成过程中伴随血小板聚集产物生成（如血清素和ADP），后者刺激内皮细胞释放NO，引起血管舒张。但当内皮细胞功能发生障碍时，血小板产物的直接血管收缩作用占主导地位（图9-2A），动脉血管收缩。

除血管舒张作用，内皮细胞释放的NO和前列环素也通过干扰血小板聚集抑制血栓形成（图9-2B）。当内皮细胞功能发生障碍时，NO和前列环素释放减少，抗血栓的作用减弱，在以血栓形成为特征的血管病变（如急性冠脉综合征）中，NO和前列环素释放受损促使血小板聚集，并分泌潜在的有害促凝物质和血管收缩因子。

（三）心肌缺血的其他机制

除动脉粥样硬化之外，其他原因也可能引起心肌氧供应和需求之间的不平衡，导致缺血。心肌氧供应减少的其他常见原因包括：①低血压引起的灌注压下降（如血容量不足或脓毒性休克的患者）。②血氧含量严重下降（如明显的贫血或氧合受损）。例如，即使在没有冠状动脉粥样硬化的情况下，胃肠道大量出血的患者也可能因氧供减少（血红蛋白的丢失和低血压）发生心肌缺血和心绞痛。

另一方面，即使没有冠状动脉粥样硬化，心肌需氧量的增加也会导致缺血，如快速心动过速、急性高血压或严重主动脉瓣狭窄的患者。

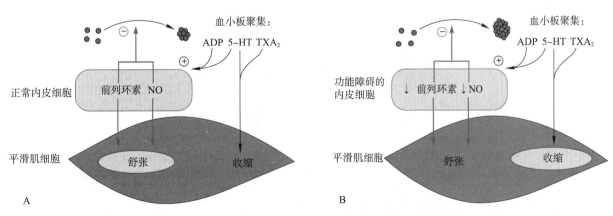

图 9-2 血小板和内皮细胞之间的相互作用

A. 正常内皮细胞：聚集的血小板释放血栓素（TXA_2）和血清素（5-HT），引起血管平滑肌收缩；同时血小板产物（如ADP和5-HT）也会刺激内皮细胞释放NO和前列环素，引起平滑肌舒张；在正常内皮细胞，血小板产物的净效应是血管舒张。内皮细胞产物NO和前列环素也具有抗血栓作用，限制血小板进一步聚集 B. 功能障碍的内皮细胞：内皮源性血管舒张因子释放受损，平滑肌收缩效应占优势，血管收缩。内皮细胞产物NO和前列环素减少也削弱了抗血小板作用，限制血栓形成的作用受损

四、临床分型

IHD 是一个从无症状性冠状动脉粥样硬化病变到心脏性猝死的表型复杂的疾病谱。根据心肌缺血的发生机制、发展速度和预后的不同，临床上将 IHD 分为稳定性缺血性心脏病和急性冠脉综合征两大类。

1. 稳定性缺血性心脏病（stable ischemic heart disease，SIHD）范围很广，包括慢性稳定型心绞痛、无症状性心肌缺血、陈旧性心肌梗死、既往冠状动脉血管重建及非阻塞性冠状动脉粥样硬化。SIHD 是缺血性心脏病症候群中最常见的类型。

2. 急性冠脉综合征（acute coronary syndrome，ACS）广义的 ACS 包括不稳定型心绞痛（unstable angina，UA）、急性心肌梗死（acute myocardial infarction，AMI）和冠心病性猝死，但后者的诊断常为推测性或事后诊断，故临床上所称 ACS 主要指前两者。根据发病早期心电图的 ST 段变化，可分为非 ST 段抬高 ACS 和 ST 段抬高 ACS 两大类。前者包括 UA 和非 ST 段抬高心肌梗死（non-ST segment elevation myocardial infarction，NSTEMI），两者的鉴别取决于急性期是否能检测到心肌损伤标志物的升高，后者主要是 ST 段抬高心肌梗死（ST segment elevation myocardial infarction，STEMI）。

（何　奔　沈玲红）

第二节　慢性缺血性心脏病

一、稳定型心绞痛

诊疗路径：

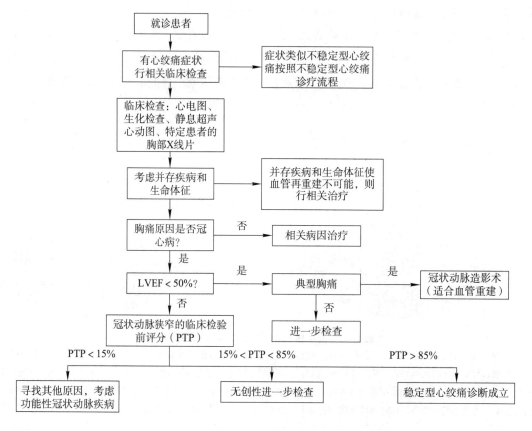

（一）心绞痛的定义及临床分型

心绞痛（angina pectoris）是因冠状动脉供血不足，心肌发生急剧的、暂时的缺血与缺氧所引起的临床综合征，可伴心功能障碍，但无心肌坏死。其特点为阵发性的前胸压榨性或窒息样疼痛感觉，主要位于胸骨后，可放射至心前区与左上肢尺侧面，也可放射至右臂和两臂的外侧面或颈部与下颌部，持续数分钟，往往经休息或舌下含化硝酸甘油后迅速消失。通常分为稳定型心绞痛（劳力性心绞痛）、不稳定型心绞痛（静息型心绞痛、初发型劳力性心绞痛、恶化型心绞痛、梗死后心绞痛、变异型心绞痛）。

临床上所指的稳定型心绞痛（stable angina pectoris）即指稳定型劳力性心绞痛，常发生于劳力或情绪激动时，持续数分钟，休息或用硝酸酯制剂后消失。本病多为冠状动脉粥样硬化引起，还可由主动脉瓣狭窄或关闭不全、梅毒性主动脉炎、风湿性冠状动脉炎、肥厚型心肌病、先天性冠状动脉畸形、心肌桥等引起。其发病机制是冠状动脉的供血和供氧与心肌的需氧之间发生矛盾，冠状动脉血流量不能满足心肌代谢的需要，引起心肌急剧的、暂时的缺血缺氧，从而产生疼痛。

☞ **典型案例 9-3**

主诉：劳累后胸痛 3 月余。

（二）病理生理学机制

在正常情况下，通过神经和体液的调节，心肌的需氧和冠状动脉的供氧保持着动态平衡。由于静息状态下，心肌从冠状动脉血液内摄取氧的比例已达到最大，因此当心肌需氧量增加时，只能通过增加冠状动脉的血流量来增加供氧量。当冠状动脉管腔狭窄超过 50%~75%，安静时尚能代偿；而运动、心动过速、情绪激动等造成心肌需氧量增加时，可导致短暂的心肌供氧和需氧间的不平衡，称为"需氧增加性心肌缺血"（demand ischemia），这是引起大多数慢性稳定型心绞痛发病的机制。

1. 心肌缺血、缺氧时的代谢与心肌改变

（1）对能量代谢的影响：缺血引起的心肌代谢异常主要是缺氧的结果。在缺氧状态下，有氧代谢受限，从腺苷三磷酸（ATP）、肌酸磷酸（CP）或无氧糖酵解产生的高能磷酸键减少，导致依赖能源活动的心肌收缩和膜内外离子平衡发生障碍。缺氧时无氧糖酵解增强，除了产生的 ATP 明显减少外，乳酸和丙酮酸不能进入三羧酸循环进行氧化，冠状静脉窦乳酸含量增高；乳酸在短期内骤增，可限制无氧糖酵解的进行，使心肌能源的产生进一步减少。酸性代谢产物的积聚可导致乳酸性酸中毒，降低心肌收缩力。

（2）心肌细胞离子转运的改变及其对心肌收缩性的影响：正常心肌细胞受激动而除极时，细胞质内释放出 Ca^{2+}，Ca^{2+} 与原肌凝蛋白上的肌钙蛋白 C 结合后，解除了对肌钙蛋白 I 的抑制作用，促使肌动蛋白和肌质球蛋白合成肌动球蛋白，引起心肌收缩，这就是所谓兴奋-收缩耦联作用。当心肌细胞受缺血、缺氧损害时，细胞膜对 Na^+ 的渗透性异常增高，Na^+ 在细胞内积聚过多；加上酸度（H^+）的增加，减少 Ca^{2+} 从肌质网释放，使细胞内 Ca^{2+} 浓度降低并可妨碍 Ca^{2+} 对肌钙蛋白的结合作用，使心肌收缩功能发生障碍，因而心肌缺血后可迅速（1 min 左右）出现收缩力减退。缺氧也使心肌松弛发生障碍，可能因细胞膜上 Na^+-Ca^{2+} 交换系统的功能障碍及部分肌质网钙泵对 Ca^{2+} 的主动摄取减少，室壁变得比较僵硬，左心室顺应性减低，充盈阻力增加。

（3）心肌电生理的改变：心肌细胞在缺血性损伤时，细胞膜上的钠-钾泵功能受影响，Na^+ 在细胞内积聚而 K^+ 向细胞外漏出，使细胞膜在静止期处于低极化（或部分除极化）状态，在激动时又不能完全除极，产生所谓损伤电流。在体表心电图上表现为 ST 段偏移。心室壁内的收缩期压力在靠心内膜的内半层最高，而同时由于冠状动脉的分支从心外膜向心内膜深入，心肌血流量在室壁的内层较外层为低。因此，在血流供不应求的情况下，心内膜下层的心肌容易发生急性缺血。受到急性缺血性损伤的心内膜下心肌，其电位在心室肌静止期较外层为高（低极化），而在心肌除极后其电位则较低（除极受阻）。因此，左心室表面所记录的心电图出现 ST 段压低。在少数病例，心绞痛发作时急性缺血可累及心外膜下心肌，则心电图上可见相反的 ST 段抬高。

2. 左心室功能及血流动力学改变　由于粥样硬化狭窄性病变在各个冠状动脉分支的分布并不均匀，因此，心肌的缺血性代谢改变及其所引起的收缩功能障碍也常为区域性的。缺血部位心室壁的收缩功能，尤其在心绞痛发作时，可以明显减弱甚至暂时完全丧失，以致呈现收缩期膨出，正常心肌代偿性收缩增强。如涉及范围较大，可影响整个左心室的排血功能，心室充盈阻力也增加。心室的收缩及舒张障碍都可导致左心室舒张期终末压增高，最后出现肺淤血症状。以上各种心肌代谢和功能障碍常为暂时性和可逆性的，随着血液供应平衡的恢复，可以减轻或者消失。有时严重的暂时性缺血虽不引起心肌坏死，但可造成心肌顿抑，心功能障碍可持续 1 周以上，心肌收缩、高能磷酸键储备及超微结构均异常。

（三）临床表现及分级

1. 心绞痛症状　以发作性胸痛为主要临床表现，疼痛的特点如下。

（1）部位：主要在胸骨后，多在上部或中部。可波及心前区，有手掌大小范围，甚至横贯前胸，界线不很清楚。多数患者常放射至心前区和左上肢尺侧，少数患者也可放射至右臂、颈咽部、下颌部或上腹部。如果心绞痛仅引起其他一些症状或神经分布部位的疼痛，称为等同心绞痛（equivalents angina），值得各科医师警惕。

（2）性质：胸痛常为压榨、发闷、紧缩、烧灼感，也可有麻木感，但不尖锐，不像针刺或刀扎样痛，偶伴濒死的恐惧感。发作时，患者往往不自觉地停止原来的活动，直至症状缓解。

（3）诱因：发作常由体力劳动或精神紧张（如愤怒、焦急、过度兴奋等）所激发，饱食、寒冷、吸烟、心动过速、休克等亦可诱发。疼痛发生于劳累或激动的当时，而不是在劳累之后。典型的心绞痛常在相似的条件下发生，但有时同样的劳力只有在早晨而不是在下午引起心绞痛，提示与晨间痛阈较低有关。

（4）持续时间：疼痛出现后常逐步加重，然后在 3~5 min 内逐渐消失，可数天或数星期发作一次，亦可一日内发作多次。

（5）缓解方式：一般在停止原来诱发症状的活动后即缓解。舌下含用硝酸甘油也能在数分钟内使之缓解。

根据心绞痛的严重程度及其对体力活动的影响，加拿大心血管学会（Canadian Cardiovascular Society，CCS）建议对心绞痛程度分为 4 级（表 9-1）。

了解病史后，可通过年龄、性别、胸痛性质 3 个因素，综合推断稳定性冠心病的临床检验前评分，即罹患冠心病的临床可能性（表 9-2）。

表 9-1　加拿大心血管学会（CCS）分级

分级	心绞痛的严重程度及其对体力活动的影响
Ⅰ级	"一般体力活动不引起心绞痛"，如行走或上楼；费力、快速或长时间用力才引起心绞痛
Ⅱ级	"日常体力活动轻度受限"，快速步行或上楼，餐后步行或上楼，或者在寒冷、顶风逆行时、情绪激动时发生心绞痛。平地行走 2 个街区（200~400 m），或常速上相当于 3 楼以上的高度能诱发心绞痛
Ⅲ级	"日常体力活动明显受限"，可发生于平地行走 1~2 个街区或以常速上 3 楼
Ⅳ级	"不能无症状地进行任何体力活动"，任何体力活动或休息时均可出现心绞痛

表 9-2　冠心病诊断的临床检验前评分（PTP）

年龄（岁）	典型心绞痛		非典型心绞痛		无心绞痛	
	男性	女性	男性	女性	男性	女性
30～39	59	28	29	10	18	5
40～49	69	37	38	14	25	8
50～59	77	47	49	20	34	12
60～69	84	58	59	28	44	17
70～79	89	68	69	37	54	24
>80	93	76	78	47	65	32

2. 体征　稳定型心绞痛患者体检通常无特殊异常发现，但对每一位疑似冠心病心绞痛的患者必须进行全面检查。仔细体检能提供有用的诊断线索：检查有无引起心绞痛的原发疾病，如心脏瓣膜病、贫血、甲状腺功能亢进症等；检查有无引起胸痛的其他原因，如肋软骨炎、带状疱疹、黄疸、上腹部压痛等；可发现与诊断有关的易患因素，如高血压、肥胖等；可发现与冠心病有关的体征，如心界扩大、心率增快、心律失常。有时出现第四或第三心音奔马律。缺血发作时可有暂时性心尖区收缩期杂音，是乳头肌缺血、功能失调引起二尖瓣关闭不全所致。可有第二心音逆分裂或出现交替脉。部分患者可出现肺部啰音，胸痛发作期间表情痛苦焦虑、面色苍白、皮肤湿冷或出汗。

（四）心肌缺血的无创检测

1. 心脏 X 线检查　通常无异常发现，如伴发缺血性心肌病可见心影增大、肺淤血等征象。

2. 心电图检查

（1）常规心电图：是发现心肌缺血、诊断心绞痛最常见的检查方法。稳定型心绞痛患者静息心电图一般是正常的，所以静息心电图正常并不能除外冠心病。约 50% 的静息心电图正常的心绞痛患者，心绞痛发作时记录的心电图有异常改变，可出现暂时性心肌缺血引起的 ST 段移位。心内膜下心肌容易缺血，故常见 ST 段压低 0.1 mV 以上，发作缓解后恢复。有时出现 T 波倒置。静息心电图 ST 段压低（水平型或下斜型）或 T 波倒置的患者，发作时可变为无压低或直立的所谓"假性正常化"，也支持心肌缺血的诊断。T 波改变虽然对反映心肌缺血的特异性不如 ST 段，但如与平时心电图比较有明显差别，也有助于诊断。

（2）心电图负荷试验：是对疑有冠心病的患者增加心脏负荷（运动或药物）而激发心肌缺血的心电图检查。心电图负荷试验的指征为：临床上怀疑冠心病，对有冠心病危险因素患者的筛选，冠状动脉旁路移植术及心脏介入治疗前后的评估，陈旧性心肌梗死（MI）患者对非梗死部位心肌缺血的监测。禁忌证包括：急性心肌梗死（AMI）、高危的不稳定型心绞痛（UA）、急性心肌–心包炎、严重高血压［收缩压≥200 mmHg 和（或）舒张压≥110 mmHg］、心功能不全、严重主动脉瓣狭窄、梗阻性肥厚型心肌病、静息状态下有严重心律失常、主动脉夹层。静息状态下心电图即有明显 ST 段改变的患者如完全性左束支或右束支传导阻滞，或心肌肥厚继发 ST 段压低等也不适合行心电图负荷试验。负荷试验终止的指标：ST-T 降低或抬高≥0.2 mV、心绞痛发作、收缩压超过 220 mmHg、血压较负荷前下降、室性心律失常（多源性、连续 3 个室性期前收缩和持续性室速）。运动负荷试验为最常用的方法，敏感度可达到约 70%，特异度 70%～90%。有典型心绞痛并且负荷心电图阳性者，诊断冠心病的准确率达 95% 以上。运动方式主要为分级踏板或蹬车，其运动强度可逐步分期升级，以前者较为常用。常用的负荷目标是达到按年龄预计的最大心率（220－年龄）或 85%～90% 的最大心率，前者称为极量运动试验，后者称为次极量运动试验。运动中应持续监测心电图改变，运动前和运动中每当运动负荷量增加一级均应记录心电图，运动终止后即刻和此后每 2 min 均应重复心电图记录，直至心率恢复运动前水平。记录心电图时应同步测定血压。最常用的阳性标准为运动中或运动后 ST 段水平型或下斜型压低 0.1 mV（J 点后 60～80 ms），持续超过 2 min，如运动前心电图只有 ST 段下移，则运动后 ST 段在原水平上再下移 ≥0.1 mV，亦属阳性。

（3）动态心电图：连续记录 24 h 或 24 h 以上的心电图，可从中发现 ST-T 改变和各种心律失常，可将出现心电图改变的时间与患者的活动和症状相对照分析判断。心电图上显示缺血性 ST-T 改变而患者当时并无心绞痛症状者，称为无痛性心肌缺血。

3. 超声心动图检查　经胸超声心动图（transthoracic echocardiography）可以观察心室腔的大小、心室壁的厚度以及心肌收缩状态，另外，还可以观察到陈旧性心肌梗死时梗死区域的运动消失及室壁瘤形成。稳定型心绞痛患者的静息超声心动图大部分无异常表现，与负荷心电图一样，负荷超声心动图可以帮助识别心肌缺血的范围和程度。常用的超声心动图负荷试验包括运动负荷超声心动图试验和药物负荷超声心动图试验，后者目前多采用多巴酚丁胺和双嘧达莫两种药物，其具有其他任何诊断方法所不具备的优势：直接评价左心室的收缩、瓣膜功能和心内血流。此外，可以确认已知冠状动脉支配区内的左心室心肌，发现节段性室壁运动异常，以明确冠状动脉支配区缺血损伤的危险性和已受损的心肌。

4. 无创性冠状动脉成像　多层螺旋计算机体层显像（multislice spiral computed tomography, MSCT）作为一种安全、可靠和无创的影像学方法，用于冠状动脉狭窄的定量评价和介入治疗的筛选方法受到广泛关注。对于直径 ≥1.5 mm 的冠状动脉节段，MSCT 显示冠状动脉狭窄（>50%）的准确性很高，有助于避免冠状动脉正常或不需介入治疗（指无临床意义的冠状动脉狭窄）的患者做有创的冠状动脉造影检查。此外，MSCT 还可根据斑块的 CT 值大致判断斑块的性质。

5. 磁共振成像（magnetic resonance imaging, MRI）　近年来，心脏 MRI 随着其硬件和软件技术的发展，已由研究阶段逐步走向临床应用阶段。但由于 MRI 是多因素物理成像，仅对冠状动脉近端主干可提供有参考价值的信息，尚不能完全满足临床应用。

6. 心肺运动试验（cardiopulmonary exercise testing, CPET）　是通过测量气道内气体交换同步评估心血管系统和呼吸系统对同一运动应激反应情况的检查（图 9-3）。设备在同一功率负荷下测出摄氧量（VO_2）、二氧化碳排出量（VCO）、心率（HR）、分钟通气量（VE）等代谢指标、通气指标及心电图、心率、血压变化，来评价心、肺等脏器对运动的反应。CPET 是唯一将心与肺耦联，在运动中同时对其储备功能进行评价的科学工具。它具有无创、定量、敏感的特点。CPET 可用于对不明原因呼吸困难或活动受限的患者确定造成气体交换障碍的器官（心、肺、肌肉）；可用于心绞痛的鉴别诊断，缺血阈值的精确测定及介入治疗的疗效评估；同时有助于评估疾病的严重程度及预后，以及制订心脏康复运动的处方。CPET 的绝对禁忌证包括：吸入室内空气情况下 PaO_2 < 45 mmHg、$PaCO_2$ > 70 mmHg、FEV_1 < 30%pred，近期心肌梗死（< 2 天），高危不稳定型心绞痛，导致血流动力学不稳定的心律失常，急性心内膜炎，严重主动脉缩窄，失代偿的心力衰竭，急性肺动脉血栓形成或肺栓塞残疾人或不能合作者。相对禁忌证包括：左冠状动脉主干狭窄、中度狭窄的瓣膜心脏疾病、电解质紊乱、严重高血压［收缩 ≥200 mmHg 和（或）舒张压 =100 mmHg］、心动过速或心动过缓、心室率未

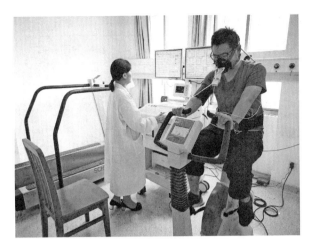

图 9-3 心肺运动试验

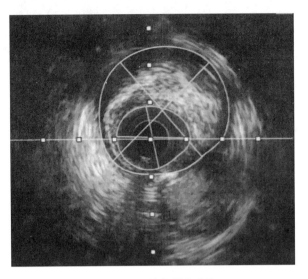

图 9-4 血管内超声成像

控制的心房颤动、肥厚型心肌病、不能合作的脑认知障碍，以及高度房室传导阻滞者。

（五）心肌缺血的有创检测

1. 选择性冠状动脉造影术（coronary angiography，CAG） 目前仍然是诊断冠心病最准确的方法。通过穿刺股动脉或桡动脉的方法，选择性地将导管送入左、右冠状动脉口，注射造影剂使冠状动脉主支及其分支显影，可以准确地反映冠状动脉狭窄的程度和部位。

2. 血管内超声成像（intravascular ultrasound imaging） 将微型超声探头通过心导管送入冠状动脉，从血管腔内显示血管的横断面，不但显示管腔的狭窄情况，还能了解冠状动脉壁的病变情况（图 9-4）。血管内多普勒血流速度测定则是采用多普勒原理，通过导管或导丝将换能器直接置入冠状动脉内测定血流速度的技术，能测定冠状动脉血流储备，评价微循环灌注等冠状动脉生理功能情况。

3. 正电子发射断层心肌显像（PET） 利用发射正电子的核素示踪剂如 ^{18}F、^{11}C、^{13}N 等进行心肌显像，除可判断心肌的血流灌注情况外，还可了解心肌的代谢情况。通过对心肌灌注和代谢显像匹配分析可准确评估心肌的活力。

（六）心绞痛的鉴别诊断

胸痛患者的心绞痛鉴别诊断见表 9-3。

1. 不稳定型心绞痛和急性心肌梗死 不稳定型心绞痛的发病机制与稳定型心绞痛不同，急性心肌梗死临床表现更严重。应首先行鉴别诊断。

2. 其他疾病引起的心绞痛 包括主动脉瓣严重狭窄或关闭不全、冠状动脉炎引起的冠状动脉口狭窄或闭塞、肥厚型心肌病、X 综合征等疾病均可引起心绞痛，要根据其他临床表现来鉴别。

3. 主动脉夹层 本症是血液渗入主动脉中层形成的夹层血肿，并沿主动脉壁延伸和剥离的严重心血管急症。高血压和马方综合征是本病的易患因素。突发剧烈胸部和（或）背部疼痛是其最常见的初发症状。可迅速出现夹层破裂（如破入心包引起急性心脏压塞）或压迫主动脉大分支的各种表现。

4. 心神经症 本病患者常诉胸痛，但为短暂（几秒钟）的刺痛或持久（几小时）的隐痛，胸痛部位多在左胸乳房下心尖部附近。症状多在疲劳之后出现，而不在疲劳的当时，轻度体力活动反觉舒适，含用硝酸甘油无效或在十多分钟后才"见效"，常伴有心悸、疲乏及其他神经衰弱的症状。

5. 肋间神经痛 本病疼痛常累及 1~2 个肋间，但并不一定局限在胸前，为刺痛或灼痛，多为持续性而非发作性，咳嗽、用力呼吸和身体转动可使疼痛加剧，沿神经行经处有压痛，手臂上举活动

表 9-3　胸痛患者的心绞痛鉴别诊断

非缺血性心脏疾病	肺部疾病	消化系统疾病	胸壁疾病	精神方面疾病
主动脉夹层	肺栓塞	食管炎	肋软骨炎	焦虑症
心包炎	气胸	胃痉挛	纤维组织炎	过度换气
	肺炎	胃食管反流	肋骨骨折	惊恐障碍
	胸膜炎	胆绞痛	胸锁关节炎	原发性焦虑
		胆囊炎、胆管炎	带状疱疹	情感障碍
		胆石症		躯体形式障碍
		消化性溃疡		思维障碍
		胰腺炎		

时局部有牵拉疼痛，故与心绞痛不同。

6. 不典型疼痛　还需与胃食管反流、食管动力障碍、食管裂孔疝等食管疾病及消化性溃疡、颈椎病等鉴别。

（七）治疗原则

1. 预防心肌梗死等严重心血管不良事件

（1）抗血小板治疗（antiplatelet therapy）

1）阿司匹林：通过抑制血小板环氧化酶和 TXA_2，抑制血小板在动脉粥样硬化斑块上的聚集，防止血栓形成，同时也抑制 TXA_2 导致的血管痉挛。能使稳定型心绞痛的心血管不良事件的危险性显著降低。因此，对于稳定型心绞痛患者，无论有否症状，只要没有禁忌证（过敏、出血性疾病、严重未经治疗的高血压等），宜每天常规服用阿司匹林 75～300 mg。阿司匹林的不良反应主要是胃肠道症状，并与剂量有关，使用肠溶剂或缓释剂、抗酸剂可以减少对胃的不良反应。

2）腺苷二磷酸（ADP）受体拮抗剂：通过 ADP 受体抑制血小板内 Ca^{2+} 活性，并抑制血小板之间纤维蛋白原桥的形成。常用药物包括氯吡格雷（clopidogrel）和替格瑞洛（ticagrelor）。氯吡格雷的应用剂量为 75 mg，1 次 /d；替格瑞洛为 90 mg，2 次 /d。作为新一代 ADP 受体拮抗剂，替格瑞洛相较于氯吡格雷起效更快，个体差异性小，对于急性冠脉综合征的患者可进一步降低血栓性心血管事

件的发生率，但要注意呼吸困难和心动过缓的不良反应。对稳定型心绞痛患者一般在使用阿司匹林有绝对禁忌证时可口服氯吡格雷替代。

（2）调脂药物（lipid-lowering agents）：在治疗冠状动脉粥样硬化中起重要作用，多个试验证实，降低胆固醇与冠心病病死率和总死亡率降低有明显关系。

1）HMG-CoA 还原酶抑制剂（他汀类药物）：HMG-CoA 还原酶是胆固醇合成过程中的限速酶，他汀类药物部分结构与 HMC-CoA 结构相似，可和 HMC-CoA 竞争与酶的活性部位相结合，阻碍 HMG-CoA 还原酶的作用，抑制胆固醇的合成，从而降低血胆固醇水平。HMG-CoA 还原酶抑制剂还可以进一步改善内皮细胞的功能，抑制炎症，稳定斑块，使动脉粥样硬化斑块消退，显著延缓病变进展，减少不良心血管事件。

2）依折麦布：作为胆固醇吸收抑制剂，通过选择性抑制小肠胆固醇转运蛋白，有效减少肠道内胆固醇吸收，降低血浆胆固醇水平以及肝胆固醇储量，通常用于对于单独应用他汀类药物胆固醇水平不能达标者联用，或不能耐受较大剂量他汀治疗的患者。

3）PCSK9 抑制剂：是一类通过抑制 PCSK9（Kexin 样前转化酶枯草杆菌蛋白酶家族的第 9 个成员）发挥作用的降脂新药。PCSK9 是一种肝源性分

泌蛋白，它与 LDLR 的胞外区结合，通过降低肝细胞上 LDLR 的数量，影响 LDL 内化，使血液中的 LDL 不能清除，从而导致高胆固醇血症。PCSK9 抑制剂能结合 PCSK9 并抑制循环型 PCSK9 与低密度脂蛋白受体（LDLR）的结合，从而阻止 PCSK9 介导的低密度脂蛋白受体降解。PCSK9 抑制剂能在他汀的基础上进一步降低 LDL-C 水平，从而降低心血管事件的风险。

（3）血管紧张素转换酶抑制剂或血管紧张素 Ⅱ 受体拮抗剂（ACEI 或 ARB）：ACEI 能逆转左心室肥厚、血管增厚，延缓动脉粥样硬化进展，减少斑块破裂和血栓形成；另外，有利于心肌氧供 - 氧耗平衡和心脏血流动力学，并降低交感神经活性。在合并糖尿病和（或）左心室收缩功能不全的患者，应用 ACEI 治疗。下述情况不应使用：收缩压 < 90 mmHg、肾衰竭、双侧肾动脉狭窄、过敏者及妊娠者。其不良反应包括干咳、低血压和罕见的血管性水肿。ACEI 应从小剂量口服开始，逐渐递增至最大耐受量。常用药物有：第一代短效 ACEI，卡托普利（captopril）12.5 ~ 25 mg，3 次 /d；第二代中长效 ACEI 包括贝那普利（benazepril）10 ~ 20 mg，2 次 /d，依那普利（enalapril）5 ~ 10 mg，2 次 /d；第三代长效 ACEI 包括西拉普利（cilazapril）5 mg，1 次 /d，赖诺普利（lisinopril）5 ~ 20 mg，1 次 /d，福辛普利（fosinopril）10 mg，1 次 /d。ARB 阻断经 ACE 和非 ACE 途径产生的 AngⅡ 与血管紧张素 Ⅱ 受体 Ⅰ 型（AT1）结合，理论上其阻断 AngⅡ 作用更完全，其效应与 ACEI 作用基本相当。ARB 应用的注意事项与 ACEI 相同，但比 ACEI 类药物有较轻的咳嗽不良反应，故不能耐受 ACEI 患者可应用 ARB。

（4）血管紧张素受体脑啡肽酶抑制剂（ARNI）：通过 LBQ657 抑制脑啡肽酶，增加脑啡肽酶所降解的肽类水平（如利尿钠肽），同时通过 ARB 抑制血管紧张素 Ⅱ 作用。对于 NYHA 心功能 Ⅱ ~ Ⅲ 级、有症状的射血分数降低的心力衰竭（HFrEF）患者，若能够耐受 ACEI 或 ARB，推荐以 ARNI 替代 ACEI 或 ARB，以进一步减少心力衰竭的发病率及死亡率。

2. 减轻症状及改善缺血的药物

（1）硝酸酯类（nitrates）：这类药物除扩张冠状动脉，增加冠状循环的血流量外，还通过对周围血管的扩张作用，减低心脏前后负荷和心肌的需氧，从而缓解心绞痛。其抑制血小板聚集的临床意义尚不明确。目前尚无证据表明硝酸酯类药物能降低心肌梗死和死亡的发生率。

1）硝酸甘油（nitroglycerin）：最为常用的硝酸酯类药物，可即刻缓解心绞痛发作。如使用作用较快的硝酸甘油片舌下含服（口服起效慢且生物利用度低），1 ~ 2 片（0.3 ~ 0.6 mg），1 ~ 2 min 即开始起效，持续 15 ~ 30 min。如 10 min 以上才起效，首要考虑药物是否过期或未溶解，还应考虑患者产生了耐药性；病变发展为急性冠脉综合征；对部分患者无效（一般 < 10%）；疼痛为其他原因所致。用 2% 硝酸甘油软膏或硝酸甘油贴膜（25 mg 硝酸甘油 / 贴）涂或贴在胸前或上臂皮肤而缓慢吸收，适用于预防夜间心绞痛发作。

2）二硝酸异山梨酯（isosorbide dinitrate，消心痛）：口服，5 ~ 20 mg，3 次 /d，服后 30 min 起作用，持续 3 ~ 5 h，缓释制剂药效可维持 12 h，可用 20 mg，2 次 /d。本药舌下含化后 2 ~ 5 min 见效，作用维持 2 ~ 3 h，每次可用 5 ~ 10 mg。该药在空气中不易变性，便于保管和携带。

3）5- 单硝酸异山梨酯（isosorbide 5-mononitrate）：为新型长效制剂，口服生物利用度高。20 ~ 40 mg，1 ~ 2 次 /d。

硝酸酯类药物长期应用的主要问题是产生耐药性，其机制尚未明确，可能与巯基利用度下降、肾素 - 血管紧张素 - 醛固酮系统激活等有关。防止发生耐药的最有效方法是每天足够长（8 ~ 10 h）的无药期。硝酸酯类药物的不良反应有头晕、头胀痛、头部跳动感、面红、心悸等，偶有血压下降。长期使用突然停药会出现停药综合征。

（2）β 肾上腺素受体阻滞剂（beta-adrenergic

blocker）：机制是阻断拟交感胺类对心率和心肌收缩力的刺激作用，减慢心率、降低血压，减低心肌收缩力和氧耗量，从而缓解心绞痛的发作。此外，还减低运动时血流动力学的反应，使同一运动量水平上心肌氧耗量减少；使不缺血的心肌区小动脉缩小，从而使更多的血液通过极度扩张的侧支循环流入缺血区。不良反应有心室射血时间延长和心脏容积增加，这虽可能使心肌缺血加重或引起心肌收缩力降低，但其使心肌耗氧量减少的作用远超过其不良反应。β肾上腺素受体阻滞剂能减少心脏事件的发生。第一代为非选择性β受体阻滞剂（兼有β₁、β₂受体阻滞），如普萘洛尔（propranolol），10 mg，3～4次/d，逐步增加剂量至100～200 mg/d。第二代为选择性β受体阻滞剂（以β₁受体阻滞为主），部分还具有内源性拟交感活性，其对呼吸道阻力小，使静息状态下缓慢心率加速。常用的制剂有美托洛尔（metoprolol）25～100 mg，2～3次/d；阿替洛尔（atenolol）12.5～50 mg，1～2次/d；比索洛尔（bisoprolol）5～10 mg，1次/d。第三代β受体阻滞剂（以β₁受体阻滞为主，兼有β₂受体激动或α₁受体阻滞），较前两代明显降低不良反应，更适用于临床。目前的剂型有卡维地洛（carvedilol）25 mg，2次/d；地来洛尔（dilevalol）100 mg，2～3次/d；塞利洛尔（celiprolol）200～300 mg，1次/d等。本药经常与硝酸酯制剂联合应用，比单独应用效果好。但要注意：①本药与硝酸酯制剂有协同作用，因而剂量应偏小，开始剂量尤其要注意减少，以免引起直立性低血压等不良反应。②停用本药时应逐步减量，如突然停用有诱发心肌梗死的可能。③低血压、支气管哮喘及心动过缓、高度房室传导阻滞者不用为宜。④我国多数患者对本药比较敏感，可能难以耐受大剂量。

（3）钙离子拮抗剂（calcium antagonist）：本类药物抑制Ca^{2+}进入心肌内，也抑制心肌细胞兴奋－收缩耦联中Ca^{2+}的利用。因而抑制心肌收缩，减少心肌氧耗；扩张冠状动脉，解除冠状动脉痉挛，改善心内膜下心肌的供血；扩张周围血管，降低动脉压，减轻心脏负荷；还降低血黏度，抗血小板聚集，改善心肌的微循环。

常用制剂包括：①二氢吡啶类：硝苯地平（nifedipine）10～20 mg，3次/d，亦可舌下含用，其缓释制剂20～40 mg，1～2次/d；非洛地平（felodipine）、氨氯地平（amlodipine）为新一代具有血管选择性的二氢吡啶类。同类制剂有尼群地平（nitredipine）、尼索地平（nisoldipine）、尼卡地平（nicardipine）、尼鲁地平（niludipine）和伊拉地平（isradipine）等。②苯烷基胺类：维拉帕米（verapamil）40～80 mg、3次/d或缓释剂120～480 mg/d，同类制剂有噻帕米（tiapamil）等。③苯噻嗪类：地尔硫草（diltiazem，硫氮草酮）30～90 mg，3次/d，其缓释制剂45～90 mg，2次/d。

对于需要长期用药的患者，目前推荐使用控释、缓释或长效剂型。低血压、心功能减退和心力衰竭加重可以发生在长期使用本类药期间。本类药的不良反应包括周围性水肿和便秘，还有头痛、面色潮红、嗜睡、心动过缓或过速和房室传导阻滞等。钙离子拮抗剂对于减轻心绞痛大体上与β受体阻滞剂效果相当，但降低心脏事件的发生尚需更多资料证实。本类药可与硝酸酯联合使用，其中硝苯地平尚可与β受体阻滞剂同服，但维拉帕米和地尔硫草与β受体阻滞剂合用时则有过度抑制心脏的危险。

（4）窦房结抑制剂——伊伐布雷定（ivabradine）：是目前唯一的高选择I_f离子通道抑制剂，通过阻断窦房结起搏电流I通道、降低心率，发挥抗心绞痛的作用，对房室传导功能无影响。该药适用于对β受体阻滞剂和CCB不能耐受、无效或禁忌又需要控制窦性心律的患者。

3. 经皮冠状动脉介入术（percutaneous coronary intervention，PCI）（图9-5）已成为冠心病治疗的重要手段，介入治疗的手术数量已超过外科旁路手术。与内科药物保守疗法相比，PCI能使患者的生活质量明显提高（活动耐量增加），但是总体心肌梗死的发生率和病死率无显著差异。随着新技术的

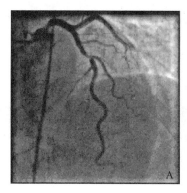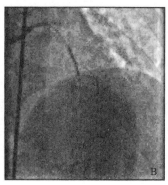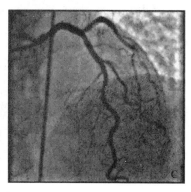

图 9-5　经皮冠状动脉介入术
A. 支架植入前，可见左前降支近段严重狭窄　B. 支架植入中　C. 支架植入后，狭窄解除

出现，尤其是新型药物洗脱支架、新型抗血小板药物、腔内影像技术和生理功能检测等的应用，PCI 不仅可以改善生活质量，而且对存在大面积心肌缺血的高危患者可明显降低其心肌梗死的发生率和死亡率。PCI 的适应证也从早期的简单单支病变扩展为更复杂的病变，如多支血管病变、慢性完全闭塞病变及左主干病变等。

4. **冠状动脉旁路手术**（coronary artery bypass graft，CABG）　使用患者自身的大隐静脉或游离内乳动脉或桡动脉作为旁路移植材料，一端吻合在主动脉，另一端吻合在有病变的冠状动脉段的远端，引主动脉的血流以改善该病变冠状动脉所供心肌的血流供应。CABG 在冠心病发病率高的国家已成为最普通的择期性心脏外科手术，对缓解心绞痛和改善患者生存有较好效果。最近的微创冠状动脉旁路手术，采用心脏不停搏的方式进行 CABC，并发症少、患者恢复快。手术适应证为：①冠状动脉多支血管病变，尤其是合并糖尿病的患者。②复杂冠状动脉左主干病变。③不适合行介入治疗的患者。④心肌梗死后合并室壁瘤，需要切除室壁瘤的患者。⑤闭塞段的远段管腔通畅，血管供应区有存活心肌。

5. **预防措施**　除了用药物防止心绞痛再次发作外，应从阻止或逆转粥样硬化病情进展、预防心肌梗死等方面综合考虑，以改善预后。还应积极控制危险因素，包括：①戒烟和避免被动吸烟。

②运动：合理运动（可通过心肺运动试验等评估手段评估患者心肺储备功能，合理制订运动处方，调整具体运动方案）。③控制血压：最新的动态是冠心病患者应将血压控制在 < 130/80 mmHg。④调脂治疗：重点是改良生活方式，使用他汀类药物和使 LDL-C < 1.8 mmol/L。⑤治疗糖尿病：目标是使糖化血红蛋白（HbA1c）降至≤6.5%。⑥纠正代谢综合征。⑦肥胖或超重者减轻体重。

二、缺血性心肌病

（一）定义

缺血性心肌病（ischemic cardiomyopathy，ICM）属于冠心病的一种特殊类型或晚期阶段，是指由冠状动脉粥样硬化引起长期心肌缺血，导致心肌局限性或弥漫性纤维化，从而产生心脏收缩和（或）舒张功能受损，引起心脏扩大或僵硬、充血性心力衰竭、心律失常等一系列临床表现的综合征。其临床表现与特发性扩张型心肌病类似，病理生理基础是冠状动脉粥样硬化病变使心肌缺血、缺氧，以致心肌细胞减少、坏死、心肌纤维化、心肌瘢痕形成的疾病。随着冠心病发病率的不断增加，ICM 对人类健康所造成的危害也日渐严重。

缺血性心肌病的基本病因是冠状动脉动力性和（或）阻力性因素引起的冠状动脉狭窄或闭塞性病变。心脏不同于人体内其他器官，它在基础状态下氧的摄取率大约已占冠状动脉血流输送量的

75%，当心肌耗氧量增加时就只能通过增加冠状动脉血流来满足氧耗需求，当各种原因导致冠状动脉管腔出现长期的严重狭窄，引起局部血流明显减少时就会引起心肌缺血。能引起心肌缺血的病因有以下几个方面：①冠状动脉粥样硬化。②血栓形成。③血管炎。④其他能引起慢性心肌缺血的因素还有冠状动脉微血管病变（X综合征）及冠状动脉结构异常。

☞典型案例9-4
主诉：反复胸闷气促1个月，加重3天

（二）病理解剖和病理生理

缺血性心肌病的基本病因是冠状动脉动力性和（或）阻力性因素引起的冠状动脉狭窄或闭塞性病变。心肌细胞减少和坏死可以是心肌梗死的直接后果，也可因长期慢性心肌缺血累积而造成。心肌细胞坏死，残存的心肌细胞肥大、纤维化或瘢痕形成以及心肌间质胶原沉积增加等均可发生，可导致室壁张力增加及室壁硬度异常、心脏扩大及心力衰竭等。主要累及左心室肌和乳头肌，也可累及特殊心肌传导系统。心室壁上既可有块状成片的坏死区，也可有非连续性多发的灶性心肌损害。

近年来，已初步认为心肌细胞凋亡是缺血性心肌病的重要细胞学基础。心肌细胞凋亡是一种因环境刺激引起的受基因调控的非炎症性的程序性死亡，可以由严重的心肌缺血、再灌注损伤、心肌梗死和心脏负荷增加等因素诱发。而心肌坏死是细胞受到严重和突然缺血后所发生的死亡。细胞凋亡与坏死共同形成了细胞生命过程中两种不同的死亡机制。此外，内皮功能紊乱可以促进患者发生心肌缺血，从而影响左心室功能。

心脏增大，有心力衰竭者尤为明显。心肌弥漫性纤维化伴萎缩的心肌细胞，间或有肥大的心肌细胞，病变主要累及左心室心肌和乳头肌，也累及起搏和传导系统。患者的冠状动脉多呈广泛而严重的粥样硬化，管腔明显狭窄，但可无闭塞。纤维组织在心肌也可呈灶性、散在性或不规则分布，此种情况常由于大片心肌梗死或多次小灶性心肌梗死后的瘢痕形成，心肌细胞减少而纤维结缔组织增多所造成。

（三）临床表现

根据患者的不同临床表现，可将缺血性心肌病划分为两大类，即充血型缺血性心肌病和限制型缺血性心肌病。根据该病的不同类型分述其相应临床表现。

1. 充血型缺血性心肌病

（1）心绞痛：是缺血性心肌病患者常见的临床症状之一。患者多有明确的冠心病病史，并且绝大多数有1次以上心肌梗死的病史。但心绞痛并不是心肌缺血患者必备的症状，有些患者也可以仅表现为无症状性心肌缺血，始终无心绞痛或心肌梗死的表现。可是在这类患者中，无症状性心肌缺血持续存在，对心肌的损害也持续存在，直至出现充血型心力衰竭。出现心绞痛的患者，可能随着病情的进展及充血性心力衰竭的逐渐恶化，心绞痛发作症状逐渐减轻甚至消失，仅表现为胸闷、乏力、眩晕或呼吸困难等症状。

（2）心力衰竭：往往是缺血性心肌病发展到一定阶段必然出现的表现，早期进展缓慢，一旦发生心力衰竭则进展迅速。多数患者在胸痛发作或心肌梗死早期即有心力衰竭表现，这是由于急性心肌缺血引起心肌舒张和收缩功能障碍所致。常表现为劳力性呼吸困难，严重时可发展为端坐呼吸和夜间阵发性呼吸困难等左心室功能不全表现，伴有疲乏、虚弱症状。心脏听诊第一心音减弱，可闻及舒张中晚期奔马律。两肺底可闻及散在湿啰音。晚期如果合并有右心室功能衰竭，出现食欲缺乏、周围性水肿和右上腹闷胀感等症状。体检可见颈静脉充盈或怒张，心界扩大，肝大、压痛，肝颈静脉回流征阳性。

（3）心律失常：长期、慢性的心肌缺血导致心肌坏死、心肌顿抑、心肌冬眠，以及局灶性或弥漫性纤维化直至瘢痕形成，造成心肌电活动障碍，包括冲动的形成、发放及传导均可产生异常。在充血型缺血性心肌病的病程中可以出现各种类型的心律失常，尤以期前收缩（室性、房性）、心房颤动和束支传导阻滞多见。有些患者在心脏还未明显增大前已发生心律失常。

（4）血栓和栓塞：心脏腔室内形成血栓和栓塞的病例多见于：①心脏腔室明显扩大者。②心房颤动而未抗凝治疗者。③心排血量明显降低者。长期卧床而未进行肢体活动的患者易并发下肢静脉血栓形成，脱落后发生肺栓塞、脑栓塞。

2. 限制型缺血性心肌病　尽管大多数缺血性心肌病患者表现类似于扩张型心肌病，少数患者的临床表现却主要以左心室舒张功能异常为主，而心肌收缩功能正常或仅轻度异常，类似于限制型心肌病的症状和体征，故被称为限制型缺血性心肌病或者硬心综合征。患者常有劳力性呼吸困难和（或）心绞痛，因此活动受限，往往因反复发生肺水肿而就诊。

（四）诊断和鉴别诊断

1. 诊断　缺血性心肌病的诊断主要依靠动脉粥样硬化的证据，除外可引起心脏扩大、心力衰竭和心律失常的其他器质性心脏病。选择性冠状动脉造影和血管腔内超声显像可确立诊断。

考虑诊断为缺血性心肌病需满足以下几点。

（1）有明确的心肌坏死或心肌缺血证据，包括：①既往曾发生过心脏事件，如心肌梗死或急性冠脉综合征。②既往有血管重建病史，包括经皮冠状动脉介入术（PCI）或冠状动脉旁路移植术（coronary artery bypass grafting，CABG）。③虽然没有已知心肌梗死或急性冠脉综合征病史，但临床有或无心绞痛症状，静息状态或负荷状态下存在心肌缺血的客观证据（如心电图存在心肌坏死或心脏超声存在室壁运动减弱或消失征象），冠脉 CTA 或冠状动脉造影证实存在冠状动脉显著狭窄。

（2）心脏明显扩大，以左心室扩大为主。

（3）心功能不全临床表现和（或）实验室依据。

排除缺血性心肌病的 2 个否定条件为：①排除冠心病的某些并发症，如室间隔穿孔、心室壁瘤和乳头肌功能不全所致二尖瓣关闭不全等；②除外其他心脏病或其他原因引起的心脏扩大和心力衰竭。

2. 鉴别诊断　需鉴别其他引起心脏增大和心力衰竭的病因，包括心肌病（特别是扩张型原发性心肌病、克山病等）、心肌炎、高血压性心脏病、内分泌病性心脏病等。

（五）治疗和预防

早期的内科防治尤为重要，有助于延缓充血性心力衰竭的发生发展。应积极控制冠心病危险因素，治疗并改善各种原因所致的心肌缺血，预防再次心肌梗死和死亡发生；纠正心律失常；积极治疗心功能不全。对缺血区域有存活心肌者，血运重建术（PCI 或 CABG）可显著改善心肌功能。主要治疗原则是改善冠状动脉供血和心肌的营养，控制心力衰竭和心律失常。缺血性心肌病的治疗效果在某种程度上取决于存活心肌的多少，有时在坏死的纤维瘢痕组织之间仍有大量的存活心肌，包括冬眠心肌、顿抑心肌、伤残心肌，这些心肌在恢复血流后，心功能可部分甚至全部恢复。因此，应采用多种手段，评价存活心肌的数量，以决定血管重建的价值。

1. 减轻或消除冠心病危险因素　冠心病危险因素包括吸烟、血压升高、糖尿病、高胆固醇血症、超重、有患冠心病的家族史及男性，其中除家族史和性别外，其他危险因素都可以治疗或预防。

（1）降低血压：控制舒张期或收缩期血压升高，降低左心室射血阻力，可以预防心力衰竭的恶化，阻止左心室功能的进行性损害。

（2）降低血清胆固醇：冠心病危险因素的下降直接与血清胆固醇水平降低幅度的大小和持续时间的长短有关。对血清总胆固醇和（或）低密度脂蛋白（LDL）升高者，应通过合理膳食进行防治，必要时合并应用调脂药物。

（3）治疗糖尿病：应积极治疗糖尿病，将血糖水平控制在合理范围内。

（4）控制或减轻体重：肥胖与超重和血浆中

总胆固醇、三酰甘油、LDL、VLDL、血浆胰岛素、葡萄糖水平和血压之间呈正相关，与 HDL 水平呈负相关。可以通过减少热量摄入和增加运动量来达到目标。

（5）戒烟：研究表明，吸烟为冠心病发病的一个独立危险因素，如与其他危险因素同时存在则起协同作用。

2. 改善心功能

（1）药物治疗：可应用利尿剂、地高辛、ACEI、ARB、ARNI、选择性 β 受体阻滞剂、醛固酮受体拮抗剂等。

（2）心室减容术。

（3）聚质网心室包绕术。

（4）心脏再同步治疗。

3. 改善心肌缺血和心肌能量代谢　对于有心绞痛发作或心电图有缺血改变而血压无明显降低者，可考虑应用血管扩张药改善心肌缺血。曲美他嗪可提高 LVEF，降低空腹血糖和内皮素水平，是缺血性心肌病的一种有效辅助治疗方法。

4. 血运重建治疗、心肌再生治疗和心脏移植术　系统评价存活心肌，并预测冠状动脉重建的收益，可考虑血运重建治疗，主要包括 PCI 和 CABG。干细胞移植可能是治疗缺血性心肌病很有前途的方法。晚期患者常是心脏移植手术的主要对象。此外，近年来新的治疗手段如自体骨髓干细胞移植、血管内皮生长因子基因治疗等已逐步试用于临床，为缺血性心肌病治疗带来了新的希望。

5. 充血性心力衰竭的治疗和处理　缺血性心肌病一旦发生心力衰竭，应重点纠正呼吸困难、外周水肿和防治原发病，防止心功能的进一步恶化，改善活动耐受性，提高生活质量和存活率。

（1）一般治疗：有明显劳力性呼吸困难的患者应卧床休息，间断吸氧，并给予镇静药物。

（2）水、电解质紊乱：应掌握好适应证，避免滥用利尿药，尤其是快速强效利尿药，以免发生严重的电解质紊乱、低血容量或休克等严重后果。在应用利尿药过程中，要严密观察临床症状、血压、液体出入量、电解质及酸碱平衡及肾功能等变化。

（3）血管紧张素转换酶抑制药、血管紧张素 II 受体拮抗剂（ACEI、ARB）：ACEI 类药物能阻断肾素 – 血管紧张素 – 醛固酮系统（RAAS），使得血管紧张素 II 与醛固酮生成减少，可使周围动脉扩张，对静脉亦有扩张作用，使外周阻力降低，钠、水潴留减少，从而降低心脏前后负荷，心排血量增加。ARB 阻断经 ACE 和非 ACE 途径产生的 Ang II 与血管紧张素 II 受体 I 型（AT1）结合，理论上其阻断 Ang II 作用更完全，其效应与 ACEI 作用基本相当。目前只能推荐心力衰竭患者首选 ACEI，ARB 应用注意事项与 ACEI 相同，但比 ACEI 类药物有较轻的咳嗽不良反应，故不能耐受 ACEI 患者可应用 ARB。

（4）血管紧张素受体脑啡肽酶抑制剂（ARNI）：通过 LBQ657 抑制脑啡肽酶，增加脑啡肽酶所降解的肽类水平（如利尿钠肽），同时通过血管紧张素 II 受体拮抗剂（ARB）抑制血管紧张素 II 作用。对于 NYHA 心功能 II ~ III 级、有症状的射血分数降低的心力衰竭（HFrEF）患者，若能够耐受 ACEI、ARB，推荐以 ARNI 替代 ACEI 或 ARB，以进一步减少心力衰竭的发病率及死亡率。

（5）选择性 β 受体阻滞药：以 β_1 受体阻滞为主，部分兼顾 β_2 受体激动和（或）α_1 受体阻滞作用。对于充血性心力衰竭患者，除外禁忌证（如心功能失代偿、心源性休克、低血压、支气管哮喘、严重外周血管疾病及心动过缓、高度房室传导阻滞者）均应使用选择性 β 受体阻滞药治疗。β 受体阻滞药应从小剂量开始，逐步调整至靶剂量或最大耐受剂量。

（6）洋地黄及其他正性肌力药物

1）洋地黄：通过抑制衰竭心肌细胞膜 Na^+-K^+-ATP 酶，促使细胞内 Na^+ 水平升高，促进 Na^+-Ca^{2+} 交换，提高细胞内 Ca^{2+} 水平，从而发挥正性肌力作用。副交感传入神经的 Na^+-K^+-ATP 酶受抑制，提高左心室、左心房与右心房入口处、主动脉弓和颈动脉窦的压力感受器的敏感性，抑制传入冲动的数量增加，进而使中枢神经系统下达的交感兴奋性减弱。肾的 Na^+-K^+-ATP 酶受抑制，可减少肾小管对钠的重吸收，增加钠向远端小管的转移，降低肾分泌肾素。DIG 试验结果地高辛对总死亡率的影响为中性。

适应证：有症状的慢性收缩性心力衰竭患者，心力衰竭伴有快速心室率的心房颤动患者，不推荐应用于 NYHA 心功能 I 级的患者。

禁忌证和慎用的情况：禁用于窦房传导阻滞、二度或高度房室传导阻滞和急性心肌梗死患者，与抑制窦房结或房室结功能的药物（如胺碘酮、β 受体阻滞剂）合用时必须谨慎。

应用方法：地高辛 0.125～0.25 mg/d 口服，服用后经小肠吸收，2～3 h 血药浓度达高峰，4～8 h 获最大效应，85% 由肾排出，半衰期为 36 h，连续口服相同剂量经 5 个半衰期（约 7 天后）血药浓度可达稳态；不推荐增加地高辛剂量。

不良反应：主要见于大剂量应用，洋地黄中毒的临床表现包括心律失常（期前收缩、自主性心律失常和传导阻滞）、胃肠道症状（厌食、恶心和呕吐）、神经精神症状（视觉异常、定向力障碍、昏睡及精神错乱）。这些不良反应常出现在血清地高辛浓度 > 2.0 ng/mL 时，也可见于地高辛水平较低时，特别在低钾血症、低镁血症、甲状腺功能减退患者。

2）非洋地黄类正性肌力药物：有两类，环腺苷酸依赖性正性肌力药 β 肾上腺素能激动剂（如多巴胺、多巴酚丁胺）和磷酸二酯酶抑制剂（如米力农）。慢性心力衰竭进行性加重阶段、难治性终末期心力衰竭、心脏手术后心肌抑制所致急性心力衰竭患者，可以短期应用这两类正性肌力药物，以缓解心力衰竭危重状态。临床试验证明，正性肌力药物长期应用可增加心力衰竭病死率，故不建议长期使用正性肌力药物治疗缺血性心肌病。

6. 限制型缺血性心肌病的治疗和处理　限制型缺血性心肌病的主要病理改变为心肌缺血引起的纤维化和灶性瘢痕，表现为心室舒张功能不全性心

力衰竭。故要着重应用改善舒张功能的药物，以硝酸酯类、β 受体阻滞药、钙通道拮抗药为主进行治疗。该类型患者在治疗时不宜使用洋地黄和拟交感胺类正性肌力药物。

7. 并发症的防治

（1）心律失常：在缺血性心肌病患者中，各种心律失常很常见，心律失常会加重原有心功能不全的症状和体征，应注意防治。病态窦房结综合征和房室传导阻滞而有阿 – 斯综合征发作者，宜及早安置永久性人工心脏起搏器；有心房颤动患者，如考虑转复窦性心律，应警惕其同时存在病态窦房结综合征的可能，避免转复窦性心律后心率极为缓慢，反而对患者不利。在应用抗心律失常药物时，应考虑到有些抗心律失常药物对心肌的负性肌力作用可影响心脏功能。发生严重心律失常者，除药物治疗外，还可考虑用 ICD 治疗。

（2）血栓与栓塞：有心腔扩张并伴心房纤颤者，特别是过去有血栓栓塞病史者，易发生附壁血栓及其他脏器的栓塞。抗凝和抗血小板治疗可以防止血栓栓塞。

三、隐匿性冠心病

（一）定义

隐匿性冠心病（latent coronary heart disease）是指有心肌缺血的客观证据（冠状动脉病变、心肌血流灌注及代谢、左心室功能、心电活动等异常），但缺乏胸痛或与心肌缺血相关的主观症状，亦称无症状性冠心病。其心肌缺血的心电图表现可见于静息时，或在增加心脏负荷时才出现，常为动态心电图记录时发现，又被称为无症状性心肌缺血。这些患者经过冠状动脉造影或尸检，几乎均证实冠状动脉有明显狭窄病变。由于心肌缺血可造成心肌可逆性或永久性损伤，引起心绞痛、心律失常或猝死。因此，隐匿性冠心病作为冠心病的一个独立类型，越来越引起人们的重视。

（二）临床表现与发生机制

隐匿性冠心病有三种临床类型：①患者有因冠

状动脉狭窄引起心肌缺血的客观证据，但从无心肌缺血的症状；②患者曾患急性心肌梗死，现有心肌缺血但无心绞痛症状；③心绞痛患者伴发的无症状性心肌缺血，此类患者临床最多见。与其他类型的冠心病一样，隐匿性冠心病的演变过程包括：冠状动脉狭窄或闭塞—局部心肌缺血—舒张收缩功能异常—血流动力学异常—心电图改变—出现临床症状或无症状，并且在高危人群（如糖尿病、肾衰竭、高血压、高血脂、吸烟、肥胖、高龄、冠心病家族史等，特别是糖尿病患者）中的发生率明显增加。

心肌缺血而无症状的发生机制尚不清楚，可能与下列因素有关：①生理情况下，血浆或脑脊液中内源性阿片类物质（内啡肽）水平的变化，可能导致痛阈的改变。这或许可以解释有些患者在缺血发作时，有时伴随疼痛，而有时无症状。②心肌缺血较轻或者有良好的侧支循环。③糖尿病性神经病变、冠状动脉旁路移植术后、心肌梗死后感觉传入径路中断所引起的损伤及患者的精神状态等，均可导致痛阈的改变。

隐匿性冠心病在冠心病患者中非常普遍并可转为各种有症状的冠心病临床类型，包括心绞痛或心肌梗死，亦可能逐渐演变为缺血性心肌病，个别患者发生猝死。其临床发作特点如下：①常发生在轻体力活动或脑力活动时，并且在心率不快的情况下发生；②发作持续时间比典型心绞痛长，几十分钟甚至 1 h；③有昼夜节律性变化，多发生在上午6：00～11：00 时。由于缺乏有症状性心肌缺血的疼痛保护机制，比有症状的冠心病更具有潜在危险性，因此其早期诊断和治疗具有重要的临床意义。

（三）诊断与鉴别诊断

1. 诊断　主要是根据静息、动态或负荷试验的心电图、放射性核素心肌显像，发现患者有心肌缺血的改变，而无其他原因解释，又伴有动脉粥样硬化的危险因素。能确定冠状动脉存在病变的影像学检查，如冠状动脉 CT、冠状动脉造影、血管内超声等，有重要诊断价值。

（1）心电图：以往对隐匿性冠心病的诊断主要结合高危因素及发作时的心电图心电图改变，并且经放射性核素心肌显像进一步证实。常规心电图对隐匿性冠心病的诊断价值有限，动态心电图（Holter）和运动负荷心电图是最常用方法，但两者都具有较高的假阳性率，同时由于心电图作为心肌缺血的一项标志出现相对较晚，造成一定的漏诊率。国外文献报道，以冠状动脉造影（CAG）对比评价运动负荷试验心电图诊断冠心病的敏感度为50%～70%，特异度为60%～80%。有研究显示，高频心电图、心率变异度、QT 间期变异指数等能提供 SMI 的相关信息，但在临床中较少使用。

（2）超声和血管内超声：超声心动图评价心肌缺血引起的室壁运动异常和血流动力学改变。超声心动图是心血管疾病常用的检查方法，但隐匿性冠心病患者静息状态下超声心动图多无特征性改变，结合负荷试验可发现潜在的缺血区域的室壁运动改变和血流动力学异常，从而提高检出率。研究发现，运动负荷超声心动图的敏感性高于运动负荷心电图。脉冲多普勒组织成像（PW-DTI）可以定性和定量测定心肌运动速度，能敏感地发现缺血心肌的运动异常，基于此技术的心肌应变率成像可以早期发现隐匿性冠心病患者心内膜下心肌缺血，准确地评价心肌舒缩功能改变。彩色血流多普勒和频谱多普勒还可评价血流动力学改变，但对于冠状动脉血流评价有限。心肌超声成像（myocardial contrast echocardiography，MCE）是采用特制的对比剂评价心肌灌注微循环的超声诊断新技术。MCE 可测定心肌血流容积（MBV）、心肌血流速度、心肌血流量，结合负荷试验可以评价冠状动脉血流储备（coronary flow reserve，CFR）、心肌血流灌注状态和冠状动脉内皮细胞功能。由于病变冠状动脉血流减少常早于室壁运动异常，因此测定冠状动脉血流情况可早期诊断隐匿性冠心病。血管内超声可能准确测量血管狭窄的程度，测定冠状动脉重构的情况，以及判断斑块的性质，同时可弥补 CAG 仅显示管腔变化的不足，当前把 IVUS 作为斑块定性的"金标准"。但该技术为一种有创性检查，且有一定的并发症，故不适合"相对健康"的 SMI 患者早期筛查。

（3）核素心肌显像：根据病史，心电图检查不能排除心绞痛时可做此项检查。心脏放射性核素检查主要包括灌注显像、代谢显像、心脏神经受体显像和心功能测定。心肌灌注显像（myocardial perfusion imaging，MPI）是诊断冠心病可靠的无创性检查方法，心肌代谢正电子断层显像被认为是评价心肌活性的"金标准"。通过显像剂（^{201}TI 或 ^{99m}Tc-MIBI），结合负荷试验可评价心肌灌注，能敏感地反映心肌供血不足，根据缺血范围进而判断相应冠状动脉狭窄的程度；核素心室造影可以评价左心室室壁运动异常，计算收缩/舒张末期容积、射血分数等心功能参数。MPI 在隐匿性冠心病的诊断中具有重要的作用和地位，其敏感性仅次于 CAG。但是目前 MPI 价格昂贵，操作复杂耗时，故在临床应用中受到了一定的限制。

（4）CT：电子束 CT（EBCT）可以评价心功能，反映血流灌注情况，还能早期检测出冠状动脉钙化。通过 EBCT 计算冠状动脉钙化积分（CAC）的方法，一直被用来评价冠状动脉钙负荷和预测心血管危险事件。冠状动脉血管成像（CTA）可清晰显示冠状动脉情况，可对心室容积和室壁运动功能进行评价，评价心肌灌注情况，检查费用低、微创、安全，故患者易于接受，而且能显示 CAG 所不能显示的管腔外病变，比较准确地评价斑块性质，鉴别钙化斑块、纤维斑块或脂质斑块，目前已广泛应用于临床。

（5）冠状动脉造影：是目前冠心病诊断的"金标准"。可以明确冠状动脉有无狭窄，狭窄的部位、程度、范围等，并可据此指导进一步治疗所应采取

的措施。同时，进行左心室造影可以对心功能进行评价。冠状动脉造影的主要指征为：①对内科治疗下心绞痛仍较重者，明确动脉病变情况以考虑旁路移植手术。②胸痛似心绞痛而不能确诊者。

2. 鉴别诊断　要考虑能引起 ST 段和 T 波改变的其他疾病，如各种器质性心脏病，尤其是心肌炎、心肌病、心包病、电解质失调、内分泌病和药物作用等情况，都可以引起心电图的 ST 段和 T 波改变，诊断时要注意鉴别。总的来说，根据这些疾病和情况的临床特点，不难做出鉴别。此外，心脏神经症患者可因肾上腺素 β 受体兴奋性增高而在心电图上出现 ST 段和 T 波变化，应予鉴别。

（四）治疗和预防

控制各种危险因素和采用防治动脉粥样硬化的各种措施防止动脉粥样硬化的进展和发生心血管事件是最重要的治疗手段。硝酸酯类、β 受体阻滞药和钙通道拮抗剂可减少或消除无症状性心肌缺血的发作，联合用药效果更佳。药物治疗后仍有持续性心肌缺血发作者，应行冠状动脉造影明确病变的严重程度，并考虑进行血运重建手术治疗。

（五）预后

隐匿性冠心病患者的预后与有无症状无关，而与冠状动脉病变的范围、程度有关。稳定型心绞痛患者合并无症状性心肌缺血时是否影响患者预后，目前尚有争论；但动态心电图监测时有频繁发作 ST 段压低，其随后发生心脏事件的风险比不发作或者几乎不发作者高。总缺血负荷即有症状与无症状缺血之和可作为预测冠心病患者预后的指标。

（卜　军）

第三节　急性冠脉综合征

诊疗路径：

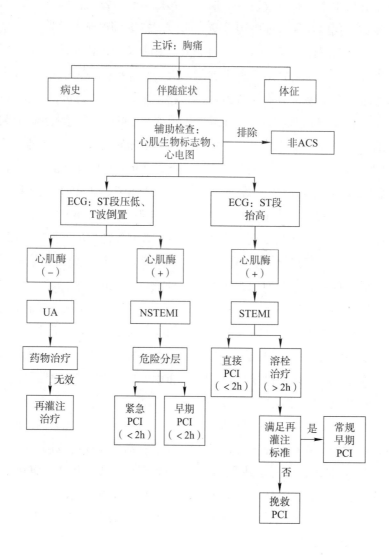

急性冠脉综合征（ACS）是冠心病中危及生命的临床类型，由危险程度和预后一系列不同的临床表现组成，也可能是疾病进展的不同阶段，在冠心病患者的整个病程中随时可能出现。根据发病早期心电图的 ST 段变化，ACS 可分为非 ST 段抬高型 ACS 和 ST 段抬高型 ACS 两大类。前者约占 3/4，包括不稳定型心绞痛（UA）和非 ST 段抬高心肌梗死（NSTEMI）；后者约占 1/4，主要是 ST 段抬高心肌梗死（STEMI），还包括小部分变异型心绞痛（往往出现一过性 ST 段抬高）。UA 和 NSTEMI 若未及时治疗，可能进展成 STEMI。非 ST 段抬高型急性冠脉综合征（NSTE-ACS）和 ST 段抬高型急性冠脉综合征（STE-ACS）早期治疗方案（主要是再灌注策略）不同，但所有形式的 ACS 都有共同的初始病理生理学机制，视心肌缺血程度、范围和侧支循环形成速度的不同，临床表现不同。

一、冠状动脉血栓形成的病理生理学机制

正常情况下，机体通过内源性保护机制防止血管内形成血栓。在动脉粥样硬化病变的异常情况下，这些抗血栓屏障受到破坏。90%以上的急性冠脉综合征是由于粥样硬化斑块破裂，及随后的血小板聚集、冠状动脉内血栓形成所导致。动脉粥样硬化主要通过两方面的机制促进血栓形成：①斑块破裂或侵蚀，使得循环血液中的成分与内皮下促血栓形成物质直接接触；②内皮功能障碍，失去正常抗栓和舒张血管的保护功能。动脉粥样硬化斑块、内皮细胞、循环系统中的血小板、血管壁动态的收缩张力相互作用，共同导致血栓形成。

（一）斑块破裂和斑块侵蚀

斑块破裂是公认的导致冠脉血栓形成的主要原因。动脉粥样硬化斑块由纤维帽包绕着脂质核心组成，典型的易损斑块在形态学上表现为：纤维帽较薄，脂核大，平滑肌细胞含量低，富含单核巨噬细胞和组织因子。传统观点认为，斑块破裂的原因是化学因素使病变不稳定和（或）斑块受到物理压力。近年研究认为，斑块破裂的机制主要分为3种类型（图9-6）。

1. 伴全身性炎症反应的斑块破裂（伴外周血CRP升高）　炎症机制是纤维帽脆性和潜在脂质核心血栓形成的关键调节因子，病变内巨噬细胞大量聚集和激活，合成降解细胞外基质成分的基质金属蛋白酶和某些组织蛋白酶，或使这些蛋白酶抑制剂的水平降低，纤维帽变薄易于破裂。适应性免疫途径的不平衡也参与斑块的不稳定性，表现为斑块中T淋巴细胞活性不平衡，局部维持细胞稳态的适应性免疫应答受到破坏。

2. 不伴全身性炎症反应的斑块破裂（不伴外

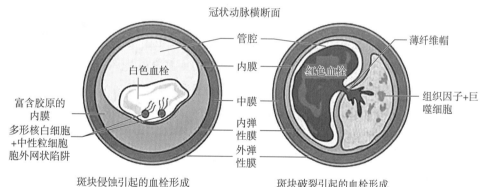

冠状动脉横断面

斑块侵蚀引起的血栓形成
- 纤维帽厚且完整
- 富含白色纤维蛋白
- 胶原蛋白触发
- 平滑肌细胞为主
- 通常为无梗死的非闭塞性血栓
- 通常较少向外发展
- 中性粒细胞胞外陷阱参与
- 在非ST段抬高心肌梗死中更常见

A

斑块破裂引起的血栓形成
- 纤维帽薄且有裂缝
- 富含红色纤维蛋白
- 组织因子触发
- 巨噬细胞为主
- 通常为闭塞性血栓
- 通常向外扩张发展
- 几乎没有中性粒细胞胞外陷阱参与
- 在ST段抬高心肌梗死中更常见

B

图9-6　基于斑块侵蚀和斑块破裂的不同冠状动脉血栓形成模式图

冠状动脉血栓形成由不同的机制导致，主要由于斑块侵蚀与纤维帽破裂所致。A. 血栓形成由斑块糜烂引起，伴随着无梗死的"白色"血栓叠加在具有丰富的细胞外基质和有限的扩张性重塑的病变上。内皮细胞损伤或死亡会暴露出斑块中的胶原蛋白，从而触发这种富含血小板的血栓形成。在中性粒细胞胞外网状陷阱（NETs）的作用下，多形核白细胞（PMN）随后可以促进第二波血栓的扩大和传播。斑块侵蚀更容易引起非ST段抬高心肌梗死。B. 血栓由斑块破裂引起，病变通常具有薄纤维帽。这种血栓更像是富含纤维蛋白的"红色"凝块，破裂斑块中大量巨噬细胞产生的组织因子促进血栓形成。斑块破裂导致血栓的病变常常发生向外重塑，更有可能导致ST段抬高心肌梗死（STEMI）

周血 CRP 升高） 内膜下没有大量的巨噬细胞聚集，常伴胆固醇结晶和微小钙化，斑块破裂通常引起富含纤维蛋白的红血栓形成。极端情绪障碍、长期情绪失调的急性加重、剧烈运动和动脉壁的局部机械应力改变可能是导致这一类型斑块破裂的主要原因。在上述情况下，交感神经系统激活升高血压、增快心率、室壁张力增加、血管收缩，增加对斑块的压力，从而导致破裂。最常见的是患者在凌晨发作心肌梗死，因为一天中凌晨的生理压力（如收缩压、血液黏度和血压）最高。此外，病变局部微环境的亚临床炎症也可能参与斑块不稳定，但这种局部炎症的诱因和效应因子可能不同于全身炎症的作用因子，具体机制尚不完全清楚。

3. 斑块侵蚀 中性粒细胞活化在斑块侵蚀导致的血栓形成中起关键作用，病变仅包含少量的巨噬细胞或 T 淋巴细胞，但富含蛋白多糖和糖胺聚糖，有丰富的动脉平滑肌细胞，纤维性病变多，缺乏突出的脂质核心，血栓常呈现富含白色的血小板的结构特征。常见于高三酰甘油血症、糖尿病、女性和老年患者，通常引起 NSTEMI。

（二）内皮功能障碍和血管收缩

内皮功能障碍是促进血栓形成的重要因素，即使是轻度的冠状动脉粥样硬化病变，内皮功能障碍也可能很明显。内皮细胞功能障碍导致舒张血管的因子（如 NO 和前列环素）释放减少，对血小板聚集的抑制功能削弱，内皮抗血栓形成的屏障功能受损。内皮细胞释放 NO 和前列腺素减少，也导致对抗血小板来源的缩血管物质（如血栓素和血清素）和血凝块形成过程中产生的凝血酶作用减弱，使得后两者的缩血管作用在病变局部占优势。血管收缩产生扭转应力，引起斑块破裂，或通过增强动脉张力引起暂时性的血管阻塞。血管收缩引起的冠状动脉血流量减少，同时也降低了对凝血蛋白的清除，进一步促进血栓形成。

斑块破裂和内皮功能障碍共同作用引起冠脉血栓形成的机制如图 9-7 所示。斑块破裂时动脉粥样硬化中心暴露的组织因子启动了凝血途径，而内皮下胶原蛋白激活了血小板。活化的血小板释放其颗粒内容物，包括促血小板聚集因子（如腺苷二磷酸和纤维蛋白原）、凝血级联活化剂（如 Va 因子）和血管收缩因子（如血栓素和血清素）。斑块内出血、腔内血栓和血管收缩都会引起管腔变窄，导致血流发生湍流，剪切应力改变，进一步促进血小板活化、聚集和血栓形成。

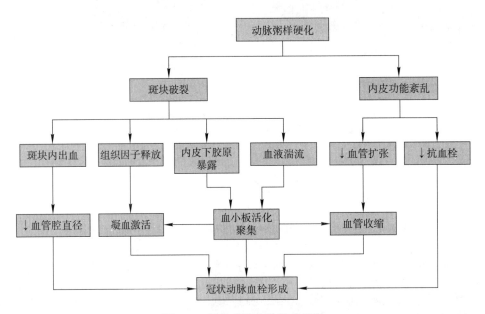

图 9-7 冠状动脉血栓形成机制

参与冠脉血栓形成过程的因素包括：斑块破裂或斑块侵蚀、不适当的血管收缩、内皮功能异常导致正常的抗栓防御屏障受损

☞ 拓展阅读 9-2
正常止血功能和内源性抗血栓形成机制

二、冠状动脉血栓形成与急性冠脉综合征的临床分型

（一）冠状动脉血栓形成的后果

冠状动脉内血栓的形成会导致一种或几种可能的结果（图 9-8）。如果斑块破裂轻微，局限于血管内皮表面，仅形成小的、非阻塞性血栓，血栓可能通过组织纤维化融合到正在形成的动脉粥样硬化病变中，也有可能被天然的纤溶系统激活所溶解。这种反复发生的无症状的斑块破裂也是导致冠状动脉病变逐渐进展和管腔狭窄的机制之一。当发生深部斑块破裂，更多的内皮下胶原蛋白和组织因子暴露，形成大的血栓阻塞血管腔，可能导致心肌长时间的严重缺血，发展为急性冠脉综合征。如果位于斑块破裂处的腔内血栓完全阻塞了血管，血流长时

间停止，将引起心肌梗死（通常为 STEMI）。如果血栓部分阻塞管腔（或暂时性地完全阻塞血管，包括自发再通及血管痉挛缓解），管腔阻塞严重程度和缺血持续时间较前一种情况轻，则有可能发生的结果是 NSTEMI 或 UA。NSTEMI 和 UA 的区别是基于缺血的程度和缺血事件是否严重到足以导致心肌坏死（通过血清心肌生物标志物检测判断）（图 9-8）。NSTEMI 和 UA 的表现非常相似，疾病的管理也非常相似。有时，完全的冠状动脉闭塞也可能导致 NSTEMI，这很有可能是由于存在大量的侧支循环血液供应，减轻了心肌缺血程度和进一步坏死，因而没有发生 STEMI。

（二）急性冠脉综合征的临床分型

在冠状动脉疾病进程的不同阶段，临床可能表现为心肌缺血或心肌梗死（图 9-9）。一般认为，临床诊断心肌梗死，需要根据心肌缺血的症状，同时结合心肌坏死的生物标志物、心电图改变和影像学检查结果综合考虑。上述临床检查对心肌梗死诊

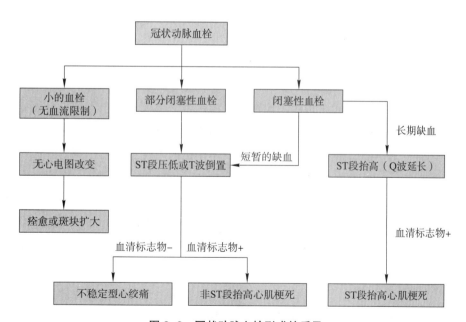

图 9-8 冠状动脉血栓形成的后果

表面的斑块破裂形成小的血栓可能不会导致症状或者心电图的异常，但愈合的纤维组织可能将血栓合并到斑块中，导致动脉粥样硬化病变扩大；部分闭塞的血栓使动脉管腔狭窄，限制血液的流动，可导致 UA 或者 NSTEMI，两者均可导致心电图中 ST 段压低和（或）T 波倒置；完全闭塞性血栓伴长时间缺血是 STEMI 最常见的原因，心电图最初显示 ST 段抬高，如果没有获得早期再灌注，Q 波随后就会发生变化，闭塞性血栓再通或者在有足够侧支血液供应区域内形成的血栓可能会导致较短的缺血时间和 NSTEMI，心肌坏死的血清生物标志物包括心肌特异性肌钙蛋白和肌酸激酶同工酶

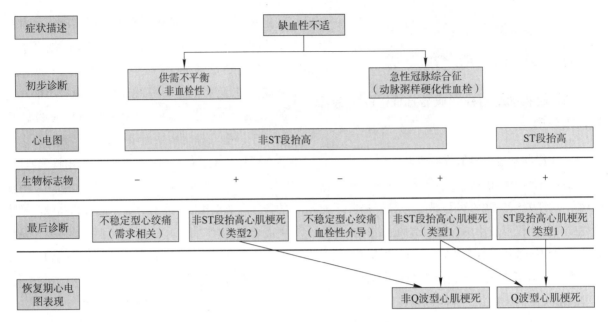

图 9-9 心肌缺血和心肌梗死（MI）

MI 可以由不同的冠脉疾病进程发展而来，包括：血管痉挛，已有固定冠脉病变部位的心肌做功增加，以及易损动脉粥样斑块的侵蚀或破裂导致的急性血栓形成继发缺血。上述病理改变因为心肌氧气的供需失衡而导致急性缺血症状。当病变严重或持续加重时，将导致心肌坏死或梗死。典型非血栓介导的事件中（左下半图示），心电图无 ST 段抬高，但是在缺血足够严重和时程足够长的情况下，心脏标志物会升高，这类病例被定义为 2 型心肌梗死。动脉粥样硬化血栓病变是急性冠脉综合征（ACS）的标志性病理改变。血流的减少可以因为完全阻塞的血栓（右下半图示）或未完全闭塞的血栓（中下半图示）造成。缺血不适发生时可以伴有或不伴有心电图 ST 段抬高。ST 抬高患者可能发展为 Q 波心肌梗死，但不是全部患者，取决于心肌缺血的时间长短和侧支循环的情况。非 ST 抬高的患者可能表现为 UA 或 NSTEMI，两者的最终区别在于血清（或血浆）心肌损伤标志物（如心肌肌钙蛋白）为阴性或阳性。在 NSTEMI 患者中大部分患者发展为非 Q 波心肌梗死，只有一小部分最终发展为 Q 波心肌梗死。由动脉粥样硬化血栓性病变发展为心肌梗死的急性冠脉综合征类型，被定义为 1 型心肌梗死

断的敏感性和特异性各异，很大程度上取决于检查距离梗死发生的时间。本章节讨论在动脉粥样硬化病变基础上发生的急性冠脉综合征，包括：ST 段抬高心肌梗死（STEIMI）、非 ST 段抬高心肌梗死（NSTEMI）和不稳定型心绞痛（UA）。其他非冠状动脉疾病和非动脉粥样硬化的原因所导致的心肌梗死在此不做介绍。

三、急性心肌梗死流行病学特点

急性心肌梗死在欧美常见，但近年来在中低收入国家的影响已经达到较富裕国家的水平。美国 35～84 岁人群中年发病率男性为 71‰，女性为 22‰；每年约 150 万人发病。无论男性还是女性，心肌梗死发病率均随年龄增长急剧升高，并存在种族差异，黑人较白色人种更易发生心肌梗死。虽然不同观察性研究中的 ACS 事件中 STEMI 发生率不同，但在过去的几十年总体已经开始下降。在 1999—2008 年，发生过一次 ACS 和 STEMI 事件的患者比例已经下降了大约 50%（从 47.0% 下降到 22.9%）。尽管 55 岁以上患者心肌梗死住院率下降，但是在更年轻的患者中没有类似的下降趋势，特别是女性患者。

我国急性心肌梗死总体发病率有逐年下降趋势，但其中 45 岁以下人群发病率则呈逐年上升趋势，≥45 岁人群发病率呈逐年下降趋势。城市发病率高于农村，但城市地区下降趋势明显，农村地区呈上升趋势。北京地区 2013—2014 年流行病学调查数据显示，最近 40 年急性心肌梗死患者呈现

老龄化、男性化、农村化趋势，体力应激和不良生活方式是急性心肌梗死的主要诱发因素。此外，部分是归因于心肌损伤检测手段更加灵敏。相对于STEMI患者，NSTEMI患者的检出数量增加。我国急性心肌梗死的死亡率总体呈上升态势，2005年开始呈现快速上升趋势，农村地区急性心肌梗死死亡率明显升高，大幅超过城市平均水平。无论城市、农村，男性或女性，急性心肌梗死死亡率均随年龄增长而增加，40岁开始显著上升，递增趋势近似于指数关系。

四、急性 ST 段抬高心肌梗死

急性心肌梗死（acute myocardial infarction，AMI）是在动脉粥样硬化病变的基础上，发生冠状动脉血供急剧减少或中断，使相应的心肌严重而持久地缺血所致部分心肌急性坏死。临床表现为胸痛、急性循环功能障碍，反映心肌急性缺血、损伤和坏死的一系列特征性心电图演变，以及血清心肌标志物的升高。

（一）病理解剖

尸解资料表明，急性心肌梗死患者 3/4 以上有一支以上的冠状动脉严重狭窄；1/3 ~ 1/2 患者三支冠状动脉均存在有临床意义的狭窄，梗死相关冠状动脉内血栓既有白血栓（富含血小板），又有红血栓（富含纤维蛋白和红细胞）。STEMI 的闭塞性血栓是白、红血栓的混合物，从堵塞处向近端延伸部分为红血栓。STEMI 发生后数小时所做的冠状动脉造影显示，90% 以上的梗死相关动脉发生完全闭塞。少数急性心肌梗死患者冠状动脉无狭窄，可能为血管腔内血栓的自溶、血小板一过性聚集造成闭塞，或严重的持续性冠状动脉痉挛使冠状动脉血流急剧减少所致。左冠状动脉前降支闭塞最多见，可引起左心室前壁、心尖部、下侧壁、前间隔和前内乳头肌梗死；左冠状动脉回旋支闭塞可引起左心室高侧壁、膈面及左心房梗死，并可累及房室结；右冠状动脉闭塞可引起左心室膈面、后间隔及右心室梗死，并可累及窦房结和房室结。右心室及左、右

心房梗死较少见。左冠状动脉主干闭塞则引起左心室壁广泛梗死。

心肌血供完全停止后，所供区域心室壁心肌透壁性坏死，临床上表现为典型的 STEMI，即传统的 Q 波型心肌梗死。在冠状动脉闭塞后 20 ~ 30 min，受其供血的心肌即有少数坏死，开始 AMI 的病理过程。1 ~ 2 h 后绝大部分心肌呈凝固性坏死，心肌间质则充血、水肿，伴多量炎性细胞浸润。以后，坏死的心肌纤维逐渐溶解，形成肌溶灶，随后渐有肉芽组织形成。坏死组织 1 ~ 2 周后开始吸收，并逐渐纤维化，在 6 ~ 8 周后进入慢性期形成瘢痕而愈合，称为陈旧性或愈合性心肌梗死。瘢痕大者可逐渐向外凸出而形成室壁膨胀瘤。梗死附近心肌的血供随侧支循环的建立而逐渐恢复。病变可波及心包出现反应性心包炎，波及心内膜可导致附壁血栓形成。在心腔内压力的作用下，坏死的心壁可破裂（心脏破裂），破裂可发生在心室游离壁、间隔处、乳头肌或出现腱索断裂。

病理学上，心肌梗死可分为透壁性和非透壁性（或心内膜下）。前者坏死累及心室壁全层，多由冠状动脉持续闭塞所致；后者坏死仅累及心内膜下或心室壁内，未达心外膜，多是冠状动脉短暂闭塞后持续开通的结果。不规则片状非透壁性心肌梗死多见于 STEMI 在未形成透壁性梗死前早期再灌注（溶栓或 PCI 治疗）成功的患者。

（二）病理生理

1. 左心室功能

（1）收缩功能：冠状动脉急性闭塞时相关心肌可能依次发生 4 种异常收缩形式：①室壁运动同步失调，即相邻心肌节段收缩时相不一致；②收缩减弱，即心肌缩短幅度减小；③无收缩；④反常收缩，即矛盾运动，收缩期膨出。梗死部位心肌运动障碍的同时，受交感神经系统活力增加和 Frank-Starling 机制作用，非梗死节段的正常心肌在早期出现代偿性收缩运动增强，一定程度上维持了左心室整体收缩功能稳定。梗死后 2 周内，非梗死区的代偿性收缩逐渐减弱，梗死区也出现一定程度的

恢复，尤其是在梗死区发生再灌注和心肌顿抑减弱时。

梗死心肌达到一定数量时，左心室泵血功能受到损害，心排血量、每搏输出量、血压和 dP/dt 峰值降低，收缩末期容积增加。收缩末期容积增加的程度是 STEMI 后病死率的重要预测因子。临床症状出现的可能性与左心室梗死的面积有关。通常最早出现的是舒张期室壁僵硬，即使仅有小面积左心室梗死时也会发生。当超过 15% 的心肌节段收缩活动异常时，EF 可能下降，左心室舒末压和容积可能增加。临床出现心力衰竭症状通常提示超过 25% 的心肌节段收缩异常。超过 40% 的左心室心肌丢失，通常会导致心源性休克甚至死亡。

（2）舒张功能：左心室心肌缺血和梗死会影响舒张功能，表现为：左心室压力下降的峰值速率（dP/dt 峰值）降低，左心室压力下降的时间常数增加，初始左心室舒张末压升高。在梗死后的数周时间内，舒张末期容积增加，舒张末期压力开始下降而趋于正常。与收缩功能损害相似，舒张功能异常的程度取决于梗死面积的大小。

（3）循环调节：当心肌梗死面积足够大时，整体左心室功能降低，左心室射血量下降，充盈压升高。左心室射血量显著减少引起主动脉压降低，后者与左心室舒张末压升高共同作用导致冠状动脉灌注压下降，灌注压下降加重缺血，引起梗死边缘区和远端的心肌细胞死亡，最终导致心源性休克。全身灌注不足引起反射性血管收缩，但继发于心肌损伤的全身性炎症导致细胞因子释放，后者有助于血管舒张和降低全身血管阻力，同时可能导致心肌功能障碍。

2. 心室重构　心肌梗死发生后，左心室腔大小、形态和厚度发生变化，称为心室重构，影响患者的左心室功能和预后。重构是左心室扩张和非梗死心肌肥厚等因素的综合结果，使心室变形（球形变）。除梗死范围外，另外两个影响左心室扩张的重要因素是左心室负荷状态和梗死相关动脉的通畅程度。左心室压力升高有导致室壁张力增加和梗死

扩展的危险，而通畅的梗死相关动脉可加快瘢痕形成，加速梗死区组织的修复，减少梗死扩展和心室扩张的危险。

（1）梗死扩展：是指梗死心肌节段随后发生的面积扩大，而无梗死心肌量的增加。导致梗死扩展的原因有：①心肌束之间的滑动，致使单位容积内心肌细胞减少；②正常心肌细胞碎裂；③坏死区内组织丧失。梗死扩展的特征为梗死区不成比例地变薄和扩张。心尖部是心室最薄的部位，也是最容易受到梗死扩展损伤的区域。梗死扩展后，心力衰竭和心室壁瘤等致命性并发症发生率增高，严重者可发生心室破裂。

（2）心室扩大：心室心肌存活部分的扩大也与重构有重要关联。心室重构在梗死发生后立即开始，并持续数月甚至数年。在大面积梗死的情况下，为维持心搏量，有功能的心肌增加了额外负荷，可能会发生代偿性肥厚，这种适应性肥厚虽能代偿梗死所致的心功能障碍，但存活的心肌最终也受损，导致心室的进一步扩张、心脏整体功能障碍，最后发生心力衰竭。心室的扩张程度与梗死范围、梗死相关动脉的开放迟早和心室非梗死区的局部 RAAS 的激活程度有关。心室扩大以及不同部位的心肌电生理特性的不一致，使患者有发生致命性心律失常的危险。

（三）临床表现

本病临床表现与梗死的部位、面积大小、冠状动脉侧支循环情况有关。

1. 诱发因素　超过 1/3 的 STEMI 患者具有可以识别的诱发因素或前驱症状。剧烈运动、精神压力和创伤是最常见的诱因。非心脏外科手术、低血压引起冠脉灌注不足（如失血性或感染性休克），以及主动脉瓣狭窄，发热、心动过速或情绪激动引起的心肌耗氧量增加，都可能诱发心肌梗死。其他有报道的 STEMI 诱发因素包括：呼吸道感染、各种原因引起的低氧血症、肺栓塞、低血糖、注射麦角新碱、服用可卡因和拟交感神经药物、血清病、过敏及少见的黄蜂蜇伤等。此外，STEMI 起病可能

与昼夜节律有关，清晨是事件发作高峰段。

2. 症状

（1）前驱症状：50% 以上的患者在发病前数日有胸部不适或类似典型心绞痛的前驱症状，多发生在休息或轻体力活动时，常因症状相对轻微而未引起患者重视，没有立即就医。部分患者由恶化型心绞痛、静息心绞痛或变异型心绞痛发展而来。心绞痛发作较以往频繁，无明显诱发因素，性质较剧烈，持续时间延长，硝酸甘油疗效差，疼痛时心电图示 ST 段一过性明显抬高（变异型心绞痛）或压低，或倒置的 T 波在演变过程中一过性恢复到直立状态（异常心电图伪改善），应警惕近期内发生心肌梗死的可能。此外，多数患者在 STEMI 发生前感觉全身不适或乏力。

（2）疼痛：STEMI 患者的疼痛强度各有不同，大部分患者是剧烈疼痛。疼痛时间长，通常超过 30 min，休息或服用硝酸甘油不能缓解，如果没有再灌注，经常会持续数小时。患者通常描述为紧缩感、压榨感或压迫感，也可能是刀割样、刀刺样或烧灼感。通常位于胸骨后，多伴左侧胸前区放射性疼痛，或向下放射至左上臂尺侧、左侧手腕、手掌和手指。部分患者不适感会辐射到左侧肩部、上肢、颈部、下颌和肩胛间区。还有部分患者疼痛从上腹部开始，类似腹部疾病，常被误诊为消化系统疾病。老年患者、糖尿病患者、心脏移植受体患者，可能不表现为胸痛，而是以胸闷、急性左心衰竭、显著虚弱乏力或晕厥起病。女性 STEMI 患者症状多不典型，常表现为胸闷、呼吸困难。需要强调的是，STEMI 的疼痛是由梗死的坏死核心区周边心肌缺血带的神经末梢刺激引起的，疼痛意味着缺血而不是梗死。

（3）伴随症状

1）胃肠道症状：因激活迷走神经反射或左心室受体（血管 - 迷走反射），可能伴随恶心、呕吐症状。下壁 STEMI 比前壁 STEMI 患者更易出现胃肠道症状。当疼痛位于上腹部并伴有恶心、呕吐时，很容易与急性胆囊炎、胃炎或消化性溃疡相混淆。

2）全身症状：可能因坏死物质吸收引起发热、心动过速、白细胞增高和红细胞沉降率增快，一般在发热发生 24 ~ 48 h 内出现，与梗死范围常呈正相关，体温一般在 38℃ 左右，很少超过 39℃。其他全身症状包括极度虚弱、头晕、心悸、冷汗和濒死感。

（4）合并心律失常：见于 75% ~ 95% 的患者，多发生在起病 1 ~ 2 周内，而以 24 h 内最多见，可伴乏力、头晕、晕厥等症状。以室性心律失常最多，尤其是室性期前收缩，如室性期前收缩频发（每分钟 5 次以上），成对出现或短阵室速，多源性或落在前一心搏的易损期（R 连 T 波上现象）需要严密观察并处理。院前发生的室速（VT）及室颤（VF）是心脏性猝死的主要原因，导致血流动力学障碍的 VT 及 VF 发生率占 6% ~ 8%。房室传导阻滞和束支传导阻滞也较多见。完全性房室传导阻滞多见于下壁心肌梗死。前壁心肌梗死如发生房室或（和）室内传导阻滞表明梗死范围广泛。室上性心律失常较少，多发生在心肌梗死合并心力衰竭患者中。心房颤动是最常见的室上性心律失常，发生率为 6% ~ 21%。

（5）合并心力衰竭：心力衰竭发生率为 32% ~ 48%，可发生在 STEMI 的急性期或亚急性期，为心肌顿抑或心功能永久受损。左心室功能障碍是 STEMI 死亡最重要的预测指标之一。STEMI 患者既可以单独发生收缩功能障碍，也可以同时发生收缩功能和舒张功能障碍。左心室舒张末充盈压增高，导致肺静脉高压和肺淤血，表现为呼吸困难、咳嗽、发绀、烦躁等症状，严重者可发生肺水肿，随后可发生颈静脉怒张、肝大、水肿等右心衰竭表现。症状性左心室功能障碍的预测因素包括：梗死面积、高龄和糖尿病。右心室心肌梗死开始即出现右心衰竭表现，伴血压下降。根据有无心力衰竭表现及其相应的血流动力学改变严重程度，按 Killip 分级法可将急性心肌梗死的心功能分为 4 级（表 9-4）。

（6）合并低血压和休克：疼痛期中血压下降常见，未必是休克。如疼痛缓解而收缩压仍低于

表 9-4　急性心肌梗死后心力衰竭的 Killip 分级

分级	分级依据
Ⅰ 级	无明显心功能损害依据
Ⅱ 级	轻、中度心力衰竭，主要表现为肺底啰音（<50% 的肺野）、第三心音及 X 线胸片上肺淤血表现
Ⅲ 级	重度心力衰竭（肺水肿），啰音 >50% 的肺野
Ⅳ 级	心源性休克

80 mmHg，有烦躁不安、面色苍白、皮肤湿冷、脉细而快、大汗淋漓、尿量减少（<20 mL/h）、神志淡漠等则为休克表现。休克多在起病后数小时至 1 周内发生，见于约 20% 的患者，主要是心源性（占 80%），为心肌广泛（40% 以上）坏死、心排血量急剧下降所致，神经反射引起周围血管扩张属于次要，有些患者尚有血容量不足的因素参与。STEMI 伴休克的其他原因包括：机械并发症（如室间隔缺损和乳头肌断裂）、右心室梗死。

急性心肌梗死时，重度左心室衰竭或肺水肿与心源性休克同样由左心室排血功能障碍所引起，两者可以不同程度合并存在，常统称为心脏泵功能衰竭或泵衰竭。在血流动力学上，肺水肿是以左心室舒张末期压及左心房与肺毛细血管压力增高为主，而休克则以心排血量和动脉压降低更为突出。Forrester 等对上述血流动力学分级作了调整，并与临床进行对照，分为 4 类（表 9-5），Ⅰ～Ⅳ 类的病死率依次分别为 3%、9%、23%、51%。心源性休克定义为在心脏充盈状态合适的情况下，仍有严重持续的低血压（收缩压 <90 mmHg）伴有组织低

灌注（静息心率增快、意识状态改变、少尿、四肢湿冷）、血流动力学监测心指数 <2.2 L/（min·m²）、肺毛细血管楔压 >18 mmHg。需使用升压药、正性肌力药物或机械循环辅助装置才能维持，收缩压 >90 mmHg 的患者也应考虑为心源性休克。

（7）无症状 STEMI：没有症状的非致命性 STEMI 患者可能无法识别，仅在后来的常规心电图、影像学或尸检中发现。在这些未被识别的梗死病例中，大约有半数是真的没有症状，患者无法回忆起任何症状；另一部分所谓的无症状性心肌梗死患者在发现心电图或影像学异常后，可以回忆起与急性心肌梗死相关的症状。未识别或无症状性心肌梗死多见于无先兆心绞痛患者、糖尿病和高血压患者，典型表现为新的室壁运动异常、固定灌注缺损或病理性 Q 波。无症状心肌缺血通常发展为无症状 STEMI。无症状和症状性 STEMI 患者的预后相似。

（8）STEMI 的不典型症状：①心力衰竭，开始可能就表现为无疼痛的呼吸困难，或既往心力衰竭加重；②典型心绞痛，但疼痛没有程度加重或时间延长；③疼痛部位不典型；④中枢神经系统表现，类似于脑动脉硬化患者的心排血量急剧减少继发脑卒中；⑤焦虑和紧张；⑥突发性躁狂或精神病；⑦晕厥；⑧极度虚弱；⑨急性消化道症状；⑩外周栓塞。

3. 体征

（1）一般情况：患者常常显得焦虑不安和痛苦，左心室衰竭和交感神经兴奋的患者经常按摩或紧抱胸腔，用紧握的拳头拍打胸骨（Levine 征）来描述疼痛，可能伴有明显冷汗和皮肤苍白。

表 9-5　Forrester 血流动力学分类

分类	分类依据
Ⅰ 类	无肺淤血和周围灌注不足，肺毛细血管压力（PCWP）和心排血指数（CI）正常
Ⅱ 类	单有肺淤血；PCWP 增高（>18 mmHg），CI 正常 [≥2.2 L/（min·m²）]
Ⅳ 类	单有周围灌注不足；PCWP 正常（≤18 mmHg），CI 降低 [<2.2 L/（min·m²）]，主要与血容量不足或心动过缓有关
Ⅳ 类	合并有肺淤血和周围灌注不足；PCWP 增高（>18 mmHg），CI 降低 [<2.2 L/（min·m²）]

焦虑和疼痛可能引起呼吸频率稍有上升。呼吸频率大于 20 次 /min 预示着风险增加。在左心室衰竭患者中,呼吸频率与衰竭的严重程度相关,肺水肿患者的呼吸频率可能超过 40 次 /min。Cheyne-Stokes(周期性)呼吸可能发生在老年心源性休克或心力衰竭患者身上。

广泛 STEMI 患者在梗死后 24~48 h 内出现发热,梗死后 4~8 h 体温开始升高,直肠温度可达 38~38.9℃。发热通常在 STEMI 后的第 4~5 天就会消失。发热是对组织坏死的非特异性反应。

(2)血压和心率:一半以上的下壁 STEMI 患者存在副交感神经兴奋表现,其中低血压、心动过缓都非常明显,而大约一半的前壁 STEMI 患者表现出交感神经过度的迹象,伴有高血压和(或)心动过速。

既往血压正常的患者在最初几个小时内偶尔会出现高血压反应,可能与继发于疼痛、焦虑和肾上腺素释放有关。既往有高血压的患者在 STEMI 后,血压不经治疗可能会恢复正常,尽管他们中的许多人最终一般在梗死后 3~6 个月血压再次升高。大面积梗死的患者,由于左心室功能不全、动脉压急剧下降、吗啡和(或)硝酸盐的使用可能会使血压恶化,但随着病情好转,动脉压往往会恢复到梗死前水平。值得注意的是,单纯低血压并不一定意味着心源性休克。一些下壁梗死和血管迷走神经激活的患者也可能收缩压暂时低于 90 mmHg,这类患者的低血压最终会自然缓解,静脉注射阿托品可能会加速恢复。也有一部分患者最初只有轻微低血压,但因为缺血的增加和梗死延展,随着心排血量下降,以及在数小时或数天内心源性休克的进展,血压逐渐下降。

(3)肺部体检:在左心室衰竭或左心室顺应性降低导致肺水肿的患者中可听到湿啰音。1967 年,Thomas Killip 提出了一个基于 STEMI 患者肺部啰音是否存在和严重程度预后分类的方案(见表 9-4)。

(4)心脏检查:第一心音(S1)在梗死后经常被掩盖或偶尔听不见,在恢复期强度增加。柔和的

S1 也可以反映 PR 间期的延长。有明显心室功能障碍和(或)左束支传导阻滞(LBBB)的患者可能具有第二心音(S2)的矛盾分裂。第四心音(S4)几乎普遍存在于 STEMI 窦性心律患者中,但其诊断价值有限,因为在大多数慢性缺血性心脏病患者中均可以听到。STEMI 患者出现第三心音(S3)通常反映严重的左心室功能不全和心室充盈压升高,提示左心室舒张前充盈期跨二尖瓣血流量的快速衰减,这种情况在大面积梗死患者中很典型。S3 和 S4 在患者处于左侧卧位心尖听诊区最易听到。S3 不仅可由左心室衰竭引起,也可由左心室流入量增加引起,如 STEMI 合并二尖瓣反流或室间隔缺损时。右心室梗死的患者,可以沿着左胸骨边界听到 S3 和 S4,并在吸气时增加。

STEMI 患者通常有短暂或持续的收缩期杂音,通常是二尖瓣反流继发二尖瓣乳头肌功能障碍所致。新出现的明显的心尖全收缩期杂音伴震颤可能代表乳头肌破裂。三尖瓣反流的收缩期杂音(由肺动脉高压或右心室梗死引起的右心室衰竭或右心室乳头肌梗死引起)也可沿左胸骨边界听到,特征是吸气时增强,伴随着颈静脉脉冲中的一个显著的 c-v 波和右心室 S4。

STEMI 患者可能会出现心包摩擦音,该摩擦音因其会消失而出名。在梗死后 2 周内可以听到摩擦音,最常发生在梗死后第 2 或第 3 天。大面积梗死患者可能持续数天有很响的摩擦音。心包摩擦音在沿左胸骨边界或心尖区范围内最易听到。

4. 并发症 心肌梗死的并发症可分为机械性、缺血性、栓塞性和炎症性。主要的并发症如下。

(1)乳头肌功能失调或断裂:总发生率可高达 50%。二尖瓣乳头肌因缺血、坏死等使收缩功能发生障碍,造成不同程度的二尖瓣脱垂或关闭不全,心尖区出现收缩中晚期喀喇音和吹风样收缩期杂音,S1 可不减弱,可引起心力衰竭。轻症者可以恢复,其杂音可消失。乳头肌整体断裂极少见,多发生在二尖瓣后乳头肌,多见于下壁心肌梗死,心力衰竭明显,可迅速发生肺水肿,约 1/3 的患者迅

速死亡。

（2）心室游离壁破裂：3%的心肌梗死患者可发生心室游离壁破裂，是心脏破裂最常见的一种，占心肌梗死患者死亡的10%。心室游离壁破裂常在发病1周内出现，早高峰在心肌梗死后24 h内，晚高峰在心肌梗死后3～5天。心室游离壁破裂的典型表现包括持续性心前区疼痛，可迅速发生循环衰竭、急性心脏压塞而猝死，心电图呈电机械分离。部分游离壁破裂患者可能表现为迟发或亚急性过程，血流动力学恶化伴一过性或持续性低血压，形成包裹性心包积液或假性心室壁瘤的患者能存活数月。

（3）室间隔穿孔：较心室游离壁破裂少见，有0.5%～2%的心肌梗死患者会发生室间隔穿孔，常发生于急性心肌梗死后3～7天。胸骨左缘突然出现粗糙的全收缩期杂音或可触及收缩期震颤，或伴有心源性休克和心力衰竭者应高度怀疑室间隔穿孔，超声心动图检查可确诊。

（4）心室壁瘤：主要见于左心室，发生率5%～20%。体格检查可见左侧心界扩大，心脏搏动较广泛，可有收缩期杂音。瘤内发生附壁血栓时心音减弱。心电图上ST段持续抬高，X线透视和摄影、超声心动图、放射性核素心脏血池显像以及左心室造影可见局部心缘突出、搏动减弱或有反常搏动。很少发生破裂，但易出现快速室性心律失常或心力衰竭。

（5）栓塞：发生率1%～3%，见于起病后1～2周，如为左心室附壁血栓脱落所致，可引起脑、肾、脾或四肢等动脉栓塞。如下肢静脉血栓形成、部分脱落，可导致肺动脉栓塞。

（6）心肌梗死后综合征（Dressler综合征）：为炎症性并发症，发生率约10%，于心肌梗死后数周至数月内出现，可反复发生，表现为心包炎、胸膜炎或肺炎，有发热、胸痛、白细胞增多和红细胞沉降率增快等症状，可能为机体对坏死物质的过敏反应。

（四）实验室检查

1. 血清心肌生物标志物　受损心肌细胞向血液中释放蛋白提示出现心肌损伤。很多原因都可能引起心肌损伤，心肌梗死是由于心肌缺血而发生的心肌损伤。需要指出的是，临床医生不应等待生物标志物的结果来决定是否启动STEMI患者的治疗。鉴于STEMI患者再灌注治疗的紧迫性，快速临床评估和12导联心电图可作为启动治疗策略的依据。

☞拓展阅读9-3
心肌损伤的定义和常见病因

（1）心脏特异性肌钙蛋白：检测心肌损伤的首选生物学标志物是心肌肌钙蛋白（cardiac troponin，cTn）。cTn由三个亚基组成：肌钙蛋白C（TnC）、肌钙蛋白I（TnI）和肌钙蛋白T（TnT）。对于心肌梗死患者，常规化验（非高敏感性）可在胸痛发作约3 h后检测到cTnT和cTnI浓度升高。心肌梗死后cTnI升高在24 h后达峰值，可持续7～10天；而cTnT升高在2～5天达峰值，可持续10～14天。STEMI患者梗死相关动脉再通治疗成功后，心肌肌钙蛋白快速释放提示心肌再灌注（图9-10）。

高灵敏度检测能够精确测量极低浓度的心肌肌钙蛋白。高敏感心肌肌钙蛋白（high-sensitivity troponin，hsTn）敏感度更高，可在心肌损伤后1～3 h就检测到有临床意义的增高。急性心肌损伤时肌钙蛋白浓度将在短至1～3 h内迅速变化，对于没有诊断性心电图改变的患者，使用hsTn可以将检测间隔缩短至1～2 h。连续检测hsTn还有助于鉴别急性心肌损伤和慢性心肌损伤所致的长期肌钙蛋白升高。低于检测阈值的初始hsTn具备足够高的灵敏度和阴性预测价值用于排除性诊断。

（2）其他血清心肌标志物：在心肌梗死急性期升高的血清酶学指标包括：肌酸磷酸激酶（CK或CPK）及其同工酶CK-MB、谷草转氨酶（AST）、乳酸脱氢酶（LDH）及其同工酶。AST和LDH分布于全身很多器官，对心肌梗死的诊断特异性较差，不推荐使用。CK/CK-MB在急性心肌梗死起病后4～6 h内升高，16～24 h达高峰，3～4天恢复正常。STEMI患者梗死相关动脉再通治疗成功

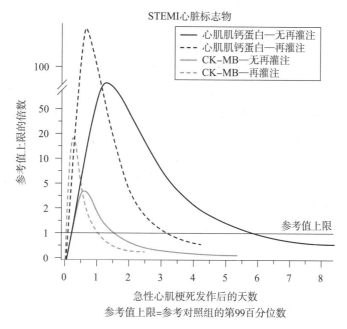

STEMI心脏标志物

———— 心肌肌钙蛋白—无再灌注
-------- 心肌肌钙蛋白—再灌注
———— CK-MB—无再灌注
-------- CK-MB—再灌注

纵坐标：参考值上限的倍数

横坐标：急性心肌梗死发作后的天数

参考值上限=参考对照组的第99百分位数

图 9-10 CK-MB 和心肌肌钙蛋白的释放动力学

未行再灌注患者的 CK-MB 和心肌肌钙蛋白的释放动力学实线表示，纵坐标为参考上限（URL）的倍数；再灌注患者的 CK-MB 和心肌肌钙蛋白的释放动力学以虚线表示，可见心脏标志物快速释放，更早被检测并快速达到峰值，且迅速下降，因此曲线下面积更小，提示心肌梗死面积受限

后，CK/CK-MB 酶峰提前出现，提示心肌再灌注（图 9-10）。CK/CK-MB 的升高程度可以反映梗死面积的大小。CK/CK-MB 也分布于骨骼肌等其他组织中，在严重骨骼肌损伤等情况下也会升高，诊断心肌损伤的特异性较肌钙蛋白低。

（3）血肌红蛋白：增高出现较 CK/CK-MB 早，恢复也快，但特异性差，不推荐使用。

急性心肌梗死后血清心肌生物标志物升高的时间过程如图 9-11。

2. 其他血液学检查 白细胞计数通常在胸痛后

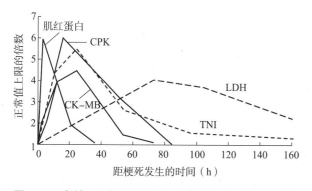

图 9-11 急性心肌梗死后血清心肌标志物升高的时间过程

2 h 内出现升高，梗死后 2~4 天达到峰值，1 周内恢复正常。其峰值通常在（12~15）×10³/mL，大面积 STEMI 患者的白细胞计数可升高至 20×10³/mL。初始白细胞计数增高与不良临床转归风险增加相关。红细胞沉降率通常在梗死后数天内仍正常，在第 4~5 天达到峰值，并可在数周内保持高位。红细胞沉降率增快与梗死面积大小或预后无关。CRP 增高与预后不良有关。BNP 或 NT-proBNP 的升高提示心室壁张力的升高，反映心功能不全。

（五）心电图

大部分 STEMI 患者能记录到典型的心电图动态变化，标准 12 导联心电图的系列观察，是临床最常用的心肌梗死检出和定位方法。心电图 ST 段的偏移程度、梗死部位和 QRS 波时限均与不良预后相关，STEMI 合并 LBBB 或 RBBB 也预示预后不良。12 导联心电图除含有诊断和预后信息外，ST 段回落的程度还是提示 STEMI 再灌注治疗（溶栓或冠状动脉介入治疗）成功与否的信息。

1. 特征性改变 有 Q 波心肌梗死者，在面向透壁心肌坏死区的导联上出现以下特征性改变：①宽而深的 Q 波（病理性 Q 波）。②ST 段抬高呈弓背向上型，判断标准：相邻两个导联 J 点新出现的 ST 段抬高≥0.1 mV（V_2、V_3 导联除外，标准为≥40 岁的男性≥0.2 mV，<40 岁的男性≥0.25 mV，女性≥0.15 mV）。③T 波倒置，深而宽，两肢对称。在背向梗死区的导联上则出现相反的改变，即 R 波增高、ST 段压低、T 波直立并增高。左主干病变、Wellen 综合征和 de Winter 综合征的心电图改变有虽然与上述 STEMI 心电图特征不完全相同，应视为 STEMI 的等同心电图改变。

☞ 拓展阅读 9-4
急性心肌缺血合并左束支传导阻滞的心电图表现

☞ 拓展阅读 9-5
陈旧性心肌梗死的心电图表现

☞ 拓展阅读 9-6
左主干闭塞的心电图表现

2. 动态性改变　大多数 STEMI 患者的心电图会发生一系列动态演变，包括：①起病数小时内可无异常，或出现异常高大、两肢不对称的 T 波，为超急性期改变（图 9-12A）。②数小时后，ST 段明显抬高、弓背向上，与直立的 T 波连接，形成单向曲线；数小时到 2 天内出现病理性 Q 波，同时 R 波减低，为急性期改变（图 9-12B）。③Q 波在 3~4 天内稳定不变，以后 70%~80% 永久存在。如不进行治疗干预，ST 段抬高持续数日至 2 周，逐渐回到基线水平，T 波则变为平坦或倒置，是为亚急性期改变（图 9-12C）。④数周至数月以后，T 波呈 V 形倒置、两肢对称、波谷尖锐，为慢性期改变（图 9-12D）。T 波倒置可永久存在，也可在数月到数年内逐渐恢复。

3. 梗死范围定位　分析有 ST 段抬高的心

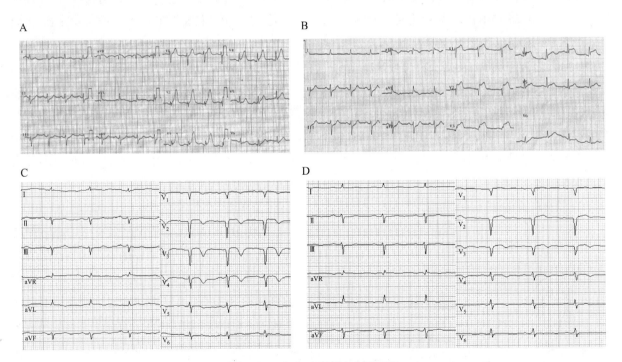

图 9-12　STEMI 患者心电图演变

A. 超急性期：V_1~V_5 导联见异常高大、两肢不对称的 T 波；B. 急性期：V_1~V_4 导联 ST 段明显抬高、弓背向上，与直立的 T 波连接，形成单向曲线；C. 亚急性期：V_1~V_3 导联出现病理性 Q 波，V_4~V_6 导联 R 波减低，V_1~V_6 导联 T 波低平或倒置；D. 慢性期：V_1~V_3 导联出现病理性 Q 波，V_4~V_5 导联 R 波减低，V_1~V_6 导联 T 波低平或双向电图导联组合有助于确定梗死动脉的闭塞部位（表 9-6）。右心室心前区导联 ST 段抬高（V_1、$V_{3R} \sim V_{6R}$）是右心室梗死较为敏感、特异的指标。V_{3R} 和 V_{4R} 导联出现 QS 或 QR 波型也提示右心室梗死，但预测准确性低于上述导联 ST 段抬高。V_1 导联 R 波异常［无预激或右心室肥厚者 R 波持续 0.04 s 和（或）R/S 比值 > 1］伴下壁或侧壁导联 Q 波形成的患者，无侧支循环的优势左回旋支发生孤立闭塞的概率升高。这类患者射血分数更低，舒张末容积增加，比单独右冠状动脉闭塞后的下壁心肌梗死并发症更多。约 30% 的 STEMI 患者出现代表室间隔基底段的 aVR 导联 ST 段抬高，提示左主干或多支病变可能性大，预后更差。

此外，有诸多因素限制了心电图在心肌梗死诊断和定位中的作用，这些因素包括：心肌损伤的程度和范围、梗死的时间及其部位、束支传导阻滞、陈旧性梗死、急性心包炎，电解质浓度异常等。多种情况下 ST 段和 T 波可发生非特异性改变，包括稳定型和不稳定型心绞痛、心室肥厚、急性和慢性心包炎、心肌炎、早期复极、电解质紊乱、休克、代谢紊乱，以及应用洋地黄类药物。连续心电图描记有助于上述疾病与 STEMI 的鉴别诊断。发作同步心电图可能有助于区分潜在 STEMI 与其他病因，并为早期分诊提供依据。

（六）其他无创和有创检查

1. 超声心动图　显示局部室壁运动异常有助于诊断心肌缺血，可估测左心室功能（EF 值）。超声心动图能够帮助识别与主动脉夹层一致的内膜片，但经胸超声心动图（TTE）与计算机断层扫描（CT）血管造影相比，对主动脉夹层的检测灵敏度较低。超声心动图还有助于发现 STEMI 机械并发症，如急性乳头肌功能不全、二尖瓣或三尖瓣反流、室间隔穿孔。

2. 放射性核素检查　急性心肌梗死影像学最常用的检查手段是心肌灌注显像，原理是正常心肌细胞可摄取某些正一价放射性阳离子，利用心肌放

表 9-6　STEMI 心电图定位诊断

导联	前间隔	局限前壁	前侧壁	广泛前壁	下壁[1]	下间壁	下侧壁	高侧壁[2]	正后壁[3]
V_1	+		+			+			
V_2	+		+			+			
V_3	+	+		+		+			
V_4		+		+					
V_5		+	+	+			+		
V_6			+				+		
V_7			+				+		+
V_8									+
aVR									
aVL	±	+	±	−	−	−	+		
aVF				+	+	+	−		
I	±	+	±	−	−	−	+		
II				+	+	+	−		
III				+	+	+	−		

[1]即膈面，右心室心肌梗死不易从心电图得到诊断，但 V_{4R} 导联的 ST 段抬高，可作为下壁合并右心室心肌梗死的参考指标；[2]在 V_5、V_6、V_7 导联高 1、2 肋处有正面改变；[3]在 V_1、V_2、V_3 导联 R 波高，同理，在前侧壁梗死时，V_1、V_2 导联 R 波也增高。

"+"为正面改变，表示典型 Q 波，ST 段上抬和 T 波变化。"−"为反面改变，表示 QSR 主波向上，ST 段下降及与"+"部位 T 波方向相反的 T 波；"±"为可能有正面改变

射性阳离子的数量与心肌血流灌注正相关的特性使心肌显影。正常心肌放射性摄取均匀，坏死心肌血供断绝和瘢痕组织中无血管，^{201}Tl 或 ^{99m}Tc-MIBI 等放射性显像剂不能进入细胞，梗死区心肌表现为放射性的缺损，而严重缺血的心肌放射性摄取明显稀疏减低。^{201}Tl 或 ^{99m}Tc-MIBI 两者均可显示心肌梗死的部位和范围，结合后处理的显像参数可以使评估量化，结合正电子发射计算机断层扫描（PET）可观察心肌的代谢变化，判断是否有存活心肌。

此外，亲心肌梗死显像是针对梗死组织的显像。心肌利用坏死心肌细胞中的 Ca^{2+} 能结合放射性锝（Tc）-焦磷酸盐或坏死心肌细胞的肌凝蛋白，可与其特异性抗体结合的特点，静脉注射 ^{99m}Tc-焦磷酸盐或 ^{111}In-抗肌凝蛋白单克隆抗体进行"热点"扫描或照相。而用门电路闪烁照相法进行放射性核素心腔造影（常用 ^{99m}Tc 标记的红细胞或是白蛋白），可观察心室壁的运动和左心室的射血分数，有助于判断心室功能，判断梗死后造成的室壁运动失调和心室壁瘤。

3. 磁共振成像　心脏磁共振成像（CMR）具有可重复性、无创伤性的独特优势，单次检查即可获得心肌形态及功能、心肌水肿、心肌灌注、心肌存活改变等综合信息。CMR 可以通过 T_2 加权序列图像评估心肌水肿程度；结合 T_2 成像，CMR 还能评价心肌内出血；结合首过灌注显像与延迟强化（LGE）图像，CMR 能准确判断心肌的病变程度。与心肌核素显像类似，通过运用钆对比剂在心肌中的灌注与分布的情况，可以评估心肌缺血、梗死、纤维化等病理状况。利用 CMR 成像速度快的特点，钆对比剂首次通过心肌的情况，称为"首过灌注"。在 CMR 的首过灌注显像中，正常心肌呈均匀的高信号，缺血区或梗死区则呈现不同程度的低信号。另外，对比剂注射 10～15 min 后进行延迟扫描，可以获得 LGE 图像，此时正常心肌呈均匀灰黑色，而梗死病灶往往高亮，从心内膜下至心肌全层不同程度受累，并与冠状动脉阻塞所支配心肌区域匹配，由此能够准确识别存活心肌及心肌瘢

痕，可以精确定位梗死部位和确定梗死面积，达到模拟组织学的病理诊断。LGE 在检测少量的心肌坏死方面有高度敏感性，还可评价微血管床阻塞等情况。

4. 选择性冠状动脉造影　冠状动脉造影可明确冠状动脉闭塞的部位，用于考虑行介入治疗的患者。当冠状动脉造影结果显示为非阻塞性冠状动脉疾病时，腔内影像学检查，如血管内超声（IVUS）和（或）光学相干断层扫描成像（OCT），有助于明确罪犯病变。

（七）诊断和鉴别诊断

根据第 4 版"全球心肌梗死定义"标准，心肌梗死是指急性心肌损伤［血清心肌肌钙蛋白增高和（或）回落，且至少 1 次高于正常值上限（参考值上限值的 99 百分位值）］，同时有急性心肌缺血的临床证据，包括：①急性心肌缺血症状；②新的缺血性心电图改变；③新发病理性 Q 波；④新的存活心肌丢失或室壁节段运动异常的影像学证据；⑤冠状动脉造影或腔内影像学检查或尸检证实冠状动脉血栓。

通常将心肌梗死分为 5 型。1 型：由冠状动脉粥样硬化斑块急性破裂或侵蚀，血小板激活，继发冠状动脉血栓性阻塞，引起心肌缺血、损伤或坏死。须具备心肌损伤和至少一项心肌缺血的临床证据。2 型：与冠状动脉粥样斑块急性破裂或侵蚀、血栓形成无关，为心肌供氧和需氧之间失平衡所致。3 型：指心脏性死亡伴心肌缺血症状和新发生缺血性心电图改变或心室颤动，但死亡发生于获得生物标志物的血样本或在明确心脏生物标志物增高之前，尸检证实为心肌梗死。4 型：包括经皮冠状动脉介入治疗（PCI）相关心肌梗死（4a 型）、冠状动脉内支架或支撑物血栓形成相关心肌梗死（4b 型）及再狭窄相关心肌梗死（4c 型）。5 型：为冠状动脉旁路移植术（CABG）相关的心肌梗死。首次心肌梗死 28 天内再次发生的心肌梗死称为再梗死，28 天后则称为复发性心肌梗死。STEMI 属于 1 型心肌梗死，患者存在特征性的心电图改变和血

清心脏标志物水平的动态变化，临床症状可能典型，也可能不典型，甚至无症状。

STEMI需要与以下疾病相鉴别：①非ST段抬高心肌梗死、不稳定型心绞痛等其他冠心病类型。②主动脉夹层、急性肺栓塞、张力性气胸等急性高危胸痛常见病因。③急性心包炎、肺炎、胸膜炎、急腹症等非高危胸痛常见病因（表9-7）。

STEMI患者具有以下任何一项者可被确定为高危患者。①高龄：尤其是老年女性。②有严重的基础疾病：如糖尿病、心功能不全、肾功能不全、脑血管病、既往心肌梗死或心房颤动等。③重要脏器出血病史：脑出血或消化道出血等。④大面积心

表9-7 急性胸痛的常见病因

系统	症状	临床表现	主要鉴别特征
心脏	心绞痛	胸骨后胸闷感、烧灼感、压榨感，有时向颈部、下颌、上腹部、双肩或左臂放射	可由体力活动、寒冷天气或情绪激动诱发，持续时间为2~10 min
	静息或不稳定型心绞痛	与心绞痛相同，但疼痛可能更加剧烈	通常持续时间<20 min，对劳累的耐受程度更低，呈现出逐渐增强的表现
	急性心肌梗死	与心绞痛相同，但疼痛可能更加剧烈	突发，通常持续时间≥30 min；常伴有气短、乏力、恶心、呕吐等
	心包炎	尖锐的胸膜炎样疼痛，可随体位改变而加剧；疼痛持续时间长短区别大	心包摩擦音
血管	主动脉夹层	前胸或后背的突发撕裂样剧痛	相当严重的持续性疼痛，通常发生在有高血压或潜在结缔组织疾病（如马方综合征）的患者
	肺栓塞	突发的呼吸困难和疼痛，通常有因肺梗死而引起的胸膜炎样疼痛	呼吸困难、呼吸急促、心动过速及右心衰竭体征
	肺动脉高压	胸骨下胸闷，劳累时可加剧	疼痛伴有呼吸困难和肺动脉高压体征
肺	胸膜炎和（或）肺炎	胸膜炎和（或）胸膜炎样疼痛，通常短暂，局限于发病区域	胸膜炎样疼痛，位于前正中线两侧，伴有呼吸困难
	支气管炎	烧灼感，位于前正中线区域	位于前正中线区域，伴有咳嗽
	自发性气胸	单侧突发的胸膜炎样疼痛，伴有呼吸困难	突然发生的呼吸困难和疼痛
胃肠道	食管反流	胸骨下和上腹部烧灼不适感，持续10~60 min	饱餐后和饭后卧位可使疼痛加剧，使用制酸剂可使疼痛缓解
	消化性溃疡	持续性上腹部或胸骨后灼烧感	使用制酸剂或进食可缓解
	胆囊疾病	持续性上腹部或右季肋区疼痛	无诱因或饭后出现
	胰腺炎	上腹部和胸骨下持续性剧痛	危险因素包括饮酒、高三酰甘油血症和药物
骨骼肌肉	肋软骨炎	突发的短暂剧痛	可由按压受累关节引发，个别患者由肋软骨关节肿胀和炎症引起
	颈椎病	突发的短暂疼痛	可由颈部活动引发
	外伤或劳损	持续疼痛	由胸廓或上臂的触诊或活动引发
心理	焦虑症	胸部紧缩感或胸痛，常伴有呼吸困难和持续时间≥30 min，与劳累或活动无关	患者可有情感障碍的其他证据

肌梗死：广泛前壁心肌梗死、下壁合并右心室和（或）正后壁心肌梗死、反复再发心肌梗死。⑤合并严重并发症：恶性心律失常（室性心动过速或心室颤动）、急性心力衰竭、心源性休克和机械并发症等。⑥院外心搏骤停。

📖 拓展阅读9-7

2018 ESC/ACC/AHA/WHF 第4版心肌梗死通用定义

（八）治疗

STEMI的治疗原则：保护和维持心脏功能，挽救濒死的心肌，防治梗死面积的扩大，缩小心肌缺血范围，及时处理严重心律失常、泵衰减和各种并发症，防止猝死，使患者不但能渡过急性期，且康复后还能保持尽可能多的有功能的心肌。

1. 院前急救　对疑似STEMI患者的院前急救直接关系到生存的可能性。大多数与STEMI相关的死亡发生在起病后1 h内，通常由室颤引起。现代救护车均配备12导联心电图描记设备和自动体外除颤仪，保证在首次医疗接触（FMC）后10 min内采集心电图明确诊断，并随时处理室颤发作。

早期治疗的目的是尽快开通梗死相关动脉，通常首选直接PCI治疗。院前急救的重要目标之一即是缩短PCI手术前的时间。首份心电图确诊后，应对到达最近的PCI治疗中心的时间进行预测。如果从心电图确诊至PCI导丝通过的时间≥120 min，应考虑就地药物溶栓治疗。

除了迅速除颤，入院前急救还包括缓解疼痛、减少过度的自主神经系统活动、治疗心律失常（如室性心动过速）等，但这些措施不应影响患者快速转移到医院。

2. 急诊室处理　对于首次医疗接触地点在医院急诊室的疑似STEMI患者，也应在入院10 min内采集12导联心电图以明确诊断，然后进行一系列快速评估，根据救治系统条件和患者个体特征选择最合适的再灌注治疗策略。

（1）一般处理：患者应给予持续心电监护，卧床休息至少12~24 h。有明确低氧血症（动脉血氧饱和度<90%）或存在左心衰竭的患者应给予吸氧治疗。病情稳定或血运重建后症状控制，鼓励患者早期活动，活动量的增加应循序渐进。下肢被动运动可防止静脉血栓形成。最初2~3天饮食应以流质为主，以后随症状减轻而逐渐增加易消化的半流质，少量多餐。保持大便通畅，便时避免用力，适当给予缓泻剂预防便秘。

（2）抗血小板药物：在STEMI发生前未服用阿司匹林的患者，应在心电图确诊后第一时间服用。建议咀嚼非肠溶阿司匹林，初始剂量300 mg，以后75~100 mg/d维持。对阿司匹林不能耐受或禁忌者，也可选用西洛他唑替代。

腺苷二磷酸（ADP）受体拮抗剂（包括氯吡格雷、替格瑞洛等）具有更强的血小板抑制作用，应同时给予口服。未服用过氯吡格雷的患者，建议初始剂量氯吡格雷600 mg；已服用过氯吡格雷的患者，建议初始剂量300~600 mg，维持剂量75 mg/d。有条件时优先选择替格瑞洛180 mg负荷，以后90 mg，2次/d维持。

（3）缓解胸痛：对STEMI患者的初步治疗还包括缓解胸痛及其相关的交感神经活动增强

1）止痛剂：首选吗啡，5~10 mg皮下注射，5~15 min后可重复给药，需注意其不良反应低血压和呼吸抑制。成功镇痛有助于减轻患者的焦虑，减少躁动和降低自主神经系统活性，从而降低心脏的代谢需求。此外，吗啡还能通过扩张外周动脉和静脉缓解肺水肿。

2）硝酸酯类药物：能够通过直接扩张冠状动脉来增加血流，同时通过增加静脉容量来降低心室前负荷。排除低血压的情况下，舌下含服或静脉给予硝酸甘油有助于控制症状和纠正心肌缺血。注意观察药物的低血压和心动过缓等不良反应。由于STEMI患者血流动力学状态可能频繁变化，早期应避免给予中长效硝酸酯类药物。

3）β受体阻滞剂：有助于缓解缺血性疼痛，减少患者对镇痛药的需求，并减少梗死面积和危及

生命的心律失常。在排除心力衰竭、低血压（SBP
＜90 mmHg）、心动过缓（HR＜60 次 /min）和严
重房室传导阻滞的情况下，可以考虑口服低剂量
酒石酸美托洛尔，并在耐受的前提下逐渐增加剂
量。STEMI 患者不推荐常规静脉使用 β 受体阻滞剂。
Killip Ⅱ级及以上的患者应避免早期静脉使用 β 受
体阻滞剂，有诱发心源性休克的风险。如为缓解持
续缺血，静脉泵入短效的 β 受体阻滞剂（如艾司洛
尔），应严密监控心率和血压。

3. 再灌注治疗 及时开通梗死相关动脉，受
损心肌得到再灌注，是恢复心肌氧供需平衡最有效
的途径。越早实现心肌再灌注，越有利于恢复左心
室收缩功能，改善舒张功能，降低总病死率。冠状
动脉侧支循环也是影响再灌注后左心室功能恢复的
重要因素，侧支循环丰富的受损心肌功能恢复较快。

再灌注治疗虽然对挽救心肌有益，但也可能会
出现"再灌注损伤"的情况。例如：①血管再灌注
损伤，指微血管床进行性损伤，引起无复流区域扩

大和冠状动脉舒张储备丧失。②顿抑心肌，指在成
功的再灌注后，由于细胞内代谢异常，能量产生减
少，导致被挽救的心肌细胞显示出长时间的收缩功
能障碍。③再灌注心律失常，是指再灌注后数秒内
出现的心律失常，常见的心律失常包括室性期前收
缩、加速性室性自主心律、非持续性室性心动过速
（偶尔出现室颤）、短暂窦性心动过缓等。再灌注心
律失常通常短暂、无害，不需要预防性抗心律失常
治疗或其他特殊治疗，除了罕见的症状性或显著影
响血流动力学的再灌注性心律失常。

STEMI 再灌注治疗的方法主要包括：药物溶
栓、直接 PCI、药物溶栓后常规早期 PCI（药物介
入再灌注治疗策略）、急诊 CABG。

（1）药物溶栓治疗：纤维蛋白溶解药物能够减
少冠状动脉内血栓，早期（特别是在症状出现后
1～2 h 内）静脉应用溶栓药物可以减少梗死面积、
改善心肌功能、提高短期和长期生存率。

1）溶栓治疗的适应证和禁忌证：见表 9-8，

表 9-8 溶栓治疗的适应证和禁忌证

适应证	禁忌证	
	绝对禁忌证	相对禁忌证
1. 胸痛符合 AMI	1. 有出血性脑血管意外史，或半年	1. 近期（2～4 周内）做过外科手术或活体
2. 相邻 2 个或更多导联 ST 段	内有缺血性脑血管意外（包括 TIA）	组织检查，心肺复苏术后（体外心脏按压、
抬高在胸导联 ＞0.2 mV，在肢	史者	心内注射、气管插管）或有外伤史者
体导联 ＞0.1 mV，或新出现的	2. 已知的颅内肿瘤	2. 不能实施压迫的血管穿刺
左束支传导阻滞	3. 活动性内脏出血（月经除外）	3. 未控制的严重高血压（＞180/110 mmHg）
3. 发病 6 h 以内者，最佳的时	4. 可疑主动脉夹层	4. 对扩容和升压药无反应的休克
间是 3 h 内。若 6～24 h，患者		5. 妊娠
仍有严重胸痛，并且 ST 段抬		6. 感染性心内膜炎
高导联有 R 波者，可以考虑溶		7. 二尖瓣病变合并房颤且高度怀疑左心房
栓治疗		内有血栓者
4. 年龄＜75 岁		8. 糖尿病合并视网膜病变者
		9. 出血性疾病或有出血倾向者，已在抗凝
		治疗中
		10. 近期（2～4 周内）有内脏出血，或活
		动性消化性溃疡

严重出血（尤其是致命性颅内出血）是限制溶栓使用的主要因素，应衡量患者溶栓治疗的益处和出现出血等并发症的风险，来决定是否采用溶栓治疗。如对于年龄 > 75 岁的 AMI 患者，溶栓治疗会增加脑出血的并发症，是否溶栓治疗需权衡利弊。如患者为广泛前壁 AMI，具有很高的心源性休克和死亡的发生率，在无条件行急诊介入治疗的情况下仍应进行溶栓治疗；反之，如患者为下壁 AMI，血流动力学稳定可不进行溶栓治疗。

2）溶栓药物的选择：目前临床应用的主要溶栓药物包括非特异性纤溶酶原激活剂和特异性纤溶酶原激活剂两大类。建议优先采用特异性纤溶酶原激活剂。常用的特异性纤溶酶原激活剂包括：重组组织型纤溶酶原激活剂阿替普酶（r–tPA）、尿激酶

原（rhPro–UK）、瑞替普酶（rPA）和重组人 TNK 组织型纤溶酶原激活剂（rhTNK–tPA）等。非特异性纤溶酶原激活剂包括：尿激酶（UK 或 rUK）、链激酶（SK 或 rSK）。常用溶栓药物的特征和用法见表 9–9 及表 9–10。

3）溶栓期间的抗栓治疗：纤维蛋白特异性纤溶酶原激活剂将纤维蛋白降解为纤维蛋白片段而溶解血栓，同时也增强了凝血酶的活性，并导致冠状动脉内皮下胶原和血栓表面促凝系统暴露，直接或间接激活血小板，促进新的血栓形成。事实上，STEMI 患者早期体内凝血系统活性很高，凝血及纤溶系统处于动态平衡之中，即使在成功再开通的血管中，也有 5% ~ 15% 可能出现再闭塞。因此，溶栓治疗期间及之后必须联合使用抗血小板和抗凝

表 9-9　不同溶栓药物特征的比较

项目	阿替普酶	瑞替普酶	rhTNK–tPA	尿激酶	尿激酶原
剂量	90 min 内不超过 100 mg（根据体重）	1 000 万 U×2 次，每次 > 2 min	16 mg（5 ~ 10 s）	150 万 U（30 min）	50 mg（30 min）
负荷剂量	需	弹丸式静脉注射	弹丸式静脉注射	无需	需
抗原性及过敏反应	无	无	无	无	无
全身纤维蛋白原消耗	轻度	中度	极小	明显	极少
90 min 血管开通率（%）	73 ~ 84	84	85	53	78.5
TIMI 3 级血流（%）	54	60	63	28	60.8

表 9-10　常用溶栓药物的用法

药物	用法及用量	特点
尿激酶	150 万 U 溶于 100 mL 生理盐水，30 min 内静脉滴注	不具有纤维蛋白选择性，再通率低
重组人尿激酶原	5 mg/ 支，一次用 50 mg，先将 20 mg（4 支）用 10 mL 生理盐水溶解后，3 min 静脉注射完毕，其余 30 mg（6 支）溶于 90 mL 生理盐水，于 30 min 内静脉滴注完毕	再通率高，脑出血发生率低
阿替普酶	50 mg/ 支，用生理盐水稀释后静脉注射 15 mg 负荷剂量，后续 30 min 内以 0.75 mg/kg 静脉滴注（最多 50 mg），随后 60 min 内以 0.5 mg/kg 静脉滴注（最多 35 mg）	再通率高，脑出血发生率低
瑞替普酶	2 次静脉注射，每次 1 000 万 U 负荷剂量，间隔 30 min	2 次静脉注射，使用较方便
rhTNK–tPA	16 mg/ 支，用注射用水 3 mL 稀释后 5 ~ 10 s 内静脉注射	再通率高，一次静脉注射，使用方便

药物,以抑制新的血栓形成,这同时也有助于提高接受补救 PCI 或常规早期 PCI 患者的介入治疗成功率。

抗血小板治疗:STEMI 静脉溶栓患者,如年龄 ≤75 岁,在阿司匹林基础上给予氯吡格雷 300 mg 负荷量,维持量 75 mg,1 次/d;如年龄>75 岁,则使用氯吡格雷 75 mg,维持量 75 mg,1 次/d。

抗凝治疗:静脉溶栓治疗的 STEMI 患者应至少接受 48 h 抗凝治疗,或接受血运重建治疗,或住院期间使用,最长不超过 8 天。UK 和 SK 等非选择性的溶栓剂在溶栓治疗后短时间内(6~12 h内)不存在再次血栓形成的可能,对于溶栓有效的 STEMI 患者,可于溶栓治疗 6~12 h 后开始给予依诺肝素皮下注射。对于溶栓治疗失败者,辅助抗凝治疗无明显临床益处。r-tPA 等选择性的溶栓剂在溶栓使血管再通后仍有再次血栓形成的可能,因此在溶栓治疗前后均应给予充分的肝素治疗。优先选择依诺肝素,年龄<75 岁的患者,弹丸式静脉注射 30 mg,15 min 后皮下注射 1 mg/kg,继以皮下注射 1 次/12 h(前 2 次每次最大剂量不超过 100 mg),用药至血运重建治疗或出院前(不超过 8 天);年龄≥75 岁的患者,不进行弹丸式静脉注射,首次皮下注射剂量为 0.75 mg/kg(前两次每次最大剂量 75 mg),其后仅需每 12 h 皮下注射。如 eGFR < 30 mL/(min·1.73 m),则不论年龄,每 24 h 皮下注射 1 mg/kg。也可以选择普通肝素,根据体重调整普通肝素剂量,静脉弹丸式注射(60 U/kg,最大剂量 4 000 U),随后 12 U/(kg·h)静脉滴注(最大剂量 1 000 U/h),持续 24~48 h。维持活化的部分凝血酶原时间(APTT)为正常水平的 1.5~2.0 倍。

4)溶栓疗效评估:溶栓开始后 60~90 min 内应密切监测临床症状、心电图 ST 段变化及心律失常。溶栓再通的间接指征:①抬高的 ST 段于 2 h 内回降>50%;②胸痛于 2 h 内基本消失;③ 2 h 内出现再灌注性心律失常(短暂的加速性室性自主节律,房室或束支传导阻滞突然消失,或下后壁心肌梗死的患者出现一过性窦性心动过缓、窦房传导阻滞)或低血压状态;④血清 CK-MB 峰值提前出现在发病 14 h 内。具备上述 4 项中 2 项或 2 项以上者,考虑再通;但第②和③两项组合不能被判定为再通。溶栓再通的直接指征:冠状动脉造影判断梗死相关动脉 TIMI 2 或 3 级血流表示血管再通,TIMI 3 级为完全性再通,溶栓失败则梗死相关血管持续闭塞(TIMI 0~1 级)。

(2)急诊介入治疗:直接 PCI(未经溶栓治疗直接进行 PCI)是首选的最安全、有效地恢复心肌再灌注的治疗手段,梗死相关血管开通率高于药物溶栓治疗。适用于发病时间在 12 h 以内的 STEMI 患者,特别是发病时间超过 3 h 或对溶栓治疗有禁忌证的患者。此外,以下临床情况也应考虑采用:①院外心搏骤停复苏成功的 STEMI 患者。②存在提示心肌梗死的进行性心肌缺血症状,但无 ST 段抬高,出现以下一种情况:血流动力学不稳定或心源性休克,反复或进行性胸痛保守治疗无效,致命性心律失常或心搏骤停,机械并发症、机械心力衰竭,ST 段或 T 波反复动态改变的患者。③ STEMI 发病超过 12 h,但有临床和(或)心电图进行性缺血证据,特别是伴血流动力学不稳定或致命性心律失常的患者。发病时间超过 48 h,无心肌缺血表现、血流动力学和心电稳定的患者不推荐直接 PCI。

直接 PCI 术前应给予阿司匹林和 ADP 受体拮抗剂(氯吡格雷或替格瑞洛,有条件时优先选择替格瑞洛)负荷。术中抗凝优先选择普通肝素。介入治疗成功,术后无须常规使用肝素抗凝。

(3)溶栓后常规早期 PCI 治疗:使用特异性溶栓剂的 STEMI 患者,75%~85% 能够达到血管再通标准。但这种情况下的心肌再灌注是不稳定的,大部分患者存在明显影响血流的残余狭窄,还有 5%~15% 成功开通的血管可能出现再闭塞。在溶栓后 3~24 h 对溶栓再通的患者进行介入治疗,称为常规早期 PCI,也称为药物介入再灌注治疗。这种再灌注策略能够稳定地开通梗死相关血管,减少再发心肌缺血和心力衰竭,降低患者的病死率,临床疗效优于单纯药物溶栓治疗，对发病时间在 3～6 h 以内的 STEMI 患者疗效不劣于直接 PCI。

药物介入再灌注治疗抗血小板和抗凝药物的选择策略与接受溶栓治疗的患者相同，但注意 PCI 术中应使用与溶栓期间相同的抗凝药物，避免不同抗凝药物交叉使用。

药物溶栓失败的患者，应立即进行紧急 PCI 治疗，称为挽救 PCI。

（4）急诊 CABG：下列患者可以考虑进行急诊 CABG：①实行了溶栓治疗或 PCI 后仍有持续的或反复的胸痛。②冠状动脉造影显示高危冠状动脉病变（如左主干病变）。③有心肌梗死并发症如室间隔穿孔或乳头肌功能不全引起的严重二尖瓣反流。

（5）STEMI 再灌注策略的选择：权衡再灌注策略选择的关键因素包括：起病时间，与 STEMI 患者本身相关的风险（包括出血并发症），药物溶栓治疗相关的风险，施行直接 PCI 的能力（包括启动侵入性策略所需的时间）。概况来说，预计心电图确诊至 PCI 导丝通过的时间间隔 ≤120 min，选择直接 PCI 治疗；预计心电图确诊至 PCI 导丝通过的时间间隔 >120 min，应在心电图确诊后 10 min 内溶栓，溶栓成功的患者可在 3～24 h 内进行常规早期 PCI，溶栓失败的患者应立即实施挽救 PCI。再灌注治疗时间窗内，发病时间 <3 h，直接 PCI 与溶栓疗效相同；发病时间在 3～12 h，直接 PCI 优于溶栓治疗。此外，以下情况优先选择直接 PCI 治疗：①高危患者，如心源性休克和 Killip 分级 ≥Ⅲ级。②有溶栓禁忌证，包括出血风险增加和颅内出血。③诊断有疑问。

4. 其他药物治疗

（1）β 受体阻滞剂：在 STEMI 急性期给予 β 受体阻滞剂除能够缓解心绞痛外，还能够缩小心肌梗死面积、减少复发性心肌缺血、再梗死、心室颤动及其他恶性心律失常，从而降低急性期病死率。在没有禁忌证的情况下，STEMI 患者应在发病 24 h 内口服 β 受体阻滞剂（如美托洛尔、卡维地洛），从低剂量开始，逐渐增加至目标剂量或最大耐受剂

量。发病早期有禁忌证的患者，应在 24 h 后重新评价并尽早使用。STEMI 合并持续性心房颤动、心房扑动伴心绞痛，但血流动力学稳定时，可使用 β 受体阻滞剂。STEMI 合并顽固性多形性室性心动过速，同时伴交感电风暴者可选择静脉 β 受体阻滞剂（如艾司洛尔）。

以下情况应暂缓或减量使用 β 受体阻滞剂：①心力衰竭或低心排量患者；②心源性休克高危患者（年龄 >70 岁）、收缩压 <120 mmHg、窦性心率 >110 次 /min；③其他相对禁忌证（PR 间期 >0.24 s、二度或三度房室传导阻滞、活动性哮喘或反应性气道疾病）。

（2）血管紧张素转换酶抑制剂（ACEI）和血管紧张素 Ⅱ 受体阻滞剂（ARB）：RAAS 抑制剂 ACEI（如卡托普利、雷米普利等）通过影响心室重构减轻心室过度扩张，从而减少心力衰竭的发生，降低病死率，对前壁心肌梗死、心力衰竭或左心室收缩功能不全、糖尿病患者的获益更大。在没有禁忌证的情况下，STEMI 患者应在发病 24 h 内口服 ACEI，小剂量开始逐渐增加至目标剂量或最大耐受剂量。如果患者不能耐受 ACEI，可考虑给予 ARB（如缬沙坦）。注意 ACEI 和 ARB 不能同时使用。

ACEI、ARB 的禁忌证包括：收缩压 <90 mmHg、严重肾功能不全（血肌酐 >265 µmol/L）、双侧肾动脉狭窄、移植肾或孤立肾伴肾功能不全、血管神经性水肿、严重咳嗽、妊娠期和哺乳期妇女等。

（3）醛固酮受体拮抗剂：是抑制 RAAS 的另一策略。已经接受 ACEI 和（或）β 受体阻滞剂治疗，但仍存在左心室收缩功能不全（LVEF≤40%）、心力衰竭或糖尿病，且无明显肾功能不全（血肌酐男性≤221 µmol/L，女性≤177 µmol/L、血钾 ≤5.0 mmol/L）的患者，应给予醛固酮受体拮抗剂治疗。

（4）硝酸酯类药物：依使用剂量的增加，能够扩张冠状动脉、静脉和外周动脉，降低心室充盈压和室壁张力，减少心脏做功，改善冠状动脉血流（尤其是缺血区），以及抗血小板作用。STEMI

急性期使用硝酸酯类药物可以降低肺毛细血管楔压（PCWP）和全身动脉压、减少左心室容积和梗死面积，使机械并发症的发生率下降。但临床随机对照试验显示，这类药物并不能够降低患者的病死率和改善长期预后。

STEMI 患者急性期伴持续剧烈胸痛、高血压或心力衰竭时，可考虑应用硝酸酯类药物。以下情况慎用硝酸酯类药物：收缩压 < 90 mmHg 或较基础血压下降 > 30%、右心室梗死。

（5）钙通道阻滞剂：STEMI 急性期使用钙通道阻滞剂对改善预后没有益处，短效二氢吡啶类药物还可能增加病死率。以下情况可以考虑使用非二氢吡啶类钙拮抗剂：硝酸酯和 β 受体阻滞剂不能控制的持续性心肌缺血；心房颤动或心房扑动伴心室率过快，使用 β 受体阻滞剂无效或存在禁忌。心功能不全的患者（Killip 分级 ≥ Ⅱ 级）应避免使用非二氢吡啶类钙拮抗剂。

（6）他汀类药物：STEMI 患者急性期使用他汀类药物能够改善血管内皮功能、抗炎、抑制血小板聚集和稳定动脉粥样硬化斑块。无禁忌证的患者入院后均应尽早开始高强度他汀类药物治疗，且无需考虑胆固醇水平。伴糖尿病或慢性肾功能不全的患者优先选择阿托伐他汀。

5. 合并症和并发症处理

（1）心力衰竭：STEMI 患者合并心力衰竭时应持续监测心电、血压、血氧饱和度、心肺体征和尿量。侵入性血流动力学监测可帮助指导严重左心室衰竭［PCWP > 18 mmHg，心脏指数 < 2.2 L/（min·m^2）］患者进行治疗。

肺水肿且 SaO_2 < 90% 的患者推荐吸氧，维持 SaO_2 ≥ 95%。患者出现导致低氧血症、高碳酸血症或者酸中毒的呼吸衰竭且无法耐受无创通气支持时，建议有创通气治疗。

轻度心力衰竭常常对利尿剂有很好的反应，首选静脉注射袢利尿药呋塞米 10 ～ 40 mg，必要时每 3 ～ 4 h 重复一次。利尿药通过降低 PCWP 减轻呼吸困难，伴随左心室舒张容积减少和室壁张力降低，

心肌耗氧量减少，由此可能改善心肌收缩力，增加每搏输出量和心排血量。左心室充盈压和室壁张力的降低还可能改善冠状动脉灌注阻抗，增加心肌氧供。利尿剂减少肺充血也有助于改善动脉氧合。

STEMI 合并有如下情况时应考虑使用短效的静脉血管扩张药治疗：①利尿药治疗无效的心力衰竭。②高血压。③二尖瓣反流或室间隔缺损。如收缩压 > 90 mmHg，首选硝酸甘油 10 ～ 15 μg/min 的剂量静脉滴注，然后每 5 min 以 10 μg/min 增加剂量，直至达到预期效果（血流动力学改善或减轻缺血性胸痛）或使收缩压降低至 90 mmHg 或降低超过 15 mmHg。伴中重度高血压的患者也可以考虑使用硝普钠。血流动力学稳定（收缩压 > 100 mmHg），LVEF ≤ 40% 或存在症状性左心室功能障碍的 STEMI 患者推荐尽早使用 ACEI、ARB。病情稳定后推荐使用 β 受体阻滞剂。LVEF ≤ 40% 或存在症状性左心室功能障碍，但不伴严重肾衰竭及高钾血症的 STEMI 患者推荐使用醛固酮受体拮抗剂。

使用利尿药治疗，但心脏指数仍明显下降［< 2.2 L/（min·m^2）］，且 PCWP 处于最佳水平（18 ～ 24 mmHg）或过高水平（> 24 mmHg），考虑严重左心衰竭，应使用 β 肾上腺素受体激动剂。多巴胺和多巴酚丁胺可用于合并有心排血量降低、左心室充盈压升高、肺血管充血和低血压的 STEMI 患者。

经优化药物治疗 3 个月以上或心肌梗死发作 ≥ 6 周后，仍有心力衰竭症状（心功能 Ⅱ ～ Ⅲ 级）且 LVEF ≤ 35%，预期寿命 1 年以上，推荐植入埋藏式心律转复除颤器（ICD）以降低猝死风险。

（2）心源性休克：在确定左心室功能受损引起的心源性休克之前，必须除外其他原因导致的低血压：右心室心肌梗死、低血容量、心律失常、心脏压塞、机械并发症、瓣膜功能失调或药物因素等。可通过经胸超声心动图紧急评估患者的心室和瓣膜结构与功能，排除机械并发症。

为维持血流动力学稳定可使用正性肌力药物和

血管升压药，但这些药物应以尽可能低的剂量给予。血管扩张药可与机械循环支持和正性肌力药联合使用，以增加心排血量，同时维持或升高冠状动脉灌注压力。

IABP 不能改善 STEMI 患者的预后，不推荐常规使用。但对于因机械并发症导致血流动力学不稳定的 STEMI 合并心源性休克患者，IABP 可作为辅助治疗手段。心源性休克难以纠正的患者也可考虑短期使用机械循环辅助装置，包括体外膜氧合器（ECMO）、左心室辅助装置（LVAD）、心室辅助系统或体外循环。

急诊血运重建治疗（直接 PCI 或紧急 CABG）可改善合并心源性休克的 STEMI 患者远期预后。

（3）心律失常：早期再灌注治疗可减少室性心律失常和心血管死亡风险。STEMI 急性期不需要预防性使用抗心律失常药物。

1）室性心律失常：再灌注治疗中及 STEMI 发病 24 h 内发生的室性心律失常是否需要进行干预治疗取决于持续时间和对血流动力学的影响，无症状且不影响血流动力学的室性心律失常不需要使用抗心律失常药物。STEMI 发病 48 h 后非缺血诱发的持续 VT 或 VF 则为明显的预后不良指标，需评价是否有植入 ICD 的指征。反复发作 VT 和（或）VF 的 STEMI 患者推荐早期行完全血运重建以解除潜在的心肌缺血。

合并多形性 VT 或 VF 的 STEMI 患者如无禁忌证，应静脉使用 β 受体阻滞剂（艾司洛尔）治疗。反复出现多形性 VT 者，推荐静脉使用胺碘酮。多形性室速、持续性（≥30 s）单形室速或任何伴有血流动力学不稳定的室速都应给予同步心脏电复律。多次电复律后血流动力学仍不稳定伴反复 VT 的患者，也应考虑静脉使用胺碘酮。如果 β 受体阻滞剂、胺碘酮及超速抑制治疗无效或无法获得，可使用利多卡因治疗。应注意纠正电解质紊乱，尤其是低钾血症和低镁血症。

发生室颤时，应立即进行非同步直流电除颤，用最合适的能量争取一次除颤成功，并立即施行心肺复苏处理。

经完全血运重建及优化药物治疗后仍反复发作 VT、VF 或电风暴的 STEMI 患者，可考虑在植入 ICD 后行射频消融治疗。

2）室上性心律失常：STEMI 急性期心房颤动的心室率控制比心律控制更为有效，如无心力衰竭或低血压时可静脉使用 β 受体阻滞剂控制心室率；当存在急性心力衰竭但不伴有低血压时，可静脉给予胺碘酮控制心室率；同时存在急性心力衰竭和低血压时，可考虑静脉使用洋地黄类药物控制心室率。

伴心房颤动的 STEMI 患者如药物治疗不能控制快心室率或存在持续的心肌缺血、严重的血流动力学障碍或心力衰竭时，应立即行电复律。静脉给予胺碘酮有助于增加电复律的成功率，降低心房颤动再发风险。

3）窦性心动过缓和房室传导阻滞：窦性心动过缓多见于下壁心肌梗死患者，通常可自行恢复且不影响预后。宜对患者进行严密监护，除非存在低血压或心率 < 50 次/min，一般不需要特殊处理。对于伴有低血压的心动过缓，可静脉注射阿托品 0.5 ~ 1.0 mg，如疗效不明显，数分钟后可重复注射。不推荐使用静脉滴注异丙肾上腺素，因为会增加心肌的氧需要量和心律失常的危险。药物无效或发生明显不良反应时，也可考虑植入临时起搏器。

二度 I 型和 II 型房室传导阻滞、QRS 波不宽者以及并发于下壁心肌梗死的三度房室传导阻滞心率 > 50 次/min 且 QRS 波不宽者，无须处理，但应严密监护。下列情况是安置临时起搏器的指征：①二度 II 型或三度房室传导阻滞、QRS 波增宽者；②二度或三度房室传导阻滞出现过心室停搏；③三度房室传导阻滞心率 < 50 次/min，伴有明显低血压或心力衰竭，经药物治疗效果差；④二度或三度房室传导阻滞合并频发室性心律失常。急性心肌梗死后 2 ~ 3 周进展为三度房室传导阻滞或阻滞部位在希氏束以下者，应植入埋藏式起搏器。

（4）机械并发症

1）游离壁破裂：怀疑游离壁破裂时需立即行床旁超声心动图进行确认，并紧急行心包穿刺术进行引流以解除心脏压塞。游离壁破裂内科治疗的目标是稳定患者的血流动力学状况，为尽快手术做准备。必要时可行机械循环支持。

2）室间隔穿孔：超声心动图检查可明确诊断并评估室间隔穿孔的严重程度。血管扩张药联合IABP辅助循环有助于改善症状。外科手术可能为STEMI合并室间隔穿孔伴心源性休克的患者提供生存的机会。血流动力学不稳定者宜及早（1周内）手术，在室间隔修补术的同时行CABG。血流动力学稳定患者宜推迟3～4周后手术，但等待手术的过程中死亡风险高。

3）乳头肌或腱索断裂：超声心动图检查可明确诊断并评估二尖瓣反流的严重程度。紧急处理以降低左心室后负荷为主，包括利尿、血管扩张药及IABP，必要时可使用正性肌力药物。宜尽早外科手术治疗。

4）心包并发症：STEMI后的心包并发症多与心肌梗死面积大、血运重建失败或延迟相关，包括早期梗死相关心包炎、晚期梗死相关心包炎（Dressler综合征）及心包积液。心肌梗死后心包炎的患者可给予抗炎治疗。优先选用大剂量的阿司匹林，且可考虑合用秋水仙碱。不推荐使用糖皮质激素。STEMI后心包炎极少出现大量心包积液及心脏压塞，绝大多数情况下无需行心包穿刺引流。

6. 右心室心肌梗死的处理　治疗措施与左心室心肌梗死略有不同，右心室心肌梗死时常表现为下壁心肌梗死伴休克或低血压而无左心衰竭的表现，其血流动力学检查常显示中心静脉压、右心房和右心室充盈压增高，而肺楔压、左心室充盈压正常甚至下降。治疗宜补充血容量，从而增高心排血量和动脉压。在血流动力学监测下，静脉滴注，24 h内可给以3～6 L液体，直到低血压得到纠正。但如肺楔压达15 mmHg，即应停止。如此时低血压未能纠正，可用正性肌力药物。不能用硝酸酯类

药和利尿药，它们可降低前负荷（从而减少心排血量），引起严重的低血压。伴有房室传导阻滞时，可予以临时起搏。

7. 康复和出院后治疗　STEMI患者出院后应积极控制心血管危险因素，进行科学合理的二级预防和以运动为主的心脏康复治疗，以改善患者的生活质量和远期预后。若无禁忌证，所有STEMI患者出院后应长期服用阿司匹林、ACEI和β受体阻滞剂。STEMI患者出院后应进行有效的血压管理，目标血压为<130/80 mmHg（收缩压≥110 mmHg），年龄>80岁的患者目标血压为<150/90 mmHg。STEMI患者出院后应持续强化调脂治疗，首选他汀类药物，低密度脂蛋白胆固醇（LDL-C）治疗目标值<1.8 mmol/L，动脉粥样硬化性心血管病极高危患者LDL-C治疗目标值<1.4 mmol/L。合并糖尿病的STEMI患者应在积极控制饮食和改善生活方式的同时给予降糖药物治疗，将糖化血红蛋白（HbA1c）控制在7%以下。基于运动的心脏康复可降低STEMI患者的全因死亡率和再梗死发生率。

☞ 典型案例9-5
主诉：突发胸痛2 h

五、不稳定型心绞痛和非ST段抬高心肌梗死

在没有遗传性疾病（如家族性高胆固醇血症）的情况下，由动脉粥样硬化引起的NSTE-ACS在40岁以下的男性和50岁以下的女性中相对罕见，但此年龄段以后发病率稳步上升。

（一）病理解剖

冠状动脉病理检查可发现斑块破裂、糜烂、溃疡和继发血栓等表现。不同于STEMI患者，NSTE-ACS患者的附壁血栓多为白血栓，冠状动脉管腔往往未完全闭塞，即使管腔完全闭塞者也往往已有良好的侧支循环形成。

病变血管供应的心肌是否有坏死，取决于冠状动脉阻塞程度、持续时间及侧支循环的开放程度。

如果冠状动脉阻塞时间短，累计心肌缺血 < 20 min，组织学上既无心肌坏死，也无心肌标志物的释出，心电图呈一过性心肌缺血改变，临床上就表现为UA；如果冠状动脉严重阻塞时间较长，累计心肌缺血 > 20 min，组织学上有心肌坏死，血清心肌标志物异常升高，心电图呈持续性心肌缺血改变而无ST段抬高和病理性Q波出现，临床上即可诊断为NSTEMI或非Q波型心肌梗死。NSTEMI虽然心肌坏死面积不大且常为非透壁性，但心肌缺血范围往往不小，临床上依然很高危。这可以是冠状动脉血栓性闭塞已有早期再通，或痉挛性闭塞反复发作，或在严重狭窄基础上急性闭塞后已有充分的侧支循环建立的结果，也有可能是斑块成分或血小板血栓栓塞远端血管所致。

（二）临床表现

1. 症状　NSTE-ACS的最初症状通常表现为胸骨后憋闷感、重压感或单纯的疼痛，尽管症状类似于稳定的劳累性心绞痛，但通常更剧烈，持续时间更长（ > 10 min），更多在休息时发生。NSTE-ACS的症状有以下特征：①静息或夜间发生心绞痛，常持续20 min以上。②新近发生的心绞痛（病程在2个月内）且程度严重。③近期心绞痛逐渐加重（包括发作的频度、持续时间、严重程度）和疼痛放射到新的部位；可能伴有出汗、恶心、呕吐、心悸、呼吸困难或晕厥；原来可以缓解心绞痛的措施可能变得无效或不完全有效。

非典型表现包括呼吸困难而没有胸部不适，仅限于上腹部的疼痛或消化不良。这些非典型表现多见于女性、老年人、糖尿病和CKD患者。

2. 体征　没有特异性特征。大面积心肌缺血患者可能会听到第三心音和（或）第四心音或肺部啰音。低血压、皮肤干冷、窦性心动过速或心源性休克很少出现，这些特征在STEMI中更为普遍。

（三）实验室和辅助检查

1. 血清心肌生物标志物　心脏特异性 cTnI 和 cTnT 是鉴定心肌坏死的标志物，可区分NSTE-ACS和UA。采用 cTnI 或 cTnT 升高 > 参考值上限（URL）第99百分位以上来定义心肌梗死，测量值随着ACS的表现可出现典型短暂的波动。肌钙蛋白还可用于预后的判断。

2. 心电图　12导联心电图上最常见的异常是ST段压低和T波倒置。症状发作时的心电图有重要诊断意义，如有以往心电图作比较，可提高诊断准确率。动态ST段压低至0.05 mV是NSTE-ACS的敏感性（但不是特异性）标记。ST段压低程度越高，预示结果越差。NSTEM时一般不出现病理性Q波，但多数导联有持续性ST段压低≥0.1 mV（aVR导联，有时还有 V_1 导联则ST段抬高）或伴对称性T波倒置及相应导联的R波电压进行性降低。短暂性的ST段抬高但持续不到20 min可能在多达10%的患者上发生，往往提示UA或冠状动脉痉挛。深T波（ > 0.2 mV）倒置符合NSTE-ACS，但不是必要的诊断条件。较小幅度的孤立T波倒置的诊断价值和特异性均较低。50%以上的NSTE-ACS患者心电图完全正常或不具诊断价值。由于局部缺血没能在标准12导联心电图表现出来，或错过了间歇性缺血发作期，因此应每20 ~ 30 min重复一次描记，直到症状消失或者心肌梗死诊断明确或排除。

3. 其他无创检查　在已经建立或疑诊NSTE-ACS的患者中，非侵入性检查的作用包括：①确定是否存在严重的冠心病；②评估药物治疗开始后残余缺血的程度；③在多支血管疾病患者中，在血运重建之前定位局部缺血区域；④评估左心室（LV）功能。

静息经胸超声心动图可用于评估左心室收缩和舒张功能，还可以识别左心房扩大，功能性二尖瓣关闭不全，三尖瓣环平面收缩期偏移。在NSTE-ACS患者中进行早期应激测试的安全性一直存在争议，但至少应在稳定24 h后；如果没有活动性缺血症状或其他血流动力学或电不稳定迹象，测试似乎是安全的。放射性核位素的运动负荷心肌灌注显像和多巴酚丁胺的负荷超声心动图具有较高的敏感性。应激测试的高风险发现（如胸痛发作、低血压、室性心律失常、新的或恶化的左心室功能障碍）提示应迅速进行冠状动脉造影，必要时进行血运重建。

4. 冠状动脉造影和其他侵入性检查　考虑行血运重建术的患者，尤其是经积极药物治疗症状控制不佳或高危患者，应尽早行冠状动脉造影明确病变情况。NSTE-ACS 患者中约有 85% 患有严重的冠状动脉阻塞（即至少一根大冠状动脉的管腔直径狭窄 > 50%），其中左冠状动脉疾病约占 10%，3 支血管疾病约占 35%，2 支血管疾病约占 20%，而单支血管疾病只有约 20%；其余 15% 没有明显的冠状动脉阻塞，多见于女性患者，可能与微血管冠状动脉阻塞、内皮功能障碍或冠状动脉痉挛有关，预后相对良好。

腔内影像学检查，如血管内超声（IVUS）和（或）光学相干断层扫描成像（OCT），有助于明确罪犯病变的部位和性质。

（四）诊断和鉴别诊断

根据典型的胸痛症状、心电图改变和血清心肌生物标志物，结合冠心病危险因素，可以建立 NSTE-ACS 的诊断。UA、NSTEMI 和 STEMI 的鉴别主要参考心电图和血清心肌标志物检测结果（图 9-8）。

1. 不稳定心绞痛分级　Braunwald 分级根据 UA 发生的严重程度将之分为 Ⅰ、Ⅱ、Ⅲ 级，而根据其发生的临床环境将之分为 A、B、C 级（表 9-11）。

2. 危险分层　不同类型 NSTE-ACS 的近、远期预后有较大差别。对于 NSTE-ACS 的危险性评估遵循以下原则：首先明确诊断，然后进行临床分类和危险分层（表 9-12），最后确定治疗方案。危险性分层的主要参考指标是症状、血流动力学状况、心电图表现和血清心肌标志物。CRP、高敏CRP（hs-CRP）、BNP、NT-PrO-BNP 和纤维蛋白原水平，对预后也有重要参考价值。

（五）治疗

NSTE-ACS 的治疗原则是：急性期缓解临床症状，稳定罪犯病变，治疗残余心肌缺血，长期治疗（二级预防）以预防疾病进展和未来斑块破裂或侵蚀事件为重点。

1. 一般处理　疑似 ACS 的患者应尽快通过救护车运送至急诊室，并立即进行评估。初始评估包括有针对性的病史询问、体格检查以及到达后 10 min 内进行心电图（有条件可在救护车上进行心电图检查）。cTn 升高或有新发 ST 段异常，或者风险评分为中度或高风险的患者，应收住心血管重症监护病房。有不稳定型心绞痛但无 cTn 升高和缺血

表 9-11　不稳定型心绞痛严重度分级（Braunwald 分级）

分级	定义	1 年内死亡或心肌梗死
严重程度		
Ⅰ级	严重的初发型或恶化型心绞痛，无静息时疼痛	7.3%
Ⅱ级	亚急性静息型心绞痛（在就诊前 1 个月内发生），但近 48 h 内无发作	10.3%
Ⅲ级	急性静息型心绞痛，在 48 h 内有发作	10.8%
临床环境		
A 型（继发性心绞痛）	在冠状动脉狭窄的基础上，存在加重心肌缺血的冠状动脉以外的诱发因素：①增加心肌耗氧的因素，如感染、甲状腺功能亢进症或快速性心律失常；②减少冠状动脉血流的因素；③血液携氧能力下降，贫血或低氧血症	14.1%
B 型（原发性心绞痛）	无加剧心肌缺血的冠状动脉以外疾病	8.5%
C 型（心肌梗死后心绞痛）	急性心肌梗死后 2 周内发生的不稳定型心绞痛	18.5%

表 9-12　美国心脏病学会 / 美国心脏病协会（ACC/AHA）NSTE-ACS 危险分层评判标准

特点	高风险（至少具备下列 1 条）	中度风险（无高风险特征但具备下列 1 条）	低风险（无高、中度风险特征但具备下列任 1 条）
病史	48 h 内缺血症状恶化	既往心肌梗死、脑血管疾病、冠状动脉旁路移植术或使用阿司匹林	
胸痛特点	长时间（>20 min）静息时胸痛	长时间（>20 min）静息时胸痛但目前缓解，有高或中度冠心病可能，静息时胸痛（<20 min）或因休息或含服硝酸甘油后缓解	过去 2 周内新发 CCS Ⅱ～Ⅳ级心绞痛，但无长时间（>20 min）静息时胸痛，有中或高度冠心病可能
临床表现	缺血引起肺水肿，新出现二尖瓣关闭不全杂音或原杂音加重，第三心音或新出现啰音或原啰音加重，低血压、心动过速，年龄 >75 岁	年龄 >70 岁	
心电图	静息时胸痛伴一过性 ST 段改变（>0.05 mV），aVR 导联 ST 段抬高 >0.1 mV，新出现的束支传导阻滞或持续性心动过速	T 波倒置 >0.2 mV，病理性 Q 波	胸痛时心电图正常或无变化
心肌损伤标志物	明显增高（cTnT > 0.1 μg/L）	轻度增高（0.01 μg/L < cTnT < 0.1 μg/L）	正常

性心电图改变的患者应住院治疗并进行监护。患者应卧床休息，伴心力衰竭，肺部听诊有啰音且动脉血氧饱和度（SaO₂）< 90% 的患者应吸氧治疗。如果患者病情稳定，且至少 12～24 h 没有反复出现胸部不适或心电图改变，可进行适当的活动。有非典型症状和风险评分为低风险的患者，应在首次化验 cTn 后 3～6 h 复查 cTn 和心电图，有条件可考虑冠状动脉 CTA 等无创检查，快速排除 ACS。

2. 抗心肌缺血治疗　NSTE-ACS 患者应尽早使用抗缺血治疗来改善氧的供需平衡。抗缺血治疗的目标包括缓解症状和预防 ACS 的早期后遗症，如再发心肌梗死、心力衰竭、心律失常和死亡。

（1）硝酸酯类药物：对于没有低血压的有症状的患者，尽可能在到达医院之前开始服用速效硝酸甘油（舌下或口腔内，间隔 5 min 给药 0.3～0.6 mg）。在 SBP≥90 mmHg 的情况下，高血压、有持续或反复心肌缺血症状或心力衰竭的患者应静脉给予硝酸甘油（开始 5～10 μg/min，逐渐增

加剂量直至症状缓解或平均动脉压降低 10%，但 SBP≥90 mmHg）。药物耐受现象可能在持续静脉应用硝酸甘油 24～48 h 内出现，可以通过无硝酸盐间隔（如果症状允许）或增加剂量（如果症状持续）来缓解。大剂量静脉注射硝酸甘油时不建议突然停止，因为这可能导致缺血复发和（或）反跳性高血压。症状缓解的患者，静脉注射硝酸盐应该在几个小时内缓慢减量至停用。低血压（SBP < 90 mmHg）、严重左心室流出道梗阻、右心室大面积梗死或血流动力学异常的肺栓塞患者，应慎用硝酸酯类药物。

（2）β受体阻滞剂：用于所有无禁忌证的 NSTE-ACS 患者，发病 24 h 内开始服用，可减少心肌缺血发作和心肌梗死的进展。首选具有心脏选择性的药物如阿替洛尔、美托洛尔和比索洛尔。主要采用口服给药的方法，从小剂量开始逐渐增加剂量，剂量应个体化，可调整到患者静息心率 50～60 次 /min。静脉注射硝酸酯类治疗后患者仍

然存在缺血症状，则可以谨慎静脉注射 β 受体阻滞剂（如艾司洛尔）。以下情况慎用 β 受体阻滞剂：① 急性或严重心力衰竭；② 低血压；③ 心动过缓或二度以上房室传导阻滞；④ 活动性支气管痉挛；⑤ 疑似伴冠状动脉血管痉挛。

（3）钙通道阻滞剂（CCB）：有扩张血管和降低动脉压的作用。一些 CCBs，如维拉帕米和地尔硫䓬，还可以减慢心率，降低心肌收缩力，从而减少心肌耗氧量。在已经使用最大耐受剂量硝酸酯类和 β 受体阻滞剂治疗的患者，高血压患者及具有 β 受体阻滞剂禁忌证的患者，CCB 仍可有效减轻 NSTE-ACS 患者的缺血。此类患者应接受可降低心率的非二氢吡啶类 CCB。另外，对于疑似或确诊为血管痉挛性心绞痛的患者，应考虑使用 CCB 和硝酸酯类药物，并避免使用 β 受体阻滞剂。非二氢吡啶类 CCB 的禁忌证包括：① 严重的左心室功能障碍；② PR 间期超过 0.24 s；③ 心动过缓或二度以上房室传导阻滞。

（4）吗啡：在没有禁忌证（如低血压、过敏）的情况下，尽管已经使用了最大耐受剂量的抗缺血药物（硝酸酯类、β 受体阻滞剂），仍持续存在缺血性不适或疼痛的患者，可使用吗啡静脉注射（1~5 mg），每隔 5~30 min 重复一次，以缓解症状。吗啡既可以起到止痛剂的作用，也可以起到缓解焦虑的作用。它可能通过发挥扩张静脉的作用而减少前负荷（特别是在急性肺水肿患者），并通过增加迷走神经张力轻微地降低心率和血压。吗啡可能会引起低血压，仰卧位静脉注射生理盐水可恢复血压。吗啡过量且伴有呼吸或循环抑制时可用纳洛酮治疗。对吗啡过敏的患者用哌替啶替代。

3. 抗栓治疗　NSTE-ACS 患者应给予积极的抗栓治疗。旨在预防冠状动脉内进一步形成新的血栓，同时促进内源性纤溶活性溶解已有血栓，减轻冠状动脉狭窄程度，从而减少事件进展的风险。抗栓治疗包括抗血小板和抗凝两部分。

（1）抗血小板治疗

1）阿司匹林：通过乙酰化血小板环氧合酶 1（COX-1），从而阻断血小板激活剂血栓素 A_2（TXA_2）的合成和释放，减少血小板聚集和动脉血栓形成。它对 COX-1 的抑制是不可逆的，抗血小板作用可以持续 7~10 天。阿司匹林可降低 ACS 患者的短期和长期病死率。若无禁忌证，所有 NSTE-ACS 患者应尽早接受阿司匹林治疗。起始负荷剂量为 300 mg，使用非肠溶制剂或嚼服肠溶制剂，以加快其吸收，迅速抑制血小板激活状态。以后改用长期服用小剂量 75~100 mg/d 维持。阿司匹林的主要不良反应是胃肠道反应和上消化道出血。阿司匹林的禁忌证包括既往出现过敏反应（如阿司匹林诱发的哮喘）、活动性出血或患有血小板疾病。因过敏或消化道出血而不能耐受阿司匹林的患者，氯吡格雷可替代阿司匹林作为长期的抗血小板治疗。

2）腺苷二磷酸（ADP）受体拮抗剂：对于 NSTE-ACS 患者，不论是否行介入治疗，应常规给予小剂量阿司匹林和腺苷二磷酸（ADP）受体拮抗剂组成的双重抗血小板治疗（DAPT）。早期保守治疗的 NSTE-ACS 联合应用至少 1 个月，如能延长到 12 个月更好；植入药物洗脱支架的患者则至少联合应用 12 个月。

ADP 受体拮抗剂包括不可逆地阻断 ADP 与血小板 P2Y12 受体结合的噻吩吡啶类药物（氯吡格雷、普拉格雷），以及可逆的 ADP 抑制剂环戊基三唑嘧啶类药物（替格瑞洛）。

在 NSTE-ACS 患者中，氯吡格雷的初始负荷剂量为 300~600 mg，维持剂量为 75 mg/d。使用 600 mg 的负荷量只需 2 h 就能达到稳定的血小板抑制水平，比 300 mg 的剂量更迅速，因此是准备接受 PCI 治疗的 NSTE-ACS 患者的首选负荷剂量。已服用过氯吡格雷的 NSTE-ACS 患者，可考虑术前再给予氯吡格雷 300~600 mg 负荷剂量。

比氯吡格雷相比，替格瑞洛对 P2Y12 介导的血小板聚集的抑制作用更迅速，并进一步降低 NSTE-ACS 患者心血管死亡和总死亡率，但非 CABG 相关大出血发生率升高。接受介入手术的 NSTE-ACS 患者优先选择替格瑞洛，负荷剂量

180 mg，维持剂量 90 mg（2 次 /d）。替格瑞洛的主要不良反应是呼吸困难。

3）磷酸二酯酶抑制剂：对阿司匹林不能耐受或禁忌者，也可选用磷酸二酯酶抑制剂西洛他唑替代阿司匹林，与氯吡格雷联用。

（2）抗凝治疗：除非有禁忌证，所有 NSTE-ACS 患者应在抗血小板治疗的基础上常规接受抗凝治疗。抗凝药物选择应根据治疗策略以及缺血和出血的风险。常用的抗凝药包括普通肝素（UFH）、低分子肝素（LMWH）、磺达肝癸钠和比伐卢定。需紧急介入治疗者，应立即开始使用 UFH、LWMH 或比伐卢定。对选择保守治疗且出血风险高的患者，应优先选择磺达肝癸钠。

1）普通肝素（UFH）：是不同长度的多糖链的混合物，通过阻断凝血酶（IIa 因子）和 Xa 因子来阻止凝血。UFH 还可与循环血浆蛋白、急性期反应物和内皮细胞结合，因此抗凝血作用个体差异大，难以预测。UFH 半衰期短，需静脉滴注以确保稳定的抗凝血水平。推荐静脉弹丸式注射（60 U/kg，最大剂量 4 000 U），随后 12 U/kg 静脉滴注（最大剂量 1 000 U/h）。建议通过监测活化部分凝血活酶时间（APTT）调整肝素剂量，要求 APTT 达到 50 ~ 70 s 或正常人的 1.5 ~ 2.5 倍。UFH 过量时，可以用硫酸鱼精蛋白逆转其抗凝作用。UFH 的不良反应包括出血和肝素诱导血小板减少症（HIT）。

2）低分子肝素（LMWH）：肝素的低相对分子质量形式富含较短的多糖链，这比 UFH 具有更可预测的抗凝血效果。LMWH 比 UFH 有几个潜在的优势：①较强的抗 Xa 因子活性（相对于 IIa 因子），可更有效地抑制凝血酶的生成；②比 UFH 更能诱导组织因子途径抑制剂的释放，且不被血小板因子 4 所中和；③较少引起 HIT；④生物利用度高，可以皮下给药；⑤不必监测 APTT；⑥对血浆蛋白的亲和力较低，具有更一致的抗凝血作用，避免了类似 UFH 的较大个体差异。优先推荐依诺肝素，1 mg/kg，每 12 h 皮下注射；肌酐清除率（CrCl）< 30 mL/min 的患者，用量调整为每天

1 次。NSTE-ACS 急性期给予依诺肝素达 5 ~ 7 天。与 UFH 相比，依诺肝素降低 NSTE-ACS 患者新发或复发性心肌梗死的发生率，且大出血率无明显增加。发生出血并发症时，LMWH 的抗凝血作用可以用鱼精蛋白部分逆转。此外，LMWH 不应用于有 HIT 病史的患者。

3）直接凝血酶抑制剂：比间接凝血酶抑制剂（如 UFH 或 LMWH）具有潜在的优势：①不需要抗凝血酶，还可以抑制与血凝块结合的凝血酶；②不与血浆蛋白相互作用，提供非常稳定的抗凝水平；③出血并发症低；④不会引起血小板减少症，是 HIT 病史患者抗凝的最佳选择。代表性药物比伐卢定，可以可逆地与凝血酶结合，半衰期约为 25 min。对采用早期介入治疗策略的 NSTE-ACS 患者，可以作为 UFH 替代选择；对于高出血风险患者可能是首选。

4）Xa 因子抑制剂：代表性药物磺达肝癸钠，是合成的戊糖，间接抑制 Xa 因子，需要抗凝血酶的存在才能发挥作用。磺达肝癸钠出血并发症低，但增加导管相关血栓风险。适用于接受保守治疗的 NSTE-ACS，特别是高出血风险的患者。

4. 其他药物治疗　下列药物能保护心脏功能并预防缺血性心脏事件的再次发生，对改善患者的预后有益。

（1）ACEI 类药物：长期应用 ACEI 对预防再发缺血事件和死亡有益。除非有禁忌证（如低血压、肾衰竭、双侧肾动脉狭窄和已知的过敏反应），所有 NSTE-ACS 患者都可选用 ACEI。

（2）调脂药物：NSTE-ACS 患者应在入院 24 h 之内评估空腹血脂谱，并尽快开始强化降脂治疗以达到 LDL-C 降低 50% 或 1.4 mmol/L 以下的目标值。降脂治疗首选他汀类药物，不仅有调节血脂的作用，还可以稳定斑块、改善内皮细胞功能。无论基线 LDL-C 水平和饮食控制情况如何，均应早期应用他汀类药物。在耐受治疗的患者中，无论 LDL-C 下降到多低，都不应减少剂量。早期高强度他汀类药物对 NSTE-ACS 患者的另一个潜

在好处是保护其免受介入治疗中造影剂引起的急性肾损伤。常用的他汀类药物主要有阿托伐他汀（10～80 mg/d）和瑞舒伐他汀（10～20 mg/d）。

5. 血运重建治疗　针对 NSTE-ACS 有"早期保守治疗"和"早期侵入性治疗"两种治疗策略。前者指早期采用强化药物治疗，对强化药物治疗后仍然有心绞痛复发或负荷试验强阳性的患者进行冠状动脉造影；后者指临床上只要没有血运重建的禁忌证，在强化药物治疗的同时早期常规作冠状动脉造影，根据造影结果，选用 PCI 或 CABG 的血运重建策略。

研究显示，中、高危的 NSTE-ACS 患者能从早期侵入性策略及 PCI 或 CABG 治疗中获益。因此建议根据患者危险分层决定早期治疗策略。① 患者至少具备以下一项极高危标准：血流动力学不稳定或心源性休克；药物难治性胸痛复发或持续性胸痛；危及生命的心律失常或心搏骤停；心肌梗死机械性并发症；急性心力衰竭伴顽固性心绞痛或 ST 段下移；ST 段或 T 波重复性动态演变，尤其是伴有间歇性 ST 段抬高，推荐立即（<2 h）行介入治疗。② 患者至少具备以下一项高危标准：与心肌梗死对应的肌钙蛋白升高或降低；ST 段或 T 波动态演变（有症状或无症状）；GRACE 评分 >140，推荐早期（<24 h）行介入治疗。③ 患者至少具备以下一项中危标准：患有糖尿病；肾功能不全 [eGFR < 60 mL/（min·1.73 m^2）]；LVEF < 40% 或充血性心力衰竭；早期心肌梗死后心绞痛；最近行 PCI；之前行冠脉旁路移植术；109 < GRACE 评分 < 140，或者非侵入性检查时复发心绞痛或缺血，推荐 72 h 内行介入治疗。④ 无上述危险指标以及无症状复发的低危患者，推荐介入评估之前行非侵入性检查（优先选择影像学检查）。

多支血管病变且有左心室功能不全（LVEF <50%）或伴有糖尿病者，建议行 CABG；对合并严重左主干病变者，CABG 也是首选。但与稳定型心绞痛相比，NSTE-ACS 患者行 CABG 的围术期病死率和心肌梗死发生率增加 2 倍以上，最大的获益

者往往为有多支血管严重病变和左心室功能不全的患者。

6. 预后　约 30% 的 UA 患者在发病 3 个月内发生心肌梗死，猝死较少见；其近期病死率低于 NSTEMI 或 STEMI，但 UA 或 NSTEMI 的远期病死率和非致死性事件的发生率高于 STEMI。因此，随访 1 年 UA/NSTEMI 和 STEMI 的生存率相似，这可能与其冠状动脉病变更严重有关。患者应坚持长期治疗，积极控制危险因素。

☞ 典型案例 9-6

主诉：活动后胸痛 1 个月，再发伴加重半天

（何　奔　沈玲红）

第四节　缺血性心脏病的特殊类型

单纯根据冠状动脉狭窄来诊断冠心病有一定局限性，因为动脉狭窄与心肌缺血之间并不能直接对应。例如，许多有典型的心绞痛症状，也有明确心肌缺血证据的患者，甚至已经明确有心肌梗死，其冠状动脉造影并无明显异常或仅有轻度狭窄。有研究发现，在所有接受冠状动脉造影，也有缺血症状和（或）体征的心绞痛患者中，有 1/2 没有冠状动脉严重狭窄，这就是近期提出的有缺血但无阻塞性冠状动脉疾病（ischaemia have no obstructive epicardial coronary artery disease，INOCA）的概念。对此类患者，要注意 3 种情况：①血管痉挛性心绞痛（vasospastic angina，VSA）；②冠状动脉微血管功能障碍；③非阻塞性冠状动脉疾病心肌梗死（myocardial infarction with no obstructive coronary artery disease，MINOCA）。

因此，以前的"冠状动脉粥样硬化性心脏病（冠心病）"，目前已经被统一称为"缺血性心脏病"，诊断需要有心肌缺血或心肌坏死的证据。缺血性心脏病可分为 3 种情况：结构性、功能性和微血管功能障碍，这 3 种临床情况相互之间有交叉（图 9-13）。临床医生尤其要避免两个误区：

一是仅仅有冠状动脉狭窄，而没有心肌缺血或坏死证据，就轻易诊断冠状动脉疾病；二是冠状动脉没有狭窄或狭窄不严重，就轻易排除冠状动脉疾病。

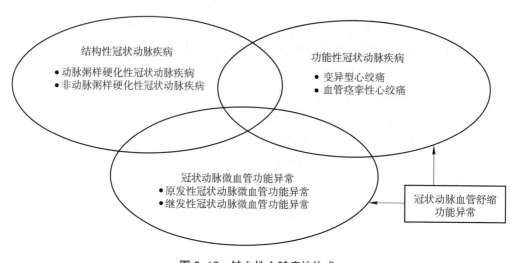

图 9-13　缺血性心脏病的构成

一、冠状动脉痉挛性心绞痛

诊疗路径：

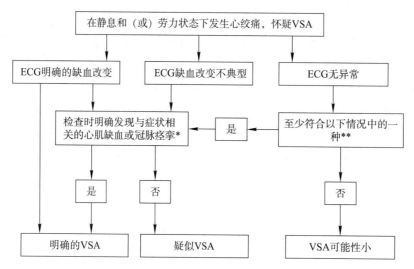

＊包括激发试验。＊＊包括：①休息心绞痛，在夜间和清晨发作；②早晨运动耐力明显下降；③过度换气可诱发心绞痛；④钙拮抗剂治疗有效，β受体阻滞剂无效

（一）定义

冠状动脉痉挛是指冠状动脉发生一过性过度收缩，导致管腔不同程度狭窄或闭塞，血液供应心肌区域产生缺血，甚至坏死。冠状动脉痉挛可发生于有或无冠状动脉粥样硬化的患者，也可呈局限性痉挛或弥漫性痉挛。目前分成两种类型，一是发生于心外膜大血管，这种痉挛可以被冠状动脉造影发现；另一种发生于直径 50 ~ 400 μm 的冠状动脉微血管，这种血管属于外周阻力血管，其变化可影响心肌血流量和冠状动脉阻力，引起血管完全

或不完全闭塞。

（二）临床表现

冠状动脉痉挛引起的症状多种多样。短暂痉挛也可能没有症状，导致无症状心肌缺血。如果痉挛持续的时间足够长，则有可能引起心绞痛，甚至导致心肌梗死，或引起危及生命的心律失常，如室性心动过速或房室传导阻滞，导致猝死。冠状动脉痉挛相关的症状包括：无症状心肌缺血、稳定型心绞痛、不稳定型心绞痛、急性心肌梗死和猝死。因此，冠状动脉痉挛引发的症状也可以说是一个连续的疾病谱。

血管痉挛性心绞痛（VSA）的临床特征是静息型心绞痛，可用硝酸酯类药物缓解。有一种典型的VSA称变异型心绞痛（Prinzmetal 心绞痛），发作时表现为心外膜冠状动脉严重痉挛，血管完全或近乎完全闭塞，心电图常有缺血部位相应导联 ST 段的一过性抬高。多在后半夜至上午时段发作，也可发生于其他时间。胸痛性质类似于劳力性心绞痛，但症状通常更严重，发作时间更长，伴有冷汗、恶心，有时伴晕厥。钙拮抗剂治疗有效。

吸烟是 VSA 最重要的危险因素和诱因。过度通气、瓦氏动作（Valsalva maneuver）、精神压力、饮酒、可卡因或一些药物（如 β 受体阻滞剂等），也可诱发 VSA。女性和亚洲人 VSA 发生率相对较高。

（三）实验室和辅助检查

常规检查包括标准 12 导联心电图、动态心电图和超声心动图等。怀疑 VSA 但冠状动脉正常，但心肌病或非心脏原因的患者，可以进行冠状动脉痉挛激发试验，在冠状动脉造影时应用激发药物，同时监测患者症状、心电图和冠状动脉情况。

1. 心电图或动态心电图　记录到一过性心电图缺血性改变是诊断 VSA 的重要依据。否则应进行 24～48 h 的动态 12 导联心电图监测。如果是近端局限性冠状动脉痉挛，可见 ST 段抬高和（或）压低、T 波倒置等。VSA 期间也可有各种形式的心律失常，包括室性期前收缩、室性心动过速和（或）心室颤动（主要是见于前壁缺血）、房室传导阻滞（主要见于下壁缺血）、心脏停搏和室上性心动过速。发生室性心律失常主要与 VSA 持续时间和缺血程度有关。

2. 药物激发试验　VSA 发作持续时间短，不可预见，难以获得发作时的心电图，往往需要药物激发试验才能确诊。冠状动脉造影结合激发试验是诊断 VSA 的特异性方法，主要用于临床症状表现为静息状态下发作心绞痛怀疑 VSA 的患者。如果胸痛发作时 ST 段抬高，但冠状动脉造影正常，通常不需要进行激发试验就能确诊。对于有心肌缺血证据但造影未见明显狭窄的患者，可在造影后应用冠状动脉内乙酰胆碱或麦角新碱进行激发试验。如果用药后发生局限性或弥漫性痉挛，血管狭窄程度超过 90%，同时出现与平时性质类似的胸痛或胸闷发作，伴或不伴有心电图的缺血性改变，数分钟后自动缓解，或冠状动脉内注射硝酸甘油解除血管痉挛后症状缓解，可诊断 VSA。麦角新碱因易诱发顽固性痉挛而导致严重并发症，应用较少。

过度换气试验、冷加压试验、清晨运动试验等无创激发试验简便、比较安全，特异性较高。过度换气试验较为常用，试验结果阳性可给予肯定诊断，但阴性不可完全排除诊断，可作为初步筛查手段。

（四）诊断

VSA 的诊断需要考虑到 3 个方面：①典型的临床表现；②发作期间记录到一过性心肌缺血；③冠状动脉痉挛的证据。根据情况可分为"明确的"或"可疑的" VSA（表 9-13）。

1. 明确的 VSA　自发性心绞痛，硝酸酯类药物有效，在发作期间记录到一过性缺血性心电图改变，或观察到一过性完全或部分冠状动脉闭塞。

2. 可疑的 VSA　自发性心绞痛，硝酸酯类药物有效，心电图改变不典型，或未观察到一过性的完全或部分冠状动脉闭塞。

（五）治疗

1. 一般治疗　避免任何可能诱发 VSA 的因素，尤其是吸烟。也要避免饮酒、过度劳累、使用可卡

表 9-13 冠状动脉血管痉挛性心绞痛的诊断标准

（1）自发性心绞痛，硝酸甘油治疗有效，且至少具有以下情况中的一项：

    a. 休息心绞痛，在夜间和清晨发作

    b. 早晨运动耐力明显下降

    c. 过度换气可诱发心绞痛

    d. 钙拮抗剂治疗有效，β 受体阻滞剂无效

（2）在心绞痛发作期间有短暂性缺血性心电图变化，包括至少 2 个相邻导联出现以下任何一项：

    a. ST 段抬高≥0.1 mV

    b. ST 段压低≥0.1 mV

    c. 新出现负向 U 波

（3）冠状动脉痉挛：定义为自发或激发（通常为乙酰胆碱，麦角新碱或过度换气）试验时，发生一过性的完全或部分冠状动脉闭塞（＞90%收缩），伴有心绞痛和缺血性心电图改变

因和 β 受体阻滞剂等，减轻精神压力。

2. 钙拮抗剂（CCB） 包括二氢吡啶类（硝苯地平）和非二氢吡啶类 CCB（地尔硫䓬和维拉帕米），是治疗 VSA 的一线药物。顽固性 VSA 也可选择两类 CCB 联用。

3. 硝酸酯类药物 可扩张冠状动脉，降低心室充盈压，减少心肌耗氧量，从而改善心肌缺血，减轻 VSA 症状。在 VSA 发作期间，可以使用舌下含服或使用硝酸甘油喷雾剂，也可使用静脉滴注硝酸甘油；导管室内发生的 VSA 可直接在冠状动脉内注射硝酸甘油。对于接受 CCB 治疗但仍有症状的患者，建议使用硝酸酯类药物和 CCB 联合治疗。

4. 阿司匹林 VSA 患者若不伴有阻塞性冠状动脉疾病，是否应用阿司匹林尚有争议。大剂量阿司匹林（＞325 mg/d）可抑制前列环素的生成。前列环素是一种有效的内源性血管扩张药，因此可加重 VSA。有研究发现，服用小剂量阿司匹林的 VSA 患者发作更频繁。

5. 他汀类药物 能有效预防 VSA。在无阻塞性冠状动脉疾病的 VSA 患者中，他汀类药物的应用与减少长期心血管事件之间相关。一项前瞻随机研究发现，在常规的 CCB 药物治疗的基础上加用

氟伐他汀 6 个月，可显著减少无阻塞性冠状动脉疾病的 VSA 患者经乙酰胆碱诱发的痉挛。

6. 尼可地尔 通过开放腺苷三磷酸敏感钾通道而具有硝酸酯样作用，但目前的指南并不建议将尼可地尔作为一线治疗药物。有研究显示，尼可地尔治疗 VSA 也有一定效果，对于难治性 VSA 患者，可考虑使用。

7. 器械治疗

（1）植入式心律转复除颤器：VSA 可致室性心律失常，甚至心脏性猝死。对于因 VSA 而导致危及生命的室性心律失常的患者，尽管进行了最佳的药物管理，但仍有复发的风险，因此应考虑使用 ICD。这方面的证据，还有待于进一步积累。

（2）支架植入：对于自发性、局灶性、VSA 发作时狭窄严重或闭塞，且对药物治疗无效时，经皮冠状动脉介入治疗和支架植入可能有一定益处，尚需进一步证实。即使进行了介入治疗，术后仍应继续维持 CCB 和硝酸酯类药物。

目前我们对 VSA 的理解仍然很差，VSA 的漏诊率较高。激发试验尽管安全且有效，但尚未受到重视。总体而言，VSA 患者长期预后良好，但会增加急性心肌梗死和心脏猝死的风险。因此，还需要做更多的研究以提高对 VSA 的认识。

二、冠状动脉微血管疾病

诊疗路径：

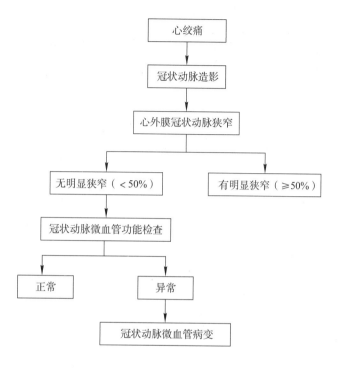

（一）定义

长期以来，临床心脏病学界对于冠心病的认识仅局限于心外膜下冠状动脉的结构和功能异常，但冠状动脉造影只能显示内径 > 0.5 mm 的血流传输动脉，而冠状前小动脉和小动脉占整个冠状动脉树的 95%。因此，仅用冠状动脉造影发现的异常来解释冠心病，显然是"只见树木不见森林"。冠状动脉微血管疾病（coronary microvascular disease，CMVD）就是指冠状前小动脉和小动脉的结构和（或）功能异常，导致的心绞痛或心肌缺血的疾病。2013 年，《欧洲心脏病学会稳定性冠状动脉疾病治疗指南》中也将此病命名为微血管功能异常。美国一项 40 万例疑似冠心病患者进行的造影研究显示，59% 的患者为血管正常或存在狭窄不严重（ < 50% 狭窄）的冠心病。即使排除冠状动脉痉挛后，仍有很大比例的患者（30% ~ 50%）存在微血管功能异常。

冠状动脉微血管功能异常包含了多种临床情况，其特征是在没有心外膜冠状动脉明显狭窄的情况下，冠状动脉血流储备（CFR）降低。冠状动脉微血管功能异常常见于以下情况。①内皮细胞依赖性血管舒张异常：见于糖尿病、肥胖、吸烟及其他心血管疾病危险因素携带者，主要机制是一氧化氮（NO）的产生和释放异常。②内皮细胞非依赖性血管舒张异常：主要机制是血管活性物质通过刺激血管平滑肌细胞膜受体和细胞内信号通路而产生的血管舒张异常。③微血管缩窄：某些血管活性物质可导致微血管弥漫性缩窄和心肌缺血而对心外膜冠状动脉无影响。④微血管栓塞：冠状动脉微循环的血管内栓塞可由斑块碎片、微栓子或中性粒细胞 – 血小板聚集物所产生。⑤血管外机制：可见于左心室舒张压明显升高的疾病，如左心室肥厚、左心室纤维化等，以及可直接降低冠状动脉舒张压的疾病，如主动脉瓣狭窄、冠状动脉重度狭窄、前小动脉缩窄、低血压等。

（二）临床表现及诊断

依据临床表现，冠状动脉微血管疾病可分为以下4类（表9-14）：无阻塞性冠心病、心肌病和瓣膜病等的微血管病变（常见致病因素有吸烟、高脂血症、糖尿病、胰岛素抵抗、X综合征、冠状动脉慢血流等），合并心肌病的微血管病变（如肥厚型心肌病、扩张型心肌病、高血压、主动脉瓣狭窄和浸润性心肌病等），合并阻塞性心外膜冠状动脉疾病（如稳定型冠心病、非ST段抬高急性冠脉综合征和ST段抬高急性心肌梗死，诊断较为困难），医源性微血管病变（经皮冠状动脉介入治疗或冠状动脉旁路移植术后出现的冠状动脉无复流现象，以及心脏移植后）。

微血管功能异常导致的心绞痛（微血管性心绞痛）比较常见，即在没有冠状动脉明显狭窄的情况下，有明确的心肌缺血症状或体征。可由活动诱发，痛阈可变，提示血管有动态性舒缩变化。微血管性心绞痛也可能持续至运动后恢复期，此时氧和代谢需求之间仍存在失衡。静息状态下亦有心绞痛发作，表现为不典型的长时间压迫性不适或刺痛样胸痛。

此外，使用舌下或口服硝酸酯类药物的效果可能不明显，因为硝酸酯类药物的血管舒张作用在心外膜大血管中占优势。绝经后女性微血管性心绞痛的患病率似乎有所增加。在继发于心肌病、心脏瓣膜病和全身性疾病的微血管性心绞痛患者中，也可能存在上述的心绞痛症状。

（三）辅助检查

传统的运动负荷试验对微血管病变既不敏感也不特异，因此在诊断中的作用有限。并存血管病变时，负荷运动试验结果通常被解释为"假阳性"，应进一步评估。

冠状动脉微血管功能用血流储备功能来评估，即微血管对血管扩张药物的反应。正常情况下，心肌负荷增加时，心肌耗氧量增加，血流量会增加3~4倍；但在微血管功能异常时，血流量不能随需求而增加，出现供求失衡，从而导致心肌缺血。具体检查方法是用药让血管扩张到最大限度，然后计算最大血流量与基础血流量的比值。血管扩张药物包括两类，一类是主要作用于血管平滑肌细胞的内皮非依赖性血管扩张药物，如腺苷和双嘧达莫；另一类是内皮依赖性血管扩张药，主要作用于血管内皮细胞，临床上常用的药物是乙酰胆碱。常用的检查手段如下。

1. 正电子发射断层成像　采用静脉注射的放射性核素标记的示踪剂，正电子发射断层成像

表9-14　冠状动脉微血管功能异常的类型、临床情况和机制

类型	名称	致病因素和临床情况	机制
Ⅰ类	无心肌病、瓣膜病和阻塞性冠状动脉疾病的冠状动脉微血管病变	吸烟、高脂血症、糖尿病、胰岛素抵抗、X综合征、冠状动脉慢血流	内皮功能障碍、血管平滑肌细胞功能障碍、血管重塑和毛细血管稀疏
Ⅱ类	心肌病或瓣膜病、无阻塞性冠状动脉疾病	肥厚型心肌病、扩张型心肌病、高血压、主动脉瓣狭窄和浸润性心肌病等	内皮功能障碍、血管平滑肌细胞功能障碍、血管重塑和毛细血管稀疏，心肌内压或水肿增加、舒张灌注减少和血管周围纤维化的压迫
Ⅲ类	伴有心外膜冠状动脉疾病	稳定型冠心病、非ST段抬高急性冠脉综合征和ST段抬高心肌梗死	内皮功能障碍、血管平滑肌细胞功能障碍、微栓塞和壁外压迫
Ⅳ类	医源性机制	经皮冠状动脉介入治疗或冠状动脉旁路移植术后、心脏移植	再灌注损伤和微栓塞等

（PET）可准确计算出每克心肌每分钟单位体积的血流量。使用血管扩张药使冠状动脉充分扩张的状态下与测定静息状态下血流量的比值即为 CFR。冠状动脉明显狭窄也可导致 CFR 下降，但如冠状动脉未见明显狭窄，CFR 降低则反映了冠状动脉微血管功能异常。

2. 心脏磁共振（CMR）成像 通过心肌与血池信号对比或者注射顺磁性造影剂引起的信号强度改变，来评价冠心病确诊或疑诊患者的心肌缺血和微血管阻塞状况。在 T_1 加权像中，正常心肌显示随钆造影剂首过信号强度均匀上升，如存在微循环异常，缺血部位信号强度上升速度较邻近心肌节段延迟，从而表现为肉眼可见的相对低信号区域，也可测量静息及充血状态的血流量。

3. 经胸超声冠状动脉血流显像（TTDE） 可测量心外膜冠状动脉血流速度，后者与血流量正相关。应用现代的彩色多普勒技术，90% 以上的患者可清晰显示左前降支（LAD）远端的血流，如静脉注射声学造影剂，LAD 血流显像成功率接近100%。在记录到静息状态下 LAD 舒张期流速后，静脉注射血管扩张药物，测量冠状动脉最大充血状态下的 LAD 舒张期流速，然后可计算得出 CFR。

4. 冠状动脉内多普勒血流导丝 这一技术应用多普勒血流速度描记仪及其配套的多普勒导丝，经动脉插管至冠状动脉远端，记录血流频谱，然后冠状动脉内注入腺苷，测量充血状态下的冠状动脉血流速度。计算充血状态和基础状态的舒张期冠状动脉血流速度即可得出 CFR。

5. 冠状动脉微血管阻力指数（IMR） 是近年来提出的反映冠状动脉微循环阻力的指标，通过温度稀释法测量出冠状动脉血流和微循环两端的压力阶差，压力阶差除以血流就是微循环的阻力。IMR所反映的冠状动脉微循环的情况，与冠状动脉狭窄严重程度无关，不受血流动力学影响。

无创或有创性影像技术测量的 CFR < 2.5 提示微血管心绞痛。如临床怀疑微血管病变但CFR≥2.5，应选择冠状动脉内注射乙酰胆碱的方法，如心外膜下冠状动脉无痉挛但出现心绞痛症状和缺血型 ST-T 改变，可考虑微血管痉挛。冠状动脉内注射硝酸甘油或尼可地尔能解除冠状动脉微血管的痉挛。

（四）诊断

由于冠状动脉造影和冠状动脉 CT 不能评估微血管情况，临床上诊断微血管病变往往应排除血管痉挛、被漏诊的冠状动脉狭窄和其他疾病，并需要获取微血管功能异常的证据。

一项研究入选了经过精确定量心肌灌注检查的 5 900 例无阻塞性冠心病的患者，将心绞痛分为4 类，最常见的是弥漫性冠状动脉狭窄引起的心内膜下缺血，这类患者预后最差。在入选有胸痛和无阻塞性冠心病患者的研究中，通过血管内超声发现70% ~ 80% 的患者存在弥漫性动脉粥样硬化或冠状动脉钙化，其次是有被漏诊的冠状动脉狭窄，第三位是危险因素引起的弥漫性微血管功能障碍或微血管病变，第四位是非缺血性心脏疼痛。

冠状动脉运动障碍国际研究组（COVADIS）建议的微血管性心绞痛的诊断需要包括以下几方面内容：①心肌缺血症状；②心肌缺血证据；③无阻塞性冠状动脉疾病 [冠状动脉直径狭窄 < 50% 和（或）血流储备分数（FFR） > 0.80]；④证实存在冠状动脉血流储备降低和（或）可诱导出微血管痉挛（图 9-14）。冠状动脉微血管性心绞痛的诊断标准见表 9-15。

冠状动脉血流缓慢可导致心肌缺血和急性冠脉综合征，被认为是因不适当的微血管阻力升高导致缺血。其特征是冠状动脉造影期间造影剂的滞留（TIMI 帧计数 > 25），多见于年轻吸烟者在静息时出现胸痛。除了高血管阻力外，其他可能的机制可能包括吸烟者纤维蛋白原和（或）血小板功能障碍增加，或内皮功能障碍和微血管疾病或微血管痉挛而导致的黏度增加。而 X 综合征通常表现为劳力性型心绞痛，冠状动脉造影正常但无慢血流，运动试验阳性。

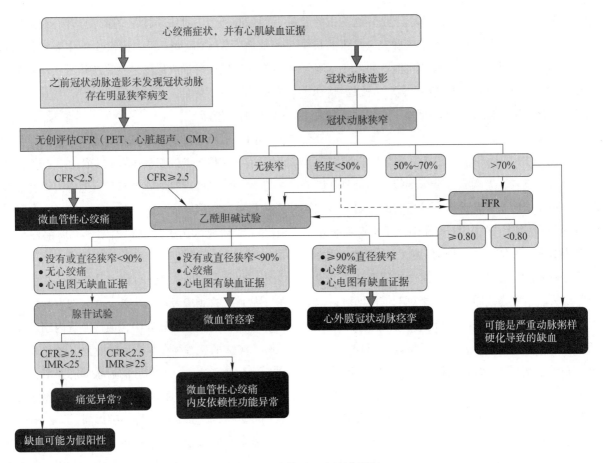

图 9-14　诊断冠心病的流程图

CFR：冠状动脉血流储备；CMR：心脏磁共振；FFR：分数血流储备；IMR：微血管阻力指数；PET：正电子发射断层扫描

表 9-15　微血管性心绞痛的诊断标准

1. 缺血症状
   （1）劳力和（或）静息心绞痛
   （2）心绞痛等同症状
2. 无阻塞性冠状动脉疾病（冠状动脉直径狭窄 < 50% 或 FFR > 0.80）
   （1）计算机断层扫描冠状动脉造影
   （2）冠状动脉造影
3. 心肌缺血的客观证据
   （1）胸痛发作时缺血性心电图改变
   （2）负荷诱发的胸痛或缺血性心电图改变，伴有或不伴有短暂 / 可逆的心肌灌注异常和（或）室壁运动异常
4. 冠状动脉微血管功能受损的证据
   （1）冠状动脉血流储备受损（界值取决于所用方法，通常≤2.0 和≤2.5）
   （2）冠状动脉微血管痉挛，定义为乙酰胆碱激发试验时出现症状或发生缺血性心电图改变，但无心外膜痉挛
   （3）冠状动脉微血管阻力指数异常（微血管阻力指数 > 25）
   （4）冠状动脉血流缓慢现象，定义为 TIMI 帧数计数 > 25

　　如果满足所有 4 个标准，诊断为明确的微血管性心绞痛；如果存在标准 1 和标准 2，但仅有缺血的客观证据（标准 3）或冠状动脉微血管功能受损的证据（标准 4），诊断为疑似微血管性心绞痛

（五）治疗

微血管疾病的治疗是经验性的，因为患者可能存在多种病理生理机制。治疗的目标包括：①根据具体原因或机制，改善或消除心肌缺血；②提高生活质量；③改善预后。要解决的问题包括减轻内皮功能障碍，纠正危险因素和心肌缺血等。

1. 纠正心血管危险因素　大多数微血管疾病患者都有一定的动脉粥样硬化，也都存在内皮功能障碍。纠正心血管病危险是一个重要的目标，包括戒烟、减肥、健康饮食、规律锻炼，以及控制血压、糖尿病和血脂异常等。

2. 抗血小板药物　动脉粥样硬化与微血管疾病之间关系密切，小剂量阿司匹林（阿司匹林不耐受情况下可采用氯吡格雷）是治疗的重要组成部分。

3. 他汀类药物　对于有动脉粥样硬化的微血管疾病的患者，应给予他汀类药物治疗，以改善心肌缺血和症状。

4. 抗缺血药物　β受体阻滞剂和硝酸酯类药物是治疗微血管疾病的一线药物。在症状控制不满意的情况下可考虑钙拮抗剂，特别是存在微血管痉挛时。血管紧张素转换酶抑制剂（ACEI）、血管紧张素受体拮抗剂（ARB）可阻断血管紧张素Ⅱ的缩血管作用，有改善冠状动脉微血管功能。

5. 其他抗缺血药物

（1）尼可地尔：是腺苷三磷酸（ATP）敏感性钾离子通道开放剂，在结构上属于硝酸酯类，可有效扩张心外膜下冠状动脉和冠状小动脉。随机和安慰剂对照的临床试验显示，尼可地尔可改善心绞痛症状和心电图运动试验结果。

（2）雷诺嗪：在小样本的微血管疾病患者的临床研究中，晚期钠通道阻滞剂雷诺嗪可显著改善心绞痛症状和左心室舒张功能，增加经胸超声或冠状动脉内多普勒测量的 CFR。

（3）伊伐布雷定：是窦房结起搏电流阻滞剂，具有改善冠状动脉微血管心绞痛症状的作用。

微血管占整个冠状动脉树的95%，功能复杂，有越来越多的技术方法可用来评价微血管功能。微血管病变并不少见，往往与心肌疾病、冠状动脉粥样硬化心脏病等合并存在，影响了患者的生活质量或预后，还需要得到更多的关注，并研究更有效的治疗方法。

三、冠状动脉非阻塞性心肌梗死

诊疗路径：

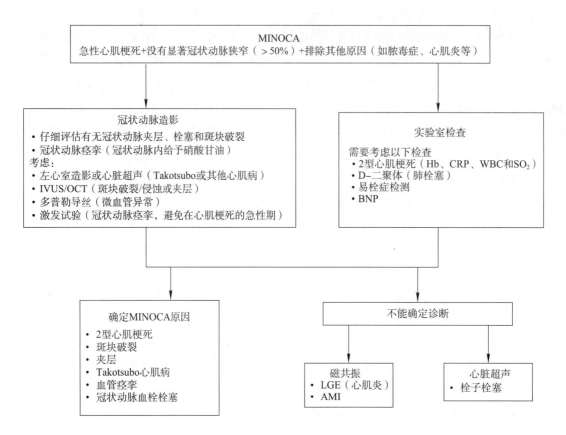

BNP：B 型利尿钠肽；Hb：血红蛋白；CRP：C 反应蛋白；SO_2：氧饱和度；WBC：白细胞计数；IVUS：血管内超声；OCT：光学相干断层扫描；LGE：晚期钆增强

（一）定义

冠状动脉非阻塞性心肌梗死（MINOCA）是指患者发生了明确的心肌梗死，冠状动脉造影却未见明显的 50% 狭窄。MINOCA 占确诊为心肌梗死患者的 6%～8%。MINOCA 的发生机制，包括动脉粥样硬化斑块破裂继发血栓形成、冠状动脉痉挛、冠状动脉夹层和微血管病变等。

（二）临床表现

MINOCA 患者的临床表现与典型的心肌梗死相似。可在心电图上出现 ST 段抬高或无 ST 段抬高。MINOCA 患者通常比存在冠状动脉严重狭窄的心肌梗死患者年轻，性别分布不同。性别和（或）激素的影响可能起一定作用。

（三）发病机制

1. 斑块破损　通常近 1/3 的 MINOCA 患者通过 IVUS 或 OCT 显示有斑块破损，包括斑块破裂、斑块溃疡和斑块侵蚀等。斑块破损后形成的血栓，可自发性溶解，或脱落至远端血管，导致心肌坏死，这可能是一种内源性的保护机制，在冠状动脉斑块破裂的情况下防止大块血栓形成，避免造成严重后果。

2. 血管痉挛　长时间的血管痉挛可导致心肌坏死。40% 左右的 MINOCA 患者在接受激发试验时发现有血管痉挛。

3. 微血管功能异常 行激发试验时，冠状动脉无痉挛但出现典型心绞痛和心电图缺血型ST-T改变，排除其他疾病后，可考虑为微血管性心肌缺血。大约25%的急性冠脉综合征和非阻塞性冠心病患者有微血管功能异常的证据。

4. 冠状动脉栓塞/血栓 冠状动脉栓塞可发生于心房颤动、心脏瓣膜病、腔内血栓、非血栓来源（包括细菌性和非细菌性心内膜炎中的瓣膜赘生物）、心脏肿瘤（如黏液瘤）、矛盾栓塞、医源性空气或血栓栓塞。遗传性凝血因子V、蛋白C、蛋白S缺乏等遗传性疾病或获得性血栓性疾病，如抗心磷脂抗体综合征、骨髓增殖性疾病等可致冠状动脉血栓形成。

5. 自发性冠状动脉夹层（spontaneous coronary artery dissection，SCAD） 是指冠状动脉在非人为因素的情况下动脉内膜自发撕裂，血液进入冠状动脉中膜或内膜下形成血肿，从而导致管腔急剧变窄和血流严重受阻，可表现为急性冠脉综合征。自发性冠状动脉夹层常好发于年轻女性，可能与其体内激素水平有关。长期且持久的情绪强烈波动、剧烈运动、炎症性结缔组织病也可引起。IVUS或OCT诊断更为准确。

（四）辅助检查

1. 血管内超声（IVUS） 可评估管腔和管壁上粥样硬化病变的病变类型、分布范围、严重程度和病变的成分。有研究使用IVUS检查发现，有40%以上的MINOCA患者存在斑块破裂或溃疡。

2. 光学相关断层成像扫描 与IVUS相比，光学相关断层成像扫描（OCT）分辨率高，可检出自发性冠状动脉夹层、冠状动脉痉挛等病变。联合使用IVUS和OCT有助于识别冠状动脉造影所不能发现的动脉粥样硬化斑块破裂和斑块侵蚀，以及冠状动脉夹层或血栓形成，有助于MINOCA的诊断。

3. 心脏磁共振（CMR）成像 可同时检测心肌功能、组织形态、心肌水肿和心肌灌注，能准确评价心内膜及心外膜下的心肌灌注，是诊断和鉴别诊断MINOCA的重要手段，可排除心肌炎、

Takotsubo综合征和心肌病。晚期钆增强（LGE）可以定位心肌损伤区域，了解可能的原因。例如，心内膜LGE提示缺血，心外膜LGE提示心肌病。心肌炎或心肌浸润性疾病也可表现为LGE。

4. 冠状动脉内多普勒血流导丝技术 可评价冠状动脉微血管功能异常，准确地测量各条冠状动脉血流储备分数（FFR）、冠状动脉血流储备（CFR）和微血管阻力等。对中度病变（即30%~50%）病例可考虑进行FFR评估，但仍需要进一步的研究。

5. 正电子发射型计算机断层显像（PET） 利用铷或锝标记的示踪剂，记录静息和负荷状态下心肌中的放射活性，进而可发现两种状态下的节段性心肌灌注减低、灌注缺损或灌注再分布征象，在心外膜下冠状动脉无明显狭窄的情况下，有助于诊断冠状动脉微血管病变所致的心肌缺血。

6. 冠状动脉痉挛的激发试验 可通过过度换气、乙酰胆碱和麦角新碱激发等评价冠状动脉痉挛。

（五）诊断和鉴别诊断

1. 诊断 MINOCA是针对急性心肌梗死（根据心肌生物标志物和确凿的临床证据），但冠状动脉造影却未发现显著狭窄患者的一种描述性诊断，这些患者已经排除了：①临床上其他引起肌钙蛋白升高的原因（如败血症、肺栓塞）；②临床上被忽视的冠状动脉狭窄（如斑块导致的分支或远端完全闭塞）；③类似心肌梗死（如心肌炎）的临床情况。诊断标准见表9-16。

需要注意，将狭窄<50%作为诊断标准有一定的主观性，病变的严重程度可能有动态改变。将MINOCA患者分为冠状动脉造影完全正常、<30%狭窄和30%~50%的目的是评价动脉粥样硬化负荷情况，即负荷越大，预后越差。应用FFR评估狭窄程度30%~50%的MINOCA患者时，有1/4的30%~50%狭窄患者有功能性显著狭窄（FFR>0.80）。

2. 鉴别诊断

（1）急性心肌炎：在一项对MINOCA的系统回顾研究中，经MRI检查的MINOCA患者中，发现1/3的患者为心肌炎，接近1/5的患者提示有

表 9-16　冠状动脉非阻塞性心肌梗死的诊断标准

1. 心肌梗死诊断标准

（1）心脏生物标志物（最好是心脏肌钙蛋白）升高和（或）降低，至少超过 99% 的正常值参考上限

（2）至少有以下任何一项：

（a）缺血症状

（b）新发生的明显 ST-T 改变或 LBBB

（c）出现病理性 Q 波

（d）新发生的存活心肌丢失或室壁运动异常的影像学证据

（e）血管造影或尸检时发现有冠状动脉内血栓

2. 冠状动脉没有严重狭窄

定义为在冠状动脉造影时，梗死相关动脉中没有严重的冠状动脉狭窄（≥50%）。包括冠状动脉完全正常、不规则（<30% 狭窄）或轻度冠状动脉粥样硬化（狭窄 30%~50%）

3. 除外其他可引起心肌坏死标志物升高的临床情况，如脓毒症、心肌炎和肺栓塞等

Takotsubo 综合征。急性心肌炎可伴有类心肌缺血症状，心肌损伤标志物升高，及 ST 段改变，而此时心外膜冠状动脉无狭窄，易被诊断为 MINOCA。急性心肌炎多由柯萨奇病毒、腺病毒、流感病毒、EB 病毒等引起，目前心内膜心肌活检仍是诊断急

性心肌炎的"金标准"。CMR 对急性冠脉综合征表现为主的病毒性心肌炎有着良好的诊断价值。

（2）肺栓塞：特别需要除外的疾病，因为这是一个潜在的致命疾病，容易治疗。可行 D-二聚体排除，如果可疑，应进一步检查。

（3）2 型急性心肌梗死：定义为因心肌氧供需失衡导致的心肌细胞坏死，无冠状动脉斑块破裂及冠状动脉阻塞等病变。病因包括贫血、慢快综合征、呼吸衰竭、低血压、休克、伴或不伴左心室肥厚的重度高血压、重度主动脉瓣疾病、心力衰竭、心肌病及药物毒素损伤等。

（4）Takotsubo 综合征：又称心碎综合征、应激性心肌病、心尖球囊综合征等。Takotsubo 综合征的最常见症状为急性胸痛、呼吸困难或晕厥，难以与急性心肌梗死区分。在疑似 ST 段抬高心肌梗死（STEMI）的患者中，有 1%~3% 为 Takotsubo 综合征；在疑似 STEMI 的女性患者中，有 5%~6% 为本病。其特点是短暂的，通常是大范围的，局部的左心室收缩功能障碍。按照 2018 年全球心肌梗死的新定义，Takotsubo 综合征不属于 MINOCA 范畴，应注意鉴别诊断。Takotsubo 综合征的国际诊断标准见表 9-17。目前大多数研究认为本病是儿茶酚胺介导的心肌顿抑的结果，主要依靠超声心动图、

表 9-17　Takotsubo 综合征的国际诊断标准

1. 患者表现为暂时性左心室功能不全（运动减低、运动消失或运动异常），表现为心尖球囊样扩张，或室间隔中部、基底部或局灶性室壁运动异常；也可出现右心室受累。局部室壁运动异常通常超出单支心外膜冠状动脉的分布范围，也可出现局灶性的运动异常

2. 情绪或身体应激可诱发 Takotsubo 综合征，但不是必需

3. 神经系统疾病（如蛛网膜下腔出血、脑卒中、短暂性缺血发作或癫痫发作）和嗜铬细胞瘤可能是 Takotsubo 综合征的诱因

4. 新出现的心电图异常（ST 段抬高、ST 段压低、T 波倒置和 QTc 延长），部分病例没有任何心电图改变

5. 大多数情况下，心脏生物标志物（肌钙蛋白和肌酸激酶）水平中度升高，常见脑钠肽明显升高

6. 在 Takotsubo 综合征中，也可能存在严重的冠状动脉疾病

7. 无感染性心肌炎的证据

8. 绝经后妇女主要受到影响

心室造影、CMR 等确诊。

（5）心肌桥：有研究表明，心肌桥与心肌梗死可能有关。但发现心肌桥，并不一定能确定这就是心肌梗死的原因，而可能是旁观者，仍需进一步的检查研究。

（六）治疗

考虑为 MINOCA 的患者，治疗思路应包括针对心肌梗死的急性期治疗和针对病因的治疗。

1. 针对心肌梗死的急性期治疗　急诊血运重建并不是 MINOCA 患者的必需治疗手段，应考虑 MINOCA 的可能原因并进行鉴别诊断。其他处理包括紧急治疗可能出现的危及生命的心律失常或心源性休克。

2. 针对性治疗　MINOCA 患者根据情况可使用双联抗血小板药、他汀类药物、血管紧张素转换酶抑制剂、血管紧张素受体阻滞剂和 β 受体阻滞剂、纠正心血管病危险因素和心脏康复等。如果是伴有斑块破裂的 MINOCA 患者，应使用抗血小板治疗和他汀类药物。建议在 1 年内进行双重抗血小板治疗，然后进行终身单一抗血小板治疗。

如果为冠状动脉痉挛，应避免使用 β 受体阻滞剂。判断为冠状动脉痉挛引起的，可考虑使用钙拮抗剂。冠状动脉微血管功能异常者，可考虑应用 β 受体阻滞剂和钙拮抗剂，也可使用尼可地尔、雷诺嗪和伊伐布雷定等药物。

对于有冠状动脉栓塞、血栓形成证据的 MINOCA 患者，是否终身抗凝治疗或抗血小板治疗，应考虑原发病的情况。

对于自发性冠状动脉夹层患者，在急性期通常避免使用冠状动脉介入治疗或支架植入术，除非患者不稳定或出现 ST 段抬高心肌梗死，且冠状动脉完全闭塞。大多数情况下，自发夹层可自然愈合，血运重建反而会造成夹层剥离和壁内血肿扩大。可以使用 β 受体阻滞剂和阿司匹林治疗。抗凝和双联抗血小板治疗仍存在争议。

目前尚无 Takotsubo 心肌病最佳治疗的循证依据，经验治疗包括 β 受体阻滞剂，左心室功能障碍患者可选择 ACEI、ARB 等类药物。

（杨跃进　杨进刚）

数字课程学习

⬇ 教学PPT　　　✐ 自测题

第十章
高血压

关键词

原发性高血压　　继发性高血压　　高血压急症　　难治性高血压

诊疗路径：

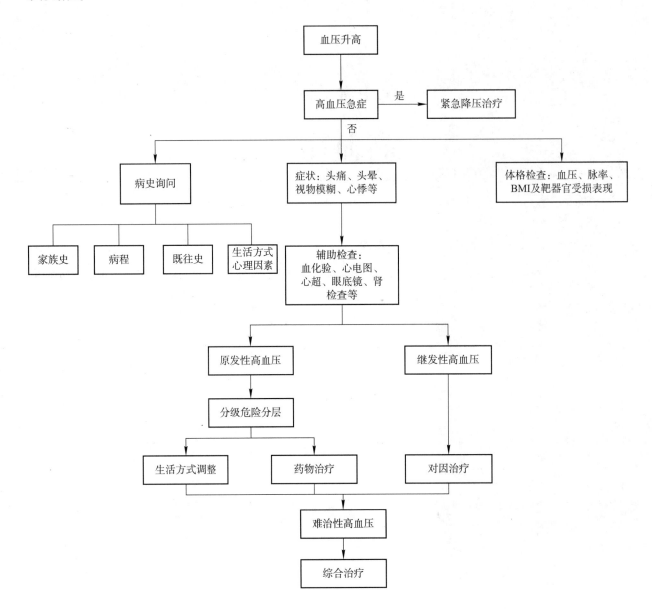

第一节　原发性高血压

原发性高血压（essential hypertension，EHT）是以体循环动脉压升高为主要临床表现，病因尚不明确，可能与遗传及生活方式等环境因素密切相关的一种独立的心血管疾病，又称为高血压病。EHT占所有高血压患者的90%以上，因其能引起心、脑、肾靶器官损害及功能障碍，最终导致残疾及心血管病死亡，因此是心脑血管病的最重要危险因素。同时，EHT常与肥胖、糖尿病、高脂血症等其他危险因素共病，构成高血压代谢性疾病或综合征，严重危害人类健康，是我国重点防控的主要慢性疾病之一。

（一）血压水平分类和定义

人群中血压值呈连续性的正态分布，在一定的范围内，血压水平与发生心脑血管病风险呈正相关。高血压水平的界定标准主要依据科学的、大规模的流行病学资料；同时，还要兼顾一个国家或地区的经济基础、疾病防治现状、公众心理等多方面因素，由政府主管部门监管下的相关领域的专家制订。鉴于此，各国或地区出台的高血压防治指南，都从自己的实际情况出发，制订了血压水平分类及定义。纵观各国及地区的高血压指南，血压水平分类及定义，总体相似，但不尽一致。2018年中国高血压防治指南重新修订，血压水平分类及定义延续了2010年版的标准未做更新，高血压定义为无抗高血压药物（简称降压药）治疗的情况下，诊室血压SBP≥140 mmHg和（或）DBP≥90 mmHg，并根据血压水平分为1~3级；单纯收缩期高血压，以收缩压水平分级（表10-1）。

（二）流行病学

高血压患病率在不同国家和地区，不同种族间各异。一般发达国家和地区高于发展中国家，美国黑种人高于白种人。根据2018年中国高血压防治指南提供的数据显示，我国高血压患病率总体水平较高，并上升趋势明显。自1991年统一高血压诊断标准后，我国共进行4次较大规模的人群高血压调查。于1991年、2002年、2012年、2015年，我国成年人高血压患病粗率分别为13.6%、18.8%、25.2%（综合调整患病率）、27.9%。不同地域、民族患病率各异。总体来看，北方高血压患病率仍高于南方；藏族、满族、蒙古族高于汉族，而回族、壮族、布依族低于汉族。高血压患病率亦呈现出城乡、年龄、性别上的差异。城市高于农村，尤其是大型城市，如北京（35.9%）、天津（34.5%）、上海（29.1%），高血压患病率接近或超过30%。但近年来，农村高血压患病率增长速度明显增快，已接近或超过城市的高血压患病率。年龄仍是高血压的危险因素。随着年龄的增长，其高血压患病率明显增高。性别上，则男性患病率高于女性。

高血压的知晓率、治疗率、控制率是反映高血

表10-1　血压水平分类和定义（2018年中国高血压防治指南）

分类	SBP（mmHg）		DBP（mmHg）
正常血压	<120	和	<80
正常高值	120~139	和（或）	80~89
高血压	≥140	和（或）	≥90
1级高血压（轻度）	140~159	和（或）	90~99
2级高血压（中度）	160~179	和（或）	100~109
3级高血压（重度）	≥180	和（或）	≥110
单纯收缩期高血压	≥140	和	<90

适用于18岁及以上任何年龄的成年人；当收缩压（SBP）和舒张压（DBP）分属不同级别时，以较高的分级为准

压防治状况的重要评价指标。总体来看，经过几十年的努力，我国高血压的知晓率、治疗率、控制率都有了长足的进步，分别由 1991 年的 26.3%、12.1% 和 2.8% 提高到 2015 年的 51.6%、45.8% 和 16.8%；但与一些发达国家比较，如美国 2009—2012 年的近 70% 的治疗率和超 50% 的总体控制率，还有很大的差距。

（三）病因和危险因素

原发性高血压（EHT）是病因复杂且不十分明确的一种疾病。目前公认它是遗传和环境因素相互作用的结果。与 EHT 发病有关的危险因素较多，归纳如下。

1. 遗传等内在因素　遗传是 EHT 发病的重要的内在因素，它决定人对 EHT 发病的易感性；而外部的环境因素在遗传易感的基础上，促进 EHT 的发生与发展。其他与高血压发病有关的危险因素包括年龄及性别。流行病学资料显示，高血压的患病率随增龄而明显增高；而女性在围绝经期前，高血压患病率低于男性，而围绝经期后则高于男性。

2. 环境等外在因素　目前公认或备受关注的 EHT 的重要的危险因素有不良的生活方式及其产生的后果、环境污染等。

（1）钠的摄入过多：有研究表明，钠盐的摄入量与血压水平呈正相关，尤其在盐敏感人群；24 h 尿钠与血压升高有关，而限盐可以起到一定程度的降压作用。

（2）超重与肥胖：或多或少与遗传有关，但更重要的是热量过多，运动过少所致。有研究结果表明，基线体重正常者，10 年高血压的累积患病率 36.3%；超重及肥胖者，10 年高血压累积患病率分别为 55.3% 和 69.2%，而控制体重有降低血压的作用。

（3）过量饮酒：有资料显示，高血压患病率随着饮酒量的增加而升高，限酒可有助于降低血压。

（4）长期精神紧张：由环境、工作、生活、疾病等原因所导致的长期精神紧张、心理压力、不良情绪，都可能促使血压升高。

（5）环境污染：是越来越备受关注的高血压危险因素。有研究表明，雾霾等大气污染可能与高血压患病风险增加有关。

（四）发病机制

EHT 是遗传与环境因素相互作用的产物，其表型、病因、调节机制均具有较强的异质性与多元性，且在不同的病理阶段各调节因素此消彼长，相互作用、相互影响。因此，也奠定了临床个体化治疗的理论基础。

1. 遗传机制　是被公认的 EHT 重要发病机制之一。从实验到临床、从个体到群体流行病学的研究结果，都佐证了遗传在 EHT 发病中所发挥的重要作用，其遗传率 30% ~ 60%。然而迄今为止，EHT 的候选基因并未得到更多证据的支持。早期的实验动物模型，自发性高血压大鼠（SHR）是从京都 WKY 大鼠中选择血压较高大鼠近交繁殖产生；再从已发生卒中的子代 SHR，近交培育出卒中型自发性高血压大鼠（SHRsp）。前者出生后较早即发生高血压；而后者 100% 发生卒中，这是最接近人类的遗传性高血压的动物模型。临床及流行病学研究发现，EHT 具有家族聚集性，双亲高血压、单亲高血压的子女，高血压患病率分别是双亲无高血压子女的 2 倍和 1.5 倍。而且，已发现双亲高血压的正常血压子女，其儿茶酚胺水平高于双亲无高血压的正常血压子女。近 20 年来，高血压易感基因的研究广受关注。大量的高血压遗传学研究虽发现诸多参与血压调节物质基因变异可能与高血压有关，也发现一些基因区域与血压的变异有关，但最终仍未确认高血压的易感基因。因此认为 EHT 是多基因遗传，而每个基因仅起到微效作用，易被发病机制异质性的群体所稀释。

2. 肾 - 水盐调节机制　肾无疑是血压、水盐代谢的重要调节器官。当钠的摄入量过多或血压升高时，肾可以通过抑制肾素 - 血管紧张素系统（RAS）或"压力 - 利尿钠"等机制，增加肾排钠作用，以调节体内的水盐平衡，维持血压正常。但若肾排钠功能遗传性或获得性降低时，就会引起水钠潴留，容量增加，血压升高。实际上，肾是一个复杂的调控系统，除与RAS、肾上皮钠通道离子转运系统有关外，还与体内其他多种血压调节系统、调节因子有着密切联系，如抗利尿钠激素、交感神经系统、心房钠肽、前列腺素等。当这些调节机制发生异常，则可引起体内容量增加及高血压。

盐敏感性异常是EHT的发病机制之一。主要因为遗传性细胞膜离子转运缺陷，导致Na^+代谢异常，肾排钠功能障碍，而引起盐敏感性高血压。高钠的摄入是盐敏感性高血压的重要促发因素，而利尿药是针对盐敏感性高血压、肾排钠功能异常等容量相关性高血压一个有效治疗手段。

3. 肾素－血管紧张素－醛固酮系统（RAAS）调节机制 RAAS是体内重要的血压、水盐调节系统。RAAS包括：入球小动脉的近球细胞合成、贮存及释放肾素，一种蛋白水解酶；能将肝产生的血管紧张素原（AGT）水解为血管紧张素（AT）Ⅰ，再经肺循环的血管紧张素转换酶（ACE）转变为ATⅡ，后者还可以在酶的作用，形成ATⅡ，ACE还可以促进缓激肽的失活。体内除循环RAAS外，还有一套完整的组织型RAAS。而ATⅡ是RAAS的生物学效应分子，其通过作用于ATⅡ-1型受体，发挥体内最强的缩血管作用；持久而强烈地刺激肾上腺皮质球状带分泌醛固酮，通过作用于肾远端小管和集合小管，引起水钠潴留；循环及组织ATⅡ还可以增加心肌收缩力，激活交感神经，进一步发挥升压作用。

4. 精神、神经调节机制 交感神经系统在高血压的发病机制中也处于非常重要的地位。交感神经系统释放的重要递质儿茶酚胺包括肾上腺素、去肾上腺素、多巴胺，可以作用于血管α受体，促使小动脉收缩，外周阻力增加；作用于肾，使入球和出球小动脉收缩，肾缺血，促进肾素分泌；后者通过ATⅡ的形成，发挥RAS的一系列升压作用；支配肾上腺髓质的交感神经活性增强，促进其释放肾上腺素和去甲肾上腺素，进一步加强升压作用；交感神经系统活性增加，增强心肌收缩力，增加心排血量；促进血管壁增厚，管腔狭窄，外周阻力进

一步增加。同时有研究结果显示，EHT发病机制除与交感神经系统活性增强外，亦与机体对交感神经递质的反应性增强有关。

交感神经的调节是一个复杂的网络系统，其他神经内分泌激素，如组织RAS、血管升压素、脑啡肽等也可与交感神经相互作用，导致其调节失衡，在EHT的发病机制中起重要作用。

5. 胰岛素抵抗（IR） 是因胰岛素受体亲和力（下降）或受体密度（减少）改变，而必须释放远高于正常水平的胰岛素，才能维持正常血糖水平的现象。高胰岛素血症是IR的结果；而IR往往与肥胖、高三酰甘油血症、高血压、糖耐量减退共存。一般认为，肥胖是引起胰岛素受体亲和力与受体密度降低的原因。因此，肥胖是IR的重要危险因素。IR是2型糖尿病与EHT的共同病理生理基础。尽管IR导致EHT的机制不十分明确，但一些研究提示，IR引起EHT的可能机制是增加交感活性，激活RAS，促进肾钠的重吸收及水钠潴留；内皮细胞依赖的舒张血管的作用受损；刺激钠－钾ATP酶活性及其他离子转运功能障碍，使细胞钠、钙浓度增加，进而增强血管平滑肌对血管加压物质，如去甲肾上腺素、ATⅡ的反应性，使血压升高，同时促进壁腔比值增加，外周血管阻力增高。

（五）病理解剖

动脉分为大、中、小动脉和微动脉。大动脉为弹性动脉，而中、小动脉为肌性动脉。小动脉管径为0.3～1 mm，分布于全身；小动脉管壁含平滑肌，受神经体液因素调节。当张力增加，管腔缩小时，外周阻力增加。人体动脉血压的高低主要取决于心排血量与外周阻力（平均动脉压＝心排血量×外周阻力）。心肌收缩力是心排血量主要的决定因素。当心率不变，心肌收缩力增加，收缩压升高；而小动脉的外周阻力增高，则舒张压升高。

动脉病变是EHT最基本的病理改变，也是EHT发生靶器官损害及心脑血管事件的病理基础。

1. 动脉

（1）小动脉：当EHT时，小动脉阻力血管长

期收缩、痉挛；继而管壁增厚、管腔缩窄、壁腔比值增加等，发生血管重塑；严重时，缺血缺氧、小动脉的玻璃样变，最终可引起相应器官的功能障碍。EHT引起小动脉病理改变的主要原因是血压机械性损伤及神经内分泌因素的影响，如RAS的AT Ⅱ、加压素、内皮素等，都促进动脉血管的病理改变。

（2）大动脉：当EHT时，大动脉僵硬度增加。当心脏收缩时，血液射入主动脉，主动脉的扩张一方面可缓冲射血所产生的收缩压，另一方面则将动能转变为势能贮存，以维持心脏舒张期正常的舒张压。长期的高血压导致血管老化和动脉粥样硬化，可增加大动脉僵硬度，最终大动脉弹性扩张能力减弱，不能缓冲收缩压；同时，收缩期所形成的压力反射波回传至收缩期，使收缩压进一步升高。由于大动脉弹性扩张能力降低，贮存的势能不足以维持正常的舒张压，因而老年高血压常表现为收缩压高、舒张压低、脉压大。

2. 心脏　是EHT重要的靶器官，左心室肥厚（LVH）是EHT最特征性、最常见的靶器官损害。LVH可进展为心功能不全，尤其表现为舒张功能的降低；同时，LVH也增加冠心病患者发生心肌梗死及心血管死亡的风险。关于LVH的发生机制，首先认为血压升高，心脏后负荷增加，促进心肌蛋白的合成和心肌纤维成分增加；LVH发生前常常先有左心房增大，说明心脏后负荷增加起了重要作用。但压力负荷增加不是LVH的唯一原因，还与EHT时的神经体液因素及一些生长因子增加有关。交感神经兴奋时儿茶酚胺释放，RAS激活后AT Ⅱ和醛固酮释放增多，均可刺激心肌蛋白合成和心肌纤维化，导致LVH。此外，表皮生长因子、胰岛素样生长因子等也在LVH的发生中起到一定作用。

3. 脑　长期高血压状态下，脑小动脉收缩和动脉粥样硬化形成，导致脑微小动脉瘤的形成。当血管痉挛、血压增高或大幅波动时，易引发脑出血。在脑动脉粥样硬化的基础上，局部血栓形成或血管狭窄、闭塞等可导致脑梗死；若小的穿通动脉

闭塞，坏死灶较小，即形成腔隙性梗死。患者的临床表现及预后取决于累及的血管位置及范围。

4. 肾　EHT可引起良性小动脉肾硬化，或称高血压肾小动脉硬化，也可引起恶性小动脉肾硬化。良性肾小动脉硬化，主要发生在小叶间动脉和入球小动脉，特征性的改变为玻璃样变。因肾小管的血供来自肾小球，所以，高血压肾损害时肾小管病变先于肾小球，肾小管萎缩，肾间质纤维化；肾小球缺血、萎缩变小、硬化。这些良性硬化，最终进展为肾功能不全。恶性高血压引起的恶性肾小动脉硬化，主要的病理改变为入球小动脉的纤维素样坏死和小叶间动脉的增生性动脉炎，短期内可出现肾衰竭。

5. 视网膜　高血压引起的视网膜病变，早期表现为动脉痉挛；继而视网膜动脉硬化，管腔狭窄不均；严重时视网膜动脉出血、渗出，最终发展为视神经盘水肿。

☞ 典型案例 10-1
主诉：发现血压升高1年余

（六）临床表现

EHT的临床表现往往与病情发展急缓，有否并发症有关。EHT根据疾病的进展情况可分为缓进型和急进型，前者称良性高血压，后者为恶性高血压。表现为缓进型的良性高血压，起病隐匿，一般无不适症状，仅在体检或偶测血压时发现血压升高；早期高血压，血压不稳定，时高时正常。当劳累、精神紧张、睡眠不佳或气温低时，血压升高；而休息及无上述等因素时，血压可正常。一些良性高血压患者可能会有轻度的头痛，头晕、头胀、视物模糊、颈项板紧、乏力、心悸，甚至鼻出血等。症状可能与血压有关，也可能无关。因此，症状的有无、轻重，与血压并不平行。表现为急进型的恶性高血压，上述症状可能会更多、更重。EHT一旦发生心、脑、肾、眼底病变等靶器官损害时，会出现相应器官损害及功能障碍的症状与表现。例如，左心室肥厚或心功能不全，可有胸闷、气短、心

悸、水肿；急性左心功能不全时，端坐呼吸，咳粉红泡沫痰；动脉夹层时，剧烈胸痛，向背或腹部放射等。当并发脑血管病，如脑出血或缺血性脑梗死时，可有精神、神经定位性症状与体征；高血压合并慢性肾疾病，除水肿外，还可有夜尿增多，泡沫尿、血尿；发生眼底视网膜病变时，可出现视物模糊、视力下降，甚至失明。总之，EHT 的临床表现多样，不同个体在不同的病理生理阶段可有不同的临床表现。

（七）辅助检查

高血压患者进行实验室和影像学等检查的目的主要是基于以下几点：①明确是否合并有其他心脑血管危险因素。②判断高血压病因，区分原发性或继发性高血压。③评估靶器官损害及其他相关临床情况，对患者心脑血管疾病风险程度进行分层，指导诊断与治疗。

1. 基本项目

（1）血常规：血细胞计数和血红蛋白。

（2）尿液分析：尿蛋白、尿糖和尿沉渣镜检。

（3）血液生化：血电解质（血钾、血钠）、空腹血糖、总胆固醇、三酰甘油、高密度脂蛋白、低密度脂蛋白、肌酐和尿酸。

2. 推荐项目　24 h 动态血压监测、心电图、超声心动图、颈动脉超声、口服葡萄糖耐量试验、糖化血红蛋白、尿白蛋白 / 肌酐比值、尿蛋白定量、眼底、胸部 X 线片、脉搏波传导速度（PWV）及踝肱指数（ABI）等。

（1）动态血压监测（ambulatory blood pressure monitoring，ABPM）：是由仪器自动定时测量血压，每隔 15 ~ 30 min 自动测压，连续 24 h 或更长时间。正常人血压呈明显的昼夜节律，表现为双峰一谷，在上午 6—10 时及下午 4—8 时各有一高峰，而夜间血压明显降低。目前认为，动态血压的正常参考范围为：24 h 平均血压 < 130/80 mmHg，白天血压均值 < 135/85 mmHg，夜间血压均值 120/70 mmHg。动态血压监测可诊断白大衣性高血压，发现隐匿性高血压，检查难治性高血压的原因，评估血压升高

程度、短时变异和昼夜节律及治疗效果等。

（2）心电图：可了解有无左心室肥厚、左心房负荷过重和各种心律失常，有无 ST-T 改变等心肌缺血提示。

（3）超声心动图：比心电图能更准确地诊断左心室肥厚和心脏扩大，并可了解高血压患者的心脏功能，包括收缩功能和舒张功能。

（4）颈动脉超声：可明确患者颈动脉内中膜厚度（IMT）和是否存在颈动脉粥样斑块，后者可独立于血压水平预测心血管事件。

（5）眼底检查：视网膜动脉病变可反映小血管病变情况，按 Keith-Wagener 和 Backer 四级分类法，常规眼底检查，高血压眼底 3 级或 4 级为高血压的视网膜病变。

（6）X 线胸片：可了解心胸比值、心影大小及大动脉的形态。

（7）脉搏波传导速度（PWV）和踝肱指数（ABI）：PWV 的检测可了解大动脉的弹性和僵硬度，早期评估血管损害的风险。正常 ABI 为 0.9 ~ 1.3，通过检测 ABI 可了解下肢动脉硬化的程度，有无血管狭窄。

3. 选择项目　对怀疑继发性高血压患者，根据需要可以选择以下检查项目：血浆肾素活性或肾素浓度、血和尿醛固酮、血和尿皮质醇、血游离甲氧基肾上腺素及甲氧基去甲肾上腺素、血或尿儿茶酚胺、肾动脉超声和造影、肾和肾上腺超声、CT、MRI、肾上腺静脉采血及睡眠呼吸监测等。

血压测量是评估血压水平、诊断高血压及观察降压疗效的根本手段和方法。在临床和人群防治工作中，主要采用诊室血压测量和诊室外血压测量，后者包括动态血压监测（ABPM）和家庭血压监测（HBPM）。

（1）诊室血压：由医护人员在标准条件下按统一规范进行测量，是目前诊断高血压、进行血压水平分级以及观察降压疗效的常用方法。诊室血压测量要求受试者安静休息至少 5 min 后开始测量坐位上臂血压，上臂应置于心脏水平。推荐

使用经过验证的上臂式医用电子血压计，水银柱血压计将逐步被淘汰。使用标准规格的袖带（气囊长 22～26 cm、宽 12 cm），肥胖者或臂围大者（＞32 cm）应使用大规格气囊袖带。首诊时应测量两上臂血压，以血压读数较高的一侧作为测量的上臂。测量血压时，应相隔 1～2 min 重复测量，取 2 次读数的平均值记录。如果 SBP 或 DBP 的 2 次读数相差 5 mm Hg 以上，应再次测量，取 3 次读数的平均值记录。在测量血压的同时，应测定脉率。

（2）动态血压监测（ABPM）：目前临床上主要用于诊断白大衣性高血压、隐蔽性高血压和单纯夜间高血压，观察异常的血压节律与变异，评估降压疗效、全时间段（包括清晨、睡眠期间）的血压控制。①使用经过国际标准方案认证的动态血压监测仪，并定期校准。②通常白天每 15～20 min 测量 1 次，晚上睡眠期间每 30 min 测量 1 次。应确保整个 24 h 期间血压有效监测，每个小时至少有 1 个血压读数；有效血压读数应达到总监测次数的 70% 以上，计算白天血压的读数≥20 个，计算夜间血压的读数≥7 个。③动态血压监测指标：24 h、白天（清醒活动）、夜间（睡眠）SBP 和 DBP 平均值。

（3）家庭血压监测（HBPM）：由被测量者自我测量，也可由家庭成员协助完成。HBPM 可用于评估数日、数周、数月，甚至数年的降压治疗效果和长时血压变异，有助于增强患者的健康参与意识，改善患者治疗依从性，适合患者长期血压监测。随着血压遥测技术和设备的进展，基于互联网的家庭血压远程监测和管理可望成为未来血压管理新模式。①使用经过国际标准方案认证的上臂式家用自动电子血压计，不推荐腕式血压计、手指血压计、水银柱血压计进行家庭血压监测。电子血压计使用期间应定期校准，每年至少 1 次。②测量方案：对初诊高血压患者或血压不稳定高血压患者，建议每天早晨和晚上测量血压，每次测 2～3 遍，取平均值；建议连续测量家庭血压 7 天，取后 6 天血压平均值。血压控制平稳且达标者，可每周自

测 1～2 天血压，早晚各 1 次；最好在早上起床后、服降压药和早餐前、排尿后，固定时间自测坐位血压。③详细记录每次测量血压的日期、时间及所有血压读数，而不是只记录平均值。应尽可能向医生提供完整的血压记录。④精神高度焦虑患者，不建议家庭自测血压。

（八）诊断标准和危险分层

1. 诊断标准　血压水平与心脑肾血管疾病发生风险呈连续性相关，因此正常血压和高血压的划分实际上并无明确界线。然而在临床实践过程中，明确诊断标准将有助于高血压诊断和治疗决策管理。根据临床和流行病学研究数据，我国新颁布的《中国高血压防治指南 2018 年修订版》推荐，根据常用的诊室血压水平，将血压水平分类为：正常血压、正常高值和高血压。高血压诊断标准为：在未使用降压药物的情况下，非同日 3 次测量诊室血压，SBP≥140 mmHg 和（或）DBP≥90 mmHg。患者既往有高血压史，目前正在使用降压药物，血压虽然低于 140/90 mmHg，仍应诊断为高血压。SBP≥140 mmHg 和 DBP＜90 mmHg 诊断为单纯收缩期高血压。根据血压升高水平，又进一步将高血压分为 1 级、2 级和 3 级（表 10-1）。

诊室外血压监测，包括 24 h 动态血压监测（ambulatory blood pressure monitoring，ABPM）及家庭血压监测（home blood pressure monitoring，HBPM）在高血压的诊断评估中应用越来越广泛。诊室外血压监测能鉴别诊断白大衣性高血压和隐蔽性高血压，提供多种状态下血压及血压变异信息。ABPM 根据各时段平均 SBP/DBP 水平诊断高血压，各时段的诊断标准参见表 10-2。HBPM 诊断高血压的标准为：连续 5～7 天的家庭血压平均值≥135/85 mmHg。以上诊断标准均适用于 18 岁以上的成年人。诊室血压为高血压，而诊室外血压正常的诊断为"白大衣性高血压"，正在服用降压药的称为"白大衣性未控制高血压"。诊室血压正常，而诊室外高血压的诊断为"隐蔽性高血压"，正在服用降压药的称为"隐蔽性未控制高血压"。

表 10-2　不同血压测量方法对应的高血压诊断标准

血压测量方法	SBP（mmHg）		DBP（mmHg）
诊室血压	≥140	和（或）	≥90
动态血压			
24 h 平均	≥130	和（或）	≥80
白天平均	≥135	和（或）	≥85
夜间平均	≥120	和（或）	≥70
家庭血压	≥135	和（或）	≥85

在诊断高血压时，由于诊室血压测量的次数较少，血压又具有明显波动性，因此需要数周内多次测量来判断血压升高情况，尤其对于 1~2 级高血压。有条件者应尽可能进行诊室外血压测量。一般来说，左、右上臂血压相差 < 1.33 kPa（10 mmHg），如果左、右上臂血压相差较大，应采用血压较高一侧进行高血压诊断和管理。一旦诊断高血压，必须鉴别是原发性还是继发性高血压，继发性高血压的诊断和治疗参见本章第四节。

2. 危险分层　高血压患者的预后不仅与血压水平有关，而且与是否合并其他心血管危险因素、靶器官损害和并发症有关。因此，应对高血压患者进行心血管风险评估，并进行分层管理。指南推荐，根据诊室血压水平、危险因素、靶器官损害和并发症等情况，将高血压患者分为低危、中危、高危和很高危（表 10-3）。用于分层的心血管危险因素、靶器官损害和并发症详见表 10-4。高血压患者的心血管综合风险分层，有利于确定启动降压治疗的时机、优化降压治疗方案、确立合适的血压控制目标、进行患者的个体化和精准化管理。

（九）治疗

EHT 治疗的主要目标是最大限度降低患者发生心脑肾等并发症和死亡的风险，改善心血管病的预后。降压、实现血压达标，是防止心脑血管并发症的硬道理。血压控制的目标值：一般普通高血压患者的血压 < 140/90 mmHg，如果能够耐受或合并糖尿病、蛋白尿患者，血压应 < 130/80 mmHg；而老年人（≥65 岁）血压应降至 < 150/90 mmHg，如健康状况较好，耐受性好，可适当再降低一些。EHT 常常伴有超重或肥胖、高脂血症、糖尿病等心血管病代谢综合征，因此，要综合治疗以控制多重危险因素，才能得到更大的心血管获益。

高血压的治疗方法主要包括，生活方式干预的非药物治疗和抗高血压的药物治疗。

1. 非药物治疗　主要指治疗性生活方式的干预。已有流行病学及临床研究证实，改变生活方式，如限盐、降低体重等有助于降低血压，改善降压药物的疗效。因此，生活方式的干预是高血压患者的基础治疗，适用于所有无禁忌证的高血压患者。治疗性生活方式的干预如下。

表 10-3　血压升高患者心血管风险水平分层

其他心血管危险因素和疾病史	血压（mmHg）			
	SBP 130~139 和（或）DBP 85~89	SBP 140~159 和（或）DBP 90~99	SBP 160~179 和（或）DBP 100~109	SBP≥180 和（或）DBP≥110
无		低危	中危	高危
1~2 个其他危险因素	低危	中危	中/高危	很高危
≥3 个其他危险因素，靶器官损害，或 CKD3 期，无并发症的糖尿病	中/高危	高危	高危	很高危
临床并发症，或 CKD≥4 期，有并发症的糖尿病	高/很高危	很高危	很高危	很高危

CKD：慢性肾疾病

表 10-4 影响高血压患者心血管预后的重要因素

心血管危险因素	靶器官损害	伴发临床疾病
·高血压（1~3级） ·男性 >55 岁，女性 >65 岁 ·吸烟或被动吸烟 ·糖耐量受损（2 h 血糖 7.8~11.0 mmol/L）和（或）空腹血糖异常（6.1~6.9 mmol/L） ·血脂异常 TC≥5.2 mmol/L（200 mg/dL）或 LDL-C≥3.4 mmol/L（130 mg/dL）或 HDL-C <1.0 mmol/L（40 mg/dL） ·早发心血管病家族史（一级亲属发病年龄 <50 岁） ·腹型肥胖（腰围：男性≥90 cm，女性≥85 cm）或肥胖（BMI≥28 kg/m²） ·高同型半胱氨酸血症≥15 mol/L	·左心室肥厚 心电图：Sokolow-Lyon 电压 >3.8 mV 或 Cornell 乘积 >244 mV·ms 超声心动图： 男性 LVMI≥115 g/m²，女性 LVMI≥95 g/m² ·颈动脉超声 IMT≥0.9 mm 或动脉粥样斑块 ·颈 - 股动脉脉搏波速度≥12 m/s（*选择使用） ·踝 / 臂血压指数 <0.9（*选择使用） ·估算的肾小球滤过率降低［eGFR 30~59 mL/（min·1.73 m²）］或血清肌酐轻度升高： 男性 115~133 μmol/L（1.3~1.5 mg/dL），女性 107~124 μmol/L（1.2~1.4 mg/dL） ·微量白蛋白尿 30~300 mg/24 h 或白蛋白 / 肌酐比≥30 mg/g（3.5 mg/mmol）	·脑血管病 脑出血 缺血性脑卒中 短暂性脑缺血发作 ·心脏疾病 心肌梗死史 心绞痛 冠状动脉血运重建 慢性心力衰竭 心房颤动 ·肾疾病 糖尿病肾病 肾功能受损包括： eGFR <30 mL/（min·1.73 m²） 血肌酐升高： 　男性≥133 μmol/L（1.5 mg/dL） 　女性≥124 μmol/L（1.4 mg/dL） 蛋白尿（≥300 mg/24 h） ·外周血管疾病 ·视网膜病变 出血或渗出，视盘水肿 ·糖尿病 新诊断：空腹血糖≥7.0 mmol/L（126 mg/dL） 餐后血糖≥11.1 mmol/L（200 mg/dL） 已治疗但未控制： 糖化血红蛋白（HbA1c）≥6.5%

　TC：总胆固醇；LDL-C：低密度脂蛋白胆固醇；HDL-C：高密度脂蛋白胆固醇；LVMI：左心室质量指数；IMT：颈动脉内膜中层厚度；BMI：体重指数

　　（1）限制钠盐的摄入：依据世界卫生组织和中国高血压防治指南的推荐，高血压患者每日钠盐的摄入量应控制到 6 g 以下。

　　（2）限酒：酗酒增加高血压的发病风险，影响降压药物的疗效，因此，高血压患者应严格限酒，男性每日酒精摄入量不超过 25 g，女性不超 15 g。

　　（3）控制体重：研究已证明，超重及肥胖增加高血压及难治性高血压的发生风险，也增加发生心脑血管不良预后的风险。因此，要将体重指数严格控制到 18~24 kg/m²。控制体重的主要方法是合理膳食，减少热量的摄入，加强体育锻炼。

　　（4）缓解精神压力：心理障碍是影响血压的重要因素。因此，要有良好的心态，保持心理平衡。

　　（5）其他因素的干预：吸烟、高脂饮食，叶酸缺乏等，均增加动脉粥样硬化性心血管病（ASCVD）的风险，是高血压患者发性心脑血管事件的重要危险因素。因此，要戒烟、低脂饮食，适量补充叶酸。

2. 药物治疗　降压药物治疗是 EHT 患者血压达标的重要手段。对于 EHT 患者，启动降压药物治疗的时机，要依据患者的心血管风险分层。对于心血管低危患者，通过改善生活方式 1~3 个月血压仍不达标（≥140/90 mmHg），启动降压药物治疗；中危患者，改善生活方式数周血压仍不达标，启动降压药物治疗；而高危和很高危患者，应立即启动降压药治疗，同时要针对并发症与其他危险因素进行综合治疗。

3. 降压药物应用的原则　高血压药物治疗的基本原则是安全、有效地控制血压。具体应用原则如下。

（1）谨慎起始剂量：根据患者血压水平谨慎地选择起始剂量。一般患者起始采用常规标准剂量治疗；但老年或超龄老年患者，初始药物治疗宜从小剂量开始，以免过度降压。然后根据需要，再逐渐增加至足剂量。

（2）优选长效降压药：每日 1 次口服，以获得 24 h 平稳降压，尤其要使夜间血压、清晨血压均达标；同时，选择长效降压药，能提高患者治疗的依从性。若服用中短效药物，每日要 2~3 次服药，以达得平稳控制血压的目的。

（3）积极联合用药：联合降压药治疗，能增加降压疗效，提高患者对治疗的依从性，又不增加不良反应。对血压≥160/100 mmHg、高于目标血压 20/10 mmHg 的患者，或单药治疗血压未达标患者，均应积极采用联合降压药物治疗，包括自由联合或固定剂量的复方制剂。对于≥140/90 mmHg 的患者，也可起始就小剂量联合治疗。

（4）遵循个体化治疗原则：高血压的个体化治疗原则，就是依据患者的具体情况，制订更优化的药物治疗方案。患者的具体情况，包括患者的自然状况、血压水平、有无并发症与合并症、对药物治疗的反应，同时兼顾患者对长期药物治疗的个人意愿及承受能力。

4. 降压药物种类、特点及应用　2018 版中国高血压防治指南推荐 5 种常用的降压药物，包括血管紧张素转换酶抑制药（ACEI）、血管紧张素受体拮抗剂（ARB）、钙通道阻滞剂（CCB）、利尿药和 β 受体阻滞剂。以及由上述药物组成的新型固定复方降压药。其他如 α 受体阻滞剂、盐皮质激素受体拮抗剂，以及部分国产传统复方制剂，作为二、三线降压药，用于临床。

（1）ACEI：俗称"普利类"降压药，属于 RAS 抑制剂。通过抑制血管紧张素转换酶，抑制血管紧张素 I 转变为血管紧张素 II；同时，抑制了缓激肽的降解，因此，发挥了扩血管、降压作用。国内外有大量关于 ACEI 降压及保护靶器官、降低心血管事件风险的循证证据。其降压疗效好，还增加缓激肽作用，对糖脂代谢具有潜在益处等。因此，ACEI 适用于各级 EHT 患者，如高血压伴有心功能不全、心肌梗死后、心房颤动、糖尿病或非糖尿病肾病、代谢综合征、蛋白尿或微量蛋白尿等，可与利尿药、CCB 联合应用。ACEI 的主要不良反应有干咳、血管神经性水肿、高钾血症，妊娠、高钾及双肾动脉狭窄者禁用。

（2）ARB：俗称"沙坦类"降压药，亦属于 RAS 抑制剂。通过阻断血管紧张素 II-1 型受体，从而阻断 AT II 的生物学效应，发挥扩血管、降压作用。ARB 的降压、防治靶器官损害、降低心脑血管事件风险的循证也非常多。因此，与 ACEI 相似，ARB 降压疗效好，除适用于各级 EHT 患者外，还具有广泛的适应人群，如高血压合并心功能不全、左心室肥厚、糖尿病肾病、冠心病、代谢综合征、心房颤动等。ARB 因无干咳不良反应，故用于 ACEI 咳嗽不能耐受的患者；其他不良反应及禁忌证均同 ACEI。

（3）CCB：属于选择性 L 型钙通道阻滞剂。药理学上根据它们在 a_1 亚单位上的不同结合位点，又分为二氢吡啶类和非二氢吡啶类 CCB。前者代表药物有硝苯地平、氨氯地平等，俗称"地平类"降压药；后者的代表药物有维拉帕米和地尔硫䓬。CCB 的作用机制主要是通过阻断细胞膜上的钙通道，减少跨膜钙内流，而减少血管平滑肌细胞内 Ca^{2+}，使血管扩张而降压；CCB 还能降低 AT II 和去甲肾上腺素的升压反应，减少肾小管对钠的重吸收，从而增强降压作用。CCB 是效应很强的一类降压药，即不同的 CCB 作用部位、药动学特点及降压疗效等都差异很大。如非二氢吡啶类 CCB 主要作用于心肌细胞、窦房结和房室结，而二氢吡啶类 CCB 主要作用于外周血管。因此，后者降压作用强，是临床应用最广泛的降压药。而且，即便同是二氢吡啶类 CCB，尼莫地平为脂溶性，易通过血脑屏障，主要扩张脑血管，对外周血管作用很小，因此，降压作用有限。CCB 降压作用强，我国自主或参与的 CCB 临床研究较多。结果显示，二氢吡啶类 CCB 对老年高血压、脑血管病的预防均有较强佐证，而且 CCB 对糖脂代谢无不良影响，长期治疗具有抗动脉粥样硬化的潜在益处。除适用于各级 EHT 患者外，CCB 更适用于盐敏感性高血压、单纯收缩期高血压，以及高血压合并心绞痛、外周血管病、糖尿病及脂代谢异常者。二氢吡啶类 CCB 没有绝对禁忌证，兼容性好，能与其他任何一类药物联合应用。CCB 的不良反应主要有反射性引起交感神经兴奋、头痛、面部潮红、心悸等，其他还有牙龈增生、踝部及下肢水肿等。非二氢吡啶类 CCB 主要因负性肌力作用和负性传导作用，而窦房结功能低下、高度房室传导阻滞及心功能不全者禁用。

（4）利尿药：分为排钾利尿药和保钾利尿药。排钾利尿药包括噻嗪类或噻嗪样利尿药（氢氯噻嗪、吲达帕胺）和袢利尿药（托拉塞米、呋塞米），保钾利尿药包括盐皮质激素受体拮抗剂（螺内酯、依普利酮）和肾小管上皮钠通道阻滞剂（氨苯蝶啶、阿米洛利）。其中，噻嗪类或噻嗪样利尿药是常用的降压药。

利尿药首先是通过肾排钠排水，减少细胞外容量而降压；而后通过减少血管平滑肌细胞内 Na^+，降低血管张力而发挥降压作用。利尿药降压作用持久、平稳，适用于各级 EHT 患者的降压治疗，尤其适用于老年性高血压、单纯收缩期高血压、盐敏感性高血压、难治性高血压的治疗；还适用于高血压合并心功能不全、脑卒中二级预防等。噻嗪类利尿药最大的优势是联合治疗的基础降压药，它能消除其他降压药所产生的代偿性水钠潴留，而增强疗效。与 RAS 抑制剂联合或复方制剂，具有协同的降压作用，并减轻不良反应；与 CCB 联合，更适用于老年性高血压的降压，增强降压疗效。噻嗪类利尿药因对糖脂代谢有潜在不利影响，并可引起高尿酸血症及电解质紊乱（主要低钾、低钠），故一般推荐小剂量，痛风患者禁忌。当肾功能不全、肾小球滤过率 < 30 mL/min 时，改用袢利尿药。保钾利尿药螺内酯（不耐受时选用依普利酮）主要为二线降压药，用于难治性高血压（定义为已使用 3 种或以上降压药，其中 1 种为利尿药，血压仍未达标）或醛固酮增多症（原发性或继发性）时的降压治疗。保钾利尿药不宜与 ACEI 或 ARB 合用，肾功能不全时慎用。其他保钾利尿药，如氨苯蝶啶、阿米洛利主要是与排钾利尿药合用，以避免发生低血钾；同时，作为肾小管上皮钠通道阻滞剂，氨苯蝶啶和阿米洛利应用于 Liddle 综合征。

（5）β 受体阻滞剂：分为选择性（β_1）、非选择性（β_1 和 β_2），以及 α、β 受体阻滞剂。该类降压药主要通过阻滞 β_1 肾上腺素受体，抑制心肌收缩力、减慢心率，同时，抑制肾素活性而发挥降压作用。在三类 β 受体阻滞剂中，主要选用选择性 β_1 受体阻滞剂或兼有 α_1、β 受体阻滞剂。β 受体阻滞剂主要适用于高血压伴快速心律失常、冠心病、心力衰竭、交感神经活性增高，以及高动力状态的高血压患者。无合并症的老年高血压患者不首选。常见的不良反应有疲乏、肢冷和对糖脂代谢的不利影响。运动员和糖脂代谢异常、外周血管病、COPD 患者慎用，二三度房室传导阻滞、窦房结功能障碍、哮喘者禁忌。

（6）其他降压药：α 受体拮抗剂、利血平、传统的固定复方制剂等二、三线降压药，因不良反应较多，一般不单独、首先使用，可用于特殊人群或难治性高血压患者的联合治疗。

（7）降压药物的联合应用：联合降压药治疗是 EHT 患者达标的有效手段。超 70% 以上的患者要想血压达标须采用联合药物治疗。降压药物联合治疗的原则是采用不同降压机制的降压药联合，力求协同的降压作用与降低不良反应。《2018 版中国高血压防治指南》推荐优选的是 RAS 抑制剂 + 利尿药、二氢吡啶类 CCB+ 噻嗪类利尿药、二氢吡啶类 CCB+β 受体阻滞剂。一般 β 受体阻滞剂与利尿药的联合应注意监测代谢异常与电解质紊乱。不推荐 ACEI 与 ARB 联合，可增加不良反应，又不能改善预后。

第二节　高血压急症和亚急症

一、诊断标准

（一）定义

高血压急症是指原发性或继发性高血压患者在某些诱因作用下，血压突然和显著升高（一般超过 180/120 mmHg），同时伴有进行性心、脑、肾等重要靶器官功能不全的表现。包括高血压脑病、高血压伴颅内出血（脑出血和蛛网膜下腔出血）、脑梗死、心力衰竭、急性冠脉综合征（不稳定型心绞痛、急性心肌梗死）、主动脉夹层、嗜铬细胞瘤危象、使用毒品（如苯丙胺、可卡因、迷幻药等）、围术期高血压、子痫前期或子痫等。以往所谓的恶性高血压、高血压危象等均属于此范畴。应注意血压水平的高低与急性靶器官损害的程度并非呈正比。一部分高血压急症并不伴有特别高的血压值，如并发急性肺水肿、主动脉夹层、心肌梗死者等，而血压仅为中度升高，但对靶器官功能影响重大，也应视为高血压急症。

高血压亚急症是指血压显著升高但不伴急性靶器官损害。患者可以有血压明显升高造成的症状，如头痛、胸闷、鼻出血、烦躁不安等。多数患者服药依从性不好或治疗不足。

区别高血压急症与高血压亚急症的唯一标准并非血压升高的程度，而是有无新近发生的急性进行性的靶器官损害。可疑高血压急症患者，应进行详尽评估，以明确是否为高血压急症，但初始治疗不要因对患者整体评价过程而延迟。

（二）临床表现

临床上高血压急症一般病情凶险，通常表现为剧烈头痛，伴有恶心呕吐、视觉障碍和精神及神经方面异常改变。

1. 血压显著增高　收缩压升高达 180 mmHg 以上和（或）舒张压显著增高，可达 120 mmHg 以上。

2. 自主神经功能失调征象　面色苍白、烦躁不安、多汗、心悸、心率增快（＞100 次 /min）、手足震颤、尿频等。

3. 靶器官急性损害的表现

（1）眼底改变：视物模糊，视力丧失，眼底检查可见视网膜出血、渗出，视神经盘水肿。

（2）充血性心力衰竭：胸闷、心绞痛、心悸、气急、咳嗽，甚至咳泡沫痰。

（3）进行性肾功能不全：少尿、无尿、蛋白尿，血浆肌酐和尿素氮增高。

（4）脑血管意外：一过性感觉障碍、偏瘫、失语，严重者烦躁不安或嗜睡。

（5）高血压脑病：剧烈头痛、恶心和呕吐，有些患者可出现神经精神症状。

（三）诊断

当怀疑高血压急症时，应进行详尽的病史收集、体检和实验室检查，评价靶器官功能受累情况，以尽快明确是否为高血压急症。

诊断高血压急症的血压标准是短时间内（数小时至数日）血压急剧升高，一般 SBP ＞ 180 mmHg 和（或）DBP ＞ 120 mmHg。

血压测量应选择符合计量标准的水银柱血压计或经过验证的电子血压计，并使用大小合适的气囊袖带，气囊至少应包裹 80% 上臂，肥胖者或臂围大者应使用大规格气囊袖带，儿童应使用小规格气囊袖带。测量血压前应至少坐位安静休息 5 min，30 min 内禁止吸烟或饮咖啡，排空膀胱。测量时上臂应置于心脏水平。

在血压急剧升高的基础上伴有以下任何一种疾病即可诊断为高血压急症。①高血压脑病；②急性冠脉综合征：不稳定型心绞痛、心肌梗死；③急性左心功能不全；④急性主动脉夹层；⑤急性肾衰竭；⑥急性颅内血管意外：出血性脑血管意外、血栓性脑血管意外、蛛网膜下腔出血；⑦高儿茶酚胺状态：嗜铬细胞瘤危象、单胺氧化酶抑制剂与酪胺的相互作用、骤停抗高血压药物。

应注意，血压水平的高低与急性靶器官损害的程度并非呈正比。一部分高血压急症并不伴有特别高的血压值，并发急性肺水肿、主动脉夹层动脉瘤、心肌梗死者，即使血压仅为中度升高也应视为高血压急症。

血压显著升高但不伴靶器官损害为高血压亚急症。

☞ 典型案例 10-2
主诉：发现血压升高 2 日

二、治疗原则

（一）高血压急症的治疗

1. 治疗原则　应持续监测血压等生命体征；去除或纠正引起血压升高的诱因及病因；酌情使用有效的镇静药以消除恐惧心理；尽快静脉应用合适的降压药控制血压，以阻止靶器官进一步损害，对受损的靶器官给予相应的处理；降低并发症并改善结局。

2. 药物选择　根据受累的靶器官及肝肾功能状态选择药物。理想的药物应能预期降压的强度和速度，保护靶器官功能，并方便调节。常用高血压急症的药物见表 10-5。经过初始静脉用药血压趋于平稳，可以开始口服药物，静脉用药逐渐减量至停用。

3. 降压的幅度及速度　在不影响脏器灌注的基础上降压，渐进地将血压调控至适宜水平。初始

表 10-5　高血压急症静脉注射或肌内注射用降压药

药名	剂量	起效时间	持续时间	不良反应
硝普钠	6.25 ~ 12.5 μg/min 起泵入，根据血压调整剂量（围手术期高血压）0.25 ~ 10 g/（kg·min）IV（高血压急症）起始剂量 0.3 ~ 0.5 g/（kg·min），根据血压反应可逐渐增加剂量；最大剂量 10 μg/（kg·min）。（妊娠高血压；其安全级别 C 级）	立即	2 ~ 10 min	低血压、心动过速、头痛、肌肉痉挛。连续使用超过 48 ~ 72 h 或剂量 > 2 g/（kg·min）时可能导致氰化物中毒
硝酸甘油	5 ~ 100 μg/min IV（高血压急症合并心肌缺血）	2 ~ 5 min	5 ~ 10 min	头痛、呕吐
酚妥拉明	2.5 ~ 5 mg IV（诊断嗜铬细胞瘤及治疗其所致的高血压发作，包括手术切除时出现的高血压，也可根据血压对本品的反应用于协助诊断嗜铬细胞瘤）	1 ~ 2 min	10 ~ 30 min	心动过速、头痛、潮红
尼卡地平	0.5 ~ 10 μg/（kg·min）IV，（围手术期高血压、高血压急症）起始剂量 5 mg/h，据血压反应逐渐增加至 15 mg/h（妊娠高血压，安全级别 C 级）	5 ~ 10 min	1 ~ 4 h	心动过速、头痛、周围水肿、心绞痛、恶心、头晕，与硫酸镁合用可能抑制子宫收缩

续表

药名	剂量	起效时间	持续时间	不良反应
艾司洛尔	0.15~0.3 mg/（kg·min）泵入（围手术期高血压），250~500 μg/kg IV，继以50~300 μg/（kg·min）静脉滴注（高血压急症）	1~2 min	10~20 min	低血压、恶心
美托洛尔	3~5 mg IV，间隔5 min重复，最大可用到15 mg（围手术期高血压）	5~10 min	5~10 h	低血压、心力衰竭、心脏传导阻滞、头晕、疲劳、抑郁、支气管痉挛
拉贝洛尔	25~50 mg IV 15 min可重复，总量可达200 mg；也可静脉泵入，1~4 mg/min，（围手术期高血压）20~80 mg IV，0.5~2.0 mg/min静脉滴注（高血压急症）	5~10 min	3~6 h	恶心、呕吐、头麻、支气管痉挛、传导阻滞、直立性低血压
乌拉地尔	10~50 mg IV，6~24 mg/h	5 min	2~8 h	低血压、头晕、恶心、疲倦
依那普利	1.25~5 mg 每6 h IV	15~30 min	6~12 h	高肾素状态血压陡降，变异度较大
地尔硫䓬	5~10 mg IV，或5~15 μg/（kg·min）泵入（围手术期高血压，高血压急症）	5 min	30 min	心动过缓、房室传导阻滞、低血压、心力衰竭、外周水肿、头痛、便秘、肝毒性
肼屈嗪	10~20 mg IV 10~40 mg IM	10~20 min 20~30 min	1~4 h 4~6 h	心动过速、潮红、头痛、呕吐、心绞痛加重
非诺多泮	0.03~1.6 μg/（kg·min）IV	<5 min	30 min	心动过速、头痛、恶心、潮红。
硫酸镁 *	5 g稀释至20 mL，静脉缓慢注射5 min，继以1~2 g/h维持；或5 g稀释至20 mL，每4 h 1次深部肌内注射。总量25~30 g/d（妊娠高血压，严重先兆子痫）			当尿量<600 mL/d、呼吸<16次/min、腱反射消失时应及时停药

IV：静脉注射；IM：肌内注射；* 非抗高血压药；急症降压药使用详见各种药物的说明书

阶段（1 h内）血压控制的目标为平均动脉压的降低幅度不超过治疗前水平的25%。在随后的2~6 h内将血压降至较安全水平，一般为160/100 mmHg左右。如果可耐受，在以后24~48 h逐步降压达到正常水平。对于妊娠合并高血压急症的患者，应尽快、平稳地将血压控制到相对安全的范围（<150/100 mmHg），并避免血压骤降而影响胎盘血液循环。一旦达到初始靶目标血压，可以开始口服药物，静脉用药逐渐减量至停用。度过危险期后，仍需继续进行高血压的非药物治疗和药物治疗。对于血压在短期内降至安全水平的患者，应在3~6个月内将血压逐渐降至正常水平，以改善患者的预后。

4. 注意事项　高血压急症的血压控制是在保证重要脏器灌注基础上迅速降压。已经存在靶器官损害的患者，过快或过度降压容易导致其组织灌注压降低，诱发缺血事件，应注意避免。

（二）高血压亚急症的治疗

在24~48 h将血压缓慢降至160/100 mmHg。没有证据说明紧急降压治疗可以改善预后。可通过口服降压药控制，如CCB、ACEI、ARB、β受体阻滞剂、α受体阻滞剂等，还可根据情况应用袢利尿药。初始治疗可以在门诊或急诊室，用药后观察5~6 h。2~3天后门诊调整剂量，此后可应用长效制剂控制至最终的目标血压水平。急诊就诊的高血压亚急症患者在初步控制血压后，应调整口服药物治疗的方案，定期门诊调整治疗。具有高危因素的高血压亚急症如伴有心血管疾病的患者也可以住院治疗。

第三节　难治性高血压

一、诊断标准

难治性高血压（refractory hypertension，RH）是指在改善生活方式的基础上，使用可耐受的足剂量且合理的 3 种降压药物（其中 1 种为噻嗪类利尿药）至少治疗 4 周，诊室和诊室外血压（包括家庭血压或动态血压监测）未达标；或至少需要 4 种降压药物，血压才达标。

难治性高血压的诊断需同时结合诊室血压和诊室外血压，排除白大衣性血压效应以及假性高血压。寻找影响血压难控的原因，常见的有：①患者未遵医嘱服药，治疗依从性差；②药物因素，如药物组合不合理，或治疗剂量不足；③服用拮抗降压的药物，如口服避孕药、糖皮质激素、非甾体抗炎药、促红细胞生成素、环孢素、麻黄碱、甘草、抗抑郁药、可卡因等；④其他影响因素，如不良的生活方式、肥胖、容量负荷过重，或合并存在糖尿病、慢性疼痛、长期失眠、过度焦虑等；⑤排除上述因素，应警惕继发性高血压的可能，启动继发性高血压的筛查。

☞ 典型案例 10-3
主诉：发现血压升高 30 余年，加重半个月

二、治疗原则

1. 改善不良的生活方式　包括低盐、低脂、高纤维饮食，增强体力活动，控制体重，戒烟限酒，调节精神压力，保持心态平衡。

2. 药物合理使用　条件允许，停用拮抗降压的药物。降压药物一般推荐选择长效或固定复方制剂以减少给药次数和片数，改善依从性。酌情将全天用药一次或分次口服，控制全天血压。对于高肾素、高交感神经活性的高血压患者，可选择以肾素-血管紧张素系统抑制剂（renin-angiotensin system inhibitor，RASI）（血管紧张素转换酶抑制剂或血管紧张素 II 受体拮抗剂）和 β 受体阻滞剂为主；对高容量负荷及肾素-血管紧张素-醛固酮系统受抑的患者，考虑以钙拮抗剂和利尿药为主。利尿药一般选择噻嗪类利尿药，对 eGFR ≤ 30 mL/（min·1.73 m^2）的患者，使用袢利尿药，需注意监测肾功能、电解质。如无禁忌，常用的三药联合方案推荐 RASI+ 钙离子拮抗剂 + 噻嗪类利尿药，可以根据患者特点和耐受性考虑增加各药物剂量，应达到全剂量。血压不能达标者，在评估肾功能和潜在高血压风险下，加用第四种降压药：盐皮质激素受体拮抗剂，或 β 受体阻滞剂或 α 受体阻滞剂。如血压仍未达标，考虑加用交感神经抑制剂（可乐定）。在用药过程中，提倡进行诊室和诊室外血压测量，评估降压疗效，提高服药依从性，还需评估用药的安全性。

3. 器械治疗　主要是去肾神经术（RDN），其在治疗难治性高血压的疗效和安全性方面的证据暂不充足，故仍处于临床研究阶段。

第四节　继发性高血压

一、病因和流行病学

继发性高血压病因明确，高血压仅是某种疾病的临床表现之一，血压有可能随着原发疾病的治愈而逐渐恢复正常，占高血压患者的 5% ~ 10%（表 10-6）。以下线索提示有继发性高血压的可能：突然发病；患者发病年龄 < 30 岁；严重或难治性高血压，或原来控制良好的高血压突然恶化；合并外周动脉疾病的高血压，包括下肢血压明显低于上肢，双侧上肢血压差 > 20 mmHg；血压升高伴肢体肌无力或麻痹，常呈周期性发作，或伴自发性低血钾。

表 10-6　继发性高血压的主要疾病和病因

主要疾病	常见病因
肾疾病	肾小球肾炎
	慢性肾盂肾炎
	先天性肾病变（多囊肾）
	继发性肾疾病（结缔组织病、糖尿病肾病、肾淀粉样变）
	肾动脉狭窄
	肾肿瘤
内分泌疾病	库欣综合征（皮质醇增多症）
	嗜铬细胞瘤
	原发性醛固酮增多症
	肾上腺性变态综合征
	甲状腺功能亢进症
	甲状腺功能减退症
	甲状旁腺功能亢进症
	腺垂体功能亢进症
	围绝经期综合征
心血管病学	主动脉瓣关闭不全
	完全性房室传导阻滞
	主动脉缩窄
	多发性大动脉炎
颅脑病变	脑肿瘤
	脑外伤
	脑干感染
其他	妊娠高血压综合征
	红细胞增多症
	药物（糖皮质激素、拟交感神经药、甘草）

二、肾性高血压

肾性高血压包括肾实质性高血压和肾血管性高血压。

常见导致肾实质性高血压的疾病包括各种原发性肾小球肾炎（IgA 肾病、局灶节段肾小球硬化、膜增生性肾小球肾炎等）、多囊肾性疾病、肾小管间质疾病（慢性肾盂肾炎、梗阻性肾病、反流性肾病等）、代谢性疾病肾损害（糖尿病肾病等）、系统性或结缔组织疾病肾损害（狼疮性肾炎、硬皮病等）、单克隆免疫球蛋白相关肾疾病（轻链沉积病）、遗传性肾疾病（Liddle 综合征等）。肾实质性高血压的诊断依赖于：肾病史，蛋白尿、血尿，肾功能异常，肾的大小、形态异常，必要时行肾病理活检。同时需与高血压引起的肾损害相鉴别，前者肾病变的发生常先于高血压或与其同时出现；血压较高且难以控制；蛋白尿、血尿发生早、程度重，肾功能受损明显。肾实质性高血压患者应予低盐饮食（盐 < 6 g/d）。肾功能不全者，宜选择高生物价优质蛋白质，保证足够能量摄入，配合 α- 酮酸治疗；有蛋白尿的患者首选 ACEI 或 ARB 作为降压药物，目标血压 < 130/80 mmHg；长效钙拮抗剂、利尿药、β 受体阻滞剂均可作为联合治疗的药物。

肾血管性高血压是指单侧或双侧肾动脉主干或分支狭窄引起肾的血流减少，激活 RAS，导致血压升高。在我国，动脉粥样硬化是引起肾动脉狭窄的最常见病因，约占 82%；其次为大动脉炎（约 12%）、纤维肌性发育不良（约 5%）及其他病因（占 1%）。常用的检查手段有：肾动脉超声，同位素肾图，肾动脉 CTA、MRA，而经皮穿刺肾动脉选择性造影仍是诊断肾动脉狭窄的"金标准"。肾动脉狭窄的诊断包括：明确病因、病变的部位及程度、评价狭窄是否有血流动力学意义。对于纤维肌性发育不良的肾动脉狭窄，治疗首选经皮穿刺肾动脉球囊扩张术，支架治疗仅是球囊扩张失败的补救措施。对于大动脉炎导致的肾动脉狭窄，活动期需给予糖皮质激素及免疫抑制剂治疗，稳定期可选择经皮穿刺肾动脉介入治疗。药物治疗是动脉粥样硬化肾动脉狭窄的基础，强调他汀类药物的应用及抗血小板治疗，降压首选 AECI、ARB 类药物，但慎用于单功能肾或双侧肾动脉狭窄；CCB、利尿药、β 受体阻滞剂均是安全有效药物，对于有病理生理意义的严重肾动脉狭窄（狭窄 > 70%），药物治疗后仍血压控制不良、肾萎缩或肾功能减退，建议行血管重建，血管重建策略首选经皮穿刺肾动脉介入治疗，失败病变建议开放直视手术。

三、内分泌性高血压

（一）原发性醛固酮增多症

1. 诊断与治疗路径　见图 10-1。

2. 定义　原发性醛固酮增多症（简称原醛症，primary aldosteronism，PA）指肾上腺皮质分泌过量醛固酮，导致体内潴钠排钾、血容量增多、肾素 – 血管紧张素系统活性受抑。临床主要表现为高血压、高醛固酮血症、低肾素、血钾正常或者降低。

3. 病因　肾上腺皮质球状带细胞是分泌醛固酮的主要部位。现有研究显示，分泌醛固酮的肾上腺皮质腺瘤或者肾上腺皮质增生是导致醛固酮分泌异常增多的主要原因。此外，家族性醛固酮增多症

和分泌醛固酮的肾上腺皮质腺癌也可导致醛固酮分泌增多。常见病因见表 10-7。

4. 临床特点　原醛症的典型临床表现为高血压、高醛固酮血症、低肾素。血钾在早期正常，但是随着病程的进展，部分发展为低钾血症。

此外，相比较于相同血压水平的原发性高血压患者，原醛症患者有更多的心、脑、肾靶器官损害和心脑血管病事件，如左心室肥厚、心律失常、慢性肾功能不全、蛋白尿、脑卒中等。此外，原醛症患者合并阻塞性睡眠呼吸暂停综合征及糖、脂代谢异常者也较原发性高血压患者多见。

5. 病理生理　醛固酮是一种盐皮质激素，具有保钠排钾的作用。醛固酮与盐皮质激素受体结

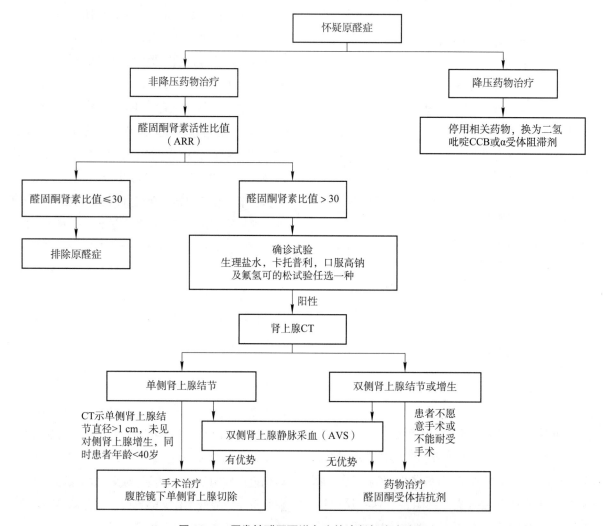

图 10-1　原发性醛固酮增多症的诊断与治疗流程

表10-7 原发性醛固酮增多症病因及构成比

病因	构成比（%）
醛固酮瘤	35
特发性醛固酮增多症	60
原发性肾上腺皮质增生	2
分泌醛固酮的肾上腺皮质癌	< 1
家族性醛固酮增多症	
糖皮质激素可抑制性醛固酮增多症	< 1
家族性醛固酮增多症 II 型	—
家族性醛固酮增多症 III 型	—
异位醛固酮分泌瘤或癌	< 0.1

合，后者可激活肾远端小管和集合小管面的上皮钠通道，促进钠的重吸收和钾的排泄。过多的醛固酮可导致水钠潴留增多，血容量增加，引起血压升高、血钾降低。高容量和高醛固酮可以反馈抑制肾素的分泌。此外，过多的醛固酮还可导致心肌细胞纤维化，增加心肌细胞内的容量，导致心肌肥厚、心力衰竭。

6. 特殊诊断方法 依据目前国际和中国的原醛症诊断与治疗指南，原醛症的诊断主要分为筛查、确诊和亚型分型三个步骤。

（1）筛查

1）筛查对象：原醛症的筛查对象主要包括符合下列特征的患者：难治性高血压（即服用包含利尿药在内的3种降压药物，血压未达标；或者服用4种以上降压药物，血压达标），高血压伴有自发性或利尿药引起的低血钾；有早发高血压家族史或40岁以前发生脑血管意外家族史的高血压患者；高血压伴有肾上腺偶发瘤；一级亲属中有原醛症的高血压患者；血压≥150/100 mmHg；合并阻塞性睡眠呼吸暂停综合征的患者。

2）筛查指标：目前普遍使用血浆醛固酮与肾素活性比值（aldosterone to renin ratio，ARR）来进行原醛症的筛查。由于人群及测定方法的差异，目前无绝对的ARR值供采用，一般认为连续2次

ARR测定超过30为筛查阳性，可进一步行原醛症的确诊检查。

3）筛查前药物准备：通常需要避免使用激发或抑制醛固酮、肾素分泌的降压药物。容易激发的降压药物主要为利尿药，血管紧张素转换酶抑制药、血管紧张素 II 受体拮抗剂及二氢吡啶类钙离子拮抗剂等。具有抑制作用的降压药物主要包括β受体阻滞剂、可乐定等。通常检查ARR前需要停用上述药物2周以上，螺内酯至少4周。但对于血压过高而无法停用降压药物者，可以调整使用非二氢吡啶类钙离子拮抗剂，如维拉帕米，以及联合使用α受体阻滞剂，如特拉唑嗪或者多沙唑嗪。

（2）确诊：筛查阳性的患者需进行原醛症的确诊检查。常用的确诊检查有4种，分别是高钠口服盐试验、静脉生理盐水滴注试验、氟氢可的松抑制试验和卡托普利试验。前3种方法主要利用原醛症患者自主性高分泌醛固酮，不受高钠负荷抑制的病理机制；最后1种则是反映原醛症患者的醛固酮分泌不受肾素-血管紧张素-醛固酮系统的调控，使用卡托普利后醛固酮分泌无显著下降。目前国内外普遍使用的是生理盐水静脉滴注试验。

（3）亚型分型：原醛症亚型分型主要为四大类。其中最多见的是特发性醛固酮增多症，约占原醛症患者的60%，多为双侧肾上腺皮质增生。其次是生成醛固酮的醛固酮腺瘤，约占30%。另外，还有非常少见的生成醛固酮的肾上腺皮质腺瘤及家族性醛固酮增多症，后者至今已发现有5种亚型。

原醛症的分型主要依赖于肾上腺CT检查和肾上腺静脉采血（adrenal venous sampling，AVS）。所有患者须接受肾上腺CT检查，可以发现较大的肾上腺占位，如肾上腺皮质腺瘤，但是其敏感度和特异度分别为78%和75%。因此，目前国内外指南或公共识均推荐AVS进行分型。AVS为有创检查，但是可以有效鉴别何侧肾上腺优势分泌醛固酮，敏感度和特异度均>90%。此外，对于怀疑家族性醛固酮增多症的患者，基因突变检测逐渐被采用。

7. 治疗措施 原醛症的治疗方法主要分为药

物治疗和单侧肾上腺切除治疗。这两种方案的选择主要取决于亚型分型。对于无手术意愿，或者双侧肾上腺均有病变者，则给予以螺内酯为主的药物治疗。

（1）单侧肾上腺切除术：通常，对于有手术指征的患者，例如 CT 提示较大占位，或者 AVS 提示单侧肾上腺醛固酮优势分泌，或者患者年龄 < 35 岁，有典型的原醛症症状，血浆醛固酮水平 > 300 ng/mL，且对侧肾上腺清晰无异常者，则可经腹腔镜进行单侧肾上腺切除术。研究显示，手术后有 40% ~ 50% 的患者高血压治愈，无需使用降压药物。手术预后与患者术前的高血压病程、年龄、术前使用降压药物数量及肾功能水平有关。

（2）药物治疗：首选药物为盐皮质激素受体拮抗剂螺内酯。起始剂量为 20 ~ 40 mg/d。该药的主要不良反应为男性乳房发育、性功能下降，女性出现月经紊乱。药物的不良反应与剂量呈正相关。对于无法耐受螺内酯的患者，可以选择使用高盐皮质激素受体选择性的依普利酮 25 ~ 50 mg/d。如果单用螺内酯血压控制无法达标，可以加用其他类型的降压药物，尤其是钙离子拮抗剂。

☞ 拓展阅读 10-1

中华医学会内分泌学会 2016 年《原发性醛固酮增多症诊断治疗的专家共识》

（二）库欣综合征

1. 诊断与治疗路径　见图 10-2。

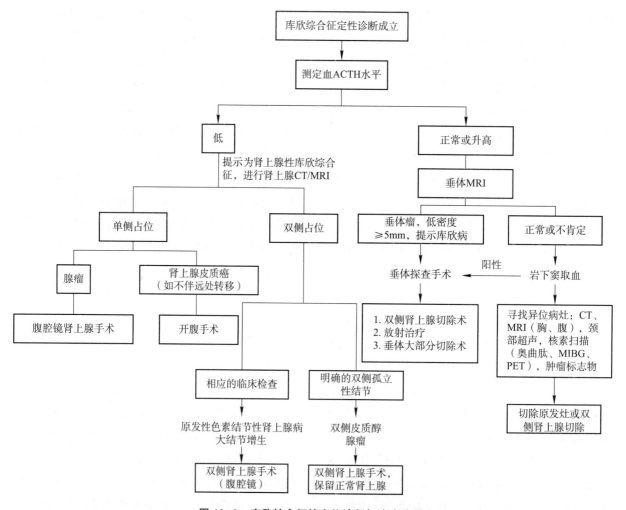

图 10-2　库欣综合征的定位诊断与治疗流程

译自 Porterfield JR, Thompson GB, Young Jr. WF, et al. Mayo clinic. World J Surg, 2008, 32: 659—677

2. 定义　库欣综合征（Cushing syndrome，CS）是由于多种病因引起机体长期暴露于超生理剂量的皮质醇之下导致的一组症候群，又称为皮质醇增多症。CS 通常分为外源性和内源性两种。不同于主要因长期应用外源性肾上腺糖皮质激素导致的外源性 CS，内源性 CS 属于罕见病，年发病率为（0.5~5）/100 万，患病率为（39~79）/100 万。本章节主要涉及内源性 CS。内源性 CS 中仅有实验室检查异常而无显著 CS 临床表现的类型称为亚临床库欣综合征。

3. 病因　已知皮质醇分泌主要受到垂体－下丘脑－肾上腺轴调控。生理状态下，垂体通过分泌促肾上腺皮质激素（adreno corticotropic hormone，ACTH）促进肾上腺皮质束状带细胞分泌皮质醇。病理状态下，垂体本身出现分泌过多 ACTH 的腺瘤，或者肺部、胸腺、胃肠道等肿瘤异位分泌 ACTH，或者肾上腺皮质自身因腺瘤或者增生，均可导致肾上腺分泌超生理剂量的皮质醇，引起内源性 CS。CS 病因分类见表 10-8。

4. 临床特点　CS 临床表现多样性，普遍表现的有肥胖和高血压，此外还可以有累及不同系统所产生的临床症状。例如，皮肤表现有多血质、多毛、紫纹、痤疮和瘀斑等；运动系统出现近端肌肉乏力，容易骨折，与年龄、性别不符的骨质疏松；精神方面可以出现情绪波动、抑郁、欣快、精神错乱等；性腺方面出现月经稀少或闭经、性功能下降；代谢方面出现糖尿病、糖耐量异常、高脂血症等，患者还可以有肾结石及多尿。CS 的临床表现谱广泛，除非症状非常典型，往往与其他常见疾病的临床症状发生重叠，如糖尿病、高血压等，导致临床诊断困难或延迟。

5. 病理生理　正常状态下，皮质醇（cortisol）与糖皮质激素受体结合发挥其生理作用，超生理剂量时可导致糖、脂代谢等异常。皮质醇本身尚可以与盐皮质激素受体（mineral corticoid receptor，MR）结合，发挥类似于醛固酮的保钠排钾作用。正常情况下，皮质醇经 11β 羟类固醇脱氢酶 2（11βHSD2）

表 10-8　库欣综合征的病因分类及相对患病率

病因分类	患病率（%）
内源性库欣综合征	
ACTH 依赖性库欣综合征	
垂体性库欣综合征（库欣病）	60~70
异位 ACTH 综合征	15~20
异位 CRH 综合征	罕见
ACTH 非依赖性库欣综合征	
肾上腺皮质腺瘤	10~20
肾上腺皮质腺癌	2~3
ACTH 非依赖大结节增生	2~3
原发性色素结节性肾上腺病	罕见
外源性库欣综合征	
假库欣综合征	
大量饮酒	
抑郁症	
肥胖症	
医源性库欣综合征	

转化成皮质酮（corticosterone），后者无法与 MR 结合。但超生理状态下，11βHSD2 被饱和，使得大量未被转换的皮质醇与 MR 结合，从而产生类似醛固酮的作用：保钠排钾、水钠潴留，引起血压升高、血钾降低等现象。

6. 诊断方法　参考国内外内分泌学会的 CS 诊治共识及指南，CS 的诊断主要包括筛查、定性、分型与定位三步骤。

（1）筛查对象：包括年轻患者出现骨质疏松、高血压等与年龄不相称的临床表现；具有 CS 的临床表现，且进行性加重，特别是有典型症状如肌病、多血质、紫纹、瘀斑和皮肤变薄的患者；体重增加而身高百分位下降，生长停滞的肥胖儿童；肾上腺意外瘤患者。

开始筛查前需询问患者有无长期口服糖皮质激素，另外，还需排查患者有无使用含有糖皮质激素的外用软膏、草药（甘草）、补药、关节内或神经注射剂，以排除外源性皮质醇增多症患者。

（2）定性检查及诊断：定性检查分为初步检查和进一步检查。

1）初步检查：常用的有 24 h 尿游离皮质醇测定，血皮质醇昼夜节律测定及午夜唾液皮质醇水平测定。对高度怀疑 CS 的患者，应同时进行上述至少两项试验。

A. 24 h 尿游离皮质醇测定（urinary free cortisol，UFC）：推荐使用各实验室的正常上限作为阳性标准。由于波动大，需要测定 2 次。

B. 血皮质醇昼夜节律：正常血皮质醇在 8：00、16：00 和午夜 0：00 时依次下降 50% 以上，反之则为异常。

C. 午夜唾液皮质醇测定（late-night salivary cortisol）：0：00 采集唾液，数值超过各实验室的正常上限为阳性标准。

2）进一步检查：对于上述检查有异常结果的患者，需进一步行过夜或经典小剂量地塞米松抑制试验来明确库欣综合征的诊断。

A. 1 mg 过夜地塞米松抑制试验（1 mg-overnight dexamethasone suppression test，1–mg overnight DST）：0：00 时服用 1 mg 地塞米松，次日 8：00 时血皮质醇 > 1.8 μg/dL 为阳性。

B. 经典小剂量 DST（low-dose dexamethasone suppression test，LDDST）：口服地塞米松 0.5 mg，每 6 h 1 次，连续 2 天，服药前和服药第 2 天分别留 24 h 尿测定 UFC，服药后 24 h UFC < 27 nmol/24 h，或最后一次服药后 8 h 血清皮质醇 < 1.8 μg/dL 为阳性。

（3）分型与定位：对于明确诊断 CS 的患者需进行 ACTH 测定。如上午 8：00—9：00 时的 ACTH < 10 pg/mL，提示为 ACTH 非依赖性 CS，病变部位来源于肾上腺，应进一步行肾上腺 CT 或 MRI 来明确病变部位。如 ACTH > 20 pg/mL，则提示为 ACTH 依赖性 CS，需行 8 mg DST、垂体磁共振（MRI）动态增强检查。如果 8 mg DST 被抑制（阴性）、影像学检查发现垂体占位，诊断库欣病

（Cushing disease，CD）；如果 8 mg DST 不被抑制（阳性），需行垂体 MRI 动态增强，胸部、腹部、盆腔等部位增强 CT 检查，必要时行岩下窦静脉取血（IPSS）分段取血测定 ACTH，CRH 兴奋试验以进一步鉴别是垂体病变，抑或是异位 ACTH 综合征。

7. 治疗措施　CS 的治疗目标包括症状和体征改善，生化指标恢复正常或接近正常，长期控制防止复发。

（1）手术：是有明确定位病灶的 CS 患者的首选治疗方式。库欣病者可行选择性经蝶窦性垂体腺瘤切除。肾上腺腺瘤者可经腹腔镜行肿瘤切除。异位 ACTH 综合征患者的治疗取决于对肿瘤的鉴别、定位和分类。对于首次手术失败或术后复发的病例，可采取再次手术、放射治疗、双侧肾上腺切除等方法治疗。

（2）放射治疗：适用于手术后皮质醇增多症未缓解的患者。

（3）药物治疗：适用于无手术指征，或作为手术、放射治疗后的辅助治疗。①类固醇合成抑制剂：可抑制皮质醇合成，但对肿瘤无直接治疗作用，也不能恢复 HPA 轴的正常功能。常用药物有美替拉酮、米托坦、酮康唑等，使用这些药物时需严密监测肝功能、药物浓度等。②糖皮质激素受体拮抗剂：如米非司酮（RU486），适用于无法手术的患者以缓解 CS 的精神神经症状。③针对 ACTH 释放的药物：可影响 CRH 或 ACTH 合成和释放的药物，包括赛庚啶、溴隐亭、生长抑素和丙戊酸等。

　典型案例 10-4
　主诉：脸部变圆 1 年余伴血压升高 5 月余

　拓展阅读 10-2
　中华医学会内分泌学分会《库欣综合征专家共识（2011 年）》

（三）嗜铬细胞瘤

1. 本病诊断与治疗路径　见图 10-3。

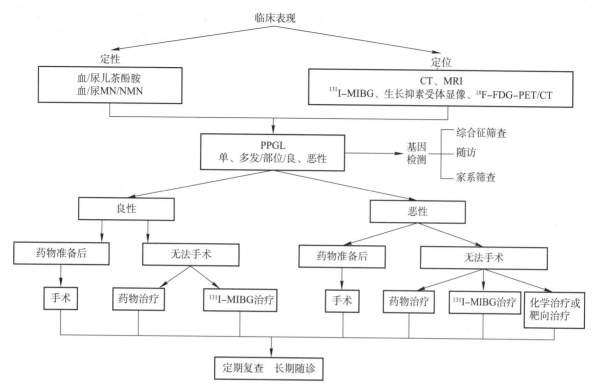

图 10-3 PPGL 的诊断与治疗流程

PPGL：嗜铬细胞瘤和副神经节瘤；MN：甲氧基肾上腺素；NMN：甲氧基去甲肾上腺素；CT：计算机断层扫描；MRI：磁共振成像；
MIBG：间碘苄胍；^{18}F-FDG-PET/CT：^{18}氟-脱氧葡萄糖正电子发射断层扫描

2. 定义 嗜铬细胞瘤（pheochromocytoma，PCC）和副神经节瘤（paraganglioma，PGL）是分别起源于肾上腺髓质或肾上腺外交感神经节的肿瘤，主要合成和分泌大量儿茶酚胺，包括去甲肾上腺素（noradrenalin）、肾上腺素（adrenaline）和多巴胺（dopamine），引起患者血压升高等一系列临床症候群，并造成心、脑、肾等严重并发症。肿瘤位于肾上腺称为 PCC，位于肾上腺外则称为 PGL。PGL 可起源于胸、腹部和盆腔的脊椎旁交感神经节，也可来源于沿颈部和颅底分布的舌咽、迷走神经的副交感神经节，后者常不产生 CA。PCC 占 80%~85%，PGL 占 15%~20%，两者合称为 PPGL。PPGL 属于罕见病。

3. 病因 大多数 PPGL 都是散发性的，但有 35%~40% 的 PPGL 是由于基因突变导致的。目前已知有 17 种致病基因（表 10-9）。依据基因突变的机制，可将它们分为两大类。第一类与缺氧通路有关，通过激活缺氧诱导因子，促进与缺氧有关的生长因子表达，从而刺激肿瘤生长；第二类通过激活 MAPK 和（或）mTOR 信号传导通路促进肿瘤生长。

4. 临床特点 典型的临床表现为高血压，可以表现为持续性高血压，或在已有高血压或正常血压的情况下出现阵发性的血压升高。此外，还可有头痛、心悸和多汗三联征，但是并非所有患者会同时表现上述症状。其他症状还可有直立性低血压、高血糖、惊恐发作等（表 10-10）。另外，不同基因突变所致的 PPGL 临床亦各自有特点。其中携带有 *RET*、*VHL* 和 *NF1* 基因突变者，临床上分别属于多发性内分泌腺瘤 2 型（MEN2）、Von-Hippel-Lindau（VHL）综合征和神经纤维瘤 1（NF1）家族遗传综合征。PPGL 在这三个综合征中的发生率分别为 50%，20%~30% 和约 5%。此外，携带有 *SDHB* 基因突变的患者，易有双侧肾上腺病变，发

表 10-9　遗传性 PPGL 致病基因及临床特征

致病基因	综合征	遗传性	相关疾病	PCC	交感神经副神经节瘤	头颈部副神经节瘤	多发/复发	生化	恶性
VHL	von Hippel–Lindau综合征	AD	**HM/RCC/PL	*（10%~20%）	±	±	**	NE	5%
RET	多内分泌腺瘤病2型	AD	100% MTC/HP	*（50%）	–	–	**	E	<5%
NF1	神经纤维瘤病1型	AD	100% NF	+（5%）	–	–	**	E	9%
SDHB	副神经节瘤4型	AD	+ GIST/RCC	+	**	+	*	NE	40%
SDHD	副神经节瘤1型	AD/PT	+ GIST/PA	+	*	**	**	NE	5%
SDHC	副神经节瘤3型	AD	+ GIST	–	+	*	–	NE	不明确
SDHA	副神经节瘤5型	AD	+ GIST	±	*	±	–	NE	不明确
SDHAF2	副神经节瘤2型	AD/PT	无	–	–	*	–	–	不明确
TMEM127	不明确	AD	无	**	–	–	*	E	±
MAX	不明确	AD/PT	无	**	+	–	*	E/NE	10%
FH	不明确	AD	+ UL	+	+	+	+	NE	43%

PPGL：嗜铬细胞瘤和副神经节瘤；PCC：嗜铬细胞瘤；AD：常染色体显性遗传；PT：父系遗传；HM：血管母细胞瘤；RCC：肾透明细胞癌；PL：胰腺病变；MTC：甲状腺髓样癌；HP：甲状旁腺功能亢进症；GIST：胃肠道间质瘤；PA：垂体瘤；UL：子宫肌瘤；NE：去甲上腺素；E：肾上腺素；–：未见；±：极少见；+：较少见；*：常见；**：很常见

表 10-10　PPGL 临床表现

症状或体征	频率（%）	症状或体征	频率（%）
心悸	62~74	腹痛、胸痛	20~50
多汗	61~72	恶心、呕吐	23~43
头痛	61~69	疲乏	15~40
头痛、心悸、多汗	40~48	紧张、焦虑	20~40
面色苍白、面红	35~70	肢端发凉	23~40
体重下降	23~70	胸闷	11~39
头晕	42~66	震颤	13~38
高血糖	42~58	发热	13~28
便秘	18~50	视物模糊	11~22

生周围组织浸润或远处转移的恶性病变率高，复发率亦高。

5. 病理生理　PPGL 持续性或阵发性分泌释放大量的、不同比例的肾上腺素和去甲肾上腺素，作用于 α 或者 β 肾上腺素受体，产生血管收缩、心肌收缩增加、糖脂代谢加强等一系列反应。由于肾上腺素受体广泛分布于全身多种组织和细胞，故患者除高血压外，还有其他高儿茶酚胺分泌所致的并发症。

6. 诊断方法　参考国内外内分泌学会的嗜铬

细胞瘤的诊治共识及指南,嗜铬细胞瘤的诊断主要包括筛查、定性、分型与定位三步骤。

（1）筛查对象：有 PPGL 的症状和体征,尤其有阵发性高血压发作的患者；使用多巴胺 D2 受体拮抗剂、拟交感神经类、阿片类、NE 或 5- 羟色胺再摄取抑制剂、单胺氧化酶抑制剂等药物可诱发 PPGL 症状发作的患者；肾上腺意外瘤伴有或不伴有高血压的患者；有 PPGL 家族史或 PPGL 相关的遗传综合征家族史的患者；有既往史的 PPGL 患者。

（2）定性检查

1）MNs 测定：激素及代谢产物的测定是 PPGL 定性诊断的主要方法,包括测定血和尿 NE、E、DA 及其中间代谢产物甲氧基肾上腺素（MN）、甲氧基去甲肾上腺素（NMN）。MN 及 NMN 是 E 和 NE 的中间代谢产物,它们仅在肾上腺髓质和 PPGL 瘤体内代谢生成并且以高浓度水平持续存在,是 PPGL 的特异性标志物,为首选检测指标。文献报道的正常参考值上限：血浆游离 NMN 浓度 0.6 ~ 0.9 nmol/ L,MN 浓度 0.3 ~ 0.6 nmol/L；24 h 尿 NMN 水平 3.0 ~ 3.8 μmol/L,24 h 尿 MN 水平 1.2 ~ 1.9 μmol/ L。

2）血、尿儿茶酚胺测定：较正常参考值上限升高 2 倍以上有诊断价值。

（3）定位检查：肿瘤的影像学定位检查需在确诊 PPGL 后再进行。

1）计算机断层扫描（CT）是肿瘤定位的首选影像学检查。CT 对胸、腹和盆腔组织有很好的空间分辨率,并可发现肺部转移病灶。增强 CT 诊断 PPGL 的敏感度为 88% ~ 100%。

2）磁共振成像（MRI）适用于下列情况：探查颅底和颈部 PGL；有肿瘤转移的患者；CT 检查显示体内存留金属异物伪影；对 CT 造影剂过敏,以及如儿童、孕妇、已知种系突变和最近已有过度辐射而需要减少放射性暴露的人群。

3）根据患者的临床、生化及基因检测结果可选择进行下述功能影像学检查。

A. 间碘苄胍（metaiodobenzylguanidine,MIBG）显像：^{123}I-MIBG 显像诊断 PPGL 的敏感度高于 ^{131}I-MIBG 显像。MIBG 显像对转移性、复发性 PPGL,位于颅底和颈部、胸腔、膀胱 PGL,与 SDHx（尤其是 SDHB）基因相关的 PPGL 的检出敏感度较低。恶性 PPGL 患者发生转移且不能手术时,如 MIBG 显像阳性,则可应用 ^{131}I-MIBG 治疗。有转移或转移风险的患者用 ^{123}I-MIBG 显像结果来评价 ^{131}I-MIBG 治疗的可能性。

B. 生长抑素受体显像：对头颈部 PGL 肿瘤定位的敏感度优于 MIBG,对 PGL 定位的敏感度高于 PCC,可用生长抑素受体显像来筛查恶性 PGL 的转移病灶。

C. ^{18}氟 - 脱氧葡萄糖正电子发射断层扫描（^{18}F-FDG-PET/ CT）：可作为肾上腺外的交感性 PGL、多发性、恶性和（或）SDHB 相关的 PPGL 的首选定位诊断,其对转移性 PPGLs 的诊断敏感性高。

（4）基因检测：对所有 PPGL 患者应进行基因检测,可根据患者的肿瘤定位和 CA 生化表型选择不同类型的基因检测。对所有恶性 PPGL 患者检测 SDHB 基因；对有 PPGL 阳性家族史和遗传综合征表现的患者可以直接检测相应的致病基因突变,如 RET、VHL 和 NF1。

7. 治疗措施

（1）手术：确诊 PPGL 后应尽早手术切除肿瘤,但手术前必须进行充分的药物准备,以避免麻醉和术中、术后出现血压大幅度波动而危及患者生命。

1）术前准备：一般手术前需药物准备 2 ~ 4 周。除头颈部 PGL 和分泌 DA 的 PPGL 外,其余患者均应服用 α 受体阻滞剂做术前准备。可先用选择性 $α_1$ 受体阻滞剂或非选择性 α 受体阻滞剂控制血压,如血压控制不佳,可加用钙通道阻滞剂。如用 α 受体阻滞剂治疗后,患者出现心动过速,可加用 β 受体阻滞剂。需注意,绝对不能在未服用 α 受体阻滞剂之前使用 β 受体阻滞剂,因为 PPGL 患者先服用 β 受体阻滞剂可导致急性肺水肿和左心衰竭的发生。与此同时，应鼓励患者大量饮水，适当高钠饮食，以避免手术切除肿瘤后因血管床扩张导致的低血容量甚至休克状态。

2）手术治疗

A. 对大多数 PCC 患者行腹腔镜微创手术，如肿瘤直径 > 6 cm 或为侵袭性 PCC，则进行开放式手术以确保肿瘤被完整切除，以避免局部肿瘤复发，术中应防止肿瘤破裂。对双侧 PCC 患者手术时应尽量保留部分肾上腺，以免发生永久性肾上腺皮质功能减退

B. 对 PGL 患者通常行开放式手术，但对于小肿瘤、非侵袭性 PGL 可考虑行腹腔镜手术。

3）术后监测及随访：术后应注意双侧肾上腺部分切除或孤立性肾上腺行单侧肾上腺部分切除患者可能存在继发性肾上腺皮质功能减退的风险。术后 2~4 周应复查 CA 或 MNs 水平以明确是否成功切除肿瘤。需对术后患者进行终身随访，建议每年至少复查 1 次以评估肿瘤有无复发或转移；而对有基因突变的 PPGL 患者应 3~6 个月随访 1 次。随访观察内容包括症状、体征，血、尿 MNs 或 CA，必要时进行影像学检查。

（2）恶性 PPGL 治疗

1）^{131}I-MIBG 治疗：仅对 MIBG 核素显像阳性的患者有效。国内治疗的完全有效率为 3%~5%，部分有效率和病情稳定率可达 73%~79%，患者的 5 年生存率达 45%~68%。^{131}I-MIBG 最常见的不良反应为骨髓抑制。

2）化学治疗：常见的化学治疗方案包括：①环磷酰胺、长春新碱和达卡巴嗪方案；②依托泊苷和顺铂方案。第一个方案多在 2~4 个疗程后起效，治疗完全有效率、部分有效率及病情稳定率分别为 4%、37% 和 14%。不良反应主要有骨髓抑制、周围神经病变、胃肠道反应、肝功能异常和低血压等。

3）其他治疗：对肿瘤及转移病灶的局部放射治疗、伽马刀、射频消融和栓塞治疗等，可减轻患者的部分临床症状和肿瘤负荷，但对患者生存时间

的改变却不明显。

☞ 拓展阅读 10-3
中华医学内分泌学会 2016 年《嗜铬细胞瘤和副神经节瘤诊断治疗的专家共识》

四、主动脉缩窄

主动脉狭窄包括先天性及获得性主动脉狭窄。①先天性主动脉狭窄，即主动脉缩窄（coarctation of aorta），表现为主动脉的局限性狭窄、闭锁，也可以累及较长片段，此时称为管状发育不良，发病部位常在主动脉峡部原动脉导管开口处附近，个别可发生于主动脉的其他位置。②获得性主动脉狭窄主要包括大动脉炎、动脉粥样硬化及主动脉夹层剥离等所致的主动脉狭窄。

本病的基本病理生理改变为狭窄所致血流再分布和肾组织缺血引发的水钠潴留和 RAS 激活，结果引起上肢血压升高，左心室肥厚、心力衰竭、脑出血及其他重要脏器损害。

主动脉狭窄主要表现上肢高血压，而下肢脉弱或无脉，双下肢血压明显低于上肢（ABI < 0.9），听诊狭窄血管周围有明显血管杂音。

根据具体病情选择腔内治疗或开放手术。活动期大动脉炎需给予糖皮质激素及免疫抑制剂治疗。

五、妊娠高血压

妊娠合并高血压的患病率占孕妇的 5%~10%，其中 70% 是妊娠期出现的高血压，其余 30% 在妊娠前即存在高血压。其基本的病理生理变化就是全身小血管痉挛，内皮损伤及重要器官局部缺血。妊娠高血压增加胎盘早剥、脑出血、弥散性血管内凝血、急性肝衰竭、急性肾衰竭及胎儿宫内发育迟缓等并发症的风险，严重威胁母婴健康，是孕产妇和胎儿死亡的重要原因之一。

（一）分类

妊娠高血压分为妊娠期高血压、子痫前期/子痫、妊娠合并慢性高血压、慢性高血压并发子痫前

期。妊娠期高血压为妊娠 20 周后发生的高血压，不伴明显蛋白尿，分娩后 12 周内血压恢复正常。妊娠合并慢性高血压是指妊娠前即存在或妊娠前 20 周出现的高血压或妊娠 20 周后出现高血压而分娩 12 周后仍持续血压升高。子痫前期定义为妊娠 20 周后的血压升高伴临床蛋白尿（尿蛋白≥300 mg/d）或无蛋白尿伴有器官和系统受累，如心、肺、肝、肾，以及血液系统、消化系统及神经系统等；重度子痫前期定义为血压≥160/110 mmHg，伴临床蛋白尿，和（或）出现脑功能异常、视物模糊、肺水肿、肾功能不全、血小板计数 <10 万 /mm³、肝酶升高等，常合并胎盘功能异常。

（二）高危因素

流行病学调查发现，孕妇年龄≥40 岁；子痫前期病史；抗磷脂抗体阳性；高血压；慢性肾炎；糖尿病初次产检时 BMI≥35 kg/m²；子痫前期家族史（母亲或姐妹）；本次妊娠为多胎妊娠；首次妊娠间隔时间≥10 年，以及妊娠早期 SBP≥130 mmHg 或 DBP≥80 mmHg 等，均与该病发生密切相关。

（三）病因

妊娠高血压的病因至今不明，因该病在胎盘娩出后常很快缓解或可自愈，有学者称之为"胎盘病"，但很多学者认为是母体、胎盘胎儿等众多因素作用的结果。关于其病因主要有以下学说。

1. **子宫螺旋小动脉重铸不足** 正常妊娠时，子宫螺旋小动脉管壁平滑肌细胞内皮细胞凋亡，代之以绒毛外滋养细胞，且深达子宫壁的浅肌层。充分的螺旋小动脉重铸使血管管径扩大，形成子宫胎盘低阻力循环，以满足胎儿生长发育的需要。但妊娠期高血压患者的滋养细胞浸润过浅，只有蜕膜层血管重铸，俗称"胎盘浅着床"。螺旋小动脉重铸不足使胎盘血流量减少，引发子痫前期一系列表现。造成子宫螺旋小动脉重铸不足的机制尚待研究。

2. **炎症免疫过度激活** 胎儿是一个半移植物，成功的妊娠要求母体免疫系统对其充分耐受。子痫前期患者无论是母胎界面局部还是全身均存在着炎症免疫反应过度激活现象。现有的证据显示，母胎界面局部处于主导地位的天然免疫系统在子痫前期发病中起重要作用，Toll 样受体家族、蜕膜自然杀伤细胞（dNK）、巨噬细胞等的数量、表型和功能异常均可影响子宫螺旋小动脉重铸，造成胎盘浅着床。特异性免疫研究集中在 T 淋巴细胞，正常妊娠时母体 Th1/Th2 细胞免疫状态向 Th2 细胞漂移，但子痫前期患者蜕膜局部 T 淋巴细胞向 Th1 细胞型漂移。近年发现，$CD4^+CD25^+$ 调节性 T 细胞（regulatory T cell，Treg 细胞）参与 Th1/Th2 细胞免疫状态的调控。当 Treg 细胞显著减少时，促进 Th1 细胞占优势，使母体对胚胎免疫耐受降低，引发子痫前期。

3. **血管内皮细胞受损** 是子痫前期的基本病理变化，它使扩血管物质如一氧化氮（NO）、前列环素 I_2 合成减少，而缩血管物质如内皮素（ET）、血栓素 A_2 等合成增加，从而促进血管痉挛。此外，血管内皮损伤还可激活血小板及凝血因子，加重子痫前期高凝状态。引起子痫前期血管内皮损伤的因素很多，如炎性介质：肿瘤坏死因子、白细胞介素 –6、极低密度脂蛋白等，还有氧化应激反应。

4. **遗传因素** 妊娠期高血压疾病具有家族倾向性，提示遗传因素与该病发生有关，但遗传方式尚不明确。由于子痫前期的异质性，尤其是其他遗传学和环境因素的相互作用产生了复杂的表型。在子痫前期遗传易感性研究中，尽管目前已定位了十几个子痫前期染色体易感区域，但在这些区域内进一步寻找易感基因仍面临很大的挑战。影响子痫前期基因型和表型的其他因素包括：多基因型、基因种族特点、遗传倾向和选择、基因相互作用及环境，特别是基因和环境相互作用是极重要的。

5. **营养缺乏** 已发现多种营养缺乏，如低白蛋白血症，钙、镁、锌、硒等缺乏与子痫前期发生发展有关。有研究发现，饮食中钙摄入不足者血清钙下降，导致血管平滑肌细胞收缩。硒可防止机体受脂质过氧化物的损害，提高机体的免疫功能，避免血管壁损伤。锌在核酸和蛋白质的合成中有重要作用。维生素 E 和维生素 C 均为抗氧化剂，可抑制磷脂过氧化作用，减轻内皮细胞的损伤。这些证据需要核实。

6. 胰岛素抵抗　近年研究发现，有妊娠期高血压患者存在胰岛素抵抗，高胰岛素血症可导致 NO 合成下降及脂质代谢紊乱，影响前列腺素 E_2 的合成，增加外周血管的阻力，升高血压。因此认为，胰岛素抵抗与妊娠期高血压疾病的发生密切相关。

（四）发病机制

迄今为止，本病的发病机制尚未完全阐明。有学者提出子痫前期发病机制"两阶段"学说。第一阶段为临床前期，即子宫螺旋动脉滋养细胞重铸障碍，导致胎盘缺血、缺氧，释放多种胎盘因子；第二阶段，胎盘因子进入母体血液循环，则促进系统性炎症反应的激活及血管内皮损伤，引起子痫前期、子痫各种临床症状。

（五）病理生理变化及对母儿的影响

本病基本病理生理变化是全身小血管痉挛，内皮损伤及局部缺血。全身各系统各脏器灌注减少，对母儿造成危害，甚至导致母儿死亡。

1. 脑　出现脑血管痉挛，通透性增加，脑水肿、充血、局部缺血、血栓形成及出血等。CT 检查脑皮质呈现低密度区，并有相应的局部缺血和点状出血，提示脑梗死，与昏迷及视力下降、失明相关。大范围脑水肿所致中枢神经系统症状主要表现为感觉迟钝、思维混乱。个别患者可出现昏迷，甚至发生脑疝。子痫前期脑血管阻力和脑灌注压均增加。高灌注压可致明显头痛。研究认为，子痫与脑血管自身调节功能丧失相关。

2. 肾　出现肾小球扩张，内皮细胞肿胀，纤维素沉积于内皮细胞。血浆蛋白自肾小球漏出形成蛋白尿，尿蛋白的多少与妊娠期高血压疾病的严重程度相关。肾血流量及肾小球滤过量下降，导致血浆尿酸浓度升高，血浆肌上升约为正常妊娠的 2

倍。肾功能严重损害可致少尿及肾衰竭，病情严重时肾实质损害，血浆肌酐可达到正常妊娠的数倍，甚至超过 177~265 μmol/L；若伴肾皮质坏死，肾功能损伤将无法逆转。

3. 肝　子痫前期可出现肝功能异常，如各种氨基转移酶水平升高，血浆碱性磷酸酶升高。肝的特征性损伤是门静脉周围出血，严重时门静脉周围坏死。肝包膜下血肿形成，甚至发生肝破裂危及母儿生命。

4. 心血管　出现血管痉挛，血压升高，外周阻力增加，心肌收缩力和射血阻力（即心脏后负荷）增加，心排血量明显减少，心血管系统处于低排高阻状态，心室功能处于高动力状态，加之内皮细胞活化使血管通透性增加，血管内液进入细胞间质，导致心肌缺血，间质水肿、心肌点状出血或坏死、肺水肿，严重时导致心力衰竭。

5. 血液　包括容量和凝血功能两方面。由于全身小动脉痉挛，血管壁渗透性增加，血液浓缩，大部分患者血容量在妊娠晚期不能像正常孕妇增加 1 500 mL 达到 5 000 mL，血细胞比容上升。当血细胞比容下降时，多合并贫血或红细胞受损或溶血。妊娠期高血压疾病患者还伴有一定量的凝血因子缺乏或变异所致的高凝血状态，特别是重症患者可发生微血管病性溶血，主要表现血小板减少（血小板计数 $< 100 \times 10^9/L$），肝酶升高，溶血，其特征为红细胞碎片、血红蛋白尿及血红蛋白血症。

6. 内分泌及代谢　由于血浆孕激素转换酶增加，妊娠晚期盐皮质激素、去氧皮质酮升高可致钠潴留，血浆胶体渗透压降低，细胞外液可超过正常妊娠，但水肿与妊娠期高血压疾病的严重程度及预后关系不大。通常电解质与正常妊娠无明显差异。子痫抽搐后，乳酸性酸中毒及呼吸代偿性的二氧化碳丢失可致血中碳酸氢盐浓度降低，患者酸中毒的严重程度与乳酸产生的量及其代谢率以及呼出的二氧化碳有关。

7. 子宫胎盘血流灌注　子宫螺旋小动脉重铸不足导致胎盘灌注下降，螺旋动脉平均直径仅为正常孕妇的 1/2，加之伴有内皮损害及胎盘血管急性动脉粥样硬化，使胎盘功能下降、胎儿生长受限、胎儿窘迫。若胎盘床血管破裂可致胎盘早剥，严重时母儿死亡。

（六）临床表现

妊娠高血压的临床表现见表 10-11。

（七）诊断

根据病史、临床表现、体征及辅助检查即可做出诊断，应注意有无并发症及凝血机制障碍。

1. 病史　有本病高危因素及上述临床表现，特别注意有无头痛、视力改变、上腹不适等。

2. 高血压　同一手臂至少 2 次测量，收缩压 ≥140 mmHg 和（或）舒张压≥90 mmHg 定义为高血压。若血压较基础血压升高 30/15 mmHg，但低于 140/90 mmHg 时，不作为诊断依据，但须严密观察。对首次发现血压升高者，应间隔 4 h 或以上复测血压。对严重高血压患者［收缩压≥160 mmHg 和（或）舒张压≥110 mmHg］，为观察病情指导治疗，应密切观察血压。为确保测量准确性，应选择型号合适的袖带（袖带长度应该是上臂围的 1.5 倍）。

3. 尿蛋白　高危孕妇每次产检均应检测尿蛋白。尿蛋白检查应选中段尿。对可疑子痫前期孕妇应测 24 h 尿蛋白定量。尿蛋白≥0.3 g/24 h 或随机尿蛋白≥3.0 g/L 或尿蛋白定性≥（＋）定义为蛋白尿。避免阴道分泌物或羊水污染尿液。当泌尿系统感染，严重贫血、心力衰竭和难产时，可导致蛋白尿。

表 10-11　妊娠高血压临床表现

分类		临床表现
妊娠期高血压		妊娠期出现高血压，SBP≥140 mmHg 和（或）DBP≥90 mmHg，于产后 12 周内恢复正常；尿蛋白（－）；产后方可确诊。少数患者可伴有上腹部不适或血小板减少
子痫前期	轻度	妊娠 20 周后出现 SBP≥140 mmHg 和（或）DBP≥90 mmHg 伴蛋白尿≥0.3 g/24 h，或随机尿蛋白（＋）
	重度	血压和尿蛋白持续升高，发生母体器官功能不全或胎儿并发症。出现下述任一不良情况可诊断为重度子痫前期。①血压持续升高：SBP≥160 mmHg 和（或）DBP≥110 mmHg；②蛋白尿≥5.0 g/24 h 或随机蛋白尿（＋＋＋）；③持续性头痛或视觉障碍或其他脑神经症状；④持续性上腹部疼痛，肝包膜下血肿或肝破裂症状；⑤肝功能异常：ALT 或 AST 水平升高；⑥肾功能异常：少尿（24 h 尿量＜400 mL 或每小时尿量＜17 mL）或血肌酐≥106 μmol/L；⑦低蛋白血症伴胸腔积液或腹水；⑧血液系统异常：血小板呈持续性下降并低于 100×10⁹/L，血管内溶血、贫血、黄疸或血 LDH 升高；⑨心力衰竭、肺水肿；⑩胎儿生长受限或羊水过少；⑪早发型即妊娠 34 周以前发病
子痫		子痫前期基础上发生不能用其他原因解释的抽搐 子痫发生前可有不断加重的重度子痫前期，但也可发生于血压升高不显著、无蛋白尿病例 通常产前子痫较多，发生于产后 48 h 者约 25% 子痫抽搐进展迅速，前驱症状短暂，表现为抽搐、面部充血、口吐白沫、深昏迷；随之深部肌肉僵硬，很快发展成典型的全身高张阵挛惊厥、有节律的肌肉收缩和紧张，持续 1～1.5 min，期间患者无呼吸动作；此后抽搐停止，呼吸恢复，但患者仍昏迷，最后意识恢复，但困惑、易激惹、烦躁
慢性高血压并发子痫前期		慢性高血压孕妇妊娠前无蛋白尿，妊娠后出现蛋白尿≥0.3 g/24 h；或妊娠前有蛋白尿，妊娠后蛋白尿明显增加或血压进一步升高或出现血小板减少并＜100×10⁹/L
妊娠合并慢性高血压		妊娠 20 周前 SBP≥140 mmHg 和（或）DBP≥90 mmHg（除外滋养细胞疾病），妊娠期无明显加重；或妊娠 20 周后首次诊断高血压并持续到产后 12 周以后

4. 辅助检查

（1）妊娠期高血压应进行以下常规检查：①血常规；②尿常规；③肝功能、血脂；④肾功能、尿酸；⑤凝血功能；⑥心电图；⑦胎心监测；⑧ B 型超声检查胎儿、胎盘、羊水。

（2）子痫前期、子痫视病情发展、诊治需要酌情增加以下有关检查项目：①眼底检查；②凝血功能系列：血浆凝血酶原时间、凝血酶时间、部分活化凝血活酶时间、血浆纤维蛋白原、凝血酶原国际标准化比率、纤维蛋白（原）降解产物、D-二聚体、3P 试验、AT-Ⅲ；③ B 型超声等影像学检查肝、胆、胰、脾、肾等器官；④电解质；⑤动脉血气分析；⑥心脏彩超及心功能测定；⑦脐动脉血流指数、子宫动脉等血流变化、头颅 CT 或 MRI 检查。

（八）鉴别诊断

子痫前期应与慢性肾炎合并妊娠相鉴别，子痫应与癫痫、脑炎、脑膜炎、脑肿瘤、脑血管畸形破裂出血、糖尿病高渗性昏迷、低血糖昏迷相鉴别。

（九）预测

妊娠高血压的预测对早防早治，降低母婴病死率有重要意义，但目前尚无有效、可靠和经济的预测方法。首次产前检查应进行风险评估，主张联合多项指标综合评估预测。

1. 高危因素　妊娠高血压发病的高危因素均为该病较强的预测指标。

2. 生化指标　①可溶性醛氨酸激酶 1（soluble fms-like tyrosine kinase-1，sFlt-1）：升高者子痫前期的发生率升高 5～6 倍。②胎盘生长因子（placental growth factor，PLGF）：妊娠 5～15 周在血清中的浓度 < 32 pg/mL，妊娠 16～20 周浓度 < 60 pg/mL，对子痫前期预测的敏感度、特异度较高。③胎盘蛋白 13（placental protein 13，PP13）：可作为早发型子痫前期危险评估的合理标志物。④可溶性内皮因子（soluble endoglin，sEng）：在 PE 临床症状出现前 2～3 个月水平即已升高，预测的敏感度较高。

3. 物理指标　子宫动脉血流波动指数（pulsatile index，PI）的预测价值较肯定。妊娠早期子宫动脉 PI > 95th%，妊娠中期（23 周）子宫动脉 PI > 95th%，预测子痫前期的敏感度较高。

4. 联合预测　①分子标志物间联合：sFlt/PIGF > 10，提示 5 周内可能发生 PE；妊娠早期 PLGF 联合 PP13，PLGF 联合 sEng，预测检出率较高。②分子标志物联合子宫动脉（UA）多普勒：UA 多普勒联合 PP13 及 β-HCG，检出率高达 100%，假阳性率仅 3%；UA 多普勒联合 PLGF 或 sFlt-1 或 sEng；UA 多普勒联合 PP13 及妊娠相关血浆蛋白 A（pregnancy-associated plasma protein A，PAPP-A）；抑制素 A（inhibin A）联合 UA 多普勒，检出率较高，假阳性率较低。

（十）预防

对低危人群目前尚无有效的预防方法，对高危人群可能有效的预防措施如下。①适度锻炼：妊娠期应适度锻炼，合理安排休息，以保持妊娠期身体健康。②合理饮食：妊娠期不推荐严格限制盐的摄入，也不推荐肥胖孕妇限制热量摄入。③补钙：低钙饮食（摄入量 < 600 mg/d）的孕妇建议补钙。口服至少 1 g/d。④阿司匹林抗凝治疗：对既往妊娠合并高血压、慢性肾病、自身免疫病、糖尿病、慢性高血压，合并 ≥1 项先兆子痫的危险因素（初产妇、> 40 岁、妊娠间隔 > 10 年、BMI > 35 kg/m^2、先兆子痫家族史、多胎妊娠）的患者，建议从妊娠 12 周起服用小剂量 ASA（75～100 mg/d），直至分娩前 1 周。

（十一）治疗

治疗的主要目的是保障母婴安全和妊娠分娩的顺利进行，减少并发症，降低病死率。推荐血压 ≥150/100 mmHg 启动药物治疗，治疗目标为 150/100 mmHg 以下。如无蛋白尿及其他靶器官损伤存在，也可考虑 ≥160/110 mmHg 启动药物治疗。应避免将血压降至低于 130/80 mmHg，以避免影响胎盘血流灌注。

1. 慢性高血压在妊娠前的处理　应大力倡导慢性高血压患者进行妊娠前评估，了解血压升高的原因和程度。治疗措施以改善生活方式和非药物干预为主,部分患者在松弛情绪并将摄盐量控制到 6 g 左右后,血压可降低到 150/100 mmHg 以下,从而缩短妊娠期间降压药的服用时间,减少药物对胎儿的可能影响。不建议患者在血压≥160/110 mmHg 的情况下受孕。

2. 妊娠高血压的非药物治疗 非药物治疗包括适当活动、情绪放松、适当控制体重、保证充足睡眠等。推荐摄盐量控制到 6 g/d(尿钠排泄 100 mmol/d),但不应过度限盐,以免导致低血容量,影响胎盘循环。

3. 妊娠合并轻度高血压的处理 对轻度高血压患者应强调非药物治疗,并积极监测血压、定期复查尿常规等相关检查。对存在靶器官损害或同时使用多种降压药物的慢性高血压患者,应根据妊娠期间血压水平进行药物治疗,原则上采用尽可能少的药物种类和剂量。

对血压轻度升高伴子痫前期,由于其子痫的发生率仅 0.5%,不建议常规应用硫酸镁。但需要密切观察血压和尿蛋白变化,以及胎儿状况。

4. 妊娠合并重度高血压的处理 对妊娠合并重度高血压治疗的主要目的是最大限度降低母亲的患病率和病死率。在严密观察母婴状态的前提下,应明确治疗的持续时间、降压目标、药物选择和终止妊娠的指征。对重度先兆子痫,建议静脉应用硫酸镁,并确定终止妊娠的时机。当 SBP≥180 mmHg 或 DBP≥120 mmHg 时,应按照高血压急症处理。

5. 妊娠高血压的药物治疗 最常用的口服药物有甲基多巴、拉贝洛尔和硝苯地平,必要时可考虑小剂量噻嗪类利尿药(表 10-12)。妊娠期间禁用 ACEI 和 ARB,有妊娠计划的慢性高血压患者,也应停用上述药物。

六、其他继发性高血压

1. 睡眠呼吸暂停综合征 是指由于睡眠期间咽部肌肉塌陷堵塞气道,反复出现呼吸暂停或口鼻气流量明显降低,是顽固性高血压的重要原因之一。减轻体重和生活模式改良对 OSAHS 很重要,口腔矫治器对轻、中度 OSAHS 有效;而中、重度 OSAHS 往往需用气道正压通气(CPAP);注意选择合适的降压药物;对有鼻、咽、腭、颌解剖异常的患者可考虑相应的外科手术治疗。

2. 真性红细胞增多症 是由于原因不明的以红细胞异常增殖为主的骨髓增殖性疾病。降压药物可选用转换酶抑制剂,该类药物可降低促红细胞酶活性从而使 Hb 下降。其他可选择用钙拮抗剂,如尼莫地平、吲达帕胺或中枢 α_2 兴奋剂可乐定等,

表 10-12 常用妊娠高血压的口服治疗药物

药物名称	降压机制	常用剂量	安全级别**	注意事项
甲基多巴	降低脑干交感神经张力	200～500 mg,每日 2～4 次	B	抑郁、过度镇静、低血压
拉贝洛尔	α、β 受体阻滞剂	50～200 mg q12 h,最大 600 mg/d	C	胎儿心动过缓、皮肤瘙痒
硝苯地平	抑制动脉平滑肌细	5～20 mg q8 h 或缓释制剂 10～20 mg q12 h	C	低血压
氢氯噻嗪*	胞钙内流 利尿、利钠	或控释制剂 30～60 mg qd,6.25～12.5 mg/d	B	大剂量影响胎盘血流

* 在胎盘循环降低的患者(先兆子痫或胎儿发育迟缓),应避免应用利尿药。** 妊娠安全级别：A：在有对照组的早期妊娠妇女中未显示对胎儿有危险,可能对胎儿的伤害极小；B：在动物生殖实验中并未显示对胎儿的危险,但无孕妇的对照组,或对动物生殖实验显示有不良反应,但在早孕妇女的对照组中并不能肯定其不良反应；C：在动物的研究中证实对胎儿不良反应,但在妇女中无对照组或在妇女和动物研究中无可以利用的资料,仅在权衡对胎儿利大于弊时给予 C 级药物治疗

服造血抑制剂如羟基脲、环磷酰胺等，有效率达 80% ~ 85%。必要时配合静脉放血，1 ~ 3 天一次，每次 300 ~ 500 mL。

3. 药物性高血压　是常规剂量的药物本身或该药物与其他药物之间发生相互作用而引起血压升高，如肾上腺皮质激素、解热镇痛药、减肥药、减轻鼻充血剂及抗感冒药。一旦确诊高血压与用药有关，应该停用这类药物，换用其他药物或者采取降压药物治疗。

4. 单基因遗传性疾病　如糖皮质激素可治性醛固酮增多症、Liddle 综合征、Gordon 综合征、多发性内分泌肿瘤等，可通过基因诊断明确。

（王继光）

数字课程学习

教学PPT　　自测题

第十一章

结构性心脏病

关键词

瓣膜性心脏病　　心脏杂音　　介入治疗　　先天性心脏病

介入治疗

结构性心脏病（structural heart disease, SHD）这一概念是随着心血管病介入诊疗技术的发展而出现的，这一名词最早于 1999 年由美国的 Martin Leon 教授在一次学术会议上提出，最初是指非冠状动脉介入治疗相关的心脏疾病。目前学术领域主要用结构性心脏病一词来定义与心脏结构和功能异常有关的一类心脏疾病。通常包括瓣膜性心脏病、房间隔缺损、室间隔缺损、动脉导管未闭、卵圆孔未闭、左心室室壁瘤、心脏瓣膜置换术瓣周漏和肥厚型心肌病等（图 11-1）。

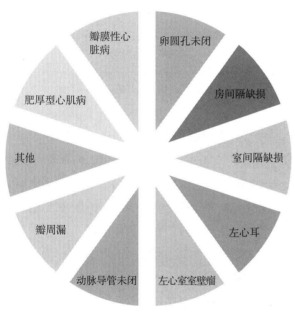

图 11-1 结构性心脏病的范畴

第一节　瓣膜性心脏病

诊疗路径：

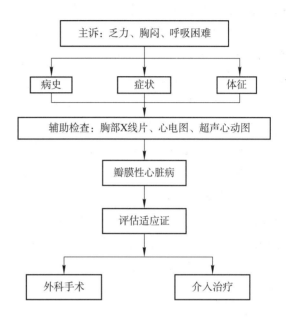

一、概述

在正常情况下，心脏瓣膜适时地开放与关闭，以保证心脏泵血沿单一方向前进。如因心脏瓣膜或其附属结构（瓣环、腱索及乳头肌）先天性发育异常，以及后天各种疾病引起的心脏瓣膜和附属结构的损伤，可导致瓣膜狭窄和（或）关闭不全。此外，各种病因引起的心脏增大或瓣环增大，即使瓣膜及其附属结构正常，也可出现心脏瓣膜相对狭窄和（或）关闭不全。瓣膜狭窄（valvular stenosis）是指心脏瓣膜开放时，瓣膜口不能充分张开而缩小，血流通过障碍。瓣膜关闭不全（valvular insufficiency）也称瓣膜反流（valvular regurgitation），是指心脏瓣膜关闭时，瓣膜口不能完全闭合，部分血液发生反流。心脏的四个瓣膜均可发生狭窄和关闭不全，表现为单独存在，或同时受累。由心脏瓣膜病引起的心脏结构和功能异常统称为瓣膜性心脏病（valvular heart disease, VHD），又称心脏瓣膜病。

20 世纪 90 年代，美国瓣膜性心脏病的发病率大约为 2.5%，占全部心脏外科手术的 10% ~ 20%。主要病因是年龄相关的瓣膜钙化和先天性原因，如二叶主动脉瓣和二尖瓣黏液性变（myxomatous mitral valve disease）。21 世纪初，欧洲 25 个国家进行的心脏瓣膜病调查显示，主动脉瓣狭窄最常见，其次为二尖瓣反流。在病因方面，主动脉瓣和二尖瓣疾病的最常见病因是退行性变。中国医学科学院阜外医院一项 2015 年的调查资料显示，在我国确诊为瓣膜性心脏病的 18 岁以上患者中，女性占 55.6%。最常见的瓣膜疾病是二尖瓣关闭不全（60.8%）和三尖瓣关闭不全（59.8%），其次是主动脉瓣关闭不全（54.2%）、二尖瓣狭窄（20.7%）、主动脉瓣狭窄（16.6%）和肺动脉瓣反流（12.5%）。有 64.7% 的患者同时患有多瓣膜病变。风湿性因素是左心瓣膜病的主要病因，其次是退行性、缺血性、心内膜炎和先天性原因等。同样，2017 年中国医学科学院阜外医院在我国东、中、西部城乡地区抽取 35 岁及以上人群共 28 909 人，采用多普勒超声心动图进行心脏瓣膜病筛查分析，调查结果显示二尖瓣反流的总体患病率为 18.3%，男女均等。二尖瓣狭窄的总体患病率为 0.3%，其中男性 0.1%，女性 0.4%。主动脉瓣反流总体患病率 16.4%，男性 17.9%，女性 15.2%。主动脉瓣狭窄总体患病率为 1.4%，男性 1.5%，女性为 1.3%。而且数据显示，四种瓣膜疾病的患病率均随年龄增长而增加。从上述流行病学资料可以发现，在欧美发达国家因风湿热的有效预防，风湿性心脏瓣膜病已较少见。而在发展中国家，风湿性心脏瓣膜病仍较常见。随着社会的发展进步，因增龄导致的退行性瓣膜性心脏病逐渐成为常见的瓣膜性心脏病的病因。如图 11-2 所示，随着年龄增长，主动脉瓣和二尖瓣疾病的发病率迅速上升。

无论是心脏瓣膜关闭不全或狭窄，都将增加心脏负荷，再加上基础心脏疾病如风湿活动、心肌缺血等引起的心肌损伤，或相关疾病的反复发作，以及由心脏瓣膜病引发的心律失常（如心房颤动等），

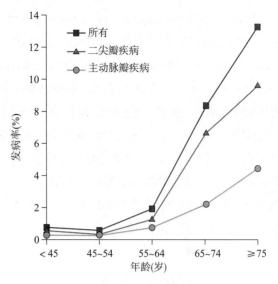

图 11-2　年龄相关的中重度主动脉瓣和二尖瓣疾病发病率变化趋势

引自：Nkomo V T，et al. Burden of valvular heart diseases：a population-based study [J]. Lancet，2006，368：1005-1011.

均会使得心脏功能逐渐从代偿阶段进展至失代偿阶段，最终引起肺循环及体循环淤血的临床表现直至心力衰竭的一系列病理生理改变，从而出现胸闷、气急和活动耐量下降等临床表现，体格检查尤其是心脏听诊会闻及特有的心脏杂音。

随着医学诊断技术和器材的进步，临床上当怀疑罹患心脏瓣膜病时，除了常规的体格检查外，还有很多器械和实验室辅助检查。一般首选经胸超声心动图检查，可明确心脏瓣膜病的异常部位并判断疾病严重程度。而其他检查对心脏瓣膜病的诊断也可选择性应用，如经食管超声心动图检查、三维超声心动图、CT、MRI、心导管检查和心血管造影等，以获得更详细全面的诊断信息。对确诊的心脏瓣膜病患者，应定期超声心动图检查，检查间隔时间可根据瓣膜功能不全的严重性、患者有无症状等决定。对无症状患者行定期超声检查和随访，以便在瓣膜功能恶化和症状发生时及时干预，避免丧失治疗的最佳时机。

心脏瓣膜病主要是心脏结构异常所致，因此轻中度的心脏瓣膜病患者常常无需手术治疗，仅需正确的诊断和适当的内科治疗。严重的心脏瓣膜

病则需要积极的手术治疗。心脏瓣膜病的治疗方式主要以外科手术换瓣膜或行瓣膜成形术为主，但近年来，微创介入技术发展迅速，从最早的经导管肺动脉瓣植入发展至今，主动脉瓣、肺动脉瓣、二尖瓣、三尖瓣病变均可采用经导管的微创方法进行治疗。因此，对于确需手术矫治的心脏瓣膜病患者，术前建议由心内科、心外科、麻醉科、影像科等专业医生组成的心脏团队（heart team）对患者应进行详细全面的评估和讨论，进而决定采用传统外科开胸手术还是经导管微创介入技术，或是前面两种手术方式的杂交治疗（hybrid therapy）。

二、二尖瓣疾病

（一）二尖瓣狭窄

1. 病因与病理生理　二尖瓣狭窄（mitral stenosis）主要是风湿热（rheumatic fever）所致。风湿热是风湿病的急性期，主要是一种与A组乙型溶血性链球菌感染有关的变态反应性疾病，反复多次发作后常可造成不同程度的心脏瓣膜器质性损害。在二尖瓣置换术切除的二尖瓣狭窄标本中，99% 为风湿性改变。二尖瓣狭窄约占全部风湿性心脏病的 25%，其中 40% 二尖瓣狭窄患者同时合并二尖瓣反流。二尖瓣狭窄患者中 38% 为多瓣膜受累，主动脉瓣占 35%，三尖瓣受累占 6%，肺动脉瓣罕见受累。2/3 为女性患者。先天性二尖瓣狭窄极少见。

二尖瓣狭窄的病理改变主要是瓣叶增厚，交界区粘连，腱索缩短和融合。一般按瓣膜病变程度分为隔膜型和漏斗型两类。

（1）隔膜型：此型病变的特点是瓣膜交界处发生粘连性愈合，使瓣口狭窄。瓣膜本身有不同程度的增厚、钙化，影响其启闭活动。常可伴有不同程度的关闭不全。除瓣膜病变外，可合并有腱索、乳头肌粘连及缩短。

（2）漏斗型：此型病变的特点是前后瓣叶都有明显增厚及纤维化，甚至发生钙化。腱索和乳头肌相互粘连及发生瘢痕性缩短，使整个瓣膜变为漏斗

状，既有明显的瓣口狭窄，又常伴有关闭不全。

二尖瓣口狭窄可引起左心房排血受阻，进而导致左心房内压力升高，久之左心房压力升高和肺静脉及肺毛细血管发生扩张及淤血，造成慢性阻塞性肺淤血。因此，二尖瓣狭窄患者常常有低氧血症。一旦由某种原因增加体静脉系统回心血量，如剧烈体力活动、精神激动、妊娠、发热和发作快速心室率的心房颤动等，则加重肺毛细血管淤血，可突然出现呼吸困难，重者可出现急性肺水肿，危及生命。

2. 临床表现

（1）症状：主要会出现呼吸困难、咳嗽、咯血、乏力、心悸和胸痛等症状。临床症状与瓣口狭窄的程度有关。正常二尖瓣口面积为 $4 \sim 6 \ cm^2$，当缩小到 $2.5 \sim 2.0 \ cm^2$ 时，在重体力活动时出现症状；瓣口面积为 $2.0 \sim 1.5 \ cm^2$ 时，于中度体力活动时出现症状；瓣口面积 $< 1.5 \ cm^2$ 时，于轻度活动时出现症状。当瓣口面积 $< 1.0 \ cm^2$ 时，左心房压已升高到发生肺水肿的临界水平。一旦出现心脏负荷加重的情况，即可出现呼吸困难、咯血，甚至发生肺水肿。

1）咳嗽：多为干咳，出现于夜间睡眠中或劳动后，系由于静脉回流血量增多，加重肺淤血而引起咳嗽反射。肺淤血及气管黏膜水肿，既有渗出液较多，提供细菌繁殖的良好条件，又降低黏膜上皮细胞纤毛运动能力及排痰作用，故二尖瓣狭窄患者容易发生上呼吸道感染及肺炎，且病后迁延时间较久。

2）咯血：突然大咯血可以是二尖瓣狭窄的首发症状，常为严重二尖瓣狭窄、因妊娠或过度活动等诱发。血多来自支气管黏膜下曲张的静脉破裂。大咯血后肺静脉压减低，咯血常于数小时内自行停止，一般不引起低血容量性休克。除非发生窒息，亦很少引起死亡。此外，二尖瓣狭窄患者由于长期肺静脉高压及肺淤血，肺含铁血黄素沉积，可反复痰中带血丝或血迹。急性肺水肿时，痰呈粉红色泡沫状。晚期二尖瓣狭窄致心力衰竭的患者，常因外

周静脉血栓或心房颤动右心房内血栓脱落，并发肺梗死而发生咯血。

3）乏力：严重二尖瓣狭窄使左心室得不到足够的血液充盈，左心室心排血量减少，外周肌肉组织灌注不足，使患者常感到乏力疲倦。

4）胸痛：少数二尖瓣狭窄伴发心力衰竭的患者会有心绞痛样胸闷、胸痛，其原因可能有风湿性冠状动脉炎或冠状动脉栓塞、肺栓塞、严重肺动脉高压及右心室高压、心排血量减低等。年长患者也可能同时有冠状动脉粥样硬化。

5）心悸：常由继发的心房颤动引起，心房颤动合并快速心室率可使患者突感心悸、呼吸困难而就诊。

6）其他：少数患者由于扩大的左心房及扩张的肺动脉压迫左喉返神经引起声音嘶哑。扩大的左心房压迫食管可产生吞咽困难。长期右心室过度负荷，或同时伴有风湿活动，逐渐发生右心衰竭，出现肝区疼痛、食欲减退、腹胀及下肢水肿，而此时呼吸困难反而有所缓解。

（2）体征

1）视诊：可见颧骨部及口唇轻度发绀，因颧部皮肤小血管扩张，再加缺氧引起两颧部皮肤呈暗红色，即所谓“二尖瓣面容”。二尖瓣狭窄如发生于儿童，胸骨左缘可见隆起，并于心底部胸骨左缘稍远处可见收缩期抬举性冲动。伴有三尖瓣相对关闭不全时，可见到颈静脉有收缩期搏动。

2）触诊：严重二尖瓣狭窄左心室充盈不足，每搏心排血量减少，从而脉搏较弱。心尖区可触及短促的收缩期震动。心底部胸骨左缘稍远处可扪及抬举性冲动。右心室增大明显时，心尖由右心室构成，则抬举性冲动可扩展到心尖区。心尖区多有舒张期震颤，左侧卧位时更明显。

3）叩诊：由于肺动脉干和右心室漏斗部增大可使胸骨左缘第 3 肋间浊音区向左扩大，使心左缘由正常变为近乎直线。

4）听诊：二尖瓣狭窄的特征性体征为心尖区第一心音增强，舒张早期开瓣音（开瓣音在胸骨左缘第 3～4 肋间或心尖区内上方最清楚，为跟在第二心音稍后的尖锐、短促而响亮的拍击性声音）和心尖区滚筒性舒张期杂音。在晚期二尖瓣狭窄可由于肺动脉高压，肥大的右心室构成心尖部，将二尖瓣的杂音遮盖，亦可使心尖区杂音不明显，乃所谓“哑性”二尖瓣狭窄。如瓣叶僵硬失去弹性，则第一心音的拍击性及开瓣音消失，肺动脉瓣区第二音亢进常伴有轻度分裂。在严重肺动脉高压时，可出现相对性肺动脉瓣关闭不全，则于胸骨左缘第 2～4 肋间可听到舒张早期泼水样杂音，称为 Graham-Steell 杂音。Graham-Steell 杂音随深吸气而增强，深呼气而减弱，而主动脉瓣关闭不全不受呼吸影响。

3. 实验室检查

（1）X 线检查：轻度二尖瓣狭窄患者，心影可在正常范围内。左心房增大时，正位 X 线片可在增大的右心室心影内（右第二弓），呈双重阴影，同时由于增大的左心房将左支气管抬高，左右支气管所成角度变大（正常不超过 35°～40°）。左前斜位吞钡 X 线透视可见增大的左心房将食管向后方推移。左心耳扩大时，于 X 线正位片上，在肺动脉阴影（左第 2 弓）之下凸出（左第 3 弓），肺动脉段亦凸出，则第 2～4 弓变为一条近乎直线的倾斜线。由左心室形成的第 4 弓一般不增大，除非由于右心室向左扩大，或同时伴有二尖瓣关闭不全或主动脉瓣病变。二尖瓣有钙化表示瓣膜已有严重损害，常伴有关闭不全。慢性肺静脉高压及肺淤血时，血管影明显，由于肺静脉血流重新分布，血流移向肺尖，肺上部血管影较下部多。由于肺毛细血管压增高，大于血浆胶体渗透压，进而引起下叶间质水肿并间质纤维增生，因而肺野透亮度减低。由于淋巴管扩张及肺小叶间隔有渗液集聚，常在右肺下叶肋膈角附近，发现水平走向的 Kerley's B 线，有时亦见到从肺上叶向肺门斜行的线状阴影，称 Kerley's A 线。

（2）心电图检查：窦性心律时，主要由于左心房容积增大常有二尖瓣 P 波，V_1 导联 P 波呈正负双相。晚期常出现心房颤动，心房颤动波一般于 V_1 大于 0.1 mV。肺动脉高压患者，可继发右心室肥厚及电轴偏右，亦可见右束支传导阻滞。心房颤动及右束支传导阻滞与左心房及右心室压力增高有关。

（3）超声心动图检查：超声心动图是诊断和评价二尖瓣狭窄最精准的检查方法。二维超声可以直观显示瓣膜、腱索和乳头肌的结构和功能状态，二尖瓣口面积变小，呈"鱼嘴样"（图 11-3）。M 型超声显示正常前瓣 M 型活动曲线的消失，代之"城墙样改变"，为二尖瓣狭窄的特征。二维、三维超声可直接显示二尖瓣狭窄的特征性改变，如瓣口大小、瓣叶增厚、钙化、纤维化、活动度。此外，心脏超声可测量房室腔大小、心壁厚度和评价心脏功能。通过三尖瓣反流频谱的血流速度估测肺动脉压力。测量通过二尖瓣口的舒张期血流速度，估测跨二尖瓣压力阶差。经食管超声可更清晰显示左心房和左心耳内血栓及瓣膜上的赘生物。

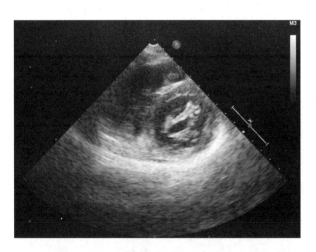

图 11-3 二尖瓣狭窄的二维超声心动图
瓣口呈"鱼嘴样"

（4）心导管检查和心血管造影：一般不推荐对二尖瓣狭窄的患者进行常规的心导管检查。对疑似合并肺血管病变和冠心病的患者可选择心导管检查和冠状动脉造影检查。

4. 并发症

（1）心力衰竭：二尖瓣狭窄可在病程早期并发肺水肿，晚期发生右心衰竭。心力衰竭是风湿性心脏病患者死亡的主要危险因素，可能与隐存的风湿活动和快速型心律失常有关。

（2）心房颤动：二尖瓣狭窄患者约 50% 并发心房颤动，特别是 40 岁以上的患者。早期多有频发房性期前收缩、房性心动过速及阵发性心房颤动，随着病情加重和病程延长转变为慢性心房颤动。病程长、年龄大、左心房压力高和左心房扩张是引起心房颤动的主要原因，风湿性心肌炎及其遗留的心房损害也是发生心房颤动的可能原因。

（3）外周动脉栓塞：二尖瓣狭窄合并心力衰竭及心房颤动患者，容易在左心房和左心耳内形成血栓，血栓脱落导致脑卒中和体循环栓塞，发生率约占 20%。其中约 1/2 为脑栓塞，偶尔引起冠状动脉栓塞而发生心肌梗死。根据栓塞脏器的不同，可表现癫痫、半身瘫痪、肠缺血坏死、心肌梗死、肢体无脉及供血障碍等。少数左心房游离的球形大血栓阻塞二尖瓣口，可引起晕厥或猝死。

（4）细菌性心内膜炎：较少见。但这类患者一旦接受器械检查及其他手术的开展便增加了感染的机会，有可能继发细菌性心内膜炎。常见的致病菌除草绿色链球菌外，还有金黄色葡萄球菌、白葡萄球菌，也有一些杆菌及真菌感染。

5. 鉴别诊断 二尖瓣狭窄患者一般具有典型杂音不难诊断，特别是随着超声心动图的普及，二尖瓣狭窄很容易做出正确诊断。需鉴别的疾病包括以下几类。

（1）二尖瓣功能性改变：严重的主动脉瓣关闭不全，可因舒张期有主动脉向左心室的反流，进而冲击二尖瓣前叶，形成相对的二尖瓣狭窄，产生舒张期杂音，称 Austin-Flint 杂音，易误诊为主动脉瓣关闭不全合并二尖瓣狭窄。但 Austin-Flint 杂音无第一心音亢进及开瓣音，通常也无左心房明显扩大及肺淤血。超声心动图检查可明确诊断。

（2）先天性心脏病：先天性二尖瓣狭窄，狭窄部位可在瓣叶、腱索、乳头肌平面，多于出生后早期死亡。成年人房间隔缺损可合并风湿性二尖瓣狭窄，即 Lutembacher 综合征；房间隔缺损时由于左向右分流血量较大，通过三尖瓣口流量过多，产生充盈性舒张期杂音，也容易误诊为二尖瓣狭窄。超声心动图检查有助于鉴别。

（3）左心房黏液瘤或左心房内球形血栓形成：当左心房内有黏液瘤或者血栓时，这类占位可部分阻塞二尖瓣口，引起肺淤血及类似二尖瓣狭窄的表现。如为有蒂的黏液瘤，尚可有体位相关的眩晕、呼吸困难及心脏杂音变化。超声心动图检查可发现黏液瘤或血栓的特征性改变。另外，心房黏液瘤引起的发热、红细胞沉降率快、贫血、体重减轻等异常表现，还应与风湿性心脏病的风湿活动鉴别。

（4）房室沟部缩窄性心包炎：也会出现左心房增大、三音心律，可误诊为二尖瓣狭窄，应注意鉴别，必要时可行胸部 CT 或者右心导管检查明确。

6. 治疗

（1）内科治疗：主要是患者日常生活指导，预防及治疗风湿活动、细菌性心内膜炎、心律失常、肺水肿、慢性心力衰竭、体循环血栓栓塞等合并症。二尖瓣狭窄较轻时，患者心脏无明显增大，心功能较好的患者可参加力所能及的体力活动，一般以活动后不出现胸闷不适症状为度。尽量预防上呼吸道感染。如有链球菌感染，应及时予青霉素治疗，预防风湿热复发。对有风湿活动者须进行抗风湿治疗，剂量要足够，时间要长。拔牙及外科手术前后应用抗生素，以防细菌性心内膜炎。

积极治疗各种并发症。体循环血栓栓塞除一般治疗外，可应用溶栓药物（尿激酶），如药物治疗无效，可通过导管取栓。心房颤动可导致肺水肿，心房颤动伴快速心室率时应以 β 受体阻滞剂、普罗帕酮、胺碘酮等药物控制心室率。二尖瓣狭窄伴发的阵发性心房颤动可选择药物转复（如伊布利特）或直流电转复。二尖瓣狭窄伴发心房颤动时，虽可获得窦性心律的暂时转复，但不易维持，且有 1%～2% 的患者并发体循环栓塞，因此应在复律前行经食管超声心动图检查，以排除左心耳和左心房内血栓以及根据患者情况应用抗凝药物。心房颤动病程长或心房明显扩大（如左心房直径 > 55 mm）

者，复律治疗效果亦不理想。心房颤动除颤后可适量口服索他洛尔、胺碘酮或普罗帕酮维持，以防心房颤动复发。

（2）介入治疗与外科手术：二尖瓣狭窄患者需进行手术干预的适应证如下。①患者心功能减退持续加重，如轻微活动即可出现胸闷、心悸症状，经过内科药物治疗仍不能缓解。②二尖瓣重度狭窄，瓣膜口面积 < 1.0 cm²，合并左心房明显扩大。③瓣膜口面积为 1.4～1.5 cm²，合并心房颤动。对单纯二尖瓣狭窄，如瓣膜条件适合，无严重钙化，应首选经皮二尖瓣球囊成形术（percutaneous balloon mitral valvuloplasty，PBMV）（图 11-4）。对不适合行经皮二尖瓣球囊成形术的患者，可选择瓣膜修复术或人工心脏瓣膜置换术。近年发展了经导管二尖瓣瓣膜植入术，对病情复杂、一般情况差、丧失外科治疗时机的患者，可选择性应用（图 11-5）。

随着内外科技术的发展，针对风湿性二尖瓣狭窄患者，在全面评估病情严重程度和患者一般状况的基础上，目前治疗选择美国心脏协会治疗指南建议的流程（图 11-6）。

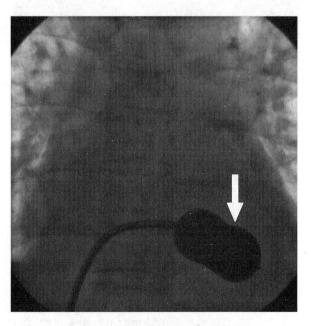

图 11-4 经皮二尖瓣球囊成形术
白色箭头所指为球囊

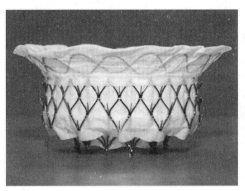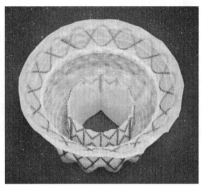

图 11-5　经导管二尖瓣置换所用的人工二尖瓣瓣膜支架

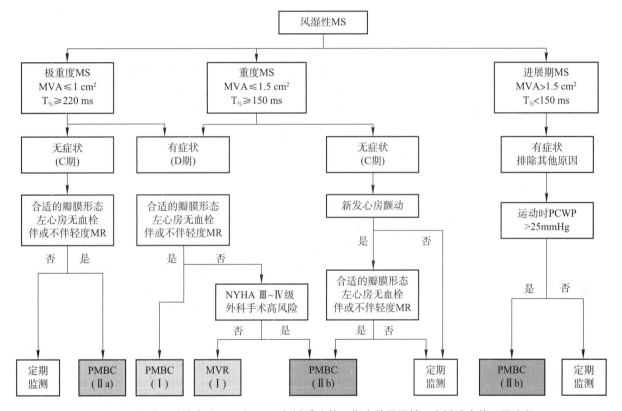

图 11-6　美国心脏协会（AHA）2014 年瓣膜病管理指南的风湿性二尖瓣狭窄的干预流程

MS：二尖瓣狭窄，MR：二尖瓣反流，MVA：二尖瓣面积，MVR：二尖瓣外科手术（修复或换瓣），NYHA：纽约心功能分级，PCWP：肺毛细血管楔压，PMBC：经皮二尖瓣球囊扩张术；T$_{1/2}$：压力减半时间，Ⅰ：Ⅰ类推荐，Ⅱa：Ⅱa类推荐，Ⅱb：Ⅱb类推荐

（二）二尖瓣关闭不全

1. 病因与病理生理　维持二尖瓣正常关闭功能的结构是二尖瓣复合体，包括二尖瓣瓣叶、腱索、乳头肌和二尖瓣纤维环，上述结构异常均可引起二尖瓣关闭不全（mitral insufficiency）。根据病因不同，一般分为原发性二尖瓣关闭不全（primary mitral insufficiency）和继发性二尖瓣关闭不全（secondary mitral insufficiency）。二尖瓣关闭不全的主要病因有二尖瓣脱垂、风湿热、感染性心内膜炎、瓣环钙化、扩张型心肌病和缺血性心肌病；少见原因是先天性异常（如二尖瓣裂）；其他罕见病因有心内膜纤维化、类癌、放射治疗及系统性红斑

狼疮所导致的并发症等。在发展中国家，二尖瓣关闭不全的主要病因是风湿性心脏瓣膜病，在美国和其他发达国家的主要病因则是黏液样变和弹力纤维发育不良（myxomatous disease and fibroelastic deficiency），其次是功能性二尖瓣反流，由于二尖瓣环扩大或心肌梗死后，特别是累及下侧或后中乳头肌的心肌梗死所引起。

二尖瓣反流量的程度依赖于裂隙大小或反流瓣口面积的大小和左心室与左心房之间的压力差值。目前国际上对二尖瓣关闭不全的严重程度多根据二尖瓣叶解剖、血流动力学改变，以及与之相关的临床症状和间接征象分为 A ~ D 四期（表 11-1）。长期二尖瓣反流增加心脏负荷，久之出现左心房和左心室增大和心功能下降，由此并发心律失常，特别是心房颤动，会促进病情进一步发展。

2. 临床表现

（1）症状：轻度二尖瓣关闭不全，如不并发细菌性心内膜炎，可以一生无任何症状，即使严重关闭不全，亦可长期无症状。最早症状是活动后容易疲倦，这与心排血量降低，发生四肢肌肉供血不足有关。当出现左心衰竭时，表现为活动后呼吸困难或端坐呼吸。与二尖瓣狭窄相比较，细菌性心内膜

表 11-1　2017AHA 瓣膜病指南（更新版）中定义的功能性二尖瓣关闭不全严重程度分期

分期	定义	瓣膜解剖	瓣膜血流动力学 *	间接征象	症状
A	存在 MR 风险	冠心病或心肌病患者瓣叶、腱索、瓣环结构正常	· 无反流束，或多普勒测及反流面积 < 20% 左房面积 · 缩流颈（反流束最窄部位宽度） < 0.30 cm	· 左室正常或轻度扩大，伴固定（梗死）或可诱发的室壁运动异常（缺血） · 原发性心肌病伴左室扩大及收缩障碍	心肌缺血或心力衰竭的症状，可通过血运重建或恰当的药物治疗改善
B	进展期 MR	· 心室壁局部运动异常伴轻度瓣叶牵拉 · 瓣环扩张伴轻度瓣叶中心对合不全	· ERO < 0.40 cm^{2†} · 反流量 < 60 mL · 反流分数 < 50%	· 心室壁局部运动异常伴左室收缩功能减退 · 原发性心肌病所致的左室扩大及收缩障碍	心肌缺血或心力衰竭的症状，可通过血运重建或恰当的药物治疗改善
C	无症状重度 MR	· 心室壁局部运动异常和 / 或左室扩大伴严重瓣叶牵拉 · 瓣环扩张伴严重瓣叶中心对合不全	· ERO ≥ 0.40 cm^{2†} · 反流量 ≥ 60 mL · 反流分数 < 50%	· 心室壁局部运动异常伴左室收缩功能减退 · 原发性心肌病所致的左室扩大及收缩障碍	心肌缺血或心力衰竭的症状，可通过血运重建或恰当的药物治疗改善
D	有症状重度 MR	· 心室壁局部运动异常和 / 或左室扩大伴严重瓣叶牵拉 · 瓣环扩张伴严重瓣叶中心对合不全	· ERO ≥ 0.40 cm^{2†} · 反流量 ≥ 60 mL · 反流分数 ≥ 50%	· 心室壁局部运动异常伴左室收缩功能减退 · 原发性心肌病所致的左室扩大及收缩障碍	即使接受血运重建或最佳药物治疗，MR 所致的心衰症状也会持续存在，如活动耐量下降、劳力性呼吸困难

* 表格提供了多条评估 MR 严重程度的血流动力学标准，但并非每个患者都会满足所有的标准。MR 分为轻度、中度、重度 3 类，取决于数据质量以及对多个参数及临床证据的整合。

† 功能性二尖瓣反流的患者使用二维 TTE 测量近端等速表面积时会低估真实的 ERO，这是由于近端血流汇聚呈现偏心形态。

MR，二尖瓣反流；ERO，有效反流口；TTE，经胸超声心动图

炎多见，合并心房颤动时，体循环血栓少见。然而一旦发生左心衰竭，病情常急转直下。

（2）体征：视诊可见心尖冲动增强，向左下移位，心尖可扪及抬举性冲动，心浊音界也向左下扩大。心尖部可闻及粗糙的全收缩期杂音，向腋下及背部传导。第一音正常或减低，或被杂音掩盖。严重关闭不全时，心尖可闻及第三心音及短的舒张期杂音，为左心房向左心室快速充盈所形成的充盈音及充盈性杂音，系由于大量左心房血液通过相对狭窄的二尖瓣所产生，此杂音是在第三心音后短的舒张中期杂音。

3. 实验室检查

（1）X线检查：正位胸片可见明显的左心房及左心室阴影增大。左心房增大引起双重阴影，左心房增大明显时，能独占心脏右缘。左心室增大在正位片，心脏阴影向左下方扩大，在左侧位片使心后三角消失。

（2）心电图检查：因左心室增大，心电图可显示左心室肥厚，电轴偏左，左心房增大可表现为 P 波双峰及增宽。

（3）超声心动图检查：经胸超声心动图（transthoracic Echocardiography，TTE）和经食管超声心动图（transesophageal echocardiography，TEE）可清晰显示二尖瓣及其相关结构的异常，如腱索断裂和赘生物等。因病因和病变不同，超声心动图显像各有其特征性改变：风湿性二尖瓣关闭不全的特征改变为前后叶瓣尖增厚，回声增强，闭合时可见裂隙。二尖瓣脱垂则主要表现为脱垂的瓣叶收缩期呈弧形弯曲进入左心房，收缩期前叶与后叶对合点错位。超声心动图可直观显示二尖瓣关闭不全的形态学改变，以及心房和心室腔的大小。彩色多普勒超声心动图显示二尖瓣口左心房侧出现收缩期反流束，是发现二尖瓣反流最敏感的指标，并能对反流程度做定量分析（图 11-7）。

4. 并发症 长期的二尖瓣关闭不全易导致左心室和左心房扩大以及心功能减退，进而引起相关

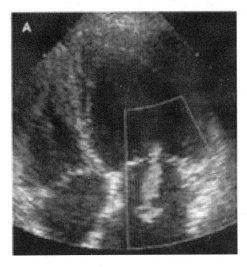

图 11-7 二尖瓣反流彩色多普勒图像

的并发症，如肺部感染、心房颤动、肺动脉压升高等。也有并发细菌性心内膜炎的可能，但与二尖瓣狭窄不同，二尖瓣关闭不全患者出现体循环血栓栓塞的概率较低。

5. 鉴别诊断 风湿性二尖瓣关闭不全，可有风湿热病史，有典型心尖部粗糙而响亮的全收缩期杂音，结合超声心动图检查不难诊断。与二尖瓣狭窄不同，二尖瓣关闭不全的主要病因为非风湿性，占 55%，多见于与年龄相关的退行性变，需与以下疾病加以鉴别。

（1）房间隔缺损伴二尖瓣关闭不全：原发孔房间隔缺损伴二尖瓣裂隙，或继发孔缺损伴二尖瓣脱垂、瓣环扩大，引起二尖瓣关闭不全。经胸或经食管超声心动图检查有助于诊断。

（2）二尖瓣腱索断裂：风湿热、细菌性心内膜炎、结缔组织疾病、外伤等，可发生腱索断裂。其特点为突然起病，出现严重的二尖瓣关闭不全的症状和体征，而左心房不大或仅轻度增大而左心房压力明显增高，常有室性及房性奔马律。根据病史、体征、心电图和超声心动图检查有助于明确诊断。

（3）乳头肌功能不全或断裂：此类疾病多为外伤、细菌性心内膜炎、心肌缺血、心肌梗死或心肌病所引起。乳头肌的血供来自冠状动脉血管床的终

末部分，冠状动脉供血不定时，乳头肌容易缺血以致功能不全。一般可根据心尖区全收缩期杂音及结合病史、心电图发现和超声心动图检查，足以明确诊断。

（4）扩张性心肌病和完全性左束支传导阻滞等：引起左心室扩张，左心室腔明显扩大，或心室壁运动不同步时，也常伴有二尖瓣关闭不全。此类患者有心脏扩大及左右心力衰竭，与晚期风湿性二尖瓣关闭不全的心力衰竭常难鉴别。但是，患者无风湿热病史，无风湿性瓣膜病的特征性超声改变，以及不合并其他瓣膜病，心功能不全的严重程度与二尖瓣关闭不全的程度不相符可资鉴别。

6. 治疗　与二尖瓣狭窄的治疗相似，二尖瓣关闭不全的内科治疗包括生活指导和药物治疗。因风湿热致病者应治疗风湿活动和预防链球菌感染、细菌性心内膜炎和呼吸道感染。合并心房颤动及心力衰竭时，可选择洋地黄、ACEI/ARB、冻干重组人脑利钠肽、沙库巴曲缬沙坦和利尿药等纠正心力衰竭的治疗。对于并发心房颤动的患者，一旦发现左心房内血栓和有血栓栓塞事件者，应用抗凝药物预防血栓栓塞。

二尖瓣关闭不全的外科治疗主要针对的人群是中度到重度二尖瓣反流或典型的左心室功能障碍，中度到重度肺动脉高压，或无症状患者，如反流面积 > 40 mm²，可以选择外科治疗以改善长期预后。手术方式可根据患者的瓣膜条件选择二尖瓣成形术和二尖瓣置换术。如果患者的病情不能承受外科手术时，也可选择近年国外已经临床应用的经导管二尖瓣夹合术（mitraclip）或者经导管瓣环成形术，以及经导管二尖瓣置换术（图11-8）。我国近几年也有医生自行研制了经导管二尖瓣修复装置，如 valveclamp 和 mitrastich 等，上述两种装置均可采用导管经心尖途径进行微创治疗，预计近期可正式应用于临床。目前欧洲瓣膜病管理指南中，推荐采用图 11-9 流程对二尖瓣关闭不全患者进行治疗策略选择。

三、主动脉瓣疾病

（一）主动脉瓣关闭不全

1. 病因与病理生理　维持主动脉瓣功能正常的解剖结构包括主动脉瓣叶、主动脉窦、窦管交界区和功能性主动脉瓣环在内的主动脉根部，这些结构共同构成类似圆柱体的功能复合体。任何导致这个功能复合体一个或多个组成部分出现异常，均可引起主动脉瓣关闭不全（aortic insufficiency）。主动脉瓣关闭不全的病因可分为主动脉瓣叶的原发性病变和（或）主动脉根部病变。瓣膜本身的疾病包括老年性主动脉瓣钙化、感染性心内膜炎引起的瓣毁

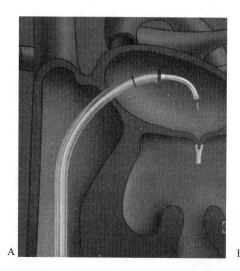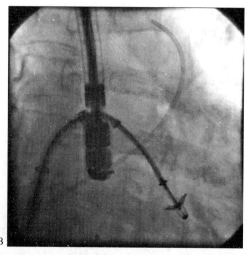

图 11-8　二尖瓣夹合示意图（A）及 X 线操作影像（B）

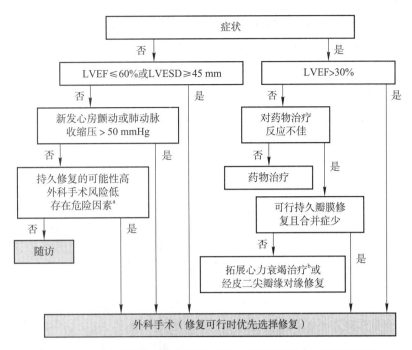

图 11-9　欧洲瓣膜病管理指南推荐的二尖瓣关闭不全诊疗流程图

LVEF：左心室射血分数，LVESD：左心室收缩末期内径

a. 当持久瓣膜修复的可能性高且手术风险低时，LVESD > 40 mm 且存在以下情况之一的患者应考虑进行瓣膜修复（Ⅱa 类推荐，证据水平 C）：瓣叶连枷或窦律时左心房容积≥60mL/m² 体表面积。b. 拓展心力衰竭治疗包括：再同步化治疗、心室辅助装置、心脏约束装置、心脏移植

损或瓣叶穿孔、赘生物干扰瓣叶对合以及先天性二叶主动脉瓣常常并发主动脉瓣关闭不全或关闭不全合并狭窄。风湿性主动脉瓣病变因纤维组织浸润引起瓣叶增厚、僵硬、缩短及变形，在瓣叶关闭线上可有细小疣状赘生物，瓣膜基底部和交界区粘连，从而影响瓣叶正常运动和对合不良。大的室间隔缺损因并发主动脉瓣脱垂而逐渐出现主动脉瓣反流。主动脉瓣的黏液性增生也可并发主动脉瓣关闭不全。主动脉瓣关闭不全的其他少见病因有创伤（如爆震伤）、主动脉瓣的先天性异常（如四叶主动脉瓣、窗型主动脉瓣），以及 SLE、类风湿关节炎、强直性脊柱炎、大动脉炎、克罗恩病等。

升主动脉扩张可引起主动脉关闭不全。升主动脉扩张的病因有与年龄相关的主动脉根部扩张，主动脉中层囊性坏死，以及二叶主动脉瓣引起的主动脉扩张。此外，主动脉夹层、梅毒性主动脉炎、强

直性脊柱炎、溃疡性结肠炎伴发的关节炎、白塞综合征和高血压等也可并发主动脉扩张和主动脉瓣关闭不全。反流量取决于裂隙的大小、舒张期主动脉与左心室压力阶差及心脏舒张时间。反流首先使左心室容积负荷加大，引起代偿性扩张及肥厚。在代偿期可长期维持正常体力活动。由于每搏排血量增多，使动脉收缩血压增高；由于反流及末梢血管扩张，使舒张血压减低，故脉压增大。再加上左心室收缩力增加，使血流速度增快，所以周围动脉波忽高忽低，产生水冲脉等末梢体征。随着左心房压升高，则相继出现肺淤血及肺动脉高压，一旦出现肺动脉高压，病情呈现快速发展。表现为左心衰竭和肺水肿，最后引起全心衰竭。

2. 临床表现

（1）症状：轻度主动脉瓣关闭不全，可多年无症状，甚至终身不受影响。严重主动脉瓣关闭不全有明显末梢体征者，亦可 5 ~ 10 年无明显症状。最

早的自觉症状是左心室每搏排血量过多引起的高动力现象，如心悸、胸壁冲撞感及头部搏动感。随着左心功能减低，逐渐出现劳累后气急或呼吸困难，且常于1~2年内进行性恶化。由于左心室衰竭的加重，可随时发生阵发性夜间呼吸困难和肺水肿，随后可继发右心衰竭。少数患者在活动后会感到胸闷、胸痛。胸痛亦可发生于夜间，伴有心动过速、皮肤潮红及出汗，其发生一般与夜间心动过缓及有效心排血量减少和周围血管过度舒张有关。患者在出现左心衰竭后，常于1~2年内死亡。

（2）体征：轻度主动脉瓣关闭不全患者心脏大小及心尖冲动均可正常；明显的主动脉瓣关闭不全时，心尖冲动有力，呈抬举性，向左下方移位，搏动范围较大，心浊音界亦向左下扩大。听诊在胸骨左缘第3~4肋间有舒张期杂音，开始于第二心音，递减型、高调、泼水样，占舒张早、中期或全舒张期，沿胸骨左缘向下传，或传至心尖区。主动脉瓣关闭不全明显时，有周围血管体征，包括动脉收缩压增高及舒张压降低，脉压增大，颈动脉搏动明显，随每次动脉搏动而点头。脉搏急速增强而急速消退，形成水冲脉，口唇或指甲可见毛细血管搏动，股动脉可闻及枪击音。主动脉瓣关闭不全在代偿期容易发生细菌性心内膜炎，出现相关体征。

3. 实验室检查

（1）胸部X线检查：轻度主动脉反流，心影可以正常，存在心包积液时可呈现心影增宽。左心室增大，X线正位片上心影左第4弓塌向外下方，心影呈靴形。主动脉弓轻度扩张。心功能不全时，肺血管影增强。如果系主动脉夹层引起的主动脉瓣关闭不全，则纵隔增宽。

（2）心电图检查：常有轻度电轴偏左，非特异性ST-T改变，左心室肥大与劳损等，与主动脉瓣关闭不全的时间和反流的严重程度有关。

（3）超声心动图检查：是发现和评估主动脉瓣关闭不全严重程度最敏感和可靠的检查方法。二维、三维超声和M型超声有助于发现主动脉瓣关闭不全的病因。M型超声显示舒张期主动脉

瓣关闭呈双线或三线，并可见瓣叶的开闭速度增快；左心室大及流出道明显增宽，主动脉内径增大（图11-10）。经食管超声心动图对发现感染性心内膜炎时瓣膜赘生物，瓣周脓肿有帮助，且可排除主动脉夹层和发现伴随的其他先天性异常。当高度怀疑因主动脉夹层引起的主动脉反流时，主动脉增强CT可提供快速和正确的诊断。

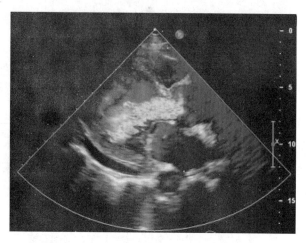

图 11-10　主动脉瓣关闭不全 M 型超声图像

4. 鉴别诊断　鉴别重点为杂音来源的鉴别及病因的鉴别。

（1）肺动脉瓣关闭不全：杂音类似轻度主动脉瓣关闭不全。肺动脉瓣关闭不全在X线透视下，肺动脉搏动增强及右心增大，与主动脉瓣关闭不全容易鉴别。临床上常遇到而且难以鉴别的是二尖瓣狭窄时产生的Graham-Steell杂音与二尖瓣狭窄伴有主动脉瓣关闭不全的杂音鉴别。Graham-Steell杂音来源于肺动脉瓣相对性关闭不全，常局限于胸骨左缘第2~3肋间，深吸气时杂音增强。主动脉瓣关闭不全的杂音沿胸骨左缘向下传，或传向心尖，深呼气时杂音增强，尚有左心室大、脉压大及末梢体征等，可帮助鉴别。由于目前心脏超声已经普及，一般不难明确诊断。

（2）先天性主动脉瓣发育异常：主要见于主动脉瓣发育不全（二叶瓣）或者高位室间隔缺损合并主动脉瓣叶脱垂，引起的主动脉瓣关闭不全。主

动脉二叶瓣时，常由于较大一瓣叶脱垂超过对侧瓣叶，以致影响二瓣叶闭合，造成主动脉瓣关闭不全。高位室间隔缺损紧靠主动脉根部及主动脉瓣时，由于主动脉瓣的右瓣坠入室缺孔，引起主动脉瓣关闭不全。患者可自幼就有室缺体征，在心底部出现舒张期泼水音，X 线检查有肺流量增加表现。结合超声检查不难鉴别。

（3）马方综合征及瓣膜松弛综合征：先天性结缔组织病可引起主动脉根部增宽。由于主动脉根部变宽使瓣叶不能靠拢，或一个瓣叶移位到其他瓣叶水平以下，或瓣环撕裂，引起主动脉瓣关闭不全。马方综合征及自身免疫病（白塞综合征等）尚可引起瓣膜松弛、纤维化，失去一定韧性，以致过度翻转，引起主动脉瓣关闭不全。此类主动脉瓣关闭不全不伴有其他瓣膜病，需要结合其他的实验室检查，加以鉴别。

（4）升主动脉扩张：多发性大动脉炎或梅毒性主动脉炎、高血压、动脉粥样硬化等引起升主动脉扩张及瓣环扩大，或炎症波及主动脉瓣造成主动脉瓣关闭不全。多单独存在，不伴其他瓣膜病。结合病史和相关的检查，一般不难鉴别。

5. 治疗

（1）内科治疗：对此类患者应适当限制体力活动。当有上呼吸道感染、口腔感染以及牙科、尿道、肠道手术时，须用抗生素预防细菌性心内膜炎。定期随访，治疗心绞痛或心力衰竭。心功能正常的无症状慢性严重主动脉瓣关闭不全患者，应用

血管扩张药不能改变自然病程，也不能改善左心室收缩功能、减少反流量和延迟瓣膜置换的需要。因此，对慢性无症状的轻、中度或重度主动脉瓣关闭不全而心功能正常的患者不推荐应用血管扩张药。也不推荐应用 β 受体阻滞剂，因其负性肌力作用和延长舒张期，可加重主动脉瓣关闭不全和心力衰竭。

（2）外科治疗：在内科治疗的同时，应注意选择手术时机，一旦有心绞痛等症状或心功能不全出现时，手术效果差。外科手术推荐的适应证为：有症状的严重主动脉瓣膜反流患者，无论左心室功能如何，应行主动脉瓣置换；无症状的慢性严重主动脉瓣关闭不全患者，静息时左心室收缩功能不全（EF < 50%）；严重主动脉瓣关闭不全，由于其他原因行心脏手术时；无症状的主动脉瓣反流患者，静息时收缩功能正常，但是进行性左心室高度扩张，左心室收缩末期径 > 65 mm。

（3）介入治疗：经导管主动脉瓣置换术，如有外科手术条件者应首选瓣膜置换术。如高龄、全身情况不能接受外科手术者，可选择经导管瓣膜植入术。但是成功率偏低，瓣膜支架的结构尚不完善（图 11-11）。

（二）主动脉瓣狭窄

1. 病因与病理生理　成年人单独主动脉瓣狭窄（aortic stenosis）约 50% 是先天性二叶主动脉瓣，尤其在亚洲及中国人群中更常见。二叶主动脉瓣使瓣叶的负荷加大，长时间血流动力学改变后可

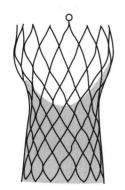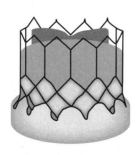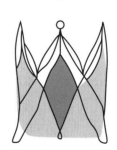

图 11-11　应用于主动脉反流的瓣膜支架
引自 J Am Coll Cardiol，2017，70：2752-2763.

致瓣叶纤维化、钙化而导致主动脉瓣狭窄。后天性主动脉瓣狭窄者风湿性因素仅占13%，风湿性主动脉瓣狭窄约占慢性风湿性心脏病的25%，男性较多，常伴有二尖瓣病，常见于30~70岁。65岁以上老年人多数由主动脉瓣叶变性病变继发钙质沉着而发生狭窄。

风湿性主动脉瓣狭窄的特征是瓣叶呈纤维性肥厚，交界部有粘连融合，病变明显时可成为不能活动的僵硬圆顶或隔膜，而仅中央部残留一孔道。由于瓣叶缩短，在舒张时此孔往往不能正常关闭，因而常伴有某种程度的关闭不全。老年退行性主动脉瓣狭窄是瓣叶或瓣环钙化引起的狭窄，并无交界处粘连。

主动脉瓣狭窄的血流动力学改变主要是主动脉瓣狭窄增加了左心室的射血阻力，同时使外周体循环得不到足够的血液。主动脉瓣口的面积正常约为 3 cm^2，当减至正常的 1/4 以下，即瓣口面积 <0.8 cm^2 时，要维持正常心排血量，则需左心室与主动脉压差在 50 mmHg 以上，多出现严重临床症状。主动脉瓣狭窄时，左心室长期处于高负荷状态，久之引起左心室肥厚，并不增加毛细血管数量，但大大增加了氧弥散的半径，使心肌细胞处于相对供血不足。同时，左心室肥厚并在较高收缩压下工作，既带来冠状动脉的供血障碍，又增加心肌耗氧量，运动时尤为显著，故常于活动后发生心肌缺血及心绞痛症状，亦可诱发各种心律失常。长期心肌负荷过重引起心肌肥厚及纤维化，最后发生左心衰竭，进一步使舒张终末压增高，左心房压升高，当超出其代偿能力则发生肺淤血及肺动脉高压。

2. 临床表现

（1）症状：主动脉瓣狭窄的特征性表现主要是胸痛、晕厥及心力衰竭。由于左心室代偿能力强，常多年无症状，心力衰竭一般出现在30岁以后。早期症状有易疲倦及劳力性呼吸困难，进一步可发生晕厥或心绞痛，常出现于病程晚期，往往提示患者已有严重的主动脉瓣狭窄。心绞痛可发生于体力劳动之后或卧位时，体力活动后患者可感眼前发黑，重者可有暂时性神志丧失，有时含硝酸甘油亦可诱发晕厥。在心绞痛或晕厥发作出现后，生存期分别为5年和3年，有左心衰竭症状者常死于2年以内。无症状主动脉瓣狭窄而猝死者，占3%~5%。猝死的原因多为急性心肌缺血引起的心室颤动或心搏骤停。呼吸困难、心绞痛和晕厥称为主动脉瓣狭窄三联征。

（2）体征：主动脉瓣狭窄可致左心室肥厚，视诊时可见缓慢持续性抬举性心尖冲动，向左下方移位。80%的患者在心底部可扪及收缩期震颤。胸骨左缘第3肋间或胸骨右缘第2肋间可听到响亮的喷射性收缩期杂音，收缩中期最强，向颈动脉放射，有时也向心尖区放射，偶然于心尖可闻及收缩早期喀喇音。在高度主动脉瓣狭窄时，由于流经瓣口的血量减少，杂音可不明显，而心尖区可听到第四心音，为左心房加强收缩引起，提示狭窄程度严重。左心功能不全时，可听到第三心音。当狭窄明显时，伴有滞脉或称细缓脉及脉压小。

3. 实验室检查

（1）X线检查：主动脉瓣狭窄为左心室压力负荷过重，开始时心影仍正常，左心室向心性肥厚时，正位片左第4弓呈圆形膨隆。由于长期血流急促喷射，可形成狭窄后扩张，则见主动脉起始部（右第1弓）膨隆。

（2）心电图检查：有电轴偏左及左心室肥大表现，表示左心室有过度压力负荷，可在 II、aVL 及 V$_{4~6}$ 导联有 ST 下降及 T 波倒置。

（3）超声心动图检查：彩色多普勒是诊断主动脉瓣狭窄最敏感的检查方法，可显示收缩期通过主动脉瓣口的高速射流束和呈五彩镶嵌的血流信号，并且可根据主动脉瓣口血流速度估测狭窄的严重程度（图11-12）。二维超声显示瓣膜增厚及瓣叶活动度变小，以及左心室壁增厚。不同病因引起的主动脉瓣狭窄，其声像图表现不同：风湿性瓣膜病，特点是瓣膜变形、增厚、增强，在结合部融合沿瓣膜边缘增厚，钙化融合，活动度降低，可同时合并

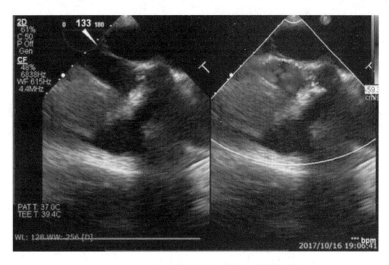

图 11-12　主动脉瓣狭窄彩色多普勒图像

其他瓣膜病，如合并二尖瓣病变。老年钙化性瓣膜病，钙化多位于瓣环、瓣膜根部以及瓣体和瓣尖部，无冠瓣钙化更明显。先天性二叶主动脉瓣，瓣口收缩期呈鱼口状，舒张期成一字形，在成年人中二叶瓣狭窄常常有明显钙化（图 11-13）。目前国际上通常根据超声心动图所测得到瓣口流速、跨瓣压差以及瓣口面积等指标，对主动脉瓣狭窄程度进行严重程度分级（表 11-2）。

4. 并发症　晕厥、心绞痛、心力衰竭是主动脉瓣狭窄常见的并发症。除此之外，$3\% \sim 5\%$ 的主动脉瓣狭窄患者于无症状期可发生猝死，原因可能为致命性心律失常。有症状者，猝死率可达 $15\% \sim 20\%$。还可合并细菌性心内膜炎，但多发生于伴有主动脉瓣关闭不全的患者。

5. 鉴别诊断　主动脉瓣狭窄需要与下列疾病

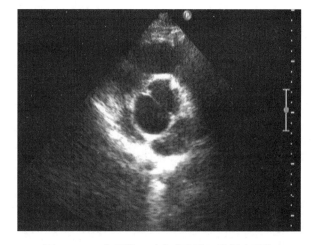

图 11-13　先天性二叶主动脉瓣二维超声图像

相鉴别。

（1）肺动脉瓣狭窄：于胸骨左缘第 2～3 肋间可听到伴有震颤的喷射性收缩期杂音，有时需与主

表 11-2　主动脉瓣狭窄程度分级评估

项目	正常	轻度	中度	重度
主动脉射流速度（m/s）	2.5	2.6～2.9	3.0～4.0	>4
平均跨瓣压差（mmHg）		<20（30[*]）	20～40[△]（30～50[*]）	>40[△]（>50[*]）
有效瓣口面积（cm²）		>1.5	1.0～1.5	<1.0
有效瓣口面积指数（cm²/m²）		>0.85	0.60～0.85	<0.60
速度比		>0.50	0.25～0.50	<0.25

[*]：ESC 指南标准；[△]：AHA/ACC 指南标准

动脉瓣狭窄鉴别。首先应注意第二音，前者肺动脉瓣区第二音减低，吸气时分裂明显；而后者主动脉瓣区第二音减低，呼气时分裂明显，即所谓"逆分裂"。胸部 X 线检查，肺动脉瓣狭窄时，肺流量减低，肺血管纹理减少，且有肺动脉狭窄后扩张，可见正位片的左侧第 2 弓明显突出；主动脉瓣狭窄则左侧第 4 弓及右侧第 1 弓膨隆。心电图检查前者为右心室肥大，而后者为左心室肥大，综合分析不难鉴别。

（2）功能性主动脉瓣或肺动脉瓣狭窄：房间隔缺损、贫血、甲亢、发热、交感神经紧张等由于肺动脉或主动脉瓣口血流量增加，或高血压、肺动脉高压等，引起相对性瓣口狭窄，可产生功能性主动脉瓣或肺动脉瓣狭窄的杂音，亦呈喷射性，但声音柔和，且均伴有第二音亢进，再加原有疾病的表现和心脏超声检查，常不难鉴别。

（3）梗阻性肥厚型心肌病：收缩期喷射性杂音部位较低，常在胸骨左缘第 3～4 肋间；而主动脉瓣狭窄多在主动脉瓣第一或第二音区。梗阻性肥厚型心肌病杂音可在心尖区听到，且很少放散至颈部；而主动脉瓣狭窄向颈动脉及心尖放射。梗阻性肥厚型心肌病不伴舒张期杂音，主动脉瓣狭窄常伴有关闭不全而有舒张期杂音。肥厚梗阻性心肌病患者心电图呈左心室肥厚尚有深 Q 波，以及 T 波倒置；主动脉瓣狭窄多无明显 Q 波。X 线检查肥厚梗阻性心肌病可有左心房增大，主动脉瓣狭窄可见主动脉狭窄后扩张。于 Valsalva 动作（关闭声门而努力呼气的动作）时，梗阻性肥厚型心肌病因胸腔压力增加而静脉血回流减少，左心室容积减小则增加左心室流出道梗阻的程度，故杂音增强；而主动脉瓣狭窄因左心室与主动脉压差减小而杂音减低。超声心动图检查可发现室间隔局限性肥厚和跨流出道的压差。

6. 治疗　主动脉瓣狭窄患者应严格限制体力活动，预防晕厥及心绞痛。注意避免过强的利尿及应用扩血管药治疗，以免左心室充盈压过度下降，导致急性失代偿。此外，还应积极预防细菌性

心内膜炎，治疗合并症。如发生心房颤动或室上性心动过速，可严重减少心排血量，故应尽可能加以处理，如迅速电击复律治疗等。对有明显症状的主动脉瓣膜狭窄并符合下列条件者，可考虑外科手术治疗：①症状严重的主动脉瓣膜狭窄患者（症状包括运动时出现心力衰竭症状，晕厥、劳力性呼吸困难、心绞痛或先兆晕厥），主动脉血流速度≥4.0 m/s 或跨瓣压差≥40 mmHg。②无症状严重主动脉瓣膜狭窄患者 LVEF < 50%，出现钙化主动脉收缩期瓣膜开放受限，平均压力价差≥40 mmHg。③严重主动脉瓣膜狭窄患者由于其他适应证如冠状动脉旁路手术时，同时行主动脉瓣置换。

如患者病情严重合并其他疾病不宜进行外科手术时，可考虑选择经导管主动脉瓣膜置换术。根据目前全世界范围内完成对 40 余万例病例结果及随访效果，经导管主动脉瓣膜置换术已是一种有效且安全的替代传统外科手术的治疗方法。除高危患者及不能耐受外科开胸换瓣手术的患者外，2019 年 FDA 已经批准该微创手术可用于手术风险低危的患者（图 11-14）。在美国经导管主动脉瓣膜置换术已经超过传统的外科瓣膜置换手术。

四、三尖瓣和肺动脉瓣疾病

（一）三尖瓣关闭不全

1. 病因与病理生理　三尖瓣关闭不全（tricuspid insufficiency）可分为器质性和功能性两

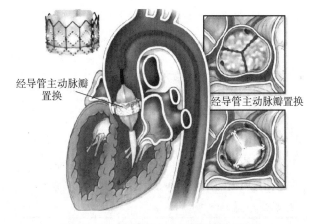

图 11-14　经导管主动脉瓣置换示意图

种。器质性三尖瓣关闭不全可见于风湿性心瓣膜炎，病理改变与风湿性二尖瓣病变相似。先天性心脏病也可并发三尖瓣反流，如室间隔膨出瘤、三尖瓣下移畸形、矫正的大动脉转位。其他获得性三尖瓣损伤包括右心室梗死、心脏肿瘤，瓣膜腱索和乳头肌黏液性变引起的三尖瓣脱垂，外伤，感染性心内膜炎，心内膜纤维化，心脏介入治疗损伤三尖瓣腱索，起搏电极导线植入，反复心内膜心肌活检，系统性红斑狼疮等。临床上功能性三尖瓣关闭不全最常见，多继发于心脏和肺血管病引起的右心室高压，最常见的是二尖瓣病，也可见于肺动脉口狭窄、原发性肺动脉高压以及肺源性心脏病。

三尖瓣反流程度随着病程进展，逐渐出现右心室扩大和压力升高。右心室和肺动脉压力与三尖瓣反流的程度明显相关，右心室和肺动脉压越高则反流越多。随着反流血量的增加，右心室愈加扩张，右心室舒张终末压、右心房平均压及末梢静脉压亦相继升高，甚至在早期出现体循环静脉淤血。

2. 临床表现

（1）症状：轻度三尖瓣反流，如无肺动脉高压，可长期无症状。当合并肺动脉高压时，出现心排血量下降和明显右心衰竭的表现。重度三尖瓣关闭不全的临床表现同三尖瓣狭窄十分相像，表现为体重减轻，恶病质，体循环的淤血、腹水、肝充血、双下肢水肿和左心前负荷不足的左心排血量减少的临床症状。当三尖瓣反流加重时，肺淤血的症状可减轻，但是无力、疲劳和心排血量降低的其他表现逐渐加重。

（2）体征：颈静脉充盈与搏动，用力时增强。静脉搏动尚可传至肝。心界常向右扩大。胸骨左缘下 1/3 三尖瓣区有吹风样收缩期杂音，吸气末增强。如右心室扩大及肥厚而推向心尖，杂音可在心尖区附近。当三尖瓣因血流量增大而引起相对性三尖瓣狭窄时，则可听到来源于右心室的第三心音，吸气时增强。继发于肺动脉高压的三尖瓣反流，P2亢进，在胸骨旁第 4 肋间可闻及高调全收缩期杂音，偶尔在剑突下最响。此外，可合并心律失常，如心房颤动等。

3. 辅助检查

（1）胸部 X 线和 CT 检查：可见右心房、右心室明显扩大。奇静脉扩张和胸腔积液，腹水，横膈抬高，透视下见右心房搏动。

（2）心电图检查：一般无特异性，可出现不完全性右束支传导阻滞，V_1 导联 Q 波，心房颤动较常见。

（3）超声心动图检查：检查的目的是发现三尖瓣反流，评估严重程度，估测肺动脉压力和右心室功能。三尖瓣下移畸形的患者，可见三尖瓣延迟关闭。黏液性变患者显示三尖瓣脱垂。风湿性三尖瓣关闭不全者可发现瓣膜增厚，交界处粘连，以及腱索和乳头肌缩短等特征性改变。功能性三尖瓣关闭不全则超声显示瓣膜无明显增厚和腱索及乳头肌缩短等，而主要表现为右心系统、瓣环扩大和三尖瓣对合异常。外伤和感染性心内膜炎引起的三尖瓣关闭不全，可发现腱索断裂，瓣膜和心腔内赘生物等。彩色超声多普勒是发现三尖瓣反流最敏感的方法，且可定量评估反流的严重程度和肺动脉压力（图 11-15）。轻度反流的反流束面积 < 5 cm²，

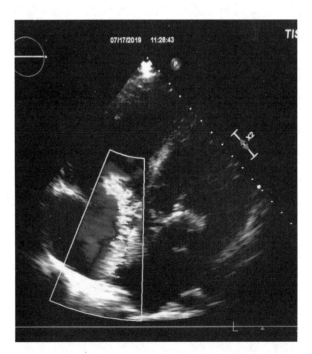

图 11-15　三尖瓣反流彩色多普勒图像

中度反流为 6 ~ 10 cm², 重度反流 > 10 cm²。肺动脉压（mmHg）＝ 三尖瓣反流血流频谱的速度 m² × 4）。

（4）心导管检查：右心房和右心室压力升高。肺动脉压或右心室压力测定有助于鉴别三尖瓣反流是原发的还是继发的。收缩压力低于 40 mm Hg 有利于原发性三尖瓣反流的诊断，压力超过 55 mmHg 往往提示继发性三尖瓣反流。

4. 鉴别诊断

（1）功能性与器质性三尖瓣关闭不全的鉴别：功能性者有明显的二尖瓣病和右心室扩大以及肺动脉高压的体征，心尖部杂音及肺动脉瓣区第二音亢进。X 线右心室造影或二维超声检查，均显示瓣环径增大和右心室扩大。通过病史、体征、实验室检查和影像学检查发现有助于与器质性三尖瓣关闭不全鉴别。

（2）二尖瓣关闭不全：其杂音最响部位、放射方向均与三尖瓣关闭不全完全不同；此外，相关的体征也有助于鉴别。目前超声心动图检查已经普及，特别是彩色超声多普勒检查很容易区别是二尖瓣还是三尖瓣关闭不全。

（3）外伤引起的三尖瓣关闭不全：外伤引起的瓣膜损伤或腱索断裂均可引起三尖瓣关闭不全。收缩期杂音常较短、轻，有时无杂音，如右心房扩大明显，有时误为 Ebstein 畸形，但往往于受伤后数年才出现症状。外伤性乳头肌断裂者症状较重，类似心肌病。经食管超声心动图检查有助于明确诊断。

（4）先天性 Ebstein 畸形：主要是先天发育异常至隔瓣叶和后瓣叶向心室下移超过 1.5 cm，瓣叶附着于近心尖的右心室壁，使部分右心室心房化。根据心电图 P 波高尖，超声心动图显示三尖瓣前瓣叶增大，活动幅度大。隔瓣叶和后瓣叶明显下移、发育不良，以及三尖瓣关闭延迟等改变不难诊断。

5. 治疗 轻度的三尖瓣关闭不全通常无明显症状，可以长期耐受，也不需要外科处理。临床实践和动物实验研究均显示，如肺动脉压力不升高，

一般可以耐受三尖瓣切除。对于因瓣环扩张引起的三尖瓣反流，可以选择瓣膜环成形术。无瓣环扩张的轻度三尖瓣反流，不需要外科治疗。继发于二尖瓣病的患者，二尖瓣病变手术后肺动脉压力可恢复正常，三尖瓣反流可消失。

对原发和继发的重度三尖瓣推荐外科治疗。轻到中度三尖瓣反流的患者，如有三尖瓣环扩大，瓣环直径 > 40 mm（超声四腔心切面上测量）在行左侧瓣膜性心脏病行外科手术时同时外科处理。如无瓣环扩大，不推荐外科治疗。重度三尖瓣反流可选择瓣膜成形术和瓣环成形术。外科病死率较高，可达到 13.9%。如在术中 TEE 发现成形术无明显功能改善，应选择人工心脏瓣膜置换术。由于术后瓣膜血栓的风险高于二尖瓣，选择生物瓣膜更好。术后不需要长期抗凝。

同主动脉瓣狭窄一样，目前三尖瓣反流也可行经导管介入治疗，如经导管三尖瓣夹合术（图 11-16）和经导管三尖瓣置换术。我国自行研制的经胸小切口三尖瓣瓣膜支架植入术已经成功治疗数十例患者，近期疗效显著，且病死率和并发症发生率低，有望替代传统的三尖瓣植入手术（图 11-17）。

（二）三尖瓣狭窄

1. 病因与病理生理 三尖瓣狭窄（tricuspid stenosis）是少见的瓣膜性心脏病，最常见的病因是风湿热，也见于右心房的肿瘤和类癌综合征。少见的病因有心内膜纤维化、三尖瓣赘生物、起搏电极导线和心脏外的肿瘤。风湿性三尖瓣狭窄患者可伴有三尖瓣关闭不全，单独存在者极少见，多与二尖瓣病变（少数与主动脉瓣病变）并存。瓣膜钙化少见，与二尖瓣狭窄一样也是女性更常见。

正常跨三尖瓣口上下的压差较小，三尖瓣狭窄时在右心房和右心室之间存在舒张期压力阶差。此压差在吸气和运动时增加，在呼气时降低。轻度升高的压力阶差即平均 5 mmHg 足以升高右心房压力到引起全身静脉充血的水平。由于腔静脉的容积大、阻力低，右心房淤血及压力升高很容易波及腔

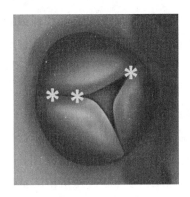

图 11-16 三尖瓣夹用于三尖瓣关闭不全的介入治疗示意图

*为三尖瓣夹夹住瓣叶的部位

引自 Circulation，2017，135：1802-1814.

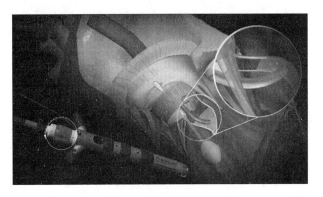

图 11-17 中国原创经导管三尖瓣置换系统 LuX-valve®
三尖瓣支架系统

静脉，所以右心房淤血所产生的压力升高，远不如二尖瓣狭窄时左心房压力升高明显，一般很少超过 15 mmHg。随着右心房压力升高，静脉淤血现象变为明显，出现肝肿痛、增大及下肢水肿。右心室得不到足够的血液充盈，引起右心室排血量减少，从而可以缓解二尖瓣狭窄所引起的肺动脉高压，并能减轻肺部淤血，呼吸困难反而有所改善。

2. 临床表现

（1）症状：有明显的右心衰竭现象，而肺部淤血症状不明显。肝大甚至有腹水，且较下肢水肿突出。有明显的颈静脉怒张及静脉压升高，且治疗难以使之降低。

（2）体征：在胸骨下 1/3 左缘第 4～5 肋间，可听到滚筒样舒张期杂音，音调较高，紧跟开瓣音之后，并可能有收缩期前增强，有时杂音延伸到心尖部。可有震颤。由于右心房扩大，心脏右缘可向右扩大。颈静脉怒张，并有搏动。

3. 辅助检查

（1）X 线检查：右心房明显增大而无明显的肺动脉扩张。

（2）心电图检查：右心房增大的表现。合并二尖瓣病变时，可有右心室肥厚。

（3）超声心动图检查：三尖瓣狭窄的超声改变与二尖瓣狭窄相似。二维超声上的特征变化是三尖瓣叶舒张期上穹顶样膨出，特别是三尖瓣前叶，瓣叶增厚，运动受限，瓣尖部开放减少，三尖瓣口直

径减小。食管超声能更清晰显示瓣膜结构的细微变化。多普勒超声显示前向血流频谱的上升坡度延长。多普勒检查基本上可以替代心导管检查应用于评估三尖瓣狭窄的严重程度。

（4）心导管检查：在窦性心律的患者，右心房波高耸，可以达到接近右心室收缩压水平。静息时心排血量明显减少，在运动时不能增加，深呼吸、运动和快速输液或应用阿托品可明显增加跨三尖瓣狭窄的压差。因此，当疑似三尖瓣狭窄时，同时测量右心房和右心室压力，并观察呼吸前后压差的变化，可评价是否存在三尖瓣狭窄。

4. 鉴别诊断 主要需与二尖瓣狭窄相鉴别，当舒张期杂音延伸到心尖且伴有开瓣音时，应与二尖瓣狭窄鉴别。二尖瓣狭窄的杂音局限于心尖部。三尖瓣狭窄的杂音及开瓣音均于吸气时增强，结合明显的颈静脉怒张与静脉压升高、肝搏动等诊断可成立。超声检查可资鉴别。

5. 治疗 同二尖瓣狭窄患者一样，三尖瓣狭窄的患者也要严格限制钠盐摄入，应用利尿药，控制心房颤动的心室率，可改善体循环淤血的症状和体征，尤其是减轻肝淤血，改善肝功能；如症状明显，右心室平均舒张压达 4～5 mmHg 和三尖瓣口面积 < 2.0 cm² 时，可选择三尖瓣分离术或经皮球囊扩张瓣膜成形术，亦可行人工瓣膜置换术。如同时存在二尖瓣狭窄，不可单独处理三尖瓣狭窄，否则可发生肺充血或肺水肿。经皮球囊

三尖瓣成形术虽易行，但例数少，缺少长期随访研究的资料。

（三）肺动脉瓣狭窄

1. 病因与病理生理　肺动脉瓣狭窄（pulmonary stenosis，PS）是常见的先天性心脏病。常由于胎儿发育中、晚期瓣膜融合所致。肺动脉瓣的三叶瓣膜融合成圆锥状，向肺动脉内鼓出，中心为一小孔，直径为 2～10 mm，最小者为 1～3 mm。儿童瓣膜柔软菲薄，随着年龄增长瓣膜增厚。风湿性肺动脉瓣膜炎症极少见，常常合并其他瓣膜病。类癌斑块可引起肺动脉瓣环狭窄，瓣膜增厚、挛缩和融合。

由于肺动脉瓣口狭窄，右心室收缩期过度负荷，右心室收缩压增高，造成右心室与肺动脉之间出现压力阶差。右心室最大收缩压在 75～100 mmHg 间提示为中度狭窄；低于或超过这一范围，则为轻度或重度狭窄。中度以上狭窄患者随着年龄增长，狭窄程度愈加明显，瓣膜纤维增厚，右心室流出道进行性增厚，致漏斗部继发狭窄。如右心室失代偿，舒张压亦增高，右心房压亦增高，甚至在心房水平发生右向左分流而出现发绀，则称为法洛三联症。晚期则发生心力衰竭。

2. 临床表现

（1）症状：肺动脉瓣狭窄愈明显，临床症状愈严重，可有发绀、低氧血症等。轻症病例可无症状，中至重度狭窄病例可有劳累后气急、乏力、心悸甚至昏厥。如并发心房水平右向左分流，则出现发绀、杵状指等，后期可有右心衰竭表现。

（2）体征：轻、中度病例发育不受影响，重度狭窄病例发育较差，心前区隆起、抬举感。肺动脉瓣区或扪及震颤，心浊音界多不明显扩大。听诊在胸骨左缘第 2 肋间可闻及粗糙的收缩期喷射样杂音，向左锁骨下、左腋下或左肩背传导。重度狭窄如伴三尖瓣关闭不全可听到全收缩期反流性杂音，其响度甚至超过肺动脉瓣音区收缩期杂音。

通常根据肺动脉瓣区有粗糙的收缩期杂音，P2 减弱或消失，右心室肥大的 X 线或心电图改变等可提示诊断线索，超声心动图可明确诊断。但需与原发性肺动脉扩张等相鉴别。原发性肺动脉扩张除肺动脉扩大外，收缩期杂音轻，多无震颤，P_2 正常，心导管测压与血气分析等正常。

3. 辅助检查

（1）胸部 X 线检查：轻型病例 X 线检查可能正常。中、重病例 X 线示肺血管细小，肺野清晰，尤以外 1/3 带为甚。由于狭窄后扩张显示肺动脉段突出，并可延及左肺动脉。心影呈球形，右心室增大，如伴心房水平分流，心房亦大。

（2）心电图检查：心电图变化与右心室内压力相关。轻者心电图可正常，中、重度者有不完全性右侧束支传导阻滞，右心室肥大或伴心肌劳损，部分病例右心房肥大。

（3）超声心动图检查：瓣膜型狭窄者二维超声可见瓣膜增厚，并向肺动脉内呈圆顶状凸出，肺动脉主干呈现狭窄后扩张。如为瓣膜发育不良，则瓣膜增厚僵硬，伴瓣环发育障碍而无狭窄后扩张。脉冲多普勒和多普勒彩超显示肺动脉内收缩期流速增快和湍流。

（4）右心导管检查：检查目的是明确诊断或排除其他畸形。测压可见右心室压力增高、肺动脉压力正常或降低，右心室与肺动脉之间有收缩压差。

（5）心血管造影检查：选择性右心室造影显示瓣膜狭窄以及通过狭窄瓣口的血流喷射征、右心室流出道狭窄或第三心室的形态。亦可显示肺动脉或其分支狭窄，或狭窄后扩张等（图 11-18）。

4. 治疗与预后　一般轻度狭窄的病例，预后良好；中度瓣膜型狭窄病例，多数预后良好。随着生长发育，压力阶差也逐渐增加，部分病例发生瓣下漏斗部肌性增厚，从而进一步加重狭窄。如肺动脉瓣狭窄严重，又未处理，则预后极差，可引起心力衰竭或心律失常而死亡。

目前，经皮腔内球囊瓣膜成形术（percutaneous transluminal balloon valvuloplasty，PTBV）是瓣膜型肺动脉口狭窄的首选治疗方法（图 11-19）。若症

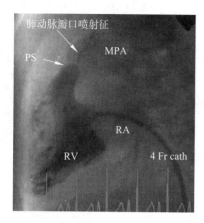

图 11-18　右心室造影显示肺动脉瓣狭窄的"喷射征"

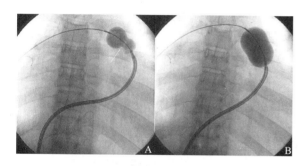

图 11-19　经皮腔内球囊瓣膜成形术治疗
A. 球囊可见"腰征"；B. 球囊成形后"腰征"消失

状明显、狭窄严重，婴幼儿期即应治疗。术后如遗有残余狭窄尚可再行球囊瓣膜成形术。漏斗型和瓣膜发育不良的肺动脉口狭窄应采用外科手术治疗。

（四）肺动脉瓣关闭不全

1. 病因与病理生理　肺动脉瓣关闭不全（pulmonary insufficiency）是先天性心脏病患者中常见的瓣膜病，特别是累及右心系统的心脏病，如法洛四联征外科手术矫正术后、肺动脉瓣狭窄外科术后或球囊扩张术后。肺动脉瓣关闭不全在年轻人中能长期耐受，慢性肺动脉瓣关闭不全随着病程延长，逐渐出现右心室扩张、心脏功能受损、运动耐量下降，导致心动过速和猝死。

2. 临床表现

（1）症状：肺动脉瓣关闭不全的临床症状往往不明显，也无特异性。常被原发病的表现所掩盖，多在听诊或心脏彩色超声检查时发现。

（2）体征：主要是肺动脉高压和肺动脉瓣关闭不全的体征。在肺动脉瓣区可闻及舒张早期叹气样递减型杂音，向胸骨左缘第 5 肋间传导，卧位及吸气时增强。

3. 辅助检查

（1）心电图检查：可有右心室肥厚、右束支传导阻滞等非特异性改变。

（2）超声心动图检查：有助于发现肺动脉瓣、肺动脉根部和瓣环的异常，以及是否存在心房、心室的扩大，心功能异常和肺动脉高压等。心脏超声可用于鉴别功能性或器质性肺动脉瓣关闭不全。前者主要表现为肺动脉瓣环扩大，瓣膜本身无增厚、钙化、活动受限；后者肺动脉瓣膜病变明显。彩色多普勒超声是诊断本病敏感而确切的方法。通过心脏彩色超声多普勒检查可以发现一些临床体检未能闻及杂音的肺动脉瓣反流病例。

（3）胸部 X 线检查：其结果为非特异性，主要为右心室扩大和肺动脉段突出。X 线透视下可见肺门动脉搏动增强。

4. 鉴别诊断

（1）与主动脉瓣关闭不全引起的舒张期叹气样杂音鉴别：主动脉瓣关闭不全杂音最响处位于胸骨左缘第 3 肋间，向心尖区传导，以坐位前倾呼气末明显，常常伴有心尖区舒张期隆隆样杂音（称为 Austin Flint 杂音）。心脏彩色超声检查可明确诊断。

（2）与生理性反流鉴别：由于超声心动图诊断肺动脉瓣反流非常敏感，常常是超声多普勒发现肺动脉瓣反流，表现为反流量少，最大流速度为 1.9 m/s 以下，不伴肺动脉扩张和右心室肥大。临床听诊无杂音。

5. 治疗　功能性肺动脉瓣关闭不全主要是治疗原发病和肺动脉瓣关闭不全导致的右心衰竭合并的心内膜炎、心律失常等。

如果在积极治疗原发病的基础上，或诱发因素去除后，仍有症状的严重肺动脉瓣关闭不全患者需要考虑外科治疗或经导管瓣膜植入术。肺动脉瓣置换的适应证为：肺动脉瓣反流为重度反流，右心室收缩末期容积指数 > 180 mL/m²，右心功能进行性下降；右心室流出道梗阻，瞬时峰值压差 ≥80 mmHg（4.3 m/s），合并三尖瓣中度以上反流，QRS > 180 ms，持续性房性心动过速，或室性心动过速。经导管瓣膜植入术方法逐渐成熟，全球已经植入 10 000 多例，近期疗效显著，长期疗效尚需要随访评价。外科术后的肺动脉瓣反流常常是年轻人，瓣膜的耐久性可能是此项技术发展障碍之一（图 11-20）。

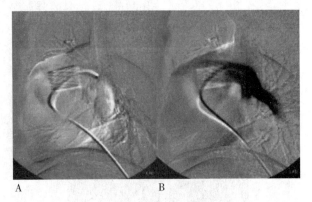

图 11-20　经导管肺动脉瓣植入术
A. 支架植入；B. 支架植入后肺动脉造影未见反流

第二节　成人先天性心脏病

诊疗路径：

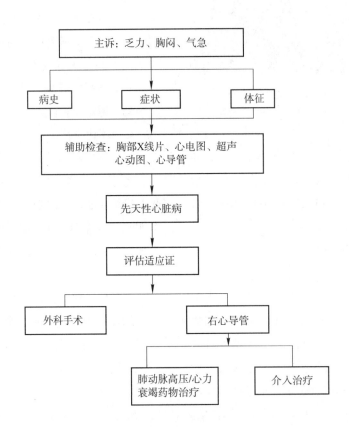

一、房间隔缺损

（一）概述

房间隔缺损（atrial septal defect，ASD）简称房缺，是最常见的先天性心脏病之一，约占先天性心脏病的 20%，男女比例为 1:（2~4），女性居多。

1. 分类

（1）继发孔未闭：根据继发孔未闭的存在部

位分为中央型、下腔型、上腔型和混合型4种类型。中央型又称卵圆孔缺损型，临床最常见，一般有2~4 cm大小，周围有良好边缘，个别病例呈筛状多孔型房缺；上腔型又称静脉窦型缺损，缺损部位高，位于卵圆孔的上方，常和上腔静脉相连，上界缺如，且常伴右肺静脉异位引流入右心房；下腔型：位置较低，下缘缺如，与下腔静脉入口没有明显的分界；混合型是中央型和上腔型或下腔型的融合。

（2）原发孔未闭：系由于原发房间隔过早停止生长，不与心内膜垫融合而遗留裂孔。缺损下缘靠近二尖瓣和三尖瓣，可并发二尖瓣和三尖瓣裂（图11-21）。

2. 病理生理　正常左心房压为8~10 mmHg，右心房压为3~5 mmHg。ASD时，由于左右心房间压力阶差的驱动，部分左心房的血液由压力高的左心房流向右心房。分流量的多少取决于ASD的大小，左右心房间的压力阶差和左右心室的充盈阻力。小的ASD，分流量小，对血流动力学影响不大。如分流量大，经右心房、右心室和肺部的血流量远较正常为多，右心系统的容量负荷增加，右心房、右心室扩大，三尖瓣关闭不全和肺动脉主干扩张。长期的肺血流增加，可引起肺小血管痉挛，内膜增生和中层增厚，管腔缩小，并逐渐发展为肺动

脉高压。当伴有显著肺动脉高压时，右心房的压力超过左心房的压力，心房水平发生双向分流或右向左的分流，形成艾森门格综合征（Eisenmenger综合征），出现发绀和心力衰竭。

（二）临床诊断

1. 临床表现

（1）症状：轻者可无症状，仅在体检时发现本病。多数病例由于肺充血而有劳累后胸闷、气急、心悸、乏力等症状。患者尤其幼儿容易发生呼吸道感染。重症病例可出现心力衰竭、发绀等表现。本病可伴有阵发性房性心动过速、心房纤颤等心律失常。偶尔扩大的肺动脉压迫喉返神经引起声音嘶哑。原发孔未闭型ASD的临床表现与继发孔未闭型相似，但症状出现较早，程度严重，病情进展较快。

（2）体征：分流量小者对发育无影响。缺损大者发育较差，体格瘦小，左胸隆起，心尖冲动弥散，心浊音界扩大。胸骨左缘第2肋间可听到2~3级吹风样收缩期杂音，性质柔和，传导范围不广，多数不伴震颤。肺动脉瓣区第二音增强，并有固定性分裂。所谓固定性分裂，即吸气呼气时第二音均有分裂，这是由于吸气时体静脉回流右心房的血流增多，而在呼气时左心房流入右心房的血流增多，致右心室收缩时间延长，第二音肺动脉瓣成

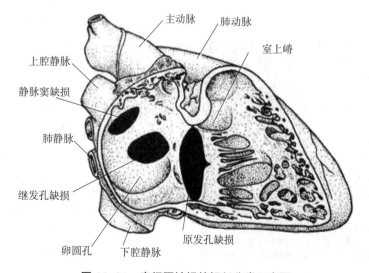

图11-21　房间隔缺损的解剖分类示意图

分延迟而发生第二音分裂，第二音分裂的2个成分时距多在0.04 s以上。

2. 辅助检查

（1）胸部X线检查：肺动脉圆锥突出，肺门阴影增深，透视下可见到肺门舞蹈，肺野充血，右心房、右心室扩大。

（2）心电图检查：电轴右偏与不完全性右束支传导阻滞是本病常见的心电图表现。少部分病例出现完全性右束支传导阻滞图形。有右心室收缩期过度负荷存在时，出现右心室肥大和右心房肥大图形。

（3）超声心动图检查：经胸超声和经食管超声心动图检查可显示房缺，右心房、右心室增大，肺动脉增宽。经胸超声在主动脉短轴切面、胸骨旁或心尖四腔心切面和剑突下两房心切面上可清晰显示ASD的大小，结合三维重建，能显示出ASD的形态以及与毗邻结构的关系。多普勒超声可清楚地显示经缺损口的穿隔血流。大部分患者经超声心动图检查可以确诊（图11-22）。

（4）心导管检查：在疑有复杂畸形和肺动脉高压时应做心导管检查。通过心导管检查可以测压及计算分流量，以了解肺动脉压力、缺损的分流程度等。在测压中如发现肺动脉与右心室间有20～30 mmHg的压差，提示有相对性肺动脉口狭窄，＞40 mmHg多为器质性肺动脉瓣口狭窄。右心房血氧含量＞上腔静脉1.9%容积或右心房血氧饱和度＞上腔静脉8%即可确诊。

3. 鉴别诊断　肺动脉瓣区有柔和的吹风样收缩期杂音，固定性肺动脉第二音分裂，心电图示不完全性右侧束传导阻滞以及肺血管阴影增深等X线表现，均提示ASD可能。超声心动图和心导管检查等可确诊。还应与功能性杂音、肺动脉瓣狭窄、室缺等鉴别。

（1）功能性杂音：收缩期杂音较短，无固定性第二音分裂及心电图、X线、超声心动图检查可帮助区别。

（2）肺动脉瓣狭窄：杂音响亮、喷射性，常伴震颤，P2减低或缺如，X线可见肺纹理稀少，肺野清晰，右心导管检查可发现右心室与肺动脉间有收缩期压差。

（3）室间隔缺损：杂音位置较低，多伴震颤，除右心肥大外，左心室亦常肥大，超声及右心导管有助诊断。

（4）ASD合并畸形：ASD可合并多种畸形，如ASD合并二尖瓣狭窄，即Lutembacher综合征；ASD合并肺动脉口狭窄（法洛三联症）；ASD合并室缺及动脉导管未闭；ASD合并肺静脉异位引流，约占15%。患者可同时患有房间隔缺损、室间隔缺损和动脉导管未闭。多普勒彩色超声和心血管造影可助诊断。

（三）治疗与预后

1. 治疗　最近几项研究显示，ASD介入治疗严重并发症发生率＜1%，因此建议ASD的缺损＞5 mm，伴右心系统增大或合并肺动脉高压者均应闭合缺损。对于缺损直径＜34 mm，缺损边缘＞5 mm的成年患者，或缺损直径＜26 mm的儿童患者，首选经导管介入治疗；不适合介入治疗的患者应行外科手术治疗。手术最好在学龄前进行。原发孔型ASD患儿在2～3岁前施行外科手术为妥。成年患者介入或手术亦较安全，且远期效果较好（图11-23）。

2. 预后　婴儿ASD或卵圆孔未闭者，约50%1～2年后闭合。3岁以上幼儿ASD自然闭合者极少。儿童期一般经过良好。分流量大者易发生肺部

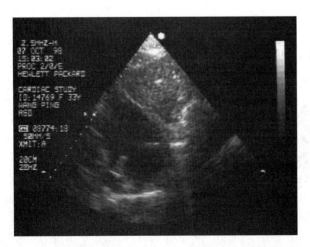

图11-22　经胸超声心动图剑突下切面显示的房间隔缺损

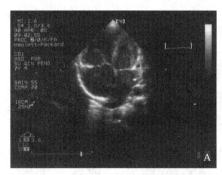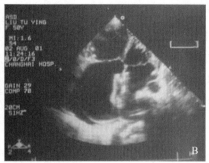

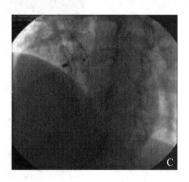

图 11-23　房间隔缺损封堵治疗术前及术后

A. 术前；B. 术后；C. 封堵器 X 线影像

感染。成年以后常因肺充血和肺动脉高压而体力下降。约 15% 年轻患者特别是女性会因妊娠而使症状进行性加剧，发生心力衰竭、心房颤动和栓塞现象等。40 岁以上者 40% 有肺动脉高压。通过手术或介入治疗可改善患者的症状和预后。

二、室间隔缺损

（一）概述

室间隔缺损（ventricular septal defect，VSD）简称室缺，为最常见的先天性心脏畸形，可单独存在，亦可与其他畸形合并发生。占先天性心脏病的 30%，约占成活新生儿的 0.3%。由于 VSD 有较高的自然闭合率，故本病约占成年先天性心血管疾病患者的 10%。女性稍多于男性。

1. 病理解剖　心室间隔由膜部间隔、心室入口部间隔、小梁部间隔和心室出口或漏斗部间隔 4 部分组成。胎生期室间隔因发育缺陷、生长不正或融合不良而发生缺损。根据缺损所在室间隔的解剖位置分为膜周型、肌部型和主、肺动脉瓣下型。

膜周型又分为膜周偏流入道型、膜周偏小梁型、膜周偏流出道型和膜周融合型。其中以膜周间隔缺损最为常见。其次为主、肺动脉瓣下间隔缺损，亦可分为嵴内型室缺和肺动脉瓣下型室缺。肌部间隔缺损较少见，约占成人先心病的 1%。VSD 直径多呈圆形或椭圆形，直径在 0.1 ~ 3.0 cm 之间。Kirklin 根据缺损的位置将室间隔缺损分为 5 型（图 11-24）。

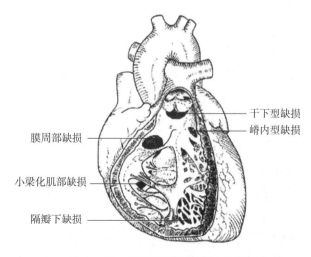

图 11-24　室间隔缺损 Kirklin 分型

2. 病理生理　由于左心室压力高于右心室，因此 VSD 时产生左向右分流。轻症病例，左至右分流量小，肺动脉压正常。缺损 > 0.5 cm，左向右分流较大，可引起左右心室扩大和并发肺动脉压力增高。当肺动脉压 ≥ 体循环压时，出现双向分流或右向分流，从而引起发绀，形成所谓的艾森门格综合征。缺损边缘和右心室面向缺损的心内膜可因血流液冲击而增厚，容易引起感染性心内膜炎。

（二）临床诊断

1. 临床表现

（1）症状：一般与 VSD 大小及分流量多少有关。如缺损直径 < 0.5 cm，左向右的分流量很小，通常无明显的临床症状；缺损大伴分流量大者，可有发育障碍、心悸、气促、乏力、咳嗽，易患呼吸道感染。严重者可发生心力衰竭；显著肺动脉高压发生双向分流或右向左分流者，出现活动后发绀。

（2）体征：本病典型体征为胸骨左缘第 3、4 肋间有响亮粗糙的全收缩期杂音，杂音在心前区广泛传导，在背部及颈部亦可听到。VSD 较大的病例均伴有震颤。左向右分流量 > 60% 肺循环的病例往往在心尖区可闻及功能性舒张期杂音。肺动脉瓣区由于相对性肺动脉瓣关闭不全可出现吹风样舒张期杂音。肺动脉瓣第二音一般亢进或分裂。严重肺动脉高压病例可有肺动脉瓣区关闭振动感，P_2 呈金属音性质。当出现肺动脉高压，左向右分流量减少，原来的杂音可以减弱或消失。

2. 辅助检查

（1）胸部 X 线检查：缺损小的 VSD，可无明显改变；缺损 > 5 mm 者心影可有不同程度增大，一般以右心室扩大为主，肺动脉圆锥突出，肺野充血，主动脉结缩小。重度缺损时上述征象明显加重，左右心室、肺动脉圆锥及肺门血管明显扩大；艾森门格综合征时，周围肺纹理反而减少，肺野反见清晰。

（2）心电图检查：缺损小者心电图可正常，中度缺损可出现左心室高电压和不完全性右侧束支传导阻滞图形。缺损 > 10 mm 时出现左、右心室肥大，右心室肥大伴劳损或 $V_{5\sim6}$ 导联深 Q 波等改变。

（3）超声心动图检查：左心室、左心房、右心室均可增大。二维和多普勒超声检查可显示室间隔连续中断。多普勒超声检查可显示经过缺损处的穿隔血流（图 11-25）。

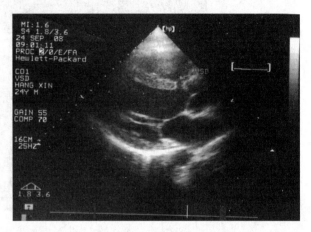

图 11-25　经胸超声心动图左心室长轴切面
显示的室间隔缺损

（4）心导管检查：右心导管检查右心室血氧含量 > 右心房 0.9% 容积，或右心室平均血氧饱和度 > 右心房 4% 即可认为心室水平有左向右分流存在，导管尚可测压和测定分流量。如肺动脉压 ≥ 体循环压，且周围动脉血氧饱和度低，则提示右向左分流。

（5）心血管造影检查：彩色多普勒超声诊断单纯性室缺的敏感度达 100%，准确率达 98%，故 VSD 一般不需进行造影检查。但如疑及肺动脉狭窄可行选择性右心室造影。如需与主、肺动脉隔缺损相鉴别，可做逆行主动脉造影。对特别疑难病例可行选择性左心室造影，以明确缺损的部位及大小等。

3. 诊断与鉴别诊断　胸骨左缘第 3~4 肋间有响亮而粗糙的全收缩期杂音，X 线片与心电图有左心室增大等改变，结合无发绀等临床表现首先应当疑及本病。二维和彩色多普勒超声可明确诊断。室间隔缺损还应与下列疾病相鉴别：

（1）ASD：杂音性质不同于室缺，前文已述。

（2）肺动脉瓣狭窄：杂音最响部位在肺动脉

瓣区音，呈喷射性，P2 减弱或消失，右心室增大，肺血管影变细等。心脏超声检查有助于发现肺动脉瓣异常和经肺动脉口的高速血流。

（3）特发性肥厚性主动脉瓣下狭窄：为喷射性收缩期杂音，心电图有 Q 波，超声心动图或 MRI 等检查可明确诊断。

（4）其他：VSD 伴主动脉瓣关闭不全需与动脉导管未闭，主、肺动脉隔缺损，主动脉窦瘤破裂等相鉴别。动脉导管未闭一般脉压较大，主动脉结增宽，呈连续性杂音。超声和心血管造影可明确诊断。主、肺动脉隔缺损杂音呈连续性，但位置较低，在肺动脉水平有分流存在，逆行主动脉造影可资区别。主动脉窦瘤破裂有突然发病的病史，杂音以舒张期为主，呈连续性，血管造影和超声检查可明确诊断。

（5）VSD 合并畸形：VSD 可合并主动脉瓣关闭不全、动脉导管未闭、肺动脉口狭窄、主动脉缩窄等。由于各有其相应的临床表现和体征，通常诊断不难。超声检查和心血管造影可明确诊断。

（三）治疗与预后

VSD 治疗可分为内科治疗、介入治疗和外科手术。内科治疗主要是应用强心、利尿和抗生素等药物控制心力衰竭、防止感染或纠正贫血等。如肺动脉压 > 体动脉压的 50% 和药物治疗难以控制心力衰竭，宜及早手术矫治室缺。2 岁以上儿童凡肺动脉收缩压 > 体动脉收缩压的 50%，平均肺动脉压 > 25 mmHg，成年患者肺 / 体血流比 1.4∶1.0，肺血管阻力 ≤800 dynes 或 10 wood 单位 /m² 均应选择外科手术或介入治疗闭合缺损。年龄 >3 岁，体重 > 5 kg，VSD 距主动脉瓣和三尖瓣环 2 mm 以上，缺损直径 >3 mm 和 <10 mm 者经导管封堵治疗的成功率达到 97% 以上。对有介入治疗适应证的患者介入治疗可以替代外科开胸手术（图 11-26），应作为首选治疗方法。

婴儿期 VSD 约 30% 可自然闭合，40% 相对缩小，其余 30% 缺损较大，多无变化。自然闭合的时期多在生后 7～12 个月，大部分在 3 岁前闭合，少数在 3 岁后逐渐闭合。随着缺损的缩小与闭合，杂音减弱以至消失，心电图与 X 线检查恢复正常。本病的预后与缺损的大小及肺动脉高压有关。缺损小，预后良好。有肺动脉高压者预后较差。持续性肺动脉高压可引起肺血管闭塞，从而伴发艾森门格综合征。VSD 严重的并发症是感染性心内膜炎，可并发脑脓肿、脑栓塞和系统栓塞等。个别病例可伴有先天性房室传导阻滞。病程后期多并发心力衰竭。如选择适当时机手术，则预后良好。

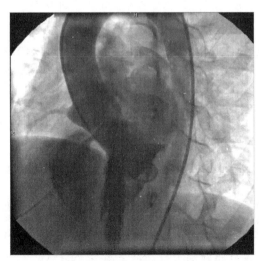
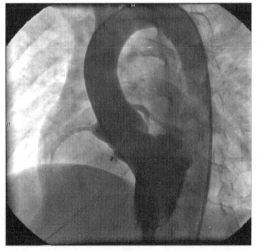

A　　　　　　　　　　　　　B

图 11-26　室间隔缺损封堵治疗前（A）和治疗后（B）造影

三、动脉导管未闭

（一）概述

动脉导管未闭（patent ductus arteriosus，PDA）是一种常见的先天性心血管疾病，约占先心病的20%。女性明显多于男性，男女比例为 1 :（2~3）。

1. 病理解剖　婴儿出生后 10~15 h 动脉导管即开始发生功能性闭合。到生后 2 个月，80% 以上婴儿动脉导管均已完成器质性闭合；1 年后，95% 均已闭锁。若动脉导管持续不闭合者称为 PDA。按其形态分为：

（1）管型：长度多在 1 cm 内，导管两端基本相等，成人病例多属此型。

（2）窗型：导管极短，几乎无长度，肺动脉与主动脉紧贴呈窗状，一般直径较大。

（3）漏斗型：长度与管型相似，但近主动脉处粗大，近肺动脉处狭小，呈漏斗状，有时甚至类似动脉瘤。

2. 病理生理　由于主动脉压高于肺动脉压，不论收缩期或舒张期，血流均由主动脉流向肺动脉。分流量大小取决于导管的直径大小与主、肺动脉间的压力阶差，每分钟可达 4~18 L。流入肺动脉的血流再回流至左心室，使左心排血量增加 2~4 倍，左心室负荷加重，而引起左心室肥厚与扩张。血液分流入肺动脉，右心负荷加重，导致肺动脉扩张和右心室肥大与扩张。大量左向右的血液分流可引起肺动脉高压。开始时为充血性肺动脉高压，如此时未能施行手术，阻断分流，则上述改变将进一步加重，血管阻力进一步增高，肺小动脉发生硬化，造成永久性病理改变，成为阻塞性肺动脉高压。当肺动脉压接近或超过主动脉压，则使分流减少或停止，甚至肺动脉血逆流入主动脉，产生双向或右向左分流，从而引起发绀或杵状指（趾）。

（二）临床诊断

1. 临床表现

（1）症状：分流量小的轻型病例多无症状。中度以上病例则有活度后心悸、气喘、咳嗽、乏力、胸廓变形等。少数病例有发育障碍。部分病例并发心房颤动和感染性心内膜炎（导管内膜炎），晚期发生心力衰竭。

（2）体征：典型体征是在胸骨左缘第 2 肋间有连续性机器样杂音，通常以胸骨旁线处最响。杂音从第一音后开始，到第二音最响，此后逐渐减弱，并向左上胸、颈及背部传播，杂音最响处可触及连续性震颤或收缩期震颤。肺动脉瓣第二音亢进或分裂。发生肺动脉高压时，P2 亢进分裂，连续性杂音的舒张期部分逐渐减弱缩短，甚至完全消失，仅有收缩期杂音。肺动脉压极度升高时，杂音可完全消失。分流量较大的病例由于体循环舒张压降低，可引起脉压增大、水冲脉、毛细血管搏动等周围血管体征。

2. 辅助检查

（1）胸部 X 线检查：轻型病例 X 线检查可无异常发现。分流量较大者可见肺动脉主干凸起，肺门血管阴影增大，搏动增强、肺充血。主动脉结扩大，左心室、右心室增大。合并肺动脉高压时，由于肺小动脉痉挛甚至硬化，肺动脉远端变细，肺野充血反而不明显。

（2）心电图检查：轻型病例心电图可正常。分流量大的病例可有左心室肥厚、电轴左偏等改变。分流量较大伴肺动脉高压的病例可出现左、右心室增大，左心房增大等变化。当肺动脉压极度增高时，出现右心室肥厚或劳损的图形。

（3）超声心动图检查：可直接显示未闭动脉导管的形态和大小，彩色多普勒超声检查可见经过动脉导管的红色及五彩镶嵌状血流（图 11-27）。

（4）心导管检查：右心导管检查可见肺动脉水平血氧饱和度和含量增高。右心室和肺动脉压力正常或有不同程度的增高。导管可从肺动脉经未闭动脉导管直接进入降主动脉。

（5）心血管造影检查：对疑难病例要进行逆行主动脉造影，可见升主动脉和主动脉弓扩大，肺动脉同时显影，并可使未闭动脉导管显影，对诊断有重要价值。

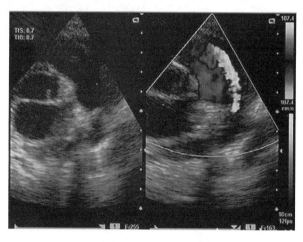

图 11-27　动脉导管未闭（经胸超声心动图）
显示的血流束为动脉导管未闭处血流

3. 诊断与鉴别诊断　根据胸骨左缘第 2 肋间的连续性机器样杂音及 X 线、超声心动图改变，一般可以确诊，但必须与其他引起连续性杂音的疾病相鉴别。

（1）主、肺动脉隔（窗）缺损：本病的血流动力学改变与重症 PDA 相同，杂音性质相同，但位置较低，靠近胸骨左缘第 3 肋间最最响。确诊需要行逆行主动脉造影。

（2）主动脉窦瘤破裂：常见的是右冠状窦瘤破裂入右心室，其次是无冠窦破入右心房。超声心动图检查和逆行主动脉造影可确诊。

（3）冠状动脉瘘：杂音位置低、表浅，不呈连续性，舒张期较收缩期为响，本病半数以上为右冠状动脉引流入右心房、右心室等部位。二维和多普勒彩色超声可见冠状动脉扩张，有时尚可见到分流处收缩与舒张期持续性湍流。逆行主动脉造影或冠状动脉造影可明确诊断。

（三）治疗与预后

PDA 的基本治疗原则是介入治疗堵闭未闭的动脉导管。目前应用镍钛合金封堵器（图 11-28）和弹簧圈堵闭未闭的动脉导管，成功率达到近 100%（图 11-29）。PDA 基本上不需要行外科开胸手术治疗。

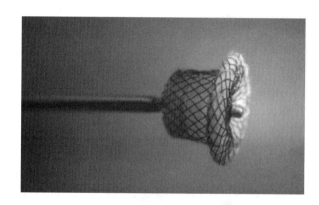

图 11-28　镍钛合金动脉导管未闭封堵器

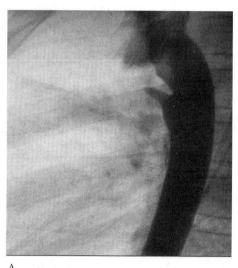

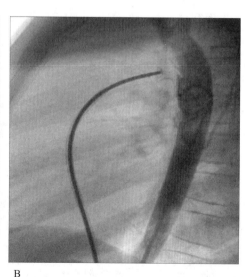

图 11-29　动脉导管未闭封堵治疗前（A）和封堵后（B）主动脉造影

PDA 常见并发症是感染性动脉内膜炎、心力衰竭和肺动脉高压。成年患者多有导管壁钙化。本病的预后视导管分流量大小而定。一般未经手术治疗的 PDA 患者多在 30～40 岁以前死亡。死亡原因与肺动脉高压、心力衰竭和感染性心内膜炎等。分流量小者可长期存活，寿命如常人。

四、法洛四联症

（一）概述

法洛四联症（tetralogy of Fallot，TOF）又称先天性发绀四联症，是 1 岁以上人群最常见的发绀型先心病。首先由法国 Fallot 医师所描述而得名。

1. 病理解剖　本病包括肺动脉口狭窄、主动脉右跨、室缺、右心室肥大四种畸形。基本病理改变是 VSD 伴肺动脉瓣狭窄。本病是最常见的成年期发绀型先心病。发病率占先心病的 11%～13%。本病约 25% 病例同时合并房缺或卵圆孔未闭，又称为法洛五联症（pentalogy of Fallot，POF）。男女比例基本相等。

2. 病理生理　由于肺动脉瓣狭窄，使右心室压力增高，负荷加重，加上 VSD，右心室负荷明显增高。久之产生代偿性心室肥厚；如失代偿则发生右心衰竭。右心室高压使血流通过缺损的室间隔流入骑跨的主动脉，从而造成右向左分流，动脉内血氧含量降低，出现发绀，组织缺氧，进而引起红细胞增多症，杵状指等。肺动脉瓣狭窄与右向左分流可使肺循环血流减少，从而进一步加重发绀与组织缺氧。

（二）临床诊断

1. 临床表现

（1）症状：本病的突出症状是发绀，大部分病例于出生后 6 个月内出现。重症者出生后即有发绀。轻型病例一般在 1 岁左右由于肺动脉瓣狭窄加重，PDA，而逐渐出现发绀。发绀的程度与循环血中氧合血红蛋白的含量及动脉血氧饱和度有关。活动时气促，从而使活动受限。患者常感乏力。活动时喜蹲踞位是本病的特征之一。蹲踞位既可增加体

循环阻力，减少右心血向主动脉的分流，从而增加肺循环血量，改善缺氧；又可减少下半身的回心血量，从而略微提高左心室血的氧含量，降低体循环血氧的不饱和程度。少数病例尚有鼻出血、咯血、栓塞和脑出血等发生。

（2）体征：发绀与杵状指（趾）是本病的常见体征。杵状指（趾）一般在发绀产生后数月至数年出现。患者发育多较差，左胸或前胸隆起。大部分病例在胸骨左缘第 3～4 肋间可听到 Ⅱ～Ⅲ级收缩期杂音。少数在肺动脉瓣区有收缩期杂音。杂音位置的高低与瓣膜型或漏斗型肺动脉瓣狭窄有关。杂音强度和持续时间与肺动脉瓣狭窄的严重程度呈反比关系。P2 减弱或消失。

（3）辅助检查

1）血液化验检查：红细胞与血红蛋白计数显著增高，二氧化碳结合力偏低，动脉血氧饱和度降低。

2）胸部 X 线检查：心影正常或稍大，典型者心尖圆钝上翘，似呈靴形，肺动脉段凹陷，肺野清晰。侧支循环丰富时，肺门呈扇状或网状阴影。左前斜位示右心室增大，升主动脉距脊柱稍远。约 1/4 病例因右位主动脉弓而使上纵隔阴影增宽。

3）心电图检查：可见右心室肥厚与劳损，少数病例尚有右心房肥大。

4）超声心动图检查：可见主动脉前壁与室间隔连续中断，室间隔位于主动脉前、后壁之间，使主动脉呈骑跨状态，主动脉增宽，主动脉瓣活动度增大；右心室增大，右心室流出道变窄，右心室前壁增厚。总肺动脉和其分支可略小。

5）心导管和心血管造影检查：右心导管检查时，导管可从右心室进入左心室，或进入主动脉，可发现肺动脉与右心室之间有压力阶差。选择性右心室造影可见造影剂通过右心室使肺动脉与主动脉同时显影，主动脉阴影增宽，并可观察主动脉右跨和肺动脉口狭窄的程度与部位。

6）磁共振断层显像检查：可见升主动脉扩大，并骑跨于室间隔上，VSD，肺动脉总干较小，右心室漏斗部狭窄，肺动脉瓣环亦可见狭窄。

2. 诊断与鉴别诊断　幼儿期稍迟即出现发绀，心电图示右心室肥大，X 线检查呈靴形心影、肺野清晰以及主动脉右位等首先应怀疑本病。但应与法洛三联症、完全性大血管错位、三尖瓣下移、肺动脉高压右向左分流综合征以及永存动脉干等相区别。超声心动图、心导管检查和选择性心血管造影可明确诊断和鉴别。

（三）治疗与预后

法洛四联症的主要疗法是手术治疗。严重发绀型新生儿可予前列腺素 E₁ 治疗，以开放动脉导管，等待时机施行手术治疗。如有发热、感染等应予以相应治疗。多数患者在 1~19 岁死亡。死亡原因包括心力衰竭、缺氧性发作、脑血管意外、脑脓肿、感染性心内膜炎以及肺部感染等。个别病例自然存活达 69 岁。尽管外科手术后 TOF 有很好的血流动力学改善，但在长期随访中仍有意外的心源性猝死发生。室性心动过速的发生，快速管道内诱发的折返性心动过速，甚至房室传导阻滞可能是导致猝死的主要原因。因此，TOF 术后仍需要加强对心律失常的随访及干预。

（秦永文）

数字课程学习

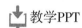 教学PPT　　　📝自测题

第十二章

心肌疾病和心包疾病

关键词

心肌病	心肌肥厚	心脏扩大	心力衰竭
心律失常	猝死	感染性心内膜炎	心包综合征
心包炎	心包积液	心脏压塞	缩窄性心包炎

第一节 心 肌 疾 病

诊疗路径：

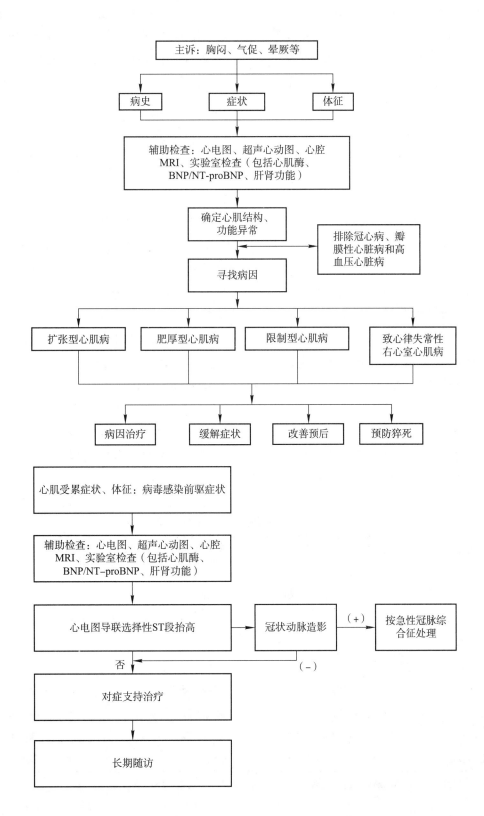

一、心肌疾病定义与临床分类

心肌疾病是一大类累及心肌组织，以心脏结构异常、心力衰竭和（或）心律失常为特征的疾病，临床表现有极大的异质性及多样性。病变可局限于心脏本身，亦可为全身系统性疾病伴心脏受累。但是由其他心血管疾病继发的心肌病理性改变不属于心肌病范畴，如心脏瓣膜病、先天性心脏病、冠心病和高血压等所致的心肌病变。

心肌病的概念最早于 1957 年由 Brigden 提出。1980 年，WHO/ISFC 对心肌病的定义和分类进行了统一，并于 1995 年对其定义进行了修正，将心肌病定义为"与心脏功能异常相关的心肌疾病"，在既有的心肌病分类基础上又增加了致心律失常性心肌病这一大类型，将心肌病分成了扩张型心肌病、肥厚型心肌病、限制型心肌病、致心律失常性右心室心肌病、特异性心肌病及未分类心肌病，纳入了更多的影响心脏功能的心肌疾病，包括缺血性心肌病、高血压性心肌病、瓣膜性心肌病等，成为目前广泛应用的心肌病分类方法。

2006 年，美国心脏协会（AHA）首次以是否存在遗传异常对原发性心肌病分类，将引起心脏传导异常的离子通道病等归入了心肌病的范畴。AHA 将心肌病分为遗传性心肌病、混合性心肌病（即由遗传和其他原因共同导致的心肌病）和获得性心肌病（即由非遗传原因造成的心肌病）。由于许多原发性心肌病病例同时存在其他脏器严重受累（如糖原贮积症等），因此也可归类为继发性心肌病，所以其分类常存在主观因素。该分类法更强调疾病的发病机制及遗传特性，但并不能很好地为临床诊断提供方法。

☞ 拓展阅读 12-1
心肌病的分类

2008 年，欧洲心脏学会（ESC）以临床实用为导向，仍以心室的结构与功能作为分类标准，将心肌病定义为：非冠状动脉疾病、高血压、瓣膜病和先天性心脏缺陷导致的心肌结构和功能异常，其分类仍然主要依据形态学改变，包括扩张型心肌病、肥厚型心肌病、限制型心肌病、致心律失常右心室发育不良心肌病（ARVC）和未定型心肌病，各型又逐一分为家族遗传性和非家族遗传性。

心肌病相关遗传缺陷累及广泛，从肌小节（sarcomere）到桥粒蛋白（desmosome）都可能受累。部分患者仅表现为心脏受累，另一部分患者可同时合并其他脏器受累。多为常染色体显性遗传，少数为隐性遗传和累及 X 染色体性联遗传。临床 3 种常见心肌病特征比较如表 12-1。

表 12-1　3 种临床常见心肌病比较

项目	扩张型心肌病（DCM）	肥厚型心肌病（HCM）	限制型心肌病（RCM）
超声心动图			
EF 值	症状明显时，< 30%	> 60%	25% ~ 50%
LVEDd	≥ 60 mm	减小	< 60 mm
心室壁厚度	变薄	明显增厚	正常或增加
LA	增大	增大	增大，甚至巨大
瓣膜反流	先二尖瓣，后三尖瓣	二尖瓣反流	有，一般不严重
常见首发症状	耐力下降	耐力下降，可有胸痛	耐力下降，水肿
心力衰竭症状	左心衰竭先于右心衰竭	晚期出现左心衰竭	右心衰竭显著
常见心律失常	VT、传导阻滞、AF	VT 和 AF	传导阻滞和 AF

VT：室性心动过速；AF：心房颤动；EF：射血分数；LVEDd：左心室舒张末内径；LA：左心房

近年来，随着对各类心肌病遗传机制认识的不断深入，Arbustini等心血管专家借鉴肿瘤TNM分期，于2013年提出了一套全新的心肌病表型——遗传型MOGE（S）分类标准，但是该分类方法较为复杂，限制了其临床应用。

☞拓展阅读12-2
MOGE（S）心肌病分类标准

二、常见心肌病分述

（一）扩张型心肌病

1. 定义　扩张型心肌病（dilated cardiomyopathy，DCM）是一类以左心室或双心室扩大伴收缩功能障碍为特征的心肌病。诊断时需除外高血压、心脏瓣膜病、先天性心脏病或缺血性心脏病等。DCM的临床表现为：心脏逐渐扩大，心室收缩功能降低，心力衰竭、室性和室上性心律失常、传导系统异常、血栓栓塞和猝死。

2. 病因分类　多数DCM的原因不清。已知病因包括感染、非感染的炎症、中毒（包括酒精等）、内分泌和代谢紊乱、遗传、精神创伤（stress）等。随着近年来基因检测技术的开展，发现越来越多的患者具有家族/遗传性。2018年《中国扩张型心肌病诊断和治疗指南》提出了新的分类方案，基于遗传学将DCM分为两组：原发性和继发性DCM。

（1）原发性DCM

1）家族性DCM（familial dilated cardiomyopathy，FDCM）：约60%的FDCM患者显示出具有与DCM相关的60个基因之一的遗传学改变，其主要方式为常染色体遗传。DCM仍然归类于与许多基因相关的病理学和存在不同遗传方式的复合疾病。

☞拓展阅读12-3
FDCM的主要遗传标志物

2）获得性DCM：指遗传易感与环境因素共同作用引起的DCM。主要的病因如下。

A. 感染：病原体直接侵袭和由此引发的慢性炎症和免疫反应是造成心肌损害的主要机制。以病毒感染最常见，尤其是RNA家族中的小核糖核酸病毒，包括柯萨奇病毒B、ECHO病毒、脊髓灰质炎病毒、流感病毒、腺病毒、巨细胞病毒、人类免疫缺陷病毒等。部分细菌、真菌、立克次体和寄生虫等也可引起心肌炎并发展为DCM。例如Chagas病（美洲锥虫病），其病原为克氏锥虫，通常经猎蝽叮咬传播。

B. 中毒、内分泌和代谢异常：嗜酒是我国DCM的常见病因。化学治疗药物、某些心肌毒性药物和化学物品，如阿柔比星等蒽环类抗癌药物、锂制剂、依米丁等，以及某些维生素和微量元素，如硒的缺乏（克山病，为我国特有的地方性疾病）也能导致DCM。

C. 特发性DCM：原因不明，需要排除全身性疾病，据文献报道约占DCM的50%。基于国内基层医院诊断条件限制，建议保留此诊断类型。

（2）继发性DCM：指全身性系统性疾病累及心肌，心肌病变仅是系统性疾病的一部分。

神经肌肉疾病如Duchenne型肌营养不良、Becker型肌营养不良等也可以伴发DCM。有些DCM和限制型心肌病存在重叠，如"轻微扩张型心肌病"、血色病、心肌淀粉样变、肥厚型心肌病（终末期）。血色病累及心肌通常归类为限制型心肌病，但晚期临床表现常常为扩张型。嗜铬细胞瘤、甲状腺疾病等内分泌疾病也可以是DCM的病因。

炎症肉芽肿性心肌炎（granulomatous myocarditis）见于结节病和巨细胞性心肌炎，也可见于过敏性心肌炎。心肌活检有淋巴细胞、单核细胞和大量嗜酸性粒细胞浸润。此外，肌炎和皮肌炎亦可以伴发心肌炎。多种结缔组织病及血管炎均可直接或间接累及心肌，引起继发性DCM。

☞拓展阅读12-4
心肌淀粉样变的诊治要点

3. 病理解剖和病理生理　以心腔扩大为主，肉眼可见心室腔扩张，室壁变薄伴纤维瘢痕形

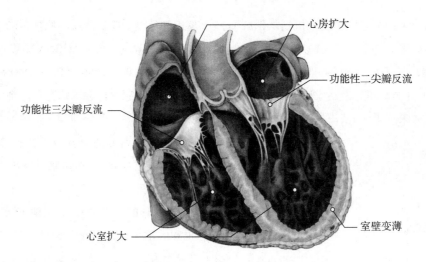

图 12-1　扩张型心肌病的形态特征

成，且常有附壁血栓。瓣膜、冠状动脉多无改变（图 12-1）。组织学为非特异性心肌细胞肥大、变性，特别是程度不同的纤维化等病变混合存在。

左心室扩大伴射血分数下降是 DCM 的特征。心肌细胞在遭受第一次打击时损失部分心肌，而其余心肌可能逐渐凋亡。病变的心肌收缩力减弱将触发神经 - 体液机制，产生水钠潴留、加快心率、收缩血管以维持有效循环。但是这一代偿机制将使病变的心肌雪上加霜，进一步加重心肌损害，造成心脏重塑。心腔扩大、瓣膜结构变形造成反流使心力衰竭加重。部分病例在使用 β 受体阻滞剂和 ACEI/ARB/ARNI 后心功能明显改善甚至接近正常，说明阻断和改善心肌重构的重要意义。

> **典型案例 12-1**
> 主诉：胸闷气促 2 天，加重伴夜间端坐呼吸 1 天

4. 临床表现　本病不同患者临床表现差异大。心脏扩大、心力衰竭、心律失常、栓塞和猝死是 DCM 的主要表现。不同病因造成的 DCM 有其病史特点。家族史、饮酒史、药物和放射治疗史、打鼾等对临床诊断具有重要价值。

（1）症状：本病多数起病隐匿，早期可无症状。临床主要表现为活动时呼吸困难和活动耐量下降。随着病情加重可以出现夜间阵发性呼吸困难和端坐呼吸等左心功能不全症状。并逐渐出现食欲下降、腹胀及下肢水肿等右心功能不全症状。合并心律失常时可表现心悸、头昏、黑矇甚至猝死。持续顽固低血压往往是 DCM 终末期的表现。发生栓塞可以有相应受累脏器疼痛等表现。

（2）体征：主要体征为心界扩大，听诊心音减弱，常可闻及第三或第四心音，心率快时呈奔马律，有时可于心尖区闻及收缩期杂音。肺部听诊可闻及湿啰音，可以仅局限于两肺底；随着心力衰竭加重和出现急性左心衰竭时湿啰音可以遍布两肺或伴哮鸣音。颈静脉怒张、肝大及外周水肿等液体潴留体征也较为常见。长期肝淤血可以导致肝硬化、胆汁淤积和黄疸。心力衰竭控制不好的患者还常出现皮肤湿冷。

（3）辅助检查：心电图、X 线胸片和心脏超声是可疑患者的基础检查，进一步检查可能对病因诊断有帮助。

1）胸部 X 线检查（图 12-2）：心影通常增大，心胸比例 > 50%。可出现肺淤血、肺水肿及肺动脉压力增高的 X 线表现，有时可见胸腔积液。

2）心电图检查：缺乏诊断特异性，但很重要。患者或多或少可有心电图改变。可以为 R 波进展不良、室内传导阻滞或左束支传导阻滞。QRS 波增宽常提示预后不良。严重的左心室纤维化还可出

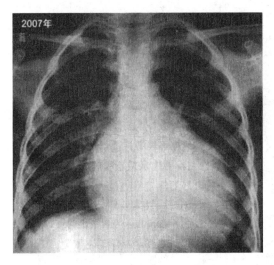

图 12-2 扩张型心肌病的 X 线表现
显示心影增大，心胸比例 > 50%

现病理性 Q 波，需除外心肌梗死。常见 ST 段压低和 T 波倒置。可见各类期前收缩、非持续性室性心动过速、心房颤动、传导阻滞等多种心律失常同时存在。

3）超声心动图检查：是诊断及评估 DCM 最常用的重要手段。疾病早期可仅表现为左心室轻度扩大，后期各心腔均扩大，以左心室扩大为著（图 12-3）。室壁运动普遍减弱，心肌收缩功能下降，左心室射血分数（LVEF）显著降低（< 45%），左心室短轴缩短率（LVFS）< 25%；合并有右心室收缩功能下降时，三尖瓣环位移距离（TAPSE）< 1.7 cm，右心室面积变化分数（FACS）< 35%。二尖瓣、三尖瓣本身虽无病变，但由于心腔明显扩大，导致瓣膜在收缩期不能退至瓣环水平而关

闭不全。彩色血流多普勒可显示二、三尖瓣反流。部分患者可见附壁血栓，多发生在左心室心尖部（图 12-3）。

4）心脏磁共振（cardiac magnetic resonance, CMR）检查：CMR 对于心肌病诊断、鉴别诊断及预后评估均有很高价值。CMR 平扫与心肌延迟强化（late gadolinium enhancement, LGE）技术不仅可以准确检测 DCM 心肌功能，而且能清晰识别心肌组织学特征（包括心脏结构、心肌纤维化瘢痕、心肌活性等），是诊断和鉴别心肌疾病的重要检测手段。如 CMR 可用于鉴别 DCM 与缺血性心肌病，缺血性心肌病表现为心内膜下或透壁的延迟强化灶。而 DCM 偶可出现延迟强化灶，但多表现为心肌中层弥漫性线性强化，提示大量心肌纤维化，预示心电不稳定，预后不良（图 12-4）。

该患者为扩张型心肌病，左室短轴电影收缩末期，腔大壁薄，收缩运动减弱，LVEF 仅 21%，CMR 提示心肌中层弥漫性线性延迟强化灶，提示大量心肌纤维化，预后不良，有植入 ICD 指征。

5）心肌核素显像检查：运动或药物负荷心肌显像可用于除外冠状动脉疾病引起的缺血性心肌病。核素血池扫描可见舒张末期和收缩末期左心室容积增大，左心室射血分数降低，但一般不用于心功能评价。

6）冠状动脉 CT 检查：通过静脉输入造影剂同时进行冠状动脉 CT 检查，可以发现或除外冠状动脉明显狭窄，有助于鉴别因冠状动脉狭窄造成的

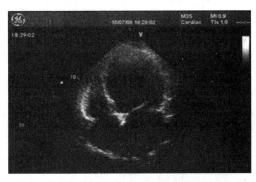
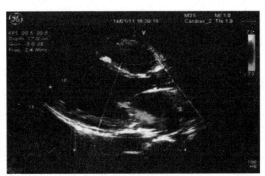

图 12-3 扩张型心肌病超声心电图典型表现
左心室明显扩大，左心房也明显增大（较大蓝色反流束为血液反流入左心房）

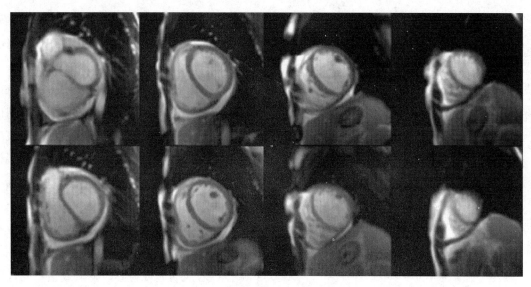

图 12-4　扩张型心肌病患者 CMR 检查

心肌缺血、坏死和缺血性心肌病。

　　7）冠状动脉造影和心导管检查：冠状动脉造影无明显狭窄有助于除外冠状动脉性心脏病。心导管检查不是 DCM 诊断的常用和关键检查，在疾病早期大致正常，出现心力衰竭时可见左、右心室舒张末期压、左心房压和肺毛细血管楔压增高，心搏量和心脏指数降低。

　　8）血液和血清学检查：DCM 可出现脑钠肽（BNP）或 N 末端脑钠肽前体（NT-proBNP）升高，有助于鉴别呼吸困难的原因。部分患者也可出现 cTnI 轻度升高，但缺乏诊断特异性。

　　血常规、电解质、肝肾功能等常规检查有助于明确有无贫血、电解质失衡、肝硬化及肾功能不全等疾病，这些检查虽然对 DCM 的诊断无特异性，但有助于对患者总体病情评价和预后判断。临床尚需要根据患者的合并情况选择性进行一些相关检查，如内分泌功能、炎症及免疫指标、病原学、血清铁和转铁蛋白饱和度等。

　　9）心内膜心肌活检（EMB）：主要适应证包括近期出现的突发严重心力衰竭、伴有严重心律失常、药物治疗反应差、原因不明，尤其对怀疑暴发性淋巴细胞心肌炎的病例，因为这些患者通过血流动力学支持治疗后预后很好。心肌活检可以明确是

否为巨噬细胞心肌炎，有助于启动免疫抑制治疗。DCM 的心肌病变主要是心肌纤维化，心内膜心肌活检和组织病理学检查有助于心肌病的病因诊断与鉴别诊断，也有助于决定患者应该尽早心脏移植还是先用心室辅助泵。

　　（4）临床诊断与病因诊断

　　1）临床诊断：对于有慢性心力衰竭的临床表现，心脏超声检查有心腔扩大和心脏收缩功能减低的病例，即应考虑 DCM 诊断。具体的临床诊断标准为具有心室扩大和心肌收缩功能降低的客观证据：①左心室舒张末内径（LVEDd）＞5.0 cm（女性）和 LVEDd＞5.5 cm（男性）（或大于年龄和体表面积预测值的 117%，即预测值的 2 倍 SD+5%）；② LVEF＜45%（Simpsons 法），LVFS＜25%；③发病时除外高血压、心脏瓣膜病、先天性心脏病或缺血性心脏病。

　　2）病因诊断

　　A. FDCM：符合 DCM 的临床诊断标准，具备下列家族史之一者即可诊断：一个家系中包括先证者在内有≥2 例 DCM 患者；在 DCM 患者的一级亲属中有尸检证实为 DCM，或有不明原因的 50 岁以下猝死者。推荐开展 DCM 遗传标志物检测，为 DCM 基因诊断提供证据。

B. 获得性 DCM：我国常见有以下几种类型。自身免疫性心肌病：符合 DCM 的临床诊断标准，具有系统性红斑狼疮、胶原血管病或白塞综合征等证据。代谢内分泌性和营养性疾病继发的心肌病：符合 DCM 的临床诊断标准，具有嗜铬细胞瘤、甲状腺疾病、肉毒碱代谢紊乱或微量元素（如硒）缺乏导致心肌病等证据。其他器官疾病并发心肌病：如尿毒症性心肌病、贫血性心肌病或淋巴瘤浸润性心肌病等，符合 DCM 的临床诊断标准。

5. 治疗　DCM 的防治宗旨是阻止基础病因介导心肌损害，阻断造成心力衰竭加重的神经 – 体液机制，有效控制心力衰竭和心律失常，预防猝死和栓塞，提高患者的生活质量及生存率。DCM 初次诊断时患者的心功能状态各异，DCM 的早期诊断和治疗可明显改善患者的预后。

（1）病因治疗：应积极寻找病因，给予相应的治疗。如免疫性 DCM 的免疫学治疗，控制感染，严格限酒或戒酒、戒烟，避免对心脏有害药物，治疗高血压、高脂血症、内分泌疾病或自身免疫病，纠正肥胖（尤其心力衰竭分级 A 时）、电解质紊乱，改善营养失衡等。

（2）针对心力衰竭的药物治疗：一旦出现心脏扩大、收缩功能损害，即使尚无心力衰竭的临床表现（心力衰竭分级 B），也应积极地进行药物干预治疗，包括 β 受体阻滞剂、血管紧张素转换酶抑制剂或血管紧张素受体拮抗剂，以期减缓心室重构及心肌进一步损伤，延缓病变发展。

随着病程进展，心室收缩功能进一步降低，并出现心力衰竭的临床表现（心力衰竭分级 C）。此阶段治疗应该包括适当限盐（< 3 g/d）、规律活动。药物治疗包括：

1）血管紧张素转换酶抑制剂（ACEI）或血管紧张素受体拮抗剂（ARB）：左心室射血分数 < 40% 的心力衰竭患者若无禁忌证均应使用 ACEI，从小剂量开始逐渐递增，直至达到目标剂量。滴定剂量和过程需个体化。对于部分由于 ACEI 不能耐受（如咳嗽）的患者可以考虑使用 ARB。两药不能合用。

2）血管紧张素受体脑啡肽酶抑制剂（ARNI）：有 ARB 和脑啡肽酶抑制剂的作用，后者可升高利尿钠肽、缓激肽和肾上腺髓质素及其他内源性血管活性肽的水平，代表药物是沙库巴曲缬沙坦钠。临床研究显示，与依那普利相比，沙库巴曲缬沙坦钠使主要复合终点（心血管死亡和心力衰竭住院）风险降低 20%，包括心脏性猝死减少 20%。目前对于 NYHA 心功能 Ⅱ ~ Ⅲ 级、有症状的 HFrEF 患者，若能够耐受 ACEI、ARB，推荐以 ARNI 替代 ACEI、ARB，以进一步减少心力衰竭的发病率及病死率。由于其含有 ARB 成分，因此不能与 ACEI 合用，需停用 ACEI 类药物 36 h 后方可使用。

3）β 受体阻滞剂：对无禁忌证、病情稳定且 LVEF < 45% 的患者应积极使用 β 受体阻滞剂，包括美托洛尔、比索洛尔和卡维地洛。应在 ACEI 和利尿药的基础上加用 β 受体阻滞剂（无体液潴留、体重恒定），需从小剂量开始，如患者能耐受则每 2 ~ 4 周将剂量加倍，以达到静息心率 > 55 次 /min 为目标剂量或最大耐受量。

4）盐皮质激素受体拮抗剂（mineralocorticoid receptor antagonist, MRA）：包括依普利酮（eplerenone）和螺内酯，为保钾利尿药。对于在 ACEI 和 β 受体阻滞剂基础上仍有症状且无肾功能严重受损（肌酐清除率 > 30 mL/min）的患者应该使用；对合并肾功能不全的患者建议谨慎使用或不使用，注意血钾监测（K^+ < 5.0 mEq/dL），避免高钾血症。螺内酯可引起少数男性患者乳房发育。

5）肼屈嗪和二硝酸异山梨醇：两药合用可以作为 ACEI 和 ARB 不能耐受患者的替代，也可用于使用 ACEI、β 受体阻滞剂和 MRA 后仍有心力衰竭症状的患者。

6）伊伐布雷定（ivabradine）：是 If 通道阻滞剂，它能减慢窦性心率，但并不减慢心房颤动时的心室率。对经 β 受体阻滞剂治疗后仍心率 > 70 次 /min，或不能耐受 β 受体阻滞剂心率 ≥ 70 次 /min 的患者可使用。不提倡首先用伊伐布雷定控制患者的心率，更强调 β 受体阻滞剂治疗 DCM 的多种药理作用及其临床获益。

7）利尿药：能有效改善胸闷、气短和水肿等症状。存在体液潴留的患者应限制钠盐摄入和合理使用利尿药。利尿药通常从小剂量开始，如氢氯噻嗪 25 mg/d、呋塞米 10～20 mg/d、托拉塞米 10～20 mg/d 等，根据尿量口服补充氯化钾，或用复方盐酸阿米洛利 1～2 片 /d；并逐渐增加剂量直至尿量增加，体重每天减轻 0.5～1.0 kg，体液潴留症状消失后，提倡长期间断使用利尿药。伴低钠血症的心力衰竭患者给予口服托伐普坦 7.5～15 mg/d，排水不排钠。

8）洋地黄：主要用于 ACEI、ARB、β 受体阻滞剂、MRA 治疗后仍有症状，或者不能耐受 β 受体阻滞剂的患者。能有效改善症状，尤其用于减慢心房颤动心力衰竭患者的心室率，但可能对生存率不利。应注意监测患者的血药浓度。

9）中医中药治疗：研究显示，在标准治疗的基础上联合应用中药芪苈强心胶囊，可显著降低慢性心力衰竭患者的 NT-proBNP 水平，改善患者临床心功能，减少心血管事件的发生，提高生活质量。但中西医结合治疗需注意潜在的中西药间相互作用导致的不良反应。

10）能量代谢：心肌细胞能量代谢障碍在心力衰竭的发生和发展中发挥一定作用。有研究显示，使用改善心肌能量代谢的药物，如曲美他嗪、辅酶 Q_{10}、辅酶 I、左卡尼汀、磷酸肌酸等可以改善患者症状和心脏功能，改善生活质量，但对远期预后的影响尚需进一步研究。

上述药物中，ACEI、ARB、ARNI、β 受体阻滞剂和 MRA 对改善预后有明确的疗效。而其他药物对远期生存的影响尚缺乏充分证据，但能有效改善症状。值得指出的是，临床上一般不宜将 ACEI、ARB、MRA 三者合用。噻唑烷二酮（thiazolidinediones）、格列酮类（glitazones）可能加重心力衰竭，应该避免使用。NSAIDs 和 COX2 可能造成水钠潴留，也应该避免使用。治疗糖尿病的药物 SGLT2 受体阻滞剂如达格列净和恩格列净在心力衰竭的治疗和预防中也发挥了一定的有益作用。

（3）心力衰竭的心脏再同步化治疗（cardiac resynchronization therapy，CRT）：指通过置入带有左心室电极的起搏器，同步起搏左、右心室，使心室的收缩同步化。这一治疗对部分心力衰竭患者有显著疗效。患者需要在药物治疗的基础上选用。其植入指征在前面有关章节已有讲述，在此不再赘述。

（4）晚期难治性心力衰竭患者（心力衰竭分级 D）治疗：除上述介绍的药物外，还包括经利尿药、ACEI、ARB、ARNI、β 受体阻滞剂、螺内酯、地高辛等药物治疗后，心力衰竭症状仍然不能缓解或者反复发作急性心力衰竭的患者，可根据不同的血流动力学状态，依据《2018 年中国急慢性心力衰竭诊断治疗指南》推荐，合理选用静脉滴注正性肌力药物（如多巴胺、多巴酚丁胺、米力农、左西孟旦）和血管扩张药（如硝酸甘油、硝普钠、奈西立肽等）作为姑息疗法短期治疗以缓解症状。药物仍未能改善症状者，建议进行超滤治疗、左心室机械辅助装置或心脏移植等非药物治疗。

（5）抗凝治疗：DCM 患者的心房、心室扩大，心腔内常见有附壁血栓形成。栓塞是本病常见的并发症，对于已经有附壁血栓形成和血栓栓塞并发症发生的患者必须接受长期抗凝治疗。由于多数 DCM 心力衰竭患者存在肝淤血，口服华法林时须调节剂量使国际标准化比值（INR）保持在 1.8～2.5，或使用新型抗凝药（如达比加群酯、利伐沙班）。单纯 DCM 患者如无其他适应证，不建议常规应用华法林和阿司匹林。

（6）心律失常和心脏猝死的防治：对于心房颤动的治疗可参考心律失常相关章节。恶性心律失常及其导致的猝死是 DCM 的常见死因之一，ICD 能降低猝死率，可用于心力衰竭患者猝死的一级预防；亦可降低心脏停搏存活者和有症状的持续性室性心律失常患者的病死率，即作为心力衰竭患者猝死的二级预防。

（7）扩张型心肌病的免疫学治疗：免疫性 DCM 是获得性 DCM 最常见的类型，国内外研究证实，DCM 的发病机制与自身免疫反应（尤其是抗心肌自身抗体）有关。因此，可以通过阻止抗体致病作用、免疫吸附和免疫调节等方法进行治疗。

☞ 拓展阅读 12-5
扩张型心肌病的免疫学治疗

6. 以心脏扩大为表现的特殊类型心肌病 DCM 中部分病因比较明确，具有很独特的临床特点，值得专门介绍。其中我国北方曾经流行的、与食物中缺硒有关的克山病几乎绝迹。

☞ 拓展阅读 12-6
地方性心肌病

（1）酒精性心肌病（alcoholic cardiomyopathy）：长期大量饮酒可能导致酒精性心肌病。其诊断依据包括：有符合 DCM 的临床表现；有长期过量饮酒史（WHO 标准：女性饮酒量 > 40 g/d，男性饮酒量 > 80 g/d，饮酒 5 年以上）；既往无其他心脏病病史。若能早期戒酒，多数患者心脏病情能逐渐改善或恢复。

（2）围生期心肌病（peripartum cardiomyopathy）：既往无心脏病的女性于妊娠后 1 个月至产后 6 个月内发生心力衰竭，临床表现符合 DCM 特点可以诊断本病。其分娩时的发生率为 1/4 000 ~ 1/1 300。发病具有明显的种族特点，以非洲黑人发病最高。高龄和营养不良、近期出现妊高征、双胎妊娠及宫缩制剂治疗与本病发生有一定关系。通常预后良好，但再次妊娠常引起疾病复发。

（3）心动过速性心肌病（tachycardia induced cardiomyopathy）：多见于心房颤动或室上性心动过速。临床表现符合 DCM 特点。有效控制心室率是治疗关键。同时需要采用包括阻断神经 - 体液激活的药物，包括 ACEI、ARB、ARNI、β 阻滞剂和 MRA 等。

（4）心肌致密化不全（ventricular non-compaction）：属于遗传性心肌病。患者胚胎发育过程中，心外膜到心内膜致密化过程提前终止。临床表现为左心衰竭和心脏扩大。心脏超声检查显示，左心室疏松层与致密层比例 > 2（图 12-5）。CMR 是另一有效的诊断工具。临床处理主要是针对心力衰竭治疗。有左束支阻滞的患者置入 CRT 可望获得良好效果。

☞ 拓展阅读 12-7
未分类型心肌病

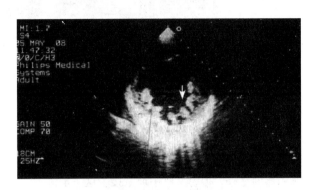

图 12-5 左心室致密化不全的超声心动图
左心室短轴切面，可见到较多的疏松肌小梁（箭头），
在收缩期，左心室疏松层与致密层之比 > 2

（5）Takotsubo 综合征：本病少见，曾称为心脏气球样变。因左心室造影提示左心室收缩末期形态很像日本渔民用来捕捉章鱼的鱼篓，而命名为 Takotsubo 综合征。其发生与过度情绪激动或精神打击等因素有关，如亲人过世、地震等，故又称"伤心综合征（broken heart）"或"应激综合征"（stress）。临床表现为突发胸骨后疼痛伴心电图 ST 段抬高和（或）T 波倒置。冠状动脉相对正常。左心室功能受损，心室造影或心脏超声显示心室中部和心尖部膨出（图 12-6）。临床过程呈一过性。精神支持和心理安慰是主要的治疗。β 受体阻滞剂治疗可望减少心脏破裂的发生。

☞ 拓展阅读 12-8
未分类型心肌病

（6）缺血性心肌病（ischemic cardiomyopathy）：

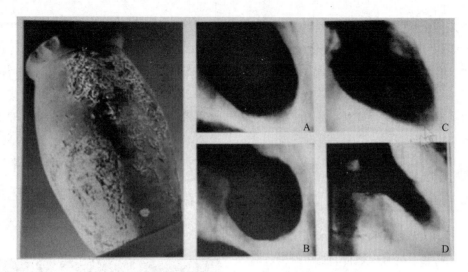

图 12-6　Takotsubo 综合征的典型左心室造影表现

A、B 为 Takotsubo 综合征左心室造影表现。A. 舒张期；B. 收缩期，可见收缩期时心室中部和心尖部膨出，心尖呈气球样变。
C、D 为正常左心室造影表现。C. 为舒张期；D. 收缩期，可见收缩期时心室中部和心尖收缩活动均正常

冠状动脉粥样硬化多支病变造成的弥漫性心脏扩大和心力衰竭称为缺血性心肌病，又称缺血性心脏病。虽然欧美指南中都把冠状动脉疾病排除在心肌病的病因之外，但是文献中通常接受这一定义。

☞ 拓展阅读 12-8
扩张型心肌病特殊类型的诊治

（二）肥厚型心肌病

肥厚型心肌病（hypertrophic cardiomyopathy，HCM）是一种遗传性心肌病，以室间隔非对称性肥厚为解剖特点。1958 年，Teare 首先对"肥厚型心肌病"进行了详细描述，随后概念不断演变发展。该病基本特征是心肌肥厚及猝死发生率高。目前认为，HCM 是一种以心肌肥厚为特征的心肌疾病，主要表现为左心室壁增厚，通常指二维超声心动图测量的室间隔或左心室壁厚度≥15 mm，或者有明确家族史者厚度≥13 mm，通常不伴有左心室腔的扩大，需排除负荷增加如高血压、主动脉瓣狭窄和先天性主动脉瓣下隔膜等引起的左心室壁增厚。

美国成年人（23～35 岁、51～77 岁）HCM 患病率为 200/10 万，中国 HCM 患病率为 80/10 万，粗略估算中国成年 HCM 患者超过 100 万。HCM 是青少年和运动员猝死的主要原因之一。少数进展为终末期心力衰竭，另有少部分出现心房颤动和栓塞。不少患者症状轻微，预期寿命可以接近常人。

☞ 典型案例 12-2
主诉：反复胸闷、晕厥半年

1. **病因与分子遗传学**　绝大部分 HCM 为常染色体显性遗传，约 60% 的成年 HCM 患者可检测到明确的致病基因突变，目前分子遗传学研究已发现 27 个致病基因与 HCM 相关，40%～60% 为编码肌小节结构蛋白的基因突变。HCM 的表型呈多样性，与致病的突变基因、基因修饰及不同的环境因子有关。

☞ 拓展阅读 12-9
肥厚型心肌病的病因

2. **病理改变**　大体病理可见心脏肥大、心壁不规则增厚和心腔狭小，一般左心室壁肥厚程度重于右心室。90% 为非对称性肥厚，表现为左心室向心性肥厚、左心室后壁肥厚、心尖部肥厚等。组织学病理改变有三大特点：心肌细胞排列紊乱、小血管病变、间质纤维瘢痕形成。心肌亚微结构改变包括肌小节结构异常、肌原纤维排列紊乱和多种细胞器数量增多等。

3. 分型 2017年中国成人肥厚型心肌病诊断与治疗指南中的分型：根据超声心动图检查时测定的左心室流出道与主动脉峰值压力阶差（left ventricular outflow tract gradient，LVOTG），可将HCM患者分为梗阻性、非梗阻性和隐匿梗阻性3种类型。安静时LVOTG≥30 mmHg（1 mmHg = 0.133 kPa）为梗阻性；安静时LVOTG正常，负荷运动时LVOTG≥30 mmHg为隐匿梗阻性；安静或负荷时LVOTG均<30 mmHg为非梗阻性。另外，约3%的患者表现为左心室中部梗阻性HCM，可能无左心室流出道梗阻，也无收缩期二尖瓣前向运动（systolic anterior motion，SAM）征象。有研究认为，这类患者的临床表现及预后与梗阻性HCM相同，甚至更差。梗阻性、隐匿梗阻性和非梗阻性HCM患者比例约各占1/3。这种分型有利于指导治疗方案选择，是目前临床最常用的分型方法。此外，根据肥厚部位也可分为心尖肥厚、右心室肥厚和孤立性乳头肌肥厚的HCM。

4. 病理生理 在梗阻性患者，左心室收缩时快速血流通过狭窄的流出道产生负压，引起二尖瓣前叶前向运动（systolic anterior motion，SAM），加重梗阻。此作用在收缩中、后期较明显。有些患者静息时梗阻不明显，运动后变明显。静息或运动负荷超声显示左心室流出道压力阶差≥30 mmHg者，属梗阻性肥厚型心肌病，约占70%（图12-7）。

HCM患者胸闷、气短等症状的出现与左心室流出道梗阻、左心室舒张功能下降、小血管病变造成心肌缺血等因素有关。其中舒张功能下降常常出现很早，甚至在室间隔肥厚发生之前，此时静息状态射血分数和心排血量可以正常，然而运动峰值心排血量由于心率快时心室充盈不良而下降。

5. 临床表现

（1）症状：HCM的临床症状变异性大，有些患者可长期无症状，而有些患者首发症状就是猝死。症状与左心室流出道梗阻、心功能受损、快速或缓慢性心律失常等有关。最常见的症状是劳力性呼吸困难和乏力，其中前者可达90%以上。夜间阵发性呼吸困难较少见。约33%的患者可有劳力性胸痛。最常见的心律失常是心房颤动，发生率约为22.5%。部分患者有晕厥，常于运动时出现，与室性快速心律失常有关。该病是青少年和运动员猝死的主要原因。

（2）体征：体格检查可见心脏大致正常或轻度增大，可能闻及第四心音。流出道梗阻的患者可于胸骨左缘第3～4肋间闻及较粗糙的喷射性收缩期杂音。心尖区也常可听到收缩期杂音，这是因为二尖瓣前叶移向室间隔导致二尖瓣关闭不全所致。增加心肌收缩力或减轻心脏后负荷的措施，如含服硝酸甘油、应用强心药、作Valsalva动作或取站立位等均可使杂音增强。相反，凡减弱心肌收缩力或增

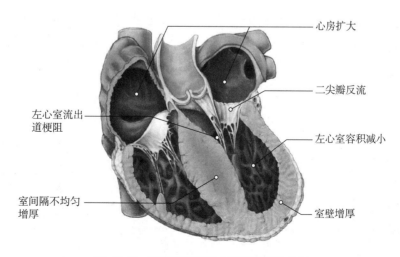

图 12-7　梗阻性肥厚型心肌病的形态特征

加心脏后负荷的因素，如使用 β 受体阻滞剂、取蹲位等均可使杂音减弱。

6. 辅助检查

（1）胸部 X 线检查：普通胸部 X 线心影大小可以正常或左心室增大。

（2）心电图检查（图 12-8）：变化多端。主要表现为 QRS 波左心室高电压、ST 段压低和 T 波倒置、异常 Q 波。ST 段压低和 T 波倒置多见于 I、aVL、$V_4 \sim V_6$ 导联。少数患者可有深而不宽的病理性 Q 波，见于导联 II、III、aVF 和某些胸导联。此外，心电图可有室内传导阻滞和其他各类心律失常。

（3）超声心动图检查：是 HCM 最主要的诊断手段。室间隔不对称肥厚而无心室腔增大为其特征。舒张期室间隔厚度≥15 mm 或与后壁厚度之比≥1.3 需考虑诊断（图 12-9）。伴有流出道梗阻的病例可见室间隔流出道部分向左心室内突出、二尖瓣前叶在收缩期向前向运动（systolic anterior motion，SAM）、左心室顺应性降低等。值得强调的是，由于不同病例严重程度可以存在较大差异，静息状态

下室间隔厚度未达上述标准不能完全除外本病诊断。静息状态下无流出道梗阻者需要评估激发状态下的情况。

部分患者心肌肥厚局限于心尖部，尤以前侧壁心尖部为明显，如不仔细检查，容易漏诊。

（4）心脏磁共振（CMR）检查：具有很高的诊断和鉴别诊断价值，尤其是心脏超声检查不能明确诊断时（由于声窗不良无法清晰显示者），或者需要与其他原因引起的心肌肥厚（如心肌淀粉样变、Fabry 病、LAMP2 心肌病）进行鉴别时。CMR 能清晰显示心室壁和（或）室间隔局限性或普遍性增厚。梗阻性 HCM 在 CMR 上可见左心室流出道狭窄，SAM 征和二尖瓣关闭不全。心尖肥厚病例可见心室腔呈铁铲样改变伴心尖闭塞。放射性核素钆延迟增强（LGE）扫描可以发现和评估心肌纤维化及其程度，帮助进行危险分层。CMR 也可用于室间隔切除术或消融术的术前和术后，以评估肥厚和纤维化程度。

图 12-10 所示梗阻性肥厚型心肌病患者左心室四腔心（A）及短轴（B）电影舒张末期，提示室

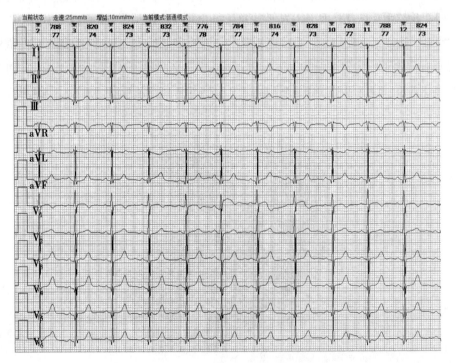

图 12-8　肥厚型心肌病心电图

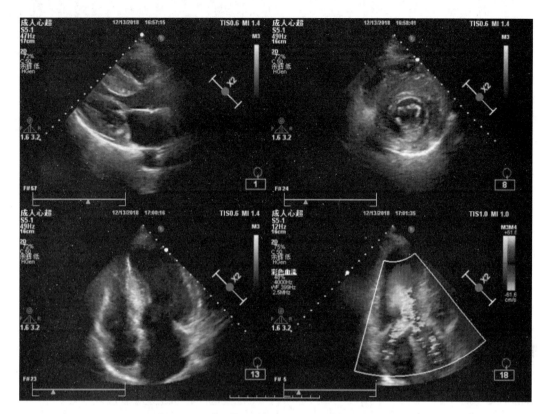

图 12-9 典型梗阻性肥厚型心肌病超声心动图

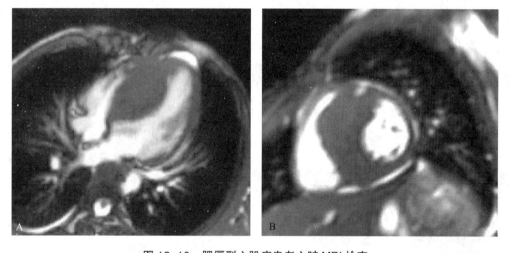

图 12-10 肥厚型心肌病患者心脏 MRI 检查

A. 左心室四腔心层面，磁共振显影舒张末期的表现；B. 左心室短轴心层面，磁共振显影舒张末期的表现

间隔明显非对称性肥厚。该患者心肌肥厚伴有左心室流出道狭窄，显影成像可见收缩期二尖瓣前叶的前向运动伴有二尖瓣反流。二尖瓣的矛盾运动可能是因为心肌肥厚导致血流流速增加和二尖瓣瓣上压力降低所致，二尖瓣的矛盾运动反过来又加重了梗阻和二尖瓣反流。

在心脏 MRI 延迟强化成像中，HCM 可表现为心肌的延迟强化灶。图 12-11 所示为 HCM 患者三腔心截面。

（5）核素显像检查：尤其是 ^{99m}Tc-DPD 可用于

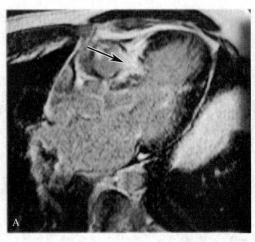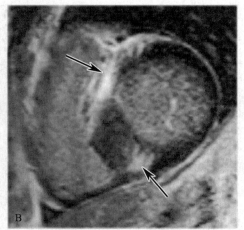

图 12-11　肥厚型心肌病患者心脏 MRI 延迟强化成像

A. 可见室间隔基底部心肌肥厚伴有延迟强化灶；B. 可见左心室短轴截面前间隔部和后间隔部均可见延迟强化灶

心肌淀粉样变与 HCM 的鉴别，前者呈阳性。具有以下特征的患者应该考虑进行此项检查：年龄 > 65 岁，有双侧腕管综合征病史，无 HCM 家族史，有心电图和心肌影像特征。

（6）心脏 CT：适合心脏超声图像不清楚且有 CMR 禁忌证的患者，如严重肺气肿并植入了心脏起搏器或 ICD 的患者。

（7）心导管和冠状动脉造影检查：心导管检查可显示左心室舒张末期压力增高。有左心室流出道狭窄者在心室腔与流出道之间存在收缩期压力阶差。心室造影（图 12-12）显示左心室变形，可呈香蕉状、犬舌状或纺锤状（心尖部肥厚时）。

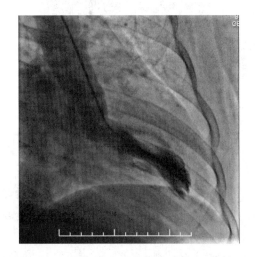

图 12-12　肥厚型心肌病患者心脏左心室造影

HCM 患者冠状动脉造影多无异常，但对那些有疑似心绞痛症状和心电图 ST-T 改变的患者有重要鉴别价值。对于不稳定型心绞痛、心脏猝死复苏和持续室性心动过速患者应该检查。

（8）心内膜心肌活检：一般不用于 HCM 诊断。心肌活检对除外浸润性和储积性心肌病有重要价值，用于高度怀疑而其他方法无法确诊的淀粉样变、糖原贮积症等。

（9）基因诊断：基因突变是绝大部分 HCM 患者的最根本原因。推荐所有临床诊断为 HCM 的患者进行基因筛查。

7. 诊断与鉴别诊断

（1）诊断标准：根据病史及体格检查，超声心动图显示舒张期室间隔厚度≥15 mm 或与后壁厚度之比≥1.3。近年来，CMR 越来越多用于诊断。阳性家族史（猝死、心肌肥厚等）有助于诊断。基因检查有助于明确遗传学异常。

2017 年中国成人肥厚型心肌病诊断与治疗指南对先证者、患者家属的基因筛查及后续随访有详细说明。

（2）鉴别诊断：需要除外左心室负荷增加引起的心室肥厚，包括高血压、主动脉瓣狭窄、先天性心脏病、运动员心脏肥厚等。这些情况的心肌肥厚多呈对称性。

此外，还需要除外异常物质沉积引起的心肌肥厚，包括淀粉样变、糖原贮积症等。其他相对少见的全身疾病如嗜铬细胞瘤、Fabry 病、血色病、心面综合征、线粒体肌病、Danon 病、遗传性共济失调及某些遗传代谢性疾病也可引起心肌肥厚，但常伴有其他系统受累表现有助鉴别。心脏超声提示心肌储积性疾病或浸润性疾病的征象包括：心肌呈毛玻璃样、颗粒状，房间隔增厚，房室瓣结节样增厚，收缩功能轻度降低伴舒张期功能障碍及少量心包积液。

HCM 晕厥患者需要进行 12 导联心电图、直立运动试验、静息和运动多普勒心脏超声、24～48 h Holter 检查。对于 SCD 低危的晕厥患者应该考虑植入性循环记录器（insertable loop recorder，ILR）。

8. HCM 的处理　肥厚型心肌病的治疗旨在改善症状、减少合并症和预防猝死。其方法是减轻流出道梗阻、改善心室顺应性、防治血栓栓塞事件和识别高危猝死患者，但治疗需要个体化。

（1）药物治疗：是基础。针对流出道梗阻的药物主要有 β 受体阻滞剂和非二氢吡啶类钙拮抗剂。当出现充血性心力衰竭时需要采用针对性处理。对心房颤动患者需要抗凝治疗。值得指出的是，对病因不清楚的胸闷不适患者使用硝酸酯类药物时需要注意除外梗阻性 HCM，以免使用后加重梗阻。

1）减轻左心室流出道梗阻、改善舒张功能：β 受体阻滞剂是梗阻性 HCM 的一线治疗用药，可改善心室松弛，增加心室舒张期充盈时间，减少室性及室上性心动过速。非二氢吡啶类钙离子拮抗剂也具有负性变时和减弱心肌收缩力作用，可改善心室舒张功能，对减轻左心室流出道梗阻也有一定的治疗效果，可用于不能耐受 β 受体阻滞剂的患者。由于担心 β 受体阻滞剂与钙离子拮抗剂联合治疗出现心率过缓和低血压，一般不建议合用。此外，丙吡胺能减轻左心室流出道梗阻，也是候选药物，但心脏外不良反应相对多见。

2）针对心力衰竭的治疗：疾病后期可出现左心室扩大伴收缩功能减低和慢性心功能不全的临床表现。治疗药物选择与其他原因引起的心力衰竭相同，包括 ACEI、ARB、β 受体阻滞剂、利尿药、螺内酯甚至地高辛。

3）针对心房颤动：HCM 最常见的心律失常是心房颤动，发生率达 20%。胺碘酮能减少阵发性心房颤动发作。对持续性心房颤动，可予 β 受体阻滞剂控制心室率。除非禁忌，一般需考虑口服抗凝药治疗。

（2）非药物治疗

1）手术治疗：对于药物治疗无效、心功能不全（NYHA Ⅲ～Ⅳ级）的患者，若存在严重流出道梗阻（静息或运动时流出道压力阶差 > 50 mmHg），需要考虑行室间隔切除术。目前美国和欧洲共识将手术治疗列入合适患者的首选治疗。

2）乙醇室间隔消融术：经冠状动脉间隔支注入无水乙醇造成该供血区域室间隔坏死，此法可望减轻部分患者左心室流出道梗阻及二尖瓣反流，改善症状。其适应证大致同室间隔切除术。缺点包括：消融范围的不确定性，部分患者需要重复消融，长期预后尚不清楚。目前欧洲和美国指南将此列为手术替代方法，主要针对那些年龄过大、手术耐受差、合并症多及缺乏精良手术技术的医师的情况。

3）起搏治疗：对于其他有双腔起搏置入适应证的患者，选择右心室心尖起搏可望减轻左心室流出道梗阻。对于药物治疗效果差而又不太适合手术或消融的流出道梗阻患者可以选择双腔起搏。

（3）猝死的风险评估和 ICD 预防：HCM 是青年和运动员心源性猝死最常见的病因。预测猝死高危风险的因素包括：曾经发生过心搏骤停；一级亲属中有 1 个或多个 HCM 猝死发生；左心室严重肥厚（≥30 mm）；Holter 检查发现反复非持续室性心动过速，运动时出现低血压；不明原因晕厥，尤其是发生在运动时。未植入 ICD 的患者每 1～2 年需要进行风险评估。

ICD 植入预防猝死必须与患者及家属充分沟通并共同决定。以下情况有 ICD 植入适应证：

①SCD 病史；②有 VF 或 VT 病史；③一级亲属猝死病例；④心室厚度≥30 mm；⑤近期有 1 次或多次晕厥史；⑥有非持续室性心动过速，年龄 <30 岁；⑦运动低血压并有其他高危因素；⑧儿童不明原因晕厥、LV 严重肥厚、家庭成员 SCD 史。儿童 ICD 植入时需要顾及手术的高并发症风险。

（4）HCM 孕妇的特殊关注：必须重视 HCM 孕妇的宣教和处理。妊娠前就应该对男、女双方就疾病遗传问题给予宣教。妊娠前已使用 β 受体阻滞剂的患者应该继续使用，妊娠期间出现症状的患者应该启用 β 受体阻滞剂，并应该密切监测胎儿和新生儿生长。β 受体阻滞剂中最好选择美托洛尔。阴道分娩应该作为多数孕妇的首选分娩方式。心房颤动患者应该根据情况选用低分子肝素或华法林（妊娠第 4、6 个月）抗凝。持续心房颤动应该考虑电复律。

（5）随访：对所有 HCM 患者应该进行随访。建议对病情稳定者每 12~24 个月检查 12 导联心电图、48 h 动态心电图和心脏超声。出现症状或加重时随时进行 12 导联心电图、动态心电图和心脏超声检查。另外，根据患者病情选择 CMR 和运动试验。

（三）限制型心肌病

限 制 型 心 肌 病（restrictive cardiomyopathy，RCM）是以心室壁僵硬度增加、舒张功能降低、充盈受限而产生临床右心衰竭症状为特征的一类心肌病。患者心房明显扩张，早期左心室不扩张，收缩功能多正常，室壁不增厚或室壁均匀性增厚。随着病情进展，左心室收缩功能受损加重，心腔可以扩张。RCM 的发病率不详，可能是 3 种类型心肌病中最少见的。除了少数有特殊治疗方法的疾病外，大多数 RCM 确诊后 5 年生存期仅约 30%。

☞ 典型案例 12-3

主诉：反复胸闷气促 4 年，加重 1 周

1. 病因与发病机制　RCM 多属于混合性心肌病。病因包括特发性、家族/遗传性和由全身疾病引起的特殊类型。家族/遗传性多为常染色体显性遗传，其中部分累及肌钙蛋白 I 基因，也可以累及肌间线蛋白（desmin）基因。少数为常染色体隐性遗传或 X 性联遗传。由全身疾病引起的最多为淀粉样变（包括原发轻链、甲状腺素转运蛋白异常、老年性），其余为结节病、类癌、硬皮病和蒽环类抗生素毒性等。

本病根据病变可以分为以下 4 类：①浸润性：细胞内或细胞间有异常物质或代谢产物堆积，包括淀粉样变性、结节病、弋谢病；②非浸润性：包括特发性 RCM，部分可能属于和其他类型心肌病重叠的情况，如轻微 DCM、肥厚型/假性 HCM，病理改变以纤维化为特征的硬皮病、糖尿病心肌病等；③储积性：包括血色病、Fabry 病、糖原贮积症；④心内膜病变为主：如心内膜纤维化、心内膜弹力纤维增生症（幼年发病，可能与腮腺炎病毒感染有关）、高嗜酸细胞综合征、放射性、蒽环类抗生素等药物引起，以及类癌样心脏病和转移性癌等。

2. 病理改变与病理生理　主要病理改变为心肌纤维化、炎性细胞浸润和心内膜面瘢痕形成，这些病理改变使心室壁僵硬、充盈受限，心室舒张功能减低（图 12-13）。心房后负荷增加使心房逐渐增大，静脉回流受阻，静脉压升高，导致临床右心衰竭表现。

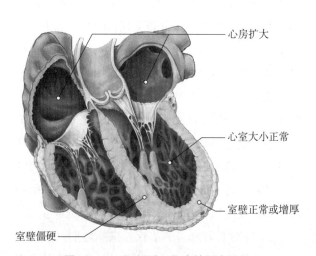

图 12-13　限制型心肌病的形态特征

3. 临床表现　右心衰竭较重为本病的临床特点。早期表现为活动耐量下降、乏力、呼吸困难。随病程进展，逐渐出现肝大、腹水、全身水肿。

体格检查可见颈静脉怒张、Kussmaul 征。心脏听诊常可闻及奔马律，窦性心律时容易听到第四心音。血压低提示预后不良，可有肝大、移动性浊音阳性、下肢可凹性水肿。

4. 辅助检查

（1）实验室检查：继发性患者可能伴随相应原发病的实验室异常，如淀粉样变性患者可能有尿本周蛋白。

BNP 在 RCM 患者明显增高，此有助于鉴别其他原因引起的呼吸困难，包括缩窄性心包炎。

（2）心电图检查：低电压、QRS 波异常和 ST-T 改变在 RCM 较缩窄性心包炎明显。

（3）心脏超声检查：双心房明显扩大和心室仅轻度肥厚有助于 RCM 诊断。心肌呈毛玻璃样改变常常是心肌淀粉样变的特点（图 12-14）。

（4）X 线片、冠状动脉 CT、CMR 检查：心影无明显增大（有心包积液时例外），可以有胸腔积液。X 线胸片中见心包钙化，CT 和 CMR 见心包增厚，提示缩窄性心包炎可能。冠状动脉 CT 见严重、多支冠状动脉狭窄，提示缺血是心肌损害的可

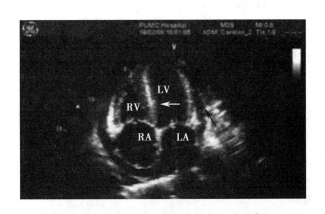

图 12-14　心肌淀粉样变的超声心动图表现

心尖四腔心切面，可以看到左心室肥厚，特别是室间隔（黄色箭头），呈毛玻璃样；通常会伴有心包积液（红色箭头指示 LV 旁的液性暗区）；由于导致心肌限制性舒张功能障碍，会有左心房或者双房的增大。LV：左心室；RV：右心室；LA：左心房；RA：右心房

能原因。CMR 检查对某些心肌病有重要价值，如心肌内呈颗粒样的钆延迟显像（LGE）见于心肌淀粉样变性。

（5）心导管检查：有助于鉴别缩窄性心包炎。RCM 患者右心室收缩压明显增高（常常大于 50 mmHg），尤其是呼气末。而缩窄性心包炎患者呼气末右心室压力相对较低（参见"缩窄性心包炎"相关章节）。

（6）心肌活检：对于心肌淀粉样变性和高嗜酸细胞综合征等具有确诊的价值。心肌淀粉样变在刚果红染色后表现为无定型、均匀、淡染的红色物质，在偏光镜下显示为苹果绿，电镜活检提示肌纤维间隙内无分支丝状沉积物（图 12-15）。

5. 诊断与鉴别诊断　根据运动耐力下降、水肿病史及右心衰竭表现需要怀疑 RCM。如果患者心电图肢导联低电压，超声心动图见双心房增大、室壁不厚或轻度增厚、左心室不扩大而充盈受限，应考虑 RCM。

引起 RCM 的全身疾病具有相应的临床特征。这些疾病包括血色病、结节病、高嗜酸细胞综合征、系统性硬化症、心肌淀粉样变等。病史中需要询问放射、放射治疗史、药物使用史等。

鉴别诊断应除外缩窄性心包炎，两者的临床表现及血流动力学改变十分相似。缩窄性心包炎患者以往可有活动性心包炎或心包积液病史。查体心尖冲动消失，可有奇脉、心包叩击音。胸部 X 线有时可见心包钙化。超声心动图有时可见心包增厚、室间隔抖动征。而 RCM 常有双心房明显增大，室壁可增厚。CMR 在 RCM 有室壁钆延迟强化，而缩窄性心包炎则可见心包增厚。

心导管压力测定有助于疑难病例的鉴别。心内膜心肌活检有助于发现 RCM 的某些病因（如淀粉样变性、糖原贮积病）。

6. 治疗　原发性 RCM 无特异性治疗手段。治疗重点为避免劳累和预防呼吸道感染等可能加重心力衰竭的诱因。该病引起的心力衰竭对常规治疗反应不佳，往往成为难治性心力衰竭。对于继发性

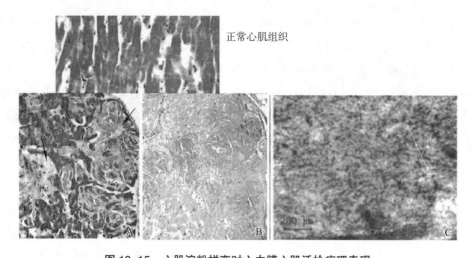

正常心肌组织

图 12-15　心肌淀粉样变时心内膜心肌活检病理表现

A. HE 染色表现为组织内大量无定型均匀的淡红染物质沉积；B. 刚果红染色可见特异性苹果绿双折射；

C. 电镜活检提示肌纤维间隙内无分支丝状沉积物

RCM，部分疾病有针对病因的特异性治疗。

（四）致心律失常性右室心肌病

1. 定义　致心律失常性右室心肌病（arrhythmogenic right ventricular cardiomyopathy，ARVC），又称为致心律失常性右室发育不良（arrhythmogenic right ventricular dysplasia，ARVD），是一种认识尚不充分的临床疾病，是遗传性心肌紊乱，其特征为心肌细胞凋亡，并被纤维脂肪组织替代。表现为室性心律失常及特异性心室病理改变。ARVC 患者是室性心律失常和猝死的高危人群。ARVC 为导致青年男性猝死的第二大原因，仅次于 HCM，虽然人群发病率仅在 1/5 000～1/2 000，但其导致

的猝死占 35 岁以内猝死人群的 20%。因而，如何早期识别 ARVC 并进行猝死预防显得格外重要。

2. 病理改变　该病肉眼可见的特征是右心室（right ventricle，RV）游离壁呈脂肪性外观，右心室心肌被纤维脂肪取代（图 12-16），最初引起典型的节段性室壁运动异常，随后发展为全室壁运动异常，导致右心室扩张。纤维脂肪取代也可累及左心室（LV）区域，但室间隔相对不受累。

3. 临床表现　很多患者数十年隐匿无临床症状，导致很难识别该病，尤其是无家族受累的散发病例。ARVC 的临床表现多样，包括心悸、晕厥、胸痛、呼吸困难，在极少数情况下可发生 SCD。少

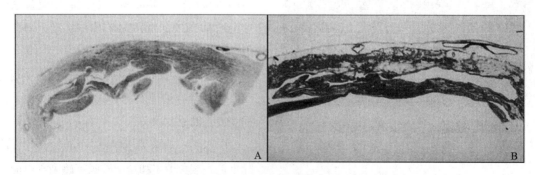

图 12-16　ARVC 病理切片

A. 正常心脏右心室前壁显示全层组织切片；B. ARVC 猝死患者右心室组织切片，可见右心室心肌缺失和

纤维脂肪组织的替代（Azan 三色染色法：肌细胞呈红色，纤维组织呈蓝色，脂肪组织呈白色）

数家族性 ARVC 患者为常染色体隐性遗传疾病，伴有掌跖角化病和羊毛状毛发。

4. 辅助检查

（1）心电图检查：所有怀疑 ARVC 的患者都应行静息 12 导联心电图检查。85% 以上 ARVC 患者有一种或多种典型心电图表现，其主要的心电图异常如下（图 12-17）。

1）Epsilon 波：5%~30% 的 ARVC 患者存在 Epsilon 波，即 QRS 波群结束后可重现的特殊波，定义为 $V_1 \sim V_3$ 导联上同步观测到的偏转，与 QRS 波之间相隔一段等电时限。

2）S 波升支时限延长：从 S 波最低点到等电基线的时限 ≥55 ms。

3）右胸导联（$V_1 \sim V_3$）T 波倒置：表现为室性心动过速（ventricular tachycardia，VT）的患者一半都有 T 波倒置。T 波倒置程度与右心室增大程度和室性心律失常/心脏性猝死（sudden cardiac death，SCD）的风险相关。

（2）动态心电图检查：所有考虑 ARVC 的患者应行 24~48 h 动态心电图监测，以确定患者有无室性期前收缩和非持续性 VT。

（3）心脏超声检查：ARVC 患者心脏超声的主要影像学表现为：右心室局部室壁运动异常、右心

室局部动脉瘤、右心室整体功能障碍和右心室扩张。其他的右心室形态异常包括小梁异常、节制索强回声和微囊样改变。

（4）心脏磁共振（CMR）检查：是 ARVC 诊断性评估的重要检查方法。①右心结构及形态异常（图 12-18）：右心室不规则扩大，流出道扩张尤为显著；右心室游离壁变薄；右心室小梁肥厚和排列紊乱，多累及"发育不良三角"。此外，右心室流出道和（或）右心室游离壁三尖瓣下区域可见特征性的局部皱缩，在收缩期表现更加明显，称为"手风琴征"（图 12-19）。②右心室功能异常：局部心肌收缩力下降、心肌无收缩力、心肌反常运动（收缩期局部心肌外向运动）和心室壁瘤（局部心肌永存性凸出，收缩期矛盾运动）。③组织学特性改变：CMR 能够区分不同信号强度的右心室心肌和心外膜脂肪。ARVC/D 时经常右心室壁心内膜下、心肌内异常强化，右心室壁强化区域主要位于右心室游离壁和右心室流出道肌壁。右心室心肌脂肪及纤维组织浸润，左心室结构正常，但也可受累。左心室异常强化则主要位于左心室室间隔和侧壁（图 12-20）。

（5）基因检测：推荐对所有 ARVC 患者进行基因检测，包括 5 种与 ARVC 相关的主要桥粒基

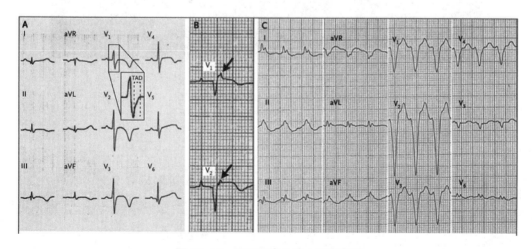

图 12-17 ARVC 常见的心电图表现

A. 右胸导联 T 波倒置，V_1 导联终末部激动延迟（TAD）80 ms；B. 右胸 V_1 导联 QRS 后发现特异性 Epsilon 波；
C. 左束支传导阻滞的室性心动过速

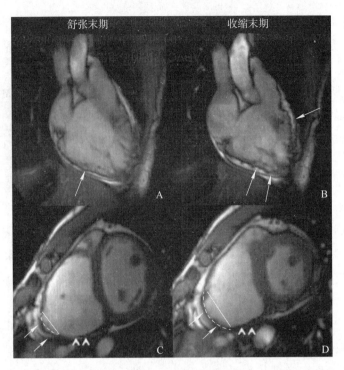

图 12-18　ARVC 的 MRI 表现

A、B. 右心室流出道平面，亮血序列，舒张末期和收缩期末均显示右心室游离壁变薄和动脉瘤扩张；

C、D. 心脏短轴位，亮血序列，舒张末期和收缩末期显示右心室扩大、室壁变薄，心肌收缩力下降

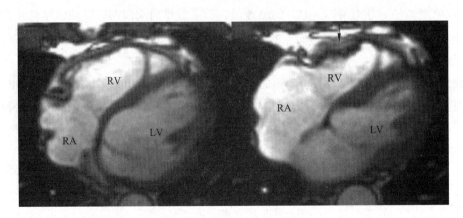

图 12-19　ARVC 患者的"手风琴征"

三尖瓣下区域可见到收缩期异常局部皱缩

因：plakophilin-2（PKP2）、desmoplakin（DSP）、桥粒芯糖蛋白（DSG-2）、桥粒芯蛋白（DSC2）和 plakoglobin（JUP）。

5. 诊断　2010 年 ARVC/D 国际工作组发布了修订版的诊断标准，分为主要标准和次要标准，包括 6 个方面：整体和（或）局部运动障碍与结构改变、室壁组织学特征、复极障碍、除极 / 传导异常、心律失常、家族史。

☞ 拓展阅读 12-10

致心律失常性右心室心肌病的诊断标准

6. 鉴别诊断

（1）尤尔畸形：也称为羊皮纸样右心室，罕见，特征为右心室心肌缺失。该病不同于 ARVC，

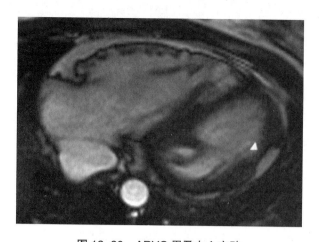

图 12-20　ARVC 累及左心室壁
心脏长轴位，亮血序列，右心室扩大、室壁变薄显示左心室侧
壁脂肪浸润伴心肌壁变薄（箭头）

具有不同的病理特征和临床表现，右心室纸样单薄且几乎没有肌纤维。若发现部分右心室的心室肌肉组织完全缺失，心内膜及心外膜贴在一起，则应归为尤尔畸形，而不是部分性 ARVC。

（2）心脏结节病：右心室的任何局部炎症过程可能与 ARVC 具有类似的临床特征，最常见的是心肌炎或结节病。心内膜心肌活检可能有助于鉴别这些疾病。然而，由于发现大多数 ARVC 患者存在左心室受累，所以左心室收缩功能障碍不再具有鉴别作用。

（3）心肌病和右心室受累：经典 ARVC 的临床表现为右心室心律失常和心电图改变，通常伴有影像学检查可证实的右心室结构和功能改变，随着疾病进展，可能累及左心室。当 LVEF < 50% 时，可能难以鉴别 ARVC 与有显著右心室功能障碍的 DCM。但 ARVC 中罕有显著的进展性左心室扩大。而 DCM 的初始表现很少为持续 VT 或心搏骤停。因此，当患者表现为持续 VT 或心搏骤停时，应怀疑致心律失常性心肌病。

（4）Brugada 综合征：表现为特异性的心电图模式，即假性 RBBB 和 $V_1 \sim V_3$ 导联 ST 段持续性抬高，该综合征可能类似于 ARVC。

（5）RVOT 心动过速：在没有结构性心脏病的患者中，有 LBBB 形态及电轴下偏的 VT 可能源于 RVOT。这种特发性 VT 是一种可复发的单形性 VT，预后一般比 ARVC 更好，并可通过射频消融术成功治疗。

7. 治疗　ARVC 患者临床管理的最重要目的：①降低死亡率，包括心律失常性心源性猝死以及心力衰竭死亡；②预防疾病进展导致右心室、左心室或双心室功能降低和心力衰竭；③通过减轻或消除心悸、室性心动过速复发或 ICD 放电（适宜的或不适宜的）来改善症状和生活质量；④限制心力衰竭症状和增加功能储备。治疗选项由以下几种组成：生活方式改变、药物治疗、射频消融、ICD 植入和心脏移植。

（1）生活方式改变：主要是限制活动。因为疾病进展的风险及运动与诱发室性快速性心律失常间具有相关性，所以 ARVC 患者不应参与竞技性体育运动。同时避免任何可导致心悸、晕厥前兆或晕厥症状的活动。

（2）药物治疗

1）β 受体阻滞剂：尽管目前证据有限，指南仍推荐所有有临床表现的患者使用 β 受体阻滞剂，这是由于室性心律失常和心搏骤停在 ARVC 患者常常由肾上腺素能刺激诱发。因此，减弱交感神经的刺激或许对患者有益。

2）抗心律失常药物：可以减少患者室性心动过速发作及 ICD 放电，从而改善临床症状及生活质量。目前建议胺碘酮单独或与 β 受体阻滞剂联用，或使用索他洛尔。需注意胺碘酮治疗过程中的器官毒性作用。

（3）射频消融（RFA）：可成功治疗 ARVC 患者的一些致心律失常性病灶，但是由于该病的斑片状分布及进展性，RFA 并非根治性治疗。

（4）ICD 植入：对于发生过持续性室性心律失常的 ARVC 患者，可植入 ICD 作为 SCD 的二级预防。对于高危患者，也可植入 ICD 作为 SCD 的一级预防。

（5）心脏移植：对于接受了最佳的药物、ICD 及其他辅助治疗后，病情仍然进展并严重影响日常活动能力的患者可能适合心脏移植。

三、心肌炎

（一）病毒性心肌炎

心肌炎（myocarditis）是心肌的炎症性疾病。最常见病因为病毒感染。细菌、真菌、螺旋体、立克次体、原虫、蠕虫等感染也可引起心肌炎，但相对少见。非感染性心肌炎的病因包括药物、毒物、放射、结缔组织病、血管炎、巨细胞性、结节病等。心肌炎起病急缓不定，少数呈暴发性导致急性泵衰竭或猝死。病程多有自限性，但也可进展为扩张型心肌病。以下重点叙述病毒性心肌炎。

☞ 典型案例 12-4

主诉：胸闷气促 1 月余，加重 1 周

1. 病因与发病机制　多种病毒都可能引起心肌炎，包括肠病毒、腺病毒、流感病毒、人类疱疹病毒 -6、Epstein-Barr 病毒、巨细胞病毒、丙肝病毒、细小病毒 B19 等。有研究认为近年来细小病毒B19（PVB19）和人类腺病毒 6 的致病率增加。对于心肌活检未能找到病毒，同时除外其他原因而诊断为淋巴细胞和巨细胞心肌炎的病例，可能属于自身免疫或特发性心肌炎。

病毒性心肌炎的发病机制包括：①病毒直接侵犯机体；②病毒与机体免疫反应共同作用。直接侵犯造成心肌直接损害；而病毒介导的免疫损伤，主要是由 T 淋巴细胞介导。此外，还有多种细胞因子和一氧化氮等介导的心肌损害和微血管损伤。这些变化均可损害心肌组织结构和功能。心肌炎症长期不愈，体内抗体与心肌自身抗原（如肌红蛋白）作用，最终可以导致扩张型心肌病。

2. 临床表现　本病见于任何年龄，以青少年多见。症状轻重不一，患者可以无症状而在因其他意外死亡后尸体解剖时发现。

（1）症状：病毒性心肌炎患者的临床表现取决于病变的广泛程度与部位，轻者可完全没有症状，重者甚至出现心源性休克及猝死。多数患者发病前

1~3 周有病毒感染前驱症状，如发热、全身倦怠感和肌肉酸痛，或恶心、呕吐等消化道症状。随后可以有心悸、胸痛、呼吸困难、水肿，甚至晕厥、猝死。临床诊断的病毒性心肌炎绝大部分是以心律失常为主诉或首见症状，其中少数可因此发生昏厥或阿 - 斯综合征。

（2）体征：查体常有心律失常，以房性与室性期前收缩及房室传导阻滞最为多见。心率可增快且与体温不相称。听诊可闻及第三、第四心音或奔马律，部分患者可在心尖部闻及收缩期吹风样杂音。心力衰竭患者可有颈静脉怒张、肺部湿啰音、肝大等体征。重症可出现低血压、四肢湿冷等心源性休克体征。

（3）临床类型：患者因心肌受累部位和程度不同可以表现为 4 个不同临床类型。

1）急性冠脉综合征样表现：患者发病前 1~4 周有呼吸道或消化道感染；胸痛同时有心电图改变（ST 抬高、压低，T 波倒置），但冠脉造影并未能显示有相应的血管病变；心脏超声或 CMR 检查显示有或者没有心肌收缩功能障碍；可以伴或不伴cTnT/cTnI 升高，变化类似心肌梗死或表现为持续升高较长时间（>1 周）。

2）新发心衰或心衰加重：近 2 周至 3 个月出现心力衰竭或心力衰竭加重，心脏超声或 CMR 检查无室壁增厚或心室扩张，无冠心病和其他原因。发病前有消化道或呼吸道感染，或者为围产期。心电图无特异性改变，可有束支阻滞、房室阻滞和（或）室性心律失常。

3）慢性心力衰竭：心力衰竭超过 3 个月，无冠心病和其他原因，心脏超声或 CMR 显示心室功能受损，提示扩张型心肌病或非缺血性心肌病。心电图显示束支阻滞、房室阻滞和（或）室性心律失常。

4）病情危重：无冠心病或其他心力衰竭原因。表现为严重室性心律失常或心脏猝死；左心室功能严重受损、心源性休克。

3. 辅助检查

（1）胸部 X 线检查：可见心影扩大，有心包

积液时可呈烧瓶样改变。

（2）心电图检查：改变常见但多非特异，包括ST段轻度移位和T波倒置。合并急性心包炎的患者可有除了aVR导联以外广泛导联ST段抬高，少数可出现病理性Q波。可出现各种心律失常，特别是室性心律失常和房室传导阻滞等。

（3）红细胞沉降率（ESR）和超敏C反应蛋白升高：属于非特异性炎症指标升高，也可以见于心包炎等患者。

（4）肌钙蛋白、CK-MB和脑钠肽：前两者心肌受损时升高，肌钙蛋白比CK-MB敏感，但都不属于心肌炎特异性指标，即使其正常也不能除外心肌炎。脑钠肽升高见于心力衰竭病例，对心肌炎的诊断也不具有特异性。

（5）病毒血清学检测：对病毒性心肌炎诊断价值有限。因为非心肌炎人群的血液中IgG抗体阳性率较高，而非心肌炎病毒感染造成抗体滴度升高的比例也不低。近来有研究显示，血清学病毒抗体阳性与心肌活检结果的相关性较差。

（6）超声心动图检查：可正常，也可显示左心室增大、室壁运动减低、左心室收缩功能减低、附壁血栓形成等。合并心包炎者可有心包积液。

（7）心脏磁共振（CMR）检查：对心肌炎诊断有较大价值。典型表现为钆延迟增强显像（LGE），可见心肌片状强化（图12-21）。

（8）心内膜心肌活检：是心肌炎诊断的"金标准"。心内膜和心肌内检出病毒、病毒抗原、病毒基因片段或病毒蛋白可以确立诊断。此检查除了用于诊断还有助于病情及预后的判断。因为属有创，本检查只用于病情急重、治疗反应差、原因不清的患者，对于轻症患者不作为常规检查。

4. 诊断与鉴别诊断

（1）诊断：病毒性心肌炎的诊断主要依据临床特征，包括典型的前驱感染史，心力衰竭和（或）心律失常相应的症状及体征，心电图、心肌酶学检查改变，以及超声心动图、CMR显示的心肌损伤证据；确诊有赖于心肌活检。

最近发表的欧洲心肌炎诊断标准包括：①临床表现，如胸痛，急性或慢性心力衰竭加重，心悸、心律失常、晕厥、猝死幸存，不明原因心源性休克。②辅助检查：ECG/Holter显示严重心律失常，心肌损害标志物（TnT/TnI）升高，心脏影像/功能

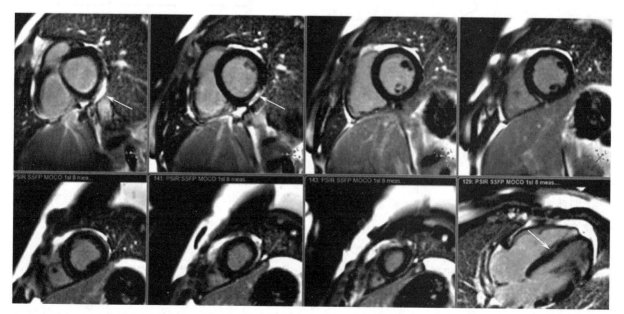

图12-21 心肌炎患者心脏MRI检查
对比剂延迟增强短轴及四腔心切面，箭头所示为心外膜下强化，此为心肌炎特征性强化

异常（ECHO/CMRI 造影），CMR 心肌水肿和 LGE 有片状强化。

（2）鉴别诊断：所有患者必须除外冠心病、高血压所致心肌病和其他心脏外的非炎症性疾病。应注意排除甲状腺功能亢进、二尖瓣脱垂综合征以及影响心肌的其他疾患，如结缔组织病、血管炎、药物及毒物等。必要时可采用心内膜心肌活检来明确诊断。

5. 治疗　怀疑病毒性心肌炎的患者需要入院监护，因为该病变化无常、发展迅速。患者切忌进行运动试验，必须限制活动。

本病目前尚无特异性治疗，对心力衰竭但血流动力学尚可的患者需要使用利尿药、血管扩张药、ACEI/ARB，必要时加用醛固酮拮抗剂。对于有心包炎的患者可以使用非甾体抗炎药物阿司匹林，但对预后的影响不确定。出现快速心律失常者，可以用抗心律失常药物。高度房室传导阻滞或窦房结功能损害而出现晕厥或明显低血压时可考虑植入临时心脏起搏器。急性期患者不推荐 ICD 治疗。

对血流动力学不稳定的患者应该收入 ICU，并给予呼吸支持和必要的机械循环支持。后者主要方法有左心室辅助装置（LVAD）和体外膜氧合器（ECMO），设法过渡到心脏移植或好转。

近期有研究显示，对慢性和病毒阴性心肌炎患者使用免疫抑制和免疫调节剂治疗可望改善预后，但这些研究结果尚需要随机、对照临床研究确认。糖皮质激素的疗效并不肯定，不主张常规使用。但对其他治疗效果不佳者，仍可考虑在发病 10 天至 1 个月使用。此外，临床上还可应用促进心肌代谢的药物，如腺苷三磷酸、辅酶 A、环磷腺苷等。

6. 预后　取决于病因、临床表现和开始治疗时疾病所处阶段。约一半病例在 2~4 周后好转，约 25% 患者发展为持续心功能不全，另有少数病情恶化而死亡或进展为扩张型心肌病最终需要心脏移植。资料显示，病变累及双心室预后不良。暴发性心肌炎在儿童和婴儿多见，预后差，是心肌炎最为严重和特殊的类型，早期病死率极高，但一旦渡过急性危险期，长期预后良好。关于暴发性心肌炎的内容在拓展阅读 12-11 部分有详细讲述。不明原因巨细胞心肌炎预后也差。所有心肌炎患者需要长期随访，对心肌酶持续升高的患者随访中有必要进行心肌活检。

　☞拓展阅读 12-11
　暴发性心肌炎的诊疗

（张　敏）

第二节　感染性心内膜炎

诊疗路径：

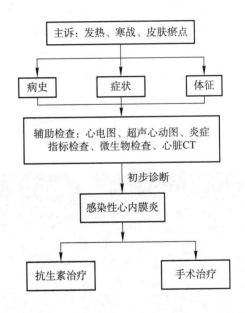

感染性心内膜炎（infective endocarditis，IE）是心脏内皮受损，表面形成包含病原菌赘生物的病理过程。1885 年，William Osler 医生首先描述了 IE。当代 IE 定义还包括人工瓣膜等心脏植入物的感染。尽管诊疗方法不断改良，但由于患者的平均年龄显著增加、病因日趋复杂、致病微生物种类变化以及对抗生素的耐药，IE 患者的病死率没有显著降低，仍然是最具挑战性的心血管疾病之一。

☞ 典型案例 12-5

主诉：胸痛 4 h

（一）流行病学

中国 IE 的发病率不详。北美和欧洲发病率为 3～10 人/（10 万人口·年）。男性约为女性 2 倍，平均发病年龄从 19 世纪 80 年代的 45 岁增长到 21 世纪前 10 年的 57 岁。风湿性心脏病是低收入国家 IE 的主要危险因素。而在高收入国家，退行性瓣膜病、免疫抑制以及不安全的静脉注射成为 IE 的主要危险因素，心脏植入物相关 IE 也在不断上升。IE 在儿童中少见。患有发绀型先天性心脏病、心内膜垫缺陷和存在心腔内高速射流（如室间隔缺损）儿童风险较高。

（二）病理生理

正常心脏内皮层能抵御短暂菌血症。瓣膜硬化、风湿性瓣膜炎、心腔内异常血流及微生物直接毒力都可引起内皮损伤。IE 病理过程的第一步是血小板在受损内皮处聚集，为微生物定植提供"基座"。菌血症引起病原微生物、受损内皮及免疫系统之间复杂的相互作用，导致病原微生物的持续聚集，最终形成感染性赘生物。

感染和赘生物可造成瓣膜的破坏和急性反流。心肌组织脓肿可导致假性动脉瘤、心内瘘管或破坏传导系统，也可直接压迫冠状动脉引起心肌缺血。感染引发的免疫反应可介导小血管炎、心包炎、关节炎和肾炎。赘生物脱落导致系统性栓塞，以脑卒中最为常见，肾、脾、四肢、肠道和心脏本身均可因供血血管栓塞发生梗死。赘生物栓塞还使感染播散。血管壁的继发感染可以形成细菌性动脉瘤。右侧感染性心内膜炎可导致肺栓塞，栓子也可以通过未闭的卵圆孔到达体循环。

（三）微生物学

IE 的微生物谱几十年来发生了明显改变。口腔草绿色链球菌属包括变形链球菌、唾液链球菌、咽峡炎链球菌、轻链球菌和血链球菌仍是低收入国家风湿性心脏病相关 IE 最常见的致病菌。葡萄球菌是高收入国家 IE 最常见的致病菌，这与经血管操作、心脏器械植入以及不安全静脉注射的增长显著相关。凝固酶阴性葡萄球菌是广泛存在的皮肤共生菌，可随医疗器械进入血液，是人工瓣膜相关 IE 最常见的致病菌，也可导致院内获得性自体瓣膜 IE。金黄色葡萄球菌毒力显著，可以感染自体和人工瓣膜，其中耐甲氧西林金黄色葡萄球菌（MASA）导致的 IE 患者病死率极高。肠球菌感染占 IE 的 10%，多为粪肠球菌，在老年或合并慢性病 IE 患者中多见。葡萄球菌、链球菌和肠球菌属的革兰阳性球菌占 IE 致病菌的 80%～90%。革兰阴性菌（如不动杆菌属，铜绿假单胞菌、军团菌和支原体）感染 IE 较为少见。其他致病微生物包括苛养菌、人畜共患病细菌和真菌。约 3% 的病例由 HACEK 细菌（嗜血杆菌属、凝聚杆菌属、心杆菌属、艾肯菌属、金氏杆菌属等）引起。伯氏柯克斯体和布鲁菌属（来自家畜）、巴尔通体（来自猫）和鹦鹉热衣原体（来自鹦鹉和鸽子）也可引起 IE。存在免疫抑制的患者可发生真菌性 IE，通常是念珠菌或曲霉菌。

（四）临床表现和体格检查

IE 临床表现多样，抗生素的普遍使用令其更加缺乏特异性。尽管诊断方法有了长足进步，但 IE 仍是最容易被漏诊的心血管疾病。对有持续菌血症或败血症表现并有 IE 危险因素的患者都应仔细鉴别。

主要心脏危险因素包括 IE 病史、自身瓣膜病、先天性心脏病以及心脏植入物史，致病危险因素包括不安全的静脉注射（如吸毒）、留置静脉导管、长期使用免疫抑制剂以及近期的牙科/外科手术。

发热是 IE 患者最常见的临床表现。根据微生物毒力和免疫反应的程度，败血症可以表现为全身不适直至休克。IE 也可首先表现为栓塞事件或不明原因的外周器官脓肿。

体格检查中反流性心脏杂音（约 85%）最为常见。皮肤表现如紫癜、Osler 结节、Janeway 损害和 Roth 斑特异性强，但在临床已较为少见。患者可有脾大、心力衰竭、脑卒中、外周脏器栓塞以及转移性感染的体征。不能因为缺乏临床症状和体征排除 IE 的诊断。

（五）辅助检查

1. 实验室检查　炎症标志物如 C 反应蛋白、降钙素原、白细胞计数多升高，类风湿因子可为阳性。尿液分析常有微量血尿或蛋白尿。

2. 心电图检查　可发现新出现的传导异常。

3. 微生物学检查　血微生物培养是 IE 诊疗的基石。使用抗生素前取三个独立标本进行需氧和厌氧培养可识别多数 IE。IE 的菌血症是连续的，因而不需要在热峰时才抽血。严格的无菌技术和不同的采集点可以区别皮肤污染和真正的菌血症。

部分患者血培养呈阴性结果，最可能的原因是血培养前使用抗生素或苛养菌、真菌感染。延长培养时间或进行特殊的微生物检测可识别出更多致病菌。如果第 5 天的血培养仍为阴性，应进行柯克斯体属、巴尔通体属、布鲁化菌、支原体、军团菌和衣原体的血清学检测。血培养超过 7 天不再有临床意义。

手术中获得的组织或栓子样本匀浆后可培养致病菌。使用聚合酶链反应（PCR）扩增血液和组织样品中的 DNA，对识别致病微生物具有很好的特异性。但 PCR 技术对样品污染非常敏感，也不能明确病原体的活性，因而应当谨慎解释结果。其他分子生物学技术如质谱检测可能进一步提高诊断准确性。中国《成人感染性心内膜炎预防、诊断和治疗专家共识》推荐的微生物学诊断流程见图 12-22。

4. 超声心动图检查　超声心动图能够发现瓣膜赘生物、瓣膜反流、人工瓣膜损害和心肌脓肿，并评估心脏功能和肺动脉压力，在 IE 诊断中起到关键作用。

经胸超声心动图（TTE）对自体瓣膜赘生物的敏感度约为 75%，特异度约为 90%。累及瓣膜的心脏肿瘤、血栓和纤维束有时可被误认为赘生物。如 TTE 结果不确定或阴性，但临床高度怀疑 IE，需要经食管超声心动图（TEE）检查，灵敏度超过 90%。对人工瓣膜等心脏植入物的赘生物，则首选

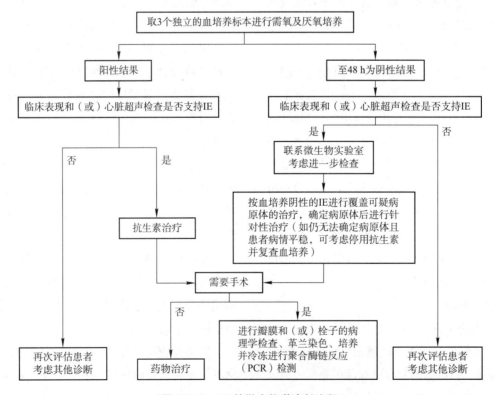

图 12-22　IE 的微生物学诊断流程

TEE。TEE 对心肌脓肿、瓣尖穿孔和假性室壁瘤的检测也优于 TTE。TEE 阴性预测价值较好，疑似 IE 患者如 7~10 天后 TEE 复查结果仍为阴性，可基本排除诊断。腔内超声心动图（ICE）可直接探查心腔内结构，对疑似右心系统 IE 和心脏植入物感染有独特价值。

5. 多模态影像学检查 高分辨率门控 CT 可以重建心脏三维图像，对明确瓣周并发症解剖结构可能优于 TEE。心脏 MRI 可以鉴别赘生物和心脏肿瘤。PET 可以根据感染灶代谢活跃的特性检测是否存在感染和栓塞播散。对疑似 IE 患者还应常规行脑成像（MRI 或 CT），发现缺血性病变、微脓肿、微小出血灶和细菌性动脉瘤等征象有助于 IE 的诊断。

（六）诊断

临床诊断常使用改良杜克（Duke）标准（表 12-2）。符合 2 个主要标准，或 1 个主要标准 +3 个次要标准，或 5 个次要标准可以做出诊断。符合 1 条主要标准 +1 条次要标准，或符合 3 条次要标准为疑似诊断。下列情况可以排除 IE 诊断：①确定的其他诊断。②抗生素疗程 4 天内疑似 IE 症状完全消失。③抗生素疗程小于 4 天且没有发现病理

学 IE 证据。④不符合上述任何 IE 诊断标准。杜克标准对右心和心脏植入物 IE 的诊断价值尚不确定。对于杜克标准结果存疑但又临床高度怀疑 IE 的患者，需要重复检查后进一步确定诊断。IE 诊断的推荐临床路径见图 12-23。

（七）治疗

IE 治疗的关键是：①清楚赘生物和血液中的致病微生物；②修复受损的组织；③治疗并发症。多学科团队合作在 IE 治疗中发挥非常重要的作用。

1. 抗生素治疗 对病情较重者，抽取血培养标本后立即根据感染累及自体或人工瓣膜，选择覆盖最常见病原体的抗生素开始经验性治疗，然后根据培养和药物敏感试验结果调整方案。临床情况特别稳定的患者可以等待培养结果。表 12-3~12-7 为中国《成人感染性心内膜炎预防、诊断和治疗专家共识》推荐的抗生素方案。抗生素疗程通常为 2~4 周，人工瓣膜 IE 疗程延长至 6~8 周，真菌和 Q 热 IE 的抗生素疗程更长。对于革兰阳性球菌性 IE，静脉抗生素疗程≥10 天后如无并发症，可以改为口服抗生素治疗。

2. 手术治疗 手术的主要指征是：①瓣膜功

表 12-2 改良的杜克诊断标准

主要标准

（1）血培养阳性

　　①2 次独立血培养检测出 IE 典型致病微生物：草绿色链球菌、牛链球菌、HACEK 族、金黄色葡萄球菌、无原发灶的社区获得性肠球菌

　　②持续血培养阳性时检测出 IE 致病微生物：间隔 12 h 以上取样时，至少 2 次血培养阳性；首末次取样时间间隔至少 1 h，至少 4 次独立培养中大多数为阳性或全部 3 次培养均为阳性

　　③单次血培养伯纳特立克次体阳性或逆相 I IgG 抗体滴度 >1∶800

（2）心内膜感染证据

　　①超声心动图表现：赘生物、脓肿或新出现的人工瓣膜开裂

　　②新出现的瓣膜反流

次要标准

（1）易发因素：易于患病的心脏状况、静脉药瘾者

（2）发热：体温 >38℃

（3）血管表现：重要动脉栓塞、脓毒性肺梗死、真菌性动脉瘤、颅内出血、结膜出血或 Janeway 损害

（4）免疫学表现：肾小球肾炎、Osler 结节、Roth 斑或类风湿因子阳性

（5）微生物学证据：血培养阳性但不符合主要标准或缺乏 IE 病原体感染的血清学证据

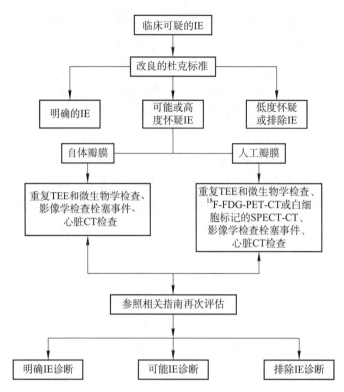

图 12-23　IE 诊断的推荐临床路径
IE：感染性心内膜炎；TTE：经胸超声心动图；TEE：经食管超声心动图

能障碍导致严重心力衰竭；②无法控制的感染；③预防栓塞。

严重瓣膜反流、赘生物造成瓣膜梗阻以及心腔内瘘管分流等都可引起心力衰竭，药物治疗预后不佳者需要手术矫正。部分患者心力衰竭症状尚不显著但已经出现左心室舒张末压、左心房压或肺动脉压力明显增高，也应积极手术。手术的目的是根除感染并重建心脏解剖结构。当病变仅累及二尖瓣和三尖瓣瓣尖时，瓣膜修复优于置换。累及主动脉瓣的 IE 通常需要置换瓣膜。

难以控制的感染（如超过 7 天）、耐药菌株或真菌引起的感染以及反复发生的感染也需要手术治疗。

尽管抗生素治疗后 IE 栓塞风险迅速下降，但超过 10 mm 和位于二尖瓣的赘生物仍容易脱落。超声心动图提示赘生物易脱落且已经发生栓塞为手术的 I 类指征。尚没有导致栓塞的大赘生物是否要进行预防性手术则取决于医生的经验。详细的手术

指征推荐见表 12-8。

（八）预后和出院后监测

IE 的住院病死率为 9.6% ~ 26%，6 个月为 25% ~ 30%。死亡的主要风险包括高龄、心脏植入物相关 IE、免疫低下，出现心力衰竭、脑卒中、多器官栓塞和肾衰竭等并发症，以及金黄色葡萄球菌、革兰阴性杆菌和真菌感染。抗生素治疗 3 天后血培养仍然阳性提示持续的全身性脓毒症，预后较差。

欧洲心脏病学会指南建议，患者出院后第 1、3、6 和 12 个月接受 TTE 随访并检测炎症标志物。IE 再发率约为每年 1.3%，根据前后发病菌种的异同分为再感染和复发。IE 康复者应保持良好的口腔卫生，进行侵入性操作时预防性使用抗生素，出现感染症状时及时就诊。

（九）特殊类型感染性心内膜炎

1. 人工瓣膜 IE　人工瓣膜 5 年 IE 发生率为 3% ~ 4%，机械和生物瓣膜发生率相当。植入后

表 12-3 IE 的经验治疗（等待血培养结果）

病种及抗生素	剂量及给药途径	备注
NVE，轻症患者		
阿莫西林*	2 g，q4 h 静脉滴注	如患者病情稳定，等待血培养结果
或氨苄西林	3 g，q6 h 静脉滴注	对肠球菌属和许多 HACEK 微生物的抗菌活性优于青霉素
或青霉素	1 200 万~1 800 万 U/d，分 4~6 次静脉滴注	如青霉素过敏，可选用头孢曲松 2.0 g/d，静脉滴注，亦可采用方案 2
联合庆大霉素*	1 mg/kg 实际体质量静脉滴注	在获知培养结果前，庆大霉素的作用存在争论
NVE，严重脓毒症（无肠杆菌科细菌、铜绿假单胞菌属感染危险因素）		
万古霉素*	15~20 mg/kg，q8~12 h 静脉滴注	需覆盖葡萄球菌属（包括甲氧西林耐药菌株）。如万古霉素过敏，改用达托霉素 6 mg/kg，1 次 /12 h，静脉滴注
联合庆大霉素*	1 mg/kg 理想体质量，q12 h 静脉滴注	如担心肾毒性或急性肾损伤，改为环丙沙星
NVE，严重脓毒症，并有多重耐药肠杆菌科细菌、铜绿假单胞菌感染危险因素		
万古霉素*	15~20 mg/kg，q8~12 h 静脉滴注	需覆盖葡萄球菌属（包括甲氧西林耐药菌株）、链球菌属、肠球菌属、HACEK、肠杆菌科细菌和铜绿假单胞菌
联合美罗培南*	1 g，q8 h 静脉滴注	
PVE，等待血培养结果或血培养阴性		
万古霉素*	万古霉素 1 g，q12 h	在严重肾损伤者中使用小剂量利福平
联合庆大霉素*和利福平*	静脉滴注，庆大霉素 1 mg/kg，q12 h 静脉滴注，利福平 300~600 mg，q12 h 口服或静脉滴注	

NVE：自体瓣膜 IE；PVE：人工瓣膜 IE；*根据肾功能调整剂量

表 12-4 葡萄球菌 IE 的治疗

病种及抗生素	剂量及给药途径	疗程（周）	备注
NVE，甲氧西林敏感			
氟氯西林	2 g，q4~6 h 静脉滴注	4	如体质量 >85 kg，采用 1 次 /4 h 方案
NVE，甲氧西林耐药，万古霉素敏感（MIC≤2 mg/L），利福平敏感或青霉素过敏			
万古霉素	1 g，q12 h 静脉滴注	4	根据肾功能调整剂量，并且维持谷浓度 15~20 mg/L
联合利福平	300~600 mg，q12 h 口服	4	如肌酐清除率 <30 mL/min，采用小剂量利福平
NVE，甲氧西林、万古霉素耐药（MIC>2 mg/L），达托霉素敏感（MIC≤1 mg/L）或不能耐受万古霉素者			
达托霉素	6 mg/kg，q24 h 静脉滴注	4	每周监测磷酸肌酸激酶，根据肾功能调整剂量
联合利福平或庆大霉素	利福平 300~600 mg，q12 h 口服，或庆大霉素 1 mg/kg，q12 h 静脉滴注	4	如肌酐清除率 <30 mL/min，采用小剂量利福平

续表

病种及抗生素	剂量及给药途径	疗程（周）	备注
PVE，甲氧西林、利福平敏感			
氟西林联合利福平和庆大霉素	氟氯西林 2 g，q4~6 h 静脉滴注，利福平 300~600 mg，q12 h 口服，庆大霉素 1 mg/kg，q12 h 静脉滴注	6	如体质量 >85 kg，氟氯西林采用 q4 h 方案；如肌酐清除率 <30 mL/min，采用小剂量利福平
PVE，甲氧西林耐药，万古霉素敏感（MIC≤2 mg/L）或青霉素过敏			
万古霉素	1 g，q12 h 静脉滴注	6	根据肾功能调整剂量并且维持谷浓度 15~20 mg/L
联合利福平	300~600 mg，q12 h 口服	6	如肌酐清除率 <30 mL/min，采用小剂量利福平
联合庆大霉素	1 mg/kg，q12 h 静脉滴注	≥2	如无毒性症状或体征，继续完整疗程
PVE，甲氧西林耐药、万古霉素耐药（MIC>2 mg/L），达托霉素敏感（MIC≤1 mg/L）葡萄球菌或不能耐受万古霉素者			
达托霉素	6 mg/kg，q24 h 静脉滴注	6	如肌酐清除率 <30 mL/min，延长达托霉素给药间隔至每 48 h
联合利福平	300~600 mg，q12 h 口服	6	如肌酐清除率 <30 mL/min，采用小剂量利福平
联合庆大霉素	1 mg/kg，q12 h 静脉滴注	≥2	如无毒性症状或体征，继续完整疗程

NVE：自体瓣膜 IE；PVE：人工瓣膜 IE；MIC：最低抑菌浓度

表 12-5　链球菌 IE 的治疗

方案	抗生素	剂量及给药途径	疗程（周）	备注
敏感菌株				
1	青霉素	1.2 g，q4 h 静脉滴注	4~6	首选窄谱治疗方案，尤其是有艰难梭菌感染风险或肾毒性高风险患者
2	头孢曲松	2 g，1 次 /d 静脉滴注或肌内注射	4~6	有艰难梭菌感染风险的患者不建议使用，适用于门诊治疗
3	青霉素 *	1.2 g，q4 h 静脉滴注	2	有心外感染病灶、有手术指征、肾毒性高风险或有艰难梭菌感染风险的患者不建议使用。
	联合庆大霉素	1 mg/kg，q12 h 静脉滴注	2	
4	头孢曲松 联合庆大霉素	头孢曲松 2 g，1 次 /d 静脉滴注或肌内注射，庆大霉素 1 mg/kg，q12 h 静脉滴注	2	有心外感染病灶、有手术指征、肾毒性高风险或有艰难梭菌感染风险的患者不建议使用。
相对敏感菌株				
5	青霉素 *	2.4 g，q4 h 静脉滴注	4~6	首选治疗方案，尤其是有艰难梭菌感染风险的患者
	联合庆大霉素	1 mg/kg，q12 h 静脉滴注	2	

续表

方案	抗生素	剂量及给药途径	疗程（周）	备注
营养不足和苛养颗粒链菌的治疗（营养变异链球菌）				
6	青霉素*	2.4 g，q4 h 静脉滴注	4~6	首选治疗方案，尤其是有艰难梭菌感染风险的患者
	联合庆大霉素	1 mg/kg，q12 h 静脉滴注	4~6	
耐药菌株，青霉素过敏患者				
7	万古霉素	1 g，q12 h 静脉滴注	4~6	根据当地建议给药
	联合庆大霉素	1 mg/kg，q12 h 静脉滴注	≥2	
8	替考拉宁	10 mg/kg，q12 h×3 剂，继以 10 mg/kg，1 次 /d 静脉滴注	4~6	肾毒性高危患者首选
	联合庆大霉素	1 mg/kg，q12 h 静脉滴注	≥2	

　　NVE：自体瓣膜 IE；PVE：人工瓣膜 IE。所有药物剂量根据肾损伤调整，应监测庆大霉素、万古霉素和替考拉宁血药浓度。*阿莫西林 2 g，1 次 /（4~6 h）给药可用于替代青霉素 1.2~2.4 g，1 次 /4 h 给药

表 12-6　肠球菌心内膜炎的治疗

方案	抗生素	剂量及给药途径	疗程（周）	备注
1	阿莫西林	2 g，q4 h 静脉滴注	4~6	用于阿莫西林敏感（MIC≤4 mg/L），青霉素（MIC≤4 mg/L）和庆大霉素（MIC≤128 mg/L）敏感菌株
	或青霉素	2.4 g，q4 h 静脉滴注	4~6	PVE 疗程 6 周
	联合庆大霉素*	1 mg/kg，q12 h 静脉滴注	4~6	
2	万古霉素*	1 g，q12 h 静脉滴注	4~6	用于青霉素过敏的患者，或阿莫西林或青霉素耐药的菌株，保证万古霉素 MIC≤4 mg/L
	庆大霉素*	1 mg/kg 理想体质量，q12 h 静脉滴注	4~6	PVE 疗程 6 周
3	替考拉宁*	10 mg/kg，q24 h 静脉滴注	4~6	方案 2 的替换方案，参考方案 2 评价
	庆大霉素*	1 mg/kg，q12 h 静脉滴注	4~6	保证替考拉宁 MIC≤2 mg/L
4	阿莫西林**	2 g，q4 h 静脉滴注	≥6	用于阿莫西林敏感（MIC≤4 mg/L）和高水平庆大霉素耐药（MIC 128 mg/L）菌株

　　注：*根据肾功能调整剂量；**如菌株敏感，可增加链霉素 7.5 mg/kg，1 次 /12 h 肌内注射。

表 12-7　其他病原体所致心内膜炎的治疗

方案	病原及抗生素	剂量及给药途径	疗程	备注
贝纳柯克斯体（Q 热）				
1	多西环素	100 mg，q12 h 口服	≥18 个月	贝纳柯克斯体抗体滴度监测：治疗期间应该每 6 个月 1 次，治疗停止后每 3 个月 1 次，至少 2 年
	联合氯喹	200 mg，q8 h 口服		

方案	病原及抗生素	剂量及给药途径	疗程	备注
2	多西环素	100 mg，q12 h 口服	≥3 年	贝纳柯克斯体抗体滴度监测：治疗期间应该每 6 个月 1 次，治疗停止后每 3 个月 1 次，至少 2 年
	联合环丙沙星	200 mg，q12 h 口服		
巴尔通体				
1	庆大霉素	1 mg/kg，q8 h×4 周，静脉注射	≥4 周，通常 6 周以上	注意监测庆大霉素浓度
	联合阿莫西林	2 g，q4 h×6 周，静脉注射		
	联合头孢曲松	2 g，1 次/d×6 周，静脉注射		
巴尔通体心内膜炎，青霉素过敏者				
1	庆大霉素	1 mg/kg，q8 h×4 周，静脉注射	≥4 周，通常 6 周以上	注意监测庆大霉素浓度
	联合多西环素	100 mg，q12 h×6 周，口服		
真菌性心内膜炎				
念珠菌心内膜炎				
初始治疗	棘白菌素类		6~10 周	
	两性霉素 B 脂质体		6~10 周	
	两性霉素 B 去氧胆酸盐		6~10 周	
病情稳定，血培养阴性后	氟康唑	400~800 mg/d（6~12 mg/kg）降阶梯治疗		建议尽早行瓣膜置换术，术后治疗至少 6 周，有瓣周脓肿或其他并发症者，疗程更长
曲霉菌心内膜炎				
初始治疗	伏立康唑		≥4 周	治疗中需监测血药浓度，保证达到足够血药浓度；瓣膜置换术对于曲霉菌心内膜炎的成功治疗至关重要
	伏立康唑不耐受或耐药			
	两性霉素 B 脂质体		≥4 周	
病情稳定后	伏立康唑	长期口服，维持治疗	≥2 年	

其他真菌性心内膜炎：其他真菌也可导致真菌性心内膜炎，药物选择可参照上述治疗方案及体外药物敏感试验

表 12-8　左心 IE 的手术适应证与时机

外科推荐适应证	手术时机	推荐级别	证据水平
心力衰竭			
瓣膜急性反流或梗阻导致顽固性肺水肿或心源性休克	急诊	I	B
瘘入心腔或心包导致顽固性肺水肿或休克	急诊	I	B
瓣膜急性重度反流或梗阻，持续心力衰竭或超声心动图血流动力学恶化	急诊	I	B
瓣膜重度反流，无心力衰竭	择期	II a	B
不易控制的感染			

续表

外科推荐适应证	手术时机	推荐级别	证据水平
局灶不易控制的感染（脓肿、假性动脉瘤、瘘管、赘生物增大）	亚急诊	I	B
持续发热或血培养阳性 > 7天	亚急诊	I	B
真菌或多重耐药菌感染	亚急诊 / 择期	I	B
预防栓塞			
抗感染治疗后赘生物仍增大，1 次或以上栓塞事件	亚急诊	I	B
赘生物 > 10 mm 伴其他高危因素	亚急诊	I	C
孤立性赘生物 > 15 mm	亚急诊	Ⅱ b	C

　急诊手术：指 24 h 内的外科手术；亚急诊手术：指数天之内的外科手术；择期手术：指至少 1 ~ 2 周抗生素治疗后的外科手术

1 年内发生 IE 最常见的致病菌是凝固酶阴性葡萄球菌、真菌或金黄色葡萄球菌，之后病原体与自体瓣膜心内膜炎趋同。金黄色葡萄球菌导致的人工瓣膜 IE 患者病死率高达 20% ~ 40%。人工瓣膜 IE 的临床表现常不典型，赘生物检出率低，使用杜克标准诊断敏感性差。除感染外还常出现人工瓣膜失功能、根部脓肿和缝合处开裂。由于植入物声影的干扰，对疑似人工瓣膜 IE 应优先使用 TEE 诊断，如果超声心动图难以确诊可使用核素心脏显像和多源门控 CT 进一步确诊。人工瓣膜 IE 通常需要手术治疗。

2. 其他心脏植入物相关 IE　永久心脏起搏器等植入式心脏电子设备也可引起 IE。感染可由微生物直接污染器械、随导线逆行感染或菌血症累及电极头端所致。主要的致病菌是金黄色葡萄球菌和凝固酶阴性葡萄球菌。感染灶可位于植入物囊袋或电极行经的血管 / 心脏腔室。除抗生素治疗外，常需要移除植入物。

3. 右心系统 IE　占所有病例的 5% ~ 10%。它通常与不安全的静脉注射、心脏植入物、中心静脉置管和免疫抑制相关，可累及三尖瓣或肺动脉瓣。除败血症外，可出现肺栓塞和多发性肺脓肿。TTE 对三尖瓣病变敏感，而肺动脉瓣病变常需 TEE 明确。多数患者可通过抗生素治疗，严重三尖瓣反流导致恶化的右心衰竭、三尖瓣巨大赘生物（> 20 mm）导致反复肺栓塞及真菌或耐药菌感染需要手术治疗。

（十）预防

减少高危患者菌血症是预防 IE 的关键，应特别注意口腔卫生，减少有创医疗操作，避免长期静脉置管。

尽管有所争议，主要的心血管病指南仍然建议对有 IE 病史者、未经手术矫正的发绀型先天性心脏病患者、植入人工瓣膜者、先天性心脏病修补后 6 个月内或有残余分流者以及长期使用免疫抑制剂者在牙科操作前 30 ~ 60 min 预防性使用抗生素。预防性抗生素也可能降低接受其他心脏植入物患者的 IE 风险。推荐使用阿莫西林或氨苄西林（成年人 2 g，儿童 50 mg/kg 口服或静脉使用），对青霉素过敏者使用克林霉素（成年人 600 mg，儿童 20 mg/kg 口服或静脉使用）。

（葛　恒）

第三节　心包疾病

诊疗路径：

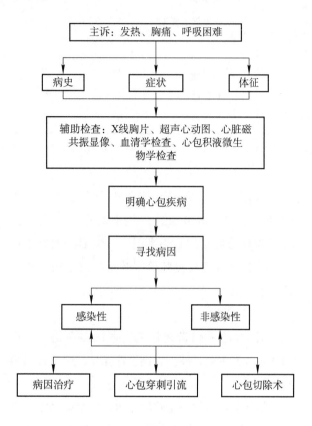

心包是一个包含心脏和大血管根部的双层囊袋结构。心包从结构上可分为浆膜心包和纤维心包，即浆膜层和纤维层。浆膜层又分为两层，即脏层和壁层。这两层中间即心包腔。在生理情况下，心包腔内有 10 ~ 50 mL 浆膜液起润滑作用。心包对心脏解剖位置起固定作用，能防止由于心脏收缩对周围血管的冲击；心包也能防止由于运动和血容量增加而导致的心腔迅速扩张。此外，心包对肺部和胸腔感染的扩散起到阻止作用，但心包先天缺如或手术切除通常并不会产生临床严重后果。

心包疾病可以是孤立性疾病，也可以是全身性疾病的一部分。心包综合征是一系列不同临床表现、特定症状和体征的统称，包括心包炎（急性、亚急性、慢性和复发性）、心包积液（可出现在没有心包炎的情况下）、心脏压塞和缩窄性心包炎等。目前，尚无针对特定心包疾病的注册药物。

（一）病因

心包疾病最简单的病因分类分为感染性和非感染性两类（表 12-9），其病因具有多样性和人口流行病学特征。发达国家和地区感染性心包疾病以病毒感染为主，发展中国家和欠发达地区仍以结核分枝杆菌感染为主，患者大多伴有获得性免疫缺陷病毒（HIV）感染。非感染性心包疾病常见病因包括免疫性、肿瘤、创伤、主动脉夹层及心力衰竭等多种因素。近年来，研究表明免疫介导的复发机制和自身炎症性疾病与心包疾病相关，尤其是在儿科患者中。

发达国家和地区的心包积液患者约 50% 为特发性，其他常见病因包括肿瘤（15% ~ 20%）、感染（15% ~ 30%）、医源性损伤（15% ~ 20%）及结缔组织病（5% ~ 15%）。而发展中国家和欠发达地区，尤其是结核病流行地区，逾 60% 的心包积液患者病因为结核病。

缩窄性心包炎的病因，我国以结核性为最常见；其次为急性非特异性心包炎、化脓性或由创伤性心包炎后演变而来。近年来，放射性心包炎和心脏手术后引起者逐渐增多。其他少见的病因包括自身免疫病、恶性肿瘤、尿毒症、药物等。

（二）病理

根据病理变化，急性心包炎可以分为纤维蛋白性和渗出性两种。在急性期，心包壁层和脏层上有纤维蛋白、白细胞及少许内皮细胞的渗出。此时尚无明显液体积聚，为纤维蛋白性心包炎；随后如液体增加，则转变为渗出性心包炎，常为浆液纤维蛋白性，液体量可由 100 mL 至 2 ~ 3 L，多为黄而清的液体，偶可混浊不清、化脓性或呈血性。积液一般在数周至数月内吸收，但也可伴发壁层与脏层粘连、增厚及缩窄，而进一步演变为缩窄性心包炎。液体也可在较短时间内大量积聚引起心脏压塞。急性心包炎时，心外膜下心肌可有不同程度的炎性变化，如范围较广可称为心肌心包炎。此外，炎症也

表 12-9 心包疾病的病因分类

分类	病原	示例
感染性	病毒性（常见）	肠道病毒（柯萨奇、Echo）、疱疹病毒（EBV、CMV、HHV6）、腺病毒等
	细菌性	结核分枝杆菌（常见，其他少见）、立克次体、肺炎球菌、链球菌等
	真菌（罕见）	组织质菌等
	寄生虫（罕见）	棘球绦虫、弓形虫
非感染性	免疫（常见）	系统性红斑狼疮、类风湿、血管炎等
	肿瘤	原发肿瘤（少见，间皮瘤）、转移瘤（常见，肺癌、乳腺癌、淋巴瘤）
	代谢	尿毒症、黏液性水肿、神经性厌食等
	创伤	早发性（直接或间接，少见）、迟发性（心包损伤综合征常见，如心肌梗死后综合征、创伤后、开胸或介入术后）
	药物（少见）	普鲁卡因胺等（狼疮样综合征）、抗肿瘤药（常合并心肌病）等
	其他（常见）	淀粉样变性、主动脉夹层、肺高压、心力衰竭
	其他（不常见）	先天性部分或完全心包缺失

CMV：巨细胞病毒；EBV：Epstein-Barr 病毒；HHV：人类疱疹病毒

可累及纵隔、横膈和胸膜。

（三）病理生理

正常时心包腔平均压力接近于零或低于大气压，吸气时呈轻度负压，呼气时近于正压。心包内少量积液一般不影响血流动力学。但如果液体迅速增多即使仅达 200 mL 时，也因为心包无法迅速伸展而使心包内压力急剧上升，即可引起心脏受压，导致心室舒张期充盈受阻，周围静脉压升高，最终使心排血量显著降低，血压下降，产生急性心脏压塞的临床表现。而慢性心包积液则由于心包逐渐伸展适应，积液量可达 2 000 mL 而无压塞表现。

心包缩窄使心室舒张期扩张受阻，充盈减少，心搏量下降，为维持心排血量，心率代偿性增快；由于回流受阻，可出现静脉压升高、颈静脉怒张、肝大、腹水、下肢水肿等。由于吸气时周围静脉回流增多，而已缩窄的心包使心室无法适应性扩张，致使吸气时颈静脉压进一步升高，静脉扩张更明显，称 Kussmaul 征。

（四）诊断

随着影像学的发展，越来越多的影像学检查手段成为临床诊治的重要辅助工具。目前心包疾病诊断和随访的影像学检查包括 X 线胸片、超声心动图、CT、心脏磁共振（CMR）、正电子发射型计算机断层显像（PET）、心肌核素和心导管等，其中超声心动图、CT 和 CMR 是最常用的互补检查工具。2015 年，ESC 心包疾病诊疗指南提出多模态影像学检查，即根据患者的临床状况及检查条件合理选择一种或几种影像学检查方法，从而为临床诊断提供最快捷有效的帮助。由于 PET、心肌核素和心导管检查仅对部分患者的诊断具有意义，故并不推荐作为常规选择。而 CT 和 CMR 作为超声心动图最重要的补充诊断手段，推荐其为二级检查方法。

1. **一般诊断性检查** 在所有疑似心包疾病的患者中，首选诊断学评估，推荐采用听诊、心电图、经胸超声心动图、胸部 X 线、常规血液学检查，包括炎症标志物、白细胞计数和分类计数、肝肾功能以及心肌损伤标志物。明确特异性可治疗的病因（如细菌性、肿瘤性或全身炎症疾病），观察是否存在以下因素：发热，>38℃；亚急性病程（症状在数天或数周内发生）；较大量的心包积液（舒张期无回声区宽度 >20 mm）；心脏压塞；阿司匹林或 NSAIDs 治疗无效。CT 或 CMR 作为心包炎的二级诊断性检查方法。在心脏压塞或疑似细菌性及肿瘤性心包炎的情况下可进行心包穿刺或外科引流术；在特定选择的疑似肿瘤性或结核性心包炎患者中，可考虑进行经皮或外科心包活检。根据临床情况在高危患者中进行其他检查。

2. 心包炎　急性心包炎（acute pericarditis）是指伴或不伴心包积液的急性炎症性心包综合征，为心包脏层和壁层的急性炎症性疾病。可以单独存在，也可以是某种全身疾病累及心包的表现。心包炎的定义和诊断标准见表 12-10。

（1）临床表现：病毒感染者多于感染症状出现 10～12 天后有胸痛等症状，部分患者可伴有肺炎和胸膜炎的临床表现。

1）症状：胸骨后、心前区疼痛为急性心包炎的特征，常见于炎症变化的纤维蛋白渗出期。疼痛可放射到颈部、左肩、左臂，也可达上腹部，多为锐痛，与呼吸体位有关，常因咳嗽、深呼吸、变换体位或吞咽而加重。部分患者可因心脏压塞出现呼吸困难、水肿等症状。感染性心包炎可伴发热。

2）体征：急性心包炎最具诊断价值的体征为

表 12-10　心包炎的定义和诊断标准

心包炎	定义和诊断标准
急性	炎症性心包综合征，有或无心包积液，符合以下 4 项中的 2 项： （1）与心包炎性质一致的胸痛（>85%）（锐痛，坐位前倾减轻） （2）心包摩擦音（≤33%） （3）心电图上新出现的广泛 ST 段抬高或 PR 段压低（60%） （4）心包积液（新出现或恶化）（60%） 附加证据： 炎症标志物升高（CRP、ESR、WBC） 心包炎症的影像学证据（CT、CMR）
持续性	4 周至 3 个月没有缓解
复发性	首次记录的急性心包炎复发，且无症状间隔期为 4～6 周或更长
慢性	持续时间 >3 个月

心包摩擦音，呈抓刮样粗糙的高频音。多位于心前区，以胸骨左缘第 3～4 肋间最为明显。典型的摩擦音可听到与心房收缩、心室收缩和心室舒张相一致的三个成分，称为三相摩擦音。身体前倾坐位、深吸气或将听诊器胸件加压后可听到摩擦音增强。心包摩擦音可持续数小时、数天甚至数周。当积液增多将两层心包分开时，摩擦音即消失。

（2）辅助检查

1）血清学检查：取决于原发病，如感染性心包炎常有白细胞计数及中性粒细胞增加、红细胞沉降率增快等炎症反应，自身免疫病可有免疫指标阳性，尿毒症患者可见肌酐明显升高等。

2）胸部 X 线检查：可无异常发现，如心包积液较多，则可见心影增大，通常成人液体量少于 250 mL、儿童少于 150 mL 时，X 线难以检出其积液。

3）心电图检查：主要表现如下。①除 aVR 和 V_1 导联以外的所有常规导联可能出现 ST 段呈弓背向下型抬高，aVR 及 V_1 导联 ST 段压低，这些改变可于数小时至数日后恢复。②1 日至数日后，随着 ST 段回到基线，逐渐出现 T 波低平及倒置，此改变可于数周至数月后恢复正常，也可长期存在。③常有窦性心动过速，积液量较大的情况可以出现 QRS 电交替（图 12-24）。

4）超声心动图检查：可确诊有无心包积液，判断积液量，协助判断临床血流动力学改变是否由心脏压塞所致。超声引导下行心包穿刺引流可以增加操作的成功率和安全性。

5）心脏磁共振（CMR）检查：能清晰显示心包积液容量和分布情况，帮助分辨积液的性质，可测量心包厚度。延迟增强扫描可见心包强化，对诊断心包炎较敏感，还有助于判断心肌受累情况。

6）心包穿刺：主要指征是心脏压塞，对积液性质和病因诊断也有帮助，可以对心包积液进行常规、生化、病原学（细菌、真菌等）、细胞学相关检查。

（3）诊断与鉴别诊断：2015 年 ESC 指南中指

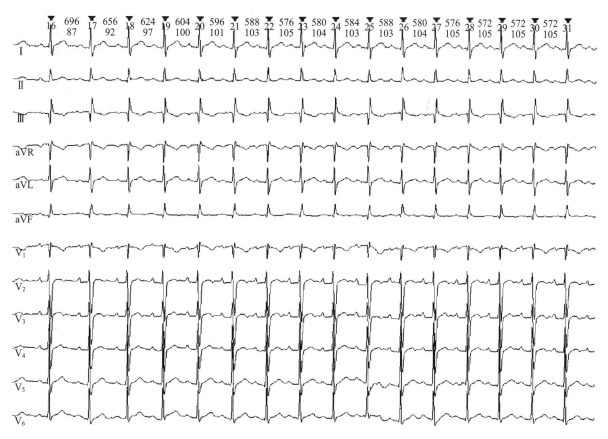

图 12-24 急性心包炎患者心电图变化

出，不必对所有患者查明病因，尤其是结核病发病率低的国家，因为常见病因引起的心包炎病程相对缓和，病因检查的诊断获益较低。但对于有潜在病因或提示预后不良的，应住院治疗。除此之外，可门诊治疗。所有疑似急性心包炎患者应行心电图检查、经胸超声心动图检查和胸部 X 线检查，并且评估炎症（如 CRP）和心肌损伤（如 CK、肌钙蛋白）标志物。

1）诊断：诊断根据急性起病、典型胸痛、心包摩擦音、特征性的心电图表现。超声心动图检查可以确诊并判断积液量。结合相关病史、全身表现及相应的辅助检查有助于对病因做出诊断，常见不同病因引起的急性心包炎见表 12-11。心包炎的诊断流程见图 12-25。

2）鉴别诊断：诊断急性心包炎应注意与其他可引起急性胸痛的某些疾病相鉴别。胸痛伴心电图 ST 段抬高的需要与急性心肌梗死鉴别，后者抬高 ST 段弓背向上，ST-T 改变的演进在数小时内发生，改变的导联与梗死血管相对应，范围通常不如心包炎时广泛。有高血压史的胸痛患者需要除外夹层动脉瘤破裂，后者疼痛为撕裂样，程度较剧烈，多位于胸骨后或背部，可向下肢放射，破口入心包腔可出现急性心包炎的心电图改变，超声心动图有助于诊断，增强 CT 有助于揭示破口所在。肺栓塞可以出现胸痛、胸闷甚至晕厥等表现，心电图典型表现为 $S_IQ_{III}T_{III}$，也可见 ST-T 改变，D- 二聚体通常升高，确诊需增强肺动脉 CTA。

3. 与心包炎相关的心肌受累（心肌心包炎） 心包炎和心肌炎常有共同的病因，临床中时可见两者。心包炎明确、可疑引起心肌受累时，称为"心肌心包炎"；而由心肌炎引起的心包炎受累，称为"心包心肌炎"。心包炎的典型表现为胸痛、心包摩擦音、ST-T 段抬高、心包积液及心肌损伤标志物升高（肌钙蛋白）。很多的心肌心包炎患者为亚临

表 12-11　常见不同病因引起的急性心包炎

性质	特发性	结核性	化脓性	肿瘤性	心脏损伤后综合征
病史	上呼吸道感染史，起病急，常反复发作	伴原发结核表现	伴原发感染病灶，或败血症表现	转移性肿瘤多见	有手术、心肌梗死等心脏损伤史，可反复发作
发热	持续发热	常无	高热	常无	常有
心包摩擦音	明显，出现早	有	常有	少有	少有
胸痛	常剧烈	常无	常有	常无	常有
白细胞计数	正常或增高	正常或轻度增高	明显增高	正常或轻度增高	正常或轻度增高
血培养	阴性	阴性	阳性	阴性	阴性
心包积液量	较少	常大量	较多	大量	一般中量
性质	草黄色或血性	多为血性	脓性	多为血性	常为浆液性
细胞分类	淋巴细胞较多	淋巴细胞较多	中性粒细胞较多	淋巴细胞较多	淋巴细胞较多
细菌	无	有时找到结核分枝杆菌	化脓性细菌	无	无
治疗	非甾体抗炎药	抗结核药	抗生素及心包切开	原发病治疗，心包穿刺	糖皮质激素

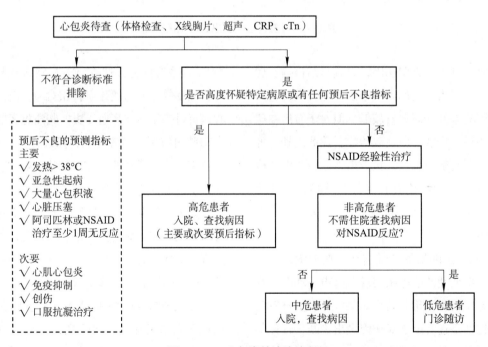

图 12-25　心包炎的诊治流程

床表现，部分患者心脏的症状和体征被系统性感染或炎症症状所掩盖。心肌心包炎多继发于或与急性呼吸道疾病（扁桃体炎、肺炎）、胃肠道炎同时发生。高敏肌钙蛋白检测的应用明显提高了患者的诊断率。

如果患者符合急性心包炎的诊断，心肌损伤标志物（肌钙蛋白 I 或 T、CK-MB）升高，在超声心动图上无局灶性或弥漫性左心室功能障碍，可以诊断为心肌心包炎。

有局灶性或弥漫性左心室功能障碍，心肌损伤标志物升高，临床诊断符合心包炎的患者，可能是心肌炎继发心包炎，称为心包心肌炎。根据心肌和心包疾病工作组申明，诊断心肌炎需行心内膜心肌活检。然而，以心包炎为主，继发心肌炎的患者，因预后良好，无或轻度左心室功能障碍，无心力衰竭的症状，临床中并不需要进行心内膜心肌活检。心包炎患者怀疑同时有心肌炎时，推荐进行冠状动脉造影（根据临床表现和危险因素），排除急性冠脉综合征。没有明显冠状动脉疾病表现时，推荐使用 CMR 确定心肌受累，排除缺血性心肌坏死。

4. 心包积液和心脏压塞　正常的心包囊内有 10～50 mL 的液体，在心包膜间充当润滑剂。任何病理过程引起炎症时，都能增加心包积液的产生（渗出液）；另外一种机制是充血性心力衰竭或肺动脉高压引起静脉压力升高，使心包积液吸收减少（漏出液）。心脏压塞是心包积液积聚及心包腔内压力增加导致心脏受压的失代偿状态，是一种危及生命的临床症状。

心包积液可根据发生时间分为急性、亚急性和慢性（>3个月），根据积液分布特点分为环形或包裹性，根据血流动力学受影响程度分为正常、心脏压塞和渗出限制型，根据积液成分分为渗出液和漏出液，根据积液在超声心动图中的表现分为少量（<10 mm）、中等量（10～20 mm）和大量（>20 mm）。心包积液的症状差异较大，最重要的影响因素是积液产生的速度。如在创伤或医源性损伤的情况下，即使极少量的心包积液也可在数分钟内因心包内压急剧升高导致心脏压塞。

（1）临床表现：心包积液临床表现缺乏特异性，部分心包积液患者无明显临床症状，仅在行 X 线检查或超声检查时才被偶然发现。大量心包积液可出现颈静脉怒张、奇脉、听诊心音遥远或消失等典型体征。当心脏压塞时，可出现 Beck 三联征：低血压、心音低弱、颈静脉怒张。

1）症状：心包积液的临床表现与积液产生的速度有关。典型的表现为呼吸困难，继而进展为端坐呼吸、胸痛。其他表现与局部受压有关：恶心（膈肌受压）、吞咽困难（食管受压）、声音嘶哑（喉返神经受压）、打嗝（膈神经受压）。非特异性症状有：咳嗽、乏力、疲倦、厌食和心悸、血压下降、窦性心动过缓。发热可能与心包炎、感染及免疫反应有关。

2）体征：血流动力学正常的患者体格检查常无异常表现。心包摩擦音很少闻及，合并心包炎时可见。心尖冲动减弱，位于心浊音界左缘的内侧或不能扪及；心脏叩诊浊音界向两侧增大，皆为绝对浊音区；心音低而遥远。积液量大时可于左肩胛骨下出现叩浊音，听诊闻及支气管呼吸音，称心包积液征（Ewart 征），此乃肺组织受压所致。少数病例可于胸骨左缘第 3～4 肋间闻及心包叩击音（见缩窄性心包炎）。大量心包积液可使收缩压降低，而舒张压变化不大，故脉压变小。依心脏压塞程度，脉搏可减弱或出现奇脉。大量心包积液影响静脉回流，可出现体循环淤血表现，如颈静脉怒张、肝大、肝颈静脉回流征、腹水及下肢水肿等。

3）心脏压塞：短期内出现大量心包积液可引起急性心脏压塞，表现为窦性心动过速、血压下降、脉压变小和静脉压明显升高。如果心排血量显著下降，可造成急性循环衰竭和休克。如果液体积聚较慢，则出现亚急性或慢性心脏压塞，产生体循环静脉淤血征象，表现为颈静脉怒张，出现 Kussmaul 征，即吸气时颈静脉充盈更明显。还可出现奇脉，表现为桡动脉搏动呈吸气性显著减弱或消失，呼气时恢复。奇脉也可通过血压测量来诊断，即吸气时动脉收缩压较吸气前下降 10 mmHg 或更多。

（2）辅助检查

1）血清学检查：所有心包积液患者推荐行炎性标志物监测（C 反应蛋白）。

2）X 线检查：可见心影向两侧增大呈烧瓶状

（图 12-26），心脏搏动减弱或消失。特别是肺野清晰而心影显著增大常是心包积液的有力证据，有助于鉴别心力衰竭。

3）心电图检查：心包积液时可见肢体导联 QRS 低电压，大量渗液时可见 P 波、QRS 波、T 波电交替，常伴窦性心动过速。

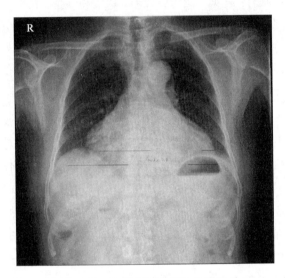

图 12-26　心包积液患者的 X 线胸片

4）超声心动图检查：心包积液的诊断主要依赖于超声心动图（图 12-27），同时可以进行积液半定量及评价血流动力学受影响程度。心脏压塞时的特征为：舒张末期右心房塌陷及舒张早期右心室游离壁塌陷。此外，还可观察到吸气时右心室内径增大、左心室内径减少、室间隔左移等。超声心动图可用于引导心包穿刺引流。

5）CT 和 MCR 检查：CT（图 12-28）和 MCR 对诊断包裹性心包积液、心包增厚及胸廓异常有重要意义。

6）心包穿刺：主要目的为迅速缓解心脏压塞，同时可以对心包积液进行相关检查，以明确病因。

（3）诊断与鉴别诊断

1）诊断：对于呼吸困难的患者，如查体发现颈静脉怒张、奇脉（关键诊断）、心浊音界扩大、心音遥远等典型体征，应考虑此诊断，超声心动图见心包积液可确诊。心包积液诊治流程见图 12-29。心包积液的病因诊断可根据临床表现、实验室

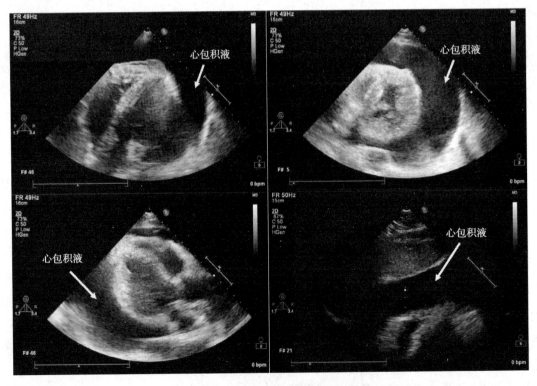

图 12-27　心包积液患者的超声心动图

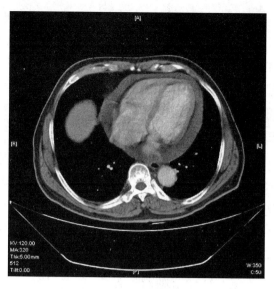

图 12-28 心包积液患者的 CT 检查

检查、心包穿刺液检查及是否存在其他疾病进一步明确。

2）鉴别诊断：主要鉴别引起呼吸困难的临床情况，尤其是与心力衰竭鉴别。根据心脏原有的基础疾病如冠心病、高血压、瓣膜病、先天性心脏病或心肌病等病史，查体闻及肺部湿啰音，并根据心音、杂音心动图和有无心包摩擦音进行判断，超声心动图有助于明确。

5. 缩窄性心包炎（constrictive pericarditis） 是指心脏被致密增厚的纤维化或钙化心包所包围，使心室舒张期充盈受限而产生一系列循环障碍的疾病，多为慢性。缩窄性心包炎几乎可继发于任何心包疾病。其中急性心包炎的细菌性心包炎，特别是

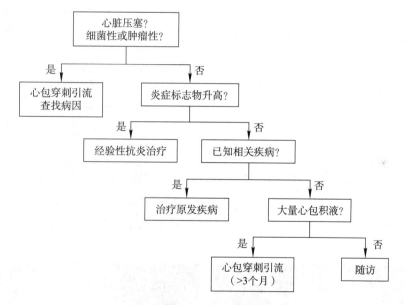

图 12-29 心包积液诊治流程

化脓性心包炎（20%~30%）最易进展为缩窄性心包炎，其次是免疫介导的心包炎和肿瘤相关性心包炎（2%~5%），病毒性和特发性心包炎危险性较低（<1%）。发达国家结核性病因者已少见，而发展中国家结核仍是缩窄性心包炎的主要原因。

（1）临床表现

1）症状：患者常有急性心包炎、复发性心包炎或心包积液等病史。缩窄性心包炎是由心脏舒张功能受限所致的一系列循环障碍的疾病。患者主要表现为乏力、呼吸困难、尿少、颈静脉充盈 / 怒张、肝大、双下肢水肿、腹水等。

2）体征：心尖冲动减弱或消失，多数患者收缩期心尖呈负性波动，心浊音界可不增大或稍增大，心音轻而遥远，通常无杂音，可闻及心包叩击音；后者系额外心音，发生在第二心音后，呈拍击样，因舒张期血流突然涌入舒张受限的心室引起心

室壁振动所致。心率常较快，心律可为窦性，也可为房性、室性或有期前收缩；可有 Kussmaul 征；可见颈静脉怒张、肝大、腹水、下肢水肿。缩窄性心包炎的腹水常较下肢水肿出现得早且程度重，这与一般的心力衰竭患者不同，产生机制不明。

（2）辅助检查

1）X 线检查：一旦疑诊为缩窄性心包炎，均推荐行胸部正侧位 X 线检查。可见心影偏小、正常或轻度增大，左右心缘变直，主动脉弓小或难以辨认，上腔静脉常扩张，多数患者可见心包钙化（图 12-30）。

2）心电图检查：可见 QRS 低电压、T 波低平或倒置（图 12-31）。有时可见心房颤动等心律失常，尤其在病程长和高龄患者中。

3）超声心动图检查：一旦疑诊为缩窄性心包炎，均推荐行经胸壁的超声心动图。典型的超声表现为心包增厚、室壁活动减弱、室间隔的异常运动，即室间隔抖动征，下腔静脉增宽且不随呼吸变化。

4）CT 和 CMR 检查：作为次选影像学检查，主要用于评估心包膜受累的程度和范围。CT 和 CMR 对慢性缩窄性心包炎的诊断价值优于超声心动图，前者可用于定位积液，定量心包增厚程度和部位，了解是否存在心包肿瘤。

5）右心导管检查：在其他非侵入性检查手段不能确诊时可采用心导管检查。特征性表现为肺毛细血管压力、肺动脉舒张压力、右心室舒张末期压力、右心房压和腔静脉压均显著升高且趋于同一水平；右心房压力曲线呈 M 或 W 波形，右心室收缩压轻度升高，呈舒张早期下陷及高原形曲线。

（3）诊断与鉴别诊断：缩窄性心包炎诊断的主要依据是临床表现（缩窄性心包炎相关的右心衰竭的症状和体征）和影像学或心导管证据（心室舒张充盈受损）。典型缩窄性心包炎多可根据典型的临床表现及实验室检查诊断。

1）与限制型心肌病相鉴别（表 12-12）：缩窄性心包炎与限制型心肌病在血流动力学方面的鉴别：两者都存在舒张末压力的异常增高，一般而言，心脏所有腔室的舒张压处于相同水平是缩窄性心包炎的特征，如果左心室舒张末压超过右心室舒张末压 5 mmHg 提示限制型心肌病；肺动脉压力超过 50 mmHg 考虑限制型心肌病，而缩窄性心包炎的肺动脉压力通常 < 50 mmHg；右心室舒张末压力低于右心室收缩压的 0.3，限制型心肌病的可能性大（缩窄性心包炎常达 1/3 收缩压峰值以上）。超声心动图显示：缩窄性心包炎患者在呼气期间的二尖瓣流入血流速度增加 > 25%，而在吸气后第一次心脏搏动中三尖瓣流入血流速度增加 > 40%。其原

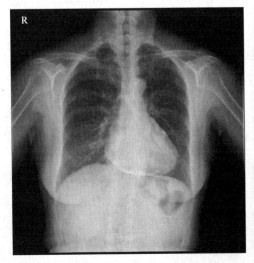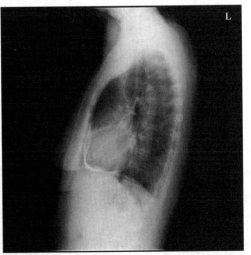

图 12-30　缩窄性心包炎患者的 X 线胸片

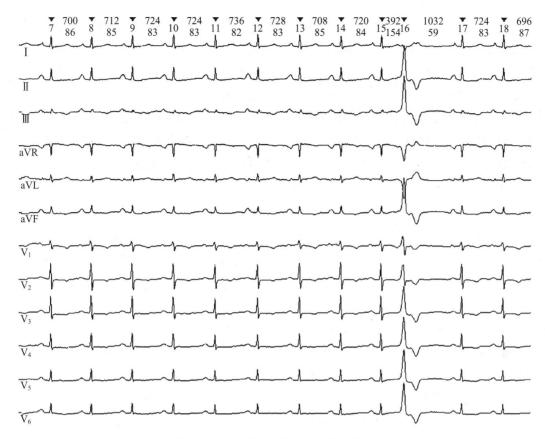

图 12-31 缩窄性心包炎患者的心电图

表 12-12 缩窄性心包炎与限制型心肌病的鉴别诊断要点

诊断评估	缩窄性心包炎	限制型心肌病
体格检查	Kussmaul 征，心包叩击音	反流性杂音，Kussmaul 征可能出现，S3 音
ECG	低电压，非特异性 ST-T 改变，心房颤动	低电压，假性梗死，QRS 可能增宽，电轴左偏，心房颤动
胸部 X 线	心包钙化（1/3 的患者）	无心包钙化
超声心动图	间隔反弹；心包增厚、钙化；二尖瓣 E 峰速度的呼吸变化 > 25%，肺静脉 D 峰流速的变化 > 20%；彩色 M 型流动传播速度（Vp）> 45 cm/s；组织多普勒：峰值 e' > 8.0 cm/s	左心室较小，心房较大，壁厚可能增加；E/A 比 > 2，DT 短；没有二尖瓣流入的明显呼吸变化；彩色 M 型流动传播速度（Vp）< 45 cm/s；组织多普勒：峰值 e' < 8.0 cm/s
心脏导管检查	"低谷和高峰"或"平方根"征，右心室舒张压和左心室舒张压通常相等，心室相互依赖（收缩面积指数 > 1.1）*	静止或运动时显著的右心室收缩期高血压（> 50 mmHg）和左心室舒张压超过右心室舒张压（LVEDP > RVEDP）5 mmHg 或更多（RVEDP < 1/3 RVSP）
CT/CMR	心包厚度 > 3 mm，心包钙化（CT），心室依赖性（实时电影 CMR）	正常的心包厚度（< 3.0 mm），通过形态学和功能研究（CMR）证实的心肌受累

CMR：心脏磁共振；CT：计算机断层扫描；DT：减速时间；ECG：心电图；LVEDP：左心室舒张末期压力；RVEDP：右心室舒张末期压力；RVSP：右心室收缩压；S3：第三心音。Kussmaul 征是颈静脉在吸气时压力反常上升。

* 收缩期面积指数定义为：吸气与呼气时 RV 收缩面积（mmHg×s）与 LV 收缩面积（mmHg×s）之比（吸气时，右心室收缩面积增大，左心室收缩面积减小）

因如下：

缩窄性心包炎患者的心包增厚、纤维化或钙化失去弹性。由于心包增厚而失去其顺应性，犹如包壳而限制心脏活动，其对心脏的血流动力学影响主要有3个方面：①呼吸时胸腔内压力不能传递到心腔内，吸气时胸膜腔内压降低，影响肺动脉楔压，但心室的充盈压不受呼吸影响。吸气时，肺动脉楔压和左心房压下降，其与心室舒张压的压差减小；呼气时恰恰相反，肺动脉楔压和心室舒张压的压差增大。②左右心室相互依赖，因为受心包的限制，缩窄性心包炎患者整个心腔内的血容量是固定的，但病变未累及室间隔，所以吸气时左心室充盈减少，而右心室充盈增加，室间隔偏向左侧；而呼气时相反，室间隔偏向右侧。③因为心室舒张障碍，心房压增高，所以舒张早期心脏快速充盈，而舒张中、晚期由于受心包限制心室充盈骤然下降，舒张末期4个心腔压力基本相仿。

限制型心肌病由于心肌病变导致其舒张功能受限，收缩功能正常或接近正常，与缩窄性心包炎不同，其在整个心脏舒张期都存在充盈障碍，4个心腔充盈压增高，肺动脉高压也多见。由于胸膜腔内压的变化可以传递到心腔内，吸气时肺动脉楔压和左心室充盈压同时降低，因而左心室充盈压与肺动脉楔压之间的压差没有变化。由于左、右心内压力相当，缩窄性心包炎患者更多表现为右心功能不全，可见肝大、水肿、腹水、胸腔积液等。限制型心肌病可累及一个心腔，也可累及2个心腔，故可以表现为左心功能不全或右心功能不全。

2）与心力衰竭相鉴别：心力衰竭常有心界扩大、双下肺湿啰音等体征，胸部X线可见心影增大、肺淤血，超声心动图可帮助明确诊断。当本病以腹水为主要表现时，应注意与肝硬化、结核性腹膜炎等相鉴别。

（4）缩窄性心包炎的特殊类型

1）一过性缩窄性心包炎：自然痊愈或药物治疗后可恢复正常的心包缩窄类型，需在严密的监测下行2~3个月的经验性抗炎治疗。

2）渗出-缩窄性心包炎：心包穿刺后，右心房压力下降50%或达到10 mmHg以下，也可通过其他非侵入性影像学检查确定，可药物治疗后行心包切除术，顽固型采用手术治疗。

3）慢性缩窄性心包炎：持续3~6个月以上的心包缩窄，急进型/手术高风险者和累及心肌者采用心包切除术联合药物治疗。

6. 心包肿瘤　罕见，原发性良性心包肿瘤有脂肪瘤、分叶状纤维性息肉、血管瘤和畸胎瘤。原发性恶性心包肿瘤为间皮细胞瘤和肉瘤，分布广泛，常浸润组织。继发性肿瘤，直接从胸腔内扩散累及心包，最常见的是支气管肺癌和乳腺癌。

（1）原发性心脏肿瘤

1）临床表现：很多心包肿瘤无特征性症状与体征，或早期无症状与体征，或出现很晚，或偶尔发现，或尸检才发现等。

心包原发性肿瘤的症状与体征可大致分为两类。

A. 心包肿瘤本身引起症状与体征：嗜铬细胞瘤本身引起的高血压症状；间皮细胞瘤或肉瘤引起的心包腔内出血；恶性心包肿瘤引起的发热、乏力和胸部疼痛及闷胀不适。

B. 心包肿瘤所引起的心脏压塞症状与体征：干咳、气促、端坐呼吸；少数病例可闻及心包摩擦音，导致心脏压塞时出现类似"缩窄性心包炎"的症状与体征，如肝大、颈静脉怒张、静脉压升高、脉压小、奇脉等。

2）特殊检查

A. X线检查：心影形态变化、心影扩大、心包积液、胸膜腔少量积液，畸胎瘤可见心包钙化区。

B. 彩色多普勒超声心动图检查：可显示突出于心包的肿块和心包积液。

C. CT检查：可提示部分肿瘤的部位和性质（图12-32）。如心包囊肿：①2/3位于右前心膈角，位于膈肌上。②典型的"泪滴状"伏在心包旁，边缘光滑锐利。③囊壁薄，大部分含纯清液体。CT值0~20 HU。又如心包间皮瘤：①心包不规则增

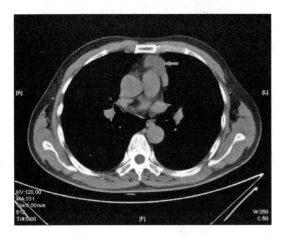

图 12-32　心包良性肿瘤
箭头所示，肺动脉前方

厚，前缘可见类结节样组织肺物。②心包内大量积液，并双侧胸腔积液，右冠状动脉钙化。

D. 心血管造影检查：在诊断十分困难时，可显示心外压迫区。

3）诊断：心包肿瘤的诊断有一定困难，往往在诊断其他疾病时，经仔细分析才考虑到心包肿瘤。

心影轮廓异常，局部突出而不规则，或呈结节状，X 线检查发现心包上的局部钙化区。

反复发作心包渗液，特别是血性渗液，但缺乏炎性病变的病史和症状（如结核等）。

无明显原因、难以控制的心力衰竭，特别是有显著静脉压升高、肝大、腹水或持久性水肿者，应高度怀疑心包肿瘤。

无法解释的胸痛，有脉压小、奇脉和上腔静脉阻塞现象等。

CT 和 MRI 检查可明确心包肿瘤的诊断。

（2）继发性心脏肿瘤

1）临床表现：多为心包积液与心脏压塞的症状和体征，而原发器官恶性肿瘤的症状、体征往往重于心包肿瘤的症状和体征，因此无特征性。有时尸检才发现心包转移性肿瘤。

2）诊断：当诊断原发病性癌性病灶（如肺癌等）时，若发现心包及心脏形态异常，同时伴有心包积液和心脏压塞时，应考虑心包继发性肿瘤的可

能。经心包穿刺抽出血性液体时，可进行肿瘤细胞学检查以确立诊断。

如未发现原发性癌，仅发现心包肿瘤时，应与原发性心包肿瘤鉴别。

采用 CT、MRI 检查等有助于继发性心包肿瘤的诊断。

心包肿瘤的临床诊断并非困难，但以心包病变之症状为首发表现的部分患者，常易延误诊断。当原发肿瘤病变已确定，而出现心包积液、心律失常等，且不能以心脏原发病变来解释时，应高度警惕转移性心包肿瘤的可能，确诊有赖于通过心包液检出恶性肿瘤细胞。但应多次细胞穿刺抽液，且应尽量抽尽，行病理检查对于鉴别诊断具有重要意义，超声心动图及心包腔内充气造影对诊断及鉴别诊断亦有较大的帮助。

7. 心肌损伤后综合征（post-cardiac injury syndrome，PCIS）是一组心包炎症综合征，包括心肌梗死后心包炎、心包切开术后综合征（post-pericardiotomy syndrome，PPS）和创伤后心包炎（无论有无医源性）。这种症状通常认为是由心肌坏死组织（心肌梗死后心包炎或者德雷斯勒综合征）、手术创伤（PPS）、意外胸外伤（创伤性心包炎）、医源性创伤或无创性医源性出血（心包炎的心脏介入治疗）等原因所引发的自身免疫病。

PCIS 的诊断：近期心脏损伤病史、无其他病因导致的发热、心包炎或胸痛、心包或胸膜摩擦音，可合并心包积液或 CRP 升高。以上标准中至少有 2 个符合，才可做出诊断。此外，患者的检查提示有炎症活动，这一条是确诊必不可少的条件。

（五）治疗

随着心包疾病相关研究的深入，新的治疗策略已经用于难治性复发性心包炎，包括替代性免疫抑制疗法（如硫唑嘌呤），静脉内应用 / 免疫球蛋白和白细胞介素 -1 拮抗剂（如阿那白滞素）。心包切除术已被证明可作为难治性复发性心包炎患者的其他医学疗法的有效替代方案。用于检测心包炎症的影像技术（如 CMR）可以识别初始可逆性的缩窄

性心包炎，推进了可减少手术需要的医学抗炎治疗试验。

1. 急性心包炎的治疗　高危急性心包炎患者应住院治疗，低危急性心包炎患者可门诊治疗，1 周后抗炎治疗反应评估（见图 12-25）。阿司匹林或非甾体抗炎药（NSAIDs）联合胃保护药物作为治疗急性心包炎一线药物，秋水仙碱作为辅助阿司匹林/NSAIDs 治疗急性心包炎的一线药物，血清 CRP 可指导治疗时长及评估治疗反应。阿司匹林/NSAIDs 和秋水仙碱禁忌或治疗失败的急性心包炎病例，排除感染或存在特殊适应证（如自身免疫病），应考虑使用低剂量皮质类固醇。非运动员急性心包炎应限制运动，直至症状缓解，以及 CRP、心电图和超声心动图恢复正常；对于运动员，推荐限制运动的期限应至症状缓解，CRP、心电图和超声心动图恢复正常至少 3 个月。皮质类固醇不推荐作为急性心包炎一线治疗。治疗急性心包炎常用药物见表 12-13。

2. 复发性心包炎的治疗　阿司匹林和 NSAID 是治疗复发性心包炎的主要药物，如果能够耐受，推荐全剂量给药直到症状缓解。秋水仙碱（0.5 mg，2 次/d；对体重 < 70 kg 或不能耐受高剂量者，0.5 mg，1 次/d）与阿司匹林或 NSAID 联合使用 6 个月。根据临床情况，部分患者可以长期使用秋水仙碱（> 6 个月）。治疗期间通过监测 CRP，指导治疗及评估治疗效果，CRP 正常后，治疗药物逐渐减量。对秋水仙碱无效、激素依赖性复发性心包炎患者，使用静脉注射丙种球蛋白、阿那白滞素、硫唑嘌呤。复发性心包炎非运动员患者

限制活动至症状缓解和 CRP 正常；复发性心包炎运动员患者至少限制活动 3 个月，直到症状缓解以及 CRP、心电图、超声心动图正常。如果存在缺血性心肌病或需要抗血小板治疗时，可以给予中等剂量的阿司匹林（1 ~ 2.4 g/d）。如果在减药期间症状复发，不建议增加糖皮质激素的剂量控制症状，推荐每 8 h 给予最大剂量的阿司匹林和 NSAID，如有必要可以静脉给药联合秋水仙碱和止痛治疗。糖皮质激素不推荐作为一线治疗药物。所有接受糖皮质激素治疗的患者应每天补充钙的摄入量（口服）1.2 ~ 1.5 g/d，维生素 D 为 800 ~ 1 000 U/d。此外，长期糖皮质激素治疗，≥50 岁男性或绝经女性患者，泼尼松起始剂量 ≥5 ~ 7.5 mg/d 或与其等效药物，推荐双膦酸盐预防骨质疏松。复发性心包炎常用抗炎药物见表 12-14，糖皮质激素逐渐减量方法见表 12-15；急性和复发性心包炎的治疗策略见图 12-33。

3. 心肌心包炎的治疗　怀疑心肌受累的患者建议住院诊断和监测。需要与急性冠脉综合征相鉴别。心肌心包炎患者的治疗与心包炎治疗相似。经验性给予抗炎治疗（阿司匹林 1.5 ~ 3 g/d）或 NSAID（布洛芬 1.2 ~ 2.4 g/d 或吲哚美辛 75 ~ 150 mg/d）控制胸痛。如果对阿司匹林和 NSAID 禁忌、不能耐受或无效时，选择糖皮质激素治疗。

另外，尚无充足的证据支持，联合使用秋水仙碱治疗心肌心包炎。所有心肌心包炎患者推荐休息、限制活动及久坐。对于单发心包炎，非运动员在疾病停止活动后或运动员 3 个月后可以参加锻炼。专家建议，确定或怀疑存在心肌受累的患者，

表 12-13　治疗急性心包炎常用药物

药物	常用剂量	治疗时间	减量
阿司匹林	750 ~ 1 000 mg q8 h	1 ~ 2 周	每 1 ~ 2 周减量 250 ~ 500 mg
布洛芬	600 mg q8 h	1 ~ 2 周	每 1 ~ 2 周减量 200 ~ 400 mg
秋水仙碱	0.5 mg qd（< 70 kg） 0.5 mg bid（≥70 kg）	3 个月	非必要，或者最后几周隔日减量 0.5 mg（< 70 kg） 或每次 0.5 mg（≥70 kg）

表 12-14　复发性心包炎常用抗炎药物

药物	通常起始剂量 [a]	治疗时间	减量 [b]
阿司匹林	500 ~ 1 000 mg q6 ~ 8 h（1.5 ~ 4 g/d）	数周至数月	每 1 ~ 2 周减量 250 ~ 500 mg
布洛芬	600 mg q8 h（1 200 ~ 2 400 mg）	数周至数月	每 1 ~ 2 周减量 200 ~ 400 mg
吲哚美辛	25 ~ 50 mg q8 h：起始较低剂量范围并逐渐增加，以免头痛和头晕	数周至数月	每 1 ~ 2 周减量 25 mg
秋水仙碱	0.5 mg bid，< 70 kg 或不能耐受较高剂量的患者 0.5 mg qd	至少 6 个月	非必要，或者最后数周隔日减量 0.5 mg（< 70 kg）或每次 0.5 mg（≥70 kg）

　[a]：阿司匹林和 NSAIDs 应逐渐减量。[b]：疑难、耐药病例可以考虑减量时间延长

表 12-15　糖皮质激素逐渐减量方法（以泼尼松剂量作为参考）

起始剂量为 0.25 ~ 0.5 mg/（kg·d） [a]	减量 [b]
> 50 mg	每 1 ~ 2 周减量 10 mg/d
50 ~ 25 mg	每 1 ~ 2 周减量 5 ~ 10 mg/d
25 ~ 15 mg	每 2 ~ 4 周减量 2.5 mg/d
< 15 mg	每 2 ~ 6 周减量 1.25 ~ 2.5 mg/d

　[a]：除特殊病例外，避免使用较高剂量，且仅限数天时间，快速减量至 25 mg/d；泼尼松 25 mg 相当于甲泼尼龙 20 mg；[b]：患者无症状且 C 反应蛋白正常时可减量，尤其是剂量 < 25 mg/d 时

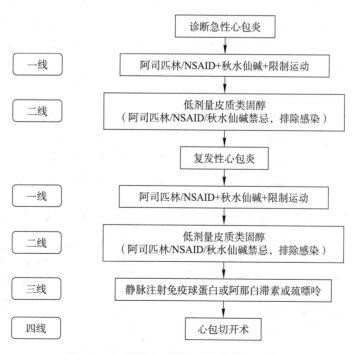

图 12-33　急性和复发性心包炎的治疗策略

NSAID：非甾体抗炎药

从疾病表现开始，至少限制活动6个月。心肌受累的心包炎患者预后良好，无心脏衰竭或病死率升高的风险。

4. 心包积液和心脏压塞的治疗

（1）治疗：心包积液的高危患者建议住院治疗，根据诊治流程图进行分诊（见图12-29）。心包积液的治疗应尽可能针对病因，约60%的患者患有已知的相关疾病，首先治疗基础疾病。心包积液与系统性炎症反应有关时，给予阿司匹林/NSAID/秋水仙碱及心包炎治疗。心脏压塞、中大量心包积液药物治疗无效及细菌性或癌性心包积液者，选择心包穿刺或心脏手术，解除心脏压塞；化脓性心包炎需要心包切开引流；不建议用血管扩张药和利尿药。

（2）心包穿刺术

1）剑突下穿刺点：在剑突与左肋缘夹角处进针，穿刺针与腹壁成30°~45°，向上、向后并稍向左侧进入心包腔后下部，避免损伤肝左叶及脾（图12-34A）。

2）心尖部穿刺点：在左侧第5肋间或第6肋间浊音界内2cm左右的部位进针，沿肋骨上缘向背部并稍向正中线进入心包腔（图12-34B）。

3）胸骨左缘第4肋间穿刺点：沿肋骨上缘向背部并稍向正中线进入心包腔。其他还有胸骨旁

路径和右胸径路需超声心动图及X线引导下进针，确定进针方向有较大量心包积液且无胸膜、肺组织覆盖。

（3）特发性积液的治疗

1）轻度特发性积液（<10mm）：常无症状，通常预后良好，不需特殊监测。

2）中度至大量积液（>10mm）：可能会恶化，尤其是严重的积液，高达1/3的病例会向心脏压塞方向发展。中度特发性积液，每6个月随访超声心动图。对于严重的积液，每3~6个月随访一次超声心动图。

5. 缩窄性心包炎治疗　多数患者会发展为慢性缩窄性心包炎，此时唯一有效的治疗方法即早期心包切除术，但围术期风险很高。少部分患者心包缩窄是短期的或可逆的，故对于近期诊断且病情稳定的患者，除非出现心源性恶病质、心源性肝硬化、心肌萎缩等并发症，可尝试抗炎治疗2~3个月。对于结核性心包炎推荐抗结核治疗延缓心包缩窄进展，术后应继续抗结核治疗1年。值得注意的是，高达20%心包膜厚度正常的患者也会出现心包缩窄，对于此类患者心包切除术也仍然适用。

6. 肿瘤性心包疾病的诊断和管理　心包穿刺术缓解心脏压塞症状，明确恶性心包积液的诊断。延长疑似或明确的肿瘤心包积液患者的心包引流，

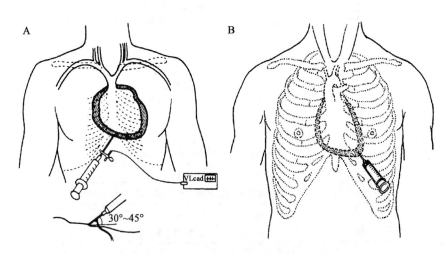

图12-34　心包穿刺位置示意图

A. 剑突下；B. 心尖部

以防止积液复发，并提供心包内治疗。心包积液的细胞学分析可建议确定恶性心包疾病，心包液区分恶性和良性时应考虑肿瘤标志物检测，心包或心外膜活检可考虑确认恶性心包疾病。肿瘤病因确诊后建议行系统抗肿瘤的治疗。心包内灌注细胞抑制剂或硬化剂，以防止恶性心包积液复发。肺癌造成的心包疾病在心包内灌注顺铂，乳腺癌性心包转移应在心包内灌注三胺硫磷。对放射治疗敏感的肿瘤如淋巴瘤和白血病，应考虑放射治疗控制恶性心包积液。不能行心包穿刺术时应考虑心包切开术，经皮球囊心包扩张术也许能预防肿瘤心包积液复发，左侧小切口心包开窗可考虑用于恶性心脏压塞的外科治疗。综合肿瘤细胞的扩散情况、患者预后和整体生活质量决定是否使用介入手术。

7. 心肌损伤后综合征治疗　PCIS 的治疗基本上是基于经验性的抗炎治疗，可以提高缓解率和降低再发的危险。不同病因导致的心肌损伤后综合征，包括心肌梗死后心包炎，对于心包炎都可采取相同的治疗方案。

（何　奔）

数字课程学习

 教学PPT　　　　　自测题

第十三章

主动脉及周围血管疾病

关键词

主动脉夹层　　撕裂样疼痛　　D- 二聚体　　胸主动脉腔内修复术

象鼻手术　　下肢动脉硬化性闭塞症　　血栓闭塞性脉管炎

下肢静脉曲张　　大动脉炎　　无脉症　　动脉狭窄闭塞

第一节 主动脉夹层

诊疗路径：

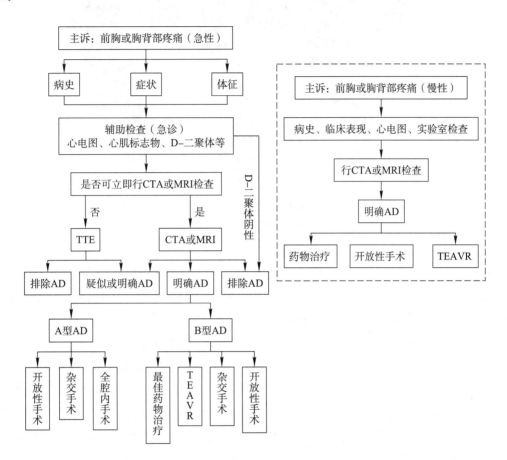

（一）定义

主动脉夹层（dissection of aorta，AD）是指主动脉内膜、中膜撕裂，主动脉内膜与中膜分离，血液流入，使主动脉腔被分隔为真假两腔的一种病理改变。

（二）分型

目前有两个不同的解剖系统可用于主动脉夹层的分型，分别是 DeBakey 分型系统和 Stanford 分型系统。Stanford 分型系统应用更为广泛，在这种分型系统中，累及升主动脉的夹层，无论在什么部位发生初始的内膜撕裂，均为 A 型，所有其他夹层均归为 B 型。相比之下，DeBakey 系统分型是基于

夹层的起点，Ⅰ型源于升主动脉并至少扩展至主动脉弓，Ⅱ型源于升主动脉且局限于升主动脉，Ⅲ型源于降主动脉并向近端或远端扩展（图 13-1）。

主动脉夹层有几种特殊类型或先兆病变，包括无血肿的内膜撕裂、壁间血肿和穿透性溃疡。

（三）临床表现

主动脉夹层的临床表现取决于主动脉夹层的部位、范围、程度，主动脉分支累及情况，有无主动脉瓣关闭不全及向外破溃等并发症。按发病时间，24 h 之内为超急性，在 2 周以内为急性，2 周~2 个月属亚急性，超过 2 个月为慢性。

1. 疼痛 是本病最主要和突出的表现。约

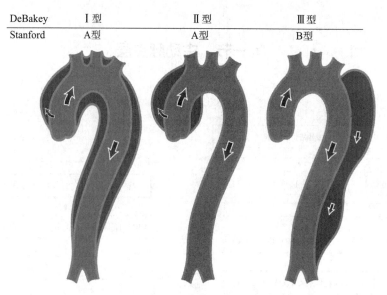

图 13-1 主动脉夹层的分型
引自 2014 ESC《主动脉疾病诊断治疗指南》

90% 的患者表现为突发性撕裂样或刀割样剧痛，放射到背部。最常见的疼痛部位是胸部（80%），也有 40% 和 25% 的患者有背痛和腹痛。胸痛更常见于 A 型 AD，而 B 型 AD 患者则更多地表现为背部或腹部疼痛。

2. 心脏表现　约半数患者出现主动脉瓣关闭不全，为 A 型 AD 严重的并发症，主动脉瓣区可闻及舒张期杂音。慢性期可出现主动脉瓣关闭不全的体征，如股动脉杂音、毛细血管搏动征、点头征和股动脉枪击音等。10%~15% 的 AD 患者可能存在心肌缺血或梗死，其原因可能是主动脉夹层假腔扩张，压迫冠状动脉。10% 的患者出现急性充血性心力衰竭，主要与重度主动脉瓣关闭不全有关，出现呼吸困难、胸痛、咳粉红色泡沫痰等左心功能不全症状。

3. 血压异常　95% 以上的患者可伴有高血压，可能与主动脉弓压力感受器受累释放儿茶酚胺，或肾动脉阻塞引起肾缺血导致肾素 - 血管紧张素系统激活有关。低血压和休克可能是由主动脉破裂、严重的主动脉反流、心肌缺血、心脏压塞、既往左心室功能不全或大量失血引起的。

4. 脏器或肢体缺血表现　当主动脉分支受累，或是由于主动脉夹层、主动脉假腔扩张而引起对周围组织的机械压迫，可能导致相应器官或肢体出现缺血表现。分别表现为神经系统缺血、四肢缺血、肾缺血、肠缺血和破裂的症状。

（四）实验室检查和影像学检查

1. 实验室检查　常规检查如血常规及血型、尿常规、肝肾功能、血气分析、血糖、传染病筛查、心肌酶、肌红蛋白、凝血 5 项（包括 D- 二聚体）和血脂检查。研究表明，发病 24 h 内，当 D-二聚体达到临界值 500 μg/L 时，其诊断急性 AD 的敏感度为 100%，特异度为 67%，故可作为急性 AD 诊断的排除指标。但 D- 二聚体阴性也不能除外主动脉溃疡或壁间血肿可能。

2. 影像学检查

（1）超声心动图

1）经胸超声心动图（transthoracic echocardiography，TTE）：是无创性心脏影像学检查的基础，但对于评估胸主动脉夹层的实用性有限。TTE 的主要问题是在相当多的患者中不能充分观察远端升主动脉、主动脉弓和降主动脉。

2）经食管超声心动图（transesophageal echocardiography，TEE）：利用食管与主动脉解剖关系更接近的条件克服了 TTE 的局限。TEE 的敏感度和特异度分别为 99% 和 89%。TEE 的优势包括用途广、使用简单，并且可以床旁使用。另外，TEE 能显示主动脉夹层破口的位置，假腔内血流和血栓的情况，累及主动脉弓或冠状动脉、主动脉瓣反流的程度和心包积液。但 TEE 通常需要镇静，对不稳定的患者可能会有不良的血流动力学影响。另外，TEE 需要由经验丰富的操作人员实施以保证结果的准确性。因此，临床上较少作为急诊、门诊的辅助检查手段。

（2）计算机断层成像（CT）：是评估 AD 最常用的成像技术，因为其速度快，可用性广，灵敏度高达 95%。对于诊断累及主动脉弓部的夹层灵敏度和特异度分别为 93% 和 98%，总体准确率为 96%。

增强 CT 可用于识别出两个独立的管腔和内膜片。断层图像可用于 AD 的诊断，而多平面的重建图像可以在确认诊断和确定累及程度方面起重要的补充作用，特别是在主动脉分支血管受累方面。多排 CT 可提高测量的准确性，尤其在主动脉长度和直径、真腔和假腔、重要血管系统的累及，以及主动脉内膜破口到重要分支血管的距离。真腔和假腔的精确区分对明确侧支血管的灌注情况以及腔内治疗方案的制订十分重要。

（3）磁共振成像（MRI）：是诊断 AD 的主要技术之一，其敏感度和特异度均为 98%。MRI 可清楚地显示夹层破口的位置、夹层的范围、潜在累及的分支血管和真腔与假腔的血流。MRI 可比 TEE 能更详细地描述远端升主动脉和主动脉弓。MRI 对于心包积液，主动脉瓣关闭不全或颈动脉夹层的观察和诊断也非常有效。

MRI 的主要局限包括无法在紧急情况下迅速可用，并且在长时间的扫描过程中存在患者的监测问题。MRI 不能用于幽闭恐惧症、带心脏起搏器、体内带有非 MR 兼容金属植入物的患者。

（4）主动脉造影：因其有创，已不再用于 AD 的常规诊断。

（五）诊断与鉴别诊断

1. 诊断　对于急性胸痛的患者，2010 年美国心脏协会（AHA）指南中提出疑诊 AD 的高危易感因素、胸痛特征和体征（表 13-1）。IRAD 研究基于上述高危因素提出 AD 危险评分，根据患者符合危险因素分类（高危易感因素、高危疼痛特征及高危体征）的类别数计 0 ~ 3 分（0 分为低危，1 分为中危，≥2 分为高危）；该评分≥1 分诊断 AD 的敏感度达 95.7%。因此，对存在上述高危病史、症状及体征的初诊患者，应考虑 AD 可能并安排合理的辅助检查以明确诊断。急性胸痛疑似 AD 的患者诊断流程参考图 13-2。

2. 鉴别诊断　AD 的体征和症状也可能提示其他病因，需与下列疾病作鉴别诊断：①急性冠脉综合征（有或无 ST 段抬高）引起的心肌缺血；②心包炎；③肺栓塞；④不伴夹层的主动脉瓣关闭不全；⑤不伴夹层的主动脉瘤；⑥肌肉骨骼性疼痛；⑦纵隔肿瘤；⑧胸膜炎；⑨胆囊炎；⑩动脉粥样硬化性或胆固醇性栓塞；⑪消化性溃疡或穿孔性溃疡；⑫急性胰腺炎；⑬食管穿孔/破裂。

表 13-1　主动脉夹层的高危病史、症状及体征

高危病史	高危胸痛症状	高危体征
马方综合征等结缔组织病	突发疼痛	动脉搏动消失或无脉
主动脉疾病家族史	剧烈疼痛，难以忍受	四肢血压差异明显
已知的主动脉瓣疾病	撕裂样、刀割样锐痛	局灶性神经功能缺失
已知的胸主动脉瘤	新发主动脉瓣杂音	低血压或休克
曾行主动脉介入或外科操作		

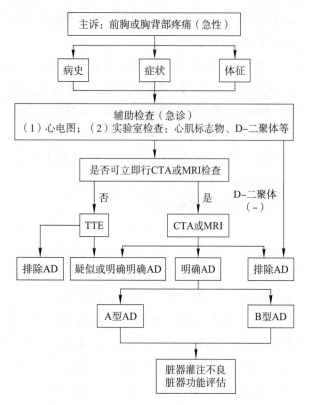

主诉：前胸或胸背部疼痛（急性）

病史　　症状　　体征

辅助检查（急诊）
（1）心电图；（2）实验室检查：心肌标志物、D-二聚体等

是否可立即行CTA或MRI检查

D-二聚体
（－）

否　　　　　　是

TTE　　CTA或MRI

排除AD　疑似或明确明确AD　明确AD　排除AD

A型AD　　　　B型AD

脏器灌注不良
脏器功能评估

图 13-2　主动脉夹层的诊断流程

（六）治疗

1. 初步治疗原则　AD 初步治疗的原则是有效镇痛、控制心率和血压，减轻主动脉剪应力，降低主动脉破裂的风险。进一步治疗方案应根据 AD 的类型、合并症、疾病进展等因素综合考虑。

2. Stanford A 型 AD　一经发现均应积极手术治疗。国内外对于急性 Stanford A 型 AD 应进行紧急外科手术治疗已经达成共识。长期的随访结果表明，Stanford A 型夹层外科手术的效果明显优于内科治疗。外科手术仍是急、慢性 Stanford A 型 AD 最有效的治疗方法。目前有学者在探索杂交手术和全腔内修复术，但仍处于初期探索阶段，尚不能成为主流术式。

（1）开放性手术：Stanford A 型 AD 手术前应排除禁忌证，选择合适的动脉插管方法和脑保护策略。

Stanford A 型 AD 常累及主动脉根部，其病变往往涉及冠状动脉、主动脉瓣和主动脉窦等重要解剖结构。外科处理主动脉根部病变的基本原则是尽可能彻底切除撕裂的内膜、纠正主动脉瓣关闭不全及保护冠状动脉开口。Stanford A 型 AD 主动脉根部的重建方式主要有保留主动脉窦的升主动脉替换术和主动脉根部替换术。主动脉根部替换术又包括主动脉根部复合替换术（如 Bentall 手术）和保留主动脉瓣的主动脉根部替换术（如 David 术）。

针对累及主动脉弓的 Stanford A 型 AD 手术策略不完全相同。欧美国家多数心脏中心采用升主动脉替换加部分主动脉弓替换作为主流术式。荟萃分析研究表明，与部分主动脉弓替换术比较，虽然全主动脉弓替换术增加了手术的难度，但并不增加手术死亡。

（2）杂交手术：是治疗累及弓部急性 Stanford A 型 AD 的重要探索方向。Stanford A 型 AD 杂交手术的主要方法为主动脉弓部去分支手术。该术式结合开放手术和腔内修复术的优势，可同期处理主动脉根部和弓部病变，避免了深低温停循环，减少手术创伤。研究结果表明，与传统手术相比，杂交手术可缩短手术时间、ICU 住院时间及减少围术期神经系统和呼吸系统并发症，中期随访结果亦不劣于传统手术，但可能增加出血的风险。

（3）全腔内修复术：Stanford A 型 AD 曾被认为是全腔内修复治疗的禁忌证。但对于经多学科会诊考虑完全不适合或不能耐受外科或杂交手术的患者，为挽救患者生命可考虑行全腔内修复术。目前无论是分支支架技术、开窗技术或是烟囱技术等全腔内修复术，均存在诸多的技术难度和缺陷，不推荐常规应用于 Stanford A 型 AD 的治疗。

3. Stanford B 型 AD　药物治疗是 Stanford B 型 AD 的基本治疗方式。一般而言，Stanford B 型 AD 患者急性期药物保守治疗的病死率较低，部分患者可获得长期良好的预后。Stanford B 型 AD 手术治疗的方法主要有胸主动脉腔内修复术（thoracic endovascular aortic repair，TEVAR）、开放性手术和杂交手术治疗等。目前 Stanford B 型 AD 最佳治疗方案依然存在争议。

（1）急性 Stanford B 型 AD

1）非复杂性 Stanford B 型 AD

药物治疗：研究表明，85%～90%无内脏缺血或肢体缺血等并发症的急性非复杂性 Stanford B 型 AD 可仅通过最佳药物治疗（best medical treatment，BMT）出院。目前尚无充分的证据表明，TEVAR 和外科手术在治疗急性非复杂性 B 型 AD 中存在显著优势。因此，药物治疗是此类患者最基本的治疗方法。

胸主动脉腔内修复术：TEVAR 的主要目的是封闭原发破口，扩张真腔，改善远端脏器、肢体血供，促进假腔血栓化和主动脉重塑。TEVAR 适用于锚定区充足（＞1.5 cm）、非遗传性结缔组织疾病性 Stanford B 型 AD 患者。IRAD 研究表明，与药物治疗相比，TEVAR 可提高急性 Stanford B 型 AD 患者的 5 年生存率。

2）复杂性 Stanford B 型 AD

胸主动脉腔内修复术：2014 年 ESC 指南推荐，对于复杂性 Stanford B 型 AD 首选腔内治疗，若合并内脏缺血、肢体缺血、疼痛无法控制、主动脉瘤变等严重并发症（即复杂性 B 型 AD）需要急诊积极治疗。

杂交手术：对锚定区不足且无法耐受低温停循环手术的 Stanford B 型 AD 患者，可以实施杂交手术。主要采用头臂血管间转流的方法，在不开胸、不使用体外循环下，为覆膜支架争取到足够的近端锚定区。但杂交手术术后发生逆撕性 Stanford A 型（B 型）AD 的比例较高。一般而言，杂交手术适用于高龄、合并慢性阻塞性肺疾病、合并多脏器功能不全等不适宜开放性手术的 Stanford B 型 AD 患者。

开放性手术：对合并主动脉根部病变、升主动脉病变或需要外科治疗干预的心脏疾病（如先天性心脏病、心瓣膜病、冠心病等）的 Stanford B 型 AD 患者，以及锚定区不足且能耐受开放性手术的 Stanford B 型 AD 患者，可采用直视支架象鼻手术等开放性手术治疗。

（2）慢性 Stanford B 型 AD：治疗原则参见急性 Stanford B 型 AD。慢性 Stanford B 型 AD 导致胸腹主动脉瘤直径≥5.5 cm 者，可以适当选择胸腹主动脉替换术。

第二节　周围血管疾病

诊疗路径：

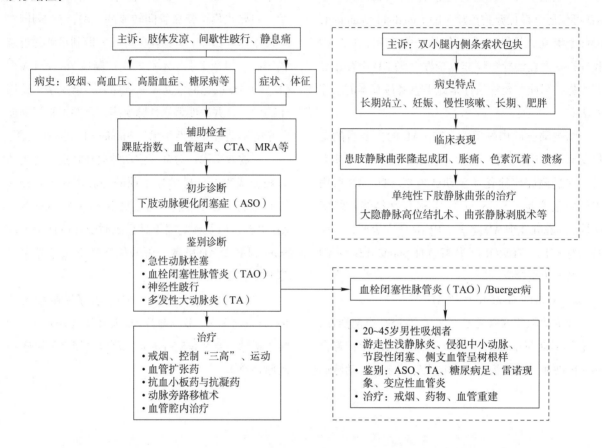

一、下肢动脉硬化闭塞症

周围血管动脉粥样硬化所致的动脉硬化闭塞症（arteriosclerosis obliterans，ASO）是一种高发病。ASO 发病部位常见于主 – 髂动脉、股 – 腘动脉和胫 – 腓动脉，其中以股 – 腘动脉发病率最高。本病是多种因素互相作用的结果，比较明确的病因有高脂血症、高血压、吸烟、年龄、性别、糖尿病、遗传因素、血液高凝状态、饮食因素、体力活动缺乏、精神因素、血流动力学因素等。

（一）临床表现

ASO 的临床表现主要是下肢缺血症状，多数是肢体慢性缺血，偶尔可见急性缺血。最早出现的症状多为肢体畏寒伴肢体发凉，寒冷刺激可使小动脉痉挛引起疼痛。进一步发展可出现间歇性跛行，后者是本病典型的临床症状之一。病变晚期出现静息痛，也可出现足趾发绀。病变进展将产生局部肿胀或水疱，进而产生自发性溃疡或坏疽。触诊皮温低下为较特征性的体征之一。动脉搏动的触诊至关重要，一旦触及足背动脉或胫后动脉搏动，则不可轻易诊断为动脉硬化闭塞症。动脉狭窄段可闻及血管杂音。

（二）辅助检查

实验室检查包括血红蛋白、纤维蛋白原、血小板计数、LDL、总胆固醇、血三酰甘油和 β 脂蛋白升高，HDL 降低，脂蛋白电泳图形异常。节段性测压是最常用的检测指标。踝肱指数（ankle brachial index，ABI）即踝部血压与较高一侧的肱动脉血压之比，正常值≥1.0，该指标的降低程度往往与下肢缺血的严重程度一致。CTA 和 MRA 可获得三维血管影像，能直观了解动脉闭塞的部位。

（三）分期

ASO 临床分为三期。一期即局部缺血期，表现为肢体凉、麻、痛和间歇性跛行；二期即营养障碍期，表现为肢体远端静息痛；三期即组织坏疽期，表现为从肢体远端开始的坏疽。Fontaine 法分为四期，实际上是把第一期分为两期。

（四）诊断与鉴别诊断

患者病史中往往合并有吸烟史、高血压、高血脂、糖尿病等病史。间歇性跛行和静息痛是诊断本病的重要依据。节段性动脉测压和血管超声具有筛选和确诊的双重意义。术前 CTA、MRA 有助于手术干预方案选择。本病需要与急性动脉栓塞、血栓闭塞性脉管炎（TAO）、神经源性跛行、多发性大动脉炎等疾病相鉴别。

（五）治疗

一般治疗包括戒烟，控制"三高"等相关疾病，运动疗法和治疗缺血性溃疡，减轻静息痛。药物治疗包括血管扩张药、抗血小板药和溶栓、祛聚、抗凝药。严重间歇性跛行、缺血性静息痛及组织缺血坏疽等均应及时采用手术疗法。动脉旁路移植术是开放手术的主要方式。血管腔内治疗在 ASO 的治疗中越来越占重要地位。

二、血栓闭塞性脉管炎

血栓闭塞性脉管炎（thromboangiitis obliterans，TAO）是一种以肢体中、小动脉为主，静脉也可受累的炎症闭塞性疾病，尤其多发于下肢，脑、心和其他脏器血管偶尔受到侵犯。基本是 20~45 岁男性吸烟者特有的疾病。TAO 又称为 Buerger 病。

（一）病因

TAO 的病因尚未完全清楚，比较公认的发病原因有烟草过敏，吸烟是 TAO 最主要的原因，几乎 100% 的患者都有吸烟嗜好。性激素影响、寒冷刺激、营养不良、血管损伤、遗传因素等因素在 TAO 发病中起到一定作用。

（二）病理特点

TAO 动脉病理变化的特点是一种非特异性炎症病变，呈节段性，闭塞段之间多属正常。病变常新旧并存，多向上发展，近心端动脉多为早期和活动期病变，而远心端动脉多为陈旧性机化性病变。复发性游走性浅静脉炎是 TAO 病变的另一特点，是病变发作、活动的标志之一。

（三）临床表现与分期

临床表现的轻重取决于肢体的缺血程度，而缺血程度又取决于动脉阻塞位置的高度、范围、急缓和侧支血管建立的情况。国内多采用三期三级分期法，包括 Ⅰ 期（局部缺血期）、Ⅱ 期（营养障碍期）和 Ⅲ 期（组织坏疽期）。

（四）诊断与鉴别诊断

除临床表现、实验室检查、血流动力学检查作为诊断依据外，其诊断要点包括：①绝大多数患者为 20~45 岁之间的男性吸烟者；②游走性浅静脉炎的病史和体征；③侵犯肢体中、小动脉，股浅动脉 – 腘动脉及其以下动脉；④动脉造影多呈节段性闭塞，两段之间基本正常，侧支血管呈树根样；⑤除外动脉硬化性闭塞症（ASO）等动脉闭塞性疾病。

与 TAO 需要鉴别诊断的疾病有 ASO、多发性大动脉炎、糖尿病足、雷诺现象和变应性血管炎等。

（五）治疗

TAO 的治疗比较困难，终身戒烟是内、外科治疗的重要前提。治疗原则是：控制病变发展和活动，以药物治疗为主，争取施行血管重建手术，选择性施行交感神经切除术，以改善肢体血液循环。对缺血肢体出现的坏疽和溃疡处理，也是整体治疗成败的一个关键。血管腔内治疗术较少应用。自体干细胞移植术报道了较为良好的中远期疗效，有待进一步验证和规范化。

三、单纯性下肢静脉曲张

单纯性下肢静脉曲张（simple varix of lower limb）是最常见的静脉疾病，30～70岁人群发病率在10%～40%，大多因患肢胀痛、色素沉着和溃疡就医。下肢浅静脉系统由大、小隐静脉及其属支组成。静脉曲张往往发生在：①静脉壁薄弱和瓣膜缺陷者；②长期站立工作、重体力劳动、妊娠、慢性咳嗽、长期便秘者；③肥胖者。长期的静脉曲张和血液淤滞产生淤积性皮炎、色素沉着和慢性硬结型蜂窝织炎和溃疡。

单纯性下肢静脉曲张逐渐发展可出现浅静脉曲张、肿胀、皮肤的营养变化、血栓性浅静脉炎、出血等临床表现。根据下肢大隐静脉和小隐静脉迂曲扩张、隆起成团表现的形态特征，诊断该疾病较容易。深静脉通畅试验（Perthes试验）有助于判断深静脉是否通畅。手术疗法是最常用的治疗方法。凡有临床症状的明显的静脉曲张、交通支和穿通支瓣膜功能不全，而深静脉通畅，又没有手术禁忌证者都可以考虑手术治疗。手术方法是大隐静脉高位结扎和曲张静脉剥脱术。另外，还有硬化剂注射疗法、激光、射频等手段。弹力袜压迫疗法适用于下肢曲张静脉范围小和程度轻者，妊娠期妇女及有手术禁忌证者。

第三节　多发性大动脉炎

诊疗路径：

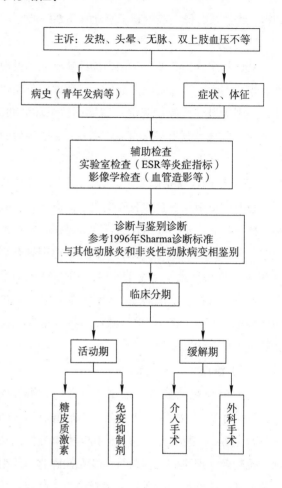

（一）定义

多发性大动脉炎（polyarteritis）又称Takayasu大动脉炎（Takayasu arteritis，TA），是一种主要累及主动脉及其重要分支的慢性非特异性炎症，亦可累及肺动脉及冠状动脉，导致节段性动脉狭窄、闭塞，部分病例表现为动脉瘤样扩张。本病确切病因及发病机制尚不明确，可能与自身免疫反应、雌激素水平过高、遗传因素等有关。

（二）流行病学

TA属于罕见疾病，在世界范围内的发病率为0.4～2.6/（百万人·年）。该病具有较明显的地域、年龄和性别倾向。亚洲人发病率最高，以日本为首

［40/（百万人·年）］。发病人群以女性为主（80%以上），发病年龄一般低于40岁，集中于20~30岁。

（三）临床特征和分期

TA的临床表现十分多样化，但总结起来，主要由病变的分期和分型决定。

TA分期包括活动期和缓解期。美国国立卫生研究院（NIH）对活动期的标准如下：①发热或骨骼肌肉病变；②红细胞沉降率（ESR）升高；③血管缺血或炎性特征，如间歇性跛行、脉搏减弱或无脉、杂音、血管性疼痛（颈动脉痛）、两侧肢体的血压不对称；④典型的血管造影特征。患者出现至少以上2个特征可确定处于活动期。处于完全缓解期的患者须符合以下特征：①无活动期的临床表现和实验室检查异常；②影像学检查未发现新的血管病变；③停用激素和免疫抑制剂达6个月以上。

TA分型的依据是病变累及血管的位置。以较新的Hata分型为例，TA分型如下。Ⅰ型：主动脉弓及其分支受累。累及颈动脉时，可有脑缺血、视觉障碍、颈动脉痛等症状；累及锁骨下动脉，可有上肢缺血和椎动脉缺血表现（图13-3）。典型体征是"无脉症"：桡动脉搏动减弱或消失，血压降低

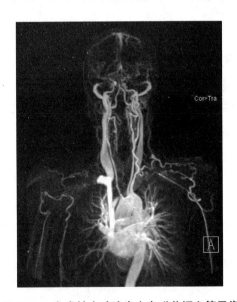

图13-3 多发性大动脉炎患者磁共振血管显像
提示双侧锁骨下动脉主干闭塞，左侧表现为较经典的
锁骨下动脉中段闭塞性病变

或测不出。Ⅱa型：累及升主动脉、主动脉弓及其分支，该型除表现为Ⅰ型的症状外，还可有冠状动脉受累时的心绞痛或心肌梗死症状。Ⅱb型：累及升主动脉、主动脉弓及其分支以及降胸主动脉。Ⅲ型：累及胸降主动脉、腹主动脉和（或）肾动脉，典型体征为上肢高血压和下肢低血压，累及肾动脉可表现为肾性高血压，另外可有下肢缺血和内脏动脉缺血症状。Ⅳ型：仅累及腹主动脉和（或）肾动脉。Ⅴ型：合并Ⅱb型和Ⅳ型。值得一提的是TA也可引起肺动脉受累，1977年Lupi-Herrera将其单独分为一型。

（四）诊断与鉴别诊断

根据流行病学和临床特点，TA的诊断要点包括：①发病年龄；②典型的症状和体征；③排除其他病因；④病变累及范围；⑤分期与分型。以下为较为经典的Sharma诊断标准（表13-2），其敏感度和特异度均达到96%。

TA需要与其他感染性和自身免疫性动脉炎鉴别，如梅毒、结核及其他非特异性细菌引起的动脉炎、白塞综合征、川崎病、巨细胞动脉炎等。TA也需要与非炎性动脉病变鉴别，如动脉粥样硬化、结缔组织病等。

（五）治疗与预后

TA的治疗方式包括药物治疗、经皮腔内血管成形术（PTA）和手术重建血管，通常依据TA的分期和分型决定治疗方案。

原则上，对处于急性期且血管病变暂不危及生命的TA患者，药物治疗作为首选，其目的是控制急性炎症和减少动脉损伤。糖皮质激素是一线药物，原则是大剂量冲击［1 mg/（kg·d）］后根据病变活动程度逐渐剂量递减。免疫抑制剂（甲氨蝶呤、硫嘌呤、环磷酰胺等）用于出现糖皮质激素抵抗、不良反应和未能缓解的TA患者，并且可反复长期使用。

对于已处于缓解期且血管病变需要干预的患者，可使用PTA或手术重建受累血管。血管病变干预指征包括：严重影响血流动力学的主动脉反流

表 13-2 1996 年 Sharma 诊断标准

主要诊断标准	定义
（1）左侧锁骨下动脉中段病变	血管造影提示最严重的狭窄或闭塞病变位于中段，即椎动脉开口近端 1 cm 处至开口远端 3 cm 处
（2）右侧锁骨下动脉中段病变	血管造影提示最严重的狭窄或闭塞病变位于中段，即椎动脉开口至开口远端 3 cm 处
（3）典型症状（持续 1 个月以上）	间歇性跛行，肢体无脉征或脉搏不稳，无法测及肢体血压或双侧肢体收缩压差 > 10 mmHg，发热、颈部疼痛、一过性黑矇、视物模糊、晕厥、心悸、呼吸困难

次要诊断标准	定义
（1）红细胞沉降率升高	无法解释的持续性红细胞沉降率 > 20 mm/h
（2）颈动脉压痛	单侧或双侧颈动脉压痛（排除颈部肌肉疼痛）
（3）高血压	持续性肱动脉血压 > 140/90 mmHg，或腘动脉血压 > 160/90 mmHg
（4）主动脉反流或扩张	由听诊、超声多普勒或血管造影证实
（5）肺动脉病变	肺叶或肺段动脉闭塞；肺动脉干、单侧或双侧肺动脉出现狭窄、动脉瘤或腔内形态不规则，或以上情况合并出现
（6）左侧颈总动脉中段病变	最严重的狭窄或闭塞病变位于中段，即距动脉开口 2 cm 处开始，向远端延伸 5 cm 的区域
（7）头臂干远端病变	最严重的狭窄或闭塞病变位于头臂干远端
（8）降胸主动脉病变	狭窄、扩张、成瘤、腔内形态不规则，或以上情况合并出现
（9）腹主动脉病变	狭窄、扩张、成瘤、腔内形态不规则，或以上情况合并出现
（10）冠状动脉病变	年龄 < 30 岁，缺乏动脉粥样硬化危险因素如高血脂、糖尿病等

* 满足 2 条主要标准 /1 条主要标准 +2 条次要标准 /4 条次要标准，可诊断为 TA

或缩窄，有严重症状的颈动脉、锁骨下动脉或冠状动脉狭窄病变，肾动脉狭窄所致难以纠正的高血压，重度肢体缺血，以及具有破裂风险动脉瘤样病变。需要指出的是，除非发生血管病变危及生命的情况，原则上不应在 TA 急性期行 PTA/ 手术干预。

判断 TA 的预后时需结合三个危险因素，即有无严重并发症、有无进展性病变和年龄，具体可参照 Ishikawa 标准。无以上危险因素的患者 15 年生存率达 90% 以上，显著高于具有一个或多个危险因素的患者。

（符伟国　董智慧）

数字课程学习

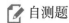 教学PPT　　　　　自测题

参考文献

［1］Zipes DP，Libby P，Bonow RO. Braunwald's heart disease：a textbook of cardiovascular medicine [M]. 11th ed. New York：Elsevier Inc.，2019.

［2］胡盛寿，高润霖，刘力生，等.《中国心血管病报告 2018》概要 [J]. 中国循环杂志，2019，34（3）：209-220.

［3］詹思延. 流行病学 [M]. 8 版. 北京：人民卫生出版社，2017.

［4］Global status report on noncommunicable diseases 2014 [press release] [R]. Geneva：WHO Press，2014.

［5］Zhao D，Liu J，Wang M，et al. Epidemiology of cardiovascular disease in China：current features and implications [J]. Nat Rev Cardiol，2019，16（4）：203-212.

［6］Arnett DK，Blumenthal RS，Albert MA，et al. 2019 ACC/AHA guideline on the primary prevention of cardiovascular disease：a report of the American College of Cardiology/American Heart Association Task Force on clinical practice guidelines [J]. Circulation，2019，140（11）：e596-e646.

［7］Catapano AL，Graham I，De Backer G，et al. 2016 ESC/EAS guidelines for the management of dyslipidaemias [J]. Eur Heart J，2016，37（39）：2999-3058.

［8］Jellinger PS，Handelsman Y，Rosenblit PD，et al. American Association of Clinical Endocrinologists and American College of Endocrinology Guidelines for management of dyslipidemia and prevention of cardiovascular disease[J]. Endocr Pract，2017，23（Suppl 2）：1-87.

［9］Zhou M，Wang H，Zhu J，et al. Cause-specific mortality for 240 causes in China during 1990-2013：a systematic subnational analysis for the Global Burden of Disease Study 2013 [J]. Lancet，2016，387（10015）：251-272.

［10］Trialists C，Fulcher J，O'Connell R，et al. Efficacy and safety of LDL-lowering therapy among men and women：meta-analysis of individual data from 174，000 participants in 27 randomised trials [J]. Lancet，2015，385（9976）：1397-1405.

［11］Brunstrom M，Carlberg B. Association of blood pressure lowering with mortality and cardiovascular disease across blood pressure levels：a systematic review and meta-analysis [J]. JAMA Intern Med，2018，178（1）：28-36.

［12］Naghavi M，Abajobir A A，Abbafati C，et al. Global，regional，and national age-sex specific mortality for 264 causes of death，1980-2016：a systematic analysis for the Global Burden of Disease Study 2016 [J]. Lancet，2017，390（10100）：1151-1210.

［13］Yang Q，Wang Y，Liu J，et al. Invasive management strategies and antithrombotic treatments in patients with non-ST-segment-elevation acute coronary syndrome in China：findings from the improving CCC project（care for cardiovascular disease in china）[J]. Circ Cardiovasc Interv，2017，10（6）：e004750.

［14］Han J, Chen X. A Meta-analysis of cigarette smoking prevalence among adolescents in China: 1981-2010 [J]. Int J Environ Res Public Health, 2015, 12（5）: 4617-4630.

［15］Li Y, Wang DD, Ley SH, et al. Potential impact of time trend of life-style factors on cardiovascular disease burden in China [J]. J Am Coll Cardiol, 2016, 68（8）: 818-833.

［16］Zhou M, Wang H, Zeng X, et al. Mortality, morbidity, and risk factors in China and its provinces, 1990-2017: a systematic analysis for the Global Burden of Disease Study 2017 [J]. The Lancet, 2019, 394（10204）: 1145-1158.

［17］Wang Z, Chen Z, Zhang L, et al. Status of hypertension in China: results from the China hypertension survey, 2012-2015 [J]. Circulation, 2018, 137（22）: 2344-2356.

［18］DALYs GBD, Collaborators H, Murray CJ, et al. Global, regional, and national disability-adjusted life years（DALYs）for 306 diseases and injuries and healthy life expectancy（HALE）for 188 countries, 1990-2013: quantifying the epidemiological transition [J]. Lancet, 2015, 386（10009）: 2145-2191.

［19］Qi Y, Han X, Zhao D, et al. Long-term cardiovascular risk associated with stage 1 hypertension defined by the 2017 ACC/AHA hypertension guideline [J]. J Am Coll Cardiol, 2018, 72（11）: 1201-1210.

［20］Wang L, Gao P, Zhang M, et al. Prevalence and ethnic pattern of diabetes and prediabetes in China in 2013 [J]. JAMA, 2017, 317（24）: 2515-2523.

［21］Solomon SD, McMurray JJV, Anand IS, et al. Angiotensin-neprilysin inhibition in heart failure with preserved ejection fraction [J]. New Engl J Med, 2020, 382（12）: 1182.

［22］Pascal Vranckx, Marco Valgimigli, Lars Eckardt, et al. Edoxaban-based versus vitamin K antagonist-based antithrombotic regimen after successful coronary stenting in patients with atrial fibrillation（ENTRUST-AF PCI）: a randomised, open-label, phase 3b trial [J]. The Lancet, 2019, 394（10206）: 1335-1343.

［23］McMurray JJV, DeMets DL, Inzucchi SE, et al. The dapagliflozin and prevention of adverse-outcomes in heart failure（DAPA-HF）trial: baseline characteristics [J]. Eur J Heart Fail, 2019, 21（11）: 1402-1411.

［24］王庭槐. 生理学 [M]. 9 版. 北京: 人民卫生出版社, 2018.

［25］Loscalzo J. Harrison's cardiovascular medicine [M]. 3rd ed. New York: McGraw-Hill Education, 2016.

［26］Costanzo LS. BRS Physiology [M]. 4th ed. Philadelphia: Lippincott Williams & Wilkins, 2014.

［27］Rhoades RA, Bell DR. Medical physiology, principales for clinical medicine [M]. 5th ed. Philadelphia: Wolters Kluwer, 2018.

［28］O'Dowd G, Bell S, Wright S. Wheater's pathology [M]. 6th ed. New York: Elsevier, 2020.

［29］Cotran RS, Kumar V, Collins T. Robbins anatomie pathologique: bases morphologiques et physiopathologiques des maladies [M]. 6th ed. Philadelphia: W.B. Saunders, c1999.

［30］Mota R, Homeister JW, Willis M S, et al. Encyclopedia of life sciences [M]. Hoboken: John Wiley and Sons, 2017.

［31］王建枝, 钱睿哲. 病理生理学 [M]. 9 版. 北京: 人民卫生出版社, 2018.

［32］万学红, 卢雪峰. 诊断学 [M]. 9 版. 北京: 人民卫生出版社, 2018.

［33］Porter TR, Mulvagh SL, Abdelmoneim SS, et al. Clinical applications of ultrasonic enhancing agents in echocardiography：2018 American Society of Echocardiography Guidelines Update [J]. J Am Soc Echocardiog, 2018, 31（3）：241-274.

［34］ Hubert A，Le Rolle V，Leclercq C，et al. Estimation of myocardial work from pressure-strain loops analysis：an experimental evaluation [J]. Eur Heart J Cardiovascular Imaging, 2018, 19：1372-1379.

［35］ Munoz DR，Mur JLM，Moreno J，et al. Energy dissipation in resynchronization therapy：impact of atrioventricular delay [J]. J Am Soc Echocardiog, 2019, 32：744-754.

［36］ 张永学，李亚明，王铁. 核医学 [M]. 2 版. 北京：人民卫生出版社，2014.

［37］ Correction to：2018 ACC/AHA/HRS Guideline on the evaluation and management of patients with bradycardia and cardiac conduction delay：executive summary：a report of the American College of Cardiology/American Heart Association Task Force on Clinical Practice Guidelines and the Heart Rhythm Society [J]. Circulation, 2019, 140（8）：e504-e505.

［38］ Al-Khatib，SM，Stevenson WG，Ackerman MJ，et al. 2017 AHA/ACC/HRS Guideline for management of patients with ventricular arrhythmias and the prevention of sudden cardiac death：a report of the American College of Cardiology/American Heart Association Task Force on Clinical Practice Guidelines and the Heart Rhythm Society [J]. Circulation, 2018, 138（13）：e272-e391.

［39］ Dan，GA，Martinez-Rubio A，Agewall S，et al. Antiarrhythmic drugs-clinical use and clinical decision making：a consensus document from the European Heart Rhythm Association（EHRA）and European Society of Cardiology（ESC）Working Group on Cardiovascular Pharmacology，endorsed by the Heart Rhythm Society（HRS），Asia-Pacific Heart Rhythm Society（APHRS）and International Society of Cardiovascular Pharmacotherapy（ISCP）[J]. Europace, 2018, 20（5）：731-732an.

［40］ Cronin EM，Bogun FM，Maury P，et al. 2019 HRS/EHRA/APHRS/LAHRS expert consensus statement on catheter ablation of ventricular arrhythmias [J]. J Arrhythm, 2019, 35（3）：323-484.

［41］ Stiles，MK，Fauchier L，Morillo CA，et al. 2019 HRS/EHRA/APHRS/LAHRS focused update to 2015 expert consensus statement on optimal implantable cardioverter-defibrillator programming and testing [J]. Europace, 2019, 21（9）：1442-1443.

［42］ January CT，Wann LS，Calkins H，et al. 2019 AHA/ACC/HRS focused update of the 2014 AHA/ACC/HRS guideline for the management of patients with atrial fibrillation：a report of the American College of Cardiology/American Heart Association Task Force on Clinical Practice Guidelines and the Heart Rhythm Society [J]. Heart Rhythm, 2019, 16（8）：e66-e93.

［43］ 中华心血管杂志编辑委员会，中国生物医学工程学会心律分会，中国老年学和老年医学学会心血管病专业委员会，等. 晕厥诊断与治疗中国专家共识（2008）[J]. 中华心血管病杂志，2019，47（2）：96-107.

［44］ Brignole M，Moya A，de Lange FJ，et al. 2018 ESC Guide-lines for the diagnosis and management of syncope [J]. Eur Heart J, 2018, 39（21）：1883-1948.

［45］ Al-Khatib SM，Stevenson WG，Ackerman MJ，et al. 2017 AHA/ACC/HRS Guideline for management of patients with ventricular arrhythmias and the prevention of sudden cardiac death：a report of the American College of Cardiology/American Heart Association Task Force on Clinical Practice Guidelines and the Heart

Rhythm Society[J]. J Am Coll Cardiol，2018，72（14）：e91-e220.

［46］中华医学会心血管病学分会心力衰竭学组，中国医师协会心力衰竭专业委员会中华心血管病杂志编辑委员会 . 中国心力衰竭诊断和治疗指南 2018 [J]. 中华心血管病杂志，2018，46（10）：760-789.

［47］Ponikowski P，Voors AA，Anker SD，et al. 2016 ESC Guidelines for the diagnosis and treatment of acute and chronic heart failure [J]. Eur Heart J，2016，37（27）：2129-2200.

［48］Valgimigli M，Bueno H，Byrne RA，et al. 2017 ESC focused update on dual antiplatelet therapy in coronary artery disease developed in collaboration with EACTS：The Task Force for dual antiplatelet therapy in coronary artery disease of the European Society of Cardiology（ESC）and of the European Association for Cardio-Thoracic Surgery（EACTS）[J]. Eur Heart J，2018，39（3）：213-260.

［49］January CT，Wann LS，Calkins H，et al. 2019 AHA/ACC/HRS Focused Update of the 2014 AHA/ACC/HRS Guideline for the Management of Patients With Atrial Fibrillation：a report of the American College of Cardiology/American Heart Association Task Force on Clinical Practice Guidelines and the Heart Rhythm Society [J]. J Am Coll Cardiol，2019，74（1）：104-132.

［50］Beltrame JF，Crea F，Kaski JC；On Behalf of the Coronary Vasomotion Disorders International Study Group（COVADIS）. et al. International standardization of diagnostic criteria for vasospastic angina [J]. Eur Heart J，2017，38（33）：2565-2568.

［51］中国高血压联盟，中华医学会心血管病学分会，中国医师协会高血压专业委员会，等 . 中国高血压防治指南（2018 年修订版）[J]. 中国心血管杂志，2019，24（1）：24-56.

［52］中华医学会心血管病学分会肺血管病学组，中华心血管病杂志编辑委员会 . 中国肺高血压诊断和治疗指南 2018 [J]. 中华心血管病杂志，2018，46（12）：933-964.

［53］Galiè N，Humbert M，Vachiery JL，et al. 2015 ESC/ERS Guidelines for the diagnosis and treatment of pulmonary hypertension：the Joint Task Force for the Diagnosis and Treatment of Pulmonary Hypertension of the European Society of Cardiology（ESC）and the European Respiratory Society（ERS）：endorsed by：Association for European Paediatric and Congenital Cardiology（AEPC），International Society for Heart and Lung Transplantation（ISHLT）[J]. Eur Heart J，2016，37（1）：67-119.

［54］中国医师协会心血管外科分会大血管外科专业委员会 . 主动脉夹层诊断与治疗规范中国专家共识 [J]. 中华胸心血管外科杂志，2017，33（11）：641-654.

［55］Hellmich B，Agueda A，Monti S，et al. 2018 Update of the EULAR recommendations for the management of large vessel vasculitis [J]. Ann Rheum Dis，2020，79（1）：19-30.

郑重声明

高等教育出版社依法对本书享有专有出版权。任何未经许可的复制、销售行为均违反《中华人民共和国著作权法》，其行为人将承担相应的民事责任和行政责任；构成犯罪的，将被依法追究刑事责任。为了维护市场秩序，保护读者的合法权益，避免读者误用盗版书造成不良后果，我社将配合行政执法部门和司法机关对违法犯罪的单位和个人进行严厉打击。社会各界人士如发现上述侵权行为，希望及时举报，我社将奖励举报有功人员。

反盗版举报电话　　(010) 58581999　58582371

反盗版举报邮箱　　dd@hep.com.cn

通信地址　　北京市西城区德外大街4号　高等教育出版社法律事务部

邮政编码　　100120

读者意见反馈

为收集对教材的意见建议，进一步完善教材编写并做好服务工作，读者可将对本教材的意见建议通过如下渠道反馈至我社。

咨询电话　　400-810-0598

反馈邮箱　　gjdzfwb@pub.hep.cn

通信地址　　北京市朝阳区惠新东街4号富盛大厦1座　高等教育出版社总编辑办公室

邮政编码　　100029

防伪查询说明

用户购书后刮开封底防伪涂层，使用手机微信等软件扫描二维码，会跳转至防伪查询网页，获得所购图书详细信息。

防伪客服电话　　(010) 58582300